Von Game of Thrones bis The Walking Dead

Timo Storck
Svenja Taubner (Hrsg.)

Von Game of Thrones bis The Walking Dead

Interpretation von Kultur in Serie

Mit 70 farbigen Abbildungen

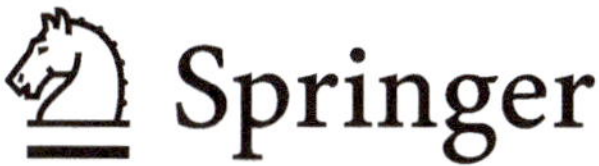
Springer

Herausgeber
Timo Storck
Psychologische Hochschule Berlin
Berlin, Germany

Svenja Taubner
Universität Heidelberg
Heidelberg, Germany

ISBN 978-3-662-53688-9   978-3-662-53689-6 (eBook)
DOI 10.1007/978-3-662-53689-6

Die Deutsche Nationalbibliothek verzeichnet diese Publikation in der Deutschen Nationalbibliografie;
detaillierte bibliografische Daten sind im Internet über http://dnb.d-nb.de abrufbar.

Springer
© Springer-Verlag GmbH Deutschland 2017

Umschlaggestaltung: deblik Berlin
Fotonachweis Umschlag: siehe Kapitel im Innenteil des Buches

Gedruckt auf säurefreiem und chlorfrei gebleichtem Papier

Springer ist Teil von Springer Nature
Die eingetragene Gesellschaft ist Springer-Verlag GmbH Deutschland
Die Anschrift der Gesellschaft ist: Heidelberger Platz 3, 14197 Berlin, Germany

Vorwort

Der vorliegende Band verdankt seine Entstehung zweier Alltagsbeobachtungen: Zum einen war es die Beobachtung, dass Veranstaltungsreihen wie »PsychoanalytikerInnen kommentieren Filme« in zahlreichen Städten stattfinden und großen Zuspruch finden (insbesondere die Symposien in Köln oder Mannheim) und in der Folge und auch darüber hinaus viele Publikationen und Sammelbände zum Thema entstanden sind. Und zum anderen wurde während der vergangenen Jahre häufig ausgerufen: »TV-Serien sind die neuen Kinofilme« (bzw. gar die neue Literatur, der neue Roman) und hätten den Filmen mithin den Rang abgelaufen. Beides verband sich für uns mit unserer eigenen Leidenschaft für eine ganze Reihe zeitgenössischer Fernsehserien.

So entstand das Vorhaben eines Sammelbandes, in welchem Psychoanalytikerinnen und Psychoanalytiker nun anstelle von Kinofilmen TV-Serien kommentieren und interpretieren könnten: Statt um das Werk Fellinis sollte es nun also um das von Vince Gilligan gehen, statt der Erlebnisse des talentierten Mr. Ripley um diejenigen der talentierten Ms. Targaryen – aber auch statt dem Sitzen im Kinosessel um das Sitzen auf der Couch zuhause bzw. um das Dahintreiben im Stream(ing).

Bald erweiterten sich die Überlegungen dahin, die Chance verschiedener Zugänge und Arbeitsfelder zum Phänomen TV-Serie auch in Richtung wissenschaftlicher Interdisziplinarität oder Transdisziplinarität zu nutzen. Dazu sollten die Beiträge nicht auf solche aus Sicht der Psychoanalyse beschränkt bleiben (auch wenn diese im vorliegenden Band einen Schwerpunkt bilden), sondern ihre jeweiligen Ausgangspunkte aus verschiedenen Richtungen nehmen: aus Sozialpsychologie, Medien- und Kulturwissenschaft, Amerikanistik, Philosophie, Forensik und einigen anderen mehr. Dabei war und ist es uns wichtig, dass die beteiligten Autorinnen und Autoren neben einem fachlichen Ausgangspunkt, von dem aus sie methodisch geleitete Interpretationen und fachlich informierte und informierende Kommentare formulieren, eine zweite, wohl noch entscheidendere Qualifikation mitbringen sollten: die eigene Leidenschaft als Serien-»Junkie«.

Wir meinen, mit dem vorliegenden Band ist es gelungen, persönliche Zugänge mit fachlicher Arbeit zu verbinden beides für Leserinnen und Leser aus unterschiedlichen Bereichen zugänglich zu machen. Dabei ging es uns weniger um das »Enttarnen« einer vermeintlichen Serienpathologie oder das Aufzeigen einer »eigentlichen« Bedeutung, sondern um das Verstehen dessen, was die Serien so anziehend macht. »Zwischen den Zeilen« und den einzelnen Kapiteln kann so die Faszination an der zeitgenössischen TV-Serie erkundet, vertieft und fortgesetzt werden.

Für die Zusammenarbeit in der Fertigstellung des Bandes danken wir zuallererst den beteiligten Autorinnen und Autoren, über deren kreative und erhellende Gedanken wir uns sehr freuen. Außerdem möchten wir uns bei Renate Scheddin und Renate Schulz vom Springer-Verlag sowie bei Stephanie Kaiser-Dauer (externes Lektorat) bedanken, die sich im Verlauf der sehr schönen Zusammenarbeit ihrerseits als Serienfans zu erkennen gaben.

Wir wünschen eine anregende Lektüre, ob nun als »binge reading« oder nicht, und schließen, gut serienlogisch, mit einem Cliffhanger: Eine Diskussion von *House of Cards, Twin Peaks, Westworld, Fargo, True Blood, The Young Pope oder Better Call Saul* u. a. ist im vorliegenden Band noch außen vor geblieben, von daher – to be continued…?

Timo Storck
Svenja Taubner
Heidelberg, im Frühjahr 2017

Inhaltsverzeichnis

Über die Autorinnen und Autoren

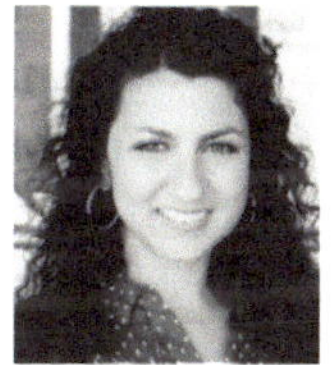

Univ.-Prof. Dr. Nilüfer Aydin

Studierte von 1999–2005 Soziologie an der Ludwig-Maximilians-Universität München. Es folgte ein Doktorat am Lehrstuhl für Sozialpsychologie (Prof. Dr. Dieter Frey) des Departments Psychologie an der Ludwig-Maximilians-Universität München und schließlich 2011 der Abschluss des Habilitationsverfahrens zur Erlangung der Venia Legendi für das Fach Psychologie. Vertretungsprofessuren führten sie von da an u. a. nach Graz. Seit 2014 ist sie Lehrstuhlinhaberin der Professur und Leiterin der Abteilung für Sozialpsychologie am Institut für Psychologie an der Alpen-Adria-Universität Klagenfurt. Ihre Forschungsschwerpunkte liegen auf den Folgen sozialer Ausgrenzung von Individuen und Gruppen, der Forschung zu Stigma und Stigmatisierung von marginalisierten Gruppen, Vorurteils- und Stereotypenforschung und Forschung zu Zivilcourage und Hilfeverhalten.

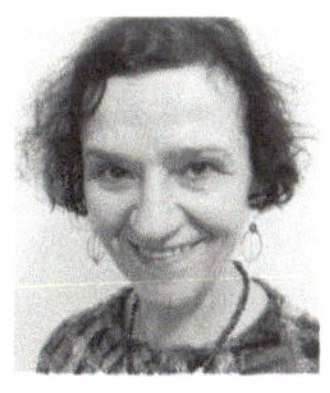

Dr. med. Isolde Böhme

Psychoanalytikerin (DPV) und Gruppenanalytikerin (D3G) in eigener Praxis. Lehr- und Kontrollanalytikerin der DPV. Veröffentlichungen zu einer ganzen Reihe von Filmen, zuletzt zu Martin Scorseses *The Departed* (im Druck) und Robin Campillos *Eastern Boys* (im Druck), ferner zu moderner Kunst und ästhetischer Erfahrung, so zur Videokunst Shirin Neshats und zu einem Fernsehfilm Samuel Becketts in Auseinandersetzung mit späten Texten Wilfred Bions.

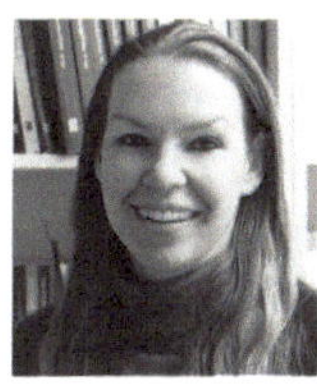

Prof. Dr. Birgit Däwes

Professorin für Amerikanistik an der Europa-Universität Flensburg. Vorherige Positionen an den Universitäten Würzburg, Mainz und Wien; in Wien bis 2015 Direktorin des Zentrums für Kanada-Studien. Forschungs- und Lehraufenthalte unter anderem am Amherst College, der Stanford University und der NSYSU Kaohsiung, Taiwan. Veröffentlichungen zu *Native North American Theater in a Global Age* (2007), *Ground Zero Fiction: History, Memory, and Representation in the American 9/11 Novel* (2011; Buchpreis der European Association for American Studies 2012); Herausgeberin der Bände *Indigenous North American Drama: A Multivocal History* (2013), Narratives of Fundamentalism (2014) und *Transgressive Television: Politics and Crime in 21st-Century American TV Series* (2015) sowie Mitherausgeberin der Schriftenreihe Transnational Indigenous Perspectives (Routledge, New York).

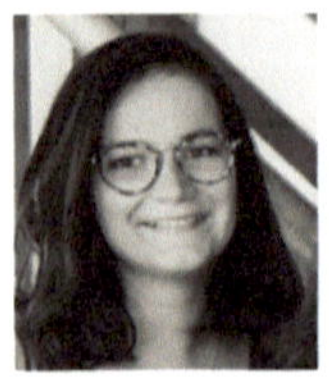

Katharina Dinhof, B.Sc.

Studiert seit 2012 Psychologie an der Alpen-Adria-Universität in Klagenfurt. Seit 2016 ist sie Mitglied des Teams der Sozialpsychologie unter Leitung von Frau Univ.-Prof. Dr. Nilüfer Aydin. Ihr Hauptinteresse gilt den Konzepten von Social-, insbesondere Racial-Biases.

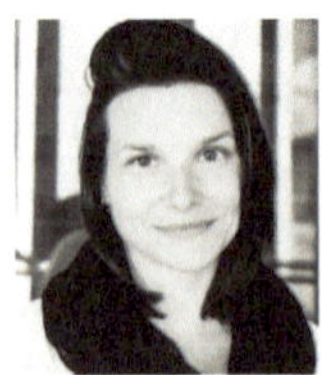

Caroline Elz, B.A., B.Sc.

Studierte von 2007–2012 Kommunikations- und Medienwissenschaft B.A. an der Universität Leipzig und der Université de Bourgogne in Dijon. Seit 2012 ist sie Studentin der Psychologie an der Alpen-Adria-Universität Klagenfurt, wo sie zu Beginn als Studienassistentin an der Abteilung für Klinische Psychologie, Psychotherapie und Psychoanalyse arbeitete. Seit März 2016 ist sie als Studienassistentin an der Abteilung Sozialpsychologie tätig.

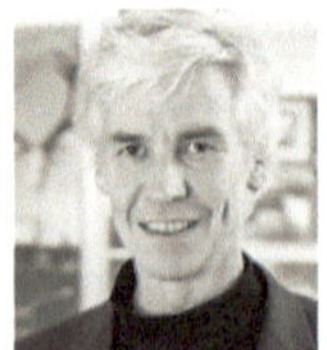

Prof. Dr. Lorenz Engell

Professor für Medienphilosophie an der Bauhaus-Universität Weimar, Co-Direktor (zusammen mit B. Siegert) des Internationalen Kollegs für Kulturtechnikforschung und Medienphilosophie, zuletzt erschienen: *Theorie des Fernsehens zur Einführung* (2012); (Co-Autor) *Die Fernsehserie als Agent des Wandels* (2016); (Co-Autor) *Essays zur Film-Philosophie* (2015); (Mitherausgeber) *Körper des Denkens* (2015); (Mitherausgeber) *Mediale Anthropologie* (2016); in Vorbereitung: *Thinking Television* (2017).

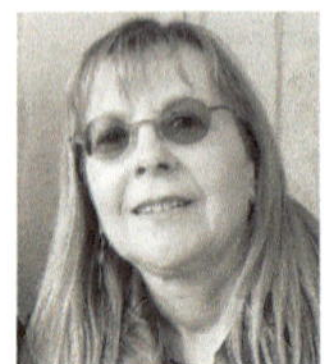

Prof. Dr. Brigitte Georgi-Findlay

Brigitte Georgi-Findlay ist seit 1997 Professorin für Nordamerikastudien an der TU Dresden. Sie wurde mit einer Arbeit zur indianischen Literatur an der Universität Heidelberg promoviert. In ihrer Habilitationsschrift an der FU Berlin hat sie sich mit den Tagebüchern von Frauen beschäftigt, die im 19. Jahrhundert in den amerikanischen Westen zogen. Der amerikanische Westen steht weiterhin im Mittelpunkt ihrer Forschungsinteressen. Derzeit beschäftigt sie sich mit Geschichts- und Gesellschaftsentwürfen im amerikanischen Western (in Film und Fernsehen) und konzentriert sich dabei sowohl auf Fernsehserien der 1950er/60er/70er Jahre (z. B. *Bonanza*) als auch auf neuere Westernserien im amerikanischen Fernsehen.

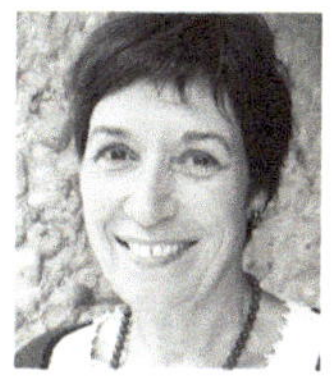

Bettina Hahm, Dipl.-Psych.

Bettina Hahm studierte Bildhauerei und Kunsterziehung an der Münchner Kunstakademie. Nach dem 2. Staatsexamen Studium der Psychologie in Hamburg und der Kunsttherapie am Lesley College in Cambridge, Mass., USA. Nach anfänglicher Tätigkeit als Lehrerin, Kunsttherapeutin und Psychologin Weiterbildung zur Psychoanalytikerin (DPG). Seit 1992 niedergelassen in eigener Praxis. Schwerpunkte der klinischen Arbeit sind neben dem üblichen Spektrum ästhetische Prozesse bei frühen Störungen und Kreativitätsstörungen. In Filmvorträgen, Kunstführungen für Psychoanalytiker und in Seminaren geht sie der Frage nach dem Nutzen von Kunstbetrachtung für psychoanalytisches Verstehen nach. Daneben Veröffentlichungen zur therapeutischen Arbeit mit Migranten.

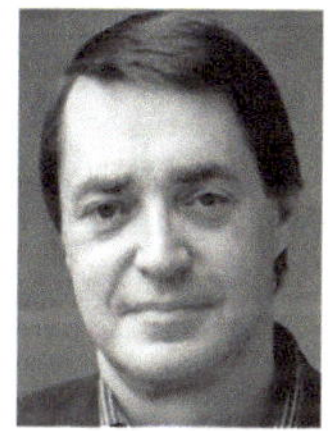

Prof. Dr. phil. Andreas Hamburger, Dipl.-Psych.

Jg. 1954, Professor für Klinische Psychologie an der International Psychoanalytic University Berlin, Privatdozent Uni Kassel, Psychoanalytiker (DPG), Lehranalytiker und Supervisor (DGPT). Studium der Germanistik und Psychologie. Forschungsschwerpunkte: Sprachentwicklung, soziales Trauma, hospitalisierte Holocaustüberlebende, szenisch-narrative Mikroanalyse von Videointerviews, Literatur- und Filmpsychoanalyse, Supervisionsforschung. Letzte Buchveröffentlichungen zum Thema Film (als Herausgeber): *Frauen- und Männerbilder im Kino. Genderkonstruktionen in La Belle et la Bête von Jean Cocteau* (Psychosozial 2015); *Woman and Male Images in Cinema. Gender construction in Cocteau's La Belle et la Bête.* (Karnac 2015).

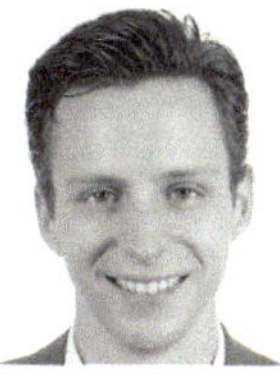

Dr. phil. Till A. Heilmann

Till A. Heilmann forscht und lehrt an der Abteilung für Medienwissenschaft der Universität Bonn. Er studierte Germanistik, Medienwissenschaft und Geschichte an der Universität Basel. Er war Assistent am Seminar für Medienwissenschaft der Universität Basel (2003–2014) und am Seminar für Medienwissenschaft der Universität Siegen (2014–2015). 2008 wurde er mit einer Arbeit zum Computer als Schreibmaschine (2008) promoviert. Seine Arbeitsgebiete sind Digitale Medien, Mediengeschichte und Fachgeschichte. Zu seinen neueren Publikationen gehören u. a. »Innis and Kittler: The Case of the Greek Alphabet« (2016) In: Friesen N (Hrsg) *Media Transatlantic*, S. 91–110; »Zur Vorgängigkeit der Operationskette in der Medienwissenschaft und bei Leroi-Gourhan« (2016), *Internationales Jahrbuch für Medienphilosophie* 2: 7–29; »Datenarbeit im ›Capture‹-Kapitalismus. Zur Ausweitung der Verwertungszone im Zeitalter informatischer Überwachung« (2015), *Zeitschrift für Medienwissenschaft* 2: 35–48; »Reciprocal Materiality and the Body of Code« (2015), *Digital Culture & Society* 1/1: 39–52; »Handschrift im digitalen Umfeld« (2014), *Osnabrücker Beiträge zur Sprachtheorie* 85: 169–192; »›Tap, tap, flap, flap.‹ Ludic Seriality, Digitality, and the Finger« (2014), Eludamos 8 (1): 33–46.

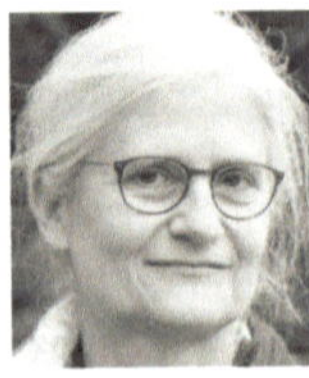

Prof. Dr. med. Dr. phil. Ulrike Kadi

Assoziierte Professorin an der Universitätsklinik für Psychoanalyse und Psychotherapie der Medizinischen Universität Wien, Privatdozentin am Institut für Philosophie der Universität Wien; Psychoanalytikerin (WAP/IPA), Fachärztin für Psychiatrie und Psychotherapeutische Medizin. Forschungsschwerpunkte: Strukturale Psychoanalyse, Körper- und Geschlechtertheorien; Projekt: »Topographien des Körpers: phänomenologische, genealogische und psychoanalytische Forschungen« (2014–2018), gefördert vom Fonds zur Förderung der wissenschaftlichen Forschung. Bezüglich aktueller Publikationen und weiterer Details siehe kadi.philo.at.

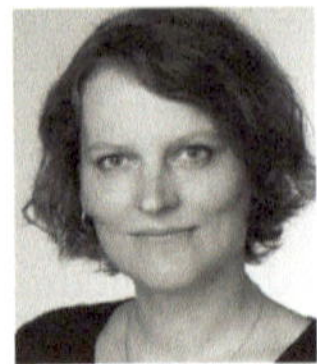

Prof. Dr. phil. Christine Kirchhoff, Dipl.-Psych.

Juniorprofessorin für Psychologie mit Schwerpunkt psychoanalytische Kulturwissenschaften an der International Psychoanalytic University Berlin (IPU). Ausbildungskandidatin am BPI, Karl-Abraham-Institut (DPV). Arbeitsschwerpunkte: Psychoanalytische Subjekt- und Kulturtheorie, Psychoanalyse und Kritische Theorie, Prokrastination.

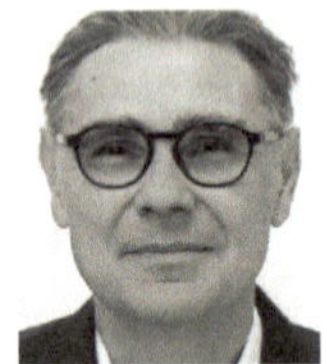

Dr. med. Philipp Massing

Facharzt für Psychiatrie, Facharzt für Neurologie, Forensische Psychiatrie (DGPPN), Suchtmedizinische Grundversorgung. Mitglied der Liste der Prognosegutachter NRW. Zunächst zwei Semester Studium der Mathematik und Philosophie an der Uni Köln. Nach zweijähriger Ausbildung in Neuropathologie an der Uniklinik Köln vier Jahre Facharztausbildung in Neurologie und dann nach Facharztausbildung in der Psychiatrie 30 Jahre psychiatrische Tätigkeit überwiegend in der Akutpsychiatrie. Zuletzt in der Funktion ärztliche Fachberatung und Fachaufsicht beim Landschaftsverband Rheinland. Seit 1995 forensischpsychiatrischer Sachverständiger auf fast allen Rechtsgebieten mit Schwerpunkt Strafrecht und Zivilrecht sowie bei der Erstellung von Prognosegutachten zu Fragen der Entlassung aus dem Maßregelvollzug und der Sicherungsverwahrung. Themenschwerpunkte psychiatrischer Tätigkeit: Notfallpsychiatrie, Umgang mit Gewalt in der Psychiatrie, Versorgungsstrukturen. Bekennender Serienjunkie, Lieblingsserien: *The Wire, Sopranos, Dexter, Veronica Mars, Game of Thrones, 30 Rock.*

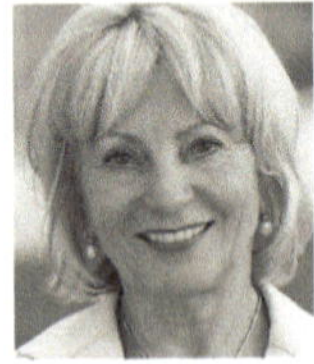

Prof. Dr. phil. Jutta Menschik-Bendele

Diplome in Psychologie und Politologie sowie Promotion als auch Habilitation im Fach Psychologie an der Freien Universität Berlin. Von 1984 bis zu ihrer Emeritierung 2012 ordentliche Universitätsprofessorin für Klinische Psychologie, Psychotherapie und Psychoanalyse an der Alpen-Adria-Universität Klagenfurt/Österreich. Von 2010–2014 dort Vizerektorin für Forschung. Psychotherapeutische Praxis und Lehrbefugnis für Psychoanalyse, ystemische Therapie und Gruppenpsychoanalyse. Publikationen in den Bereichen Psychotherapie, Supervision, Jugend und Gender.

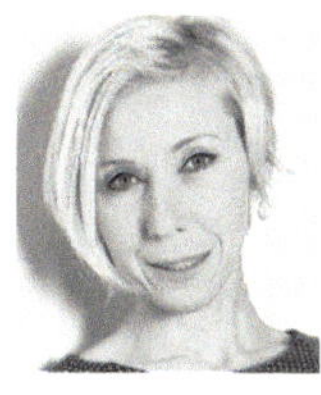

Dr. phil. Jana Nittel

Universitätslektorin/Dozentin auf dem Gebiet der englischsprachigen Literatur- und Medienwissenschaften (Fach: English-Speaking Cultures) im Fachbereich 10: Sprach- und Literaturwissenschaften an der Universität Bremen. Ihre Lehr- und Forschungsschwerpunkte umfassen gender- und genrespezifische Entwicklungen im anglophonen Kriminalroman und -film, englischsprachige Reiseliteratur vom 13.–21. Jahrhundert, Maskulinitätsstudien und Alteritätskonzepte im englischen Renaissancedrama. Promotion zu Männlichkeitskonstruktionen in Kriminalromanserien britischer Autorinnen des 20. Jahrhunderts an der Londoner Roehampton University. Frau Nittel beendete ihr Studium der Anglistik, Amerikanistik und Psychologie an der Universität Leipzig mit einer Arbeit zu Orientbildern in der britischen Frauenreiseliteratur des 18. und 19. Jahrhunderts.

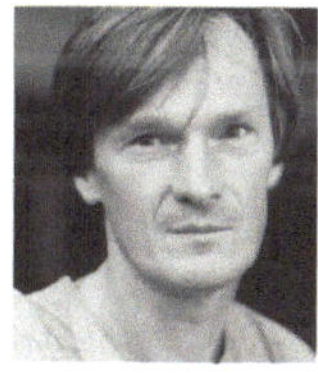

Prof. Dr. phil. Heinz-Peter Preußer

studierte Neuere Deutsche Literatur, Linguistik, Theater- Film- und Fernsehwissenschaften an der FU Berlin; dort auch die Promotion. Lehre ebenda sowie an den Universitäten Osnabrück und Bremen. Habilitation in Bielefeld. Professor für Germanistik (Theorie und Geschichte der Medien, Gegenwartsliteratur) an der Universität Bielefeld. Arbeitsgebiete: Neuere und neueste Literaturgeschichte, Ästhetik, Medien-, insb. Filmwissenschaft. Mitherausgeber der *Schriftenreihe zur Textualität des Films* im Schüren Verlag. Neueste Monografien: *Transmediale Texturen. Lektüren zum Film und angrenzenden Künsten.* Schüren, Marburg (2013). *Pathische Ästhetik. Ludwig Klages und die Urgeschichte der Postmoderne.* Winter, Heidelberg (2015). *Gender|Mythos. Antike und Gegenwart der Geschlechterverhältnisse.* Königshausen & Neumann, Würzburg (angekündigt für 2017).

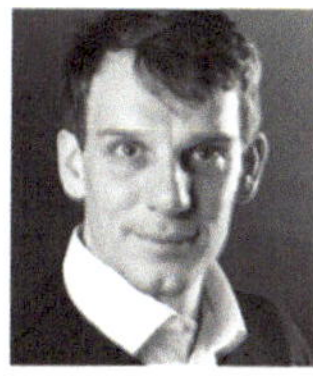

Jan Schröder

Jahrgang 1981, Literaturwissenschaftler an der Universität zu Köln, wissenschaftliche Schwerpunkte sind die Kritische Theorie, Exilliteratur und deutsch-jüdische Literatur, promoviert zum Verhältnis Heimat und Exil in den Romanen deutschsprachiger Autoren aus Israel bei Prof. Anja Lemke in Köln, arbeitet im Dekanat der Philosophischen Fakultät. Weiterhin beschäftigt er sich mit narratologischen Strukturen in neuen Medien.

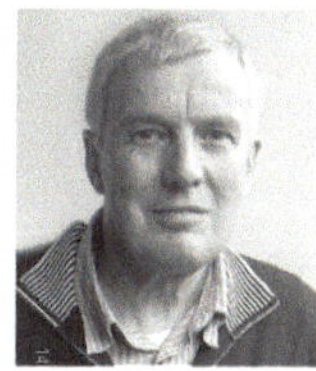

Dr. med. Rolf Schröder

Jahrgang 1951, Facharzt für Psychiatrie und Neurologie, Facharzt für Psychotherapeutische Medizin, Psychoanalytiker und Lehranalytiker (DPG/DGPT), arbeitet in kassenärztlicher Praxis als Facharzt für Psychotherapeutische Medizin, veranstaltet in Kooperation mit Kollegen in der Vertretung des Kasseler Forum für Psychoanalyse die Reihe »Film und Psychoanalyse« zu verschiedenen Themenschwerpunkten, in der er selbst regelmäßig eigene Beiträge einbringt, zuletzt zu Der *Junge mit dem Fahrrad* von Jean-Pierre und Luc Dardenne.

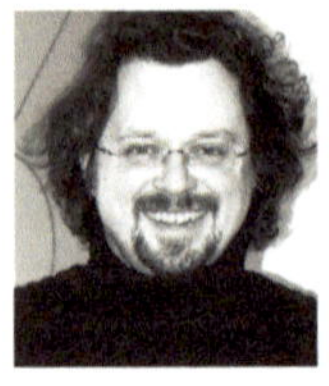

Prof. Dr. phil. habil. Jens Schröter

Seit April 2015 Inhaber des Lehrstuhls »Medienkulturwissenschaft« (W3) an der Universität Bonn. Von 2008–2015 Professor für »Theorie und Praxis multimedialer Systeme« (W2) an der Universität Siegen. 2010–2014 Projektleiter (zusammen mit Prof. Dr. Lorenz Engell, Weimar): »Die Fernsehserie als Projektion und Reflexion des Wandels« im Rahmen des DFG-SPP 1505: Mediatisierte Welten. Antragssteller und Mitglied des DFG-Graduiertenkollegs 1769 »Locating Media«, Universität Siegen seit 2012. Seit 2016 Sprecher des gemeinsam mit Dr. Stefan Meretz (Commons-Theorie, Bonn), Dr. Hanno Pahl (Wirtschaftssoziologie, München) und Dr. Manuel Scholz-Wäckerle (Evolutions- und Komplexitätsökonomik, Wien) bei der VW-Stiftung beantragten Projekts: »Die Gesellschaft nach dem Geld. Eröffnung eines Dialogs.« Forschungsschwerpunkte: Theorie und Geschichte digitaler Medien, Theorie und Geschichte der Photographie, Fernsehserien, Dreidimensionale Bilder, Intermedialität, Kritische Medientheorie. April/Mai 2014: »John von Neumann«-Fellowship an der Universität Szeged; September 2014: Gastprofessur an der Guangdong University of Foreign Studies, Guangzhou, VR China; WS 14/15 Senior-Fellowship am DFG-Forscherkolleg »Medienkulturen der Computersimulation«, Leuphana-Universität Lüneburg. SS 17 Senior-Fellowship am IFK Wien. WS 17/18 Senior-Fellowship am IKKM, Weimar. Buchveröffentlichungen u. a.: *3D. History, Theory and Aesthetics of the Transplane Image*, Bloomsbury, New York u. a. (2014); Hrsg. *Handbuch Medienwissenschaft*, Metzler, Stuttgart (2014).

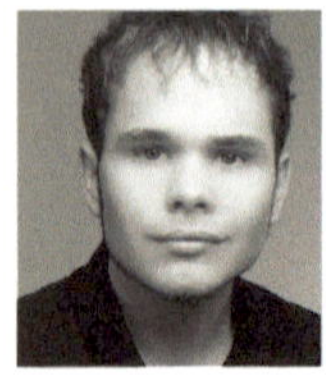

Christian Sell, Dipl.-Psych., M.A.

Studium der Psychologie in Göttingen, Santa Cruz (USA) und Bremen sowie von Philosophie und Psychoanalyse in Essex (UK). Seit 2012 wissenschaftlicher Mitarbeiter am Institut für Psychologie der Universität Kassel und in psychoanalytischer Ausbildung am Alexander-Mitscherlich-Institut in Kassel (DPV/IPA). Wissenschaftliche Interessensschwerpunkte: Methoden und Methodologie der Psychotherapieforschung, psychoanalytische Theorie.

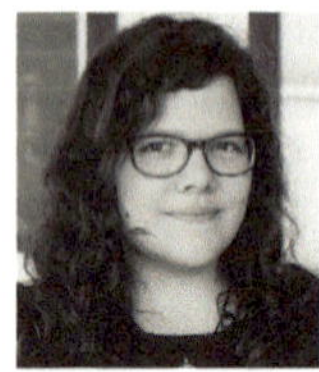

Sarah Stepanovsky, B.Sc.

Studiert seit 2010 an der Alpen-Adria-Universität Klagenfurt Psychologie und ist seit 2014 als Studienassistentin in der Abteilung für Sozialpsychologie tätig. Ihre Interessensschwerpunkte sind Stigmatisierung psychischer Erkrankungen, Psychoanalyseforschung und Psychotraumatologie.

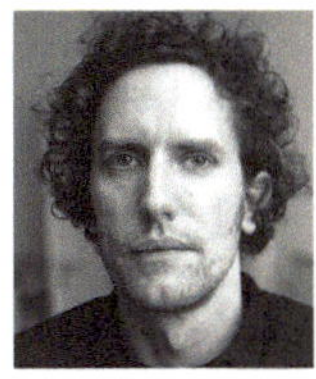

Prof. Dr. phil. Timo Storck, Dipl.-Psych.

Professor für Klinische Psychologie und Psychotherapie an der Psychologischen Hochschule Berlin. Zuvor wissenschaftlicher Mitarbeiter der Universitäten Bremen und Kassel sowie der Medizinischen Universität Wien. Promotion 2010 zu künstlerischen Arbeitsprozessen, Habilitation 2016 zu psychoanalytischem Verstehen und psychosomatischen Erkrankungen, Approbation als psychologischer Psychotherapeut (AP/TP) 2015. Jüngste Buchpublikationen: *Psychoanalyse und Psychosomatik* (Kohlhammer 2016), *Formen des Andersverstehens* (Psychosozial 2016), *Die Fallbesprechung in der stationären Psychotherapie* (Kohlhammer 2017).

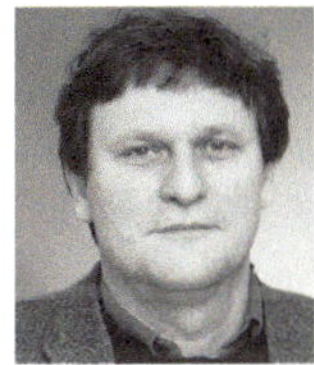

Prof. Dr. phil. Bernhard Strauß, Dipl.-Psych.

Studium der Psychologie an der Universität Konstanz, Promotion an der Universität Hamburg (1986), Habilitation in den Fächern Medizinische Psychologie und Psychotherapie an der Christian-Albrechts-Universität zu Kiel; seit 1996 Direktor des Instituts für Psychosoziale Medizin und Psychotherapie am Universitätsklinikum Jena; Fachvertreter für Medizinische Psychologie und Medizinische Soziologie, Psychosomatische Medizin und Psychotherapie; Past President des Deutschen Kollegiums für Psychosomatische Medizin (DKPM), der Deutschen Gesellschaft für Medizinische Psychologie (DGMP) und der Society for Psychotherapy Research (SPR).

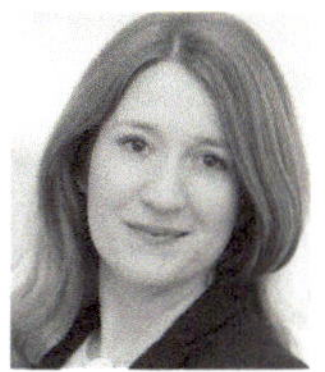

Prof. Dr. phil. Svenja Taubner, Dipl.-Psych.

Studium der Psychologie und Promotion an der Universität Bremen, wissenschaftliche Mitarbeiterin der Universitäten Kassel, Ulm und Juniorprofessorin an der International Psychoanalytic University Berlin, Universitätsprofessorin für Klinische Psychologie und Psychotherapie an der Universität Klagenfurt; seit 2016 Direktorin des Instituts für Psychosoziale Prävention am Universitätsklinikum Heidelberg. Approbation als psychologische Psychotherapeutin (2011) und Psychoanalytikerin (DPG). Jüngste Buchpublikationen: *Konzept Mentalisieren* (Kohlhammer Psychosozial-Verlag 2015), *Praxis des Mentalisierens* (mit H. Kirsch & J. Brockmann; Klett-Cotta 2016), *Mentalisierungs-Basierte Therapie für Adoleszente* (mit J. Volkert; Vandenhoek & Ruprecht 2016) und *Mentalisierungs-Basierte Therapie* (Hogrefe 2017).

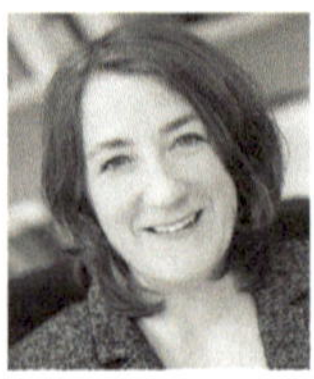

Prof. Dr. phil. Anna Tuschling, Dipl.-Psych.

Anna Tuschling ist Professorin für Theorie, Ästhetik und Politiken digitaler Medien am Institut für Medienwissenschaft der Ruhr-Universität Bochum. Nach einem Studium der Germanistik und Psychologie in Marburg, Trier und Bremen hat sie sich mit einer Arbeit über elektronischen Klatsch im Fach Medienwissenschaft an der Universität Basel promoviert. Von 2006 bis 2009 war sie als Assistentin von Georg Christoph Tholen in Basel tätig und hatte von 2010 bis 2016 die Juniorprofessur Medien und anthropologisches Wissen in der Bochumer Mercator Forschergruppe »Räume anthropologischen Wissens« inne. Zu ihren Forschungsschwerpunkten gehören Medientheorien mit Fokus auf digitalen Medien, Internetgeschichte, Computer/Affekt und psychoanalytische Theorie. Zu neueren Publikationen zählen: »Historical, Technological and Medial A Priori: On the Belatedness of Media« (2016) In: Chang B, Sprenger F (Hrsg) *Cultural Studies*; »The Age of Affective Computing« (2014) In: Angerer ML (Hrsg) *The Timing of Affect.* Diaphanes, Berlin–Zürich, S. 179–190; »Psychoanalytische Medientheorien« (2014) In: Schröter J (Hrsg) *Handbuch Medienwissenschaft.* Metzler, Stuttgart, S. 131–136.

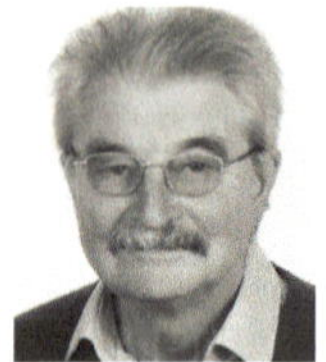

Prof. Dr. med. Ralf Zwiebel

Arzt und Psychoanalytiker (DPV, IPV), Lehranalytiker am Alexander-Mitscherlich-Institut Kassel, bis 2007 Professor für psychoanalytische Psychologie der Universität Kassel. Arbeitsschwerpunkte: Klinische Theorie, Filmpsychoanalyse, Buddhismus und Psychoanalyse. Letzte Publikationen: *Was macht einen guten Psychoanalytiker aus*? (2013), *Melancholia* (2014, zusammen mit D. Blothner), *Buddha und Freud* (2015, zusammen mit G. Weischede).

Autorenverzeichnis

Aydin, Nilüfer, Prof. Dr.
Universität Klagenfurt
Universitätsstraße 65-67, 9020 Klagenfurt
Österreich
Niluefer.Aydin@aau.at

Böhme, Isolde, Dr.
Händelstraße 28, 50674 Köln
isolde.boehme@t-online.de

Däwes, Birgit, Prof. Dr.
Thielshof 7, 24944 Flensburg

Dinhof, Katharina
Universität Klagenfurt
Universitätsstraße 65–67, 9020 Klagenfurt
Österreich
Katharina.Dinhof@aau.at

Elz, Caroline
Universität Klagenfurt
Universitätsstraße 65–67, 9020 Klagenfurt
Österreich
Caroline.Elz@aau.at

Engell, Lorenz, Prof. Dr.
Bauhaus Universität Weimar
IKKM
Cranachstraße 47, 99423 Weimar
Lorenz.Engell@uni-weimar.de

Georgi-Findlay, Brigitte, Prof. Dr.
Technische Universität Dresden
Fakultät Sprach-, Literatur- und Kultur-
wissenschaften
Institut für Anglistik und Amerikanistik
Helmholtzstraße 10, 01069 Dresden
Brigitte.Georgi-Findlay
@mailbox.tu-dresden.de

Hahm, Bettina, Dipl.-Psych.
Lechnerstraße 27, 82067 Zell
bettina.hahm@gmx.de

Hamburger, Andreas, Prof. Dr.
Nußbaumstraße 10, 80336 München
andreas.hamburger@ipu-berlin.de

Heilmann, Till A., Dr. phil.
Rheinische Friedrich-Wilhelms-Universität
Bonn
Institut für Sprach-, Medien- und Musik-
wissenschaft
Abteilung für Medienwissenschaft
Lennéstraße 1, 53113 Bonn
till.heilmann@uni-bonn.de

Kadi, Ulrike, Assoz. Prof. DDr.
Medizinische Universität Wien
Klinik für Psychoanalyse und
Psychotherapie
Währinger Gürtel 18–20, 1090 Wien
Österreich
ulrike.kadi@univie.ac.at

Kirchhoff, Christine, Jun.-Prof.
International Psychoanalytic
University Berlin gGmbH
Stromstraße 1, 10555 Berlin
christine.kirchhoff@ipu-berlin.de

Massing, Philipp, Dr.
Dürerstraße13, 47799 Krefeld
philippmassing@aol.com

**Menschik-Bendele, Jutta,
em.O.Univ. Prof. MMag. Dr.**
Troyerstraße 45, 9020 Klagenfurt
Österreich
Jutta.Menschik-Bendele@aau.at

Nittel, Jana, Dr.
Fachbereich 10
Sprach- und Literaturwissenschaften
der Universität Bremen
Uni-Boulevard 13, 28359 Bremen
jnittel@uni-bremen.de

Preußer, Heinz-Peter, Prof. Dr.
Universität Bielefeld
Fakultät für Linguistik und
Literaturwissenschaft
Universitätsstraße 25, 33615 Bielefeld
preusser@uni-bielefeld.de

Schröder, Jan
Arnulfstraße 30, 50937 Köln
mail@jschroeder.de

Schröder, Rolf, Dr.
Samuel-Beckett-Anlage 10, 34119 Kassel
dr._rolf-schroeder@t-online.de

Schröter, Jens, Prof. Dr.
Lehrstuhl für Medienkulturwissenschaft
Rheinische Friedrich-Wilhelms-Universität
Bonn
Institut für Sprach-, Medien- und Musik-
wissenschaft
Abteilung für Medienwissenschaft
Lennéstraße 1, 53113 Bonn
schroeter@uni-bonn.de

Sell, Christian
Universität Kassel
Institut für Psychologie
Holländische Straße 36–38, 34127 Kassel
csell@uni-kassel.de

Stepanovsky, Sarah
Universität Klagenfurt
Universitätsstraße 65–67, 9020 Klagenfurt
Österreich
Sarah.Stepanovsky@aau.at

Storck, Timo, Prof. Dr.
Psychologische Hochschule Berlin
Klinische Psychologie und Psychotherapie
Am Köllnischen Park 2, 10179 Berlin
t.storck@psychologische-hochschule.de

Strauß, Bernhard, Prof. Dr.
Institut für Psychosoziale Medizin
und Psychotherapie
Universitätsklinikum Jena
Friedrich-Schiller-Universität
Stoystraße 3, 07740 Jena
bernhard.strauss@med.uni-jena.de

Taubner, Svenja, Prof. Dr.
Institut für Psychosoziale Prävention
Universität Heidelberg
Bergheimer Straße 54, 69115 Heidelberg
Svenja.Taubner@med.uni-heidelberg.de

**Tuschling, Anna,
Prof. Dr. phil., Dipl.-Psych.**
Ruhr-Universität Bochum
Institut für Medienwissenschaft
Universitätsstraße 150, 44801 Bochum
anna.tuschling@rub.de

Zwiebel, Ralf, Prof. Dr.
Lopikerstraße 7, 34393 Grebenstein
rzwiebel@web.de

Timo Storck, Svenja Taubner

Einleitung, oder: Previously on TV

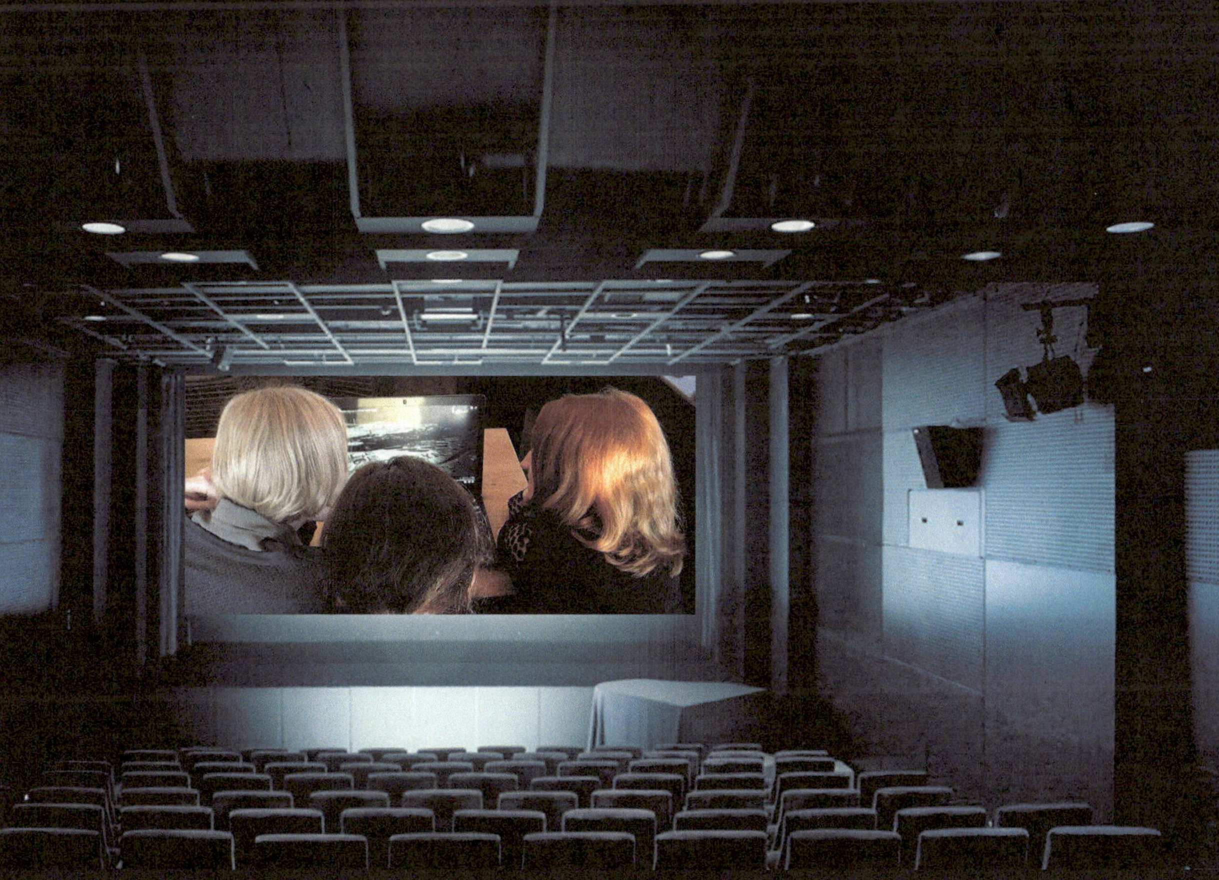

T. Storck, S. Taubner (Hrsg.), *Von Game of Thrones bis The Walking Dead*,
DOI 10.1007/978-3-662-53689-6_1, © Springer-Verlag GmbH Deutschland 2017

Im März 2014 wurde in der *Süddeutschen Zeitung* ein weitreichender Befund formuliert. Dort hieß es, »dank Serien wie ›Mad Men‹ und ›Breaking Bad‹« gehöre das Medium TV-Serie heute zur »gängigen Bildungsbürgerpflicht«: »Man muss abends ja die Vorhänge zuziehen, wenn man mal ein Buch liest, damit der Nachbar nicht merkt, dass man nicht fernsieht« (Wittman 2014). Und Joe Klein, Autor des *Time Magazine,* forderte für *The Wire* gar den Literaturnobelpreis. Was ist geschehen?

»Binge watching« – und das kritische Potenzial der zeitgenössischen Serie

Seit *Lassie, Bonanza* oder *Fury* und selbst noch *Golden Girls, Auf der Flucht* oder *Alf* hat das Medium TV-Serie eine grundlegende Richtungsänderung erfahren, die zum einen in ihrer Struktur erkennbar ist, zum anderen mit einer bestimmten Art und Weise zu tun hat, wie heute ferngesehen wird – eine Art des Fernsehens, die nicht zuletzt auch darin besteht, dass eine TV-Serie in den wenigsten Fällen im TV angesehen wird (weshalb wir im Weiteren schlicht von »Serie« sprechen werden). Dabei folgen wir auch der Auffassung von Beil et al. (2016, S. 7), die »Konjunktur der Serie« scheine »auf eigenwillige Weise an das Verschwinden ihres ursprünglichen Trägermediums, des Fernsehens, gebunden zu sein: je weniger Fernsehen, desto mehr Serie.«

Meist ist in diesem Zusammenhang vom »binge watching« die Rede, d. h., dem Serienkonsum in Serie, episodenübergreifend, was auch dem Umstand zu verdanken ist, dass Serien auf DVD oder im Online-Stream verfügbar sind und daher nicht mehr im wöchentlichen TV-Format konsumiert werden müssen. Mit dem »binge watching« ist auf einen Ausdruck der psychiatrischen Nosologie verwiesen, das »binge eating«. Mit »binge eating« wird ein Essverhalten und neuerdings ein eigenes Störungsbild bezeichnet, bei dem die Betroffenen zeitweise die Kontrolle über ihr Essverhalten verlieren und größere Mengen Essen aufnehmen (Heißhungeranfälle). Serienkonsum mit »binge watching«, so legt das Bild nahe, bestehe in einem unersättlichen »In-Sich-Hineinschaufeln« ohne Maß. Nun ist auf der klinischen Ebene des »binge eating« nicht allein eine Figur wie »Wer nicht genug kriegen kann, der hat nicht genug gekriegt« maßgeblich (und damit der Gedanke der versuchten Kompensation eines Zuwenig an liebevoller Entwicklungsförderung), sondern Essanfälle können auch die Verhaltensweise des »purgeing« nach sich ziehen im Rahmen der sogenannten Ess-Brech-Sucht oder Bulimie.

Spricht man bei Serien also von »binge watching«, liegt die Frage nah, ob dem auch ein »purgeing« folgt, also das Auskotzen(-Wollen) des zu hastig Verschlungenen, mit dem Resultat, dass nichts Nährendes behalten wird, kein Stillen des Bedürfnisses stattfindet und wenig später alles wieder von vorne beginnt. Unserer Ansicht nach kann, wenn auch Ausnahmen denkbar sind, allerdings davon ausgegangen werden, dass auf das »binge watching« kein »purgeing« folgt (Storck 2016): Vielmehr dürfte es gerade ein zentrales Merkmal der Rezeption der zeitgenössischen Serie sein, dass sie etwas in uns berührt, es potenziell durchzuarbeiten hilft, so dass etwas innerlich »behalten« wird. Eine solche Annahme wird u. U. auch dadurch gestützt, dass, so die Nutzungsstatistik des Streaming-Anbieters/ Studios Netflix, Serien-Konsumentinnen und -Konsumenten üblicherweise eine rund dreitägige Pause vom Serien-Schauen einliegen, nachdem eine Serie zu Ende gesehen wurde, womöglich zur Nach-Verkostung und Verdauung (Schlüter 2016). Dass auf diese Weise etwas nachhaltig verinnerlicht wird, würde sowohl auf persönlicher Ebene gelten (wir reflektieren unsere Auffassung zu Geschlechterrollen und -verhältnisse »damals und heute«, wenn wir *Mad Men* anschauen) als auch auf gesellschaftlicher oder politischer Ebene (wenn wir anlässlich von *Game of Thrones* darüber nachdenken, was ein gutes Staatsoberhaupt ausmacht). Dann verändern die Serien uns, und ihr emanzipatorisches Potenzial betrifft überindividuelle Prozesse und Zustände in »transgressiver« (Däwes et al. 2016) Art und Weise. Mehr noch als das sogenannte »Reality TV« hilft die Serie, das Alltägliche zu durchdringen, selbst noch, wenn wir nach Westeros oder in die Welt nach einer Zombie-Apokalypse versetzt werden (vgl. für *Game of Thrones* im Speziellen zuletzt aus psychoanalytischer Perspektive Poscheschnik 2016).

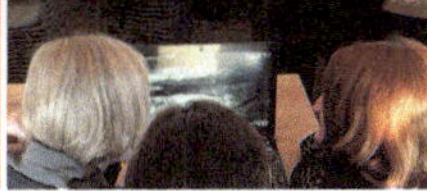

Beil et al. (2016) bezeichnen die Fernsehserie als »Agent des Wandels«: In Bezug auf ihre Medialität und Serialität wird sie dabei als etwas begriffen, das einem Medienwandel zugleich unterworfen ist und diesen vorantreibt. Das Fernsehen mit seinem Prinzip des seriellen Formats erkundet dabei sich wandelnde mediale Prozesse immer auch an sich selbst. U. E. lässt sich dies als ein Beispiel für den Bezug der Serie zu gesellschaftlichen Prozessen nehmen – etwa wenn *The Walking Dead* gelingenden und scheiternden menschlichen Altruismus zeigt, in Frage stellt oder beeinflusst. Das Thema einer Serie ist dabei also niemals bloß die Darstellung von etwas, sondern immer schon dessen Reflexion, und auch die Ebene des Formats (DVD, Stream) steht in Wechselwirkung zu medialen und anderen gesellschaftlichen Prozessen, was sich nicht zuletzt in der Form der Serienrezeption zeigen lässt.

Jedoch ist nicht zu vergessen, dass mit einem emanzipatorischen oder transgressiven Potenzial der Serie auch ein manipulatives Potenzial gegeben ist. Das zeigt sich etwa dann, wenn, wie zumindest Forbes berichtete (Bertoni 2016), es sich aufgrund demografischer Forschungen für das Wahlkampfteam Donald Trumps als vielversprechend ergab, im Vorfeld der US-Präsidentschaftswahlen 2016 gezielt republikanische Wahlwerbung in der Ausstrahlung von *The Walking Dead* zu platzieren (der einfachen, womöglich etwas zu einfachen Logik folgend, dass es einen Zusammenhang zwischen der Rezeption von *The Walking Dead* und der Angst vor Zuwanderungswellen gäbe). Die Wechselseitigkeit von kritischem Potenzial und Manipulationsanfälligkeit zeigt sich allerdings wiederum darin, dass in einer am 6.11.2016, also zwei Tage vor der Wahl, erstausgestrahlten Folge von *The Walking Dead* ein Zombie zu sehen war, bei dem viele zu Recht eine deutliche Ähnlichkeit zu Trump feststellten (Bradley 2016).

Die Erzählstruktur der zeitgenössischen Serie

Dass hinter dem »binge watching« und dem allgemeinen hohen medialen Interesse eine Neugier auf die (Neu-) Erkundung des persönlichen, sozialen und gesellschaftlichen Innenlebens liegen könnte, hat nicht zuletzt mit der Struktur zeitgenössischer Serien zu tun. Mit Cavell (1982) kann davon gesprochen werden, dass die Serialität die wesentliche Struktur des Fernsehens ist. Eine Serie legt einen bestimmten Aufbau fest, der grundlegend nicht verändert wird (z. B. das Nicht-Altern der Charaktere in *The Simpsons*), und die einzelnen Episoden erzählen eine Geschichte in diesem Rahmen: Es geht um das Verhältnis von Format und Improvisation (vgl. Engell 2012, S. 16ff.). Das ist traditionell auf den Begriff der narrativen Struktur eines »Monster-of-the-week« gebracht worden, d. h., dass in jeder Episode ein Monster getötet bzw. ein Kriminalfall gelöst oder eine andere eng umgrenzte Handlung zum Abschluss gebracht wird. Dreher (2010, S. 23) formuliert prägnant: »Diese Serien bestärkten grundsätzlich zwei kindliche Vorstellungen: dass nichts sich ändert, alles bleibt wie es ist, und dass man ewig lebt.«

Diese Struktur, von Nelson (2012) als »series« bezeichnet, zeigt sich, so unterschiedlich der inhaltliche Aufbau der Formate auch jeweils ist, in Serien wie *The Twilight Zone, Lassie, Bonanza, Eine schrecklich nette Familie, The Simpsons* u.v.m. Der Wandel der narrativen Struktur in der TV-Serie kann am besten daran gezeigt werden, dass solche »series« mit dem kontrastiert werden, was Nelson »serial« nennt, d. h., eine Erzählung über Episoden (oder gar Staffeln) hinweg. Besonders deutlich zeigt sich letztere Struktur etwa in *The Wire* oder *True Detective,* und dass eine Erzählung über die gesamte Serie hinweg, staffelübergreifend, erfolgt, ist in *Breaking Bad* besonders bemerkenswert. Interessant sind nun die Verbindungen beider, der Logik der »series« und des »serial«, in etwas, das Nelson (2012) »Flexi-Narrative« nennt. Zunächst einmal ist z. B. eine Serie wie *Emergency Room* episodenbezogen aufgebaut: Meist wird zu Beginn einer Episode eine medizinische Krise dargestellt, die für die weitere Handlung die Richtung vorgibt und das weitere Geschehen darum gruppiert. Aber zugleich werden Geschichten über die Charaktere und ihre Beziehungen (weiter-) erzählt, so dass sich im »Notfall-der-Woche« (»series«) durchaus Merkmale episodenübergreifenden Erzählens (»serial«) zeigen. Ein weiteres Beispiel ist *Supernatural*, wo es ganz offensichtlich um ein jeweiliges »Monster-of-the-week« geht, jedoch das »große Ganze« des Kampfes um Himmel und Hölle, die Verhinderung der Apokalypse und die Entwicklung und Beziehung der Winchester-Brüder zueinander und ihrer Geschichte zum Thema werden. Schließlich ist die Grundstruktur von *Six Feet Under* ebenfalls die eines »body-of-the-week« (Diekmann 2014, S. 9), also eines Todesfalls, der am Beginn jeder Folge zum Thema wird, und doch wird gerade angesichts des Seriellen in der Erkundung der Figurenschicksale vorangeschritten.

Als »serial« bzw. in der Struktur eines »Flexi-Narrativs« erzählen Serien Geschichten damit auf eine andere Weise. Die Erzählung innerhalb einer Episode etwa in *Mad Men* betrifft dabei zwar nicht abgeschlossene Handlungsstränge, aber doch die konzentrierte Beleuchtung eines jeweiligen Themas, mit dem die Charaktere auf unterschiedliche Weise innerlich wie äußerlich ringen. Nimmt man also die Gelegenheit wahr, in einer Serie episodenübergreifend zu erzählen, hat man gegenüber dem Kinofilm vor allem eins: Zeit. Zeit für eine längere Geschichte, Zeit für die Entwicklung komplexer Figuren und deren Beziehungen zueinander. Das hat das Format, neben der medialen Aufmerksamkeit, zunehmend interessant gemacht für Autorinnen und Autoren, Schauspielerinnen und Schauspieler, Regisseurinnen und Regisseure und nicht zuletzt für die »showrunner«, eine inzwischen gängige Bezeichnung für die »Erfinder« und kreativ Hauptverantwortlichen einer Serie, auch wenn sie nicht als Autorin oder Autor bzw. als Regisseurin oder Regisseur jeder einzelnen Folge fungieren (vgl. Lavery 2010,S. 75ff.).

In diesem Zusammenhang ist der Begriff des »Quality TV« geprägt worden (Dreher 2010 spricht auch von »Autorenserien«), in erster Linie bezogen auf amerikanische Produktionen (Lillge et al. 2014; Ernst und Paul 2015), wobei auch der Aspekt einer »transnationalen Serienkultur« (Eichner et al. 2012a) in Rezeption wie Vermarktung beachtet werden muss. Zunehmend stellt sich gleichwohl eine kritische Haltung zum Begriff »Quality TV« ein, in der die Vermarktungsstrategie der Unterhaltungsindustrie, die es ja ist und bleibt, ebenso aufgezeigt wird wie der Aspekt der Selbstinszenierung als »Qualitäts-Zuschauer« (vgl. zum letzten Punkt auch Kumpf 2012). Nichtsdestotrotz kann auch unter einer Bezeichnung wie »Complex TV« (Mittell 2015) etwas gefasst werden, das die spezifische Erzählstruktur und ästhetische Originalität einiger im weitesten Sinn zeitgenössischer Serien erfasst. Auf diese Weise kann von einem »Wissen« der TV-Serie (Schröter 2012) und von ihr, nicht zuletzt angesichts ihrer Selbstreflexivität und ihrer Reihung, als einem (Zeit-) Experiment (Engell 2009) (neu) gesprochen werden.

Die veränderte Struktur der Serie verändert die Art der Rezeption, womit sich der Bogen zurück zum »binge watching« schließt. Die Rezeption findet in anderer Weise statt als zuvor, gebündelt und stärker orientiert an individuellen Sehgewohnheiten. Dabei ist es die digitale Verfügbarkeit, die ein weiteres Merkmal zeitgenössischer Serien ergänzt, nämlich deren »rewatchability« oder das, was Eichner et al. (2012b, S. 11) das Re-Reading nennen, das wiederholte Ansehen einer Serie und die digitale, kommunikative Nachbereitung in Fan-Foren, *youtube* o. ä. Im »Reading« ist hier einmal mehr auf das verwiesen, was Diederichsen (2010) unter die Überschrift »Die Videothek von Babylon« setzt, eine Verknüpfung von Rezeption, die klassischerweise der Literatur zukommt, und einer speziellen Medialisierung der Serie als Produkt. Die Komplexität der Handlung und der Figuren lädt dazu ein, genauer hinzusehen und zu diskutieren (und nicht zuletzt über die weitere Handlung zu spekulieren, wenn die heiß erwartete Folge oder Staffel zu lange auf sich warten lässt). Das birgt das Potenzial eines Problems in sich: War es noch bei *Twin Peaks* 1991 unschön, als Sat1 in seinem Videotext (…Videotext!) verriet, wer der Mörder Laura Palmers in der vom Konkurrenten RTLPlus ausgestrahlten Serie war, haben die Schwierigkeiten, unerwartete Handlungsentwicklungen geheim zu halten, im Internet-Zeitalter ungeahnte Höhen erreicht, wie sich besonders in der ersten Staffel von *Westworld* zeigte, deren überraschende Wendungen im Handlungsaufbau nicht besonders geheim blieben.

Methodische Zugänge

Es wird in diesen Überlegungen nicht zuletzt eines deutlich: wie stark die Struktur der Serie und ihre Rezeption miteinander zusammenhängen und einander beeinflussen und prägen. Das bringt uns zu

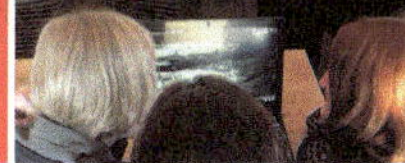

einigen methodischen Bemerkungen. Einer unserer persönlichen Ausgangspunkte zur Serie ist die psychoanalytische Filmtheorie (vgl. besonders Schneider 2008; Zwiebel und Hamburger 2016). Einem psychoanalytischen Zugang zu Kunst, Kultur, Gesellschaft, Medien etc. sollte wesentlich sein, dass er ein methodischer ist, kein unvermittelt theoretischer. Das soll heißen, dass es nicht zuerst interessiert, ob in diesem Roman oder jenem Film jemand einen Ödipuskomplex hat, sondern dass die Methode der Psychoanalyse eine Anwendung findet. Das wiederum bedeutet, einen methodischen Transfer der psychoanalytischen Erkenntnishaltung, die in klinisch-therapeutischen Zusammenhängen etwas vom Patienten zu verstehen versucht, in ein Feld vorzunehmen, in dem es nicht um individuelles Leid und einen Dialog zweier Subjekte geht.

Wesentlich in einem solchen Transfer der Methode ist, dass der Grundgedanke der Psychoanalyse nicht auf das Behandlungszimmer eingegrenzt bleiben muss: Die Idee, unter Zuhilfenahme des eigenen In-Beziehung-Stehens (samt begleitender Affekte und Fantasien) Phänomene zu betrachten, die mit menschlicher Erfahrung und mit Beziehungsstrukturen in ihren verborgenen, aber umso wirksameren Dimensionen zu tun haben, eignet sich auch für Kulturprodukte wie Film und Serie. Psychoanalytisch eine Serie zu betrachten, hieße dann, die eigene Reaktion darauf zu beachten und zu befragen und sie so zum Ausgangspunkt einer Interpretation über Beziehungsstrukturen zu machen (die dann zu einer Deutung im eigentlichen Sinn wird, wenn sie eine Art der Veröffentlichung erfährt; vgl. Storck 2017). Im Ergebnis ist damit nichts über individuell Unbewusstes gesagt, sondern potenziell über gesellschaftlich Unbewusstes (vgl. Erdheim 1982), also etwas darüber, was Soziales und Gesellschaftliches latent strukturiert.

Dabei erweist sich die Psychoanalyse methodisch als eine Ergänzung anderer methodischer Zugänge, etwa medienwissenschaftlicher, psychologischer oder kulturwissenschaftlicher, mit denen sie im vorliegenden Band in einen Austausch tritt. So wichtig es uns als Wissenschaftlerin und Wissenschaftler ist, einen Zugang zur Serie in dieser Weise methodisch zu benennen, so sehr soll im Folgenden aber im Mittelpunkt stehen, die Überlegungen nicht auf ein Fachpublikum zu beschränken, das die Methode nachzuvollziehen und den wissenschaftlichen Stand der Forschung zu kennen hätte, sondern auch nicht-wissenschaftlich tätige Serienfans zu erreichen. Es handelt sich bei den Beiträgen also, in je unterschiedlicher Akzentuierung, um ein jeweiliges Zusammentreffen von methodisch geleiteter Interpretation auf der einen und fachlich informiertem Kommentar auf der anderen Seite. In dieser Hinsicht etwa legitimiert es einen forensischen Psychiater, einen Kommentar über die Schuldfähigkeit Dexters zu formulieren, auch wenn ihm für ein methodisch professionelles Gutachten offensichtliche Hindernisse entgegentreten (beginnend mit der Fiktionalität der Figur, endend mit der dürftige Aktenlage).

Oben haben wir gefragt, was geschehen ist, dass zeitgenössische Serien eine solche Aufmerksamkeit erfahren. Es hat sich gezeigt, wie sehr (narrative) Struktur und Rezeption der Serie in einen Austausch treten, d. h., wie sehr die »Kultur in Serie« als ein besonderes Phänomen wahrzunehmen ist: In einer besonderen Rezeptionskultur (»binge watching«, DVD oder Stream, mediale Metarezeption) nähern wir uns der Serie als etwas, das Kultur und Gesellschaft erkundet. Im vorliegenden Band machen sich die Autorinnen und Autoren daran, unter Einbezug der (seriellen) Rezeptionskultur einer Kultur in der Rezeption die in den Serien thematische Kultur zu untersuchen.

Übersicht über die Beiträge im Band

Unser Band unterteilt sich in die folgenden 20 Episoden: Timo Storck beschäftigt sich in seinem Beitrag zu *Game of Thrones* (2011–) mit dem Phänomen der »reaction videos«, also mit Internet-Clips, in denen Menschen schockierende Szenen aus der Serie betrachten. Er untersucht, in welcher Weise dieses Phänomen der Rezeption etwas über die latente Struktur von *Game of Thrones* zur Anschauung bringt, und argumentiert für die Annahme, dass die Handlungen der Figuren im Wesentlichen der Vermeidung von Angst und Unlust folgen. Svenja Taubner nimmt sich *The Walking Dead* (2010–) unter der

Perspektive evolutionsbiologischer Überlegungen zur Gruppenselektion und altruistischem Verhalten vor und arbeitet den utopischen Charakter der Serie heraus, bei der es sich offenbar mehr um die Natur des Menschen und weniger um Zombies dreht. Im Beitrag zu *Hell on Wheels* (2011–2016) diskutiert Brigitte Georgi-Findlay die Entwicklung sozialer Ordnung und Gemeinschaft. Sie stellt anhand der kritischen Haltung der Serie gegenüber geschichtsrevisionistischen Tendenzen des klassischen Westerns dar, wie angesichts von *Hell on Wheels* stattdessen auf den Ebenen der Charakterentwicklung, der Entwicklung mikrosozialer Strukturen und schließlich der geschichtlich-gemeinschaftlichen Entwicklung das Verhältnis von Individuum und Gemeinschaft gedacht werden kann. Anschließend widmen sich Anna Tuschling und Till Heilmann der Serie *The Americans* (2013–) und arbeiten die Bedeutung »dualer Ordnung« auf verschiedenen Bedeutungsebenen heraus, so in der Parallelität und im Spannungsfeld zwischen dem Privaten und dem Politischen, insbesondere im Hinblick auf den Umgang mit Geheimnissen. Ralf Zwiebel erörtert anhand von *In Treatment* (2007–2010) und gestützt auf ein expliziertes filmpsychoanalytisches methodisches Modell die Position der Psychoanalyse, d. h., ihre theoretischen Grundannahmen, ihre Veränderungstheorie – und ihre Couch. Auch hier zeigt sich eine Polarität, nämlich zwischen dem Privaten und dem Professionellen, die in der Serie thematisch wird und so die Frage nach den Grundbedingungen professioneller Psychotherapie und Psychoanalyse anstößt.

Eine Reihe von Beiträgen zu Männern und Frauen folgt, und darin finden sich die vorangegangenen Figuren von Polarität oder dualen Ordnungen in anderem Licht betrachtet. Zunächst nimmt Ulrike Kadis Beitrag zu *Masters of Sex* (2013–2016) das rätselhafte Statement Lacans »Es gibt kein Geschlechterverhältnis« zum Ausgangspunkt einer Betrachtung von Geschlechterrollen und (weiblicher) Sexualität in der Serie. Einen Teilaspekt dessen zeigt der narrative und szenische Aufbau der Serie, in der Sexualität immer wieder als Gegenstand der Beobachtung auftaucht, was zudem in der Rezeption verdoppelt wird. Auch Timo Storck kommt in den Überlegungen zu *Mad Men* (2007–2015) auf Lacans Formulierung zu sprechen. Er stellt dar, dass es in der Serie wenige Momente der tatsächlichen Begegnung von Männern und Frauen gibt, und hebt dabei vier »Krisenbegegnungen« zwischen Don Draper und Peggy Olsen hervor. Es zeigt sich, dass das Thema von Veränderung und Gleichbleibendem insbesondere am Ende der Serie auf den Punkt gebracht wird und zur Reflexion dessen auffordert, was (persönliche, geschlechtliche) »Identität« heißen mag. Christine Kirchhoff diskutiert daraufhin in ihrem Beitrag zu *Grey's Anatomy* (2005–) eine Variante des Verhältnisses zwischen Privatem und Professionellem angesichts der entgrenzten Arbeitsverhältnisse der im Krankenhaus tätigen Protagonistinnen und Protagonisten, für die es »kein Draußen« gibt, d. h., nur das »Privatleben« der romantischen Verwicklungen und Rivalitäten mit den Kolleginnen und Kollegen. Ein Ergebnis ist die entgrenzte Kommunikation eigener Gefühlszustände »an alle«. Auch Rolf und Jan Schröder diskutieren anhand der Serie *Girls* (2012–) das Thema des »oversharing«. Sie folgen dabei der Annahme, in *Girls* würden die Aufgaben weiblicher Identitätsfindung gezeigt, wie sie sich nach Zurücktreten klassischer (patriarchaler) Vater-Figuren ergeben, ohne dass allerdings gegenüber den hervortretenden Konflikten »ernsthafte Lösungsversuche« unternommen würden. Eine besondere Stellung, einmal mehr zwischen Privatem und Öffentlichem, nimmt hier die Selbstthematisierung der Serienmacherin Lena Dunham ein. Gedanken zu *Sex and the City* (1998–2004) sind das Thema des Beitrags von Nilüfer Aydin, Katharina Dinhof, Caroline Elz und Sarah Stepanovsky, vier Frauen, die sich aus sozialpsychologischer Perspektive den vier Protagonistinnen der Serie nähern. Aus Sicht der Autorinnen vermittelt *Sex and the City* eine neue Perspektive auf Frauen, Männer, Beziehungen (besonders das Single-Dasein), Konsum sowie die Darstellung und Vermittlung von Sexualität. Gängige Rollenbilder und Stereotype werden umgedreht: Im Gegensatz zu vielen anderen zeitgenössischen Kulturprodukten wird hier eher der Mann auf Klischeebilder (Freak oder Adonis) reduziert. Die Autorinnen verraten uns zudem ein (nicht-wissenschaftliches) Schnellverfahren, den Bechdel-Wallace-Test, um die Stereotypisierung weiblicher Rollen in Film und Serie beurteilen zu können.

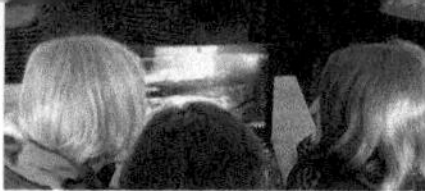

An diese Beiträge zu Geschlechtern und ihren Verhältnisse schließt sich ein kurzer Abschnitt zur deutschsprachigen Serie an. Zunächst folgen wir Bernhard Strauß in die *Lindenstraße* (1985–), die er aus psychologischer Sicht kommentiert und behauptet, alle Folgen (fast 1600) gesehen zu haben. Er kehrt besonders das gesellschaftskritische und enttabuisierende Potenzial der Lindenstraße hervor und verdeutlicht dies exemplarisch an zwei der weiblichen Hauptrollen, Gabi Zenker und Helga Beimer, die im Verlauf mit einer hohen Anzahl aversiver kritischer Lebensereignisse konfrontiert sind und gleichsam als Rollenvorbild der Bewältigung und Resilienz dienen. Als nächstes betrachtet Jutta Menschik-Bendele die österreichische Serienproduktion *Vorstadtweiber* (2014–). Angesichts der auffälligen Diskrepanz zwischen faszinierter Rezeption und vernichtender Kritik der Serie arbeitet sie heraus, wie die Themen des Umgangs mit den sieben Todsünden und die Frage nach dem Platz und der Reichweite des individuellen Narzissmus insofern »ansprechend« sind, als wir uns dadurch zu bewegen versuchen.

Der weitere Teil des Bandes setzt sich mit »Gut« und »Böse« bzw. Kriminellen und Ermittelnden auseinander und damit mit einer weiteren Dimension von »dualen Ordnungen«, hier jedoch mit einer solchen, die in zeitgenössischen Serien und deren Charakterentwicklung am stärksten »entoppositionalisiert« werden. Philipp Massing prüft die Schuldfähigkeit von *Dexter* (2006–2013) in forensisch-psychiatrischer Hinsicht. Dabei zieht er die Betrachtungsebenen »Blut(tat) – Täter – Verantwortung« in Betracht und diskutiert die Frage nach einer Psychopathie Dexter Morgans – das Ergebnis soll hier nicht vorweggenommen werden. Andreas Hamburger und Bettina Hahm zeichnen nach, wie in *Breaking Bad* (2008–2013) ein aufgrund einer Krebsdiagnose in Not geratener Biedermann schrittweise zum genialen angsteinflößenden Verbrecher mutiert. Aus filmpsychoanalytischer Sicht untersucht der Beitrag, wie *Breaking Bad,* als klassische Abstiegserzählung konzipiert, sein Publikum durch eine gezielt Mobilisierung einer Faszination am Bösen konstituiert und wie Spielhandlung und Realität ineinandergreifen können, wenn die Schaupielerinnen und Schauspieler von Fans für das Verhalten in ihrer Rolle kritisiert und gar bedroht werden. Der Beitrag Isolde Böhmes bringt eine weitere Kultur in Spiel, die italienische Serie *Gomorrha* (2014–). Sie setzt die Bereiche Angst, Verführung und Religion in Relation zur in der Serie thematisierten Gewalt. In der Reflexion der Serie als fiktionalisiertes Abbild gesellschaftlicher Realität endet sie in der Frage, ob *Gomorrha* das Potenzial hat, zu einer »Waffe gegen die Camorra« zu werden, und damit in der Frage nach ihrem transgressiven Potenzial. Auch Jens Schröter diskutiert mit *The Wire* (2002–2008) eine Serie, der es um die organisierte Kriminalität geht. Er argumentiert aus medienwissenschaftlicher Perspektive, dass *The Wire* als ein Porträt Baltimores aus verschiedenen Perspektiven (Polizei, Drogenmilieu, Schule, Politik) eine pointierte Reflexion schwieriger sozialer Verhältnisse darstellt. Namensgebend ist dabei das Abhören Verdächtiger mit einer Abhörtechnologie (mit dem Draht = »wire«). Daher stellt Schröter die Technologien der Informationsbeschaffung, -verarbeitung und -speicherung als fiktionale Pointierung der von technologischen Medien durchdrungenen modernen Gesellschaften in seiner Ausarbeitung in den Vordergrund und erarbeitet dies in einem Close Reading anhand des Vorspanns der ersten Staffel. Mit *CSI* (2000–2015) beschreibt Lorenz Engell die »Königin« eines Subgenres der Kriminalserie, die forensische Serie, bei der die Arbeit der forensischen Spurensicherer und Laboranalytiker zentral betrachtet wird. CSI ist eine der wenigen Serien im vorliegenden Band, bei der Episoden abgeschlossene Geschichten darstellen. Engell geht es dabei aus medienwissenschaftlicher Perspektive zentral um die Analogie der Logik der forensischen Bilder, die der Wahrheitsfindung dienen, und des seriellen Bilds des Fernsehens einschließlich seiner Handlungsmacht. Einen Blick auf *True Detective* (2014–2015) wirft Birgit Däwes in ihrem Beitrag. Sie arbeitet dabei, auch anhand der zahlreichen intertextuellen Bezüge der Serie, heraus, in welcher Weise gesellschaftliche Strukturen erkundet, gezeigt und dekonstruiert werden (Ökonomie, Familie, Moral, Religiosität). Im Ergebnis kann sie zeigen, dass *True Detective* dabei auch gängige Wissens- und Erkenntnisvollzüge und deren Ergebnisse selbst in Frage stellt. Heinz-Peter Preußer und Jana Nittel widmen sich der BBC-Produktion *Sherlock* (2010–), dem bislang erfolgreichsten Versuch, den Meisterdetektiv ins 21. Jahrhundert zu transferieren. Die Autoren arbeiten heraus, wie Sherlock sich trotz klassischer Erzählplots aktuellen Fragen in Zeiten der neuen Kriege und des Terrors widmet und gleichzeitig die patriarchalen Denkmuster der klassischen Erzählung überwindet. Unser Band endet schließlich mit nichts weniger als der Apokalypse und der Wege hinein und hinaus, die in *Supernatural* (2005–) thematisch werden. Christian Sell und Svenja Taubner verstehen die Serie in psychologisch-psychoanalytischer Perspektive als Entwicklungs- und Individuationsgeschichte der beiden Protagonisten Sam und Dean, die in ihrer Auseinandersetzung mit dem Übernatürlichen vor Dilemmata gestellt werden, die als charakteristisch für unsere säkulare Gegenwart bezeichnet werden können. Hier scheint es keinen guten Ausweg zu geben, und doch glimmt immer wieder die Hoffnung auf eine gute Entscheidung auf, wenn es den Brüdern gelingt, trotz der gänzlich unsicheren Perspektive ein Moment des Widerstands gegen das Unmenschliche zu bewahren.

Abschließend ist noch eine Bemerkung zur Zitation der diskutierten Serien zu machen. Staffeln und Episoden werden in der Form »S1-E6« zitiert (gelesen als: Staffel1, Episode 6). Außerdem finden sich Originalzitate aus den nicht-deutschsprachigen Serien entweder gemäß der deutschen Synchronisation (dann im Fließtext, gegebenenfalls mit leicht veränderter Übersetzung) oder als eigene Übersetzungen der Autorinnen und Autoren (dann als Fußnote).

Literatur

Beil B, Engell L, Maeder D, Schröter J, Schwaab H, Wentz D (2016) Die Fernsehserie als Agent des Wandels. Lit, Münster

Bertoni S (2016) Exclusive interview: How Jared Kushner won Trump the White House. Forbes, Ausgabe vom 20.12.2016

Bradley B (2016) Fans spotted a Donald Trump zombie on ›The Walking Dead‹. The Huffington Post. http://www.huffington post.com/entry/donald-trump-zombie-on-the-walking-dead_us_5821e24de4b0e80b02cca57f. Zugegriffen: 15.12.2016

Cavell S (1982) Die Tatsache des Fernsehens. In: Adelmann R, Hesse JO, Keilbach J, Stauff M, Thiele M (Hrsg) (2001) Grundlagentexte zur Fernsehwissenschaft. Theorie – Geschichte – Analyse. UVK, Konstanz, S 44–74

Däwes B, Ganser A, Poppenhagen N (2016) (Hrsg) Transgressive Television: Politics and Crime in 21st-Century American TV Series. Winter, Heidelberg

Diederichsen D (2010) In bewegten Bildern blättern: Die Videothek von Babylon. In: Dreher C (Hrsg) Autorenserien: Die Neuerfindung des Fernsehens. Merz-Akademie, Stuttgart, S 167–197

Diekmann S (2014) Six Feet Under. Diaphanes, Zürich

Dreher C (2010) Autorenserien – Die Neuerfindung des Fernsehens. In: Dreher C (Hrsg) Autorenserien: Die Neuerfindung des Fernsehens. Merz-Akademie, Stuttgart, S 23–61

Eichner S, Mikos L, Winter R (2012a) (Hrsg) Transnationale Serienkultur. Theorie, Ästhetik, Narration und Rezeption neuer Fernsehserien. Springer VS, Wiesbaden

Eichner S, Mikos L, Winter R (2012b) Einleitung. In: Eichner S, Mikos L, Winter R (Hrsg) Transnationale Serienkultur. Theorie, Ästhetik, Narration und Rezeption neuer Fernsehserien. Springer VS, Wiesbaden, S 9–17

Engell L (2009) Fernsehen mit Unbekannten: Überlegungen zur experimentellen Television. In: Grisko M, Münker S (Hrsg) Fernsehexperimente. Stationen eines Mediums. Kadmos, Berlin, S 15–45

Engell L (2012) Fernsehtheorie zur Einführung. Junius, Hamburg

Erdheim M (1982) Die gesellschaftliche Produktion von Unbewußtheit. Eine Einführung in den ethnopsychoanalytischen Prozess. Suhrkamp, Frankfurt a. M.

Ernst C, Paul H (2015) (Hrsg) Amerikanische Fernsehserien der Gegenwart: Perspektiven der American Studies und der Media Studies. transcript, Bielefeld

Kumpf S (2012) »Ich bin nicht so ein Freak« –Distinktion durch Serienaneignung. In: Eichner S, Mikos L, Winter R (Hrsg) Transnationale Serienkultur. Theorie, Ästhetik, Narration und Rezeption neuer Fernsehserien. Springer VS, Wiesbaden, S 347–366

Lavery D (2010) The imagination will be televised: Die Rolle des Showrunner und die Wiederbelebung der Autorschaft im amerikanischen Fernsehen des 21. Jahrhunderts. In: Dreher C (Hrsg) Autorenserien: Die Neuerfindung des Fernsehens. Merz-Akademie, Stuttgart, S 63–111

Lillge C, Breitenwischer D, Glasenapp J, Paefgen EK (2014) (Hrsg) Die neue amerikanische Fernsehserie. Von *Twin Peaks* bis *Mad Men*. Fink, Paderborn

Mittell J (2015) Complex TV: The poetics of contemporary television storytelling. Combined Academic Publishers, Harrogate

Nelson R (2012) Entwicklung der Geschichte: vom Fernsehspiel zur Hypermedia TV Narrative. In Eichner S, Mikos L, Winter R (Hrsg) Transnationale Serienkultur. Theorie, Ästhetik, Narration und Rezeption neuer Fernsehserien. Springer VS, Wiesbaden, S 21–43

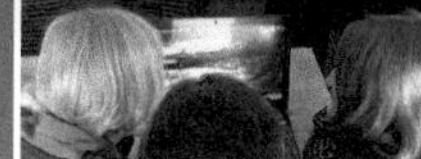

Poscheschnik G (2016) Game of Thrones – Fernsehserien als Artikulation gesellschaftlich-unbewusster Phantasien. MedienPädagogik 26: 1–12

Schlüter N (2016) Serien müssen verdaut werden wie Käsespätzle. Jetzt.de. http://www.jetzt.de/meine-theorie/warum-es-wichtig-ist-nach-einer-serie-erst-mal-serien-pause-zu-machen. Zugegriffen: 15.12.2016

Schneider G (2008) Filmpsychoanalyse – Zugangswege zur psychoanalytischen Interpretation von Filmen. In: Laszig P, Schneider G (Hrsg) Film und Psychoanalyse. Kinofilme als kulturelle Symptome. Psychosozial, Gießen, S 19–38

Schröter J (2012) Die Fernsehserie, ihre Form und ihr Wissen. Ein kurzer Überblick. TV Diskurs 62: 28–31

Storck T (2016) »Sally, go watch TV!« Einige Bemerkungen zur Psychologie der modernen TV-Serie. Report Psychologie 41(4): 146–149

Storck T (2017) »The Wire« und »die Wurst« – Was ist Kulturpsychoanalyse? In: Nitzschmann K, Döser J, Schneider G, Walker CE (Hrsg) Kulturpsychoanalyse heute – Grundlagen, aktuelle Beiträge, Perspektiven. Psychosozial, Gießen

Wittmann M (2014) Einer von uns, irgendwie. Süddeutsche Zeitung, 1.3.2014. http://www.sueddeutsche.de/medien/serien-fan-barack-obama-einer-von-uns-irgendwie-1.1901569. Zugegriffen: 15.12.2016

Zwiebel R, Hamburger A (2016) Michael Hanekes »Das weiße Band«. Ein filmpsychoanalytischer Dialog. Psyche – Z Psychoanal 70: 1159–1184

Timo Storck

»...and now my watch begins...«

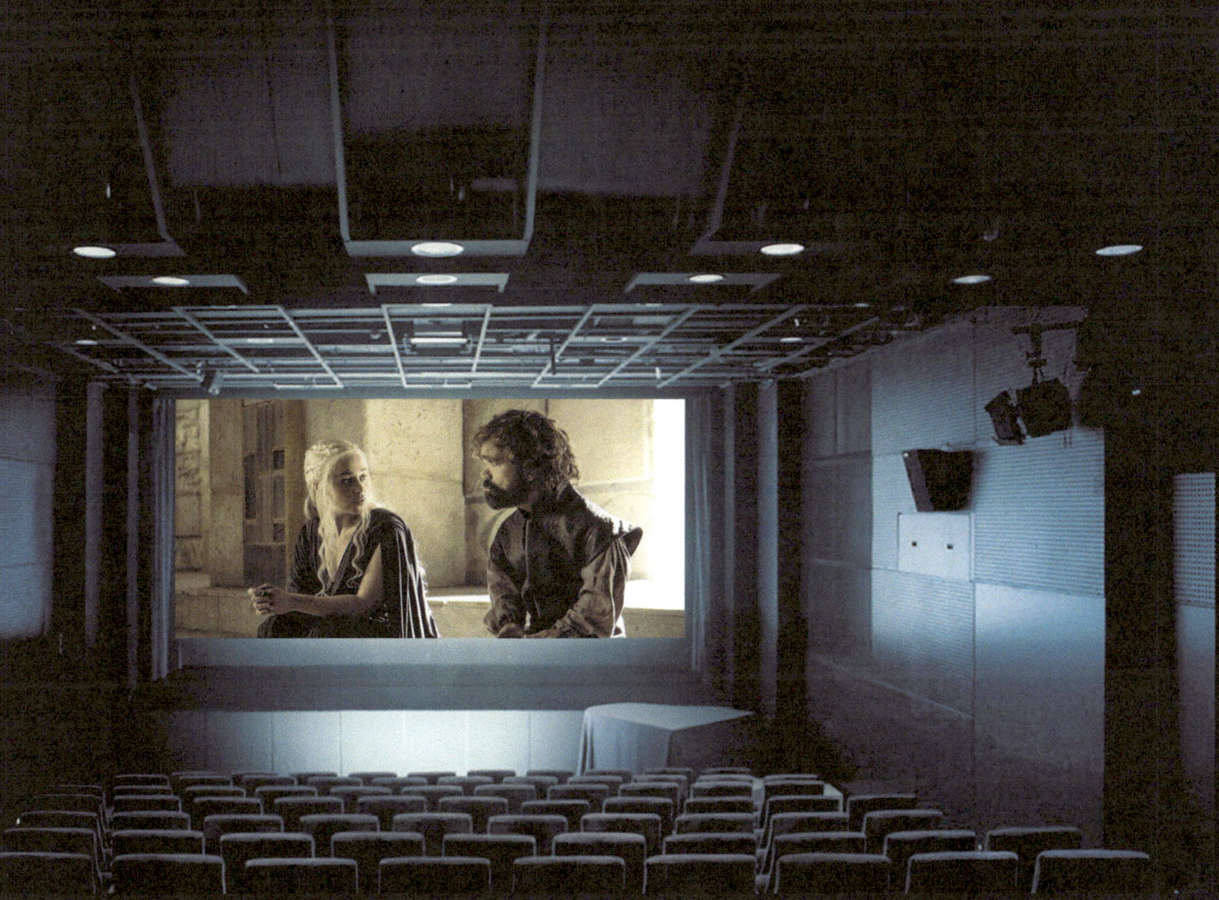

T. Storck, S. Taubner (Hrsg.), *Von Game of Thrones bis The Walking Dead*,
DOI 10.1007/978-3-662-53689-6_2, © Springer-Verlag GmbH Deutschland 2017

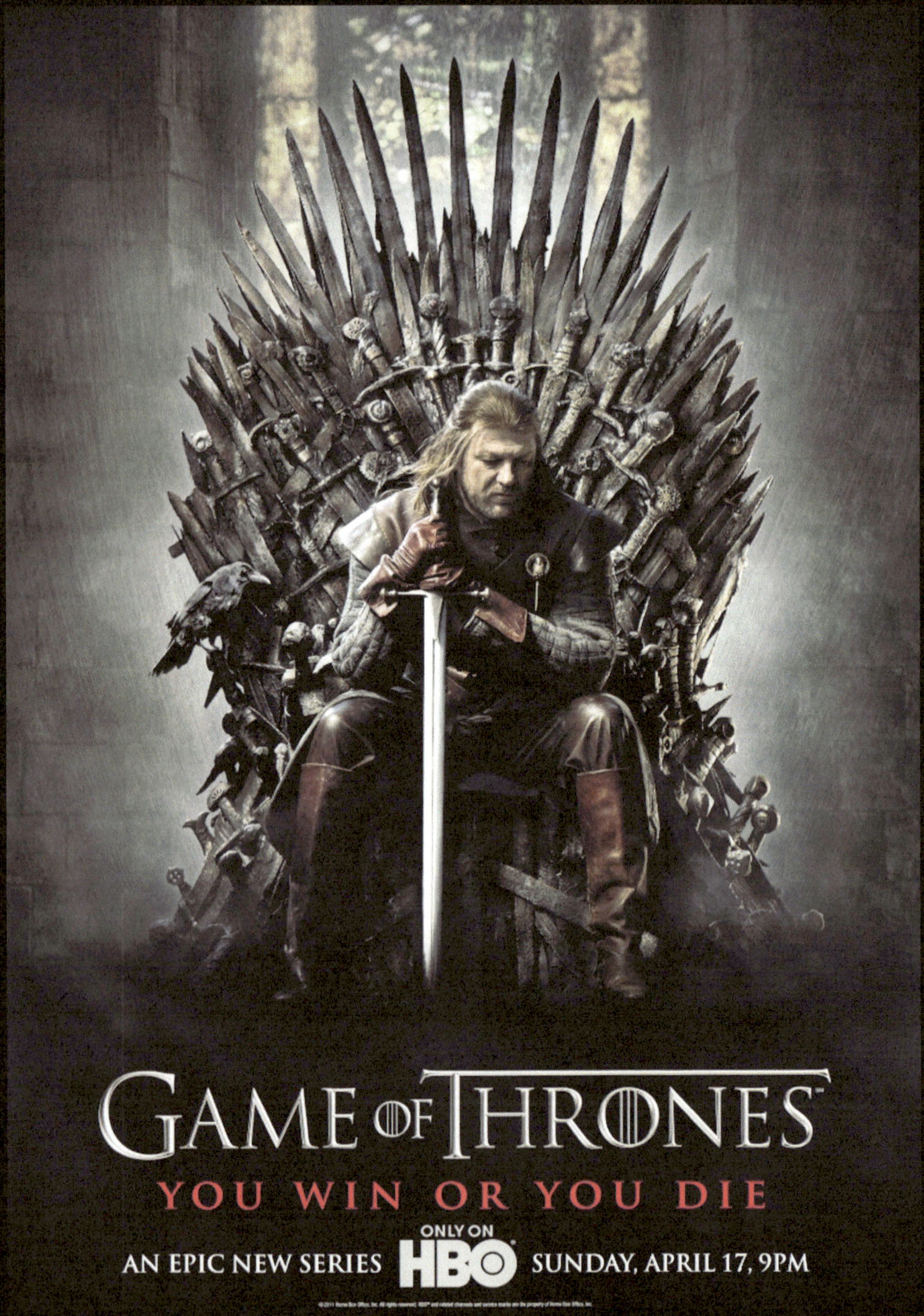

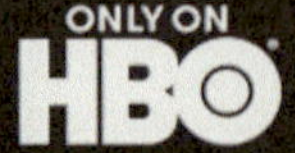

DVD-Cover *Game of Thrones*, Staffel 1.
© HBO. Quelle: Filmbild Fundus Herbert Klemens

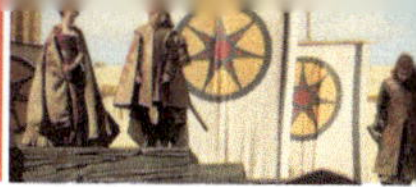

Game of Thrones

Einleitung

Vor einigen Jahren (eine zweite Fassung gab es 2016) erschien im »jetzt«-Magazin der *Süddeutschen Zeitung* ein Artikel, in dem Redaktionsmitglieder beliebte zeitgenössische TV-Serien kurz zusammenfassten – ohne sie gesehen zu haben. Es wurde auf der Grundlage von unter Freunden mitgehörten Unterhaltungen und Internetrecherche ein Bild erstellt. Schlüter (2013) schrieb:

> »*Game of Thrones* ist eine Mischung aus Fantasy- und Mittelalter-Epos. Soweit ich weiß geht es um mehrere verfeindete Adelsgeschlechter mit komplizierten Namen und schönen Wappen, die sich Facebook-Nutzer gerne auf T-Shirts drucken wollen. Es gibt eine Menge Konflikte und raue Sitten. Insgesamt ist alles ziemlich zerrüttet und düster und sieht aus wie auf einem Wave-Gothik-Treffen (lange Gewänder, Kutten und Haare, Männer mit viel Bart, Frauen mit Mieder), außerdem trinken alle aus Hörnern und essen mit den Händen. Die Serie ist sehr brutal, viele sagen: ›archaisch‹. Es gibt zum Beispiel rituelle Opferungen und es wird in Blut gebadet. Im Zug kann man sie nicht besonders gut anschauen, weil sich dann ältere Damen auf dem Nebensitz beschweren. [...] Die Figuren sind Bürgermeister Carcetti aus ›The Wire‹, ein Zwerg, der von einem Kleinwüchsigen gespielt wird, der zum Sexsymbol wurde (das selbst aber für großen Quatsch hält), eine Prostituierte alias Sibel Kekilli, die manchmal nackt ist und damit Aufsehen in deutschen Boulevard-Medien erregt, Könige und andere starke Männer mit Harnisch und Schwert, und Kinder mit wirrem Haar, Dreck im Gesicht und großen Kulleraugen. Irgendwie haben sie alle miteinander zu tun und hängen in dunklen Burgräumen oder im Wald rum. Die heimlichen Stars der Serie sind die Drachen.«

Eine weitere Art der Rezeption von *Game of Thrones* (◘ Abb. 2.1) zeigt sich auf der Videoplattform *youtube:* Dort findet man unzählige Clips (sogenannte »reaction videos«), in denen Menschen ihre Bekannten dabei filmen, wie sie die Serie ansehen, insbesondere einige der besonders schockierenden und/oder unvorhergesehenen Szenen. Dabei entsteht eine Besonderheit dadurch, dass es sich bei der Serie um die Adaptation des Romanzyklus von George R.R. Martin handelt *(A song of ice and fire)* und somit auch einige »Erst-SeherInnen« eine Ahnung davon haben, was passieren wird, während andere es nicht haben. So entsteht eine besondere Rezeptionskultur: Auf *youtube* kann man beobachten, wie jemand »Eingeweihtes« seine Bekannten dabei beobachtet, wie sie *Game of Thrones* ansehen.

Dem möchte ich im Weiteren unter Zuhilfenahme zweier im weitesten Sinn medientheoretischer Konzeptionen nachgehen: der Interpassivitätstheorie Robert Pfallers und der Annahme einer Schockwirkung des filmischen Kunstwerks in den Arbeiten Walter Benjamins. Beides soll dabei helfen, das Phänomen der »reaction videos« zu betrachten und davon ausgehend zu prüfen, ob sich in der Interpretation dieser Form der Rezeption auch etwas Spezifisches an der inhaltlichen Struktur von *Game of Thrones* aufdecken lässt. Erst spät in meiner Darstellung werde ich dabei im engeren Sinn psychoanalytisch methodisch vorgehen.

Es hat sich während der vergangenen ca. 15 Jahre und darin wiederum verstärkt während der vergangenen 5 Jahre eine besondere Kultur der TV-Serie ergeben. »Kultur« bezieht sich dabei offensichtlich nicht nur auf die Art des Erzählens einer Geschichte oder der Form der ästhetischen Präsentation, und ebenso wenig darauf, wie attraktiv das Medium Fernsehen für AutorInnen, SchauspielerInnen und ProduzentInnen geworden ist – und das sowohl im Hinblick auf Popularität, künstlerische Möglichkeiten und Einkommen. Sondern »Kultur« bezieht die Art und Weise ein, in der eine TV-Serie rezipiert wird, und hier wiederum sowohl in medialer Hinsicht (Welches Feuilleton etwa hat noch nicht ausgerufen, dass Fernsehserien die neue Literatur sind?) als auch bezogen auf die Konsumierenden, die etwas rüde und in den assoziativen Folgerungen nicht ganz zutreffend als »binge watcher« (s. Einleitung zum Buch) bezeichnet worden sind. Die Rezeptionskultur der zeitgenössischen TV-Serie zeichnet dabei zwei grundlegende Merkmale aus: erstens die (weitgehende) Loslösung von einem Woche-für-Woche-Format (was mit der Abkehr von einer »Monster-of-the-Week-Logik« der Serien-Episoden korrespondiert) und zweitens die Meta-Rezeption der Serie in Videokolumnen, Foren o. ä., die sich primär mit der weiteren Fortsetzung des Seriennarrativs beschäftigen (was damit korrespondiert, dass die Serie vielschichtiger ist – über das Schicksal von *Lassie* in einer zukünftigen Staffel zu mutmaßen, ist wenig fesselnd gewesen).

Das Merkmal der Loslösung von einem Woche-für-Woche-Format gilt gleichwohl vermutlich nur eingeschränkt: Ab einem gewissen Popularitätsgrad (wie insbesondere bei *Game of Thrones* der Fall) und auch einem gewissen Grad an Fanleidenschaft gibt es eine Rückbewegung hin zur Rezeption entlang eines wöchentlichen Ausstrahlungsformats. Es kann allerdings angenommen werden, dass die Zukunft der Produktion, Ausstrahlung und Rezeption einer TV-Serie eher dem Modell folgen wird, für das *netflix* mit *House of Cards* den Grundstein gelegt hat, nämlich das mit Veröffentlichung des Serienmaterials gegebene Watching-on-Demand, d. h., das Zur-Verfügung-Stellen vieler Folgen zum selben Zeitpunkt.

Diese Phänomene zeitgenössischer Serienkultur lassen sich besonders deutlich an *Game of Thrones* verdeutlichen, das seit 2011 auf Home Box Office (HBO) ausgestrahlt wird und bei Fans und KritikerInnen große Begeisterung ausgelöst hat. Die Serie basiert auf der bislang fünf und insgesamt, so die Planung, sieben umfangreiche Fantasy-Romane umfassenden Reihe *A song of ice and fire* von George R.R. Martin. Als »showrunner« (s. Einleitung zum Buch) fungieren die beiden Autoren David Benioff und D.B. Weiss. *Game of Thrones* hat bislang 26 Emmys gewonnen, meist wurden dabei einzelne Drehbücher ausgezeichnet; nominiert und prämiert wurden ferner in erster Linie die DarstellerInnen der Charaktere Tyrion und Cersei Lannister, Daenerys Targaryen oder Olenna Tyrell. Die sechste Staffel sahen in den USA durchschnittlich mehr als 25 Millionen Menschen pro Folge (plus illegale Downloads als Dunkelfeldziffer…), davon fast die Hälfte auf digitalen Plattformen (und somit nicht zwangsläufig im Moment der Erstausstrahlung, was »nur« für etwas mehr als 7,5 Millionen ZuschauerInnen der Fall war). Zu beachten ist dabei, dass *Game of Thrones* mit HBO auf einem Pay-TV-Sender läuft (anders als beispielsweise *Breaking Bad*, *The Walking Dead* oder *Mad Men*).

Zusammenfassung der Staffeln 1–6

Ich gebe im Folgenden die Handlung der Serie in groben Zügen wieder. Dabei werde ich Eigennamen gemäß der Original-TV-Serie, d. h., in englischer Form, verwenden statt in der deutschen Übersetzung.

Game of Thrones spielt in einer fiktiven, dem mitteleuropäischen Mittelalter ähnlichen Welt, die sich auf die beiden Kontinente Westeros und Essos erstreckt. Westeros wird auch als die Sieben Königreiche bezeichnet, und der Serientitel nimmt Bezug auf den Kampf um die Herrschaft über diese. Neben den damit in Zusammenhang stehenden Kriegen, Intrigen und Machtverschiebungen gibt es eine zunächst unklare Bedrohung aus den allernördlichsten Gebieten des Kontinents (im ewigen Eis gelegen und durch eine Mauer von den besiedelten Gebieten abgetrennt), die sogenannten White Walkers.

Der Krieg der fünf Könige

Zunächst verfolgen wir das Geschehen zum Großteil aus der Perspektive der Mitglieder der Familie Stark, dessen Oberhaupt Eddard »Ned« Stark (Sean Bean) das nördliche Reich von Westeros unterliegt, das er im Auftrag des Königs Robert Baratheon (Mark Addy) von Schloss Winterfell aus regiert. Ned ist mit Catelyn Stark (Michelle Fairley) verheiratet, sein ältester Sohn ist Robb (Richard Madden), und seine älteste Tochter Sansa (Sophie Turner) ist dem Prinzen und Thronfolger Joffrey Baratheon

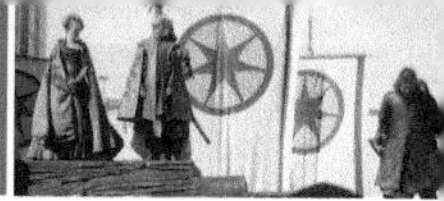

(Jack Gleeson) zur Ehe versprochen. Außerdem gibt es die Tochter Arya (Maisie Williams) und die beiden jüngsten Söhne Bran (Isaac Hempstead Wright) und Rickon (Art Parkinson). In Winterfell lebt außerdem der uneheliche Sohn Ned Starks, Jon Snow (Kit Harrington).

Der König besucht mit seinem Gefolge und seiner Frau Cersei Lannister (Lena Headey) Ned Starks Heimat Winterfell, um Ned als Nachfolger als »Hand des Königs« (etwa: engster Berater und Vertreter) zu gewinnen, was für diesen bedeuten würde, in die weit südlicher gelegene Hauptstadt von Westeros, King's Landing, umzusiedeln und die Herrschaft über den Norden abzutreten. Ebenfalls zu Beginn der Handlung erfahren wir durch eine Beobachtung von Neds zweitjüngstem Sohn Bran von einer sexuellen Beziehung, die Königin Cersei mit ihrem Bruder Jaime Lannister (Nikolaj Coster-Waldau) hat. Dieser entdeckt den Jungen und stößt ihn aus einem Turm (S1-E1). Bran wird nach einem längeren Koma nicht wieder laufen können und das Gesehene vergessen haben. Die Familie Stark wird geteilt, als Ned der Bitte des Königs entspricht und gemeinsam mit seinen Töchtern Sansa und Arya nach King's Landing geht, und seine Frau Catelyn zusammen mit Robb (der den Norden regieren soll), dem zunächst komatösen Bran und Rickon in Winterfell zurückbleibt (S1-E2). Der uneheliche Sohn Jon Snow beschließt, sich zum freiwilligen Dienst in der »Night's Watch« zu melden (S1-E3), deren Aufgabe es ist, die Mauer im hohen Norden vor dem Eindringen der sogenannten Wildlings zu schützen, einer Art Nomadenvolk aus dem Eis, das dort seinerseits vom Vormarsch der White Walkers bedroht ist.

In King's Landing laufen zwei Entwicklungen zusammen: Ned Stark kommt Hinweisen auf die Spur, dass die drei vermeintlichen Kinder des Königs Robert Barratheon – Joffrey, Myrcella (Aimee Richardson/Nell Tiger Free) und Tommen (Callum Wharry/Dean-Charles Chapman) – von Jaime Lannister gezeugt sind (S1-E6). Bei einem Jagdunfall wird König Robert tödlich verwundet und stirbt (S1-E7). Dieses Ereignis verschärft das »Spiel um den Thron«: Da die Legitimation Joffreys als Thronfolger angesichts seiner in Zweifel stehenden Abstammung und damit sein Recht auf den Thron von beiden Brüdern des toten Robert, nämlich Stannis (Stephen Dillane) und Renly Baratheon (Gethin Anthony), angezweifelt wird, bricht ein Bürgerkrieg aus. Nachdem Ned Stark auf Cerseis und Joffreys Geheiß festgenommen und schließlich hingerichtet wird (S1-E9), entwickelt sich ein Krieg der fünf Könige: Neben Joffrey, Stannis und Renly betrifft das Robb Stark, der sich als »König im Norden« ausruft, sowie Balon Greyjoy (Patrick Malahide), den Anführer eines der Seefahrt nahestehenden Hauses auf den Iron Islands. In das Vorfeld des Krieges um den Thron und in dessen Vollzug sind ferner zwei Höflinge verwickelt: Petyr Baelish (Aidan Gillen), anfangs »Master of Coin« des Königs, dessen Absichten unklar, wechselhaft oder ambig sind, und Varys (Conleth Hill), der »Master of Spies«, so etwas wie der Leiter des königlichen Geheimdienstes.

Neben diesen Geschehnissen auf Westeros verfolgen wir den Weg von Daenarys Targaryen (Emilia Clarke), der nach dem Tod ihres älteren Bruders (S1-E6) letzten Nachkommenden des Hauses Targaryen, welches in der Geschichte Westeros die Könige gestellt hatte (und auf Drachen geritten war), bis zu dem Zeitpunkt, an dem Robert Baratheon in Allianz mit Ned Stark den letzten von ihnen gestürzt und seine Familie getötet bzw. ins Exil nach Essos gedrängt hat. Daenarys wird mit Khal Drogo (Jason Momoa), dem Anführer eines Reiter-Clans, den Dothraki, verheiratet (S1-E1). Als Geschenk dazu erhält sie drei Eier von zu diesem Zeitpunkt vermeintlich ausgestorbenen Drachen. Sowohl ihr ungeborenes Kind von Drogo als auch dieser selbst kommen um (S1-E10), aber ihre drei Drachen werden geboren, so dass Daenerys als »Mutter der Drachen« zunächst den Reiter-Clan anführt und in der Folge zwischen der Suche nach Verbündeten für eine Invasion in Westeros und der Eroberung von Städten auf Essos pendelt.

In King's Landing herrscht nach Ausbruch des Krieges Joffrey Baratheon als tyrannischer, sadistischer und weitgehend unfähiger König. Sein Onkel, der kleinwüchsige Tyrion (Peter Dinklage), fungiert als »Hand des Königs« (S2-E1), später tut das sein Großvater Tywin (Charles Dance). Sansa Stark wird nach dem Tod ihres Vaters festgehalten; zwar wird sie nicht mehr mit Joffrey verheiratet, dafür muss sie aber etwas später – gegen den Willen beider – die Ehe mit Tyrion schließen (S3-E8).

Sowohl dies als auch die Heirat Joffreys mit Margaery Tyrell (Natalie Dormer) (S4-E2), mit deren Haus sich die Familie Lannister Allianzen verspricht, folgen politischen Motiven.

Stannis stützt sich auf seine Beraterin Melisandre (Carice van Houten), eine Priesterin des »lord of light«, die schwarze Magie praktiziert und so gemeinsam mit ihm einen Dämonen zeugt, der Stannis' Bruder und Rivalen um den Thron Renly tötet (S2-E5). Catelyn Stark wird verdächtigt und muss fliehen – ebenso wie Renlys Leibwächterin Brienne of Tarth (Gwendoline Christie), die Catelyn die Gefolgschaft schwört. Brienne erhält etwas später von Catelyn den Auftrag, den bei einer Schlacht zwischen den Armeen der Starks und der Lannisters gefangenen Jamie Lannister nach King's Landing zu bringen und mit König Joffrey um die Freiheit von Sansa zu verhandeln (S3-E2). Brienne und Jamie werden wiederum gefangen und später von Gefolgsleuten von Roose Bolton (Michael McElhatton) befreit, der die Lannisters statt der Starks im Norden unterstützt.

Robb Stark startet einen Feldzug aus dem Norden gegen King's Landing. Zuvor hatte er, um Wege frei passieren zu können, zugesichert, eine der Töchter von Walder Frey (David Bradley) zu heiraten (S3-E6). Aber Robb ist bereits in eine andere Frau, Talisa (Oona Chaplin), verliebt und mit ihr (heimlich) verheiratet (S2-E10). Als dies offen gelegt wird, verspricht er Walder als Wiedergutmachung, dass sein Onkel die betreffende Frau heiraten werde. Es wird eine Hochzeitsfeier veranstaltet (die sogenannte »red wedding«), welche die Familien Frey und Bolton aber dazu nutzen, um im Auftrag der Lannisters die Gefolgsleute der Starks und Robb, seine Frau, ihr ungeborenes Kind und Catelyn zu töten (S3-E9).

Der Norden in Gefahr

In der Folge werden die Boltons zu den Herrschern über Winterfell und den Norden. Roose Boltons unehelicher Sohn Ramsey (Iwan Rheon) nimmt Theon Greyjoy (Alfie Allen), der mit den Kindern der Starks gemeinsam in Winterfell aufgewachsen ist, sich aber im Zuge des Bürgerkriegs gegen die Starks gewandt hat, als Gefangenen (S3-E2), quält und kastriert ihn (S3-E10) und macht ihn zu seinem persönlichen Diener, der die Erinnerung an sein früheres Leben verloren hat (S4-E2).

Da mit den getöteten Robb Stark und Renly Barratheon und dem weitgehend machtlos gewordenen Balon Greyjoy drei der Thron-Anwärter ausgeschaltet sind, kommt der Krieg zu seinem Ende. Stannis Barratheon zieht sich nach Norden zurück. Parallel zu diesen Entwicklungen hat sich an der Mauer im Norden, wo Jon Snow in der Night's Watch dient, die Lage zugespitzt: Es mehren sich die Anzeichen der Existenz der White Walker und damit im Zusammenhang das Drängen der Wildlings in Richtung der Mauer und der besiedelten Gebiete im Norden von Westeros. Jon Snow nimmt an einer Expedition in die Gebiete nördlich der Mauer teil (S2-E1) und schleust sich schließlich in die Gruppe der Wildlings ein (S3-E1). Er beginnt dort eine Liebesbeziehung mit Ygritte (Rose Leslie) und gewinnt das Vertrauen des Anführers, Mance Rayder (Ciaran Hinds). In einer kleinen Gruppe reisen sie nach Süden, wo Jons Auftrag auffliegt und er flieht (S3-E9).

Die kleine Gruppe der Wildlings kehrt zurück zu ihrem Volk, und als gesamte Gruppe greifen sie die Mauer an (S4-E9). Die zahlenmäßig weit unterlegenen Kämpfer der Night's Watch verteidigen sich in einer ersten Schlacht, in der auch Ygritte getötet wird. Dann treffen die Truppen von Stannis ein, dem sich die Wildlings ergeben (S4-E10). Die Männer der Night's Watch, zu deren Anführer Jon Snow etwas später gewählt wird (S5-E2), dürfen keine Position in den kriegerischen und politischen Auseinandersetzungen in Westeros einnehmen, aber Stannis wird bei ihnen geduldet.

Arya Stark, die in King's Landing die Hinrichtung ihres Vaters hatte mit ansehen müssen, ist nach langen Wegen durch Westeros, auf denen sie allen ihren Feinden Rache geschworen hat, in Bravoos (einer Stadt auf dem Kontinent Essos) gelandet (S5-E2), wo sie hofft, Jaqen H'ghar (Tom Wlaschiha) wieder zu begegnen, der den »faceless men« angehört und ihr geholfen hatte, einige derjenigen zu töten, die ihr Unrecht angetan hatten (S2-E5). Sie begibt sich in eine schmerzvolle Ausbildung, selbst eine »faceless person« zu werden – dazu muss sie alles Bisherige hinter sich lassen (S5-E3). Es scheint ihr zu gelingen, sie schult ihre Sinne, übt sich darin, andere Identitäten einzunehmen, sowie im Kampf – als

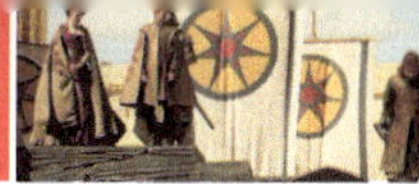

sie den Auftrag bekommt, die Hauptdarstellerin aus einer Theatergruppe zu vergiften, entscheidet sie sich allerdings dagegen und muss fliehen (S6-E8). Im Verlauf nimmt sie Rache an dem Mörder ihres Schwertkampflehrers (S5-E10) und an Walder Frey (S6-E10).

Vertreibungen, Allianzen und die Vorbereitung des Kampfes um den eisernen Thron

In King's Landing heiraten Joffrey und Margaery Tyrell, doch während der Feier stirbt Joffrey an einer Vergiftung (S4-E2). In der Folge kann Sansa Stark mit Hilfe von Petyr Baelish fliehen – gemeinsam gelangen sie zu Sansas Tante Lysa Arryn (Kate Dickie), der Schwester Catelyn Starks, der Petyr verspricht, sie zu heiraten (S4-E5). Als Lysa nach vollzogener Ehe sieht, wie Petyr Sansa küsst, entbrennt ein Handgemenge, in dessen Folge Petyr Lysa tötet (S4-E7) – was ihn zum dortigen Fürsten macht. Er drängt Sansa zu einer Heirat mit Ramsay, der in Winterfell inzwischen als Erbe seines Vaters Roose Bolton legitimiert worden ist, damit sie dort wieder als eine Stark wirken kann. In der Hochzeitsnacht wird sie von Ramsay vergewaltigt und auch in der Folge physisch und emotional gequält (S5-E6).

In King's Landing wird Tyrion Lannister des Mordes am König verdächtigt (S4-E3). Ihm wird ein »trial by combat« zugesprochen (zwei Kämpfer tragen stellvertretend aus, welche Seite Recht erhält), im Zuge dessen für die Seite der Anklage (Tywin und Cersei Lannister) der riesenhafte Ritter Gregor »The Mountain« Clegane (Hafthor Julius Björnsson) und auf Seiten der Verteidigung (Tyrion) der kurz zuvor an den Hof gekommene Oberyn Martell (Pedro Pascal), der die Morde an seiner Familie durch die Lannisters im Zuge der Herrschaft des letzten Königs aus dem Haus Targaryen rächen will, antreten. Im Kampf wird Oberyn getötet, so dass Tyrion zum Tod wegen Regizids verurteilt wird (S4-E8). Mit Hilfe seines Bruders Jaime und Varys' kann er fliehen – bevor er ein Schiff betritt, das ihn nach Essos bringt, tötet er seine Geliebte Shae (Sibel Kekilli) und seinen Vater Tywin (S4-E10).

Nach einigen Irrwegen auf Essos erreicht Tyrion den Hof von Daenarys (S5-E7). In Auseinandersetzungen mit den Einwohnern der Stadt Mereen, für die Daenarys versucht, gerechte Gesetze zu erheben (z. B. ein Verbot der Sklaverei), die sich aber darin in ihren Traditionen bedroht sehen, wird er einer ihrer Berater. Nachdem sie in der Nachfolge eines Attentats fliehen muss (S5-E9), fungiert Tyrion als Herrscher über die Gebiete von Daenerys in Essos (S5-E10). (◘ Abb. 2.2)

An der Mauer im Norden wird der Anführer der Wildlings, Mance Rayder, hingerichtet (S5-E1), aber Jon gewährt den übrigen Wildlings Lebensraum südlich der Mauer, jedoch gegen den Widerstand der anderen Mitglieder der Nachtwache. Die Wildlings werden in ihren neuen Gebieten von den White Walkers angegriffen, nur wenige können mit der Hilfe Jons fliehen (S5-E8). Die inneren Konflikte der Gruppe der Nachtwache nehmen zu, so dass Jon schließlich von seinen Untergebenen gemeuchelt wird (S5-E10). Stannis zieht gegen Winterfell, unterliegt dort aber in einer Schlacht den Boltons (und das, obwohl er vorher seine Tochter Shireen (Kerry Ingram) als Opfergabe auf dem Scheiterhaufen hatte verbrennen lassen; S5-E9) und wird von Brienne für seine Beteiligung an Renlys Tod getötet (S5-E10).

In der Folge des Mordes an Joffrey wird sein jüngerer Bruder Tommen zum König gekrönt (S4-E5), und auch er wird mit Margaery Tyrell verheiratet (S5-E3). Zwischen dieser und der Königsmutter Cersei entbrennt ein intriganter Kampf, im Zuge dessen sowie einer Erstarkung klerikaler Kräfte, der sogenannten Sparrows, die unter Führung des High Sparrow (Jonathan Pryce) stehen, in King's Landing erst Margaery eingekerkert wird (S5-E6), später Cersei (S5-E7). Nach ihrer Entlassung aus der Haft und einer demütigenden Vorführung vor dem Volk der Hauptstadt (S5-E10) sinnt Cersei auf Rache. Margaery bleibt eingekerkert, bekennt sich aber schließlich zum Glauben (S6-E6). Eine Konfrontation zwischen Krone und Kirche steht bevor, jedoch entscheidet sich König Tommen dafür, gemeinsam mit Margaery für die Einheit beider einzustehen, was sowohl Haus Lannister als auch Haus Tyrell gegenüber den Sparrows schwächt. Cersei setzt einen Racheplan um, als sie eine Explosion unterhalb der Kirche, in der über das Schicksal von Loras befunden werden soll, auslösen lässt, bei welcher der Anführer der High Sparrows, Loras, Margaery, deren Vater, Cerseis Onkel und sehr viele andere

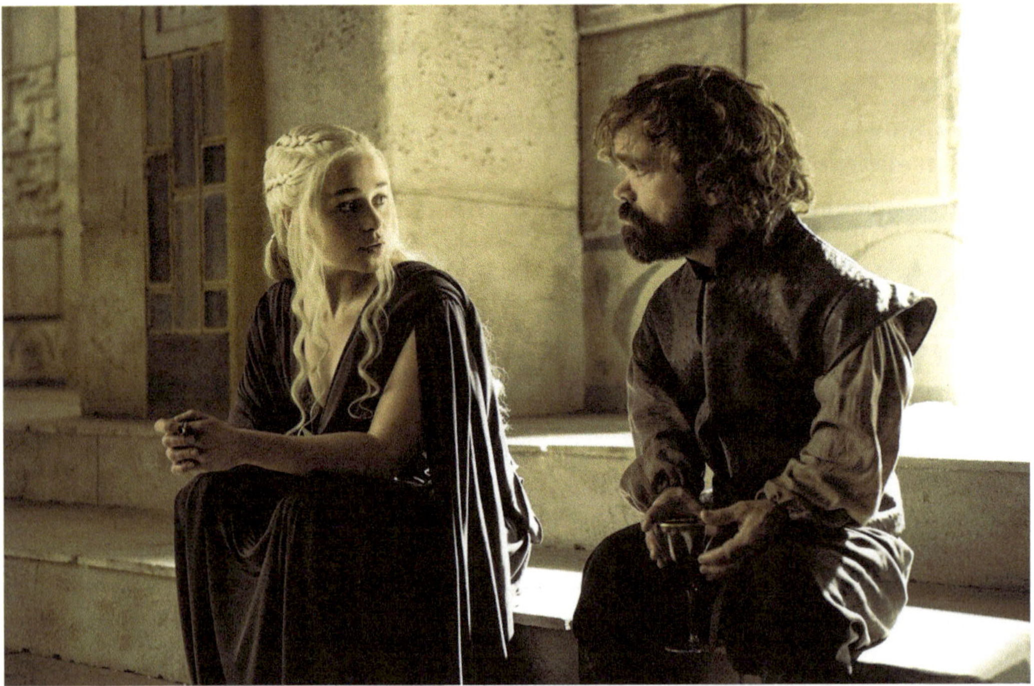

Abb. 2.2 Daenerys Targaryen und Tyrion Lannister. © HBO. Quelle: Filmbild Fundus Herbert Klemens

ums Leben kommen. In der Folge begeht Tommen Selbstmord, so dass Cersei zur Königin gekrönt wird (S6-E10).

Sansa Stark kann gemeinsam mit Theon aus dem von den Boltons besetzten Winterfell fliehen (S6-E1) und gelangt schließlich gemeinsam mit Brienne an die Mauer (S6-E4). Nachdem sich die Priesterin Melisandre nach dessen Niederlage von Stannis und dessen Lager abgewandt hat, reist sie alleine an die Mauer und kann dort ein Ritual durchführen, das den toten Jon Snow ins Leben zurückholt (S6-E2). Dieser lässt seine Mörder hinrichten und tritt als Anführer der Night's Watch zurück (S6-E3). Sansa und er planen, Winterfell zurückzuerobern, wo Ramsay nicht nur seine Stiefmutter und seinen neugeborenen Halbbruder, sondern auch seinen Vater Roose umbringt (S6-E2). Er bringt außerdem den jüngsten Stark-Sohn, Rickon, in seine Gewalt (S6-E3).

Dieser war von Bran getrennt worden, der nun weiter auf dem Weg in den Norden ist, verschiedenen Visionen folgend. In einer Höhle begegnet er dem dreiäugigen Raben (Max von Sydow), der ihn zu seinem Schüler macht (S4-E10). Er lässt ihn in Visionen vergangene Ereignisse sehen. In solchen Visionen bekommt Bran auch zu sehen, dass sein vermeintlicher Halbbruder Jon der Sohn seiner Tante Lyanna Stark (S6-E10) und des damaligen Prinzen Rhaegar Targaryen ist.

Es kommt zur Schlacht zwischen dem Heer Jons, Sansas und der Wildlings und Ramsays Truppen. Ramsay nutzt seine Geisel Rickon, um Jon aufs offene Feld zu locken. Rickon stirbt durch einen Pfeil, und der Positionsnachteil, der entsteht, als Jons Truppen ihm zu Hilfe eilen, führt bald dazu, dass für diese eine verheerende Niederlage droht. Allerdings kommen in letzter Minute die von Sansa und Petyr Baelish angeführten Knights of the Vale (die er als deren Fürst anführt), was die Schlacht zu Ungunsten Ramseys entscheidet. Er flieht zurück nach Winterfell, wird allerdings von Jon gestellt und blutig geprügelt. Jon überlässt Ramsay der Rache Sansas, die ihn von seinen Bluthunden zerfleischen lässt (S6-E9).

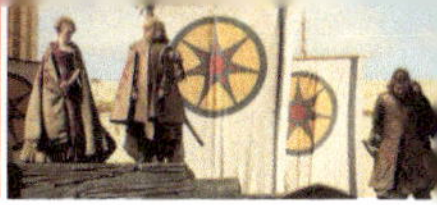

In Essos wird Daenerys zunächst als ehemalige Frau eines Dothraki-Anführers gefangen gehalten (S6-E3). Sie tötet alle männlichen Anführer und bringt die übrigen Kämpfer dazu, ihr zu folgen (S6-E4). In Mereen besiegt sie die Sklavenhalter, die einen Aufstand angezettelt hatten (S6-E9). Theon Greyjoy und seine Schwester Yara müssen aus ihrer Heimat, den Iron Islands, fliehen, nachdem ihr Onkel Euron (Pilou Asbaek) ihren Vater Balon getötet und sich vom Volk als Nachfolger ausgerufen lassen hat (S6-E2). Theon und Yara stoßen mit einer großen Flotte zu Daenerys, was auf die Vermittlung von Varys ebenfalls Ellaria Sand (Indira Varma) und ihre Nichten aus Dorne tun, so dass ein großes Heer und eine große Flotte unter Daenerys' Führung nach Westeros aufbricht – inklusive ihrer Drachen (S6-E10).

Zur ästhetischen Form

Neben dieser Inhaltsangabe möchte ich einige Bemerkungen zur ästhetischen Form der Darstellung machen. Bereits mit der ersten Szene, welche die Mauer im Norden zeigt, wird deutlich gemacht, dass »im großen Stil« produziert wird. Das zeigen ferner die Szenen, in denen Daenerys' Drachen zu sehen sind (in jeder neuen Staffel scheint der Moment besonders inszeniert zu werden, an dem man das erste Mal bei Tageslicht und in voller Größe einen der Drachen sieht), oder insbesondere auch die Sequenz in S4-E9, als die Wildlings sich mit den Männern der Night's Watch eine Schlacht innerhalb und außerhalb der Mauern liefern; ähnlich ästhetisch überwältigend sind die Schlachtszenen in S6-E9.

Als allgemeine ästhetische Merkmale sind ferner zu nennen: die explizite Darstellung von Sex und Gewalt (und sexueller Gewalt) sowie die allgemeine dunkle bzw. hellbraune Farbgebung der Bilder (ausgenommen sind die »fremden« Welten in Essos oder Dorne). Neben der vom Deutsch-Iraner Ramin Djawadi komponierten Titelmusik ist besonders der Einsatz des fiktiven Traditionals »The Rains of Castamere« zu nennen, das als Thema von Haus Lannister fungiert. In S2-E9 hören wir eine Version des Liedes durch den Sänger der Band *The National* über die »end credits«, in S3-E9 wird es von Musikern (u. a. dem Schlagzeuger von *Coldplay*) auf der »red wedding« aufgeführt (und kündigt die Bluttat an), und in S4-E2 spielen es Musiker (die isländische Band *Sigur Ros*) auf der Hochzeit von Joffrey und Margaery. Insgesamt ist allerdings zu sagen, dass in der journalistischen und wissenschaftlichen Kritik Kommentare zur ästhetischen Form in *Game of Thrones* fast vollständig fehlen: Es wird dem Inhalt gefolgt und der Bebilderung von Sex und Gewalt; allenfalls wird noch auf die beeindruckende (und beeindruckend kostspielige) Tricktechnik eingegangen.

Themen der wissenschaftlichen Rezeption

Bereits bei Beginn der Ausstrahlung hat *Game of Thrones* ein enormes Fan- und Medieninteresse erfahren, das sich seitdem stetig weiter erhöht hat. Die Bedeutung als Kulturelement zeigt sich etwa, wenn – wie er im Frühjahr 2016 in der *Tonight Show* berichtete – Kit Harrington, der in der Serie Jon Snow spielt, einem Strafzettel für überhöhte Geschwindigkeit entging, indem er dem Polizisten verriet, ob er in der damals noch nicht ausgestrahlten sechsten Staffel noch leben werde oder nicht. Oder wenn es Barack Obama gestattet wird, die Folgen einer noch nicht ausgestrahlten Staffel vorab privat anzusehen (Hofmann 2016). Vor einigen Jahren konnte man die – schlecht verifizierbare – Meldung lesen, in Belgien habe ein Lehrer seine anders nicht zu bändigende Klasse dadurch zur Ruhe gebracht, dass er damit gedroht habe, die Namen derjenigen Serienfiguren an die Tafel zu schreiben, die in der gerade laufenden Staffel noch sterben würden (Süddeutsche Zeitung vom 10.4.2014).

Meist wird die Komplexität der Handlungen und der Charakterzeichnung gelobt, sei es als Spiegel gegenwärtiger gesellschaftlicher und politischer Konflikte oder künstlerisch-erzählerisch als ein »Die Sopranos in Mittelerde« (so Autor David Benioff). Eine ganze Reihe von wissenschaftlichen Veröffentlichungen diskutiert die Frage der Macht- und Herrschaftsformen der Figuren und ihrer

Beweggründe und Handlungen im Lichte der Überlegungen Macchiavellis (Schulzke 2012; Hahn 2012; Beaton 2016). Niccolò Macchiavelli hatte um 1512 in *Der Fürst* Gedanken zu Staatsoberhäuptern angestellt, darin eignet sich insbesondere das Konzept der *virtù* (etwa: das Vermögen zu herrschen, in seinen verschiedenen Facetten zwischen Kampfkraft, Gerechtigkeit oder Führungsqualität) zur Analyse von Herrschaftsstilen bzw. den erforderlichen Merkmalen von Staatsoberhäuptern. Schulzke (2012) diskutiert in diesem Licht die Zugänge (und Legitimationsvorstellungen) hinsichtlich der Macht bei Viserys Targaryen, Robert und Joffrey Baratheon oder Ned und Robb Stark. In *Game of Thrones* scheinen sich ferner Motive herauszubilden, in denen diejenigen, die zunächst abseits stehen – nämlich Arya, Jon, Tyrion oder Daenerys –, sich aus kleinen oder überwältigten Positionen heraus entwickeln und Einfluss erlangen.

Neben dem Bezug auf Macchiavelli bietet sich aus der Perspektive der praktischen Philosophie und Staatstheorie die Bezugnahme auf Thomas Hobbes an (z. B. Littmann 2012; Hahn 2012), dessen Überlegungen, besonders im *Leviathan* von 1651, sich im Wesentlichen darauf zentrieren, dass es eines Souveräns bedarf, der die Bewältigung des »Naturzustands« eines Krieges aller gegen alle durch seine Herrschaft (und Strafandrohung) in Richtung des Gesellschaftsvertrags sichert. Modelle souveräner Herrschaft kommen in *Game of Thrones* allerdings nicht allzu gut weg: Joffrey, Ramsay und vermutlich auch Euron Greyjoy herrschen sadistisch (und willkürlich bestrafend), Dorian Martell in Dorne wird als gerechter und gütiger, aber schwacher Souverän, Robert Baratheon als Krieger-König und Trunkenbold präsentiert. Nachdem Jon sein Amt als Lord Commander niederlegt und Daenerys im Verlauf verstärkt dem Urteil begegnet, ihrem Vater, dem sogenannten »Mad King«, nicht unähnlich zu sein, dürften die Hoffnungen auf eine gerechte Herrschaft bei Tyrion liegen, der gleichwohl – neben seinem Alkoholkonsum und seiner allgemeinen Schwermut – nur wenig nach Macht strebt.

Darüber hinaus kann dem Befund von Duval (2012) gefolgt werden, der entlang spieltheoretischer Überlegungen herausstellt, dass *Game of Thrones* sehr oft vor allem der Figur folgt, dass es das Verfügen über Informationen ist, das (dauerhafte) Macht verleiht bzw. die Möglichkeiten eröffnet, die eigenen Vorstellungen durchzusetzen:

»In komplexen Spielen wie dem ›Spiel der Throne‹ können die stärksten Akteure eher diejenigen sein, die am besten beraten werden, statt diejenigen, die am besten bewaffnet sind, besonders dann, wenn ein Akteur Zugang zu Informationen hat, die den anderen nicht offen stehen« (Duval 2012, S. 257; Übers. TS).

Mit dem Hinweis auf die Macht des Informiert-Seins ist ein sehr zeitgenössisches Motiv benannt, nämlich das einer Zeit, die erkannt hat, welchen Wert »Daten« haben (bzw. wie sie Gegenstand krimineller Handlungen werden).

Besondere Beachtung in der Fanrezeption, in journalistischen Kommentaren und wissenschaftlichen Arbeiten hat außerdem der Umgang mit Sexualität und sexueller Gewalt gefunden. Der Fernsehkritiker Myles McNutt gebrauchte dazu den Ausdruck »sexposition«, um zu kennzeichnen, in welcher Weise die Exposition weiblicher Körper einer Art Selbstzweck (den der Darstellung von Nacktheit oder Geschlechtsakten um des bloßen Effekts willen) zu folgen scheint. Die Literatur gibt dazu zwei Standpunkte wieder: Einmal wird – wie etwa in einem Sketch der Sendung *Saturday Night Live* erfolgt, in dem »aufgedeckt« wurde, dass die Drehbücher von einem pubertierenden Jungen verfasst würden und deshalb so oft Brüste zu sehen seien – kritisch betrachtet, dass effektvolle sexuelle Darstellungen die Einschaltquoten erhöhen bzw. die Serie – noch mehr als sowieso – medial präsent und wahrnehmbar machen. Ein anderes Mal wird auf die Konsistenz verwiesen: Dazu eignet sich etwa eine Folge (S1-E7), die mit einer ungewöhnlich langen Szene lesbischen Geschlechtsverkehrs beginnt, in der Petyr Baelish zwei für ihn arbeitende Prostituierte angesichts deren Liebesspiels instruiert, wie sie ihren Freiern gegenüber »echte« Lust vortäuschen. Am Ende der Folge wird erkennbar, wie es im Verlauf darum ging, wie Petyr Ned Stark

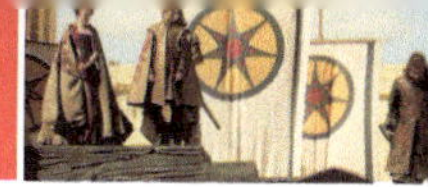

seine Ehrlichkeit vorgespielt hat und ihn so in eine Falle gehen lässt, der zu dessen Inhaftierung führt. Die initiale »sexposition« ist also nicht nur Selbstzweck, sondern Teil einer Erzählung über Täuschung.

Ein nächster Punkt der Diskussion, mit dessen Einbindung in das Narrativ der Serie es problematischer aussieht, betrifft die Reihe von Vergewaltigungsszenen. Im Rahmen kritischer Diskussionen hat George R.R. Martin, der sich selbst als Feminist bezeichnet (Salter 2013), wiederholt darauf hingewiesen, dass es ihm um die Darstellung der Rohheit zu Kriegszeiten gegangen sei – und die Macher der Serie haben das übernommen. Die differenziertere Kritik, so mein Eindruck, bezieht sich allerdings weniger auf die Explizitheit der Darstellung von sexueller Gewalt gegen Frauen direkt, sondern um deren Einbettung in das Narrativ. Die Vergewaltigungen von Daenerys (durch Drogo) und Sansa (durch Ramsay) in ihren jeweiligen Hochzeitsnächten oder die Vergewaltigung Cerseis durch ihren Bruder Jaime bleiben erzählerisch nahezu folgenlos bzw. sollen offenbar – wie Laurie (2016) kritisch hervorhebt (vgl. auch Genz 2016; Ferreday 2015) – im Fall von Daenerys Teil von deren »empowerment« sein (vgl. zur Frage feministischer oder anti-feministischer Züge in *Game of Thrones* auch Schubart und Gjelsvik 2016). Erst in Staffel 6 – womöglich in Folge feministischer und anderer Kritik – werden emotionale Nachwirkungen der Vergewaltigung Sansas direkt thematisch. Gegenstand der vorangegangenen Kritik ist also weniger, dass Vergewaltigungen geschehen und gezeigt werden, sondern dass danach scheinbar alles wie zuvor oder jedenfalls nicht belasteter ist: Jamie beispielsweise werden charmante Züge und smarte »oneliner« in die Rolle geschrieben, weder innerlich noch äußerlich scheint er mit seiner Vergewaltigungstat etwas zu tun zu haben.

Interpassivität und filmischer Schock

Ich möchte einen weiteren Aspekt der Rezeption von *Game of Thrones* in den Mittelpunkt stellen, nämlich die »reaction videos«, die »Eingeweihte« von ihren Bekannten machen, die Szenen der Serie zum ersten Mal ansehen (davon gibt es deutlich weniger, die sich auf die sexuelle Gewalt beziehen als solche, in denen Hauptcharaktere sterben). In der Talkshow *Conan* schildert George R.R. Martin 2013:

> »Natürlich sind alle diese Clips von Leuten gemacht worden, die vor 13 Jahren die Bücher gelesen haben und wussten, was da kommt. Ich habe gelesen, wie einer von ihnen in die Kommentare [zu einem *youtube*-Clip] geschrieben hat: ›Jetzt wisst ihr, warum eure Nerd-Freunde vor 13 Jahren so deprimiert waren!‹« (Übers. TS).

Dazu gehe ich der Annahme nach, dass hier etwas delegiert wird, das mit dem Schockiertsein zu tun hat, und greife auf das Konzept der Interpassivität (Pfaller 2000) zurück.

Für Pfaller (2002) besteht die Interpassivität in kritischer Abgrenzung zu Inter*aktivität* in »delegiertem Genießen« (S. 28, kursiv aufgeh. TS). Die Interpassivität

> »läßt sich als jede Bewegung begreifen, welche die Konsumtion eines Produkts von den Konsumenten zu einer stellvertretenden Konsumtions-Instanz verlagert. Eine solche Konsumtions-Instanz kann entweder im Produkt selbst bereits enthalten sein (wie das Dosengelächter in der Komödie) oder auch nachträglich an dieses Produkt angekoppelt werden (wie ein Videorekorder an einen Fernsehapparat)« (S. 29).

Eine der Grundlagen dieser Überlegungen sind Lacans (1996 [1959/60]) Überlegungen zur Funktion des Chors in der griechischen Tragödie und die Bemerkungen Zizeks (1989) dazu. Beim Dosengelächter geschehe, so Pfaller (2008, S. 51), ein »Lachen über den Umstand, dass es offenbar jemanden gibt, der so etwas lustig findet.« Pfaller nennt dies ein »Operieren mit vorgeschobenem Idioten« (S. 51) bzw. spricht er davon, dass hier ein »naiver Beobachter« eingeführt werde (S. 14), einer also, der glaubt, dass

»das da« lustig, wahr o. ä. ist. Deshalb ist auch die Rede von den »Einbildungen der anderen« und davon, dass es in der Interpassivität um eine »doppelte Delegation« geht:

> »[I]nterpassive Personen [übertragen] erstens ihren Genuss an eine stellvertretende Instanz und zweitens den Glauben an die von ihnen dargestellte Illusion an einen unbestimmt bleibenden naiven Anderen« (S. 15).

Ich muss also, um delegiert genießen zu können, zum einen das Genießen jemand anderem zuschieben, und zum anderen diesem Anderen zuschreiben, »naiv« zu sein, insofern er genießt.

Soweit könnte man annehmen, das einzige Motiv interpassiven, delegierten Genießens wäre die Abwehr von Scham: Jemand möchte/darf etwas nicht genießen; da der Drang danach aber nicht aus der Welt zu räumen ist, wird es projektiv abgegeben. Pfallers Konzeption ist ungleich komplexer, denn sie bezieht ein, dass eine solche »Flucht vor dem Genießen« immer zugleich »etwas gegen« und »etwas für« den Genuss unternehme (Pfaller 2008, S. 80) und es einen kulturellen Genuss gebe, der »zugleich mit Unlust und mit Lust besetzt« sei (S. 82). Das führt Pfaller dazu, die Ebene der Perversion in seine Konzeption einzulassen. Doppeldeutig ist das delegierte Genießen, weil es immer eine Entwertung und Verachtung dessen, der an meiner Stelle genießt, und damit auch der (eigenen, delegierten) Lust gibt. So entsteht eine Figur der Überkreuzung: Interpassiv genießend erlebe ich Lust an meiner Unlust und Unlust angesichts meiner Lust (vgl. kritisch Bergande 2012).

Einiges lässt das Hinzuziehen der Interpassivitätstheorie für einen Blick auf *Game of Thrones* sinnvoll erscheinen. Die beiden zu Beginn dieses Aufsatzes beschriebenen Phänomene – die Möglichkeit und der Reiz einer journalistischen Beschreibung einer Serie, die man andere für sich sehen lässt, und die Videoclips von der Rezeption der Serie – können hier als Wegweiser dienen: In beiden Fällen wird etwas delegiert bzw. stellvertretend erlebt. Einmal genügt es, wenn die Bekannten *Game of Thrones* ansehen, um selbst ein Bild davon zu haben, einmal wird etwas (wieder?) nacherlebt (und in einer weiteren Schleife für andere beobachtbar gemacht), indem andere beobachtet werden.

Für Letzteres ist eine Besonderheit zu markieren: Hier werden nicht Nackt- oder Sexszenen und ebenso wenig komödiantische Szenen wieder-aufgeführt und delegiert genossen, sondern der Großteil der Videoclips bezieht sich auf *schockierende* Szenen, die meist mit dem mehr oder weniger unvorhergesehenen Tod eines (Haupt-) Charakters oder mehrerer zu tun haben: die öffentliche Enthauptung Ned Starks (S1-E9), der Tod Robbs, seiner Frau und des gemeinsamen ungeborenen Kindes sowie Catelyns bei der »red wedding« (S3-E9), die Vergiftung Joffreys bei seiner sogenannten »purple wedding« (S4-E2), der schockierende Tod Oberyn Martels durch die Hände des Mountain beim »trial by combat« für Tyrion (S4-E8), die Opferung Shireen Baratheons (S5-E9), das Attentat auf Jon Snow (S5-E10). Auf ein gemeinsames Moment dieser Schock-Szenen, das für meine Interpretation zentral ist, werde ich später eingehen. Zunächst einmal ist es angebracht, einige Bemerkungen über den filmischen Schock zu machen.

Referenzpunkt dabei ist die Annahme filmischer »Chocks«, wie Walter Benjamin sie entwickelt. In *Das Kunstwerk im Zeitalter seiner technischen Reproduzierbarkeit* (1935) führt er aus, in welcher Weise im Dadaismus das Kunstwerk »zu einem Geschoß geworden« sei: »Es stieß dem Betrachter zu« (S. 502). Die Aura des Kunstwerks werde so »rücksichtslos« vernichtet. Der durch eine solche Geschosswirkung des Dadaismus begünstigte Film zeichne sich durch die raschen Schnitte und Ortswechsel aus und seine »Chockwirkung« beruhe auf einer Unterbrechung des »Assoziationsablaufs« beim Betrachter, die »durch gesteigerte Geistesgegenwart aufgefangen sein will« (S. 503). Der Film habe als Kunstform nicht das Ziel, eine »Sammlung« (im Sinne der Kontemplation) zu ermöglichen oder zu fordern, sondern »Zerstreuung« – die Chockwirkung des Filmes begünstige das.

Das Wesentliche am Schock-Konzept Benjamins ist also, dass es unseren Denk- oder Assoziationsprozess unterbricht (und ihn sogar lenkt), es steht damit auch mit einer besonderen Weise der Zeiterfahrung im Zusammenhang. In dieser Auffassung entsteht der Schock weniger durch das inhaltlich

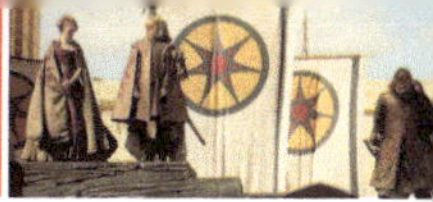

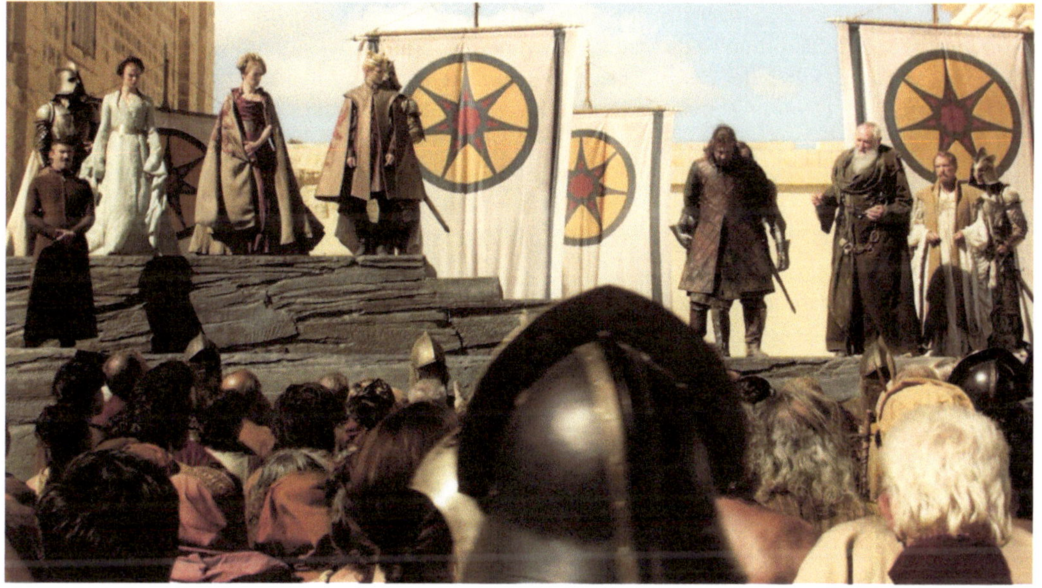

Gezeigte, sondern durch die Tatsache von Schnitt, Perspektive etc. überhaupt, durch die Bilderfolge, die einem zustößt. Benjamin bezieht sich dabei noch auf ein weiteres Element, nämlich das psychoanalytische Konzept des Reizschutzes. Bei Freud (1950) hat das Konzept im Wesentlichen zwei Bedeutungen: Einmal gebraucht er es im Rahmen seines *Entwurfs einer Psychologie* Ende des 19. Jahrhunderts, um die Funktionsweise des psychischen Apparates entlang eines proto-neuropsychologischen Modells zu beschreiben. Hier steht der Reizschutz mit dem Trägheitsprinzip der Neuronen im Zusammenhang. Später, insbesondere 1920 in *Jenseits des Lustprinzips*, ist das Konzept stärker in eine Theorie (psycho-) traumatischer Einwirkungen eingebunden (Freud 1920). Bezogen auf Benjamins Überlegungen zum Schock geht es darum, dass der Reizschutz durchbrochen wird: Durch das schiere Tempo wechselnder Sinneseindrücke ist eine dosierte Aufnahme nicht möglich.

Schließlich lässt sich noch ein weiterer Aspekt benennen, dann aber schon eher weit entfernt von der Konzeption des Schocks bei Benjamin: Einige Elemente der filmischen Erzählung in *Game of Thrones* unterbrechen noch auf andere Weise unseren »Assoziationsablauf«. Anders als der Benjaminsche Kinogänger, für den die technische Reproduzierbarkeit des Kunstwerks noch eine Auffälligkeit sein konnte, haben wir unsere Seh- und damit verbundenen Erwartungsgewohnheiten einer filmischen oder seriellen Logik bereits weitgehend angepasst, bewusst wie unbewusst. Es ist zwar spannend, wenn James Bond in Gefahr ist, aber er ist Teil einer sich ewig fortsetzenden Filmreihe rund um seine Person, das heißt: Er wird sich z. B. vom Felsabhang, an dem er hängt, schon irgendwie wieder hinaufhangeln können. Wenn also, wie in der ersten Staffel von *Game of Thrones*, der Vorspann als erstes die beiden Namen Sean Bean und Mark Addy (die Darsteller von Ned Stark und Robert Baratheon) nennt, dann formt das unsere Erwartungen, dass diese Schauspieler zwei Figuren verkörpern, um deren Geschichten herum nun eine Serie entwickelt werden wird. Auch das Narrativ stützt diese Erwartung ja zunächst sehr.

Und deshalb »funktioniert« die Enthauptung Neds (S1-E9; Abb. 2.3) so außergewöhnlich gut und kann als »game changer« der Logik zeitgenössischer Fernsehserien betrachtet werden (den Autoren von *Lost* hatte 2004 noch der Mut gefehlt, den gefassten Plan auch tatsächlich umzusetzen, den Charakter

Jack am Ende der Pilotfolge sterben zu lassen, nachdem er zuvor als Protagonist aufgebaut worden war): Im Moment der Enthauptung Neds wird uns als Zusehenden klar, dass hier niemand sicher ist. Allerdings müssen hinsichtlich des Zerschlagens impliziter und expliziter Erwartungen Steigerungseffekte erzeugt werden: In *Game of Thrones* ist es schockierend und unerwartet, dass Ned wirklich enthauptet wird – und dann ist es schockierend, dass bei der »red wedding« so viele zentrale und positiv besetzte Figuren umkommen; aber zum einen formt das wiederum Erwartungen, die zukünftige potenzielle Schocks abmildern, und zum anderen bewirkt die Einführung einer serienimmanenten Logik der Wiederbelebung wie im Fall Jon Snows, dass der Tod einer Figur weniger einschneidend für das Narrativ ist.

Einen Schock erfahren wir also auch derart hinsichtlich unserer Assoziationsabläufe, dass bekannte Tropen von Unterhaltungsfilmen gerade durchbrochen werden. Es ist die Verbindung des Schockierenden (und Gewaltvollen) mit der Nichterfüllung gängiger Erwartungen, welche ein Spezifikum ausmacht. Aber mit dem Schock geschieht noch etwas anderes, und er gründet sich auch noch auf ein weiteres Moment. Das hat mit dem Hintergrund der Verfilmung einer noch dazu immens populären Buch-Reihe zu tun (in der ihrerseits bereits bekannte Tropen der Fantasy-Literatur abgewiesen werden; *Ein Lied von Eis und Feuer* ist »dazu gemacht, dich auszutricksen«, meint Hudson 2014; Übers. TS). Dazu komme ich auf die Metarezeption in den »reaction videos« zurück und prüfe, ob sich darin Elemente der Serie selbst vermitteln, die einem direkten Zugang verstellt bleiben. Dabei werden die angekündigten psychoanalytisch methodischen Aspekte zum Tragen kommen.

Interpretation: »Fright's Watch« und das beobachtete Publikum

Reaction Videos

»Reaction videos« sind nicht auf *Game of Thrones* oder Fernsehserien überhaupt beschränkt. Üblicherweise wird die ab 2007 erfolgte Meta-Rezeption des Fetisch-Porno-Clips *2 girls, 1 cup* als Ursprung dessen betrachtet, dass die Reaktion auf das Ansehen eines Videos gefilmt und ihrerseits als Clip gezeigt wird[1]. Anderson (2011; Übers. TS) meint im Magazin der *New York Times* dazu, die »reaction videos« »erlaubten es den Menschen, dieses Tabu-Zeugs stellvertretend anzusehen, seinen gefährlichen Thrill zu erfahren, ohne ihm direkt zu begegnen.« (Allein in der Schreibweise »2 girls 1 cup reaction« liefert eine Suche bei *youtube* 246.000 Clips als Ergebnis, einer davon ist mehr als 14 Millionen Mal aufgerufen worden; 5.8.2016).

Die zweite sehr große Gruppe von Clips sind diejenigen, in denen jemand dabei gefilmt wird, wie er auf den »Scary Maze Game Prank« hineinfällt (vgl. Middleton 2014): Es wird suggeriert, man solle ein Geschicklichkeitsspiel am Computer spielen, im Zuge dessen wird allerdings nach einiger Zeit ein bildschirmgroßes Porträtbild aus *Der Exorzist* gezeigt, begleitet von einem lauten Schrei. Seitdem hat sich das Feld dessen, wozu »reaction videos« erstellt werden, stark ausgeweitet – es korrespondiert außerdem mit sogenannten Let's play-Clips, in denen jemand sich dabei filmt, wie er ein Computerspiel spielt und dies kommentiert (unter diesen ist der Schwede Felix Kjellberg die einflussreichste Figur: Seinen *youtube*-Kanal verfolgen etwa 47 Millionen Menschen, er soll damit im Jahr 2015 etwa 12 Millionen US-Dollar verdient haben).

Sehen, wie jemand etwas sieht, bildet auch die Website »Kim Jong-il looking at things« ab, die als einzigen Topos Fotos des ehemaligen nordkoreanischen Staatsoberhaupts hat, der mit nahezu identischer Kleidung, Mimik und Körperhaltung etwas besichtigt oder inspiziert (zu ihren Hochzeiten verzeichnete die Seite 300.000 Besucher am Tag).

---

1   https://en.wikipedia.org/wiki/Reaction_video.

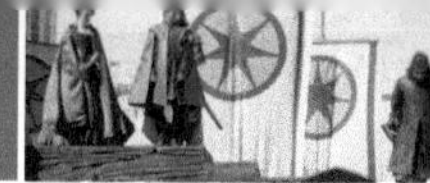

Neben der Annahme, »reaction videos« seien so beliebt, weil sie durch ihre Gleichartigkeit Zusammengehörigkeit erzeugen, meint Anderson (2011; Übers. TS) außerdem:

»Reaction videos sind vor allem dafür gemacht, Überraschtheit einzufangen – den Moment, in dem die Welt einstürzt, wenn sie mit ihren grundlegenden Funktionen bricht oder diese überschreitet und jemanden dazu zwingt, eine dramatische Wendung zu vollziehen. Das ist eine weitere Quelle der Anziehungskraft dieses Genres: In einer Kultur, die durch Bescheid-Wissen und ironische Distanz definiert ist, ist wirkliche Überraschung immer seltener.«

Auch Hudson (2014) trägt Hypothesen über die Motive zusammen: Für einige ist es schlicht amüsant wenn andere sich erschrecken, und es ermöglicht die Distanzierung gegenüber den eigenen Gefühlen. Weiter schafft es ein Gefühl von Gemeinsamkeit im Teilen einer intensiven emotionalen Reaktion, und es kann eine kathartische Wirkung haben. Middleton (2014, S. 109; Übers. TS) weist jedoch darauf hin, dass es im Kern wohl eher nicht um das Teilen eines Gefühls bzw. um eine Katharsis geht, denn

---

»die Beziehung zwischen Subjekt und Betrachter ist in den meisten Fällen nicht von Mimikry geprägt. [...] Ob das Subjekt auf dem Bildschirm nun schreit, zurückweicht, weint, lacht oder sich gar übergibt – wir sollen lachen.«

Es lassen sich im Wesentlichen also zwei Hypothesen zur Psychodynamik der »reaction videos« finden: 1. Die Amüsiertheits-Annahme: Wir lachen über das Schockiertsein der anderen. Dabei nehmen wir identifikatorisch die Position der Filmenden ein, die etwas wissen (oder zumindest wissen, dass es etwas zu wissen gibt), und dann in einer Mischung aus Angstbewältigung und Gehässigkeit Gefallen daran finden, dass jemand aus der Fassung gerät, man selbst aber nicht (mehr). 2. Die Katharsis-/Empathie-Annahme: In der filmischen Beobachtung von Anderen (und der Beobachtung dieser Beobachtung) erfahren wir Zusammengehörigkeit mit Anderen, denen es ähnlich ergeht wie uns. Das hilft uns im Sinne eines »Geteilter Schock ist halber Schock«, das Gesehene zu bewältigen.

Aus diesen ergibt sich m. E. eine dritte, überzeugendere Hypothese, nämlich die Schock-Delegations-Annahme, die ich im folgenden Abschnitt entlang der Überlegungen Pfallers und in Ansätzen auch Benjamins genauer prüfen möchte. Es geht in ihr darum, dass wir zwar gerade nicht ein Gefühl teilen, aber eine andere Art der Entlastung erleben: die relative Befreiung eigenen Schockiertseins durch den delegierten Schock an andere. Diese ist deshalb so wirksam, weil sie zwei »Vorteile« hat: Zum einen sind wir unseren Schock los, zum anderen behalten wir die (wie sich zeigen wird: spezifische) Lust am Schockiertsein bei. Das vervielfältigt sich wiederum dadurch, dass wir den Schock noch nicht einmal selbst an andere delegieren müssen, selbst das können wir im »reaction video« delegieren.

Methodische Zwischenbemerkung

Hier kann nun der methodische Rahmen veranschaulicht werden. Psychoanalytische Interpretation von Kunst oder Kultur beruht auf einem In-Beziehung-Stehen zwischen Rezipient/Interpret und Gegenstand – in den Irritationen, affektiven Reaktionen, Widersprüchen, Brüchen oder Lücken darin zeigen sich Anhaltspunkte für eine Interpretation. Als psychoanalytische orientiert diese sich einerseits an der Frage, mit welcher Art von Gegenüber wir es beim Kunstwerk zu tun haben (Was stellt es mit uns an, in welche Szene werden wir verwickelt?), andererseits daran, welches latente, unbewusste Strukturen dieser Rezeptionsbeziehung und damit der Struktur des Kunstwerks sein können. Eine solche Interpretation bedarf, um den Status einer psychoanalytischen Deutung gesellschaftlich bzw. kulturell unbewusster Elemente für sich behaupten zu können, ferner eines Öffentlich-Machens, so dass darauf mit weiteren Einfällen geantwortet werden kann (vgl. Storck 2016).

In den bisherigen Überlegungen sind diese Ausgangspunkte implizit enthalten gewesen, und zwar zum einen als die intensive emotionale Reaktion auf Schock-Szenen in der Serie, und zum anderen als Irritation des Ausmaßes an Meta-Rezeption im Sinne des Beobachtens des Beobachtens der Rezeption der Serie. Ausgehend davon habe ich konzeptgeleitete Ausflüge in die Interpassivität und die Theorie filmischer Schocks unternommen, die bislang jedoch noch nicht auf eine Interpretation von *Game of Thrones* hinausgelaufen sind.

Intra- und extradiegetisches Publikum

Eine gängige Unterscheidung aus der Erzähltheorie, im Film z. B. auf die Musik bezogen, ist die zwischen »intradiegetisch« und »extradiegetisch«. Damit ist beispielsweise zwischen Filmmusik unterschieden, die innerhalb einer Szene auftaucht (etwa in einem Radio oder durch eine auftretende Band), und solcher Musik, die »über« die Szene gelegt wird.

Oben hatte ich angekündigt, dass es ein wichtiges gemeinsames Element derjenigen Schock-Szenen gibt, deren Meta-Rezeption im Sinne einer Delegation ins Auge sticht. Es handelt sich dabei nämlich um Szenen, in denen es auch innerhalb der Serienhandlung ein (dann gleichsam intradiegetisches) Publikum gibt: die Menschen aus King's Landing bei Neds Hinrichtung, die Hochzeitsgesellschaften der »red« und der »purple wedding«, die Zusehenden in der Arena, in der Oberyn und der Mountain miteinander kämpfen, die Armee Stannis' bei der rituellen Verbrennung seiner Tochter und schließlich auch der Ring, den die übrigen Attentäter um Jon bilden, während jeweils einer von ihnen zusticht. In allen Fällen ist über die szenenimmanente Darstellung eines Publikums bereits die Rezeption mitthematisiert, was meiner Auffassung nach ein delegiertes Sehen nahe legt.

Zwei Folgerungen lassen sich daraus ziehen: Zum einen kann die oben offen gebliebene Frage nach den Möglichkeiten und der Funktion der Delegation eines (dann interpassiven) Schocks wieder aufgenommen werden. Und zum anderen wird eine Untersuchung der Meta-Rezeptions-Schleifen in den »reaction videos« zu einem Mittel, zunächst nicht offen liegende Elemente der Struktur von *Game of Thrones* selbst zu interpretieren (indem die Dynamik der extradiegetischen Rezeption einen Anhalt für eine Interpretation der Rolle der Beobachtung in der Serie liefert).

Zunächst zum ersten Punkt, der Frage nach dem Gelingen der Schockdelegation in »reaction videos« zu *Game of Thrones*. Oben ist deutlich geworden, dass der psychoökonomische Nutzen der Interpassivität im Sinne Pfallers darin besteht, dass ein (womöglich prekäres) Genießen in der Delegation weder abgemildert noch legitimiert wird, sondern dass eine Verquickung aus Lust und Unlust (und deren Bezüge aufeinander) eine (perverse) Lustprämie liefert, die nur so zu erreichen ist. Auch eine gelingende Delegation des Schocks im Sinne der Interpassivität wäre dann gegeben, wenn auf diese Weise eine Lust-Unlust-Konstellation zu allererst geschaffen wird. »Genossen« wird in unserer Betrachtung von »reaction videos« zu *Game of Thrones* das Schockiertsein der anderen. Wir müssen diesen dazu, wie es auch die Filmenden der Clips tun, unterstellen, naiv zu sein, also uninformiert über das, was kommen wird. Wir müssen ihnen also Einbildungen unterstellen bzw. zuschreiben – Einbildungen darüber, nicht auf das Schlimmste vorbereitet zu sein. Und dann realisiert sich sehr wohl, neben dieser Erinnerung an einen eigenen (partiell unlustvollen) Schock, auch eine Lust, nämlich in zweierlei Weise: einmal in einer eher sadistischen Form, in der wir andere quälen und deren betrachterisches Sicherheitsgefühl wegreißen, aber sehr viel deutlicher noch in dem, was psychoanalytisch als Funktionslust beschrieben worden ist (Fenichel 1998; als »Angstlust« bei Balint 2014). Funktionslust wird erlebt als erfolgreiche Bewältigung eines Angstzustands durch die Wendung des passiv Erlittenen in aktiv Gestaltetes. Für den delegierten Schock geschieht dies jedoch mit einer zusätzlichen Wendung: Wir haben (passiv) Teil an der aktiven Gestaltung, welche die Filmenden vornehmen, wenn sie ihre Bekannten der (passiven) Seherfahrung und damit dem Schock aussetzen. In einer besonderen Wendung der Annahme des interpassiven Delegierens benutzen wir den naiven Anderen zum Funktionslust-Erleben und libidinisieren so unsere Angst.

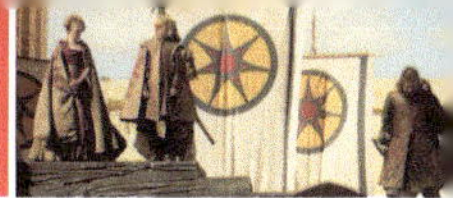

Damit kann ich zum zweiten Punkt kommen, dem Umstand, dass schockierende Szenen in *Game of Thrones* bereits narrativ in der Regel ein Publikum einbeziehen – es ist, im Gegensatz zu den Vergewaltigungsszenen, eine »öffentliche« Gewalt, und dabei gibt es immer auch einen »passiven« Teil der anwesenden Figuren. Dieser ist meiner Auffassung nach wesentlich für den szenischen Aufbau der Schock-Szenen in *Game of Thrones*. Nicht jeder mordet bei der »red wedding«, es gibt nicht-eingreifende Statisten (die aber auch nicht zu stoppen oder zu warnen versuchen). In der Struktur der Serie ist hinsichtlich dieses Punkts ein passives Element enthalten, das auf diese Weise beteiligt ist, nicht zuletzt Arya, die ihrerseits schockiert die unerwartete Enthauptung ihres Vaters mit ansieht und somit als Modell für die hier initial schockierten Zuschauerinnen und Zuschauer gelten kann.

Und in der Begegnung der Interpassivität des delegierten Schocks mit der funktions- bzw. angstlustvollen Wendung von Passivität in Aktivität kann zu einem Fazit gelangt werden: In *Game of Thrones* ist, und zwar im intradiegetischen »Publikum«, das an Gewaltszenen teilhat, diejenige konstitutive Passivität angelegt, die sich in den »reaction videos« als Teil der spezifischen Rezeption wiederholt und weitergeführt findet, dort nämlich als Delegation emotionaler Teilhabe. Von interpassiven Schocks kann dann derart gesprochen werden, dass sowohl die Serie als auch deren Rezeption ein als unwissend unterstelltes Publikum mitthematisiert, deren affektive Teilhabe beobachtet wird. Die Analyse der Meta-Rezeption von *Game of Thrones* lässt dabei einen Bezug zur Serie selbst zu: Auch für die Figuren geht es fast ausschließlich um Funktionslust (also Angst- bzw. Unlustbewältigung) – um Racheimpulse, Angstbewältigung, die Erfüllung von Machtstreben. Wenn es heißt, »In the game of thrones you win or die«[2] (S1-E7), ist auf den Punkt gebracht, dass Handlungsmotive vor allem die Vermeidung dessen betreffen, dass jemand anders seine Ziele erreicht und man selbst unterworfen wird. Die wenigen Figuren, Momente oder Themen, die mit eigentlicher Lust oder Sinnlichkeit zu tun haben, haben ein schweres Schicksal: König Robert, vermutlich die triebhafteste Figur, hat kein langes Leben in der Serie; immer wieder werden Personen in Bordellen verletzt, getötet oder festgenommen; eine homosexuelle Beziehung zwischen Loras Tyrell und Renly Baratheon endet in Tod und Kerkerhaft; Tyrions Trink- und sexueller Genuss wirkt durchsetzt mit Zynismus usw. Kurz gesagt: Mit der Lust steht es schlecht in *Game of Thrones,* das Beste, auf das Figuren hoffen können, ist die Befreiung von Angst und Unlust.

Das intradiegetische Publikum in der Serie gibt einen Hinweis auf ein solches Verhältnis von aktivem Luststreben, passivem Unlusterleiden und der Wendung des letzten in Funktionslust. Und womöglich kündigt sich darin gar die Zukunft der TV-Serie an – ein Format, das das passive Publikum nun selbst thematisiert und den Weg in die dann wiederum interaktive Gestaltung der Serie durch die Rezipierenden ebnet…?

Literatur

Anderson S (2011) Watching people watching people watching. The New York Times Magazine, 27.11.2011. http://www.nytimes.com/2011/11/27/magazine/reaction-videos.html?_r=2. Zugegriffen: 5.8.2015

Balint M (2014) Angstlust und Regression, 8. Aufl. Klett-Cotta, Stuttgart

Beaton E (2016) Female Macchiavellians in Westeros. In Schubart R, Gjelsvik A (Hrsg) Women of Ice and Fire: Gender, Game of Thrones and Multiple Media Engagements. Bloomsbury, New York, S 193–218

Benjamin W (1935) Das Kunstwerk im Zeitalter seiner technischen Reproduzierbarkeit. Gesammelte Schriften Band I, Teil 2. Suhrkamp, Frankfurt a. M., S 471–508

Bergande W (2012) Das Blinzeln des letzten Menschen. Ein Rezensionsessay zu Robert Pfallers Die Illusion der anderen. RISS 77: 110–124

Duval RS (2012) The things I do for love: Sex, lies, and game theory. In: Jacoby H (Hrsg) Game of Thrones and philosophy. Logic cuts deeper than swords. Wiley, Hoboken, S 250–263

---

2   »Im Spiel der Throne gewinnst du oder du stirbst.«

Fenichel O (1998) Über Angstabwehr, insbesondere durch Libidinisierung. In: Fenichel O (Hrsg) Aufsätze, Bd 1. Psychosozial, Gießen, S 309–324

Ferreday D (2015) Game of Thrones, Rape Culture and Feminist Fandom. Australian Feminist Studies 30(83): 21–36

Freud S (1920) Jenseits des Lustprinzips. GW XIII, S 1–69

Freud S (1950) Entwurf einer Psychologie. GW Nachtragsband, S 373–486

Genz S (2016) »I'm not going to fight them, I'm going to fuck them.« Sexist liberalism and gender (a)politics in *Game of Thrones*. In: Schubart R, Gjelsvik A (Hrsg) Women of Ice and Fire: Gender, Game of Thrones and Multiple Media Engagements. Bloomsbury, New York, S 243–266

Hahn D (2012) The death of Lord Stark: The perils of idealism. In: Jacoby H (Hrsg) Game of Thrones and philosophy. Logic cuts deeper than swords. Wiley, Hoboken, S 75–86

Hofmann S (2016) Obama darf schon jetzt die neue Staffel »Game of Thrones« gucken. Süddeutsche Zeitung, 14.4.2016. http://www.sueddeutsche.de/medien/obama-schaut-game-of-thrones-obama-darf-schon-jetzt-die-neue-staffel-game-of-thrones-gucken-1.2949320. Zugegriffen: 2.6.2016

Hudson L (2014) What's behind our obsession with Game of Thrones reaction videos? Wired, 6.5.2014. http://www.wired.com/2014/06/game-of-thrones-reaction-videos/. Zugegriffen: 5.8.2016

Lacan J (1996 [1959/60]) Das Seminar. Buch VII. Die Ethik der Psychoanalyse. Quadriga, Weinheim, Berlin

Laurie T (2016) Serialising Gender, Breeding Race: Biopolitics in Game of Thrones. Conference Paper. https://www.researchgate.net/publication/287194717_Serialising_Gender_Breeding_Race_Biopolitics_in_Game_of_Thrones. Zugegriffen: 29.12.2016

Littmann G (2012) Maester Hobbes goes to King's Landing. In: Jacoby H (Hrsg) Game of Thrones and philosophy. Logic cuts deeper than swords. Wiley, Hoboken, S 5–18

Middleton J (2014) Documentary's awkward turn. Cringe comedy and media spectatorship. Routledge, New York, London

Pfaller R (2000) Das Kunstwerk, das sich selbst betrachtet, der Genuss und die Abwesenheit. Elemente einer Ästhetik der Interpassivität. In: Pfaller R (2008) Ästhetik der Interpassivität. Philo Fine Arts, Hamburg, S 34–101

Pfaller R (2002) Die Illusion der anderen. Suhrkamp, Frankfurt a. M.

Pfaller R (2008) Interpassivität heute. Vorbemerkung. In: Pfaller R (2008) Ästhetik der Interpassivität. Philo Fine Arts, Hamburg, S 9–27

Salter J (2013) Game of Thrones's George RR Martin »I'm a feminist at heart'« The Telegraph, 1.4.2013. http://www.telegraph.co.uk/women/womens-life/9959063/Game-of-Throness-George-RR-Martin-Im-a-feminist.html. Zugegriffen: 8.8.2016

Schlüter N (2013) Nadja Schlüter erzählt Game of Thrones. jetzt.de, 14.3.2013. http://www.jetzt.de/redaktionsblog/die-kochen-da-drogen-oder-so-572978. Zugegriffen: 8.5.2016).

Schubart N, Gjelsvik A (2016) (Hrsg) Women of Ice and Fire: Gender, Game of Thrones and Multiple Media Engagements. Bloomsbury, New York

Schulzke M (2012) Playing the Game of Thrones: Some lessons from Macchiavelli. In: Jacoby H (Hrsg) Game of Thrones and philosophy. Logic cuts deeper than swords. Wiley, Hoboken, S 33–48

Storck T (2013) Entzugserscheinungen, oder: Was die Psychoanalyse von der Ästhetik hat. Imago – Interdisziplinäres Jahrbuch für Psychoanalyse und Ästhetik 2, S 169–180

Storck T (2015) Das nachtragende Kunstwerk. Fort/Da in Malerei, Film und (Pop-) Musik. In: Leikert S (Hrsg) Zur Psychoanalyse ästhetischer Prozesse in Musik, Film und Malerei. Psychosozial, Gießen, S 139–174

Storck T (2017) The Wire und die Wurst – Was ist Kulturpsychoanalyse? In: Nitzschmann K, Döser J, Schneider G, Walker C (Hrsg) Kulturpsychoanalyse heute – Grundlagen, aktuelle Beiträge, Perspektiven. Psychosozial, Gießen, S 189–204

Zizek S (1989) The sublime of ideology. Verso, London, New York

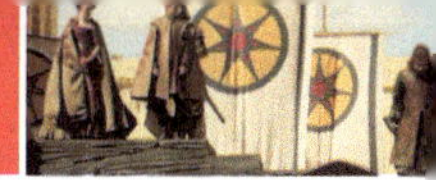

Originaltitel	Game of Thrones
Land	Vereinigte Staaten
Erstausstrahlung / Laufzeit	April 2011 – dato
Sender	HBO
Anzahl der Staffeln (Episoden)	6+ (60+)
Idee	George R.R. Martin, Daniel Benioff, D.B. Weiss
Regie	Diverse
Hauptdarsteller/-innen	Peter Dinklage, Emilia Clarke, Kit Harrington
Verfügbarkeit	DVD in deutscher Sprache erhältlich

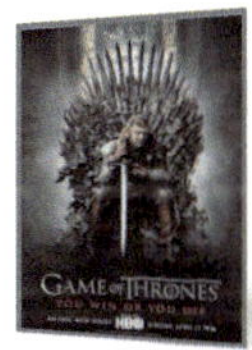

Svenja Taubner

»We are the walking dead« – neue Formen des Altruismus in einer Zombiewelt

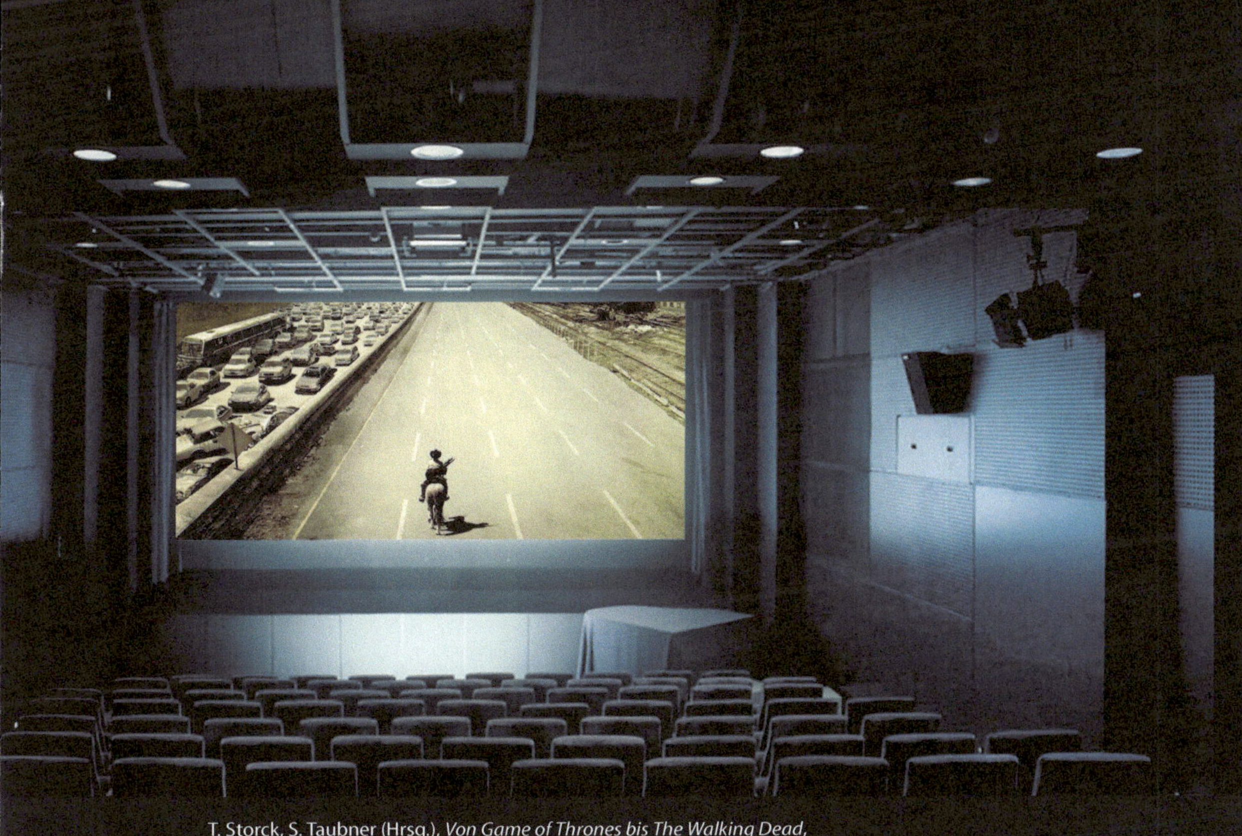

T. Storck, S. Taubner (Hrsg.), *Von Game of Thrones bis The Walking Dead*,
DOI 10.1007/978-3-662-53689-6_3, © Springer-Verlag GmbH Deutschland 2017

DVD-Cover *The Walking Dead*, Staffel 3.
© Fox. Quelle: Filmbild Fundus Herbert Klemens

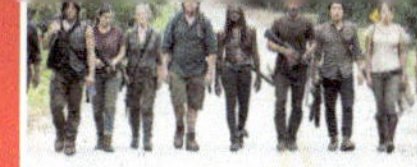

The Walking Dead

»In einer solchen Lage ist für Fleiß kein Raum, da man sich seiner Früchte nicht sicher sein kann [...] und es herrscht, was das Schlimmste von allem ist, beständige Furcht und Gefahr eines gewaltsamen Todes – das menschliche Leben ist einsam, armselig, ekelhaft, tierisch und kurz« (Hobbe's *Leviathan* 1651, S. 96).

»Im menschlichen Gruppenvergleich dagegen belohnt die Selektion normalerweise Altruismus zwischen den Koloniemitgliedern. Betrüger können sich innerhalb einer Kolonie eventuell durchsetzen, indem sie sich einen höheren Anteil an den Ressourcen verschaffen, gefährliche Aufgaben meiden oder Regeln brechen; Kolonien von Betrügern aber sind Kolonien aus kooperierenden Mitgliedern unterlegen« (Wilson 2014, S. 197f.).

Einleitung

Die Serie *The Walking Dead (TWD)* ist eine Produktion des US-amerikanischen Senders AMC, umfasst zum Zeitpunkt dieser Ausarbeitung sechs Staffeln mit insgesamt 83 Episoden und basiert auf der Comic-Vorlage mit gleichnamigem Titel von Robert Kirkman, der sowohl am Drehbuch als auch als Produzent an der Serie beteiligt ist. Im Oktober 2016 begann die Ausstrahlung der siebten Staffel. Der Produzent Greg Nicotero berichtete auf einer Pressekonferenz 2015 in London, dass mit Kirkman insgesamt bis zu 12 Staffeln geplant seien. *TWD* wird zentral um die Figur des Rick Grimes (gespielt von Andrew Lincoln) erzählt, einem ehemaligen Polizisten (Deputy Sheriff) aus King County in der Metropolregion Atlanta in Georgia. Rick erwacht nach einem monatelangen Koma in einem postapokalyptischen Szenario und findet eine Welt vor, die von wandelnden Untoten überrannt wurde, die dem Sprachgebrauch der Serie folgend als Walker (Wanderer, Streuner) bezeichnet werden. Weltweit ist die menschliche Zivilisation außer Kraft gesetzt, weder Kommunikation noch Staatswesen sind mehr intakt. Die wenigen überlebenden Menschen sind in ihrem Kampf ums Überleben gegen die Walker, aber auch gegen andere Menschen in einem rechtsfreien Raum auf sich allein gestellt.

Die erste Folge wurde am 31. Oktober 2010 ausgestrahlt. AMC wurde als reiner Pay-TV-Sender ohne Werbung gegründet, der sich zunächst auf Hollywood-Klassiker der ersten Hälfte des 20. Jahrhunderts spezialisierte. Seit 2002 änderte sich die Ausrichtung, und AMC beauftragte die Produktion eigener hochqualitativer TV-Serien wie z. B. *Breaking Bad* und *Mad Men* (s. entsprechende Beiträge im vorliegenden Band). *TWD* ist die erfolgreichste Serie hinsichtlich der Einschaltquoten des Senders in der Zielgruppe der 18- bis 49-Jährigen. Seit 2015 gibt es einen Spin-off unter dem Titel *Fear the Walking Dead*, welche die Zeit unmittelbar nach Ausbruch der Pandemie behandelt, also die Phase, in der der Hauptcharakter von *TWD*, Rick, im Koma lag und die daher auch dem Zuschauer in der Serie fehlt. Seit 2012 wird unter dem Titel *TWD: The Game* ein Computerspiel vermarktet, das sowohl auf dem Comic als auch auf der TV-Serie aufbaut. Im Vergleich zu anderen Zombie-Spielen, meist Ego-Shootern, fokussiert sich *TWD: The Game* stärker auf moralische Dilemmata und forciert in kurzen Zeitfenstern langfristig handlungsbeeinflussende Entscheidungen, die am Ende des Spiels mit den Entscheidungen aller anderen Spieler weltweit abgeglichen werden können (Schlicker 2016). *TWD* erhält konstant sehr gute Zuschauerbewertungen und ist aktuell auf Platz 1 im Vergleich aller Serien der amerikanischen Kabelsender hinsichtlich der Zuschauerzahlen und Ratings[1]. Die Webseite »Rotten Tomatoes«, die alle im Netz veröffentlichten Kritiken zusammenfasst, kann *TWD* 86 % positive Kritiken bescheinigen, was *TWD* das Zertifikat »garantiert frisch« einbringt. Am besten bewertet wurde Staffel 5 mit 90 % positiven Kritiken, am schlechtesten schnitt Staffel 6 mit 82 % positiven Kritiken ab[2].

Überleben in der Postapokalypse – sechs Staffeln lang

Pilot und Staffel 1

Aus unerklärten Gründen bricht eine weltweite Epidemie aus, die Tote in Walker verwandelt. Die Walker haben nur einen Drang: Fleisch von noch lebenden Menschen oder Tieren zu fressen. Wird ein lebender Mensch gebissen, so ist er sofort infiziert und verwandelt sich nach einer kurzen Krankheitsphase mit starken Schmerzen und hohem Fieber ebenfalls in einen Walker. Die Pandemie trifft die Welt völlig unvorbereitet. Durch die Szenerien, die Rick nach seinem Erwachen erblickt, und in weiteren Flashbacks seines Kollegen und besten Freundes Shane (Jon Bernthal) wird das hilflose Verhalten des US-amerikanischen Staates deutlich. Die Armee attackierte Menschen und Walker in Ricks Krankenhaus unter Einsatz militärischer Gewalt, jedoch offenbar ohne erfolgreiche Strategie.

Als Rick aus dem Koma erwacht – er war bei einem Polizeieinsatz schwer angeschossen worden – besteht keine Zivilisation mehr. Der Zuschauer wird genauso ahnungslos gelassen wie der Protagonist. Nur mit einem Krankenhauskittel bekleidet, kommt Rick durch ein dunkles Treppenhaus, das er nur durch immer wieder erlöschende Streichhölzer beleuchten kann, ins Freie. Dort erblickt er ein Massengrab. Dutzende Menschen sind, notdürftig in Tücher gehüllt, in der Sonne liegen gelassen worden, von Fliegen umschwirrt. Rick hat nur einen Gedanken: sofort zu seiner Familie, seiner Frau Lori und seinem 12-jährigen Sohn Carl (Chandler Riggs) zu gelangen. Auf dem Weg auf einem Fahrrad ist er das erste Mal mit vereinzelten Walkern konfrontiert. Bei seinem Haus angekommen, findet er die gesamte Nachbarschaft und auch sein Haus verwaist vor. Als Ermittler erkennt er aber sofort, dass Lori (Sarah Wayne Callies) gezielt gepackt hat, da die Familienfotos von den Wänden und die Fotoalben fehlen. Vor seinem Haus sinkt er nieder und wird von dem schwarzen Jungen Duane (Adrian Kali Turner) mit einer Schaufel niedergeschlagen, der ihn fälschlich für einen Walker hält. Duanes Vater Morgan (Lennie James) erkennt den Irrtum und versorgt Rick und schützt ihn vor den Walkern. Rick wird von den beiden über die Lage aufgeklärt und fasst den Plan, Lori und Carl in Atlanta suchen zu gehen, da eine der letzten offiziellen staatlichen Durchsagen lautete, dort ein Flüchtlingslager zu errichten. Morgan und Duane bleiben zurück, da sie noch keinen Weg gefunden haben, sich von Duanes Mutter zu verabschieden, die in der Gruppe der Walker in der Nachbarschaft auf der Suche nach Fleisch umherläuft.

Rick versorgt sich und Morgan mit Waffen aus der ehemaligen Polizeistation und macht sich mit dem Streifenwagen auf den Weg. Als ihm das Benzin ausgeht, steigt er auf ein Pferd um und reitet nach Atlanta ein, was das Cover der ersten Staffel beschreibt (■ Abb. 3.2). Der Highway stadtauswärts steht voller Autos, während er stadteinwärts freie Bahn hat. In der Stadt trifft er schnell auf ungeahnte Ausmaße von Walkern, die ihn trotz seines Waffeneinsatzes zu Fall bringen, das Pferd verschlingen und auch ihn fressen wollen. Er kann sich unter einen Panzer retten und will gerade Suizid begehen, als er die offene Luke in den Panzer hinein findet. Die Pilotfolge endet mit einem Funkkontakt im Panzer: Eine fremde Stimme bezeichnet ihn als einen Idioten, dem aber vielleicht geholfen werden könne. Rick kommt so in Kontakt mit einer Gruppe Überlebender, die Stimme gehört Glenn (Steven Yeun), einem koreanischstämmigen ehemaligen Pizzaboten. Die kleine Gruppe war nach Atlanta gekommen, um sich mit Essensvorräten zu versorgen.

1   http://www.nielsen.com/us/en/top10s.html. Zugegriffen: 28.5.2016.
2   http://www.rottentomatoes.com/tv/the-walking-dead. Zugegriffen: 28.5.2016.

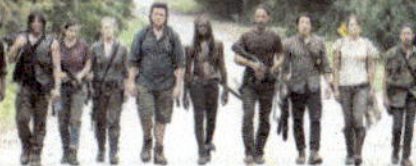

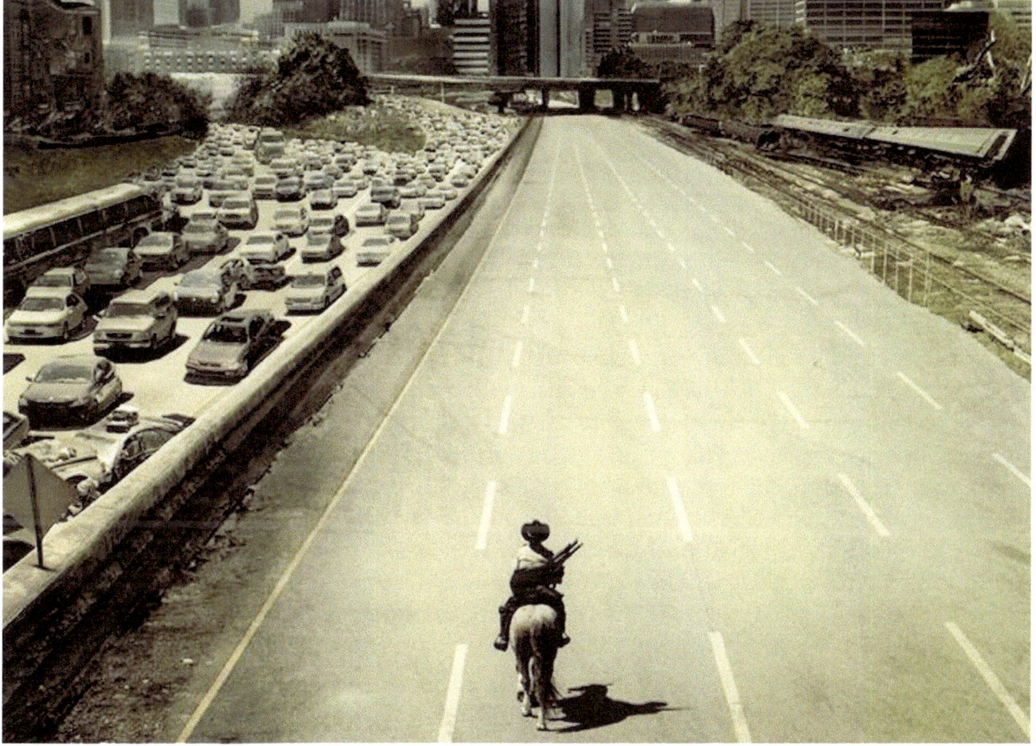

Abb. 3.2 Rick Grimes reitet nach Atlanta auf der Suche nach seiner Familie. © Fox. Quelle: Filmbild Fundus Herbert Klemens

Ricks Schüsse locken große Gruppen Walker an, die offenbar auf Geräusche reagieren, so dass die Gruppe eingeschlossen und verzweifelt ist. Es kommt zu einem Machtkampf. Merle (Michael Rooker), ein weißer Redneck, unternimmt einen rassistischen und gewalttätigen Übergriff auf den einzigen Schwarzen der Gruppe, T-Dog (IronE Singleton), und wird nur von Rick aufgehalten, der Merle mit seinen Handschellen ans Dach des Kaufhauses fesselt. Die Gruppe folgt ihm daraufhin und schafft durch eine Idee Ricks die Flucht aus Atlanta. Merle bleibt durch ein tragisches Missgeschick von T-Dog auf dem Dach gefesselt zurück.

Die Gruppe nimmt Rick mit zurück in ihr Camp am See. Wie durch ein Wunder kommt es hier zu einer Wiedervereinigung zwischen Rick und seiner Familie. Lori und Carl waren von Shane gerettet worden. Im Glauben, dass Rick tot sei, hat Lori sich auf ein sexuelles Verhältnis mit Shane eingelassen. Dieser ist daher nicht nur erfreut, Rick wiederzusehen, der ihm nicht nur die geliebte Frau, sondern gleichzeitig auch den Führungsrang der Gruppe streitig macht. Es folgt eine Serie von Rettungsaktionen durch Rick, die er ausdrücklich gegen den Wunsch von Lori und Shane durchführt: erst Merle zusammen mit dessen Bruder Daryl (Norman Reedus) und dann Glenn.

Als das Camp von Walkern angegriffen wird (dabei sterben diverse Campbewohner), kann Rick erfolgreich durchsetzen, dass die Gruppe sich zum Center of Disease Control (CDC) begibt. Dort treffen sie den letzten verbleibenden Arzt, Dr. Jenner (Noah Emmerich), der die Gruppe aufnimmt und versorgt. Jedoch bereits am nächsten Tag sieht sich die Gruppe damit konfrontiert, dass Jenner das CDC sprengen will, da er keine Hoffnung mehr sieht und die gefährlichen Proben des CDC zusammen mit allen Insassen vernichten will. In letzter Sekunde kann sich die Gruppe aus dem CDC retten, nur eine Person schließt sich Jenners Selbstmord an. Die erste Staffel endet mit dem Blick auf das völlig

zerstörte CDC, von hier ist keine Hilfe mehr zu erwarten. Jenner hatte Blutproben von allen Gruppenmitgliedern genommen und flüstert Rick kurz vor der Explosion zu, dass alle bereits durch das Walker-
Virus infiziert seien, was Rick der Gruppe (und den Zuschauern) aber erst am Ende der zweiten Staffel
mitteilt.

Staffel 2

Die zweite Staffel beginnt mit der Suche nach dem sicheren Ort Richtung Osten. Die Gruppe reist in
einem Konvoi aus Autos, Wohnmobil und Daryl auf einer Harley. Nach einem unfreiwilligen Halt
inmitten liegengebliebener Autos wird die Gruppe erneut durch eine Herde Walker bedroht. Sophia
(Madison Lintz), die etwa 12-jährige Tochter von Carol (Melissa Suzanne McBride), gerät in Panik und
verlässt ihre geschützte Position, Rick folgt als einziger und lockt die Walker von Sophia weg. Das
Mädchen bleibt jedoch nicht an dem vereinbarten Ort und ist in der Folge verschwunden. Die Gruppe
beschuldigt Rick eines Fehlverhaltens, und er fühlt sich auch selbst verantwortlich. Die Suche nach
Sophia beginnt, und Daryl beweist einmal mehr seine Qualitäten als Fährtenleser und Armbrustschütze,
aber Sophia bleibt verschollen.

Bei der weiteren Suche wird Carl lebensgefährlich verletzt, als ein Fremder, Otis (Pruitt Taylor
Vince), auf einen Hirsch schießt. Otis bietet Rick an, Carl zur nahe gelegenen Farm zu bringen. Rick
trägt Carl auf seinen Armen in einer dramatischen Szene zur Farm. Der Besitzer der Farm, Hershel
(Scott Wilson), entpuppt sich als Tierarzt, der Carl operieren kann, wenn das dazu nötige Beatmungsgerät beschafft werden könnte. Shane und Otis finden ein Beatmungsgerät in einer verlassenen Schule,
werden dann aber von Walkern umringt. In der ausweglos wirkenden Situation schießt Shane auf Otis,
damit er einen Vorsprung gewinnen kann, während die Walker Otis verschlingen. Carl wird gerettet,
aber die Gruppe findet bald heraus, was Shane getan hat. Ricks Gruppe zieht auf Hershels Farm, ist dort
aber nur vorübergehend geduldet.

Derweil spitzen sich diverse Konfliktlinien zu: Shane kann nicht akzeptieren, dass er Lori an Rick
verloren hat, und zweifelt zunehmend die Entscheidungen von Rick an. Dieser kann die Suche nach
Sophia nicht unterlassen, obwohl kaum noch Hoffnung besteht und die Suchenden sich in Lebensgefahr begeben. Die Situation eskaliert, als die Gruppe herausfindet, dass Hershel Walker in einer Scheune
eingesperrt hat und füttern lässt. Hershel hält an der Hoffnung fest, dass es eine Heilung für die Walker
geben könnte und damit auch für seine Frau in der Scheune. In wütender Rage öffnet Shane die Scheune und tötet mit anderen Gruppenmitgliedern alle herausströmenden Walker. Als Letzte kommt die
ebenfalls untote Sophia hervor, die wohl bereits seit langer Zeit dort ist. Rick tötet sie mit einem Kopfschuss. Es kommt zu starken Spannungen in der Gruppe, Hershel will, dass Ricks Gruppe sein Anwesen
verlässt, und Shane schmiedet Mordpläne an Rick.

Zusätzlich wird die Gruppe bei einem Aufenthalt in einer nahe gelegenen Kleinstadt von einer anderen Gruppe Überlebender angegriffen. Diese stellt sich als deutlich antisozial heraus (plündernd, raubend
und vergewaltigend), so dass sich die Farmbewohner massiv bedroht fühlen. Bei einer Schießerei wird ein
junger Mann, Randall (Michael Zegen), von der angreifenden Gruppe verletzt zurückgelassen. Rick entscheidet, ihn ärztlich zu versorgen und dann auszusetzen. Dabei stellt sich aber heraus, dass der Junge die
Tochter von Hershel, Maggie (Lauren Cohan), erkannt hat und damit potenziell seine Gruppe zur Farm
führen könnte. Die Farm-Gruppe ringt mit der Frage einer Exekution Randalls zum Schutz des eigenen
Überlebens, da keine dauerhafte Bewachung möglich erscheint. Nur ein Gruppenmitglied, Dale (Jeffrey
DeMunn), plädiert dagegen. Bei einer Abstimmung wird die Exekution von Randall beschlossen, die Rick
jedoch abbricht, da sein Sohn zuschauen will und Rick entsetzt von dessen Kaltblütigkeit ist.

Am selben Abend wird Dale von einem Walker totgerissen. Die Gruppe trauert schwer um diesen
Verlust und beschließt im Sinne des Verstorbenen weiterzumachen, der darauf plädierte, dass die Welt
zwar verloren sei, die Gruppe aber die Menschlichkeit bewahren müsse. Shane nutzt diese Situation,
fingiert Randalls Ausbruch und lockt so Rick in den Wald, um ihn zu töten. Rick durchschaut seinen Plan

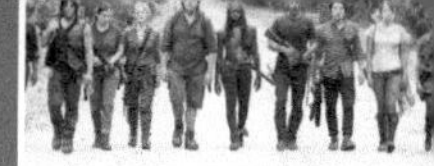

und kann ihn vereiteln, indem er Shane mit einem Messer ersticht. Jetzt bewahrheitet sich Jenners Information: Shane erwacht als Walker, obwohl er nicht gebissen worden ist, und wird von Carl erschossen.

Als Rick und Carl zur Farm zurückkehren, wird diese von einer Herde von Walkern überrannt. Zwei Mitglieder von Hershels Gruppe sterben, der Rest kann sich auf die Autobahn retten. Rick gesteht den Mord an Shane und die Information über die Infektion. Der aufkommenden Panik der Gruppe entgegnet er, dass er bereit sei, die Gruppe in die Sicherheit zu führen, aber dass damit das Ende der Demokratie erreicht sei. In den Fangemeinden wird dies als der Beginn des »Ricktatorship« bezeichnet.

Staffel 3

Zwischen den Ereignissen der zweiten und dritten Staffel liegen acht Monate. Lori ist hochschwanger, wobei nicht sicher ist, ob das Kind von Rick oder Shane ist. Die Beziehung zwischen Lori und Rick ist deutlich zerrüttet. Rick führt die Gruppe Überlebender in ein verlassenes Gefängnis, das mit seinen Zäunen und Stacheldraht als sicherer Ort vor Walkern erscheint. Zunächst muss das Gefängnis von den ehemaligen Insassen und Wärtern »gereinigt« werden. Die Gruppe entdeckt vier überlebende Insassen, mit denen weitere Konflikte entstehen. Einer lässt Walker in den bereits durch die Gruppe bezogenen Gefängnistrakt, was dazu führt, dass T-Dog sich für Carol opfert und Lori bei der Geburt des Babys an den Folgen des Kaiserschnitts stirbt. Carl erschießt Lori, als diese als Untote wiederkehrt, und gibt dem Baby den Namen Judith. Rick verliert über diesen Verlust kurzfristig den Verstand und hat Visionen von Lori in ihrem Hochzeitskleid.

In der Nähe des Gefängnisses existiert eine befestigte Kleinstadt, Woodbury, die von dem psychopathischen Governor (David Morrissey) angeführt wird. Der Governor führt eine nach innen idyllische Kleinstadt mit Wasser- und Stromversorgung, nach außen tötet und raubt er jedoch gnadenlos. Er entführt zwei Gefängnisbewohner, Glenn und Maggie, und foltert sie, um an Informationen über das Gefängnis zu kommen. Bei der Befreiung durch Rick und eine neue schwerttragende Protagonistin, Michonne (Danai Jesekai Gurira), wird der Governor durch Michonne schwer verletzt, verliert ein Auge und seine Tochter, die er als Walker bei sich gehalten hat. Auf Rache sinnend, versucht er Rick dazu zu bewegen, Michonne auszuliefern, um die Gruppe zu schützen. Rick lässt sich zunächst auf den Deal ein, rückt dann aber davon ab und beichtet dies der Gruppe. Nachdem er sich als Anführer installiert hatte, sieht er dies jetzt als einen Fehler und will zu demokratischeren Strukturen zurück.

In einem Showdown wird der Angriff des Governors zurückgeschlagen und Woodbury eingenommen. Der Governor kann fliehen, und die anderen Bewohner werden in die Gefängnisgruppe integriert.

Staffel 4

Die vierte Staffel beginnt einige Monate nach dem Sieg über Woodbury. Rick ist als Anführer zurückgetreten und verdingt sich als Farmer. Die Gruppe wird von einem Rat geleitet, bestehend aus Hershel, Daryl und Carol. Als eine Infektion im Gefängnis auftritt, wird die neue Harmonie zerstört. Carol tötet zwei infizierte Bewohner vor ihrem Tod als Präventionsmaßnahme und wird dafür von Rick aus der Gruppe ausgeschlossen.

Der Governor hat eine neue Gruppe gefunden, die er erfolgreich manipulieren kann, die Gefängnisgruppe als Bedrohung anzusehen und einen Angriff auf diese zu unternehmen. Dabei wird Hershel vor den Augen der Gruppe vom Governor hingerichtet. In der folgenden Schlacht wird der Governor getötet und das Gefängnis seiner sichernden Zäune beraubt, was einer Herde Walker ermöglicht einzudringen. Die Gruppe flüchtet in unterschiedliche Richtungen. Rick und Carl sind verzweifelt, dass sie im Chaos des Angriffs Judith nicht mehr finden und mitnehmen können, und befürchten deren Tod. Auf der Flucht werden die versprengten Gruppenmitglieder aufmerksam auf Schilder, die ein sicheres Asyl an einem Ort namens Terminus versprechen.

Alle machen sich auf den Weg und folgen den Bahnschienen. Carol war während der Schlacht um das Gefängnis zurückgekehrt und rettet Judith und zwei weitere Mädchen. Drei neue Protagonisten, inklusive dem Wissenschaftler Eugene (Josh McDermitt), schließen sich der Gruppe an, mit dem Ziel, nach Washington D.C. zu kommen, wo es Eugene vielleicht möglich sei, die Seuche zu stoppen. Alle kommen zu unterschiedlichen Zeitpunkten in Terminus an, wo sie zunächst freundlich empfangen und mit Essen (Fleisch) versorgt werden. Kurze Zeit später werden sie jedoch entwaffnet. Die Gruppe ist zwar wieder vereint, aber in Gefangenschaft. Die Staffel schließt mit einer Drohung Ricks, dass die Terminusbewohner sich mit den falschen Leuten angelegt hätten.

Staffel 5

Die fünfte Staffel schließt hier direkt an. Ricks Gruppe erfährt, dass Terminus ein Ort des organisierten Kannibalismus ist. Auch sie sollen wie in einem Schlachthof getötet werden. Die Anspielungen auf Konzentrationslager wie z. B. Ausschwitz sind nicht zu übersehen: die Schienen, die nach Terminus führen, die Gefangennahme in einem Güterwaggon, die Organisation der »Schlachtungen« und die akribische Sammlung der persönlichen Gegenstände. Die Gruppe entkommt der Ermordung nur knapp durch einen sehr geschickten Angriff von Carol, die eine Horde Walker nach Terminus leitet. Rick und Carl sind überglücklich, Judith unversehrt zu finden, und Rick entschuldigt sich bei Carol für deren Ausschluss.

Die Gruppe entscheidet sich, den Wissenschaftler nach D.C. zu begleiten. Auf ihrem Weg kommen sie in einer Kirche unter und können sich einem erneuten Angriff der Terminus-Überlebenden erwehren und diese töten. Es kommt zu einer vorübergehenden Spaltung der Gruppe, da ein Teil der Gruppe die zweite Tochter von Hershel, Beth (Emily Kinney), retten will, die von einer Gruppe korrupter Polizisten entführt wurde. Bei der Befreiung stirbt Beth. In der Zwischenzeit gesteht Eugene, dass er kein Wissenschaftler sei, sondern die Geschichte erfunden habe, um in den Schutz der Gruppe zu kommen.

Die Gruppe vereint sich wieder und bricht in Richtung Norden auf, um eine sichere Gemeinde zu finden. Ab einem bestimmten Punkt ist die Gruppe nur noch zu Fuß unterwegs, halb verhungert, schwer traumatisiert von den Erfahrungen und Verlusten, als sie auf Aaron treffen, der sie in eine sichere Gemeinde mit Namen Alexandria einlädt. Es handelt sich um eine Ansiedlung luxuriöser Häuser, die von einem stabilen Zaun umgeben sind. Alexandria wird von Deanna (Tovah Feldshu), einer ehemaligen Politikerin, geleitet. Deanna behauptet stolz, dass sie es mit den anwesenden Experten (z. B. ein Architekt und ein Arzt) geschafft hätten, die Zivilisation wieder zurück zu holen.

Ricks Gruppe will mehrheitlich bleiben, muss aber feststellen, dass die Bewohner von Alexandria keinen Kontakt mit Walkern hatten und auf die neue Situation außerhalb der Stadtwälle nicht vorbereitet sind. In diesem Zusammenhang sterben Gruppenmitglieder bei einem Außeneinsatz. Rick wird als Polizist in der neuen Gemeinde installiert und sieht sich damit konfrontiert, dass der einzige Arzt seine Frau und Kinder körperlich verletzt. Der Arzt wehrt sich gegen Ricks Eingreifen und tötet Deannas Mann, woraufhin diese seine Exekution anordnet.

Staffel 6

Auch die sechste Staffel knüpft wieder unmittelbar an. Rick übernimmt immer mehr die Führung in Alexandria und entwickelt einen Plan, um eine Herde von Walkern nie zuvor gesehenen Ausmaßes an der sicheren Stadt vorbei zu leiten. Der Plan misslingt, da die Stadt parallel von einer Gruppe Menschen, die sich als Wölfe bezeichnen, überfallen wird. Der dadurch entstandene Lärm lockt einen Teil der Herde in die Stadt hinein. Während des Angriffs und des Fluchtversuchs sterben 30 Personen inkl. Deanna. Carl wird angeschossen und verliert ein Auge, kann aber gerettet werden. In einem Akt der Verzweiflung schließen sich alle Überlebenden zusammen und vernichten den Rest der Herde, so dass Alexandria wieder bewohnbar und die Spaltung der neuen und alten Bewohner überwunden ist.

Zwei Monate später nimmt eine weitere Gemeinde Kontakt auf, Hilltop. Der dortige Anführer ist an einer Handelsbeziehung interessiert, und Rick bietet an, Hilltop von den mafiaähnlichen Saviors zu

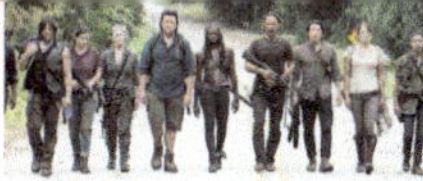

befreien, die Schutzgelderpressungen durchführen. Rick exekutiert eine große Gruppe der Saviors und ist fälschlich der Auffassung, dass die Bedrohung durch diese vorbei sei. In Alexandria stellt sich zunächst eine Idylle ein, und innerhalb der Gruppe werden neue partnerschaftliche Bande geknüpft. Bei Außeneinsätzen zeigt sich, dass die Saviors weiter existieren, Gruppenmitglieder werden getötet oder entführt.

Als Maggie Schwangerschaftskomplikationen erleidet, die nur in Hilltop erfolgreich behandelt werden können, muss eine größere Gruppe die Sicherheit Alexandrias verlassen und wird von den Saviors im Wald gefangen genommen. Der Anführer der Saviors, Negan (Jeffrey Dean Morgan), will Ricks Gruppe für ihr Verhalten bestrafen und sucht sich eine zufällige Person aus der Kerngruppe der Protagonisten der Serie aus und erschlägt sie mit seinem mit Stacheldraht umwickelten Baseballschläger, den er liebevoll Lucille nennt. Die Szene wird aus Sicht der sterbenden Person gefilmt, so dass am Ende von Staffel 6 nicht klar wird, wen Negan hinrichtet.

Geht es wirklich um Zombies?

Nach unserem heutigen Verständnis bezeichnet »Zombie« einen ehemals toten Menschen, der als seelenloser Wiedergänger von den Toten auferstanden ist. Ursprünglich leitet sich der Begriff aus dem zentralafrikanischen Wort »nzùmbe« ab, das einen Totengeist bezeichnet und als »zonbi« im kreolischen Sprachraum verwendet wird (Schwerdt 2011). In dem Zombie-bezogenen Aberglauben spiegelt sich die Angst wieder, dass Tote wiederkehren und sich für ein erlittenes Unrecht rächen könnten. In die westliche Kultur wurde der Begriff des Zombies erstmals in den 1920er Jahren durch die haitianischen Reiseberichte von Seabrook (1982) eingeführt, die vermutlich auf Beobachtungen von Scheintoderfahrungen beruhten und durch Vergiftungen der Opfer herbeigeführt wurden (Littlewood und Douyon 1997).

Das Genre der Zombie-Filme wurde mit dem Film *The white Zombie* (1932) von Victor Halperin begründet, der den Begriffswurzeln folgend den Plot des Films nach Haiti verlegte. Im Kontrast zu den späteren filmischen Umsetzungen sind die Zombies hier nicht verstümmelt, sondern körperlich intakt. Lediglich ihr Blick ist starr und leblos, was ihre Willenlosigkeit verdeutlicht, so dass diese als Sklaven eingesetzt werden können.

I walked with a Zombie (1943) von Jaques Tournier gilt ebenfalls als Meilenstein des Genres und fokussiert auf magische Voodoo-Praktiken auf den westindischen Inseln, die einen Zombie erschaffen können. George A. Romero revolutionierte das Genre mit seiner Trilogie *Night of the Living Dead* (1968), *Dawn of the Dead* (1979) und *Day of the Dead* (1985), inspiriert von dem Buch *I am legend* (Matheson 2007). Die aktuell ökonomisch erfolgreichste cineastische Aufbereitung des Themas stellt die Reihe *Resident Evil* dar, eine Adaptation eines japanischen Computerspiels.

In den neuen Interpretationen des Mythos mutierten die Zombies von geisteslosen Arbeitsdrohnen zu heißhungrigen Menschenfressern, deren Verwandlung nicht magisch, sondern naturwissenschaftlich nachvollziehbar aufgrund einer Infektion herbeigeführt wird. Die Zombiekulisse wird besonders von Romero dazu genutzt, das moderne Konsumverhalten, die ökonomische Ungleichheit und militärische Korruption zu kritisieren, teilweise auch auf satirische Weise. Die potenzielle Heilbarkeit der Zombies wird unterschiedlich dargestellt auf einem Kontinuum von heilbar zu unheilbar. Auch die Steuerungs-, Lern- und Planungsfähigkeit der lebenden Toten variiert von Film zu Film.

Parallel entstanden auch deutlich humoristische Varianten der Zombie-Interpretation im Sinne von Splatterkomödien (z. B. *Braindead* von 1992). Die Splatter-Elemente und teilweise humoristischen Szenen des klassischen Genres stehen in einem deutlichen Kontrast zum Ernst des *TWD*, in dem Humor eine deutlich untergeordnete Rolle spielt und das Töten der Zombies zunächst eher angstvoll verzweifelt bis hin zur eher routinierten täglichen Aufgabe wird. Das Gore-Element wird jedoch auch in *TWD* weitergeführt, womit auch der klassische Zombiefilmliebhaber befriedigt wird. Interessanterweise taucht auch der Begriff des Zombies in *TWD* nie auf. Die Protagonisten bezeichnen die lebenden Toten als Walker oder Biter.

Dem Splatter vergleichbar bezeichnet Gore eine Strategie der filmischen Umsetzung der Zerstümmelung menschlicher und tierischer Körper. Beim Splatter ist eher die Handlung des Zerstörens zentral, während beim Gore das Resultat der Zerstörung detailliert und farbig in Groß- und Nahaufnahmen dargestellt wird wie z. B. das Herausquellen von Gedärmen.

Im Vergleich zum klassischen Zombie-Genre erfasst *TWD* neue Zielgruppen: Während besonders die Splatterfilme eher von einem ausgewählten Randpublikum gesehen werden, erreicht und begeistert *TWD* das breite Massenpublikum der klassischen Mittelschicht in einer zuvor nicht dagewesenen Weise. Diese Wirkung begründet die Produzentin Gale Anne Hurt in einem Interview 2014 damit, dass es in der Serie auch nicht wirklich um Zombies gehe, sondern um die Entwicklung der Charaktere. Dies führt auch in der medienwissenschaftlichen Rezeption der Serie zu neuen Lesarten. Schmiedl kann in seiner Dissertation (2015) und zusammen mit Georgi-Findlay (Georgi-Findlay und Schmiedl 2016) sehr überzeugend herausarbeiten, wie *TWD* Elemente des klassischen und modernen Western referenziert und Rick mit der Autorität eines modernen Cowboys ausstattet. Schmiedl und Georgi-Findlay zitieren dabei den Schauspieler des Rick Grimes, Andrew Lincoln, der sich als Vorbild seiner Rolle Gary Cooper in *High Noon* (1952) gewählt hatte.

Dass *TWD* neue Zuschauerkreise begeistert, könnte auch daran liegen, dass kernphilosophische und politische Fragen in der Serie aufgegriffen und neu thematisiert werden (Besand 2016). So kommt Loyola (2015) zu dem Schluss, dass es zwar bessere Serien als *TWD* gäbe, dass aber kaum eine andere so sehr zum Nachdenken über praktische philosophische Fragen zwinge:

> »The show is valuable because it allows you to apply the principles of Thomas Hobbes, John Locke, and John Stuart Mill to a sort of game-theory decision tree in a ›real world‹ simulation« (Loyola 2015).

TWD beschäftigt sich mit einem radikalen Experiment: Was bleibt von unserer menschlichen Kultur, wenn ihr ganz plötzlich alle zivilisatorischen Errungenschaften entrissen werden? Es ist die Frage nach der Natur des Menschen zum Jetztzeitpunkt. Spätestens ab der dritten Staffel wird in der Serie deutlich vertreten, dass nicht die Untoten eine Bedrohung darstellen, sondern die anderen Menschen gefährlich sind. Auch wenn *TWD* klassische Zombiefilmthemen aufgreift wie den Wegfall sozialer Kontrolle und den Zusammenbruch der Wertesysteme, so finden die Hauptprotagonisten nach meiner Lesart der Serie neue Formen des Umgangs, was sie von anderen filmischen Umsetzungen deutlich unterscheidet. Die »Lösungen« der Gruppe werden dabei immer wieder in Frage gestellt und kreisen im Kern aber immer wieder um einen empathiebasierten Altruismus, der von verschiedenen Protagonisten wie Rick, Glenn und Carol verkörpert wird.

Diese Form des Altruismus begründet eine echte Kooperation und damit aus meiner Lesart das Überleben der Gruppe. Damit verlässt *TWD* trotz seines postapokalyptischen Szenarios den Rahmen einer Dystopie oder »Cautionary Tale« (Horn 2014) und mutiert zu einer echten Utopie, wie die Suche nach dem sicheren und guten Ort verdeutlicht. Nicht zufällig wird die Gruppe von Aaron nach Alexandria geführt, in Analogie zum biblischen Aaron, der die Israeliten durch die Wüste ins gelobte Land führt. Die Bezeichnung der Sicherheitszone mit dem Namen Alexandria könnte ebenfalls als eine Anspielung auf die größte Bibliothek der Antike verstanden werden, eine Ballung des Wissens, das jederzeit verloren gehen kann.

»We ain't them«

Als Ausgangspunkt meiner Überlegungen habe ich eine Szene der fünften Staffel gewählt (S5-E10). Die Gruppe hat ihren sicheren Ort, viele geliebte Personen und vor allem das Ziel aus den Augen verloren. Die Idee, in Washington D.C. Überreste von Zivilisation zu finden, und gar die Erklärung für die Epi-

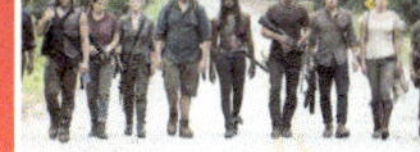

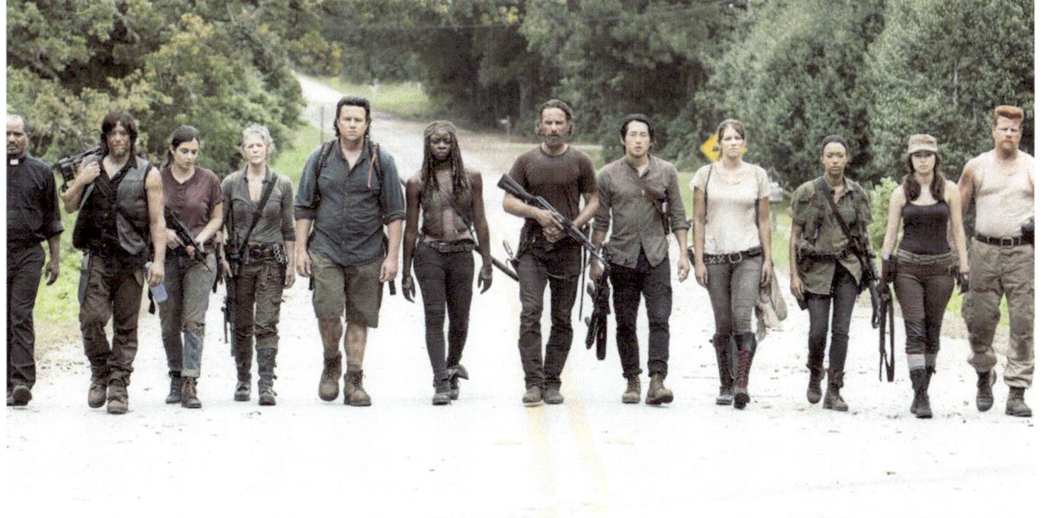

 Abb. 3.3 Die Gruppe Überlebender nach der erfolgreichen Zerstörung von Terminus auf dem Weg nach Washington.
© Fox. Quelle: Filmbild Fundus Herbert Klemens

demie durch den Wissenschaftler Eugene haben sich als Lüge und Illusion herausgestellt. Die Gruppe hat das Lager in Terminus überlebt, jedoch in der Ermordung der Terminus-Bewohner einen schweren Akt der eigenen Destruktivität erlebt. Es bleibt keine Zeit der Verarbeitung der traumatischen Erlebnisse, zu groß ist der Überlebensdruck ohne einen sicheren Ort. Jetzt irrt die Gruppe gen Washington, ohne eine ausgeprägte Hoffnung, dort etwas zu finden. Die Figuren gehen langsam und schwerfällig, sind zu keiner Kommunikation untereinander fähig, kein Trost erreicht den anderen, sie sind halb verhungert und verdurstet und ähneln immer mehr den wandelnden Untoten (Abb. 3.3).

Als sie auf der Straße Wasserflaschen mit einem Gruß von einem Freund vorfinden, ist das Misstrauen so stark, dass sie das Wasser trotz ihrer Not nicht trinken, da sie eine Vergiftung befürchten. Ein Unwetter versorgt sie mit Regenwasser und treibt sie in eine Scheune, wo die Gruppe die Nacht verbringt.

Am Lagerfeuer berichtet Rick den anderen von der Anpassung, die sein Großvater im Krieg gegen die Deutschen geleistet habe, um als Soldat zu überleben. Er sei selbst zu einem wandelnden Toten geworden, nur so habe der Großvater das überstehen können. Gegen die Hoffnungslosigkeit und Resignation der Gruppe versucht Rick damit zu verdeutlichen, dass die Anpassung an die lebenden Toten als Übergang notwendig sein könnte, um das Überleben zu sichern. Die anderen hören ihm nachdenklich zu. Daryl aber widerspricht energisch mit dem Satz, den er noch einmal wiederholt:

 »We ain't them!«[3]

Was das bedeutet, zeigt sich meiner Lesart nach in der darauffolgenden Szene, die mitten in der Nacht spielt. Alle schlafen und Daryl hält Wache, als er bemerkt, dass sich eine Gruppe Walker dem Scheunentor nähert, das nur notdürftig durch eine Kette gesichert ist. Ohne darüber nachzudenken, wirft Daryl sich gegen die Tür, um die Scheune zu sichern. Nach und nach kommt einer nach dem anderen

---

3   »Wir sind nicht wie sie!«

hinzu; gemeinsam und ohne Worte halten sie gegen das Drängen der Walker stand. Dies ist filmisch sehr eindrucksvoll umgesetzt: eine Gruppe sich verzweifelt gegen das Scheunentor stemmender Menschen, deren Gesichter nur durch die zuckenden Blitze erhellt werden und nacheinander in die Großaufnahme kommen, als Individuen in und für eine Gruppe. Hier zeigt sich der deutliche Kontrast zwischen der Gruppe und den Untoten: Sie kooperieren! In den anderen Gruppen und bei bereits ausselektierten ehemaligen Mitgliedern wäre es denkbar gewesen, dass einzelne die Flucht für sich nutzen und die Gruppe zurücklassen. Hier ist dies undenkbar, ohne Zögern stehen alle für das Überleben der Gruppe ein.

Meine Hauptthese lautet daher, dass eine Lesart der Serie darin bestehen könnte, die Frage des klassischen »Survival of the Fittest« für ein Zombie-Genre neu zu stellen. Die Gruppe um Rick Grimes ist dabei anders als die klassischen Untergangsszenarien, wie z. B. *Resident Evil,* wo eine mutierte Superfrau sich dem menschlichen Bösen und der Bedrohung durch die Untoten stellt. Es sind (scheinbar) normale Menschen, die sich erfolgreich adaptieren und diesen Prozess konstant reflektieren und diskutieren. Was die Gruppe m. E. am deutlichsten von den anderen Gruppen unterscheidet, ist ihr Altruismus, was sich in der Wahl eines altruistischen Anführers und in diversen Selektionsprozessen in der Gruppe verdeutlicht.

In Psychologie und Evolutionstheorie werden grundlegende Motivsysteme unterschieden wie z. B. der Gegensatz von egoistischen und altruistischen Motiven. Das egoistische Motiv ist durch Eigennützigkeit gekennzeichnet, Handlungen gehen potenziell zu Lasten anderer, und das zentrale Ziel ist die Steigerung des eigenen Wohls. Im Gegensatz dazu handelt der altruistisch Motivierte aus genuin helfenden Beweggründen, potenziell zu eigenen Lasten, und das zentrale Ziel ist die Steigerung des Wohls der anderen. Das bedeutet, dass ein identisches Verhalten von Personen aufgrund ihrer jeweiligen Motivlage als egoistisch oder altruistisch begründet angesehen werden kann.

Egoisten und Altruisten sind direkte Antagonisten in der Serie. Dabei sind die Altruisten die stärkeren Identifikationsfiguren, während die eher egoistischen Charaktere wie Shane und Merle aus der Gruppe »aussortiert« werden. In der ersten Staffel mahnt Lori die Camper-Gruppe, dass sie endlich Schilder aufstellen sollten, um vor Atlanta zu warnen. Das löst einen Konflikt mit Shane aus, der nur am unmittelbaren Schutz von Lori und Carl interessiert ist (egoistische Motive). Derselbe Konflikt spinnt sich weiter, als Shane eine Rettung der Teilgruppe in Atlanta verweigert, nach dem Motto, dass jeder auf sich allein gestellt sei. Shane verhält sich durchgehend egoistisch oder pseudoaltruistisch, z. B. als er Carols Mann verprügelt, der die waschenden Frauen bedroht. Dies könnte mit einem altruistischen Verhalten verwechselt werden, aber tatsächlich setzt er sich erst für Carol und gegen ihren misshandelnden Mann mit Machtdemonstrationen ein, nachdem er nach Ricks Rückkehr frustriert ist und von Lori eine starke Zurückweisung erfahren hat. In dem Verprügeln kann er seine ganze Wut rauslassen, ohne dafür von der Gruppe stark sanktioniert zu werden. Später tötet er Otis, um selbst aus einer ausweglosen Situation herauszukommen. Er rechtfertigt sein Verhalten damit, dass er nur so Carl habe retten können.

Nachdem lange Zeit das egoistische Motiv im Sinne des Darwinschen »Survival of the Fittest« als angepasster und erfolgreicher angesehen wurde, hat sich in der Forschung zunehmend eine neue Berücksichtigung des Altruismus als ebenfalls sehr erfolgreiche Anpassungsstrategie durchgesetzt. Besonders die sogenannten eusozialen Gesellschaften, wie sie von Bienen, Wespen, Termiten, Nacktmullen und Menschen betrieben werden, erscheinen durch soziale Kooperation und Arbeitsteilung äußerst erfolgreich. Wilson (2014) beschreibt, dass aus einzelnen Organismen in der Eusozialität ein Superorganismus wird. Der evolutionstheoretischen Perspektive folgend wird das Entstehen von Altruismus durch verschiedene Mechanismen erklärt. Den einfachsten Mechanismus stellt die »kin selection« dar, d. h., ein Individuum stellt eigene Bedürfnisse zugunsten der biologischen Verwandten zurück, und über natürliche Selektion findet eine Vererbung altruistischer Gene statt (Hamilton 1964; Bourke 2011). Ein gute Beispiel für die »kin selection« ist z. B. die Organspende: Die Wahrscheinlichkeit, dem eigenen Kind eine Niere abzugeben, ist sehr viel höher als einer fremden Person. Aber in

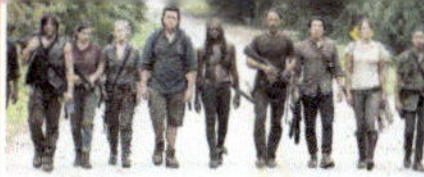

nicht-eusozialen Gesellschaften ist die biologische Verwandtschaft nicht ausreichend enthalten, um altruistisches Verhalten in Gruppen zu erklären (Marsh 2016).

Die zweite Erklärungsmöglichkeit für altruistische Motive fokussiert auf die Erwartung, dass altruistisches Verhalten belohnt wird im Sinne von Reziprozität: Ich helfe dir auf den Baum, dafür gibst du mir eine deiner Bananen ab (Trivers 1971). Allerdings gerät die Reziprozitätsthese dann in Erklärungsnöte, wenn Altruismus gegenüber Fremden gezeigt wird, die man nie wiedersehen wird, die unmittelbare Belohnung also ausbleibt. Das Konzept der indirekten oder Netzwerkreziprozität versucht diese Lücke zu füllen, indem Altruismus auf eine langfristige Belohnungserwartung zurückgeführt wird im Sinne einer Gruppenanerkennung und guten Reputation (Nowak 2006).

In allen bisher genannten Theorien wird somit davon ausgegangen, dass hinter dem Altruismus eigentlich egoistische Motive wirksam sind. Bereits 1908 hat McDougall für die Säugetiere eine andere Art des Altruismus beschrieben: den »Care-based«-Altruismus. Aufgrund der verlängerten Versorgungsleistung und der Vulnerabilität der Nachkommen wurde es für das Überleben der Art notwendig, auf besondere Weise auf den Distress besonders junger Artgenossen zu reagieren. Care-based-Altruismus hängt vermutlich auch mit dem Phänomen des »Allo-Parenting« zusammen, d. h., einer gemeinsamen Versorgung der Nachkommen bzw. der Adoption von nicht biologisch verwandten pflegebedürftigen Artgenossen, wenn deren biologische Eltern die Pflege nicht leisten können. Bei höher entwickelten sozialen Tieren und dem Menschen wird der versorgungsbasierte Altruismus auch auf erwachsene Artgenossen erweitert und wird sogar Artgenossen-übergreifend wirksam, z. B. sind Menschen oftmals sehr mitfühlend für Haustiere. Vermittelt wird diese Form des Altruismus über Empathie, Sympathie, Sorge und Mitgefühl (de Waal 2008). Unter dieser Perspektive ist Altruismus kein versteckter Egoismus, sondern fundamental auf den anderen ausgerichtet. Wir fühlen uns verantwortlich für das Wohlbefinden eines anderen und handeln entsprechend. Frühe Formen der Empathie sind Affektansteckung (bereits bei Neugeborenen messbar), und mit 16 Monaten zeigen Kleinkinder deutliches helfenden Verhalten (Warneken und Tomasello 2008).

Die grundlegend helfende Haltung gegenüber den Lebenden ist bereits zentrales Thema des Prologs der Serie im Cold Open (◘ Abb. 3.4): Hier ist Rick in voller Polizeiuniform zu sehen, wie er auf der Suche nach Benzin allein eine verlassene Tankstelle betritt. Er beobachtet eine kindliche Person im Kleid und mit rosa Häschen-Hausschuhen, die nach einem Stofftier greift, und bietet ihr sofort seine Hilfe an. Erst als das Mädchen sich umdreht, bemerkt er, dass sie ein Walker ist. Das kleine Mädchen geht gierig röchelnd auf ihn zu, bis er ihre Bewegungen durch einen Kopfschuss beendet. Man könnte meinen, dass Rick hier bloß die Rolle eines beispielhaften Polizisten übernimmt, aber es zeigt sich im weiteren Verlauf, dass sein Helferimpuls genuin ist, auch jenseits der beruflichen Rolle.

Was im Cold Open bereits etabliert zu sein scheint, ist die klare Trennung zwischen den Lebenden und den Toten. Ein Polizist, der ein kleines Mädchen tötet, begeht einen massiven Tabubruch in unserer Gesellschaft; die Tötung eines Zombies hat eine andere Qualität, ist erlaubt. Eingebettet in den Serienverlauf fällt es den Protagonisten unterschiedlich schwer, die Grenze zwischen Toten und Lebenden psychisch zu etablieren, besonders wenn es geliebte Personen sind. Interessanterweise verhalten sich die Walker zu Beginn der Serie auch menschlicher und sehen menschlicher aus als im weiteren Verlauf. Dass das kleine Mädchen sich nach dem Stofftier beugt, passt nicht dazu, wie die Walker später porträtiert werden, und soll vermutlich auch den Zuschauer zunächst verunsichern.

Die besonders altruistischen Protagonisten zweifeln an der Unumkehrbarkeit des Walker-Seins wie z. B. Hershel. Aber schließlich werden auch diese Protagonisten durch die Faktizität der Ereignisse dazu gezwungen zu akzeptieren, dass den Walkern nicht geholfen werden kann. Die einzige »Hilfe«, die den Walkern erteilt werden kann, ist, deren menschenunwürdiges Leben zu beenden. Morgan fällt dies sehr schwer im Hinblick auf seine Frau.

Im Umgang mit den Walkern stehen in den ersten Folgen zunächst stärker das Leid und der Verlust im Vordergrund der Auseinandersetzung als die Bedrohung. So verlässt Rick sein sicheres Auto, um

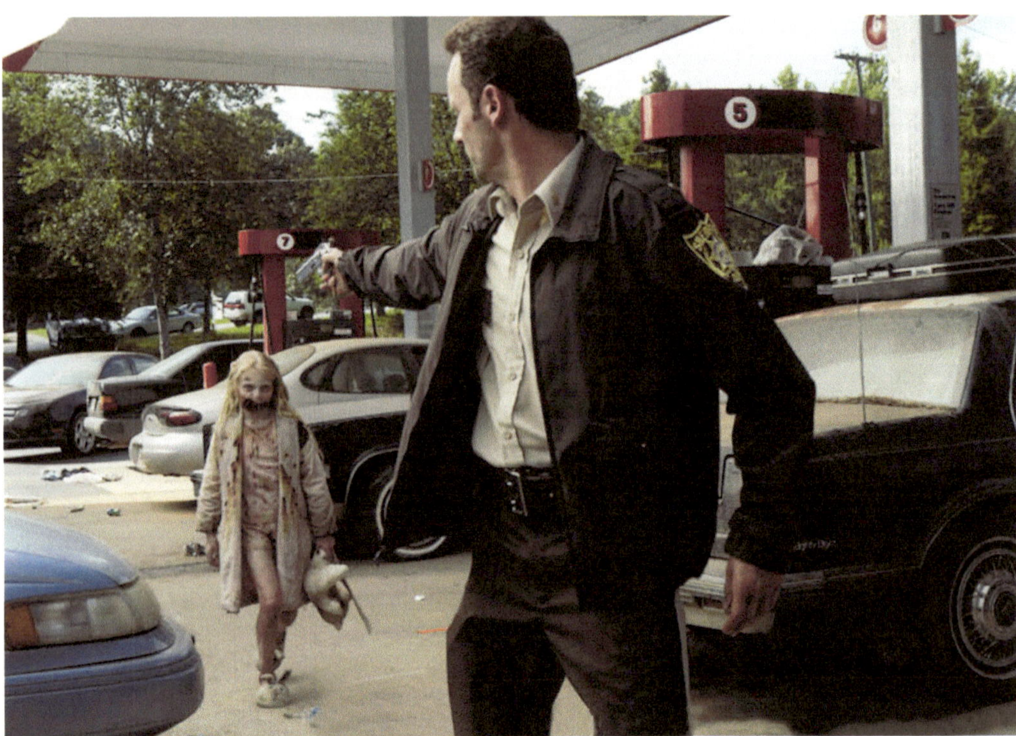

◘ Abb. 3.4 Szenenausschnitt aus dem »Cold open« der ersten Staffel: Rick Grimes erschießt ein kleines Mädchen, das zum Walker mutiert ist. © Fox. Quelle: Filmbild Fundus Herbert Klemens

eine verstümmelte Walker, die nur noch ein Torso ist, zu »erlösen«. Er verweilt neben ihr und weint. Vor dem Kopfschuss sagt er ihr, dass es ihm leid tue, was ihr passiert sei. Obwohl er ganz allein in der Welt ist, nicht weiß, wo seine Familie ist, nimmt er sich die Zeit für diesen Moment der Empathie und Trauer.

Altruistische Handlungen prägen die Pilotfolge. Morgan hilft Rick, obwohl er ihn nicht kennt. Es ist kein unmittelbarer Nutzen für Morgan erkennbar, auch wenn sich Rick später revanchieren kann durch die Beschaffung von Waffen und einer warmen Dusche im Polizeirevier. Im Panzer dem sicheren Tod geweiht, wird Rick erneut geholfen: Ein ihm Unbekannter, Glenn, hilft ihm, ohne dass ein Vorteil für Glenn ersichtlich wäre. Ganz im Gegenteil, denn Glenns Hilfeeinsatz bringt Glenn selbst in Todesgefahr. Auf die Frage, warum Glenn ihm helfe, antwortet dieser ganz in der Logik des indirekten Reziprozitätsaltruismus, dass Glenn hoffe, dass irgendjemand ihm auch helfen werde, wenn er in einer ausweglosen Lage sei. Diese Einstellung bewahrheitet sich dann auch dramatisch: Nachdem Glenn die Mordversuche an ihm durch einen Alexandria-Bewohner, Nicolas, verschweigt und ihm eine neue Chance ermöglicht, opfert sich Nicolas in einer ausweglosen Situation für Glenn (S6-E3).

Nach den beiden »passiv«-altruistischen Erfahrungen zeigt sich Ricks eigener Altruismus: Als Merle versucht das Kommando zu übernehmen, setzt sich nur Rick diesem entgegen und wirbt für eine gemeinsame Überlebensstrategie (S1-E2). Als durch ein Missgeschick Merle auf dem Dach des Kaufhauses zurückbleibt, will Rick Merle retten und verlässt dafür die soeben wiedergefundene Familie (S1-E2):

> »Ich habe ihn wie ein Tier zurückgelassen.«

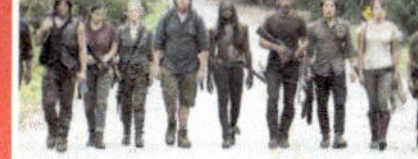

Als während der Rettungsaktion Glenn entführt wird, will Rick ihn um jeden Preis retten; zum Glück stellt sich schnell heraus, dass die Entführer ebenfalls in altruistischer Weise für ein von den Pflegern verlassenes Altenheim sorgen (S1-E4). Er eilt Hershel in die Kleinstadt hinterher, obwohl dieser ihn kurz zuvor seiner Farm verweisen wollte (S2-E8). Rick hilft sogar einem verletzten jungen Mann, Randall, der zuvor auf ihn und seine Gruppe geschossen hatte. In ähnlicher Manier rettet er Shane fast direkt im Anschluss an dessen Mordversuch an ihm (S2-E10).

Neben einem deutlich empathiegetragenen Altruismus zeigt Rick auch Elemente eines pathologischen Altruismus. Dies wird als die dunkle Seite des Altruismus bezeichnet, wenn zu viel Empathie zu pathogenen Schuldgefühlen führt. Dies wird z. B. als Überlebensschuld erlebt, wenn der Beobachter sich fälschlich als Ursache des Leids eines anderen sieht und es nicht ertragen kann, dass es ihm besser geht als dem Leidenden (O'Connor et al. 2012). Bei Rick ist das Verschwinden Sophias eine der Schlüsselszenen seines pathologischen Altruismus (S2-E1). Er gefährdet sich und andere (Carl und Daryl werden lebensgefährlich verletzt) und kann die Suche nach Sophia erst abbrechen, als sie als Untote in die Gruppe zurückkehrt.

Die Liste an altruistischen Taten ließe sich unendlich fortsetzen. So wehrhaft und beschützend die Rolle des Anführers Rick Grimes konzipiert ist, zentral erscheint mir seine durch Empathie genuin getragene Motivation, anderen – besonders hilflosen – Artgenossen auf eigene Kosten und sogar zu Lasten von Familie und erweiterter Familie zu helfen.

Besonders von Shane wird thematisiert, dass Rick auf diese Weise seine engste Familie nicht werde beschützen können. Tatsächlich verabschiedet sich *TWD* von der normierenden Zusammenführung der biologischen Kernfamilie, was so manchen Hollywoodkatastrophenfilm auszeichnet (Horn 2014). Vielmehr geht es um nichts weniger als das Überleben an sich und das Wie des Überlebens der Menschheit.

Eines der großen Grundthemen der Serie ist die Frage, ob sich Ricks Gruppe gegen die nicht-altruistischen Gruppen durchsetzen wird. Tatsächlich zeigt sich eine deutliche Überlegenheit der kooperierenden altruistischen Gruppe um Rick Grimes im Vergleich zu den egoistischen Gruppen. Freundlich gesinnte kooperative Gruppen werden entweder in Ruhe gelassen (z. B. Vatos), es werden freundliche Handelsbeziehungen aufgenommen (z. B. Hilltop) oder sie werden in die Gruppe aufgenommen (Hershels Familie, Eugene und Begleiter, die friedlichen Bewohner Woodburys, die Bewohner von Alexandria). Gruppen, die egoistisch und feindselig konzipiert sind, werden von Ricks Gruppe bislang immer erfolgreich bekämpft, wenn ihnen nicht ausgewichen werden kann (Randalls Gruppe, der Govenor, einzelne egoistische Individuen wie Merle und Shane). Wer die Comics kennt, weiß, dass die immer besser werdende Kooperation verschiedener Gruppen auch weiter die Überlegenheit der Gruppe sichern wird.

Aus wissenschaftlicher Perspektive ist der Sieg der altruistischen Gruppe nicht als Märchen anzusehen, das nur in der Fiktion Bestand haben kann. Im Gegenteil würden evolutionstheoretische Überlegungen auf der Grundlage der Idee einer Multi-Level-Selektion das Überleben einer kooperierenden Gruppe vorhersagen (Wilson u. Wilson 2007). Zwar setzen sich auf der Individualebene egoistische Individuen gegen altruistische Individuen durch, aber altruistische Gruppen schlagen egozentrische aufgrund der besseren Kooperation (Wilson 2014).

Fazit

Wird der Fokus auf die Auswertung des altruistisch oder egoistisch motivierten Verhaltens gelegt, so wird deutlich, dass in *TWD* alle Spielarten des Egoismus und Altruismus durchdekliniert werden, inklusive des scheinbaren und pathologischen Altruismus. Das Neue an diesem Altruismus ist einerseits die deutliche Überlegenheit für die Gruppe gegenüber egoistischen Gruppen. Das weckt Hoffnung im Zuschauer und erklärt vielleicht einen Teil des Erfolgs, wenn eine nicht kitschige Utopie im Deckmantel der Dystopie genossen werden kann. Andererseits beindruckt das betont Männliche dieses Altruismus.

So betont Rick gegenüber Shane, dass es für ihn leichter wäre, alles einfach nur kaputtzuschlagen und auszuflippen (wie Shane). Dem Drang der Wut, der inneren Raserei nicht nachzugeben, sei »keine Schwäche, sondern unendlich schwer« (S2-E10).

Interessant wird es, wenn der innere Shane im Zuschauer aktiviert wird, wenn der Zuschauer genervt ist von dem Altruismus, besonders, wenn dieser ausweglos und sinnlos erscheint, die Gruppe bremst und gefährdet. Hier beginnt *TWD*, in die Sphäre der Zuschauer einzudringen, und stellt die Frage nach dem eigenen Umgang mit der aktuellen globalisierten und medialisierten Hilflosigkeit, dass Menschen der Industrienationen auf Kosten der anderen Nationen ihren Luxus ausleben und gleichzeitig medial ständig mit dem Leid anderer konfrontiert sind. *TWD* stellt die Frage, wie wir damit leben, wenn wir andere für unsere Bedürfnisse und Vorteile »opfern«, zwar nicht so konkretistisch wie einen Otis anzuschießen, aber in der genaueren Betrachtung auch gar nicht so weit von Otis entfernt. Ergebnisse longitudinaler Alters- und Kohortenstudien zeigen eindrücklich, dass in den Industrienationen selbstzentrierte Werte und Individualismus zunehmen, während die Werte für das empathische Mitfühlen seit 1979 kontinuierlich abnehmen, wobei die stärkste Negativ-Veränderung in den letzten 10 Jahren stattgefunden hat (Twenge et al. 2012). *TWD* zeigt, wie aus Hoffnungslosigkeit, existentieller Bedrohung und Hilflosigkeit pathologische und gesunde Spielarten des Altruismus entstehen können oder Unterwerfung unter einen psychopathischen Egoismus. Die Serie führt uns drastisch vor Augen, dass wir drohen, zu den lebenden Toten zu werden, wenn wir keine Empathie und kein Mitgefühl mehr zeigen können.

Literatur

Besand A (2016) Was wir von den Zombies lernen können. Politische Grundfragen bei The Walking Dead. Vortrag des Workshops: Nicht tot zu kriegen. The Walking Dead und die Hölle der Serialität. Dresdener Beiträge zur interdisziplinären Serienforschung, Dresden

Bourke AFG (2011) Principles of social evolution. Oxford series in ecology and evolution. Oxford University Press, Oxford, New York

de Waal FBM (2008) Putting the altruism back into altruism: the evolution of empathy. Annu Rev Psychol 59: 279–300

Georgi-Findlay B, Schmiedl D (2016) An der post-apokalyptischen frontier: The Walking Dead als amerikanische Erzählung. Vortrag des Workshops: Nicht tot zu kriegen. The Walking Dead und die Hölle der Serialität. Dresdener Beiträge zur interdisziplinären Serienforschung, Dresden

Hamilton WD (1964) The genetical evolution of social behaviour. J Theor Biol 7: 1–16

Hobbes T, Gaskin JCA (1998) Leviathan. Oxford University Press, Oxford, New York

Horn E (2014) Zukunft als Katastrophe. S. Fischer, Frankfurt am Main

Littlewood R, Douyon C (1997) Clinical findings in three cases of zombification. Lancet 350: 1094–1096

Loyola M (2015) The Walking Dead's political Philosophy. http://www.nationalreview.com/article/428043/walking-dead-zombies-philosophy. Zugegriffen: 21.12.2016

Marsh AA (2016) Neural, cognitive, and evolutionary foundations of human altruism. Wiley interdisciplinary reviews. Cognitive science 7: 59–71

Matheson R (2007) I am legend. Tom Doherty Associates, New York

McDougall W (1908) An Introduction to Social Psychology. Methuen, London

Nowak MA (2006) Five rules for the evolution of cooperation. Science 314: 1560–1563

O'Connor LE, Berry JW, Lewis TB, Stiver DJ (2012) Empathy-based pathogenic guilt, pathological altruism, and psychopathology. In: Oakley BA (ed) Pathological altruism. Oxford University Press, Oxford, New York, pp 10–30

Schlicker A (2016) Von The Walking Dead zu Life is strange. (Meta-) Konfigurationen der Game Serialität. Vortrag des Workshops: Nicht tot zu kriegen. The Walking Dead und die Hölle der Serialität. Dresdener Beiträge zur interdisziplinären Serienforschung, Dresden

Schmiedl D (2015) Crisis and Masculinity on Contemporary Cable Television: Tracing the Western Hero in Breaking Bad, The Walking Dead and Hell on Wheels. http://nbn-resolving.de/urn:nbn:de:bsz:14-qucosa-176166. Zugegriffen: 21.12.2016

Schwerdt W (2011) Vampire, Wiedergänger und Untote: Auf der Spur der lebenden Toten. Kleine Kulturgeschichten. Vergangenheitsverlag, Berlin

Seabrook W (1982) Geheimnisvolles Haiti: Rätsel und Symbolik des Wodu-Kultes. Matthes & Seitz, München

Trivers RL (1971) The evolution of reciprocal altruism. Q Rev Biol 46: 35–57

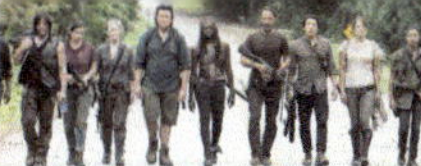

Twenge JM, Campbell WK, Freeman EC (2012) Generational differences in young adults' life goals, concern for others, and civic orientation, 1966–2009. J Pers Soc Psychol 102: 1045–1062
Warneken F, Tomasello M (2008) Extrinsic rewards undermine altruistic tendencies in 20-month-olds. Dev Psychol 44: 1785–1788
Wilson DS, Wilson EO (2007) Rethinking the theoretical foundation of sociobiology. Q Rev Biol 82: 327–348
Wilson EO (2014) The Meaning of Human Existence. Liveright Publishing, New York

Originaltitel	The Walking Dead
Land	USA
Erstausstrahlung / Laufzeit	Oktober 2010 – dato
Sender	AMC
Anzahl der Staffeln	7
Idee	Frank Darabont basierend auf dem Comic von Robert Kirkman
Regie	Diverse
Hauptdarsteller	Andrew Lincoln, Steven Yeun, Chandler Riggs, Norman Reedus, Melissa McBride, Lennie James, Lauren Cohan, Danai Gurira, Sonequa Martin-Green, Alana Masterson, Michael Cudlitz, Josh McDermitt
Verfügbarkeit	Staffel 1–6 auf DVD, Staffel 7 auf SKY

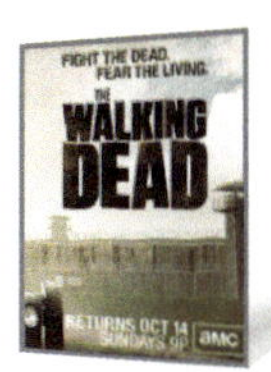

Brigitte Georgi-Findlay

Geschichts- und Gesellschaftsentwürfe in Westernserien

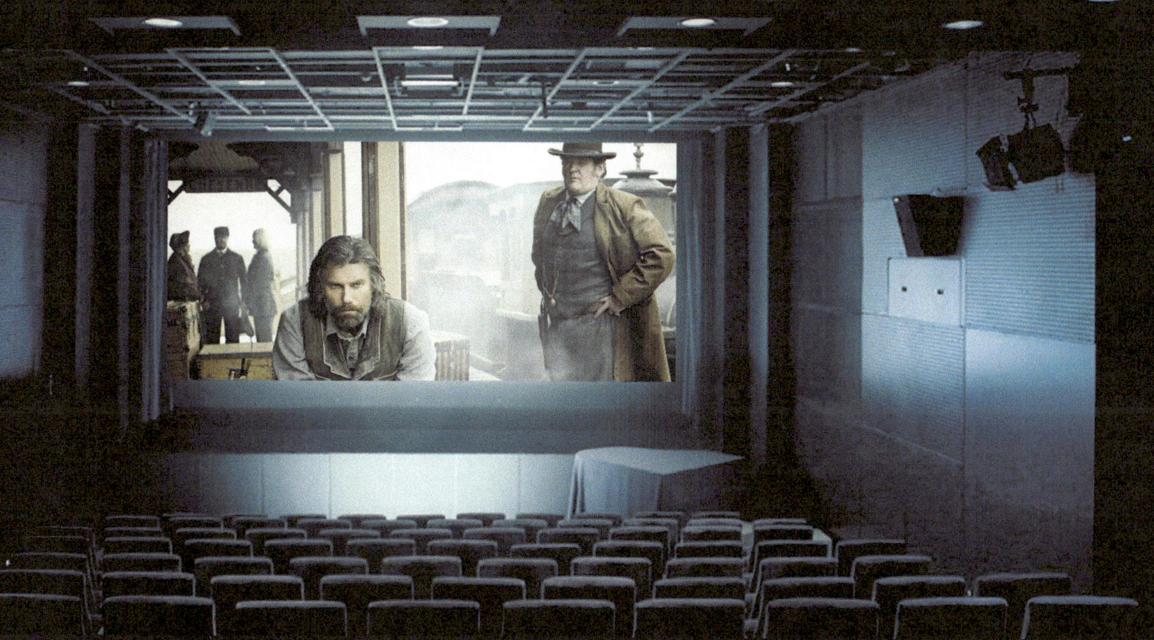

T. Storck, S. Taubner (Hrsg.), *Von Game of Thrones bis The Walking Dead*,
DOI 10.1007/978-3-662-53689-6_4, © Springer-Verlag GmbH Deutschland 2017

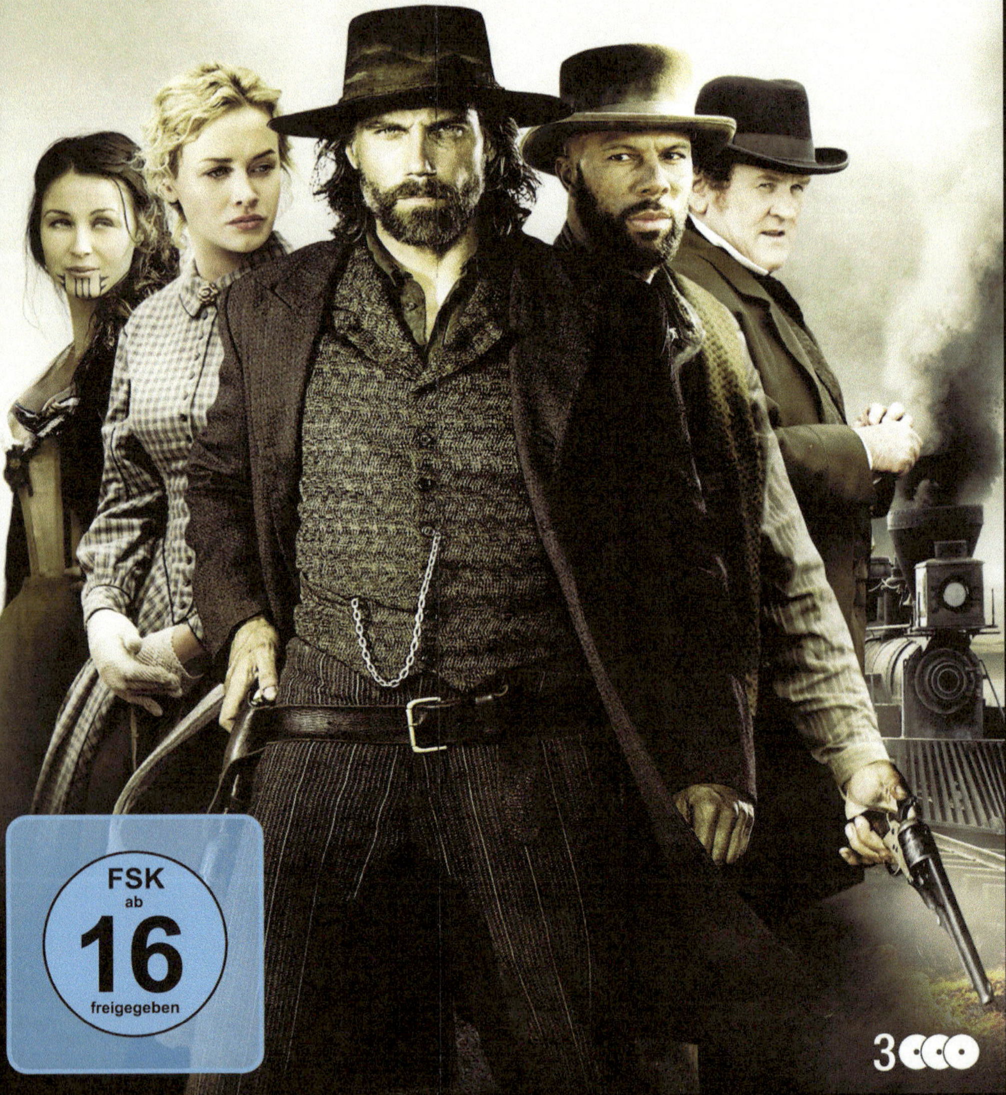

DVD-Cover *Hell on Wheels*, Staffel 1.
© WVG Medien. Quelle: Filmbild Fundus Herbert Klemens

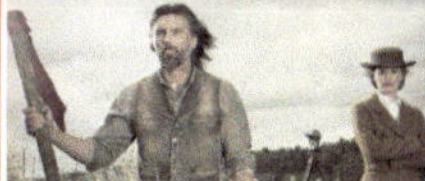

Hell on Wheels

Einleitung: Die Renaissance des Western im amerikanischen Fernsehen

Im August 2011 vermeldete die kanadische Zeitung *Globe and Mail* die Wiederbelebung des bereits für tot erklärten Westerngenres, nun allerdings mit neuen, komplexen Cowboy-Helden, die allerlei emotionales Gepäck mit sich herum tragen (Lederman 2011). Im Juli 2013 folgte das Feuilleton der *Frankfurter Allgemeinen Zeitung* mit ähnlichen Schlagzeilen:

> »Ab sofort wird wieder mit Blei bezahlt. In einer komplexen Welt wird der einsame Cowboy
> zum Helden: Der Western ist im amerikanischen Fernsehen das Genre der Stunde.
> Sogar Science-Fiction kommt nicht ohne Colts und Sporen aus« (Rehfeld 2013, S. 29).

Beide Artikel stellten eine Fernsehserie in den Vordergrund, die seit Herbst 2011 auf dem amerikanischen Kabelsender AMC ausgestrahlt wurde und im Sommer 2016 mit Ende der fünften Staffel ihren Abschluss fand: *Hell on Wheels* (◉ Abb. 4.1).

Hell on Wheels soll hier im Kontext dieser neuerlichen Hochkonjunktur des Westerngenres betrachtet werden. Die Serie folgt auf *Deadwood* (HBO, 2004–2006), die des Öfteren für die zeitgenössische Western-Renaissance, ja sogar die »Neuerfindung des Western-Genres« im amerikanischen Fernsehen verantwortlich gemacht wird (Rehfeld 2005, S. 47). Sie folgt auch auf zahlreiche Serien, die in irgendeiner Form Anleihen beim Western machen, ob in der Anlage ihrer (meist männlichen) Protagonisten, in ihren Handlungsräumen, Landschaftsszenarien oder Handlungsmustern, z. B. *Breaking Bad* (AMC, 2008–13), *Sons of Anarchy* (FX, 2008–2014), *Justified* (FX, 2010–2015), *The Walking Dead* (AMC, 2010–heute).

Hell on Wheels steht somit in einer längeren Reihe von amerikanischen Serien neuerer Zeit, die sich am Westerngenre orientieren, und zwar insbesondere am Kinowestern. In seinen vielfältigen Formen und Variationen nutzt dieses Genre den historischen Schauplatz eines noch kaum (von Euro-Amerikanern) besiedelten Westens nach dem amerikanischen Bürgerkrieg, um durch die Erzählung von Gründungsmomenten, Umbrüchen und Neuanfängen, durch die Inszenierung von Konflikten zwischen »Natur« und »Zivilisation«, zwischen »alten« und »neuen« Gesellschafts- und Verhaltensmodellen die Grundlagen der Herausbildung einer amerikanischen Nation und Nationalidentität zu thematisieren. In vielen Western, die eine Welt im Übergang bzw. in Krisen- oder Ausnahmesituationen inszenieren, *vor* der Etablierung des Rechtsstaats bzw. *jenseits* seines Einflussbereiches – z. B. *Stagecoach* (1939), *High Noon* (1952), *Shane* (1953), aber auch *Pale Rider* (1985), *Unforgiven* (1992), *Open Range* (2003) – , bilden rechtsfreie Räume, aus denen heraus sich menschliche Bindungen und soziale Ordnungen entwickeln, einen Schauplatz für die Auseinandersetzung mit amerikanischer Geschichte, mit den Grundlagen von Gemeinschaft und Gesellschaft, mit Geschlechterrollen (insbesondere Männlichkeitsentwürfen), mit den Widersprüchen zwischen individueller Freiheit und sozialer Verantwortung sowie zwischen vorindustriellen und modernen Vorstellungen von Gesellschaft, Subjektivität und Moral.

Ähnliches findet sich in neueren Westernserien, die sich auf historische, in einem Zustand der Rechtsfreiheit befindliche Orte beziehen: Während *Deadwood* im legendären gleichnamigen Goldgräbercamp der 1870er Jahre spielt, das sich illegal auf indigenem Land befindet, wählt *Hell on Wheels* als Schauplatz die mobile Eisenbahnbaustelle der Union Pacific Railroad kurz nach Ende des amerikanischen Bürgerkriegs, die sich langsam nach Westen vorarbeitet – und mit ihr das Arbeiter-Camp, das schon im 19. Jahrhundert »Hell on Wheels« (Hölle auf Rädern) getauft worden war und in dem allerlei Dienstleistungen (insbesondere Alkohol und Sex) für eine ethnisch, regional und sozial heterogene Arbeiterschaft angeboten werden.

Beide Serien nutzen den jeweiligen Schauplatz zur kritischen Beleuchtung der amerikanischen Ursprungsgeschichte (insbesondere der Geschichte der nationalen Expansion nach Westen), indem sie die Herausbildung von Gemeinschaft und sozialer Ordnung, gewissermaßen aus dem rechtsfreien Chaos heraus und auf schlammigem Untergrund, durchspielen. Im Folgenden soll dargelegt werden, wie *Hell on Wheels* diese Aufgabe vollbringt und damit den Western für das 21. Jahrhundert aktualisiert. Dabei werden immer wieder Vergleiche zu *Deadwood* angestellt, die auch in der kritischen Rezeption der Serie eine wichtige Rolle spielen.

Die Serie

Hell on Wheels wurde 2011–2016 in fünf Staffeln auf dem Kabelsender AMC ausgestrahlt, wobei die Staffeln 1–3 je 10 Episoden, Staffel 4 13 und Staffel 5 14 Episoden umfassen. Die Konzentration des Beitrags liegt auf den ersten vier Staffeln.

Hintergrund für die Serie ist der Bau der von Osten kommenden Union Pacific Railroad, die sich einen Wettlauf mit der von Westen kommenden Central Pacific Railroad liefert. Zeitlich arbeitet sich *Hell on Wheels* Staffel für Staffel von 1865, kurz nach Ende des amerikanischen Bürgerkriegs, Jahr für Jahr bis 1869, dem Jahr der Vollendung der ersten transkontinentalen Eisenbahn, vor. Im Mittelpunkt stehen die Menschen, die den Bau der Eisenbahn vollbringen, sowie ihre Beziehungen zueinander. Als Hauptfiguren fungieren zwei Männer mit schwerem emotionalem Gepäck, die einander brauchen und doch bekämpfen, weil sie sich gegenseitig nicht über den Weg trauen: der Investor und Besitzer der Eisenbahn, Thomas »Doc« Durant (Colm Meaney) aus New York, und der ehemalige Farmer, Sklavenbesitzer und Konföderierten-Soldat Cullen Bohannon (Anson Mount) aus Mississippi, der bei Durant als Chefingenieur anheuert und der an Westernfiguren erinnert, die von John Wayne und Clint Eastwood verkörpert wurden. Ähnlich wie Eastwoods Josey Wales im gleichnamigen Film von 1976 (dtsch. *Der Texaner*) befindet sich Bohannon in der ersten Staffel zunächst auf einem Rachefeldzug, um die Mörder seiner Frau und seines Sohnes zur Strecke zu bringen, macht sich aber im Verlauf der nächsten Staffeln (trotz allerlei Unterbrechungen und Hindernissen) den Bau der Eisenbahn zunehmend zu seiner eigenen Aufgabe, auch im Konflikt mit Durant (◘ Abb. 4.2).

Um Durant und Bohannon herum gruppieren sich weitere zentrale Charaktere wie der Sohn einer afro-amerikanischen Sklavin und eines weißen Sklavenhalters, Elam Ferguson (Common); sein afro-amerikanischer Gegenpart und Freund Psalms (Dohn Norwood), der zum Sprecher der afro-amerikanischen Arbeiter wird; die aus indianischer Gefangenschaft befreite Eva (Robin McLeavy), die immer noch die Spuren dieser Gefangenschaft (eine Tätowierung am Kinn) trägt und zunächst als Prostituierte arbeitet, jedoch durch die Heirat mit dem irisch-amerikanischen Toole und die Liebe zu Elam aus der Prostitution herauszufinden sucht; die Engländerin Lily Bell (Dominique McElligott), die gleich zu Beginn der Geschichte ihren Mann verliert und nun auf sich alleine gestellt ist; der zunehmend verwirrte Prediger Nathaniel Cole (Tom Noonan) und seine ihm entfremdete Tochter Ruth (Kasha Kropinski) sowie der von Cole adoptierte, zum Christentum konvertierte Cheyenne Joseph Black Moon (Eddie Spears); die aus Irland stammenden McGinnes-Brüder Sean (Ben Esler) und Mickey (Phil Burke); schließlich auch der aus Norwegen stammende Thor Gundersen (Christopher Heyerdahl), zu seinem Ärger »the Swede« genannt, der aus Hassliebe zu Bohannon (in dem er sein Alter Ego sieht) Unfrieden und Chaos stiftet, Morde begeht und den Bösewicht der Serie abgibt. Ab der dritten Staffel treten neue Figuren hinzu – z. B. die Reporterin der *New York Tribune* Louise Ellison (Jennifer Ferrin) –, während bisherige Figuren (Lily, Toole, Cole, Joseph) abtreten.

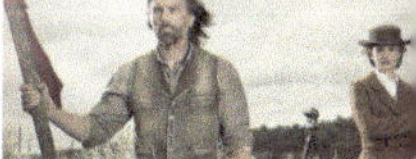

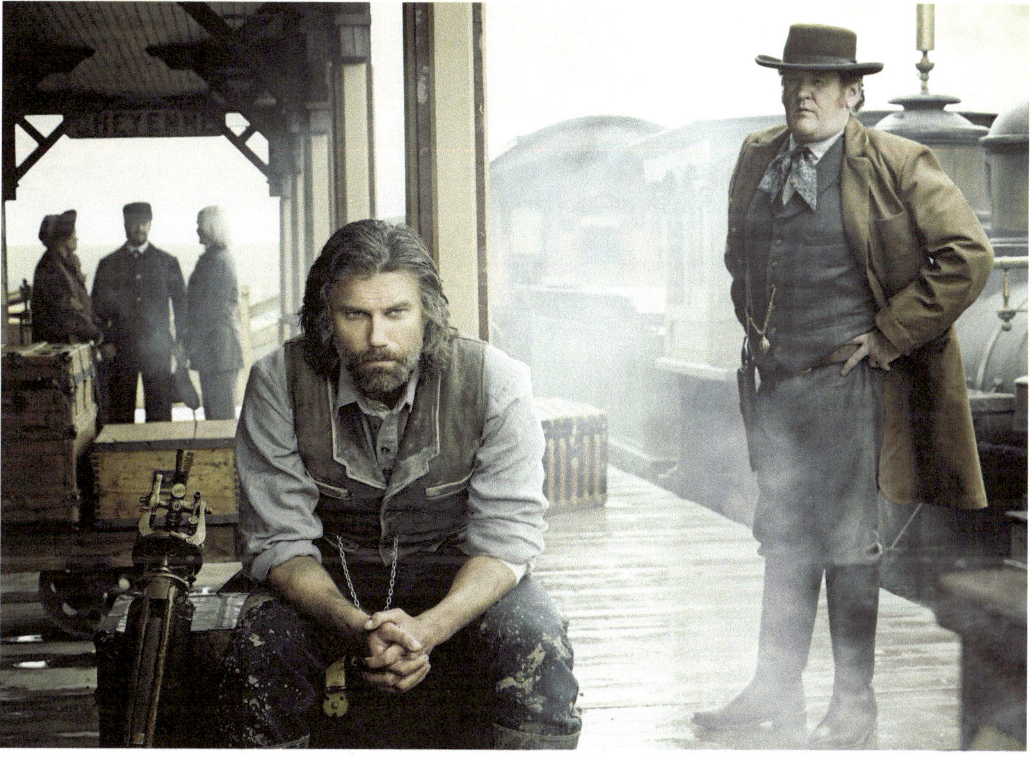

Mit dieser ethnisch und regional heterogenen Konstellation von Charakteren sind Konflikte vorgezeichnet, insbesondere auch diejenigen, die sich aus dem Erbe des vorhergehenden Bürgerkrieges ergeben. Wie in *Deadwood* hinterlässt dieser Krieg eine offene Wunde: Menschen haben Grenzen überschritten, sind durch die Schrecken und eigene Verfehlungen brutalisiert und traumatisiert, sind heimatlos geworden und haben Mühe, diese Vergangenheit abzuwerfen. Auch die Emanzipation der Sklaven, für die dieser Krieg (jedenfalls teilweise) geführt wurde, bringt (wenigstens auf den ersten Blick) keine Verbesserung des Verhältnisses zwischen schwarzen und weißen Amerikanern (ein Seitenhieb auch auf die Rassenproblematik zu Beginn des 21. Jahrhunderts). Es ist kein Zufall, dass die Handlung so vieler Western nach dem Bürgerkrieg spielt, einer Zeit, in der der lose Zusammenschluss von Einzelstaaten allmählich zum amerikanischen Nationalstaat zusammenwuchs und die durch den Bruderkrieg ausgelösten Traumata bewältigt werden mussten: Es ist die Zeit, in der die Vereinigten Staaten von Amerika erst wirklich als eine Einheit zu existieren begannen, d. h., hier wird ein nationaler Neuanfang unternommen. In diesem Sinne wird der Eisenbahnbau in *Hell on Wheels* implizit als Teil dieses nationalen Einigungs- und Selbstwerdungsprozesses dramatisiert.

Hell on Wheels als »Quality TV«-Serie?

Die Serie erhebt in mehrfacher Weise Anspruch auf Zugehörigkeit zum amerikanischen »Quality TV«, wobei sie nicht alle der von Sarah Cardwell beschriebenen Kriterien erfüllt: aufwendige Produktionen von hohem Niveau, gute Schauspieler mit hohem Bekanntheitsgrad, Natürlichkeit in der schauspielerischen Interpretation, prägnante Bildgestaltung durch innovative Kameraarbeit und Schnitttechnik, geschickter Einsatz von Ton und Originalmusik (Cardwell 2010, S. 26). Wie *The Wire, Deadwood* etc. wurde die Serie von Autoren, von »showrunners« geschaffen, die für den kreativen Prozess verantwortlich sind (Tony und Joe Gayton, gefolgt von John Wirth). Der an der Produktion beteiligte John Morayniss (eOne Television) wird folgendermaßen zitiert:

»We're obviously shooting for a level of sophistication and quality that will stand apart from a more traditional, older-style western, or the western that you used to see on television years ago«[1] (Lederman 2011).

Obwohl *Hell on Wheels* nicht Cardwells Kriterium der Schauspieler mit hohem Bekanntheitsgrad erfüllt, lässt sich das von Morayniss angesprochene hohe Produktionsniveau zum einen an der Rekonstruktion der historischen Kulissen und sozialen Kontexte festmachen. Die Serie stellt einen hohen Anspruch an eine geschichtstreue, »authentisch« wirkende Rekonstruktion historischer Kulissen und sozialer Kontexte (Geschlechter- und Rassenbeziehungen, Rolle von Immigranten, Arbeits- und Lebensbedingungen und sozioökonomische Subtexte). Wie in *Deadwood* ist am genauen »period detail« (den der Zeit entsprechenden Kostümen, Gebäuden, Waffen und anderen Einzelheiten) gefeilt worden. Die Ästhetik erinnert an Clint Eastwoods *Unforgiven* (dtsch. »*Erbarmungslos*«) und andere Western der 1980er und 1990er Jahre, in denen schonungsloser Realismus mit dem nostalgischen Schleier und den Brauntönen von Photographien aus dem 19. Jahrhundert alterniert.

Dass die Serie um »Qualität« bemüht ist, zeigt sich zum anderen an der Visualisierung der Gegensätze zwischen weiten Landschaften und engem, schlammigem Camp, an der durchaus komplexen Konstellation der Figuren sowie an der Konzeption des zentralen Protagonisten Bohannon. Obwohl die Handlung vorwiegend chronologisch erzählt wird, werden immer wieder verschiedene Zeitebenen eingeführt. So werden durch Rückblenden Blicke in die Vergangenheit einzelner Charaktere geworfen. Am Ende der zweiten Staffel, ebenso wie zu Beginn von S3-E7 wird der Ablauf tragischer Ereignisse durch eine Vorschau eingeordnet. Die Kamera arbeitet mit Close-ups, mit Verfremdungseffekten, Zeitlupe (S2-E10) und Traumsequenzen (S2-E6). Voice-over-Kommentare (z. B. Thor Gundersens apokalyptische Visionen in S3-E5 bzw. die Kommentare der Journalistin Louise Ellison) dienen als weitere Wegweiser zur Bewertung des Geschehens.

Mehrere Geschichten werden jeweils parallel, durch gemeinsame Motive verbunden, erzählt, wodurch interpersonelle und interkulturelle Gemeinsamkeiten unterstrichen werden bzw. die Motivation einzelner Charaktere näher beleuchtet wird. Die Perspektive, die meist auf dem Camp bzw. der daraus entstandenen Stadt Cheyenne ruht, wird immer wieder durch Reisen in das »offene« Land oder durch Begegnungen mit der Lebenswelt anderer Gruppen (z. B. indianischer Stammesgruppen oder Mormonen) erweitert.

Die Serie arbeitet zudem mit einer Symbolik (z. B. Feuer, Wasser), die vieldeutig lesbar ist. Bereits die Serien-Intro signalisiert z. B. die Verbindung zwischen Alt und Neu: Hier frisst sich die Eisenbahn wie ein Präriefeuer in die Landschaft hinein – eine zerstörerische Kraft, die gleichzeitig Platz schafft und den Boden bereitet für neues Wachstum. Taufszenen fungieren im Kontext von heraufziehenden, tragischen Ereignissen (z. B. in S2-E9/10, als Hell on Wheels durch Indianer niedergebrannt wird) als Anspielungen auf die Notwendigkeit von Akten der Reinigung. Zu Ende von Staffel 3 sowie zu Beginn von Staffel 4 fungieren die Motive von Wiedergeburt und Emergenz als Hinweise auf die Verfassung von Bohannon und seiner Umwelt.

Zur besonderen Qualität von *Deadwood* und *Hell on Wheels* gehören sicherlich auch Ton und Musik. Wie in vielen Western werden Gefühle und Stimmungen durch Ton und Musik kommuniziert.

---

1   »Wir peilen ein qualitatives Niveau an, das sich von dem des traditionellen Western alten Stils bzw. den Western, die vor Jahren noch im Fernsehen zu sehen waren, absetzt.«

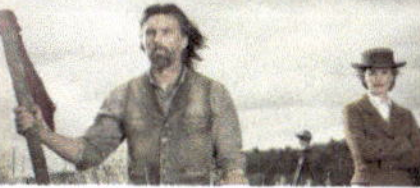

In beiden Serien geschieht dies nun unter Einsatz von Folk-, Country- und Roots-Motiven. In *Hell on Wheels* werden durch Soundtrack und Songtexte zusätzlich komplexe Intertexte geschaffen, über die sich (neue) Interpretationen des Geschehens eröffnen. Sie fungieren des Öfteren als Kontrapunkte zu dem, was für den Zuschauer sichtbar ist. Hier geht *Hell on Wheels* über den Einsatz von Musik in *Deadwood* hinaus.

Selbst wenn *Hell on Wheels* oft als Abklatsch von *Deadwood* gelesen wird (s. Rosenberg 2011; Stanley 2011), verfolgt die Serie doch ihre eigene Interpretation eines gemeinsamen Themas. Wie *Deadwood* inszeniert *Hell on Wheels* den Westen als eine raue Umwelt, in der Brutalität und Gewalt alltäglich (weil überlebensnotwendig) sind. Die Serie erzählt von den Schrecken (aber auch dem Trost) menschlicher Nähe in primitiven Behausungen, in denen Menschen auf kleinstem Raum und ohne Privatsphäre zusammengeworfen werden. Sie erzählt von heimatlosen Menschen auf der Suche nach Heimat, Liebe und Läuterung, Menschen, die schwer an ihrer Vergangenheit tragen und gewissermaßen nie wirklich völlig neu anfangen. Und sie kleidet dies alles in Geschichtslektionen ein.

Geschichtsentwürfe: Rückkehr zu den Anfängen

Die Serie *Hell on Wheels* steht in ihrer kritischen Bewertung der Antriebskräfte hinter dem transkontinentalen Eisenbahnbau in einer längeren Tradition. Dieser ist in der amerikanischen Geschichtsschreibung und Populärkultur oft als eine Unternehmung beschrieben worden, die einer im Bürgerkrieg auseinandergebrochenen Ansammlung von Staaten dazu verhalf, zu einer geeinten Nation zu werden. Dabei wird selten geleugnet, dass die enge Zusammenarbeit von amerikanischer Bundesregierung und Wirtschaftsunternehmen die Tür zu Korruption und Bodenspekulation weit öffnete. Auch die Städtegründungen im Westen sind eng mit der Rolle der Eisenbahnen im spekulativen Immobiliengeschäft verbunden (s. Ambrose 2000, S. 93, S. 129–30).

Viele Western haben sich diesem Thema immer wieder ganz oder teilweise zugewandt. Der Eisenbahnbau wird zum einen als heroische Aufbauleistung zelebriert, die gesellschaftlichen Fortschritt mit sich bringt, z. B. in *The Union Pacific* (1939) oder *How the West Was Won* (1962). Zum anderen werden Eisenbahngesellschaften als sinistere, korrupte Mächte dargestellt, denen die kleinen Leute zum Opfer fallen, z. B. in *Jesse James* (1939). Auch dass die Westexpansion weniger der Pionierleistung der einfachen, nach Freiheit und Demokratie strebenden Leuten zu verdanken ist als vielmehr dem Geschäftssinn findiger Unternehmer, ist eine revisionistische Lesart der amerikanischen Geschichte, die sich im Western, insbesondere seit den 1960er Jahren, immer wieder findet. Dies entspricht auch der Lesart der *New Western History* (s. Limerick 1987, S. 55f, S. 96f; White 1991, S. 280–91).

Hell on Wheels lässt diesen geschichtsrevisionistischen Impuls spüren. Wie in *Deadwood* wird hier impliziert, dass die nationale Expansion nach Westen zunächst weniger durch Idealismus als durch materielles Eigeninteresse angetrieben wurde. Wie in *Deadwood* (und zahlreichen Westernfilmen) macht auch in *Hell on Wheels* die Bundesregierung in Washington keine gute Figur, denn hier wird das notwendige Kapital für den Eisenbahnbau aus einer unheilsamen, von Korruption gezeichneten Allianz von Politik und Unternehmertum heraus mobilisiert: Thomas »Doc« Durant, unter dessen harter Hand der Bau von Statten geht, ist ein Spezialist für die Umleitung öffentlicher Gelder in die eigenen Taschen. Gleichzeitig wird ihm – in ähnlicher Weise wie *Deadwoods* Al Swearengen – eine komplexe Rolle als eigennützigem Visionär zugewiesen, dessen (aus der Not geborenes) Profitstreben den Bau der Eisenbahn – und damit die hier erzählte Geschichte – erst ermöglicht.

Auch die Repräsentanten der Bundesregierung sind ambivalent gezeichnet. Die *Frontier*-Armee, die dem Camp im Kampf gegen die Mormonen ab und zu gute Dienste erweist (z. B. in S3-E2), scheint einen besonderen Platz für Psychopathen wie Dr. Major Bendix zu bieten, der seine ethnozentrische Weltsicht durch pseudowissenschaftliche Evidenz zu stützen sucht (z. B. in S2-E3, S3-E3, S3-E6, S4-E6). Auch der in Staffel 4 auftauchende Vertreter der provisorischen Territorialregierung, John Campbell, gibt einen skrupellosen, selbstverliebten Charakter ab. Einzig der zukünftige Präsident Ulysses S. Grant wird als eine integre, vermittelnde Figur gezeichnet, die das Geschehen aus einer gewissen Distanz heraus verfolgt und sich über den Einfluss des Kriegführens auf die eigene Persönlichkeit keine Illusionen macht (S3-E6).

Die indianisch-weißen Beziehungen werden in dieser Serie, die in einem indianischen (First Nations) Reservat in Kanada gedreht wurde, relativ ungeschönt betrachtet. Indianische Gruppen bilden eine existentielle Gefahr für den Eisenbahnbau, die auch nicht durch Friedensgespräche, in denen auf beiden Seiten wenig Kompromissbereitschaft gezeigt wird (S1-E6), abgewendet werden kann. Die kriegerischen Begegnungen sind durch extreme Brutalität auf beiden Seiten gekennzeichnet (S1-E1–4; S1-E9, S2-E2, S2-E10). Dies geht nicht ohne Berufung auf stereotype Darstellungskonventionen von *Native Americans* vor sich: Indianer sind blutrünstige Feinde oder bemitleidenswerte Opfer weißen Profitstrebens.

Und doch: Durch die Parallelmontage von Szenen im Eisenbahn-Camp und in einem Cheyenne-Camp werden transkulturelle Gemeinsamkeiten (z. B. schwierige Vater-Kind-Beziehungen in S1-E5–6, männliche Opferrituale in S1-E5) angedeutet. Die Problematik persönlicher Begegnungen im Kontext gespannter indianisch-weißer Beziehungen wird in S4-E2 feinsinnig als ein Kommunikationsproblem behandelt. Hier begegnen sich Bohannon und ein indianischer Reiter in Kriegsbemalung und werfen sich gegenseitig Drohungen an den Kopf (wobei sie die jeweilige Sprache des Anderen offensichtlich nicht verstehen), bevor sie sich in entgegengesetzter Richtung weiter bewegen.

Insbesondere in den ersten beiden Staffeln werden noch relativ nuancierte indianische Charaktere in die Handlung eingebunden. So kommen in Joseph Half Moon die komplexen Probleme eines konvertierten Indianers zum Ausdruck. Seinem von Wes Studi verkörperten Vater werden (in S1-E6) überzeugende Worte zur Problematik weißer Landansprüche in den Mund gelegt, die an die politische Rhetorik der Red-Power-Bewegung erinnern. Diese Nuancierung ist allerdings in Staffel 3 verschwunden. In S3-E4 werden der indianisch-weißen Begegnung komödienhafte Züge unterlegt, wobei fraglich bleibt, zu wessen Lasten der Humor geht. Hier gibt Adam Beach den brutalen, polygamen Kiowa-Häuptling Red Bear, der mit seinen Gefangenen Bohannon und Elam um Leben und Tod spielt und sogar bereit ist, seinen eigenen Sohn zu opfern. Allerdings spielt die Episode auch mit subtilen Parallelen zwischen indianischen, mormonischen und irischen Heiratsbräuchen.

In S4-E6 spielt eine ganze Episode in einem Comanche-Camp, in dem Elam nach einem Kampf mit einem Bären mit medizinischer Kompetenz versorgt wird. Hier wird eine Fremdheitserfahrung nachvollzogen, indem nur Elam und eine weiße Gefangene, die von ihrem »Besitzer« brutal misshandelt wird, dieselbe Sprache sprechen. Die Zusammenhänge dieser indigenen Welt sind nur schwer verständlich und erscheinen zugleich harmonisch und befremdlich. Die Fremdheitserfahrung wird dadurch verstärkt, dass Elam eine schwere Hirnverletzung davon getragen hat, die sein Erinnerungsvermögen beeinträchtigt: Er weiß nicht mehr, wer er ist, und wähnt sich wieder in der Zeit der Sklaverei, wobei er dieses Mal die Rolle des Sklavenbesitzers spielt. Die etwas seltsame Implikation der Episode ist, dass diese Identitätsfiktion dem hilflosen Elam in einer indigenen Umwelt untergeschoben wird, die Sklaverei und Polygamie praktiziert.

Die Serie entzaubert zudem (ähnlich wie *Unforgiven* und *Deadwood*) den Mythos des Westens, indem sie die Macht medialer Bilder, die über den Westen kursieren, als Teil manipulativer Machenschaften exponiert, die den Heldenruhm bzw. das Vermögen einzelner mehren (s. die medial aufgebauschten Geschichten um Lily in S1-E1–2). Gleichzeitig kommt in Staffel 3 mit der Journalistin Louise Ellison die Funktion der Medien als einem Korrektiv ins Spiel, das die Objektivität sucht, jedoch durch eine den Berichterstattern eigene Subjektivität geprägt ist.

Die Serie leistet auch geschichtsrevisionistische Arbeit, indem sie wie *Deadwood* die »primitiven« Anfänge eines amerikanischen Gesellschaftsentwurfes in den Blick nimmt und die Herausbildung einer sozialen Ordnung auch im Hinblick auf die Konstruktion von Differenzkategorien wie Geschlecht,

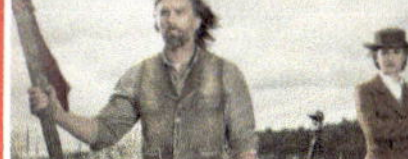

Ethnizität, Rasse und Klasse durchspielt. Diese »primitiven« Anfänge tragen in der Lesart, die *Hell on Wheels* anbietet, sehr wenige demokratische Züge und ähneln kaum dem Idealbild der gemeinschaftlich verfassten Siedlergesellschaft, die sich von den Fesseln des Feudalismus befreit hat und sich demokratische Ideale zu eigen gemacht hat.

Gesellschaftsentwürfe: Recht und Ordnung

Wohlgemerkt: Das mobile Camp Hell on Wheels befindet sich jenseits staatlicher Kontrolle und damit außerhalb der Reichweite der amerikanischen Justiz. In diesem rechtsfreien Raum herrscht das Gesetz des Investors Thomas »Doc« Durant, womit die Grundlagen für eine Klassengesellschaft gelegt wären. Auch spielen die auf der Sklaverei basierenden Klassenverhältnisse der Südstaaten im Denkgebäude einzelner Protagonisten weiterhin eine Rolle. Die schwarzen Arbeiter sind sogar Eigentum der Eisenbahngesellschaft, da sie von dieser aus dem Gefängnis freigekauft wurden (was in Staffel 4 zu besonderen Verwicklungen führt) – keine idealen Voraussetzungen für die Herausbildung einer demokratisch verfassten Gesellschaft. Wie überhaupt die amerikanischen Ideale der Freiheit und Gleichheit in den zynischen Einzeilern der Hauptfigur Bohannon in Frage gestellt werden. Als ihm ein deutscher Einwanderer zuruft:

»This is a free country«[2]

entgegnet er:

»That is the funniest damn thing I ever heard«[3] (S2-E3).

Die Rechtsordnung im Camp wird durch das Machtzentrum gestaltet, das sein eigenes Gesetz ist: Durant und seine Lakaien entscheiden über Recht und Unrecht. Wer Unrecht begeht, muss bestraft werden. Doch kann es hier keine Gerechtigkeit geben, denn der Machtträger suggeriert, dass nur die eigene Machtausübung Anarchie und Chaos verhindern kann. Durant behält sich das Privileg vor, seine Vorstellung von Recht und Gerechtigkeit durchzusetzen (s. seine Diskussion in S2-E3 mit Lily, die einen Mord in Auftrag gegeben hat, um den Mord an einer Prostituierten zu sühnen). Wenn Unruhe entsteht (z. B. wenn sich die Arbeiter in S1-E5 weigern, weiterzuarbeiten, weil sie keinen Lohn bekommen), organisiert Durant einen Kampf zwischen Elam und Bohannon (nach dem Prinzip von Brot und Spielen). Und Bohannon muss unzählige Male im Namen der Eisenbahngesellschaft und des Friedens im Camp mit seiner Waffe gewissermaßen Recht sprechen:

»ain't much fun killing them but they seem to need it«[4] (S2-E5).

Doch auch Durants Macht hat ihre Grenzen und wird von verschiedenen Seiten unterhöhlt. Seine Machenschaften werden durch das Zutun Lilys zum Ende von Staffel 2 aufgedeckt, und Bohannon entreißt ihm in Staffel 3 die Leitung des Unternehmens, während Durant im Gefängnis sitzt. Allerdings kommt Durant schnell wieder zurück und behindert Bohannons Aktivitäten. In Staffel 4 wird Durants Macht durch den Politiker John Campbell (Jake Weber) herausgefordert, den Washington als provisorischen Gouverneur in das neu gebildete Wyoming-Territorium geschickt hat. Dieser kompromisslose Vertreter des Rechtsstaates kann allerdings nicht als Sympathieträger fungieren. Ähnlich wie Durant

---

2   »Das hier ist ein freies Land.«
3   »Das ist verdammt nochmal das Verrückteste, was ich je gehört habe.«
4   »Es macht keinen Spaß, sie zu töten, aber sie scheinen es nötig zu haben.«

liegt diesem nicht das Gemeinwohl am Herzen, sondern sein persönliches Ansehen. Er war bereits mit seinen Kumpanen von »carpetbaggers« (Profiteuren aus den Nordstaaten) am zweifelhaften Erfolg der Rekonstruktion der Südstaaten beteiligt. Diese Kumpane stellen auch die von ihm ernannten Vertreter der territorialen Rechtsordnung und setzen diese mit äußerster Brutalität durch. Dabei schrecken sie weder vor Enteignungen noch vor Mord zurück. Die von Durant (und Bohannon) gestaltete provisorische Rechtsordnung erscheint im Verhältnis zu diesen neuen, skrupellos durchgesetzten Bedingungen schon fast als das kleinere Übel. Die von Osten kommende Rechtsordnung kann so kaum als zivilisatorischer Fortschritt gedeutet werden. Wie Bohannon Durant zynisch erklärt:

> »The world's catching up on us, in the form of the United States government.
> I got up against them and lost it all, just like you're about ready to«[5] (S4-E7).

Mit den Einblicken in die Tücken der Territorialgesetzgebung wird auch eine spezifische Problematik in der Geschichte der amerikanischen Westexpansion thematisiert.

Obwohl Campbell zum Ende von Staffel 4 zwar die Stadt Cheyenne für sich »gewonnen« hat – er beansprucht alle Institutionen der Stadt für sich (»alles meins«) und ringt Durant den Rest in einer Schlammschlacht ab (S4-E13) –, hat die Stadtgemeinschaft dafür einen hohen Preis bezahlt. Die von oben aufgepfropften Strukturen, gemeinsam mit der von offizieller Seite ausgeübten Gewalt, bringen die Hauptfiguren dazu, weiter nach Westen zu ziehen. Hier manifestiert sich die für so viele Western typische Skepsis gegenüber den Vorzügen des Rechtsstaates. Damit unterscheidet sich *Hell on Wheels* aber von früheren Westernserien wie *Bonanza*, wo die zentralen Charaktere einen unerschütterlichen Glauben an das »System« bewahren, selbst wenn dessen Umsetzung noch fehlerhaft erscheint.

Gesellschaftsentwürfe: Herausbildung von sozialer Ordnung und Gemeinschaft

Indem in jeder Staffel neue Widersacher auftreten, die sich dem Unternehmen Eisenbahnbau in den Weg stellen (zum Ende von Staffel 2 brennen Indianer das Camp fast völlig nieder, in Staffel 3 bildet eine Mormonenfamilie ein ernst zu nehmendes Hindernis), werden auch die Karten im Hinblick auf die soziale Dynamik im Camp immer wieder neu gemischt. Trotz wechselnder Machtkonstellationen zeigt sich im Verlauf der Serie immer wieder, dass das Projekt letztendlich nur durch die gemeinschaftliche Leistung einer Ansammlung von Charakteren gelingen kann. Diese sind allesamt Underdogs, welche sich wohl oder übel zu einer instabilen Zweckgemeinschaft zusammenfinden, in der die Beziehungen zueinander geordnet werden und sich auch emotionale Bindungen entwickeln. Wie in *Deadwood* entsteht um das arbiträre (durch den Willen eines einzelnen Individuums geschaffene) Machtzentrum herum eine provisorische soziale Ordnung, allmählich sogar eine Art Kerngemeinschaft, die getragen ist von jeweils unterschiedlichen individuellen Motiven: dem Streben nach Wohlstand und Unabhängigkeit, nach Rache, nach menschlicher Gesellschaft und Geborgenheit, nach Würde, Läuterung und Erlösung, oder nach Selbstschutz. Die Menschen im Camp, die für ihre Träume enorme Risiken auf sich nehmen, haben je eigene Vorstellungen von Freiheit, was z. B. für die Beziehung zwischen Elam und Eva ständige Komplikationen mit sich bringt. Freiheit, so zeigen viele Geschichten, hat einen hohen Preis.

Freiheit und Unfreiheit können sich zudem schnell umkehren in einer Umwelt, in der sich Menschen in instabilen Gruppen zusammenfinden, mit unhinterfragten Einschluss- und Ausschlusskriterien (z. B. ethnischen Loyalitäten und Animositäten) operieren, sich Sündenböcke suchen,

---

5   »Die Welt überholt uns, in Form der US-Regierung. Ich hab' mich gegen sie gestemmt und alles verloren. Ihnen wird es nicht anders gehen.«

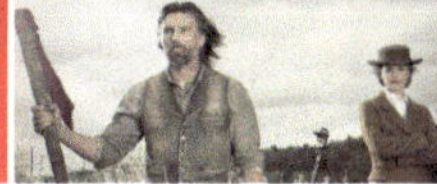

Doppelmoral praktizieren und damit angreifbare Hierarchien und Abhängigkeiten schaffen. Auch der Platz des Einzelnen in der Hierarchie des Camps kann sich schnell ändern: Gundersen und Cole sind ähnlich wie Bohannon zum Ende der ersten Staffel bzw. zu Beginn der zweiten Staffel tief gefallen, während Elam sich als Polizeichef der Eisenbahngesellschaft nach oben arbeitet und versucht, sich in seine Vorstellung vom amerikanischen Traum einzukaufen (S1-E3). Zu Beginn der vierten Staffel fängt Bohannon nach seiner Rückkehr aus mormonischer Gefangenschaft im Camp wieder ganz unten an: Er heuert als Arbeiter in der afro-amerikanischen Crew an, wo er dieselbe Arbeit leistet wie die befreiten Sklaven, für denselben Lohn. Damit avanciert ein ehemaliger Sklave, Psalms, der zuvor unter ihm gearbeitet hatte, zum Chef des ehemaligen Sklavenhalters, zum

>Boss vom Boss« (S4-E3).

Innerhalb dieser instabilen sozialen Ordnung werden die Beziehungen z. B. zwischen schwarzen und weißen Amerikanern also immer wieder neu ausgehandelt. Während Elam zunächst die Position vertritt, dass sich seit der Sklaverei nichts verändert hat (was durch die Rassentrennung und den vorherrschenden Rassismus im Camp bestätigt wird), sind es doch immer wieder die Aktionen einzelner bzw. ganzer Gruppen, die eine Veränderung erzwingen. Bezüge zur schwarzen Bürgerrechtsbewegung der 1950er und 1960er Jahre bzw. zur gegenwärtigen Unruhe in den Rassenbeziehungen sind unschwer zu erkennen. So überwindet der Afro-Amerikaner Elam in S1-E9 die Rassentrennung im Saloon, indem er sich durch Bohannon an den Tisch bitten lässt. Damit wird gewissermaßen eine historische Sit-in-Szene nachgestellt. S3-E9 endet mit einer Szene, in der alle Arbeiter unter der Führung von Elam (der für den in mormonische Gefangenschaft geratenen Bohannon einsteht), in einem gemeinschaftlichen Kraftakt, den Bau der Gleise nach Cheyenne anpacken. Die afro-amerikanischen Arbeiter singen ein Spiritual mit dem Titel »I'm Building Me a Home«[6]; ihre Stimmen werden durch einen stimmgewaltigen Chor unterstützt. Durch die Musikauswahl wird die Leistung afro-amerikanischer Arbeiter im Kontext des Eisenbahnbaus unterstrichen. Dieser fungiert nun gewissermaßen für die Afro-Amerikaner als Erfüllung einer Mission, als Teil ihrer Suche nach einer spirituellen Heimat, wenn sie singen:

>This earthly house gonna soon decay, and my soul gotta have somewhere to stay«[7].

Dass sich Elam nach seiner Hirnverletzung in S4-E7 dann als Sklavenhalter geriert, der sich in der Zeit vor dem Bürgerkrieg wähnt und – gewissermaßen in Fortführung seines obsessiven Strebens nach Eigentum – drei Frauen auf dem (nur in seiner Vorstellung existierenden) »Sklavenmarkt« in Cheyenne verkaufen will, ist eine seltsame Wendung, die allerdings auch eine produktionstechnische Funktion haben könnte, da sie der Figur des Elam einen spektakulären Abtritt verschafft. Denn Bohannon fühlt sich verpflichtet, diesem verwirrten Nicht-Elam ein Ende zu setzen, indem er ihn tötet, bevor die Schergen der Territorialregierung es tun.

Auch die schwierige Situation von Frauen im Camp wird immer wieder beleuchtet. In dieser Männerwelt, in der es eigentlich für Frauen nur eine Beschäftigung gibt (als Prostituierte), sind Frauen auf sich alleine gestellt und müssen sich ihren Platz im Camp erkämpfen. So passt sich die englische Lady Lily nach dem Tode ihres Mannes an die Gepflogenheiten des Camps an, indem sie Durant zwingt, ihr eine Rolle beim Bau der Eisenbahn zuzugestehen. Sie gewinnt an Einfluss und Unabhängigkeit, was sich auch darin äußert, dass sie nun in Hosen auftritt (■ Abb. 4.3) und in »unsichere« Gegenden reitet. Und doch kommt sie nicht darum herum, sich Durant anzubieten und das Bett mit ihm zu teilen.

---

6   »Ich baue mir ein Haus.«
7   »Dieses Haus auf Erden wird bald verfallen, und meine Seele braucht eine Heimstatt.«

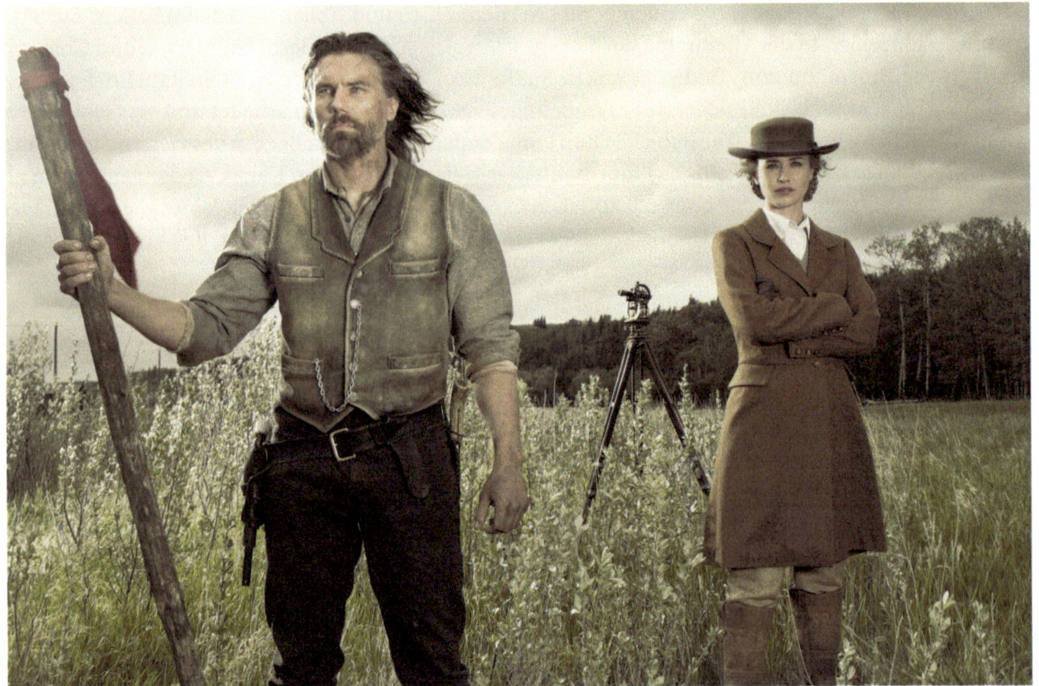

■ Abb. 4.3 Cullen Bohannon und Lily Bell. © WVG Medien. Quelle: Filmbild Fundus Herbert Klemens

Eva findet einen Ausweg aus der Prostitution durch die Heirat mit Toole, den sie zwar nicht liebt, der ihr aber kurzfristig ein würdiges Leben ermöglicht. Zudem werden ihre medizinischen Kompetenzen des Öfteren gesucht und gewürdigt. Und doch zweifelt sie an ihrem eigenen Selbstwert und an ihrer Fähigkeit, eine gute Mutter zu sein, weshalb sie ihr Kind in S3-E7 weggibt. Sie findet sich schnell am untersten Rand der Camp-Hierarchie wieder und ist sogar einer brutalen Vergewaltigung hilflos ausgesetzt. Zu Ende von Staffel 4 hat sie sich wieder genug Respekt erkämpft, um mit einer Gruppe weiter nach Westen zu ziehen, dieses Mal allerdings mit einem Pistolenhalfter um die Hüfte (S4-E13).

Die Predigertochter Ruth wird selbst zur Predigerin, die mit ihrem starken Glauben vielen im Camp Trost spendet, selbst wenn sie immer wieder am Gefühl ihrer eigenen Schuld- und Sündhaftigkeit (sie war eine sexuelle Beziehung mit dem Cheyenne Joseph eingegangen und fühlt sich für den Tod von Sean McGinness verantwortlich, S3-E8/9) fast zerbricht. Zum Ende der vierten Staffel, die insbesondere Fragen nach Schuld, Verantwortung und Sühne aufwirft, wird Ruth sogar zur tragischen Heldin, die für ihre Taten ebenso wie für die ihres Vaters Sühne leistet und sich, nachdem ihr mit dem Tod des Mormonenjungen Ezra auch ihre Adoptivfamilie genommen wurde, von niemandem, auch nicht von Bohannon, davon abbringen lässt, ihre Schuld (ebenso wie die anderer) abzutragen (S4-E10–12). Nachdem sie aus Rache einen Mann erschossen hat, lehnt sie jegliche Begnadigung ab –

● »pardons are for cowards«[8] (S4-E12)

– und lässt sich wissentlich am Galgen hinrichten, womit die Fragwürdigkeit der durch die Territorialregierung durchgesetzten Rechtsordnung erneut exponiert wird. Gleichzeitig kann die Szene, in der

---

8   »Begnadigungen sind etwas für Feiglinge.«

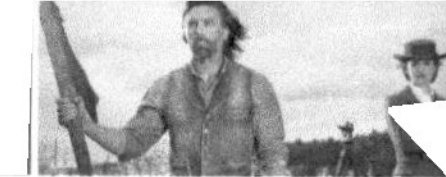

Ruth gehängt wird, als Kritik an der Todesstrafe gelesen werden: Die Zuschauer sind hier nicht nur gezwungen, gewissermaßen die Perspektive der Todeskandidatin einzunehmen. Vielmehr nimmt auch Bohannon die Position des Zweiflers an dieser Art der Todesstrafe ein, indem er sie als barbarischen Akt, dem nichts Zivilisiertes anhängt, kommentiert (S4-E12).

Die Journalistin Louise Ellison ist offenbar von ihrem Verleger Horace Greeley (einer historischen Person) in den Westen strafversetzt worden, als Preis für ihre Zuneigung zu dessen Tochter (S3-E6). Sie muss zu Beginn ihres Aufenthalts im Camp feststellen, dass sie als Frau schnell zum Freiwild für unkontrollierbare Männer wird (in S3-E2 wird sie fast vergewaltigt). Im Laufe der vierten Staffel, in der sie sich auf eine Beziehung mit dem Territorialgouverneur einlässt, wird sie jedoch mit ihrer Zeitung zum politischen Gewissen der Stadt. Auch die Landbesitzerin und Rancherin Maggie Palmer (Chelah Horsdal) wird nach dem Tode ihres Mannes zur einflussreichen, wohlhabenden Geschäftsfrau und Hotelbesitzerin, die sich sehr gut zu wehren weiß, wenn sie bei Entscheidungen übergangen wird (S4-E1). Selbst die zum weiblichen Gehorsam erzogene Mormonin Naomi (MacKenzie Porter), die Bohannon heiratet, entwickelt während ihrer Zeit in Hell on Wheels in Staffel 4 einen eigenen Kopf und setzt diesen auch durch, indem sie Bohannon und das Camp verlässt (S4-E8).

Alle diese Frauenfiguren finden immer wieder in Gesten weiblicher Solidarität und Freundschaft zueinander, spenden sich gegenseitig Trost und Beistand und halten sich gegenseitig aufrecht (S3-E5, S3-E9). Viele von ihnen gewinnen im Lauf der Serie an charakterlicher Dichte. Auch für Frauen, so wird suggeriert, kann der Westen zum Ort werden, an dem sie sich immer wieder neu erfinden können. Allerdings wendet sich diese Selbsterfindung nicht immer zum Guten, wie sich am Beispiel des in vielen Verkleidungen Unheil stiftenden Thor Gundersen zeigt.

Ein zaghaftes, labiles Gemeinschaftsgefühl entsteht unter diesen meist von Eigeninteresse geleiteten Menschen in Krisensituationen, wenn das Camp durch Krankheiten, Indianerangriffe, verseuchtes Wasser oder kriminelle Gangs in seiner Existenz gefährdet wird. Auch der Eisenbahnbau selbst, der allen Arbeit und Brot liefert, steht immer wieder auf der Kippe und kann manchmal nur durch eine gemeinschaftliche Anstrengung, jenseits der ethnischen und persönlichen Animositäten, wieder in Gang gebracht werden.

Dabei stehen der Herstellung dieser Gemeinschaft viele Hürden im Weg: durch den Bürgerkrieg ausgelöste Traumata, Feindseligkeiten zwischen Nord- und Südstaatlern, zwischen schwarzen und weißen Südstaatlern sowie zwischen Iren und Afro-Amerikanern. Wie im Goldgräber-Camp Deadwood suchen weiße Männer sich mit Gewalt zu behaupten, werden Frauen und Minderheiten ausgebeutet und diskriminiert; es herrschen rassistische und sexistische Ideologien vor, die dem Amerika des 19. Jahrhundert zugeordnet werden (und doch schlaglichtartige Parallelen zum zeitgenössischen Amerika des 21. Jahrhundert aufwerfen). Ein Menschenleben ist nicht viel wert in dieser brutalisierten Welt, in der schnell ein Mord begangen wird, um schief gegangene Dinge wieder gerade zu richten. Die Menschen im Eisenbahn-Camp, aus dem im Lauf der Serie die Stadt Cheyenne in Wyoming wird, sind zynisch, pessimistisch, und erwarten wenig Gutes von ihren Mitmenschen.

Religion kann nur bedingt Trost spenden. Ihre Vertreter scheinen versagt zu haben. So zerbricht der Prediger Cole an seinen Zweifeln und an seiner Vergangenheit als fanatischer Sklavenbefreier. Und doch bildet der starke Glaube seiner Tochter Ruth, die sich immer wieder ihre eigene Kirche und Gemeinde aufbaut, für einzelne Individuen (einschließlich Bohannon, der in S1-E1 mit Blick auf seine Waffe erklärt, er trage die höhere Macht an der Hüfte) für kleine Momente einen Anker und einen Hoffnungsschimmer. Auch die Mormonin Naomi hält an ihrem Glauben fest, obwohl die Farce, die Thor Gundersen ab Ende der dritten Staffel mit seiner Charade als Mormonen-Bischof veranstaltet, die Glaubwürdigkeit dieser Religion in Frage stellt. Auch die Figur des Brigham Young ist vor allem als die eines geschäftstüchtigen Machers angelegt (S4-E10/13), der keine Skrupel hat und implizit die Morde seines Lakaien Gundersen mitträgt.

Der Eisenbahnbau wird also nicht nur durch von außen kommende Machenschaften und Unruhestifter behindert, sondern auch durch internen Streit. In einer symbolischen Rekapitulation der amerikanischen Gründungsgeschichte handeln die Menschen im Camp so immer wieder die Grundlagen einer provisorischen sozialen Ordnung aus. Sie setzen ihre eigenen Interessen durch, zum Teil unter Einsatz von Gewalt, zum Teil durch das Aushandeln von Kompromissen, mit denen Gewalt abgewendet wird. Für einige (wie z. B. Lily, die das Geheimnis der Landkarten ihres Ehemannes kennt) wird Wissen zur existentiellen Grundlage, die das eigene Überleben sichert. Andere wiederum (wie der gebrochene Bohannon, der nichts mehr zu verlieren zu haben scheint) sind bereit, sich selbst für das Überleben der Gemeinschaft zu opfern. Aber auch Bohannon entdeckt im Verlauf der Serie, dass er den Eisenbahnbau zunehmend aus eigenem Ehrgeiz heraus betreibt.

Das mobile Camp stellt somit einen sozialen Mikrokosmos dar, an dessen Beispiel Geschichtsschreibung und Geschichtsunterricht – im Sinne des Blicks in die »Kinderstube Amerikas« (Rehfeld 2005, S. 47) – betrieben werden. Diese Geschichte, so scheint hier suggeriert zu werden, stellt eine Hypothek dar, an der Amerika schwer zu tragen hat. Damit trifft die Serie – und hier steht sie ebenfalls in der Tradition des Western – einen Nerv im Hinblick auf das zeitgenössische Amerika, auf seine Traumata, Kriege, wirtschaftlichen Krisen und politischen Polarisierungen, Rassen- und Geschlechterbeziehungen, insbesondere auch im Hinblick auf die vielbeschworene zeitgenössische Krise der (weißen) Männer, die sich z. B. auch in *Breaking Bad* artikuliert.

Die »Helden«-Figur: Der Westernheld aus dem Süden

Die Serie besitzt mit Cullen Bohannon einen männlichen Protagonisten, dessen Attraktivität als »Westernheld« kaum unter seiner Vergangenheit als ehemaligem Sklavenhalter und ebenso wenig unter seiner Loyalität gegenüber einem aristokratischen, patriarchalen Südstaaten-Ethos zu leiden scheint. Bohannon (der sich als Mississippi-Farmer bezeichnet) befindet sich in Staffel 1 wie Eastwoods Missouri-Farmer Josey Wales auf einem Rachefeldzug gegen die Mörder seiner Familie. Der Mann hat auf den ersten Blick wenige Skrupel. Schnell mit dem Finger am Abzug, begeht er Unrecht an Unschuldigen. Er löst Probleme vor allem durch Gewalt; er trinkt, schlägt und rauft sich, er mordet. Und er macht den Lakai für den tyrannischen Durant. All das sollte ihn eigentlich wenig für eine Heldenkarriere im Amerika des 21. Jahrhunderts prädestinieren.

Gleichzeitig ist es diese moralische Zwielichtigkeit als

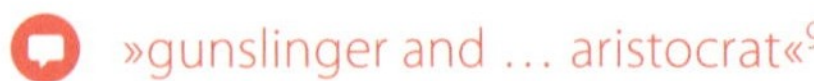

»gunslinger and … aristocrat«[9]

(so nennt ihn Durant in S2-E9), die ihn als Charakter glaubwürdig macht und die ihn als Hommage an bzw. als Mischung aus Eastwoods »New school«-Westernhelden (für den es keine Autorität jenseits des eigenen moralischen Kompasses gibt) *und* John Waynes »Old school«-Helden (die oft eine Tendenz zum Südstaaten-Aristokraten aufweisen bzw. weiterhin der Südstaaten-Konföderation gegenüber loyal sind) identifiziert. Diese Referenzen funktionieren z. B. durch die imposante Präsenz, die der Schauspieler Anson Mount dem Charakter verleiht, durch Bohannons Körpersprache, sein Sprechen in Einzeilern, seine zynischen Bemerkungen, dann wiederum durch die ihm eigene Mischung aus Selbstlosigkeit und Eigennützigkeit (s. Schmiedl 2014, S. 188–192).

Bohannon riskiert immer wieder sein Leben, um den Eisenbahnbau zu ermöglichen, zunächst, weil er nichts mehr zu verlieren hat. Er ist ein Außenseiter, der nirgendwo wirklich dazugehört und der doch als Vermittler fungiert, eben weil er (außer seinem Rachefeldzug) zunächst keine eigenen Interessen zu verfolgen scheint. Damit fungiert Bohannon gewissermaßen auch als Zentralperspektive auf die Ereignisse.

---

9   »Revolverheld und … Aristokrat.«

Die Figur des Bohannon entspricht zudem einem Zeitgeist, der sich in der Vorliebe für schwierige Männer auszudrücken scheint (s. Martin 2013, S. 4–5). Insbesondere ab der zweiten Staffel werden die Abgründe dieses Charakters näher beleuchtet. Er ist ein gebrochener Mann, der an seiner Vergangenheit leidet und sich über seine eigenen Gefühle und Motive im Unklaren ist. Seine Einzeiler sprechen von einem tiefen Pessimismus:

 »The world don't care much about our plans, Mrs. Bell«[10] (S1-E7).

Er scheint keine eigenen materiellen Interessen zu haben. Und doch wird ab der zweiten Staffel deutlich, dass er mehr Ehrgeiz hat, mehr nach Liebe und Heimat sucht, als er sich selbst zugeben will.

Die Einsamkeit Bohannons wird immer wieder aufgebrochen, indem er sich für das Gemeinschaftsprojekt einsetzt, Verantwortung für das Unternehmen Eisenbahnbau übernimmt bzw. Freundschaften (zu Elam) und emotionale Bindungen (zu Lily) wagt. Er sucht immer wieder (über Ruth) den Kontakt zu Gott. Wie Eastwoods Figuren wird er geschlagen, degradiert und gebeutelt, und steht doch wieder auf. Zu Beginn von Staffel 3 ist er richtiggehend verwildert und muss erst wieder aus seinem Winterschlaf, seiner existentiellen Krise, aufwachen und sich »zivilisieren«, um Hell on Wheels zum Neuaufbruch nach Westen zu verhelfen. Kurz darauf findet er sich als Christusfigur am Marterpfahl in einem indianischen Dorf wieder, nur um festzustellen, dass er womöglich das Opfer eines (indianischen? göttlichen?) Sinns für Humor geworden war (S3-E4).

Zu diesem Zeitpunkt deutet sich an, dass dieser Mann zunehmend Schuldgefühle entwickelt hat und mit der Gewalt zu hadern beginnt, die er meint ausüben zu müssen. Seine Handlungen werden (z. B. durch die Szenen in S3-E6, die ihn im Gespräch mit dem historischen General Grant zeigen) erklärt durch den Kriegsmodus, in dem er sich als Kriegsveteran immer noch befindet, weiterhin konfrontiert mit einer brutalen Welt, in der nur Gewalt das Überleben sichert. Seine Behandlung durch die US-Armee (in S2-E2 wird er durch »Water-boarding« zu einem Geständnis gezwungen) sowie deren Praktiken gegenüber Indianern (in S3-E3 reiten Offiziere stolz mit abgeschlagenen Köpfen von indigenen Männern, Frauen und Kindern durch das Camp) lassen ihn an dieser Kriegsmentalität verzweifeln. Die Referenzen zur Diskussion um zeitgenössische amerikanische Militäreinsätze sind dabei offensichtlich.

Bohannon hatte zu Beginn der dritten Staffel (S3-E2) sogar einen jungen Mormonen hängen müssen, gedrängt in eine ihm verhasste Rolle als Stellvertreter der amerikanischen Regierung – ein Akt, dessen Konsequenzen ihn verfolgen, zumal er während des Aufenthalts bei dieser Mormonen-Familie (er wollte friedlich über einen Landkauf verhandeln) die Tochter geschwängert hatte. Im Laufe von Staffel 3 kommen neue Schichten des Charakters zu Tage. So hegt er väterliche Gefühle für einen verwaisten Mormonenjungen (S3-E7, S3-E9) und übernimmt Verantwortung für sein Handeln, indem er die junge Mutter seines Kindes heiratet. Allerdings geschieht dies unter Druck und erst nach einem Western-»shootout« zum Ende von Staffel 3. Zu Bohannons Charakterzeichnung kommt damit in Staffel 4 erneut die Rolle des Ehemannes und Vaters hinzu, die er allerdings nur unzureichend ausfüllt (ein interessantes Experiment mit der Konvention des Westernhelden). So muss seine Frau konstatieren:

»I should've known family life wasn't for you«[11] (S4-E4).

Wie weit sich Bohannon zu diesem Zeitpunkt von seiner eigenen Vergangenheit (als Soldat, der Grenzen überschritten hat und zum Mörder wurde) entfernt hat, wird in der vierten Staffel auch durch die Ankunft eines neuen Charakters signalisiert, der als Verbindung zu dieser unrühmlichen

---

10 »Die Welt schert sich wenig um unsere Pläne, Mrs. Bell.«

11 »Ich hätte wissen müssen, dass eine Familie nichts für dich ist.«

Vergangenheit fungiert und gewissermaßen eine Negativ-Entwicklung vorzeichnet, die Bohannon hätte nehmen können: Sydney Snow (Jonathan Scarfe), der an die Antihelden des Italo-Westerns erinnert (S4-E5), ist ein amoralischer Revolverheld, der sich nur um das eigene Überleben kümmert, im Kreislauf von Gewalt und Brutalität gefangen ist und sich von Territorialgouverneur Campbell instrumentalisieren lässt (S4-E8–9). Seinem unseligen Wirken im Dienste Campbells kann nur Bohannon ein Ende setzen, und wieder nur in einem spektakulären »shootout«, der allerdings mit Ruths Tat einen überraschenden Ausgang nimmt (S4-E10). Doch hatte Bohannon zuvor mit Blick auf Sydney geäußert, dass er nicht besser als dieser sei (S4-E5). Und auch seine Frau Naomi bezweifelt, dass Bohannon sich wirklich gewandelt hat. So kommentiert sie seine blutige Kleidung mit den Worten:

»That's who you are«[12] (S4-E8).

Der Charakter Bohannon ist somit voller Widersprüche. Jedoch ist seine Weiterentwicklung offensichtlich. Er krankt zunehmend an der Brutalität, an der er beteiligt ist, und lässt nun in entscheidenden Momenten von der Gewalt ab:

»I'm all done with killing«[13] (S4-E10).

Er stellt sich der Verantwortung für sein Tun, auch indem er die emotionalen Bindungen, die sich ihm bieten, langsam zulässt. Die Beziehung, die ihn mit Elam verbindet, wird in Staffel 3 zur Freundschaft. Beide Männer stehen gegenseitig füreinander ein. Bohannon übernimmt letztendlich auch Verantwortung für Elam, indem er den verwirrten Mann, nachdem diesen nichts mehr schützen kann, tötet (S4-E7). Der Schmerz, den diese Tat und der Verlust des Freundes in ihm auslösen, bahnt sich am Ende der Episode seinen Weg in einem Weinkrampf und in einem Schrei, in dem sich die ganze Verzweiflung dieser Figur Ausdruck verschafft.

Und doch bleibt zum Ende von Staffel 4 die Hoffnung, dass Bohannon weiter im Westen, in Kalifornien Erlösung findet, denn die Staffel endet musikalisch mit Bob Dylans Worten:

»Any day now … I shall be released« (S4-E13).

Zuvor hatte er von der zum Tode verurteilten Ruth den Rat bekommen, auf die Suche nach Naomi zu gehen:

»The brave choice is always family«[14] (S4-E12).

Bindungen: Freundschaft, Liebe und Familie

Auch die anderen Charaktere der Serie scheinen im Laufe von Staffel 3 zu reifen und sich ihrer Verantwortung bewusster zu werden. Die Motivationskräfte der zentralen männlichen Charaktere Bohannon und Elam sind zunehmend auf familiäre Beziehungen gerichtet. So ist die Bindung zwischen Elam und Eva tiefer geworden. Elam nimmt Evas (weißes) Baby als das seinige an, obwohl er das Kind (als er noch dachte, es sei seines) zuvor als Hindernis auf seinem Weg zur Freiheit betrachtet hatte. Nun fungiert die Vaterschaft für ihn als ehemaligem Sklaven gewissermaßen als Garantie für seine Identität als

---

12 »Das ist dein wahres Ich.«
13 »Ich habe genug vom Töten.«
14 »Die mutigste Entscheidung ist immer die für die Familie.«

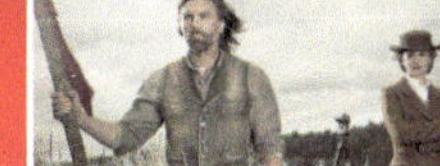

Person. Es ist der Besitz (zunächst eines Hauses und eines Stücks Land, dann eines Kindes), der für ihn als Basis seiner Bürgerschaft und Manneswürde gilt:

»She white but she mine«[15] (S3-E5).

Als Eva das Kind weggibt, entehrt er diese wieder, indem er sie als Hure bezeichnet und davonschickt (S3-E8), was er gegen Ende der Staffel wieder zurücknimmt. Zuvor hatte das kurzzeitige Verschwinden von Evas Baby (in S3-E4/5) fast das gesamte Camp bewegt (wie die musikalische Umrahmung der Szene zu Ende von S3-E5 bezeugt, in der Elam das wiedergefundene Kind zurückbringt). Unbestreitbar ist die Familie für die männlichen Figuren als Motivationskraft in den Mittelpunkt gerückt, die ihnen Opfer aufnötigt.

Auch der Charakter des Thomas Durant bekommt im Laufe der Serie zunehmend Kontur durch die Beleuchtung seiner Vergangenheit (er ist als Waise in Armut aufgewachsen, und er hat einen Sohn verloren) und seiner persönlichen Kränkungen (z. B. durch Lily, die ihm ihre Zuneigung offenbar nur vorgespielt hat). Auch seine Beziehung zu Eva, die ihn gesund gepflegt hatte, nachdem er angeschossen worden war (S2-E6/8), ist durch eine freundschaftlich-väterliche Güte gekennzeichnet. Gleichzeitig verlässt ihn seine Hybris nie. So antwortet er auf Bohannons Frage, was mit Männern mit ihnen wohl geschehen wird:

»I will be remembered as the man who built the transcontinental railroad. You won't be remembered at all«[16] (S4-E11).

Literatur

Ambrose SE (2000) Nothing Like It in the World. The Men Who Built the Transcontinental Railroad 1863–1869. Simon & Schuster, New York

Cardwell S (2010) Is Quality Television Any Good? Generic Distinctions, Evaluations and the Troubling Matter of Critical Judgement. In: McCabe J, Akass K (Hrsg) Quality TV: Contemporary American Television and Beyond. I.B. Tauris, London, New York, S 19–34

Lederman M (2011) Smokin' Hot: Westerns Are Riding High in the Pop-Culture Saddle. The Globe and Mail (20. August 2011): R7

Limerick PN (1987) The Legacy of Conquest: The Unbroken Past of the American West. W.W. Norton, New York, London

Martin B (2013) Difficult Men. Behind the Scenes of a Creative Revolution: From The Sopranos and The Wire to Mad Men and Breaking Bad. Penguin, New York

Rehfeld N (2005) Gangs von South Dakota. Frankfurter Allgemeine Zeitung (16. April 2005): 47

Rehfeld N (2013) Ab sofort wird wieder mit Blei bezahlt. Frankfurter Allgemeine Zeitung (10. Juli 2013): 29

Rosenberg A (2011) »Hell on Wheels«: AMC's disappointing »Deadwood'-Ripoff«. The Atlantic (4. Nov. 2011) http://www.theatlantic.com/entertainment/archive/2011/11/hell-on-wheels-amcs-disappointing-rip-off/247920. Zugegriffen: 8.2.2016

Schmiedl D (2014) Crisis and Masculinity on Contemporary Cable Television: Tracing the Western Hero in ›Breaking Bad‹, ›The Walking Dead‹ and ›Hell on Wheels‹. Dissertation. Grin, München

Stanley A (2011) It's Mud and Blood, all the Livelong Day. The New York Times (3. Nov. 2011). http://www.nytimes.com/2011/11/04/arts/television/hell-on-wheels-on-amc-review.html. Zugegriffen: 20.12.2016

White R (1991) 'It's Your Misfortune and None of My Own': A New History of the American West. University of Oklahoma Press, Norman

---

15   »Sie ist weiß, aber sie gehört mir.«

16   »Man wird mich in Erinnerung behalten als den Mann, der die transkontinentale Eisenbahn gebaut hat. An dich wird sich niemand erinnern .«

Originaltitel	Hell on Wheels
Land	USA
Erstausstrahlung / Laufzeit	November 2011 – Juli 2016
Sender	AMC
Anzahl der Staffeln	5
Idee	Joe Gayton, Tony Gayton
Regie	Diverse
Hauptdarsteller	Anson Mount, Colm Meaney, Common, Dominique McElligott, Tom Noonan, Eddie Spears, Ben Esler, Phil Burke, Christopher Heyerdahl, Robin McLeavy, Kasha Kropinski, Jennifer Ferrin
Verfügbarkeit	DVD Staffeln 1–4 auf Deutsch und Englisch erhältlich

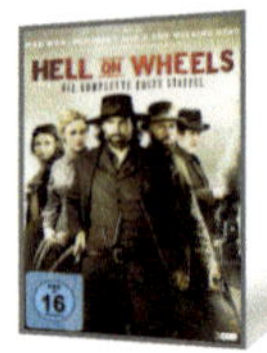

Anna Tuschling, Till A. Heilmann

Married… with a Mission

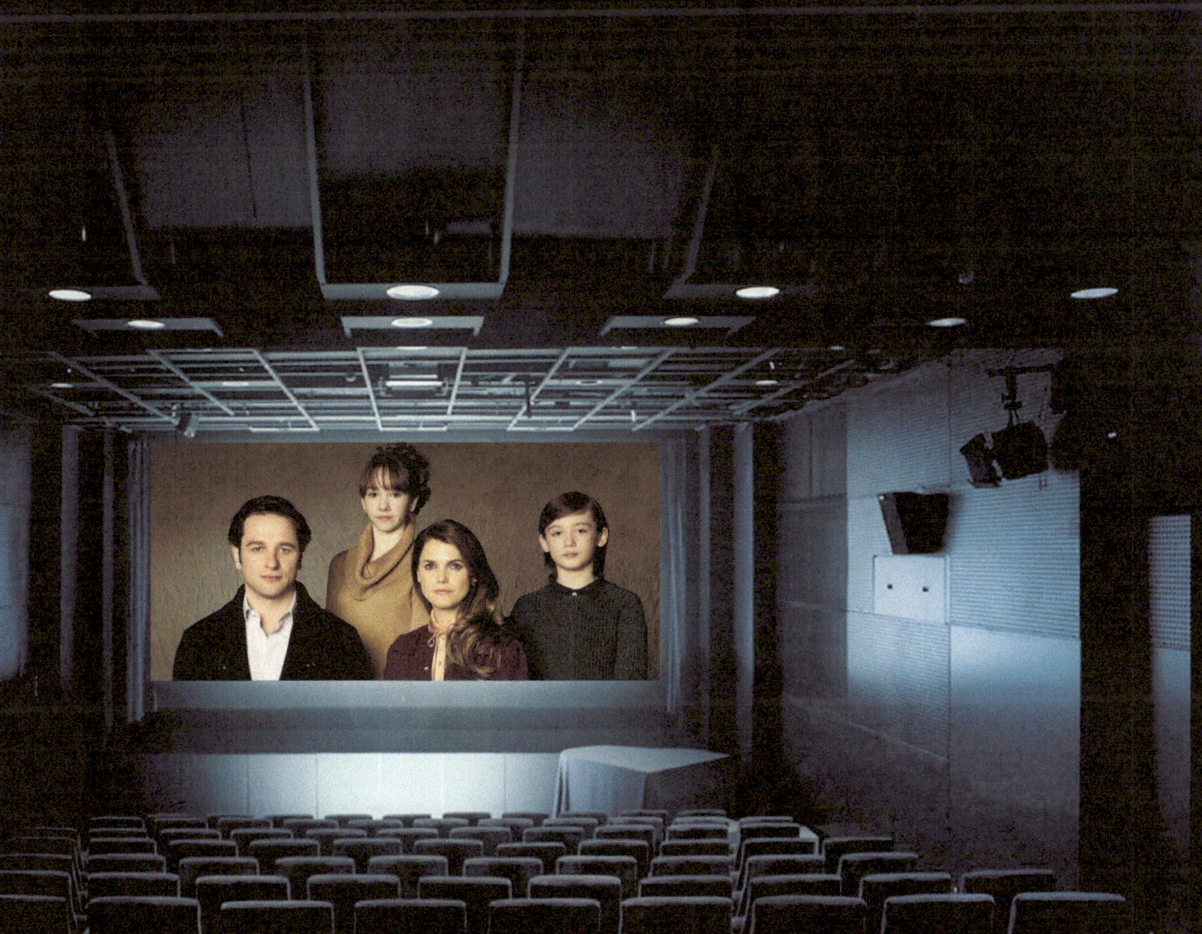

T. Storck, S. Taubner (Hrsg.), *Von Game of Thrones bis The Walking Dead*,
DOI 10.1007/978-3-662-53689-6_5, © Springer-Verlag GmbH Deutschland 2017

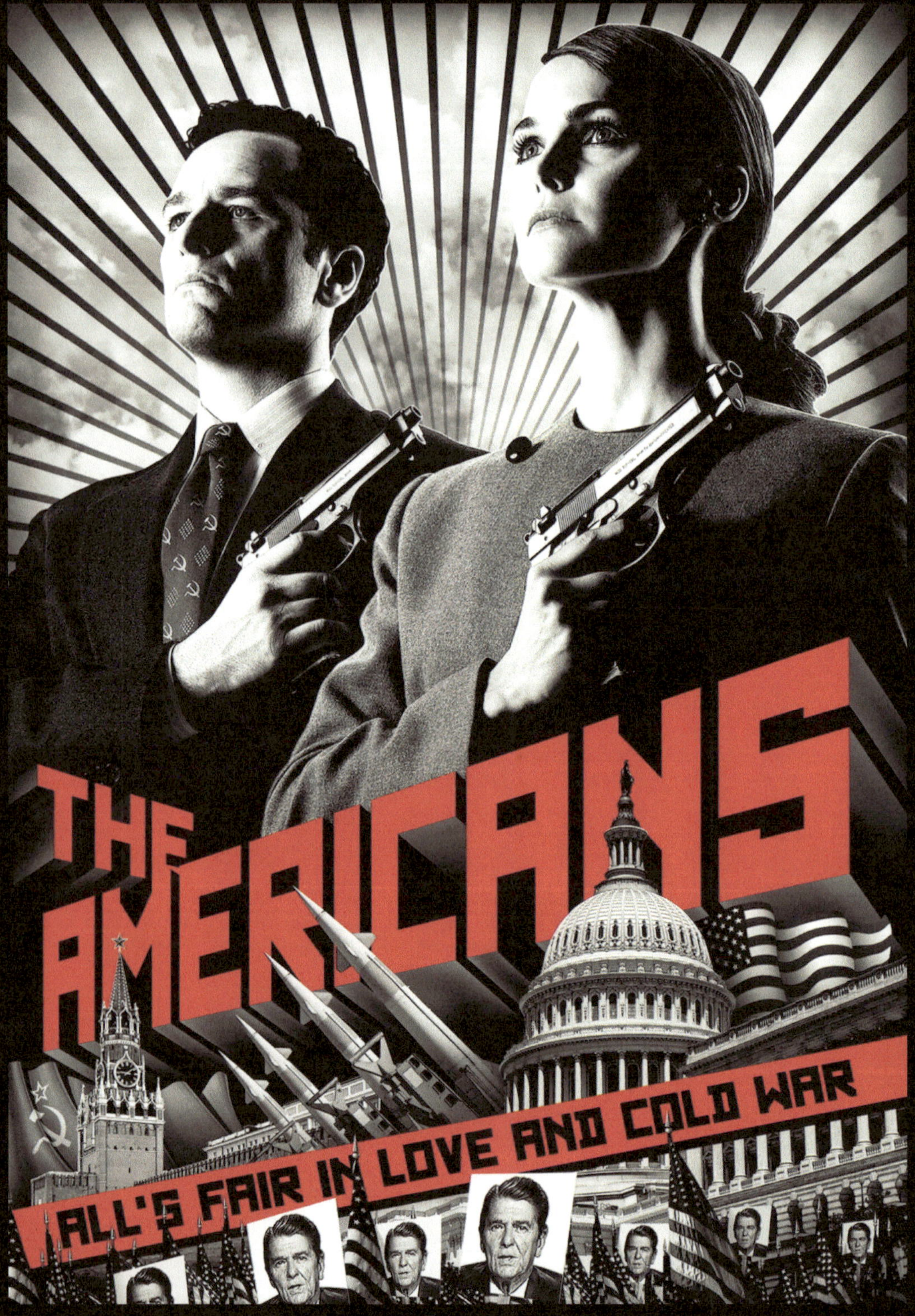

In geheimer Mission: die »Amerikaner«.
© 20th Century Fox Home Entertainment. Quelle: Filmbild Fundus Herbert Klemens

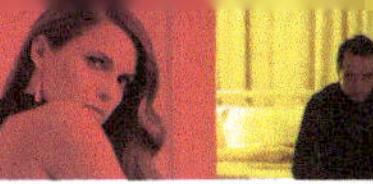

The Americans

Einleitung

The Americans (■ Abb. 5.1) ist eine seit Januar 2013 vom Pay-TV-Kabelsender FX Network ausgestrahlte Drama-Serie um zwei »under cover« operierende KGB-Spione im Raum Washington D. C. und ihre Gegenspieler vom FBI. Mit anderen Quality-TV-Serien wie *Mad Men* (AMC, 2007–2015) teilt sie sich den zweifelhaften Ruhm der »besten Serie, die niemand schaut« (Garofalo 2016). So wird sie zwar von der Kritik für ihre packende Dramaturgie, ihre vielschichtige Figurenzeichnung und das überzeugende Schauspiel des Ensembles hoch gelobt (Doyle 2016; Gilbert 2016; Nussbaum 2015; Rosenberg 2016; VanDerWerff 2015), findet indes nur ein kleines TV-Publikum. Trotz der von Anfang an geringen Zuschauerzahlen hält FX Networks die Show als Aushängeschild und Teil der Markenidentität des Senders hoch und lässt sie weiter laufen, so dass bis zum planmäßigen Ende der Serie im Jahr 2018 sechs Staffeln zu je dreizehn Folgen (im herkömmlichen Ein-Stunden-Format) produziert werden.

Als mustergültiges Beispiel für horizontale Dramaturgie und komplexes Erzählen handelt *The Americans* in mehreren parallel geführten Strängen von einer scheinbar gewöhnlichen amerikanischen Kleinfamilie am Beginn der 1980er Jahre, deren Dasein jedoch in einer gewaltigen Lüge gründet: Vater und Mutter sind in Wirklichkeit sowjetische Geheimagenten, die in den Sechzigern vom KGB in die USA eingeschleust wurden, um dort die Fassade einer durchschnittlichen Mittelschicht-Existenz zu errichten und so verdeckt für das »Mutterland« spionieren zu können. Die Anlage der Serie, die von einem real existierenden Programm des russischen Auslandsgeheimdienstes zur Infiltration der Vereinigten Staaten durch »Schläfer«-Ehepaare inspiriert (Walker 2016) und von Joe Weisberg, einem ehemaligen CIA-Agenten, erdacht wurde, ist in verschiedener Hinsicht ungewöhnlich: Zum einen bildet sie mit ihren beiden Anti-Helden, die vom amerikanischen Fernsehpublikum immer wieder Sympathien für die Arbeit sowjetischer Spione gegen die USA einfordern, ein düsteres Gegenstück zu den ebenso komödiantisch-unbeschwert wie patriotisch agierenden Spion-(Ehe-)Paaren im US-Fernsehen der 1980er Jahre, etwa in *Hart to Hart* (ABC, 1979–1984, dtsch. *Hart aber herzlich*) oder *Scarecrow and Mrs. King* (CBS, 1983–1987, dtsch. *Agentin mit Herz*). Zum anderen entzieht sie sich einfachen Genrezuordnungen, indem sie es den Hauptfiguren inhaltlich und formal gleichtut: Die Serie – gemäß den Gepflogenheiten der US-Fernsehindustrie offiziell als »drama« kategorisiert – ist mehr und anderes, als sie auf den ersten Blick zu sein scheint.

Oberflächlich betrachtet handelt es sich bei *The Americans* um ein Geheimagenten-Spektakel, das als Actionserie Schauwerte wie blutige Schießereien und wilde Verfolgungsjagden verspricht. In den frühen 1980er Jahren, während der letzten Phase des Kalten Krieges spielend, kann die Serie in Grenzen zudem als sogenanntes »period piece« gewertet werden, das von der reizvollen Inszenierung zeittypischer sozialer, kultureller und politischer Phänomene lebt. In beiderlei Hinsicht ist *The Americans* jedoch fast altmodisch zurückhaltend. Weder setzt die Serie in der Darstellung von Kämpfen und Gewalt auf explizite Schockeffekte wie *Game of Thrones* (HBO, 2011–) oder *The Walking Dead* (AMC, 2010–), noch stellt sie zeittypische Mode und Ausstattung so vordergründig aus, wie es beispielsweise *Mad Men* tut. Stattdessen verlässt sie sich auf starke Drehbücher und die Leistung ihrer Schauspieler. Ganz konventionell bildet den zentralen Bezugspunkt der Handlung der seit jeher wichtigste Gegenstand amerikanischer TV-Serien: die Familie – genauer gesagt die Familie in ihrer vom US-Fernsehen bevorzugten Erscheinungsform, d. h., die bürgerliche Mittelschicht-Vorstadt-Familie. Auf den zweiten Blick entpuppt sich die in der Hülle eines »aufregenden« Genres steckende Serie damit – vergleichbar etwa mit *The Sopranos* (HBO, 1999–2007) – als Familien- und Beziehungsdrama. Und tatsächlich ist dies die Sichtweise auf die Serie, in der sie sowohl von ihren Machern und dem Sender beschrieben (Owen 2016; Thomas 2013; Waxman 2016) als auch von der Kritik mehrheitlich aufgenommen wird (Fraser 2016; Seitz 2015; Stuever 2016; VanDerWerff 2015).

Verschiedene medien- und kulturwissenschaftliche Bearbeitungen haben jedoch zurecht darauf hingewiesen, dass die Serie in eigentümlicher Weise die erzählte Zeit der Achtzigerjahre stark mit unserer Gegenwart verschränkt (Burdeau 2014, S. 202–205; Cuntz 2014, S. 52; Koch 2016, S. 36). Diese Einschätzung findet sich sowohl in den Relationen der dargestellten Figuren als auch in der Handlungsdarstellung bestätigt. Stehen auf den ersten Blick die Ehe, eine Kernfamilie und verschiedene Paare im Fokus, so beschränken sich diese traditionellen Bande im Rahmen der Serie niemals auf einfache Zweier- und Familienbeziehungen. Scheint es der Serie einerseits primär um ein Portrait der dominierenden politischen Gegensätze der Achtzigerjahre zu gehen, so stellt sie mindestens so sehr die unübersichtliche Gegenwart ohne klare politische Trennlinien und definierbare Gegner dar. *The Americans* lässt sich daher, so die These dieses Beitrags, auch als populärkulturelle Reflektion und kulturgeschichtliche Remediation (Bolter und Grusin 1999) dualistischer Ordnungen verstehen, wie sie historisch besonders stark mit der Blockkonfrontation in Verbindung gebracht werden.

Remediation bezeichnet nach Bolter und Grusin (1999) den Sachverhalt, dass ein Medium die charakteristische Darstellungsart eines anderen Mediums übernimmt. So kann etwa ein Film die Perspektive von Ego-Shooter-Spielen haben, eine Webseite kann das Erscheinungsbild einer gedruckten Zeitungsseite aufweisen usw. Zwar zeichnen sich insbesondere gegenwärtige Digitalmedien (Internetdienste, Videospiele, Apps usw.) durch vielfältige Remediationen überkommener Formen (Film und Fernsehen usw.) aus, umgekehrt können aber auch ältere Medien jüngere mediale Repräsentationsweisen einer Remediation unterziehen. Als kulturgeschichtliche Remediation wollen wir im vorliegenden Fall die Bearbeitung aktueller Themen und Fragen (u. a. zum Verhältnis von Arbeit und Leben, zur digitalen Kommunikation und zum globalen Terrorismus) im Gewand der televisuellen Darstellung einer vergangenen zeitgeschichtlichen Epoche (der Ära des Kalten Krieges) verstehen.

Inhaltliche und formale Beschreibung

»Super-secret spies living next door«

The Americans erzählt von der Arbeit und dem Familienleben eines Ehepaares Ende dreißig, das nach außen hin eine kleine Reiseagentur betreibt, nach Feierabend aber im Auftrag des KGB geheime Missionen durchführt. Der Serientitel lässt sich sowohl auf die politische Rede von »den« Amerikanern beziehen, gegen welche die in Russland geborenen Geheimagenten Elizabeth und Philip Jennings (Keri Russell und Matthew Rhys) arbeiten, als auch auf die beiden Spione selbst sowie deren zwei ahnungslose Kinder Paige (Holly Taylor) und Henry (Keidrich Sellati), mit denen sie als durchschnittliche US-amerikanische Kleinfamilie angepasst und unauffällig in einer Vorstadt von Washington leben:

 »Super-secret spies living next door. They look like us, they speak better English than we do«[1] (S1-E1).

Als junges Paar wurden Elizabeth und Philip (die Namen sind selbstverständlich Decknamen, geboren wurden sie als Nadeschda und Mischa) von der Abteilung Direktorat S des KGB ausgebildet, um als

---

1   »Super-geheime Spione in unserer Nachbarschaft. Sie sehen aus wie wir, sie sprechen besseres Englisch als wir.«

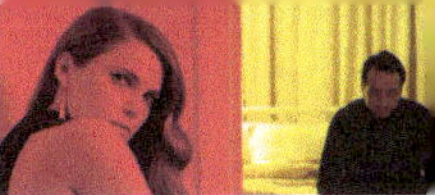

sogenannte »illegals«, d. h., verdeckt im Ausland tätige Geheimagenten zu operieren, und Mitte der 1960er Jahre in die Vereinigten Staaten eingeschleust. Die Handlung der Serie setzt im Jahr 1981 vor dem Hintergrund des sich erneut zuspitzenden Kalten Krieges ein – Ronald Reagan wurde gerade zum US-Präsidenten ernannt, und in der Sowjetunion ist noch Leonid Breschnew an der Macht – und oszilliert unablässig zwischen den gegensätzlichen Welten des alltäglichen Familien- und Nachbarschaftslebens der Jennings und ihren hochriskanten, für die gegnerische Seite nicht selten tödlich verlaufenden Missionen. Während sie tagsüber vor ihren Kindern, Angestellten und Bekannten die heile Fassade einer mittelständischen Kleinfamilie aufrecht zu erhalten versuchen, schlüpfen Elizabeth und Philip nachts mit Perücken, falschen Bärten, Brillen, Hüten und anderen Maskeraden verkleidet in wechselnde Rollen, die vom verklemmten Büroangestellten und der dunkelhaarigen Femme Fatale über den schmierigen Putzmann bis zur kühlen Blonden in schwarzem Leder reichen, um US-Behörden und Politiker auszuspionieren, geheime Informationen über Militärtechnologien zu besorgen, Überläufer auszuschalten usw.

KGB und FBI

Der Fortgang der Handlung wird hauptsächlich dadurch bestimmt, dass sich die familiären wie beruflichen Schwierigkeiten, mit denen Elizabeth und Philip umzugehen haben (die emotionale Herausforderung ihrer vom KGB arrangierten Ehe, das mühsame Verbergen ihrer eigentlichen Identität und Tätigkeit gerade auch vor den eigenen Kindern und die Gefährlichkeit ihrer geheimen Missionen), durch verschiedene Umstände verschärfen: So zieht im Nachbarhaus mit Stan Beeman (Noah Emmerich) zufälligerweise ausgerechnet ein FBI-Agent der Spionageabwehr ein, der auf »illegals« wie die Jennings angesetzt ist; wegen des von Reagan angeheizten Kalten Krieges erteilt die »Zentrale« in Moskau den Jennings immer gefährlichere Aufträge –

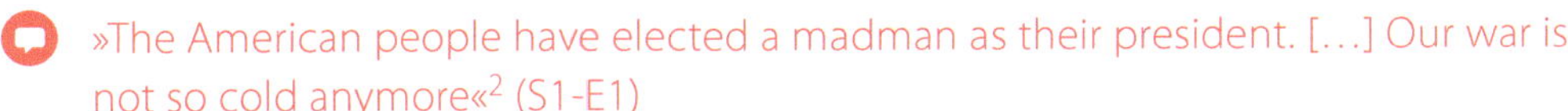

»The American people have elected a madman as their president. […] Our war is not so cold anymore«[2] (S1-E1)

–, mit der wachsenden äußeren Bedrohung der Familie nehmen Philips offensichtlich schon länger gehegte Zweifel an der Richtigkeit seines Tuns zu; vor allem aber verstärkt sich der Verdacht der 13-jährigen Tochter Paige, dass ihre Eltern nicht sind, wer sie vorgeben zu sein.

Neben verschiedenen episodischen Geschehnissen lassen sich in den ersten Staffeln vier durchgehende Handlungsstränge ausmachen: erstens das private wie berufliche Hin und Her zwischen Elizabeth und Philip, das sie auch mit ihren jeweiligen Liebhabern und Helfern sowie – vermittelt über ihre Führungsoffiziere – mit der Zentrale austragen; zweitens die Auseinandersetzung zwischen Paige und ihren Eltern, die sich in Paiges Hinwendung zum christlichen Glauben und ihrem Eintritt in eine liberale evangelikale Kirchgemeinde unter Pastor Tim (Kelly AuCoin) zuspitzt; drittens das Verhältnis von Philip (in seiner Rolle als »Clark Westerfeld«, einem angeblichen Mitarbeiter einer US-Aufsichtsbehörde über die Geheimdienste) zu Martha Hanson (Alison Wright), einer Sekretärin beim FBI und Arbeitskollegin von Stan, die »Clark« als Maulwurf anwirbt; und viertens das Schicksal von Nina Sergejewna Krilowa (Annet Mahendru), einer jungen sowjetischen Botschaftsangestellten, die von Stan erst zur Zusammenarbeit mit den US-Behörden erpresst wird und sich dann beim KGB als Tripelagentin zu rehabilitieren versucht.

Wiederkehrende Schauplätze der Handlung bilden sechs Räume, in denen die Figuren ihre privaten und beruflichen Belange – und deren Verschränkung – verhandeln und die sich gewissermaßen spiegelbildlich zueinander verhalten: Zunächst das Heim der Jennings (wo Elizabeth und Philip in der

---

2 »Das amerikanische Volk hat einen Verrückten zum Präsidenten gewählt. Unser Krieg ist nicht mehr so kalt.«

ausgebauten Waschküche die Ausrüstung für ihre geheimen Missionen verstecken und sie sich zu Gesprächen unter vier Augen treffen) und das gegenüberliegende Nachbarhaus der Beemans; sodann das Büro des FBI-Spionageabwehr, in dem Stan und Martha arbeiten, und die sowjetische Botschaft in Washington D. C., Ninas Arbeitsort sowie »rezidentura« des KGB, d. h., Sitz seiner geheimdienstlichen Operationen in den USA; schließlich die Wohnung von Martha, in der sie sich regelmäßig mit »Clark« trifft, und ein »safe house« des FBI, das Stan für seine Treffen mit Nina nutzt.

Eine arrangierte Ehe im kapitalistischen Feindesland

Dass ihre persönlichen Bestrebungen und Beziehungen untrennbar mit beruflichen Interessen und Aufgaben verknüpft sind, stellt die Figuren in *The Americans* wiederholt vor Probleme und treibt die Handlung der Serie voran. Zuvorderst gilt das natürlich für die beiden Hauptfiguren, die zu Beginn der Erzählung als von oben verordnete Zweckgemeinschaft funktionieren und gleich zwei Berufe und die Familie miteinander vereinbaren müssen. Weil das eheliche Arrangement und Zusammenleben für Elizabeth zunächst eine rein professionelle Angelegenheit darstellt, pflegte sie eine jahrelange Liebschaft mit Gregory, einem als Helfer angeworbenen ehemaligen Bürgerrechtsaktivisten. Philip hingegen hegt seit Beginn ihrer Zeit in den USA unerwiderte Gefühle für Elizabeth. Auf seine amourösen Avancen antwortet Elizabeth erst, als er in einem gefangen genommenen KGB-Überläufer einen ehemaligen Peiniger von Elizabeth aus deren Ausbildungszeit erkennt und ihn im Affekt tötet. Umgekehrt führt Philips Jugendliebe Irina, die kurzzeitig für eine gemeinsame Geheimoperation wieder auftaucht, wenig später zur vorübergehenden Trennung des Paares. Nachdem Elizabeth bei einem Einsatz lebensgefährlich verletzt und von Philip gerettet wird, finden die beiden indes wieder zusammen. Ihre Beziehung bleibt gleichwohl nicht ungetrübt – vor allem, weil Philip ein Verhältnis mit seiner Informantin Martha beginnt und diese (um ihr Vertrauen gänzlich zu gewinnen) schließlich gar heiratet.

Für Konflikte sorgt aber auch Elizabeths und Philips staatliche Berufung: Während sich Elizabeth im Feindesland als linientreue Sozialistin bewährt, die an ihrer politischen Überzeugung festhält und nie vergisst, die Bequemlichkeiten der westlichen Konsumgesellschaft kritisch zu kommentieren –

💬 »It's nicer here, yes. It's easier. It's not better«[3] (S2-E8)

–, droht Philip angesichts der Vorzüge des »American Way of Life« wirklich zum »Amerikaner« zu werden, der die Segnungen der kapitalistischen Warenwelt wie Airconditioning, Cowboystiefel und Sportwagen sichtlich genießt:

💬 »America's not so bad. […] The electricity works all the time. Food's pretty great. The closet space …«[4] (S1-E1).

Schlimmer noch: Mehr als nur einmal äußert er den Gedanken, mit der Familie zum Klassenfeind überzulaufen oder unterzutauchen – weshalb Elizabeth wiederholt Bericht über ihn an Moskau erstattet hat:

💬 »I told them you liked it here too much«[5] (S1-E6).

---

3   »Es ist angenehmer hier, ja. Es ist einfacher. Es ist nicht besser.«
4   »Amerika ist nicht so schlecht. […] Es gibt immer Strom. Das Essen ist ziemlich gut. Die Wandschränke…«
5   »Ich habe Ihnen gesagt, dass es dir hier zu sehr gefällt.«

»They kill us. We kill them.«

Elizabeths und Philips Differenzen bleiben selbstverständlich nicht ohne Folgen für ihre Familie, und so weitet sich die Auseinandersetzung bald auf den Umgang mit den Kindern aus – insbesondere, was Paige betrifft. Nicht genug damit, dass diese ihre Eltern wegen deren außerhäuslichen nächtlichen Aktivitäten mehrfach zur Rede stellt und als wiedergeborene Christin ideologisch herausfordert, worauf vor allem Elizabeth äußerst gereizt reagiert und gegen Paiges Kirchengemeinde polemisiert:

»They indoctrinate them with friendship and songs and cute boys cooing about Jesus«[5] (S2-E4).

Nach dem Willen der Zentrale sollen Elizabeth und Philip ihre Tochter – die »echte«, weil gebürtige Amerikanerin – für den KGB trainieren, damit sie ihre Geheimdienstarbeit dereinst fortführen kann. Begreift Elizabeth dies als Chance für einen Neuanfang ihrer Beziehung zu Paige und für deren politische »Errettung«, will Philip die Realität des Agentenlebens um jeden Preis von ihr fernhalten.

Das unheilvolle Schicksal der Verstrickung von Privatem und Politischem, mit dem die Jennings zu kämpfen haben, ereilt früher oder später auch die übrigen Figuren, zuvorderst Martha (auf US-amerikanischer Seite) und Nina (auf der sowjetischen Gegenseite). Martha, die sich in den angeblichen FBI-Aufseher »Clark« verliebt, um für ihn das Büro ihres Vorgesetzten zu verwanzen und ihm vertrauliche Unterlagen zu besorgen, bleibt ihrem »Ehemann« auch dann noch treu, als sich dieser als Spion entpuppt und sie ihren ungewollten Landesverrat erkennen muss. Dass Philip seinerseits ebenfalls eine echte Zuneigung für seine »zweite« Gattin entwickelt zu haben scheint, lässt umgekehrt die nach außen hin stets leidenschaftslos wirkende Elizabeth nicht kalt.

Einen tragischen Ausgang nimmt die Geschichte aber vor allem für Nina: Mit dem FBI-Agenten Stan und Oleg Igorewitsch Burow (Costa Ronin), dem für Wissenschaft und Technologie zuständigen KGB-Offizier der »rezidentura«, gerät sie zweimal an Liebhaber, die mit ihrer Liaison zur Botschaftsangestellten neben romantischen Intentionen auch handfeste berufliche Ambitionen verbinden. So wird Nina immer tiefer in den eskalierenden Konflikt zwischen FBI und KGB hineingezogen –

»They kill us. We kill them. It's the world we live in«[7] (S1-E11)

– und muss für ihre kleinen Nebengeschäfte auf dem Schwarzmarkt, wegen derer sie für die Amerikaner überhaupt erpressbar geworden war, erst mit ihrer Freiheit und zuletzt mit ihrem Leben bezahlen. Stan opfert seiner Arbeit aber nicht nur Nina (indem er sich weigert, für sie geheimes Militärwissen an die Sowjets zu verraten), sondern auch die eigene Familie. Nachdem er zu Beginn der Erzählung gerade von einem jahrelangen Undercover-Einsatz zurückgekehrt war, stürzt er sich so sehr in die Jagd nach russischen Spionen – und, als Teil davon, in eine Affäre mit Nina –, dass ihn seine Frau schließlich verlässt und mit dem Sohn aus dem gemeinsamen Haushalt auszieht.

Bloß nicht auffallen

Im Einklang mit dem Ziel der beiden Hauptfiguren, möglichst diskret zu bleiben, ist *The Americans* formal auffallend zurückhaltend gestaltet. Obwohl die Serie in gewisser Weise auch ein »period piece« ist und daher den Zuschauern die Zeit der Handlung deutlich zu erkennen geben muss, versagt sie sich gerade in der Ausstattung allzu offensichtliche populärkulturelle Referenzen an die 1980er Jahre (Lynch 2016), wie es beispielsweise die Serie *That '70s Show* (Fox, 1998–2006, dtsch. *Die wilden Siebziger*) für

---

6   »Sie indoktrinieren sie mit Freundschaft und Liedern und hübschen Jungs, die von Jesus erzählen.«
7   »Sie töten uns. Wir töten sie. Das ist die Welt, in der wir leben.«

die vorhergehende Dekade tut. Insgesamt sind die Macher in ästhetischer Hinsicht um eine nüchtern-realistische Darstellung des Erzählten bemüht.

Die mit Digitalkamera gefilmten Einstellungen sind in der Mehrzahl Halbnah- und Nahaufnahmen, Totalen wie auch Großaufnahmen sind eher selten. Zusammen mit einer Perspektive, die oft für wenig übersichtliche Raumkonstruktionen sorgt, und einer immer wieder engen Kadrierung der Figuren trägt dies einerseits zu einer dem Serienthema angemessenen Atmosphäre der Intimität, Beklemmung und Bedrohung bei, andererseits hält die Kamera häufig eine gewisse emotionale Distanz zu den Figuren. Die Low Key-Lichtgestaltung mit dunkel ausgeleuchteten Bildern und vielen Schatten trägt das Ihre zur spannungsgeladenen Stimmung bei. Außenszenen spielen, der Erzählung geschuldet, häufig spät abends oder nachts, und auch die bei Tageslicht (im Winterhalbjahr in New York) gedrehten Außenaufnahmen sind eher düster gehalten. Bei den Farben dominieren warme Töne, die jedoch leicht entsättigt sind und deshalb etwas ausgewaschen oder leblos wirken. Um die Bilder filmischer erscheinen zu lassen, wird mit digitalen Mitteln die Körnigkeit von analogem Filmmaterial simuliert. Zum Realitätseindruck der Serie trägt auch der Ton bei: Weil die Protagonisten der sowjetischen Seite sich untereinander in ihrer Muttersprache unterhalten, werden große Teile des Dialogs auf Russisch (mit Untertiteln) gesprochen, was für die Seh- und Hörgewohnheiten des US-amerikanischen Fernsehpublikums sicherlich eine Herausforderung darstellt.

Der Sound der Achtzigerjahre

Das auffälligste Stilmittel in *The Americans* bilden die zahlreichen Rock- und Popsongs aus den späten 1970er und frühen 1980er Jahren, die einzelnen Szenen und Sequenzen der Serie unterlegt sind (Alston 2016) und die dabei mehrere Funktionen erfüllen: Zunächst stellen sie natürlich eine Verbindung zur dargestellten Vergangenheit dar, markieren jedoch zugleich den heutigen Abstand zur damaligen Zeit (Cuntz 2014, S. 49–50). Darüber hinaus strukturieren sie die Darstellung, kommentieren das Gezeigte und stellen intertextuelle Bezüge zu anderen populärkulturellen Erzeugnissen her.

Alle genannten Funktionen lassen sich beispielhaft in der Pilotfolge der Serie auffinden: Die Eröffnungssequenz hebt mit dem Stück »Harden My Heart« von Quarterflash (1981) an, das im Hintergrund einer Washingtoner Bar läuft, in welcher Elizabeth einem US-Beamten den Aufenthaltsort eines übergelaufenen KGB-Offiziers entlockt. Der Song, der in den USA ein großer Radio-Hit war, ist mit seiner Melodie und den Saxofonklängen nicht nur ein typischer Vertreter des kommerziellen Softrock-Sounds der 1980er Jahre und funktioniert so als musikalische Erinnerungsmarke. Die in der Ton-mischung hervorgehobenen Zeilen des Liedtextes – »But words for you are lies«, »I'm gonna turn and leave you here«, »I'm gonna harden my heart, I'm gonna swallow my tears« – lesen sich zudem wie eine Beschreibung der sexuellen Verführung des Beamten durch Elizabeth sowie deren antrainierter Emotionslosigkeit, die solche Operationen erst möglich macht. Und schließlich tauchte derselbe Song 1982, nur ein Jahr nach der in der Folge dargestellten Zeit, in der Pilotfolge einer anderen Fernsehserie auf, die heute als »Kult-Serie« der 1980er Jahre gilt: *Knight Rider* (NBC, 1982–1986).

Die Überleitung zur zweiten Handlungssequenz der Folge – der Entführung des abtrünnigen KGB-Offiziers durch Philip und Elizabeth – geschieht durch das (für die Serie instrumental erweiterte) Stück »Tusk« von Fleetwood Mac (1979), dessen treibende Perkussion die Verfolgungsjagd nach und den Kampf mit dem Überläufer rhythmisiert. Und wenn gegen Ende der Folge ausgerechnet »In the Air Tonight« von Phil Collins (1981) erklingt, während Elizabeth und Philip durch die Nacht fahren, um die Leiche des mittlerweile getöteten KGB-Mannes zu beseitigen und sich danach leidenschaftlich auf dem Vordersitz des Autos zu lieben, dann spricht nicht nur der Liedtext scheinbar zu den Hauptfiguren und über deren berufliches und privates Schicksal. Vor allem stellt die Szene eine kühne Referenz an eine der berühmtesten Episoden in der Geschichte US-amerikanischer Fernsehserien dar: die Pilotfolge von *Miami Vice* (NBC, 1984–1989), in der dasselbe Musikstück ebenfalls eine Sequenz untermalte, die von einer nächtlichen Autofahrt, von Verrat, Tod und Ehekonflikten handelt.

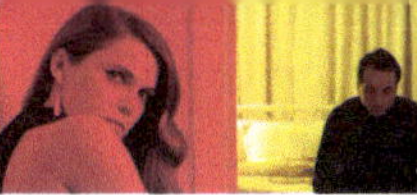

Vereinzelt, dann jedoch besonders prominent, werden Songs auch in Sequenzen mit Parallelmontagen eingesetzt: Um Gemeinsamkeiten wie Unterschiede zwischen einzelnen Elementen der Serie dramaturgisch zu betonen, werden Figuren, Situationen und Handlungsstränge in Wechselschnitten einander gegenübergestellt, wobei die Musikstücke die Darstellung strukturieren und das Dargestellte kommentieren: So begleitet etwa Peter Gabriels »Here Comes The Flood« (1977) die Konfrontation von Elizabeths und Philips geheimer Spionagetätigkeit mit den Freizeitbeschäftigungen und kleinen Geheimnissen ihrer Kinder (S2-E3); mit »Under Pressure« von Queen und David Bowie (1981) wird das Spannungsverhältnis zwischen Philips Beziehung zu Elizabeth und seiner »Ehe« mit Martha (als »Clark«) vorgeführt (S4-E5); während man »To Love Somebody« in der Version von Roberta Flack (1971) hört, werden die unterschiedlichen Reaktionen von Elizabeth und Philip auf den Tod von Gregory, Elizabeths einstigem Geliebten und Gehilfen, gezeigt (S1-E10); und zu »Games Without Frontiers« (nochmals Peter Gabriel, 1980) werden am Schluss der ersten Staffel die losen Enden der wichtigsten Handlungsstränge als Cliffhanger inszeniert (S1-E13).

Gagarin vs. Rocky

Erwähnenswert ist in ästhetischer Hinsicht zudem die nur rund 30 Sekunden lange (seit der dritten Staffel geringfügig erweiterte) Titelsequenz. Produziert wurde sie von der Firma elastic, die u. a. auch die Vorspanne für *True Detective* (HBO, 2014–), *Game of Thrones* (HBO, 2011–) und *Carnivàle* (HBO, 2003–2005) schuf. Zu der von Nathan Barr komponierten Titelmusik, die durch ihre Melodie und die Instrumente Hackbrett und Cello Assoziationen an die russische Kultur wecken soll, zeigt sie eine collageartige Montage aus historischem Foto-, Film- und anderem Bildmaterial sowie die (in lateinischen und in kyrillischen Buchstaben geschriebenen) Namen der beteiligten Personen. Zwar sind für Sekundenbruchteile auch die beiden Hauptfiguren und deren Kinder zu sehen. Vor allem aber kontrastiert und parallelisiert der Vorspann mit schnellen Schnitten wechselnde Bildelemente, die der westlichen, US-amerikanischen und der östlichen, sowjetischen Seite zugeordnet sind: Auf das Juri Gagarin-Denkmal in Moskau folgt die Rocky-Statue in Philadelphia, auf amerikanische Baseball-Spieler folgen sowjetische Landarbeiter, auf Santa Claus wird der Kopf von Karl Marx gesetzt, neben Chruschtschow ist Kennedy zu sehen, neben dem Sowjetstern weht die US-Flagge.

Dabei hebt der Vorspann durch das Neben- und Nacheinander der Elemente nicht nur die Unterschiede zwischen den geopolitischen Blöcken hervor, sondern auch und sogar noch mehr die Ähnlichkeiten und Gemeinsamkeiten beider Seiten. Die Übereinstimmungen in den Motiven sind nicht zu übersehen. Im Westen wie im Osten, das legt die Montage nahe, wird im Namen des Volkes von großen Männern Politik gemacht, wird militärisch aufgerüstet und der Weltraum erobert, werden Heldenfiguren verehrt und repräsentative Bauwerke errichtet, wird aber auch getanzt und Sport getrieben, werden Kinder geboren und wachsen heran usw. Die vermeintlich gegensätzlichen Positionen erscheinen austauschbar. Gerade in der Gegenüberstellung einzelner Personen aus West und Ost (von Frauenfiguren auf Propagandaplakaten, Kleinkindern auf Babybüchern, aber auch von Politikern wie Breschnew und Reagan) suggeriert der Vorspann durch die Gleichartigkeit der bildlichen Darstellung wie der Dargestellten selbst deren menschliche Gleichheit und Zusammengehörigkeit.

Figurenschicksale und Charakterentwicklung

Das Private ist politisch

Die Schicksale der Figuren in *The Americans* werden, direkt oder indirekt, durch die geheimdienstliche Mission der beiden Hauptakteure bestimmt, die alle Beteiligten im Kern ihrer Existenz trifft. Niemandem bleibt ein Bereich des Privaten, der nicht früher oder später von den Auswirkungen der Spionagetätigkeit der Jennings erfasst und durchdrungen würde. Die schwerwiegendsten Konsequenzen zeigt die Arbeit von Elizabeth und Philip gerade für und in ihren intimen Beziehungen: zueinander als Paar, zu ihren Kindern und zu den von ihnen angeworbenen, oft unwissenden Mitarbeitern und Mitarbeiterinnen. Ähnliches gilt für die Familie Beeman – das »Spiegelbild« der Jennings –, die an Stans Arbeit für das FBI und seiner, beruflich begründeten, Affäre mit der KGB-Agentin Nina schließlich auseinanderbricht.

Die charakterliche Entwicklung der Figuren wird als fortgesetzte Reihe von Prüfungen dargestellt, in denen die Loyalität der Handelnden gegenüber anderen Figuren immer aufs Neue auf die Probe gestellt wird, wobei private und berufliche Interessen untrennbar miteinander verquickt sind: Kann Elizabeth ihren arrangierten Ehemann wirklich lieben, und soll sie ihre Tochter als KGB-Agentin in »zweiter Generation« erziehen? Bleibt Philip politisch standhaft, oder sind die Verlockungen eines »gewöhnlichen« Lebens (mit Irina, mit Martha oder als übergelaufener »Amerikaner«) stärker? Lässt sich Nina von Stan für das FBI anwerben, oder dient sie weiter ihrem »Mutterland«? Lässt sich Stan umgekehrt von Nina verführen und für den KGB »umdrehen«? Bleibt Sandra Beeman (Susan Misner) das Heimchen am Herd, obwohl der Ehemann nur für seine Arbeit zu leben scheint? Besonders brisant stellt sich über lange Zeit hinweg die Frage dar, ob Martha ihren KGB-»Ehemann« aus Liebe schützen oder ihn aus Pflichtgefühl an ihre Vorgesetzten beim FBI verraten wird. Ausschlaggebend wird jedoch Paiges Entscheidung sein, ihre Eltern als Spione an die US-Behörden auszuliefern oder aber aus persönlicher Überzeugung zu ihrer Komplizin zu werden.

Eins, zwei, drei

Die Serie porträtiert weniger Einzelpersonen als vielmehr die Figuren in ihren Relationen zueinander. Dabei fällt auf, dass der historische Hintergrund der dualen Weltordnung zwischen den verfeindeten Blöcken des Westens und des Ostens als Folie für das Durchspielen von Dynamiken dient, die durch das Hinzutreten einer dritten Person zu einer zwischen zwei Figuren herrschenden Beziehung entstehen. So werden – um hier nur das offensichtlichste Beispiel zu nennen – Elizabeth und Philip nicht als isoliertes Paar dargestellt, sondern interessieren in der Auseinandersetzung mit ihrer scharfsinnigen, kämpferischen Tochter Paige, mit Philips »Zweitfrau« Martha oder Elizabeths früherem Geliebten Gregory. Ihre Partnerschaft ist nie eine einfache »Zweierkiste«, die aus einer strategisch eingegangenen Zweckehe zu einer gewöhnlichen Liebesbeziehung wird, sondern steht immer in Spannung zu weiteren Figuren.

Strukturell gesehen tritt in den zu Triaden erweiterten Relationen die dritte Partei stets in Gestalt von Arbeit als Störung einer privaten Beziehung zwischen zwei Figuren auf oder, umgekehrt, als Störung der Arbeit in Gestalt von Privatem. Dieser Grundkonflikt der Handlung, der im Dreieck aus Elizabeth und Philip einerseits, ihren Kindern Paige und Henry andererseits und dem »Störfaktor« der geheimen KGB-Arbeit seine zentrale Erscheinungsform findet, wiederholt sich in Varianten an sämtlichen wichtigen Figurenkonstellationen, so z. B. an den beiden Dreiecksbeziehungen Elizabeth – Philip – Martha und der Spiegelkonstellation Sandra Beeman – Stan Beeman – Nina Sergejewna Krilowa. Auch wo Triaden auf den ersten Blick allein persönliche Verhältnisse zu betreffen scheinen, ist Berufliches immer mit im Spiel: So bedeutet Pastor Tim, dessen kirchlicher Gemeinde die Tochter Paige beitritt, für Elizabeth und Philip nicht bloß eine ideologische Herausforderung ihrer politischen Überzeugung, sondern eine ganz reale Gefahr für ihre Arbeit als KGB-Spione.

Elizabeth

Elizabeth erscheint im Vergleich zu Philip von Beginn an als die dogmatischere Anhängerin des sowjetischen Systems, aber auch als der strengere Elternteil. Äußerlich eher zart und zerbrechlich wirkend, ist sie politisch überzeugt und gefestigt und zeigt – anders als Philip – zu keinem Zeitpunkt Zweifel an der Richtigkeit ihres Tuns:

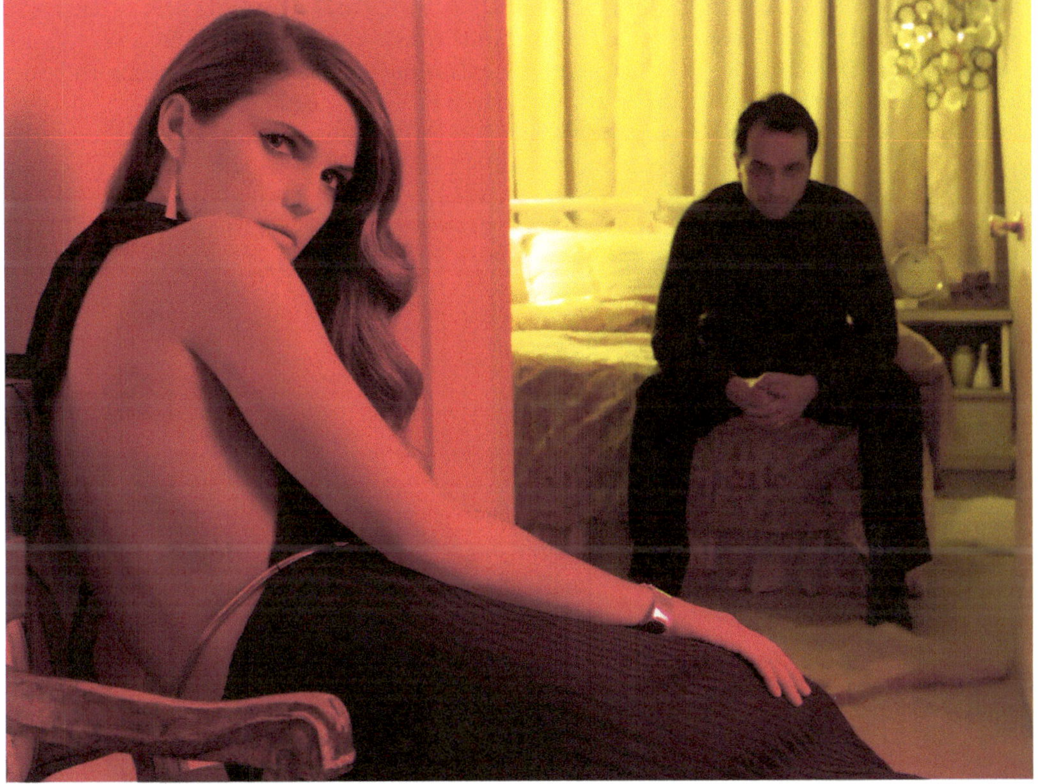

💬 »I am a KGB officer! […] I would go to jail, I would die, I would lose everything before I would betray my country«[8] (S1-E1).

Bezeichnenderweise wendet sie sich das einzige Mal gegen ihre KGB-Vorgesetzten, als diese Elizabeth und Philip des Verrats verdächtigen und sie durch Kidnapping und Folter auf die Probe stellen. Die Prüfungen, die Elizabeth zu bestehen hat, sind folglich privater Natur und gehen sie in ihrer Rolle als Liebhaberin bzw. Gattin einerseits sowie als Mutter andererseits an.

Ihre Beziehung zu Philip macht – ähnlich der Figurenentwicklung in klassischen Romanen von Jane Austen u. a. – eine starke und krisenhafte Entwicklung durch. Nachdem sie mit Philip eine Reihe lebensgefährlicher Aktionen durchgestanden hat, wendet sie sich ihm erstmals romantisch zu und verabschiedet sich endgültig von ihrem einstigen Geliebten Gregory, den sie auf Geheiß des KGB schließlich in den selbstgewählten Tod gehen lässt. Ganz prinzipienfeste Offizierin und abgebrühte Spionin, lässt sie sich in ihrer neuen Liebe zu Philip von dessen verschiedenen geheimdienstlichen Sexualkontakten nicht beirren (wie sie selbst ebenfalls mit vollem Körpereinsatz arbeitet; ◼ Abb. 5.2).

Sogar Philips »Zweitehe« mit der FBI-Sekretärin Martha vermag sie lange Zeit als rein berufliche Notwendigkeit und Angelegenheit zu werten. Stoisch erträgt sie die vielen Abende ohne Philip und dessen

---

8   »Ich bin KGB-Offizier! Ich würde eher ins Gefängnis gehen, sterben oder alles aufgeben, als dass ich mein Land verrate.«

häufigen, nicht zuletzt sexuellen, Umgang mit Martha. Eine wirkliche Konkurrentin sieht sie hingegen in Philips Jugendliebe Irina – zumal als sie erfährt, dass Irina in der Sowjetunion einen mittlerweile erwachsenen Sohn von Philip hat. Dies ist denn auch der Grund für eine vorübergehende Trennung der beiden, bis Philips Pflege der lebensgefährlich verletzten Elizabeth sie wieder zusammenführt.

Die zweite große Herausforderung im privaten Bereich stellen für Elizabeth natürlich die beiden Kinder Paige und Henry dar: Sie wissen nichts von der wahren Herkunft und Spionagearbeit ihrer Eltern und wachsen als gewöhnliche amerikanische Teenager in einer kapitalistischen Gesellschaft auf. Eine der großen Fragen, die Elizabeth umtreibt, ist daher, wann und wie sie und Philip mit Paige und Henry »the talk« – das Aufklärungsgespräch, die offenbarende Unterredung – führen sollen. Elizabeth ist, wie sie sagt, noch nicht »fertig« mit den beiden:

> »They don't have to be regular Americans. They can be socialists. They can be trade-union activists«[9] (S1-E1).

Entsprechend klare Erziehungsprinzipien vertritt sie gegenüber ihren Kindern, darin dem Vorbild ihrer eigenen Mutter folgend, die Elizabeth in der entbehrungsreichen sowjetischen Nachkriegszeit ohne die Hilfe eines Ehemanns großgezogen hatte. Tatsächlich ist die Mutter, von der Elizabeth in der amerikanischen Fremde regelmäßig auf Tonband gesprochene Nachrichten aus der Heimat erhält, gerade in beruflich-politischer Hinsicht eine der wichtigsten Bezugspersonen. Sie hatte Elizabeth als junge Frau ohne mit der Wimper zu zucken zum KGB gehen lassen, wohl wissend, dass sie ihre Tochter vielleicht nie wieder sehen würde.

> »She didn't blink. She told me to go and serve my country. When I was called, my mother didn't hesitate«[10] (S3-E2).

Erst als die Mutter im Sterben liegt, kann Elizabeth sie bei einem klandestinen Abschiedstreffen in Berlin wiedersehen und Paige mitnehmen – aber nicht nur, um so den Generationenvertrag der Familie zu erneuern, sondern weil Paige inzwischen um das Geheimnis ihrer Eltern weiß und selbst auf eine KGB-Karriere vorbereitet werden soll.

Philip

Philip wird im Gegensatz zu Elizabeth von Beginn der Handlung an als zweiflerischer Agent präsentiert, der dabei ist, seine amerikanische Deckidentität mit all ihren Annehmlichkeiten vollständig anzunehmen, und ernsthaft erwägt überzulaufen. Es sind aber weniger seine hedonistischen Neigungen, die Philip für sich und seine Familie ein »normales« Leben wünschen lassen, als vielmehr die Methoden seiner Spionagetätigkeit und der hohe (Blut-)Zoll, den diese fordert, sowie die Aussicht darauf, dass seine Kinder früher oder später in das schmutzige Geschäft des KGB hineingezogen werden. Die Prüfung, der Philip sich stellen muss, ist daher politischer Natur: Soll bzw. kann er weiter als Geheimagent für die Sowjetunion arbeiten?

Anders als Elizabeth fühlt Philip sich seit Beginn ihrer Zusammenarbeit zu seiner vom KGB ausgewählten Gattin hingezogen und will die Vorstadtidylle mit ihr nicht nur vortäuschen, sondern wirklich leben:

---

9   »Sie müssen keine gewöhnlichen Amerikaner sein. Sie können Sozialisten werden. Sie können Gewerkschafter werden.«
10   »Sie hat nicht mit der Wimper gezuckt. Sie hat gesagt, ich solle gehen und meinem Land dienen. Als man mich gerufen hat, hat sie nicht gezögert.«

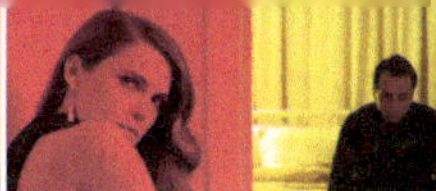

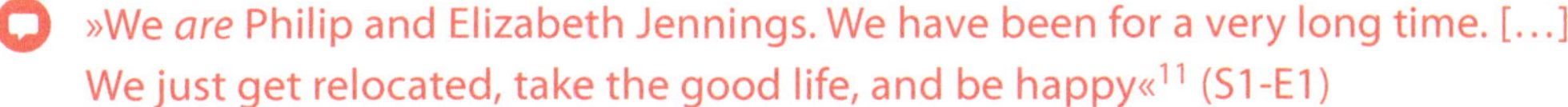

»We *are* Philip and Elizabeth Jennings. We have been for a very long time. […]
We just get relocated, take the good life, and be happy«[11] (S1-E1)

So verbringt er mit seiner alten Freundin Irina nach langen Jahren der Trennung zwar nochmals eine Nacht, schlägt das Angebot, mit ihr zu kommen und unterzutauchen, aber aus und kehrt zu seiner Familie zurück. Den eigentlichen Test der Beziehung mit Elizabeth stellt Philips Verhältnis zu Martha dar: Als »Clark« heiratet er seine Informantin nicht bloß, im Verlaufe seiner »Zweitehe« entwickelt er eine echte Zuneigung zu ihr. Dies zeigt sich besonders darin, dass er seine Maske (wortwörtlich) fallen lässt, als die von Martha im Büro ihres FBI-Vorgesetzten versteckte Wanze entdeckt wird und sie aufzufliegen droht. Um Marthas Sicherheit fürchtend, bringt er sie gegen den Rat und Widerstand des KGB vor dem FBI in Sicherheit und veranlasst, dass sie aus den USA ausgeschleust wird. Philips Offenheit gegenüber Martha geht zum Schluss so weit, dass er Elizabeths Rat missachtet und Martha nicht mit der falschen Aussicht tröstet, er werde ihr in die Sowjetunion nachfolgen.

Im Umgang mit Paige und Henry wird Philip als der »weichere«, vielleicht auch der beliebtere Elternteil gezeigt, der seinen Kindern die Segnungen der amerikanischen Konsumkultur gönnt, ihnen Musikschallplatten kauft, sie auf Spritztouren im neuen Sportwagen mitnimmt und mit ihnen Hockey spielt. Seine Sorge gilt nicht der richtigen politischen Einstellung von Paige und Henry, sondern der Sicherung ihrer bürgerlichen Existenz. Folglich versucht er – letztlich allerdings ohne Erfolg – seine Kinder vor der Wahrheit über ihre Eltern zu schützen und Paige davor zu bewahren, in die Dienste des KGB zu treten. Philips politische Standfestigkeit wird nicht nur durch das gezielte Ausnutzen und Gefährden von Informanten sowie durch das wiederholte Töten auch unbeteiligter Dritte erschüttert. Sie erfährt eine zusätzliche emotionale Belastung, da Philips Missionen ihn mitunter an Menschen geraten lassen, die den Vergleich mit seinen Kindern herausfordern. So muss er mit Kimmie ein Mädchen in Paiges Alter fast verführen, um an die vertraulichen Dokumente ihres Vaters zu gelangen. Und um Martha zu decken, muss er den FBI-Mitarbeiter Gene töten, dessen mit Spielzeug vollgestellte Wohnung ihn an seinen Sohn erinnert:

»He had all this kid's stuff, games, you know, stuff Henry plays with. It was hard, Elizabeth. It was hard«[12] (S3-E13).

Paige

Die Prüfung, die Paige und Henry aufgegeben ist, besteht selbstredend darin, die Krise des Erwachsenwerdens ausgerechnet in einem Elternhaus durchzumachen, das von einem ungeheuerlichen Geheimnis bestimmt wird. Wird Henry als völlig ahnungsloser Junge dargestellt, der den heimischen Konflikten mit stundenlangem Videospielen ausweicht, so kommt Paige die Rolle der aufgeweckten Rebellin und Zweiflerin zu. Typische adoleszente Krisen und Turbulenzen – »Meine Eltern sind so anders, als ich geglaubt habe« – steigern sich für sie zur quälenden Gewissheit, dass ihre Eltern ihre wahre Identität verheimlichen:

»Are you in the Witness Protection Program? Did you kill somebody? Are you guys drug dealers […]? Am I adopted? Are we aliens? What?!«[13] (S3-E10)

---

11 »Wir *sind* Philip und Elizabeth Jennings. Wir sind es schon seit langer Zeit. […] Wir suchen uns einfach einen neuen Ort, machen uns ein schönes Leben und sind glücklich.«

12 »Er hatte all dieses Kinderzeugs, Spiele und so, Sachen, mit denen Henry spielt. Es war hart, Elizabeth. Es war hart.«

13 »Seid ihr im Zeugenschutzprogramm? Habt ihr jemanden umgebracht? Seid ihr Drogenhändler […]? Bin ich adoptiert? Sind wir Außerirdische? Was?!«

Statt üblichere Formen des Protests zu zeigen (Verweigerungshaltung, Drogenkonsum, sexuelles Experimentieren usw.), tritt Paige der Kirchgemeinde von Pastor Tim bei, bei dessen friedenspolitischen Aktivitäten sie ihren jugendlichen Idealismus ausleben und ihre Selbstfindung betreiben kann. Aber auch dabei bleibt die Enttäuschung über die Erwachsenenwelt nicht lange aus: Nachdem Elizabeth und Philip sich ihrer Tochter als sowjetische Spione zu erkennen gegeben haben – allerdings unter Vorspiegelung, im Grunde bloß bessere Friedensaktivisten zu sein –, teilt Paige dieses Geheimnis in ihrer Verzweiflung und Verstörtheit mit Pastor Tim, der es wiederum seiner redseligen Gattin verrät. Um die Familie nicht zu gefährden, muss Paige den Pastor und seine Frau daraufhin ständig bei Laune halten und ihren Eltern regelmäßig Bericht über sie erstatten. So ist sie ohne Zutun des KGB, der von Elizabeth und Philip ihre Ausbildung als Agentin in »zweiter Generation« fordert, zur Mitwisserin und Komplizin ihrer Eltern geworden. Auch sie muss die Erfahrung machen, dass Privates nie mehr nur privat, sondern immer zugleich instrumentell motiviert, wenn nicht gar gleichbedeutend mit Beruflichem ist.

Stan, Martha und Nina

Wie die Jennings, so werden auch alle anderen wichtigen Figuren der Serie Prüfungen verschiedener Art unterzogen. FBI-Agent Stan Beeman muss entscheiden, wem seine Loyalität gilt: der Familie, der Geliebten oder doch dem Arbeitgeber. Auf den – wegen der Aktionen der Jennings – wachsenden beruflichen Druck reagiert er unbeherrscht bis unberechenbar: Er vernachlässigt Gattin und Sohn, beginnt eine Affäre mit seiner russischen Informantin, ermordet einen unschuldigen und wehrlosen Mitarbeiter der sowjetischen Botschaft und hintergeht zeitweise sogar die eigenen Vorgesetzten. Verlassen kann er sich indes auf seinen detektivischen Spürsinn, der ihn richtigerweise Martha und, wenn auch nur vorübergehend, Elizabeth und Philip verdächtigen lässt.

Stans Bürokollegin Martha – deren persönliche Integrität sie zur vielleicht ungewöhnlichsten Figur der ganzen Serie macht – muss sich fragen, ob sie den Bitten des vermeintlichen FBI-Aufsehers »Clark« (Philip) nachkommt, ihm immer neue vertrauliche Informationen aus dem Büro zuzuspielen. Ihre genügsame Liebe zu »Clark« geht so weit, dass sie trotz ihres Kinderwunsches nicht nur eine kinderlose und im Geheimen geführte »Randzeiten-Ehe« mit ihm akzeptiert, sondern sogar noch dann zu ihm hält, als er sich ihr als KGB-Spion zu erkennen gibt und sie ihr bisheriges Leben aufgeben muss, um allein nach Russland zu flüchten. So ist ihre Beziehung zu Philip auf emotionaler Ebene paradoxerweise von größerer Ehrlichkeit und Offenheit geprägt als die »Zweckehe« von Philip mit Elizabeth.

Marthas spiegelbildliche Entsprechung gibt die Botschaftsangestellte Nina ab, deren Charakter eine Ausnahme in *The Americans* darstellt, insofern sie gewissermaßen eine Rückwärtsentwicklung durchmacht. Steht sie anfangs als Objekt des Begehrens zwischen zwei Männern (Stan und Oleg), verliert sie später alles, was sie begehrt: westliche Konsumgüter (die sie verbotenerweise zur russischen Familie nach Hause schickt) und die Aussicht auf ein dauerhaftes Leben in Amerika. In einen sibirischen Forschungskomplex verbannt, bleibt ihr am Ende deshalb nur noch, das Wünschen zu wünschen. Bevor sie wegen Verrats exekutiert wird, verliebt sie sich als Gehilfin eines verschleppten jüdischen Physikers nicht in den Mann selbst, sondern in dessen end- und bedingungslose Liebe zu seinem in den USA zurückgebliebenen Sohn.

Kulturperspektive

Kulturelle Remediation

The Americans lässt sich als kulturelle Reflektion dualer Ordnungen auffassen, wie sie beispielhaft mit der historischen Situation der Blockkonfrontation verbunden werden. Dabei stehen sich die Sowjetunion und die USA im Rahmen der televisuellen Re-Inszenierung des Kalten Krieges jedoch nicht mehr als festgefügte Blöcke starr gegenüber. Vielmehr sind »die Russen« wenigstens nach außen hin

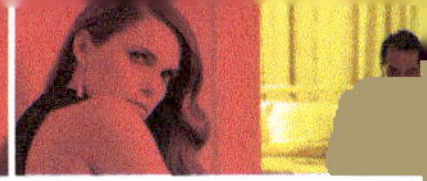

ununterscheidbar von »den Amerikanern« geworden. Auf unterschiedlichen Ebenen generiert die Serie Oppositionen, nur um sie im selben Zuge wieder zu destabilisieren: Die dargestellten politischen Gegensätze zwischen Sozialismus und Kapitalismus, aber auch die Gegensätzlichkeit von wahr und falsch stehen ebenso auf dem Spiel wie die bürgerliche Trennung in öffentliche und private Bereiche. Aus diesem Grund handelt es sich bei der Serie gerade nicht allein um ein »period piece«, so sehr die thematische Anlehnung an die erzählte Zeit der beginnenden Achtzigerjahre und bestimmte ästhetische Elemente dies auch nahelegen.

The Americans trägt weniger zur Rekonstruktion der Zeit des Kalten Krieges bei, als vielmehr zur Befragung gegenwärtiger Problematiken wie insbesondere der zunehmenden Entgrenzung von Arbeit im Spiegel der re-inszenierten Vergangenheit. Handelt es sich bei den klandestinen Besprechungen der beiden Hauptcharaktere Elizabeth und Philip im heimischen Umfeld vordergründing auch schlicht um die Visualisierung ihrer Agentenbeziehung auf der fiktionalen Ebene, so gelingt damit zugleich ein treffendes Portrait realer häuslicher Verhältnisse der Jetztzeit unter Bedingungen entgrenzter Arbeit. Darüber hinaus vermag es die Serie, die Bedeutung der Informations- und Biotechnologie genauso zu befragen wie neuere Familienformen und (implizit) den Wechsel von den definierten politischen Gegnern der Blockkonfrontation hin zum vernetzten Terrorismus. Dadurch entsteht eine Art Überblendung der verschiedenen historischen Ebenen und dargestellten Zeitabschnitte.

Im Rahmen des hier entwickelten Zugangs soll deshalb als Hauptmerkmal der Serie die kulturelle Remediation herausgestellt werden. Lehnt sich die Bezeichnung an die medientheoretische Konzeption der Remediation nach Bolter und Grusin (1999) an, so soll mit kultureller Remediation eine Erweiterung von medialen Strukturen hin zu breiteren historischen Formationen wie dem hier behandelten Kalten Krieg begriffen werden. Die remediierende Zeitversetzung betrifft sogar das reale geheimdienstliche Vorbild von *The Americans*, denn es gab ein »illegals«-Programm, das allerdings erst in den 1990ern eingerichtet und 2010 aufgedeckt wurde (Walker 2016). Indem die Serie die vergangene Epoche des Kalten Krieges wieder aufgreift, aber mit gegenwärtigen Themen überblendet, nimmt sie eine besondere Form an, die sich als chiastisch bezeichnen lässt.

Dienstgeheimnisse und familiäre Geheimnisse

Die chiastische Anlage der Serie zeigt sich bereits daran, dass sie durchweg das gewöhnliche Familien-leben mit Inszenierungen der außergewöhnlichen Agententätigkeit überblendet. Bei den Kritikern hat die grundsätzliche Doppeldeutigkeit der Serie entsprechend gegensätzliche Reaktionen hervorgerufen, die entweder das Agentengenre oder aber die allgemeine Familienthematik stärker gewichten. So erscheint die Serie in vielen Arbeiten auf der einen Seite als weiteres Agentennarrativ (Cuntz 2014, S. 51), das diesmal im Gewand der Familienserie daherkommt. Auf der anderen Seite stehen die Lesarten von *The Americans* als einer besonderen Familienserie, die das Agentenszenario dazu benutzt, um existentielle Konflikte dramaturgisch besonders gut zuspitzen zu können. Hierzu gehört allem voran das Verständnis des Serienmachers Joe Weisberg selbst, für den die Geheimnisbildung in Familien das Hauptmotiv der Serie darstellt (Travers 2015).

In der Rhetorik meint Chiasmus eine kreuzweise Anordnung von Satzgliedern, die der Hervorhebung von Gegensätzen oder Widersprüchen dient (z. B. »Die Kunst ist lang, / Und kurz ist unser Leben«, *Faust*, J. W. v. Goethe). Die Serie *The Americans* zieht ihren Reiz und ihre Spannung zu keinem geringen Teil aus der gekonnten Inszenierung chiastischer Relationen (USA/Sowjetunion, Eltern/Kinder, Ehepartner/Geliebte, Arbeit/Privatleben, öffentlich/geheim, Wahrheit/Lüge usw.), in welcher beständig die Möglichkeit einer einfachen und klaren Unterscheidung der vordergründigen Gegensätze hinterfragt wird: Was heißt es, »Amerikanerin« oder »Russin« zu sein, wo hört »Arbeit« auf und beginnt das »Privatleben« usw.?

Leicht lassen sich die unauffälligen »Amerikaner« Elizabeth und Philip (◘ Abb. 5.3) einem glamourösen James Bond entgegensetzen (Burdeau 2014), mit John le Carrés wendigen Figuren vergleichen oder aber von sehr extrovertierten seriellen Undercover-Ermittlern à la *Miami Vice* absetzen (Cuntz 2014, S. 49).

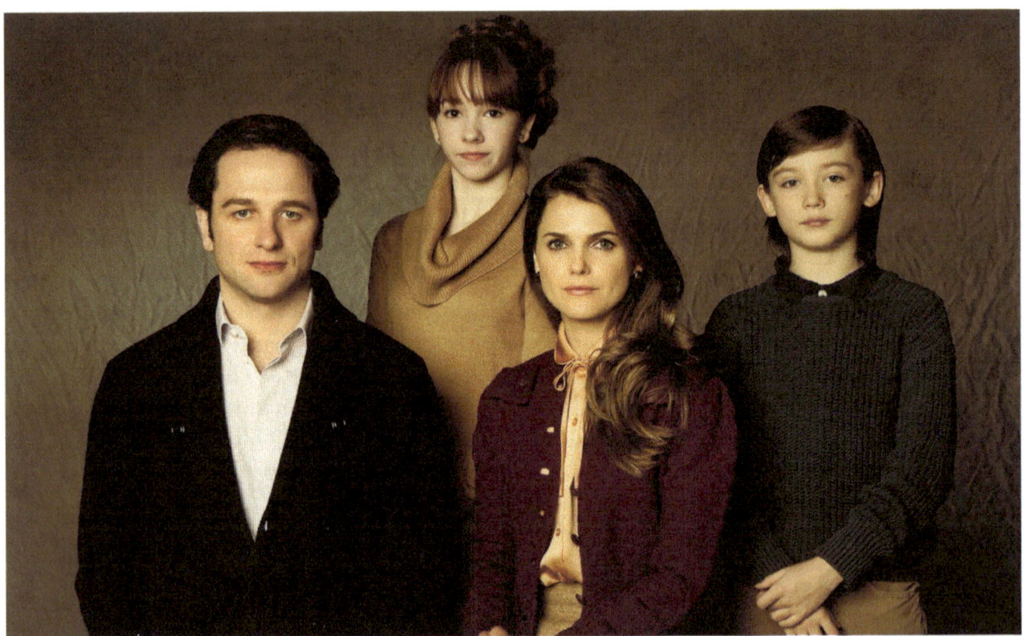

Genauso leicht lassen sich die fundamentale Täuschung und alles bestimmende Lüge, auf der das Leben der Jennings basiert, mit anderen existentiellen Konfliktsituationen und sogar mit jeder Persönlichkeitsentwicklung in Verbindung bringen. In Adoptionsfamilien kann es ebensolche Entdeckungserfahrungen geben (Michaelsen 2011) wie die Enthüllungs- und Geständnisgespräche in Geheimdienstfamilien, die Weisberg als Inspiration für die Serie nutzte. Vor allem jedoch enthält jede Persönlichkeitsentwicklung Enthüllungs- und Entdeckungsmomente im familiären Kontext, die gleichsam zu einer Umcodierung der Vergangenheit führen (de Lauretis 2008) bis hin zur pubertären Neuentdeckung der erwachsenen Sexualität an sich, wie es bereits Sigmund Freud (1905) mit seiner skizzenhaften Theorie der Adoleszenz und dem Theorem der Zweizeitigkeit menschlicher Sexualität andeutete.

Gesellschaftliche Realität

Aus der hier entwickelten Perspektive soll die Serie *The Americans* weder allein in ihren kulturgeschichtlichen Bezugnahmen auf das Genre von Agentengeschichten verstanden werden, noch soll sie auf eine Problematisierung vorgeblich allgemeiner zwischenmenschlicher Konflikte und Dynamiken reduziert werden. Mehrere Merkmale der Serie stehen im Vordergrund, mit denen die spezifische chiastische Struktur begriffen wird: erstens die genannte kulturelle Remediation dualer Ordnungen unter Bedingungen digitaler Vernetzung und entgrenzter Arbeit, zweitens die Bedeutung der dualen Ordnung als politisch-gesellschaftlich reale Ordnung zur Zeit der Blockkonfrontation, drittens die Neuordnung der Geschlechterrelationen. Ist die Serie auch keineswegs als herkömmliches »period piece« aufzufassen, so nutzt sie die dargestellten historischen Ereignisse wie David Copperfields Zauberperformance an der Freiheitsstatue immer wieder mit großer Sorgfalt als geeignete Hintergrundfolie für die Spiegelung der Gegenwart. Es ist eine Leistung der Serie, dass an ihr und in der Beschäftigung mit ihr die große Bedeutung nicht so sehr dualer Ordnungen an sich aufscheint, sondern im besonderen Sinne die gesellschaftliche Realität einer zweiwertigen oder dualen Ordnung der gesamten

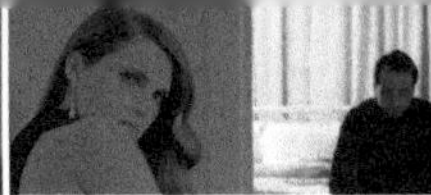

Welt während des Kalten Krieges mit ihren weitreichenden kulturellen, aber auch geistesgeschichtlichen Auswirkungen.

Eine politische Lesart der Serie ließe sich kaum rechtfertigen, ohne gravierende Widersprüche und Auslassungen in Kauf zu nehmen. Dennoch bleibt festzuhalten, dass die politischen Gegensätze in der Darstellung nicht vollständig austauschbar sind. Sind sich die beiden politischen Lager besonders mit Philip auf der einen und Stan auf der anderen Seite moralisch auch zum Verwechseln ähnlich, so erscheinen die diskutierten Inhalte keineswegs deckungsgleich. Besonders die weibliche Hauptfigur Elizabeth artikuliert wiederholt eine eindringliche konsum- und kapitalismuskritische Einschätzung ihrer gesellschaftlichen Umwelt, ohne dabei umgekehrt ein ausformuliertes Programm des Sozialismus zu vertreten.

»Humane Zellen«

The Americans ist kein kulturelles Einzelphänomen und bildet mit weiteren gegenwärtigen Bearbeitungen des Kalten Krieges eine Reihe. Historisierende Rückblenden wie *Deutschland 1983* (RTL/ SundanceTV, 2015–) und Sequels der Klassiker dieser Zeit (*Mad Max: Fury Road*, USA/Australien 2015) rufen die Blockkonfrontation im Bereich des Films, aber auch des Fernsehens wieder verstärkt auf, gerade auch um sie zu Vergleichszwecken für aktuelle Problematiken in Erinnerung zu bringen. Das letzte Jahrzehnt des Kalten Krieges scheine, so Lars Koch, »als kulturelle Formation eine große Faszination auf unsere Gegenwart« auszuüben, denn mit ihrer prägnanten »Apokalypse-Bezogenheit« würden die 1980er zunehmend zu einem »Echo-Raum«, der dazu genutzt werde, »um ökonomische und politische Verunsicherungslagen der Gegenwart zu artikulieren und zu reflektieren« (Koch 2016, S. 31). Kochs Einschätzung zufolge fungiert die u. a. in *The Americans* erzählte Zeit als Hintergrund, vor dem sich aktuell ein Wunschdenken entwickeln kann, wonach die jetzigen globalen Bedrohungen hoffentlich abermals einen guten Ausgang nehmen mögen (Koch 2016, S. 32). Überzeugt diese Argumentation auch bis zu einem gewissen Grade, so ergänzt die medienwissenschaftlich orientierte Kulturperspektive auf die Serie sie in bestimmten Punkten, geht es darin doch gerade auch um eine spezifische Reflektion der Gegenwart und nicht nur um die Abwehr ihrer bedrohlichen Aspekte und um die kulturelle Erinnerung an die gesellschaftliche Realität des Kalten Krieges.

Der Kalte Krieg auf seinem Höhepunkt Anfang der 1980er Jahre wird durch die serielle Rekonstruktion erkennbar als jener historische Moment, an dem bislang letztmalig eine politisch reale, global gültige Trennung der Welt vorlag – mit all ihren von der Serie ausgestellten identitätsstiftenden Funktionen in ein »Wir« und die »Anderen«, in vertraut und fremd usw. Die Achtzigerjahre erscheinen in der televisuellen Rückschau also nicht lediglich als ein bedrohlicher Zeitpunkt, den man wenigstens global fast wider Erwarten gut durchleben konnte. Auf eine nicht romantisierende Weise zeigt die dargestellte Blockkonfrontation – so brüchig sie für sich genommen immer schon und speziell 1983 bereits war (vgl. Cuntz 2014, S. 50) – darüber hinaus, dass die Verhältnisse seitdem innen- wie außenpolitisch als unabgegrenzter erfahren werden.

Allem voran der Chiasmus aus Privatem und Politisch-Beruflichem, den die Hauptfiguren Elizabeth, Philip, Paige, Stan, Martha und Nina in ihren jeweiligen Triaden leben, spiegelt eine Gegenwart, für die alles immer überall Arbeit ist, die man über digitale Geräte gebeugt buchstäblich noch zwischen Tür und Angel zu erledigen hat. Retrospektiv honorieren und historisieren *The Americans* Theodor W. Adornos aphoristische Thesen zur Ehe in kapitalistischen Zeiten, mit denen er sie in den *Minima Moralia* als eine der »letzten Möglichkeiten, humane Zellen im inhumanen Allgemeinen zu bilden« besingt und zugleich vom Zerfall bedroht sieht (Adorno 1998/1951, S. 33).

Poststrukturalismus und Mediengeschichte

Zwei mögliche Lesarten von *The Americans* erscheinen aus der Kulturperspektive nicht weiterführend: So überzeugt weder eine rein theoriegeschichtliche noch eine ausschließlich mediengeschichtliche Sicht auf die Serie. In vielerlei Hinsicht erinnert dieser televisuelle Umgang mit Polarisierungen, dualen Ordnungen und Differenzproduktionen an den gleitenden Übergang zweier großer Theorietraditionen des 20. Jahrhunderts, den Übergang vom so genannten Strukturalismus zu nach- oder poststrukturalistischen Traditionen (vgl. für den Bereich der politischen Theorie Marchart 2010). Gleichwohl lässt sich weder die Ästhetik noch der Umgang der Serie mit ihren Figuren in poststrukturalistischen Konzeptionen und entsprechenden ästhetischen Programmen der späten 1980er und 1990er Jahre in Verbindung bringen. Selbst wenn man gewillt wäre, Strukturalismus und Poststrukturalismus zu separieren, so könnte man *The Americans* keiner der beiden Strömungen klar zuordnen.

Genauso wenig hält eine Betonung des mediengeschichtlichen Subtextes einer näheren Betrachtung stand. Die Serie macht zwar durchaus das Angebot, sie gerade auch als eine populärkulturelle Thematisierung der militärisch wichtigen Technikgeschichte im ausgehenden 20. Jahrhundert (v. a. ARPANET) zu verstehen: »Gerade die zweite Staffel widmet sich auch der seriell-medienarchäologischen Behandlung nachrichtentechnischer und informationstechnologischer Entwicklung inklusive Floppy Disk« (Cuntz 2014, S. 51). Jedoch fungiert die Technik auf der Ebene der Darstellung eher als weiteres Distinktionsmerkmal zwischen den USA und der Sowjetunion denn als geheimes Hauptthema. Die Informationstechnologie, Computertechnik und das Internet bleiben keineswegs die einzigen behandelten Technologien, sondern in loser Folge bilden durch die einzelnen Staffeln hindurch SDI (erste Staffel), ARPA/Stealth (zweite Staffel), der Afghanistan-Krieg und Biowaffen (dritte und vierte Staffel) ineinander übergehende Themen und Aufträge für die Agenten. In der vierten Staffel berichtet KGB-Offizier Oleg seiner Kollegin und Geliebten von der historisch realen Beinahe-Katastrophe, bei der aufgrund der fehlerhaften und veralteten russischen Raketenabwehrtechnik fast ein Atomkrieg ausgelöst worden wäre. Humorvoll hebt Philip hervor, dass man in den USA im Gegensatz zur Sowjetunion wenigstens immer elektrischen Strom hätte.

Das reale Russland erscheint insgesamt als ein »spectre« (Burdeau 2014), es wird jedoch auch zu einem wenig gezeigten Unort, der einerseits zu verteidigen ist und eine freiere Welt verkörpern soll, im Verlauf der Serie aber andererseits für verschiedene Figuren zum Ort des Verschwindens wird (Nina und Martha).

»I hope the Russians love their children too«

Als Ausblick sei auf eine Thematik der Serie verwiesen, die quer zu den vorgestellten Hauptthemen steht: die Liebe. Allen dargestellten Eltern – den Jennings, der russischen Funktionärsfamilie Burow, die in der vierten Staffel um ihren in Afghanistan gefallenen Sohn trauern, und den Beemans – ist gemeinsam, dass sie ihre Kinder kontinuierlich, gleichermaßen und bedingungslos lieben. Bei allen dargestellten bürgerlichen Untiefen und aufsehenerregenden Tätigkeiten hat die Serie darum etwas zutiefst Gesetztes, was ihr im Zuspruch durch die Zuschauer nicht immer gut getan hat. Als wolle die Serie den Song »Russians« von Sting (1985) bekräftigen, lieben alle dargestellten Figuren (ihre) Kinder, wollen Kinder (wie Martha) oder lieben das Kinderlieben (wie Nina). Anhand dieses Beispiels mimetischen Begehrens kann abschließend die Leistung der Serie herausgestellt werden, über die kulturelle Remediation ein Begehren nach einem dritten Standpunkt auszudrücken, der nach dem Zerfall des Ostblocks vielleicht noch mehr als in den Achtzigerjahren zu fehlen scheint. Aus medienkulturwissenschaftlicher Sicht kann dies zugleich eine weitere Aufforderung bedeuten, sich auf die Suche nach neuen theoretischen Möglichkeiten zu begeben, die Komplexität der digitalen Bedingungen unserer heutigen Gesellschaft, Entwicklung und Arbeit zu verstehen.

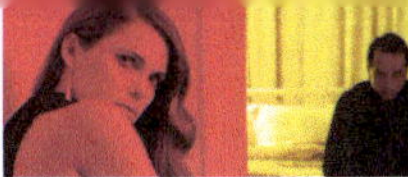

Literatur

Adorno TW (1998/1951) Minima Moralia. Reflexionen aus dem beschädigten Leben. In: Gesammelte Schriften, Bd. 4. Wissenschaftliche Buchgesellschaft, Darmstadt

Alston J (2016) *The Americans'* Music Supervisor on Building Tension With Music From the Cold War '80s. A.V. Club, 15.03.2016. http://www.avclub.com/article/americans-music-supervisor-building-tension-music--233656. Zugegriffen: 24.11.2016

Bolter J, Grusin R (1999) Remediation: Understanding New Media. MIT Press, Cambridge, Mass.

Burdeau E (2014) Une couverture à soi. Vacarme 66 (1): 196–211

Cuntz M (2014) Cover Is What You Are: The Americans. CARGO Film/Medien/Kultur Magazin 24: 49–53

Doyle J (2016) Why The Americans is Brilliant But Unloved. The Globe and Mail, 22.03.2016. http://www.theglobeandmail.com/arts/television/john-doyle-why-the-americans-is-brilliant-but-unloved/article29335157/. Zugegriffen: 24.11.2016

Fraser E (2016) »The Americans«: Motherhood, the Motherland, and Elizabeth Jennings. Collider, 05.05.2016. http://collider.com/the-americans-season-4-keri-russell/. Zugegriffen: 24.11.2016

Freud S (1905) Drei Abhandlungen zur Sexualtheorie. In: Gesammelte Werke V, 27–145

Garofalo A (2016) »The Americans« Reaches Season 4: Why More People Are Not Watching And Why FX Does Not Care. International Business Times, 16.03.2016. http://www.ibtimes.com/americans-reaches-season-4-why-more-people-are-not-watching-why-fx-does-not-care-2337931. Zugegriffen: 24.11.2016

Gilbert M (2016) »The Americans«: Good, Better, Best. Boston Globe, 23.06.2016. https://www.bostonglobe.com/arts/television/2016/03/28/the-americans-good-better-best/aeKdMpUK0IGEz1NjXbrkfO/story.html. Zugegriffen: 24.11.2016

Koch L (2016) Die Wiederkehr des Kalten Kriegs als Fernsehserie. POP. Kultur und Kritik 8: 31–37

de Lauretis T (2008) Freuds Drive: Psychoanalysis, Literature and Film. Palgrave Macmillan, Basingstoke/New York

Lynch J (2016) How »The Americans« Chooses Its '80s Ads, Like Brooke Shields' Iconic Calvin Klein Spot. Adweek, 28.04.2016. http://www.adweek.com/news/television/how-americans-chooses-its-80s-ads-brooke-shields-iconic-calvin-klein-spot-171091. Zugegriffen: 24.11.2016

Marchart O (2010) Die politische Differenz. Suhrkamp, Frankfurt am Main

Michaelsen A (2011) I helped to bring them into this world: Geburt, Leihmutterschaft und Reproduktionsmedizin in Frozen Angels. In: Villa P I, Möbius S, Thiessen B (Hrsg) Soziologie der Geburt. Diskurse, Praktiken und Perspektiven. Campus, Frankfurt am Main 2011, S 183–205

Nussbaum E (2015) »The Americans« Is Too Bleak, and That's Why It's Great. New Yorker, 18.03.2015. http://www.newyorker.com/culture/culture-desk/the-americans-is-too-bleak-and-thats-why-its-great. Zugegriffen: 24.11.2016

Owen R (2016) »The Americans« Back And Full Of Secrets. Pittsburgh Post-Gazette, 14.03.2016. http://www.ajc.com/entertainment/television/the-americans-back-and-full-secrets/KImUxNaLj4QJbsL6BFhOJJ/. Zugegriffen: 28.12.2016

Rosenberg A (2016) Yes, »The Americans« Is Still the Best Drama on TV. Washington Post, 16.03.2016. https://www.washingtonpost.com/news/act-four/wp/2016/03/16/yes-the-americans-is-still-the-best-drama-on-television/. Zugegriffen: 24.11.2016

Seitz M Z (2015) For the Love of God, Watch The Americans Tonight. Vulture, 28.01.2015. http://www.vulture.com/2015/01/the-love-of-god-watch-the-americans-tonight.html. Zugegriffen: 24.11.2016

Stuever H (2016) Want a Stronger, More Intense Marriage? Then You Should Watch »The Americans«. Washington Post, 15.03.2016. https://www.washingtonpost.com/entertainment/tv/want-a-stronger-more-intense-marriage-then-you-should-watch-the-americans/2016/03/15/60cdc782-e713-11e5-bc08-3e03a5b41910_story.html?utm_term=.ba9fe160f91b. Zugegriffen: 28.12.2016

Thomas J (2013) A Conversation With The Americans Showrunners Joe Weisberg and Joel Fields. Slate, 31.01.2013. http://www.slate.com/articles/arts/interrogation/2013/01/the_americans_fx_spy_series_creators_joe_weisberg_and_joel_fields.html. Zugegriffen: 24.11.2016

Travers B (2015) »The Americans« Showrunner Joe Weisberg Already Knows How the Show Will End. IndieWire. http://www.indiewire.com/2015/10/the-americans-showrunner-joe-weisberg-already-knows-how-the-show-will-end-56879/. Zugegriffen: 24.11.2016

VanDerWerff T (2015) The Americans Is the Best Show on TV. So Why Isn't Anybody Watching It? Vox, 28.01.2015. http://www.vox.com/2015/1/28/7923027/americans-season-three-premiere. Zugegriffen: 24.11.2016

Walker S (2016) The Day We Discovered Our Parents Were Russian Spies. The Guardian, 07.05.2016. http://www.theguardian.com/world/2016/may/07/discovered-our-parents-were-russian-spies-tim-alex-foley. Zugegriffen: 24.11.2016

Waxman O B (2016) The CIA Officer Behind the New Spy Drama The Americans. TIME, 30.01.2013, http://entertainment.time.com/2013/01/30/qa-the-cia-officer-behind-the-new-spy-drama-the-americans

Originaltitel	The Americans
Land	Vereinigte Staaten
Erstausstrahlung / Laufzeit	Januar 2013/bis 2018
Sender	FX
Anzahl der Staffeln	6
Idee	Joe Weisberg
Regie	Diverse
Hauptdarsteller	Keri Russell Matthew Rhys Holly Taylor Keidrich Sellati Noah Emmerich
Verfügbarkeit	DVD auf Deutsch und Englisch erhältlich

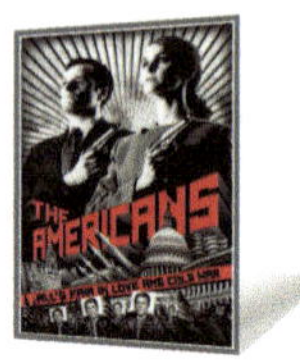

Ralf Zwiebel

Out of Balance: Das Ringen um einen »sicheren Ort«

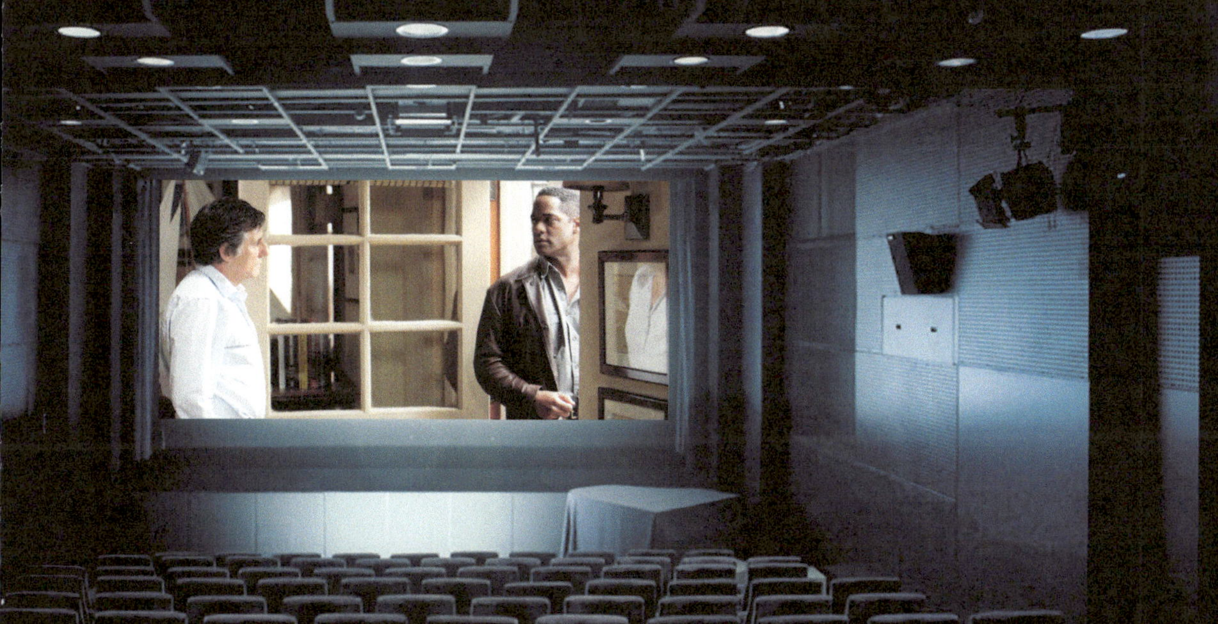

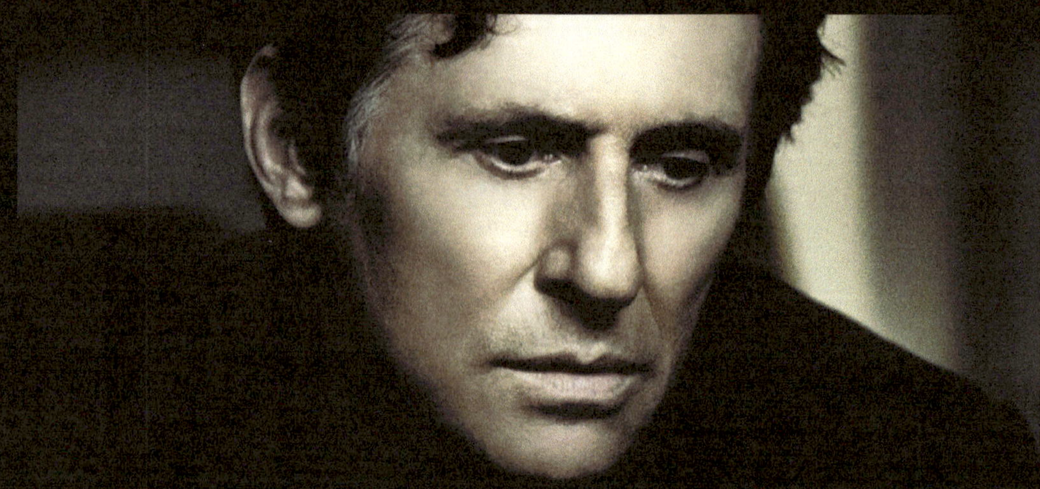

He's listening.

Gabriel Byrne   Dianne Wiest

inTREATMENT

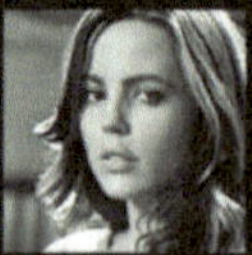
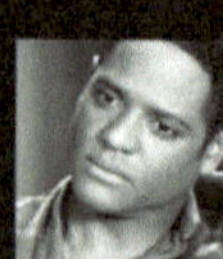
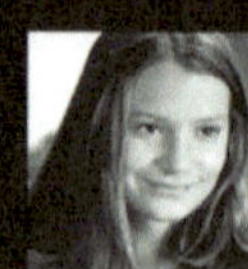
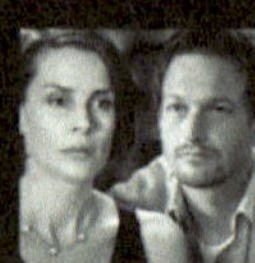
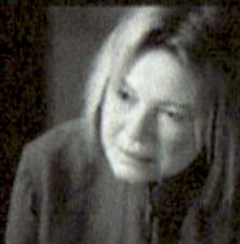

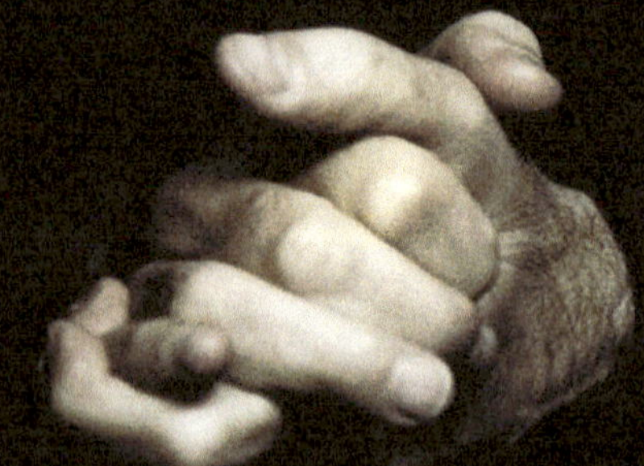

Der Therapeut Paul Weston.
© HBO. Quelle: Filmbild Fundus Herbert Klemens

In Treatment

Zum Subgenre »Psychoanalyse im Film«

In Treatment (🔲 Abb. 6.1) ist eine US-Fernsehserie über den Psychotherapeuten Paul Weston (dargestellt von Gabriel Byrne), die auch im deutschen Fernsehen in der Erstausstrahlung 2008 und 2011 mit mäßiger Resonanz gezeigt wurde. Sie basiert auf der mehrfach ausgezeichneten und erfolgreichen israelischen Serie *Be Tipul*. Man könnte sie ins Subgenre »Psychoanalyse im Film« einreihen, in dem Psychoanalytiker, Psychoanalyse und Psychotherapie ein Hauptthema darstellen: *Geheimnisse einer Seele* von G. W. Pabst (1926), *Spellbound* von A. Hitchcock (1945), *Freud* von J. Huston (1960), *Intime Fremde* von P. Leconte (2003) und *Das Zimmer meines Sohnes* von A. Moretti (2001), um nur einige wichtige Filme zu nennen. Gross (2012) hat in seiner Arbeit *Der Psychotherapeut im Film* fast 150 Filme aufgeführt, in denen Psychiater, Psychotherapeuten oder Psychoanalytiker eine Rolle spielen. Allerdings werden in keinem dieser Filme die Psychotherapie selbst und die Person des Psychotherapeuten in solch umfänglicher Tiefe, Verlaufsdauer und Detailliertheit dargestellt wie in dieser zu besprechenden Fernsehserie.

Als Problem des Subgenres insgesamt stellt sich immer wieder die Frage nach der angemessenen Darstellung der Psychoanalyse/Psychotherapie, die in der Kluft zwischen Sein und Sollen – zwischen Tatsachen und Wunsch- und Angstvorstellungen – aufgespannt ist. Man kann sagen, dass die Filme dieses Subgenres im Laufe der letzten Jahrzehnte sich immer mehr der tatsächlichen Praxis annähern und dass man *In Treatment* daher als einen vorläufigen Höhepunkt in dieser Entwicklung ansehen könnte. Einige meiner Kollegen und ich selbst verwenden auch aus diesem Grund manche Episoden aus *In Treatment* zu didaktisch-illustrativen Zwecken, um etwa bestimmte seelische Problemlagen oder auch Fragen des therapeutischen Prozesses ohne die häufigen Probleme der Diskretion mit Studierenden, Laien und Kollegen zu diskutieren.

Auf der Tagung »Ästhetik der Behandlung« wurde eine Episode aus der Serie kritisch und detailliert diskutiert (Gödde et al. 2015). Dabei sind die Reaktionen auf die filmische Darstellung der therapeutischen Szenen und des Verhaltens des Therapeuten nicht selten gespalten: Einerseits lösen die Person des Therapeuten und sein Arbeitsstil Bewunderung aus (hier erscheint er als der ideale Therapeut), andererseits aber auch Ablehnung und Entwertung. Einen Höhepunkt der Ablehnung erlebte ich selbst in einem Seminar mit einer größeren Gruppe von Therapeuten, in denen ich eine Episode aus der Serie zum Thema Gegenübertragung zeigte; eine Therapeutin verließ unter Protest das Seminar, nachdem sie mir vorgeworfen hatte, einen Film über einen solch inkompetenten Therapeuten gezeigt zu haben. Auch Brett Karr erwähnt in seiner Arbeit über *In Treatment* diese unterschiedlichen Reaktionen (Karr 2011).

Eine ganz andere Herausforderung stellt sich allerdings jetzt in dieser vorliegenden Arbeit, in der es um einen Kommentar zur gesamten Serie gehen wird. Hier sei nur daran erinnert, dass es sich um drei Staffeln mit insgesamt 106 Episoden à 25 Minuten handelt, also über 40 Stunden Filmmaterial. Das für mich übliche filmpsychoanalytische Vorgehen, über den Film ein genaues Sequenzprotokoll anzufertigen, ist daher nicht praktikabel, vielleicht auch nicht notwendig, da die episodische Struktur der Serie typische Muster erkennen lässt, die ich im Folgenden unter verschiedenen Gesichtspunkten ein wenig genauer diskutieren möchte. Die dritte kürzere Staffel habe ich dabei in meine Überlegungen nur begrenzt einbezogen, um die Übersichtlichkeit der Darstellung nicht zu gefährden.

Kurze Synopsis der Serie

In Treatment besteht also aus drei Staffeln in vielen einzelnen Episoden und zeigt den etwa 50-jährigen Therapeuten Paul Weston überwiegend in der therapeutischen Arbeit mit seinen Patienten. Jede Episode von 25 Minuten stellt eine abgeschlossene Therapiesitzung dar.

Staffel 1

n der ersten Staffel hat Paul die Praxis in seinem Privathaus in Baltimore und empfängt wöchentlich über 9 Wochen verschiedene Patienten: Laura, eine bildhübsche Anästhesistin, die sich heftig in Paul verliebt; Alex, ein Bomberpilot, der im Irak bei einem Angriff unwissentlich unschuldige Kinder getötet hat und danach einen fast tödlich verlaufenden Herzinfarkt nach einer extremen körperlichen Anstrengung erleidet; Sophie, eine 16-jährige Turnerin, die nach einer Affäre mit ihrem Trainer einen verkappten Suizidversuch unternommen hat; das Paar Amy und Jake, das sich über eine Schwangerschaft und die Frage nach einem Abbruch entzweit. Am Freitag geht Paul zu seiner ehemaligen Supervisorin, um die sich anhäufenden Probleme mit seinen Patienten, aber auch seine zunehmend privaten ehelichen Schwierigkeiten zu erörtern.

Die sehr verdichteten, dramatisierten einzelnen Episoden und Therapieverläufe spitzen sich alle krisenhaft zu: Paul verliebt sich selbst in Laura, Alex geht mit der Mit-Patientin Laura eine sexuelle Beziehung ein, die Paul zu einem aggressiven Ausbruch gegenüber Alex in einer Sitzung provoziert, Sophie unternimmt im Badezimmer seiner Praxis einen demonstrativen Suizidversuch, Amy erleidet auf der Couch einen Abort, die Supervision droht durch alte Verletzungen während der Ausbildung von Paul zu entgleisen. Schließlich verunglückt Alex bei einem Testflug tödlich, und die Frage nach einem möglichen Suizid und Pauls therapeutischer Verantwortung wird vom Vater des Patienten aufgeworfen und später in eine offizielle, gerichtliche Klage umgewandelt. Gleichzeitig verschlechtert sich die Ehe von Paul rapide, es kommt zu konflikthaften Gesprächen zwischen ihm und seinen beiden älteren Kindern, und am Ende steht die Scheidung von seiner Frau Kate und sein Umzug in eine neue Praxis nach New York.

Staffel 2

In New York empfängt er in der zweiten Staffel nach dem gleichen Muster wie zuvor verschiedene Patienten: Mia, eine Anwältin, die ihn im Prozess gegen Alex' Vater vertreten soll, stellt sich als ehemalige Patientin von Paul heraus; auch sie macht ihm wegen der Therapie vor 20 Jahren heftige Vorwürfe; Walter, ein etwa 60-jähriger Vorstandsvorsitzender, der ihn wegen Schlafstörungen aufsucht und schon im ersten Gespräch eine Art Panikattacke erlebt; April, eine junge Studentin, bei der ein Lymphknotenkrebs im fortgeschrittenen Stadium festgestellt wurde, die sich aber der notwendigen Behandlung entziehen will; und der junge, übergewichtige Oliver, der unter der sich abzeichnenden Trennung und drohenden Scheidung seiner Eltern leidet. Nach wie vor fährt Paul zu Gina, seiner Supervisorin: Die ursprüngliche Supervision ist mittlerweile in eine Therapie von Paul umgewandelt worden.

Die therapeutischen Verläufe sind in dieser zweiten Staffel etwas weniger dramatisch, vielleicht auch, weil Paul von den professionellen und privaten Belastungen und Rückschlägen deutlich gezeichnet ist: Mia und Walter willigen am Ende in die Fortsetzung der Therapie ein (auch Walter unternimmt im Laufe der Gespräche einen Selbstmordversuch), April beendet die Therapie dankbar, weil Paul ihr das Leben gerettet habe, und Oliver zieht mit seiner Mutter in eine entfernte Stadt, deutet aber an, dass er mit dem Therapeuten in Kontakt bleiben wird. In seiner eigenen Therapie arbeitet Paul einige seiner eigenen Konflikte im Zusammenhang mit dem Selbstmord seiner Mutter aus der Kindheit auf.

Schließlich wird die Klage des Vaters von Alex abgewiesen, und Paul ist trotz der vielen Schwierigkeiten und Krisen der letzten Zeit entschlossen, weiterhin als Therapeut zu arbeiten, verbunden mit der Hoffnung, wieder eine neue Beziehung zu einer Frau aufbauen zu können.

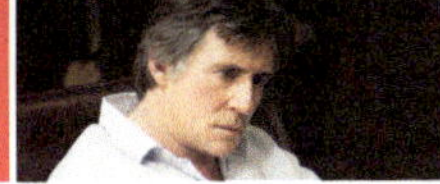

Staffel 3

In der dritten Staffel kommen weitere Patienten zur Behandlung, Paul geht wegen anhaltender Schlaf-störungen erneut in Psychotherapie und erwägt am Ende ernsthaft, seine therapeutische Tätigkeit endgültig aufzugeben.

Das eigene filmpsychoanalytische Arbeitsmodell

Bevor ich einige zentrale Thematiken dieser Serie diskutieren werde, möchte ich kurz meinen filmpsy-choanalytischen Zugang und mein individuelles Arbeitsmodell ansprechen. Zuerst gilt es zu berück-sichtigen, dass die Protagonisten nicht als quasi reale Personen oder Patienten aufgefasst und diskutiert werden sollten: Es handelt sich um fiktive »Personen«, die man auch als Repräsentanten bestimmter exemplarischer Lebensumstände, Problemlagen, Einstellungen, Haltungen und Absichten begreifen kann. Paul repräsentiert also einen bestimmten Typus des Therapeuten, und dies gilt auch für seine jeweiligen Patienten. Ohne diese diagnostisch einordnen zu wollen, vertreten sie Patienten-Typen mit einer spezifischen Problematik: Sexualisierung (Laura), Narzissmus (Alex), Adoleszenz-Krise (Sophie), Sadomasochismus (Amy und Jake), Alterskrise (Walter), lebensbedrohliche Erkrankung (April), Kinderlosigkeit im mittleren Lebensalter (Mia), Elternschaft bei den Eltern von Oliver (Bess und Luke).

Ich werde also die ganze Serie als Darstellung der modernen westlichen Therapiewelt zu verstehen versuchen. Daher berücksichtige ich auch nicht ausdrücklich bestimmte filmtechnische und zuschauer-bezogene Aspekte wie die unvermeidliche Verdichtung, Übertreibungen oder auch Zuspitzungen gegen Ende jeder Episode, um beim Zuschauer das Interesse an der Serie wach zu halten. Weiterhin erscheint es wichtig, sich nicht ausschließlich von dem Narrativen des Films einfangen zu lassen, um darüber das spezifisch Filmische der Bilder zu vergessen oder zu übersehen. Gerade bei einer solchen Serie verliert man sich leicht in die einzelnen komplexen Lebensgeschichten der verschiedenen Protagonisten, während man die visuellen Komponenten des Film übersieht: Ich werde später etwas genauer auf die räumliche Gestaltung der Praxis von Paul eingehen, die Nähe zu seinen privaten Räumen, die Rolle der Toilette und nicht zuletzt das Logo im Vorspann, das einem Objekt im Behandlungszimmer entnommen ist: eine weiß-bläuliche, ständig in Bewegung befindliche Flüssigkeit in einem oszillierenden Glas.

Und vor allem verstehe ich die Filmpsychoanalyse als einen Dialog zwischen der Psychoanalyse und der Filmkunst, in dem davon auszugehen ist, dass mindestens drei zentrale Kontexte immer von Be-deutung sind, die sowohl die Psychoanalyse als auch die Filmkunst bewegen: die Erforschung der Problemlagen der Menschen, die Erforschung von Wandlungs- und Wirkungsprozessen und das Ver-ständnis des Films als Spiegel der eigenen Wirklichkeit des Zuschauers (Zwiebel und Mahler-Bungers 2007; Zwiebel 2015). Es wird also im Folgenden nicht darum gehen, wie realistisch die therapeutische Wirklichkeit dargestellt ist, es wird auch nicht um filmkritische Aspekte gehen, sondern um eine un-vermeidlich persönliche Auseinandersetzung mit der ganzen Serie, die ich selbst als Psychoanalytiker mit einer langjährigen praktischen Erfahrung wohl ganz anders erlebe und verstehe als ein durch-schnittlicher Laie oder ein Analysand oder Patient. Das Dialogische besteht dann darin, dass ich bereit bin, mir vom Filmkünstler eine Sicht von außen zumuten, ja, die eigenen »blinden Flecken« zeigen zu lassen; dies entspricht einer Auffassung der Filmpsychoanalyse als Ermutigung zur und Fortsetzung der Selbstanalyse des Zuschauers. Natürlich sind Vergleiche und Bewertungen fast unvermeidlich; sie in der Schwebe zu halten ist jedoch produktiv, weil dann der filmpsychoanalytische Zugang diesen forschenden und selbstanalytischen Impuls ermöglicht.

Im Dialog mit den psychoanalytischen Grundannahmen

Als Erstes ist festzustellen, dass bei einem filmpsychoanalytischen Kommentar zu dieser Serie die Ver-suchung groß ist, die eigenen Grundannahmen über die psychoanalytische oder psychotherapeutische

Praxis in das Gesehene hineinzuprojizieren. Auch wenn dies nicht völlig zu vermeiden ist, so hilft doch eine Art dichte Beschreibung der Filmgeschichte und Filmbilder diese Tendenz zu vermindern – was allerdings bei dem Umfang der Serie in dieser Arbeit nur im Ansatz zu realisieren ist.

In jedem Fall ist weiterhin davon auszugehen, dass die fiktive Filmgeschichte mit den einzelnen Episoden einen kreativen Akt des kolumbianischen Filmkünstlers Rodrigo Garcia (Fernseh- und Filmregisseur, Sohn von Gabriel Garcia Marquez) und seines Teams darstellt, in dem Grundannahmen des Künstlers, wissenschaftliche Modelle und Alltagsmodelle von Laien über Psychotherapie, aber auch Arbeitsmodelle von Therapeuten und Psychoanalytikern zusammenfließen: Es wird in der Filmserie offenbar der Versuch gemacht, ein relativ adäquates Bild von moderner Psychotherapie in der westlichen Welt zu entwerfen, das auch für den durchschnittlichen Fernsehzuschauer nachvollziehbar und spannend ist.

Welches in diesem Sinne also kompromisshafte Bild von Psychotherapie wird nun zunächst einmal vermittelt? Als Fachmann kann man das gezeigte Arbeitsmodell von Paul Weston leicht identifizieren: Es ist eine in der westlichen Welt wohl derzeit am häufigsten praktizierte Form von psychodynamischer Psychotherapie, die auf den zentralen Prinzipien der Psychoanalyse beruht, aber oft nicht mehr im klassischen Couch-Setting durchgeführt wird. Dafür steht die Tatsache, dass eine analytische Couch im Behandlungsraum nicht vorhanden ist, sondern die Patienten auf einem wohnlichen Sofa Platz nehmen, für das es vielfache Verwendungen gibt (schließlich auch als Schlafstätte für den Therapeuten). Shedler (2011) hat diese psychodynamische Psychotherapie in insgesamt sieben Gesichtspunkten zusammengefasst, die zentrale Orientierungen des Therapeuten sind: 1. Fokus auf Emotion und Gefühlsausdruck; 2. Untersuchung von Versuchen des Patienten, belastende Gedanken und Gefühle zu vermeiden; 3. Identifizieren von wiederkehrenden Themen und Mustern; 4. Auseinandersetzung mit Erfahrungen in der Vergangenheit; 5. Fokus auf zwischenmenschliche Beziehungen; 6. Fokus auf die Therapiebeziehung; 7. Erforschung des Phantasielebens.

Es gibt praktisch keine Episode, in der nicht fast alle dieser sieben Gesichtspunkte in den Interventionen von Paul Weston vorkommen: Immer wieder fragt er nach den Gefühlen seiner Patienten (etwa wenn er Sophie immer wieder nach ihren Gefühlen dem abwesenden Vater gegenüber befragt), spricht aktiv Vermeidungen, Verharmlosungen und Rationalisierungen an (wenn er nach den unterdrückten Schuldgefühlen oder auch homosexuellen Gefühlen bei Alex forscht), zeigt Wiederholungsmuster in den Beziehungen auf (wenn er die Dominanz von Walter auch in der therapeutischen Beziehung anspricht), stellt immer wieder Verbindungen zwischen der Gegenwart und der Vergangenheit her (dabei vor allem die Beziehung zu den Eltern betonend, etwa wenn er die anwaltliche Berufstätigkeit von Mia mit ihrer Beziehung zum Vater in Verbindung bringt), erforscht die Beziehungen zu anderen, aber auch zu sich selbst (wenn er das provokative Verhalten in der therapeutischen Sitzung problematisiert) und fragt nach Träumen und Phantasien (etwa Sophies Traum über ihren Vater, den er als Übertragungstraum identifiziert). Alle diese für den psychodynamischen Ansatz charakteristischen Funktionen werden von dem bekannten Schauspieler Gabriel Byrne auf einfühlsame, sympathische und präsente Weise dargestellt.

Es wäre interessant, diese Serie mit Therapeuten anderer Richtungen zu diskutieren. Ist es denkbar, dass sie sich etwa als Gestalttherapeuten oder Gesprächstherapeuten auch in der Arbeitsweise des Therapeuten wiedererkennen? Dies berührt eine immer wieder auftauchende Frage, ob es ein grundlegend verbindendes Element in allen Psychotherapierichtungen gibt (Zwiebel 2013).

Die in der Serie auftretenden Patienten bringen eine Palette von seelischen Problemen in die Praxis, die in der westlichen Welt heute weit verbreitet sind: Schwierigkeiten mit Liebesbeziehungen, mit der Sexualität, Kinderlosigkeit erfolgreicher Frauen, Erfahrungen von sexuellen Übergriffen, Traumatisierungen, Essstörungen, das Scheitern von Lebensentwürfen, lebensbedrohliche Erkrankungen wie Krebs, die Krise des alternden Mannes, konflikthafte Elternschaft. Obwohl man vermuten kann, dass in gebildeten Kreisen das Grundmodell von moderner Psychotherapie bekannt sein dürfte (die Rolle der Kindheitserfahrungen für das erwachsene Leben, die wichtige Bedeutung von Gefühlen und ihrer Verdrängung), produzieren diese aufgeklärten Patienten erstaunliche Widerstände gegenüber einem therapeutischen Prozess: Fast alle wollen zu Beginn nur einen kleinen, konkreten Ratschlag oder eine Bestätigung schon getroffener Entscheidungen und setzen der Bearbeitung ihrer eigenen Problemlage massiven Widerstand entgegen. Laura will ihre sexuelle Attraktivität bei Paul testen, Alex möchte nur einen Rat, ob er an den Ort des Massakers zurückkehren soll, Sophie will nur eine Bescheinigung, dass ihr Unfall kein Selbstmordversuch war, Walter erwartet in einer Art »blink-Test[1]« des Experten-Therapeuten eine Beseitigung seiner Schlafstörung, die immer noch ledige Mia möchte endlich einen Mann und ein Kind haben, und Amy und Jake wollen dem Therapeuten die Entscheidung über die Schwangerschaft aufbürden.

Dabei werden die Patienten weniger als Träger von gravierenden Symptomen wie Angst, Phobien, Zwängen, Depressionen dargestellt (also die klassischen neurotischen Symptome), sondern eher in ihrer Charakter- oder Persönlichkeitsproblematik. Ihr konkretes Verhalten in der Therapie und dem Therapeuten gegenüber ist vielfach schlicht unverschämt und schamlos: Laura schildert beispielsweise bis ins kleinste Detail ihre sexuellen Erlebnisse, um Paul aus seiner Reserve zu locken, Alex erkundigt sich über das Privatleben seines Therapeuten bei Bekannten und konfrontiert ihn mitleidlos mit seinen Erkundigungen, Sophie wütet in adoleszenter Furie eine Beschimpfung nach der anderen heraus, und Mia fordert Paul in der Sitzung auf, mit ihr zu schlafen. Ist die klassische Neurose im Kern also eher durch eine Hemmung charakterisiert, erlebt der Zuschauer hier die Patienten in enthemmter und provokativer Art und Weise.

Spiegelt dies, so könnte man fragen, auch den Wandel des heutigen Therapiepatienten, der nicht mehr neurotisch, sondern eher persönlichkeitsgestört ist? Dabei repräsentieren diese Patienten gleichzeitig alle Attribute von Schönheit, Erfolg, Bildung, Geld: Hier muss man sich schon fragen, ob dies die amerikanische Psychotherapieszene spiegelt oder ob eher ein Klischee bedient wird; die deutsche Situation sieht jedenfalls anders aus. Auf die kulturellen Differenzen kann ich hier im Einzelnen nicht eingehen; allein die Verwendung des Vornamens wirkt auf den deutschen Zuschauer zuerst etwas befremdlich: »Hallo, ich bin Paul«, sagt der Therapeut bei der Begrüßung zum Erstgespräch. Leider ist mir die israelische Fassung von *In Treatment* nicht bekannt, so dass offen bleiben muss, welche Rolle die »Amerikanisierung« der Psychodynamik der Patienten spielt.

Geht es in diesem ersten Kontext vor allem um die Frage, wie die menschlichen Problemlagen der Protagonisten in dem Film konzeptualisiert werden, so lassen sich einige Punkte deutlicher benennen: Zuerst einmal zeigen fast alle Sitzungen ein Ringen um eine Annäherung zwischen dem Arbeitsmodell des Therapeuten (die genannten sieben Grundannahmen von Shedler) und dem Alltagsmodell von Psychotherapie der Patienten. Mir scheint, dass in dem psychoanalytisch inspirierten Arbeitsmodell von Paul Weston eine Grundannahme über die Natur seelischen Leidens impliziert ist, nämlich die Annahme einer grundlegenden Täuschung und vor allem Selbsttäuschung und die drohende oder schon eingetretene Ent-Täuschung im Sinne eines Zusammenbruchs des bisherigen Selbst- und Lebensmodells der dargestellten Patienten: Laura überschätzt die Bedeutung des Sexuellen, Sophie täuscht sich grundlegend in der Beziehung zu ihrem Vater und zu ihrer Mutter, Alex hat mit dem fatalen Bombenabwurf und seinem kardialen Zusammenbruch und der Konfrontation mit dem Tod die Illusion seiner Allmacht und Perfektion verloren, und Amy und Jake haben sich in Wirklichkeit auseinandergelebt und versuchen, die drohende Trennung durch sadomasochistische Inszenierungen zu vermeiden, der Vorstandschef Walter erlebt in seiner Schlafstörung einen Zusammenbruch seines omnipotenten Selbstbildes, und Mia hält ebenfalls an einer idealisierten Beziehung zum Vater fest, die eine wirkliche Öffnung für andere Beziehungen verhindert.

---

1 Im »blink-Test« erkennt der Fachmann innerhalb von Sekunden das zu lösende Problem.

Alle von Shedler (2011) beschriebenen – und hier von Paul praktizierten – Haltungen und Interventionen zielen auf einen Klärungsprozess dieser grundlegenden Täuschungen und realen oder befürchteten Ent-Täuschungen bei den Patienten: eine mit schmerzlichen Gefühlen verbundene Anerkennung und Toleranz der Kluft zwischen Sein und Sollen, wie es Neiman (2015) in ihrem Buch *Warum erwachsen werden?* so luzide beschrieben hat. Die Quelle dieser grundlegenden Täuschungen und Selbsttäuschungen beruht auf einer Wiederkehr des Verdrängten in Form des abgespaltenen kindlichen Selbst mit allen konflikthaften Emotionen und Wünschen. Und obwohl es sich bei den dargestellten Patienten um aufgeklärte, gebildete und erfolgreiche Menschen handelt, setzen sie von Anfang an der Therapie im Sinne dieser konfrontierenden Klärung, die im Grunde ein schmerzlicher Selbsterforschungsprozess ist, einen verständlichen und erbitterten Widerstand entgegen. Die Episoden verdeutlichen, dass ein Großteil der therapeutischen Arbeit in der Tat mit diesem Widerstand, der nur teilweise der Unkenntnis und zu einem größeren Anteil der Vermeidung von Unlust und Schmerz geschuldet ist, zu tun hat: Man könnte daher auch von einer notwendigen »Verführung« zur Therapie sprechen, die Paul Weston hier praktiziert.

In einer anderen Arbeit habe ich am Beispiel des Erstgesprächs mit Walter diese Dynamik detailliert zu beschreiben versucht (Zwiebel und Weischede 2015). Besonders aufschlussreich sind in diesem Zusammenhang allerdings Paul Westons Gespräche mit der Supervisorin Gina, in denen er über seine eigenen privaten und professionellen Probleme spricht: Hier findet sich plötzlich kaum ein Unterschied zwischen seinen Patienten und ihm. Auch er entwickelt fast die gleichen Widerstände wie seine Patienten, greift die Supervisorin ebenfalls teilweise sehr direkt an und versucht, sie in eine verantwort-liche Position zu manipulieren (etwa wenn er von ihr hören will, wie er mit seiner Verliebtheit Laura gegenüber umgehen soll, um ihre Bedenken aber gleichzeitig sofort wieder zu attackieren). In nicht wenigen Episoden scheinen die Patienten plötzlich über Probleme zu sprechen, mit denen Paul sich auch gerade selbst herumschlägt. Ernüchtert mag der Zuschauer feststellen, dass die Unterschiede zwischen Therapeuten und Patienten offenbar viel geringer als vermutet sind: Dies mag eine gewisse Genugtuung auslösen und das bekannte Vorurteil bestätigen (die »shrinks« haben alle selbst eine »Macke«), es mag auch eine Enttäuschung hervorrufen (die Sehnsucht nach einem »Meister« wird desillusioniert), aber auch zu einer gewissen Beruhigung führen (auch der Therapeut ist auch nur ein Mensch).

Die Bilder, die hier von modernen Therapiepatienten und Therapeuten gezeichnet werden, sind also ausgesprochen vieldeutig und in jedem Fall ambivalent, lassen aber eine gewisse Gegenseitigkeit von Patient und Therapeut vermuten: Die Therapeuten sind also keineswegs »erleuchtet«, sondern ebenfalls von Selbst-Täuschungen ständig bedroht; auch sie ringen um ihr Selbst- und Weltbild, das plötzlich in Frage gestellt werden oder kollabieren kann, wenn sie durch äußere und innere Verände-rungen, durch private und professionelle Belastungen unter emotionalen Druck geraten. Vor allem die letzte Episode der ganzen Serie zeigt diese bleibende Vulnerabilität und Anfälligkeit für Täuschungen und Selbst-Täuschungen besonders eindringlich.

Im Dialog mit einem psychoanalytischen Veränderungsmodell

Kann man also die hier präsentierte psychodynamische Psychotherapie mit ihren psychoanalytischen Grundannahmen als eine »Einsichtstherapie« konzipieren, wobei Einsicht nicht als rein kognitiver Prozess angesehen wird, sondern vor allem als ein emotionaler Ent-Täuschungsprozess, der im Wesentlichen durch Konfrontation, Toleranz, Begleitung und Resonanz in einer therapeutischen Beziehung verstanden werden kann? Offenbar geht es aber – wie man am Beispiel von Paul Weston vermuten kann – nicht um eine endgültige, gleichsam »richtige« Einsicht in das Selbst und die Welt, eine ein für alle Male korrekte Selbst- und Weltbeziehung (Rosa 2016) frei von Täuschungen, sondern um die Entwicklung einer grundlegenden Offenheit für ein sich wandelndes Selbst und eine sich

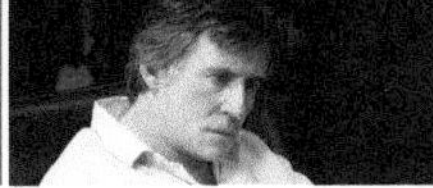

verändernde Welt, in der Gewissheiten immer wieder überprüft werden müssen, also Täuschungen grundsätzlich immer wieder für möglich gehalten werden. In Abwandlung einer Aussage von Samuel Beckett könnte man auch sagen: Es geht darum, sich immer besser zu täuschen. Welchen Eindruck bekommt der Zuschauer nun in dieser Serie über diese Möglichkeiten einer »Einsichtstherapie« und ihrer Wirksamkeiten?

Am therapeutischen Ausgang der »Fallgeschichten« lässt sich ablesen, dass Erfolge und Misserfolge, Gelingen und Scheitern sich in unterschiedlicher Weise manifestieren und sehr differenziert zu bewerten sind. Keineswegs werden hier Formen von »Wunderheilungen« präsentiert, auch wenn manche Klischees offenbar unvermeidlich sind – etwa der am Ende »endlich« weinende Patient. Alex kommt bei einem Testflug ums Leben, und es bleibt offen, welche Rolle dabei die therapeutischen Gespräche gespielt haben; in der letzten Begegnung zwischen Laura und Paul, die in der Wohnung von Laura nach Beendigung der Sitzungen stattfindet, erleidet Paul eine Panikattacke, bevor es mit Laura zu einer sexuellen Begegnung kommen könnte – man könnte ironisch sagen, dass Laura am Ende der Therapie »geheilt« ist und Paul erkrankt, was sich in der zweiten und dritten Staffel noch vertieft; Sophie konfrontiert sich konkret mit der enttäuschenden Beziehung zu ihrem Vater, und die Therapie erweist sich bei ihr als ein echter Schritt ins Erwachsen-Werden; Mia und Walter entscheiden sich, die Therapie fortzusetzen, was als ein Fortschritt anzusehen ist; Amy und Jake vollziehen einen äußerst schmerzhaften Trennungsschritt; die krebskranke April beendet die Therapie, bedankt sich aber bei Paul, dass er ihr durch sein aktives Begleiten zur Chemotherapie das Leben gerettet habe; in der Behandlung von Oliver versucht Paul die Eltern an ihre Bedeutsamkeit für den Jungen zu erinnern und Oliver den Kontakt zu ihm offen zu halten.

Insgesamt vermittelt die Serie aber die Überzeugung, dass Psychotherapie auf schmerzhafte Weise und mit unterschiedlichen Ausgängen wirksam sein kann, wenn auch vielleicht nicht in der Art und Weise, wie es sich Laien gerne vorstellen: Die Vorstellung, dass die Therapie einen rundum glücklichen Menschen hervorbringt, ist in jedem Fall eine Illusion. Im günstigen Fall werden die Patienten erwachsener in dem Sinne, dass sie mehr in Kontakt mit den Tatsachen des Lebens sind, ohne alle ihre Wünsche und Hoffnungen aufzugeben. Ironisch formuliert könnte man also von einer ambivalenten Werbung für die moderne Psychotherapie durch diese Filmserie sprechen.

Aber welche Modelle der Wirksamkeit vermittelt der Film? Wodurch kommen diese Wandlungen und Veränderungen, die in der Tat stattfinden, zustande? Wie schon seit vielen Jahren in der Debatte über die Wirkfaktoren von Psychotherapie, wird auch in dieser Serie die grundlegende Frage aufgeworfen: Ist es mehr die Person des Therapeuten oder mehr die Behandlungstechnik, die schließlich die Veränderung bringt? Man mag bei einer ersten Betrachtung der einzelnen Episoden zur Vermutung neigen, dass vor allem dieser sympathische, einfühlsame, selbst leidende und vor allem auch »menschliche« Therapeut mit allen seinen Stärken und Schwächen der entscheidende Faktor der Wirksamkeit ist. Ich werde gleich noch diskutieren, dass diese Polarisierung nicht sinnvoll ist.

Es gibt einen anderen Aspekt, der für die Frage nach der Wirksamkeit besonders gewichtig ist: Alle Episoden werden von einer Thematik durchzogen, die einmal mehr manifest, einmal mehr latent durchgespielt wird. Es ist die Thematik der Asymmetrie von Beziehungen generell und der therapeutischen Beziehung im Speziellen. Diese Asymmetrie gehört nach meinem Verständnis zu den drei großen A's professioneller Psychotherapie, nämlich Abstinenz, Asymmetrie und Anonymität, die allerdings von der Psychoanalyse besonders betont werden. Es wird heute davon ausgegangen, dass diese Elemente in einer flexiblen Weise praktiziert werden müssen – und, wie ich gleich noch beschreiben werde, in ihrer bipolaren Dynamik in der Schwebe gehalten werden sollten –, aber als Grundelemente in keiner professionellen Psychotherapie fehlen dürfen, da sonst die therapeutische Beziehung in eine Alltagsbeziehung oder private Beziehung umschlägt, mit allen möglichen Gefahren des Missbrauchs, der Grenzverletzungen und der Missachtung der Autonomie des Patienten – wie dies in der Serie auch immer wieder angedeutet oder sogar dramatisiert inszeniert wird.

Abstinenz, Asymmetrie und Anonymität beschreiben Haltungen des Therapeuten, die den Unterschied zu einer privaten Beziehung ausmachen: Verzicht auf eigene Wünsche, Gegenseitigkeit und Selbstoffenbarung.

Karr (2011) verweist in der schon erwähnten Arbeit mehrfach auf die ethische Dimension des Therapeutenverhaltens. Das Praktizieren dieser drei A's kennzeichnet die therapeutische Situation als eine emotionale Situation von Versuchung und Versagung, auf die sowohl die Patienten als auch die Therapeuten in sehr individueller und persönlicher Weise reagieren. Das Schmerzliche für das therapeutische Paar besteht vor allem in der ambivalenten Erfahrung und Einsicht der grundlegenden Getrenntheit, Unterschiedenheit, Fremdheit und der damit verbundenen Existenz zwischenmenschlicher Grenzen bei doch gleichzeitig gewünschter und manchmal möglicher Verbundenheit und Resonanz.

Dies wird nun in den einzelnen Episoden in oft sehr dramatischer Form immer wieder durchgespielt: Einerseits scheinen viele der Probleme der Patienten gerade in dieser Dynamik ihre Quelle zu haben, andererseits wird in praktisch jeder einzelnen Episode diese Grundproblematik in der therapeutischen Beziehung inszeniert und durchgespielt (Laura will Paul Weston sexuell erregen, Alex dringt übergriffig in den therapeutischen Raum ein, etwa, wenn er eine Kaffeemaschine im Praxisraum auspackt oder sich über das Privatleben des Therapeuten informiert, und die Patienten bestimmen selbst Beginn und Ende der Therapie, in dem sie ständig zu spät kommen oder vorzeitig gehen, Mia übernimmt den Fall von Paul als Anwältin und Paul stimmt zuerst sogar zu etc.). Aber auch der Therapeut ringt um seine abgegrenzte Position, in dem er immer wieder den Versuch macht, Grenzen zu setzen, aber andererseits auch persönliche Fragen beantwortet, etwa, wenn Sophie ihn nach einem eigenen Albtraum fragt und er nach einigem Zögern davon berichtet oder wenn er zuerst mit seiner ehemaligen Patientin und jetzigen Anwältin als Klient spricht, bis er sich anders besinnt. Es wird gleich noch zu überlegen sein, ob hier eine flexible therapeutische Position oder aber eine unsichere, schwankende Position als Ausdruck einer persönlichen oder professionellen Krise repräsentiert ist. Die Asymmetrie der therapeutischen Beziehung besteht also vor allem darin, dass es primär um das Leiden des Patienten geht; die Symmetrie oder Gegenseitigkeit bleibt aber spürbar, weil auch der Therapeut immer wieder mit seinem Leiden konfrontiert ist, was in der zweiten und vor allem in der dritten Staffel immer deutlicher wird.

Erneut entsteht bei der Frage nach den Modellen der Wirksamkeit das Problem einer Differenzierung zwischen den filmischen Aussagen und den eigenen Arbeitsmodellen[2]. Ich kann hier auch aus Raumgründen nur noch auf einen mir wichtig erscheinenden Punkt fokussieren. Alle Episoden durchzieht ein Thema, das Paul Weston einmal selbst direkt formuliert: das Herstellen eines »sicheren Ortes« für die therapeutische Begegnung. Dieser »sichere Ort« ist einmal sicherlich ganz konkret zu verstehen – die Gestaltung des räumlichen Settings – und zum anderen im übertragenen Sinne als ein mentaler Raum, den der Therapeut dem Patienten zur Verfügung stellt. Ich selbst verwende manchmal das Bild einer Gastgeber-Gast-Beziehung, die diese räumliche Komponente zu umschreiben versucht.

Aber wie wird in der Serie dieser »sichere Ort« visualisiert? Das Innere des Praxisraums ist beispielsweise kaum von einem üblichen Wohnzimmer zu unterscheiden und enthält viele persönliche Gegenstände des Therapeuten. Hier soll vielleicht vermittelt werden, dass sich der Patient wie »zu Hause« fühlen kann, also ein Sicherheits- und Vertrauensgefühl aufbauen kann. Nicht wenige Szenen beginnen und enden an der Tür zum Praxiszimmer (◪ Abb. 6.2). Dies ist ein Hinweis auf die Dynamik von Drinnen und Draußen, die mit der Herstellung eines »sicheren Ortes« verbunden ist: Ein »sicherer Ort« bedarf einer Sicherung der Grenzen zwischen Drinnen und Draußen, die aber – wie viele Episoden deutlich zeigen – immer gefährdet sind, und zwar nicht nur durch die Patienten wie auch durch ihre Angehörigen (wenn diese die Patienten bringen oder unerwartet in den therapeutischen

---

2   Hier danke ich Dirk Blothner für wertvolle Diskussionen.

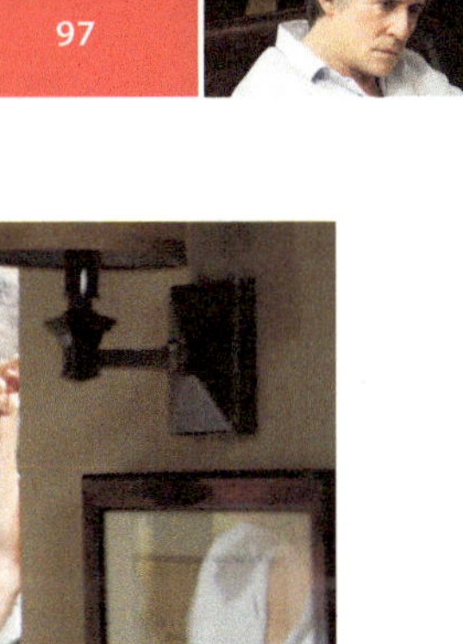

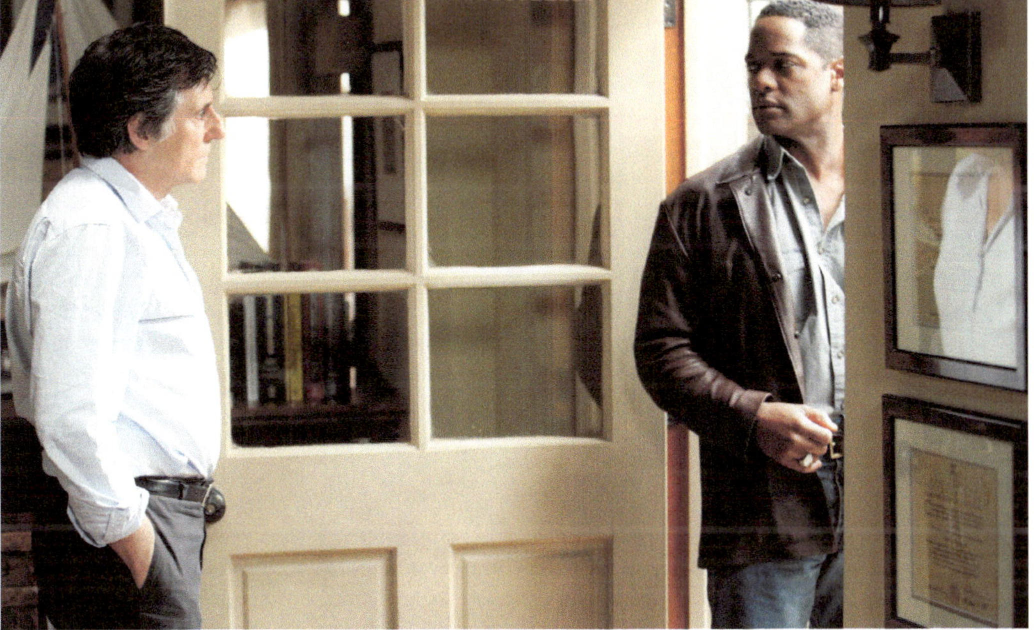

Abb. 6.2 Zwischen Draußen und Drinnen. © HBO. Quelle: Filmbild Fundus Herbert Klemens

Raum eindringen), sondern auch durch den Therapeuten selbst – etwa, wenn er sich entschließt, den »sicheren Ort« seines Praxisraums zu verlassen.

Die Bedeutung dieses »sicheren Ortes« wird in der Filmerzählung klar erkennbar und dem Zuschauer nachvollziehbar vermittelt. Es ist ein Ort, an dem die zentralen von Shedler (2011) formulierten Komponenten eines wirksamen therapeutischen Prozesses realisiert werden können: die Erforschung der eigenen Gefühle, die Selbstkonfrontation mit den vielen Selbsttäuschungen, das Erkennen von Wiederholungsmustern, das Herstellen der Verbindung zwischen Vergangenheit und Gegenwart, das Zulassen der Übertragungsgefühle auf den Therapeuten und das Verstehen der eigenen Phantasien und Träume. Man mag hier an die Theorie von Moser und v. Zeppelin (1996) denken, die analog zur Traumwelt von einer therapeutischen Mikrowelt sprechen, in der es um die Regulierung sowohl eines Sicherheitsgefühls als auch eines emotionalen Involvements in der Beziehung geht.

Dieser »sichere Ort« ist vor allem ein Ort der Sprache und des Wortes, der aber permanent durch einen Handlungsdruck belastet wird: Immer wieder betont der Therapeut, dass man weiter über die Probleme sprechen könne, dass die Selbstreflexion ein wichtiger, heilsamer Prozess sei, an dem man aber ein Leben lang arbeiten müsse. Gerade durch den dauerhaften Handlungsdruck – auch die Art und Weise des Sprechens ist manchmal eher Handlung als Information – ist aber die Generierung des »sicheren Ortes« ständig gefährdet. Die Serie vermittelt wohl vielen Zuschauern einen Eindruck von der aufwendigen seelischen Arbeit, die das therapeutische Paar zu leisten hat.

Dies führt zu einem weiteren Punkt, der deutlich wird, wenn man dem Duktus der einzelnen Episoden bis zum Ende folgt und dabei weniger auf die Veränderungen der Patienten als auf die Veränderung des Therapeuten achtet. Es ist ja zu bedenken, dass in dieser Serie der Therapeut Paul Weston die zentrale Figur ist und der Zuschauer seinem Leben über einige Jahre folgt. Es geht danach nicht nur um die Wirksamkeit von Therapie auf die Patienten, sondern auch um die Auswirkungen des therapeutischen Arbeitens auf den Therapeuten.

Auch hier entsteht wiederum ein ambivalentes Bild, das aber doch in eine Richtung weist, wenn man manche Veränderungen in der Serie beachtet. Man bekommt dabei den Eindruck, dass beim Therapeuten durch das ständige Ringen um einen »sicheren Ort« seine private Lebenssituation (vor allem seine Scheidung, später seine große Einsamkeit) und schließlich manche katastrophale oder unbefriedigende Entwicklungen bei seinen Patienten und der gerichtlichen Anklage ein Prozess einsetzt, der am Ende zu größten Zweifeln an seiner therapeutischen Arbeit führt. Lange Zeit hat er sich für einen guten Therapeuten gehalten. In der zweiten Staffel – nach seiner Scheidung – bezieht er eine neue Praxis, die ausgesprochen düster, karg und dunkel wirkt, vielleicht als Ausdruck seiner depressiven Verfassung. Erst in der dritte Staffel erfährt der Zuschauer, dass Paul Weston seit vielen Jahren unter schweren Schlafstörungen leidet – wiederum eine Ähnlichkeit mit seinem Patienten Walter.

Je länger die Serie dauert, umso mehr entwickelt Paul eine Haltung, die Freud (1912) als »furor sanandi« beschrieben hat: eine Form von therapeutischem Ehrgeiz, in dem er immer mehr einer Tendenz nachgibt, in das konkrete, reale Leben seiner Patienten einzugreifen. Weil er offenbar an der Wirksamkeit des »sicheren Ortes« zu zweifeln beginnt, geht er immer mehr ins Draußen, begleitet seine Patientin zur Chemotherapie, gibt mehr und mehr Ratschläge und versucht sehr insistierend, die Patienten in der Therapie zu halten, gerade wenn diese sich von ihm lösen wollen. Etwas überspitzt formuliert könnte man auch sagen, dass sich Paul Weston im Laufe der Serie immer mehr von einem Therapeuten zu einem Patienten verwandelt: Die Supervision bei Gina wird in eine Therapie umgewandelt (zweite Staffel), in der dritten Staffel geht er wegen seiner Befürchtungen, eine Parkinson-Erkrankung wie der Vater zu haben, und wegen seiner schweren Schlafstörung erneut zu einer Therapeutin. Nach einer ernüchternden und schockierenden Erfahrung mit einem indischen Patienten, der die therapeutische Situation in manipulativer Weise missbraucht hat, zweifelt Paul schließlich fundamental an seiner beruflichen und persönlichen Lebenssituation (können sich Menschen überhaupt verständigen, überwiegen nicht immer die Täuschungen und Selbsttäuschungen, bin ich überhaupt liebesfähig, fragt er sich resigniert). Die Therapeutin Adele spricht in dieser allerletzten Episode wohl auch einen zentralen Punkt an: Innerhalb der therapeutischen Arbeit sei er immer überengagiert gewesen, was auch zu manchen Grenzverletzungen geführt habe, außerhalb der Therapie sei er immer zu distanziert gewesen, was zu seinen privaten Problemen beigetragen habe.

Hier mag man in Versuchung geraten, diese Aussage als ein nicht seltenes Problem therapeutischer Berufe zu verstehen, in dem die Therapie zum Ersatz für das wirkliche Leben zu werden droht. Paul Weston spricht auch aus, dass er den therapeutischen Raum nicht mehr als einen »sicheren Ort« erleben kann, sondern als eine Art Gefängnis, aus dem er sich endlich befreien will, auch wenn er noch keine Vision von einem anderen Lebensentwurf hat. Jetzt versucht seine Therapeutin, ihn in der Therapie zu halten, aber er verweigert dies, auch weil er als Patient die therapeutische Arbeit mit ihrer Asymmetrie als zu schmerzhaft erlebt. So verlässt er seine Therapeutin, und der Zuschauer sieht als letztes Bild, wie Paul Weston in dem Draußen der realen Welt entschwindet. Filmdramaturgisch muss ja der Protagonist auf irgendeine Weise »verschwinden«, aber dieses Ende betont wohl bewusst die enormen Belastungen und Kosten, die vor allem die therapeutische Arbeit auch für den Therapeuten haben kann.

Im Dialog mit der eigenen klinischen Erfahrung

Die bisherigen Überlegungen zur Serie *In Treatment* haben zeigen wollen, dass das Bild von moderner, psychodynamisch orientierter Psychotherapie zwar immer noch wichtige und zentrale Grundannahmen Freud'scher Psychoanalyse enthält, dass sich aber ein grundlegender Wandel der heutigen Patienten, der Indikationsbereiche von Psychotherapie und in der Arbeitsweise der Therapeuten vollzogen hat. Besonders im Vergleich mit dem klassischen Standardverfahren, das mit dem Sessel-Couch-Arrangement und dem weitgehend schweigenden Analytiker verbunden ist, wird hier ein Therapeut präsentiert, der sich erst in der dritten Staffel einmal als Analytiker bezeichnet und ansonsten nur von sich als Therapeut spricht, obwohl sein Denken in vieler Hinsicht, wie ich zu zeigen versuchte, psychoanalytisch geprägt ist. Interessanterweise taucht der Begriff Psychoanalyse in der ganzen Serie nur einmal auf. Auf das Fehlen einer »regulären« Analytiker-Couch habe ich schon hingewiesen.

Wie schon angedeutet, betrachte ich Filme generell und diese Serie im Besonderen auch als eine Möglichkeit, die eigene Selbstanalyse fortzusetzen, als Anregung zur Reflexion meiner eigenen analytischen Erfahrungen. So ist es bei intensiver Auseinandersetzung mit den einzelnen Episoden und ihren Verläufen und vor allem auch bei der Analyse der Arbeitsweise des Therapeuten Paul Weston unvermeidbar, über seine Arbeitsmodelle im Vergleich zur eigenen analytisch-therapeutischen Praxis nachzudenken. Noch einmal sei betont, dass es hier nicht um eine Bewertung der fiktiven, filmischen therapeutischen Handlungen geht wie bei einer realen Person – etwa: das ist unprofessionell, unanalytisch, übergriffig, unethisch etc. –, sondern darum zu überlegen, welche Grundannahmen die Filmemacher dem Therapeuten und seiner Arbeitsweise implizit und explizit mitgeben – und zwar dies als Ausdruck ihres Verständnisses, wie Psychotherapie heute in einer aufgeklärten und fortschrittlichen westlichen Gesellschaft verstanden werden kann.

Obwohl ich mich in manchen wesentlichen Aspekten der konkreten Arbeitsweise von Paul in keiner Weise identifizieren kann, entdecke ich jedoch einen Kern seiner therapeutischen Philosophie, die ich selbst in verschiedenen Anläufen immer wieder zu beschreiben versuche (Zwiebel und Mahler-Bungers 2007; Zwiebel 2013). Kurz zusammengefasst: Analytiker-Werden und Analytiker-Bleiben in der konkreten Sitzung, im Verlauf einer einzelnen Behandlung und im Laufe eines Analytiker-Lebens ist eine komplexe und schwierige Aufgabe, die ich in meinem individuellen Arbeitsmodell unter dem Aspekt der Entwicklung und dem Bewahren einer analytisch-therapeutischen Position zu beschreiben versuche. Diese lässt sich als das Wirken einer multiplen Bipolarität von »persönlichem Pol« und »technischem Pol« verstehen, die grundsätzlich in der Schwebe gehalten werden muss und nicht dauerhaft in den einen oder anderen Pol im Sinne einer Polarisierung aufgelöst werden darf. Einfühlung und konzeptualisierende Distanzierung, Asymmetrie und Gegenseitigkeit, Assoziieren und Fokussieren, Abstinenz und Mitagieren, Wissen und Nicht-Wissen, Aktivität und Passivität, Absichtslosigkeit und Zielorientierung, Anonymität und Selbstenthüllung etc. sind zentrale Polaritäten dieser analytisch-therapeutischen Position. Für die Frage nach der ethischen Dimension der analytischen Praxis ist eine weitere Bipolarität von besonderer Bedeutung, nämlich das von Freud beschriebene Junktim von Forschen und Heilen:

>»In der Psychoanalyse bestand von allem Anfang ein Junktim zwischen Heilen und Forschen, die Erkenntnis brachte den Erfolg, man konnte nicht behandeln, ohne etwas Neues zu erfahren, man gewann keine Aufklärung, ohne ihre wohltätige Wirkung zu erleben« (Freud 1927, S. 293 ff).

Mir scheint, dass in diesem Junktim oft zu wenig deren bipolare Grundlage gesehen wird, nämlich die Aufgabe, eine oszillierende Balance zwischen zwei durchaus gegensätzlichen Tendenzen herzustellen: Die forschende Grundhaltung (Leuzinger-Bohleber 2007) zielt auf Erkenntnis und Wahrheit, die Heilung auf die Wirksamkeit des Verfahrens mit der immer mitgedachten Vermeidung negativer Wirksamkeiten, also Schädigungen des Analysanden. In Freuds berühmtem Wort vom »furor sanandi« zeigt sich die Gefahr einer Dysbalance in dieser schwierigen Bipolarität, in dem nämlich eine Polarisierung in Richtung vermeintlicher »Heilung« (im Sinne einer absichtsvollen, kontrollierten Beeinflussung des Patienten) stattfindet, die aber gerade dadurch gefährdet werden kann.

Dieses In-der-Schwebe-Halten der verschiedenen Bipolaritäten gelingt immer nur suboptimal, so dass unvermeidlich, wenn auch ungewollt, Störungen oder Dysbalancen bis zu einseitigen Polarisierungen entstehen, die sich als Verwicklungen, Verstrickungen oder sogar Entgleisungen manifestieren. Es ist Aufgabe der Selbstreflexion des Analytikers, diese Dysbalancen, diese »problematischen Situationen« von »enactments«, Missverstehen, Kontaktverlust etc. zu bearbeiten und wieder in produktive Arbeit umzuwandeln. Eine besondere Fähigkeit des Analytikers besteht darin, die damit verbundenen negativen Affekte der Angst, Scham und Schuld zu tolerieren und nicht in eine phobische Position der eigenen Arbeitsweise gegenüber zu geraten.

Es ist mein Eindruck, dass die Haltungen und Funktionen von Paul Weston als Ausdruck seiner therapeutischen Position genau diese Bipolarität von »persönlichem Pol« und »technischem Pol« repräsentieren. Mit dem »persönlichen Pol« ist nicht nur diese unmittelbare Haltung in der Sitzung gemeint, sondern der ganze Bereich des persönlichen Einflusses des Therapeuten auf das therapeutische Geschehen: die eigene Geschichte, die Persönlichkeitsstruktur mit ihren Fähigkeiten, Grenzen und Konflikten. Mit dem »technischen Pol« lässt sich das das fachlich-theoretische Rüstzeug umreißen, mit dem die emotionale Erfahrung der therapeutischen Beziehung Abstand-nehmend konzeptualisiert wird.

In der Serie kann man sehr deutlich sehen, inwieweit in Paul Westons Arbeitsweise der »persönliche Pol« besonders betont ist, wie er sich in der starken Gewichtung von Gegenseitigkeit, Einfühlung, Aktivität, Wissen und Verstehen, Selbstenthüllung spiegelt. Die drei A's der Bipolarität (Abstinenz, Anonymität und Asymmetrie) treten tendenziell in den Hintergrund, werden aber bei konflikthafter Zuspitzung der therapeutischen Beziehung immer wieder aktiviert – ich habe dafür schon einige Beispiele angeführt. In besonderer Weise wird der »persönliche Pol« dieses Therapeuten sichtbar gemacht, weil er ja selbst in persönliche Schwierigkeiten gerät und seine private Situation die therapeutische Arbeit zu infiltrieren beginnt. Es wird auch deutlich, dass dieser Therapeut durch sein emotionales Involvement – seinen therapeutischen Ehrgeiz, seinen helfenden Impuls – besonders für Verwicklungen und Verstrickungen anfällig bleibt. Es wird auch ein persönlicher Hintergrund sichtbar, nämlich die Depression seiner Mutter und ihr schließlicher Selbstmord. Man mag hier einen abgespaltenen kindlichen Rettungswunsch und Reparationswunsch erkennen, der eine wesentliche Quelle seiner Berufsmotivation ist, aber manchmal auch dazu führen wird, die Balance zwischen »Drinnen« und »Draußen« zu verlieren und sich zu stark dem »Draußen« zuzuwenden, dabei sein eigenes Konzept vergessend, dass der »sichere Ort« gerade durch die Etablierung eines »Dazwischen«, eines intermediären Raums, entsteht.

Man könnte also sagen, dass durch die Wiederkehr des Verdrängten auch beim Therapeuten – ausgelöst durch die Problematik der Patienten oder eigene private Konflikte – die oszillierende Balance zwischen »persönlichem Pol« und »technischem Pol« verloren geht, er zeitweise »out of balance« gerät, vielleicht nur für Momente, manchmal aber auch länger (wie in dem Fall von Laura), und dass man daher die therapeutische Tätigkeit in der Tat als ein ständiges Ringen um diesen »sicheren Ort« begreifen kann. Die angesprochene Bipolarität von Forschen und Heilen ist dann zu sehr zugunsten des Heilens verschoben – was Paul Weston auch direkt formuliert – und was sich in vielen seiner konkreten Handlungen niederschlägt, bis hin zu konkreten Unterstützungen seiner Patienten, etwa wenn er April ins Krankenhaus begleitet.

Daher ist für mich auch das verwendete »Logo« im Vorspann so ausgesprochen treffend: In dem Spannungsfeld von »persönlichem Pol« und »technischem Pol« geht es um eine oszillierende Balance, die Paul Weston einmal selbst in einer Episode formuliert, als er eine jüdische Parabel erzählt: Zwei zum Tode verurteilte Freunde sollen über ein schmales Seil über einen Abgrund balancieren; der erste schafft es glücklich, und sein Freund fragt ihn, wie er das gemacht habe: Ich weiß nicht, immer wenn ich zur einen Seite neigte, dann lehnte ich mich zur anderen Seite. Welch wunderbares Bild der oszillierenden Balance, das auch an die von Hoffer (1993) beschriebene Metapher des therapeutisches Paares als Tandem erinnert.

Das Verschwinden der Analyse-Couch

Wie schon erwähnt, taucht im Film »Psychoanalyse« praktisch nicht auf, obwohl sehr viele psychoanalytische Grundannahmen direkt oder indirekt zur Sprache kommen und ihre Prinzipien dargestellt

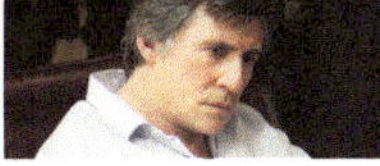

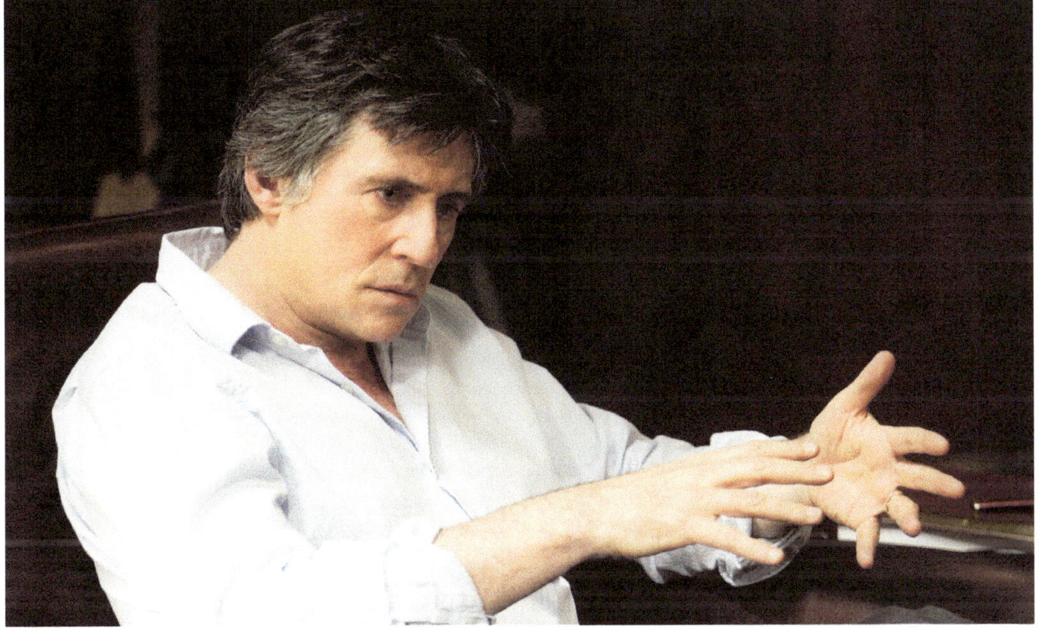

werden. Die klassische Psychoanalyse-Couch ist durch ein wohnliches Sofa für drei Personen ersetzt worden: In einigen Episoden sitzen dann in der Tat auch drei Personen darauf.

Auf der schon erwähnten Tagung »Ästhetik der Behandlung« wurde eine intensive Diskussion über die erste Begegnung zwischen Paul Weston und Alex geführt. Abgesehen von einigen überraschenden Bemerkungen – D. Blothner sagte beispielsweise, dass der Film nichts über die Prozesse in der Psychotherapie veranschaulichen könnte – wird in den Diskussionen immer wechselweise vom Analytiker oder vom Therapeuten gesprochen (Gödde et al. 2015). Ich selbst erlebe dies auch in nicht wenigen klinischen Falldiskussionen und Protokollen, in den sich der Analytiker selbst eher als Therapeut denn als Analytiker beschreibt (◨ Abb. 6.3). Geht man weiter noch von der begrenzten Zeitdauer der therapeutischen Begegnung zwischen Paul und allen seinen Patienten aus (unter Vernachlässigung der dramaturgischen Notwendigkeit), dann gibt es auch hier eine Tendenz, einen zentralen Aspekt des Psychoanalytischen – neben der Couch die zeitliche Offenheit, die Häufigkeit der Sitzungen – zu eliminieren.

Insofern spiegelt die Serie den Rückgang des psychoanalytischen Standardverfahrens sehr genau wider. Das Verschwinden der Couch in der Serie drückt daher vielleicht auch die bleibende Ambivalenz gegenüber der Psychoanalyse aus – und zwar sowohl in der Öffentlichkeit als auch bei den Psychoanalytikern selbst. Auch in Deutschland beginnt man, nicht mehr von Psychoanalyse, sondern von psychodynamischer Psychotherapie zu sprechen und diese auch zu praktizieren.

Ich schließe hier mit einer vielleicht gewagten Hypothese, die sich auf den unbewussten Kontext der ganzen Serie bezieht: Fasst man die Serie als Ganzes auf und als Visualisierung der psychischen Realität eines Analytikers, dann kann man leicht nachvollziehen, was Freud mit der Bemerkung über den Beruf des Analytiker als »unmöglichen Beruf« meinte. Denn die Serie zeigt neben allen positiven Aspekten die ganzen Komplikationen, Irrwege und katastrophischen Entwicklungen, die mit der Psychoanalyse (und der Psychotherapie) verbunden sein können – und vielleicht symbolisiert die Couch die beschriebenen Elemente von Asymmetrie, Abstinenz und Anonymität in besonders klarer

Form, die die stärksten Ambivalenzen bei Patienten und auch Analytikern hervorrufen und daher immer wieder einen Impuls auslösen, die Couch zum Verschwinden zu bringen. Dazu gehört dann auch der Schluss der Serie, die als offene Frage endet: Repräsentiert das Verschwinden von Paul Weston aus der Serie *In Treatment* auch das drohende Verschwinden der Psychoanalyse aus der modernen therapeutischen Welt?

Literatur

Freud S (1895) Studien zur Hysterie, GW Band I. Fischer Verlag, Frankfurt/M
Freud S (1912) Ratschläge für den Arzt bei der psychoanalytischen Behandlung, GW Band VIII. Fischer Verlag, Frankfurt/M
Freud S (1927) Nachwort zur Frage der Laienanalyse, GW Band XIV. Fischer Verlag, Frankfurt/M
Freud S (1937) Die endliche und die unendliche Analyse, GW Band XVI. Fischer Verlag, Frankfurt/M
Gödde G, Pohlmann W, Zirfas J (Hrsg) (2015) Ästhetik der Behandlung. Psychosozial, Gießen
Gross R (2012) Der Psychotherapeut im Film. Kohlhammer, München
Hoffer A (1993) Asymmetrie und Gegenseitigkeit in der analytischen Beziehung. Psyche-Z Psychoanal 47: 1027–1040
Karr B (2011) Dr Paul Weston and the bloodstained couch. Int J Psychoanal 92: 1051–1058
Leuzinger-Bohleber M (2007) Forschende Grundhaltung als abgewehrter »common ground« von psychoanalytischen Praktikern und Forschern? Psyche-Z Psychoanal 61: 966–994
Moser U, v. Zeppelin I (1996) Der Traum. Kohlhammer, München
Neiman S (2015) Warum erwachsen werden? Eine philosophische Ermutigung. Hanser, Berlin
Rosa H (2016) Resonanz. Eine Soziologie der Weltbeziehung. Suhrkamp, Berlin
Schneider G (2008) Filmpsychoanalyse – Zugangswege zur psychoanalytischen Interpretation von Filmen. In: Laszig P, Schneider G (Hrsg) Film und Psychoanalyse. Kinofilme als kulturelle Symptome. Psychosozial, Gießen
Shedler J (2011) Die Wirksamkeit psychodynamischer Psychotherapie. Psychotherapeut 56: 265–277
Zwiebel R, Mahler-Bungers A (2007) Projektion und Wirklichkeit. Die unbewusste Botschaft des Films. Vandenhoek & Ruprecht, Göttingen
Zwiebel R (2013) Was macht einen guten Psychoanalytiker aus? Klett-Cotta, Stuttgart
Zwiebel R (2015) Über einige Ängste des Analytikers aus filmpsychoanalytischer Sicht. Z-Psychoanal 69: 936–961
Zwiebel R, Weischede G (2015) Freud und Buddha. Vandenhoek & Ruprecht, Göttingen

Originaltitel	In Treatment
Land	Vereinigte Staaten
Erstausstrahlung / Laufzeit	Januar 2008 – Dezember 2010
Sender	HBO
Anzahl der Staffeln (Episoden)	3 (106)
Idee	Rodrigo Garcia (nach Vorlagen von Hagai Levi, Ori Sivan, Nir Bergman)
Regie	Diverse
Hauptdarsteller/-innen	Gabriel Byrne, Dianne Wiest
Verfügbarkeit	DVD in englischer Sprache erhältlich

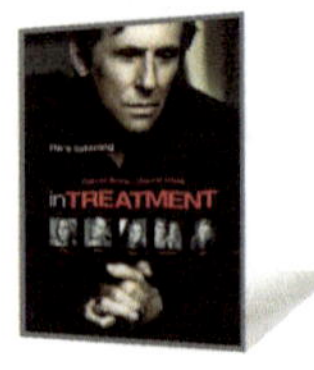

Ulrike Kadi

Umkreisungen, oder die Sache mit den (nicht) existierenden Geschlechterverhältnissen[1]

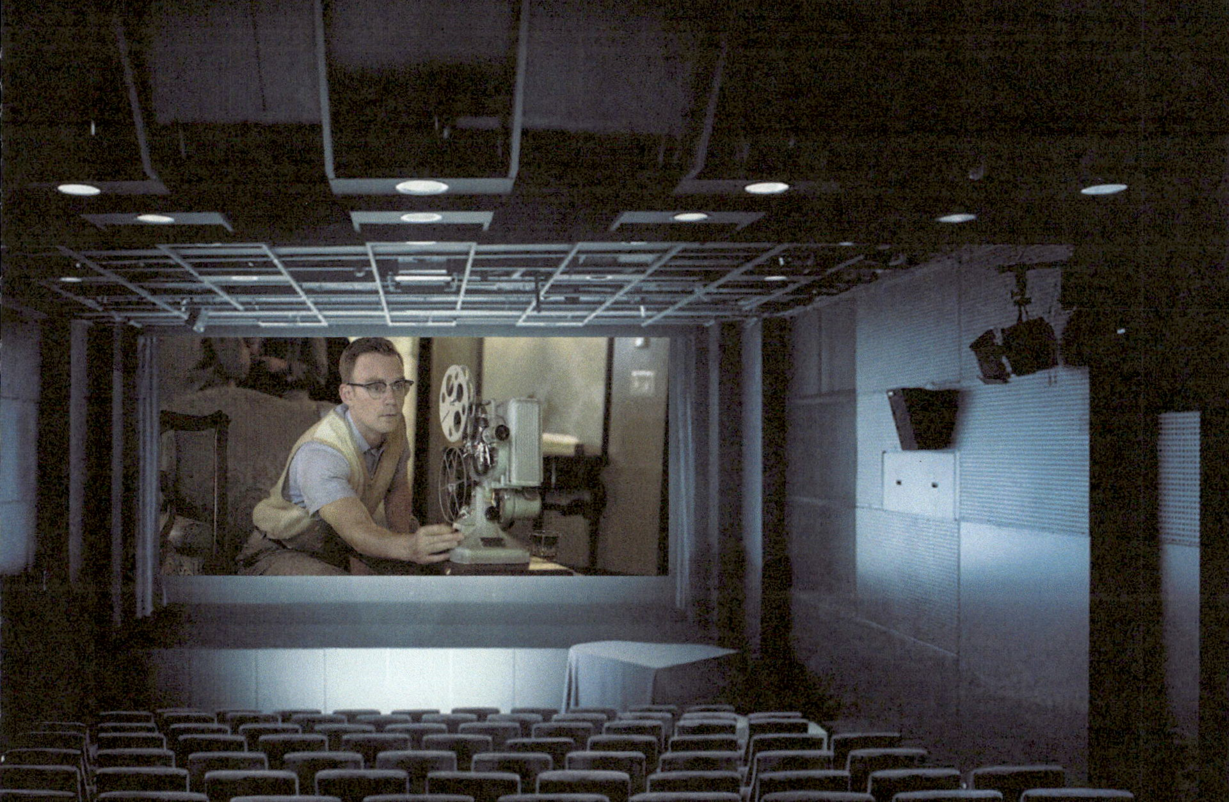

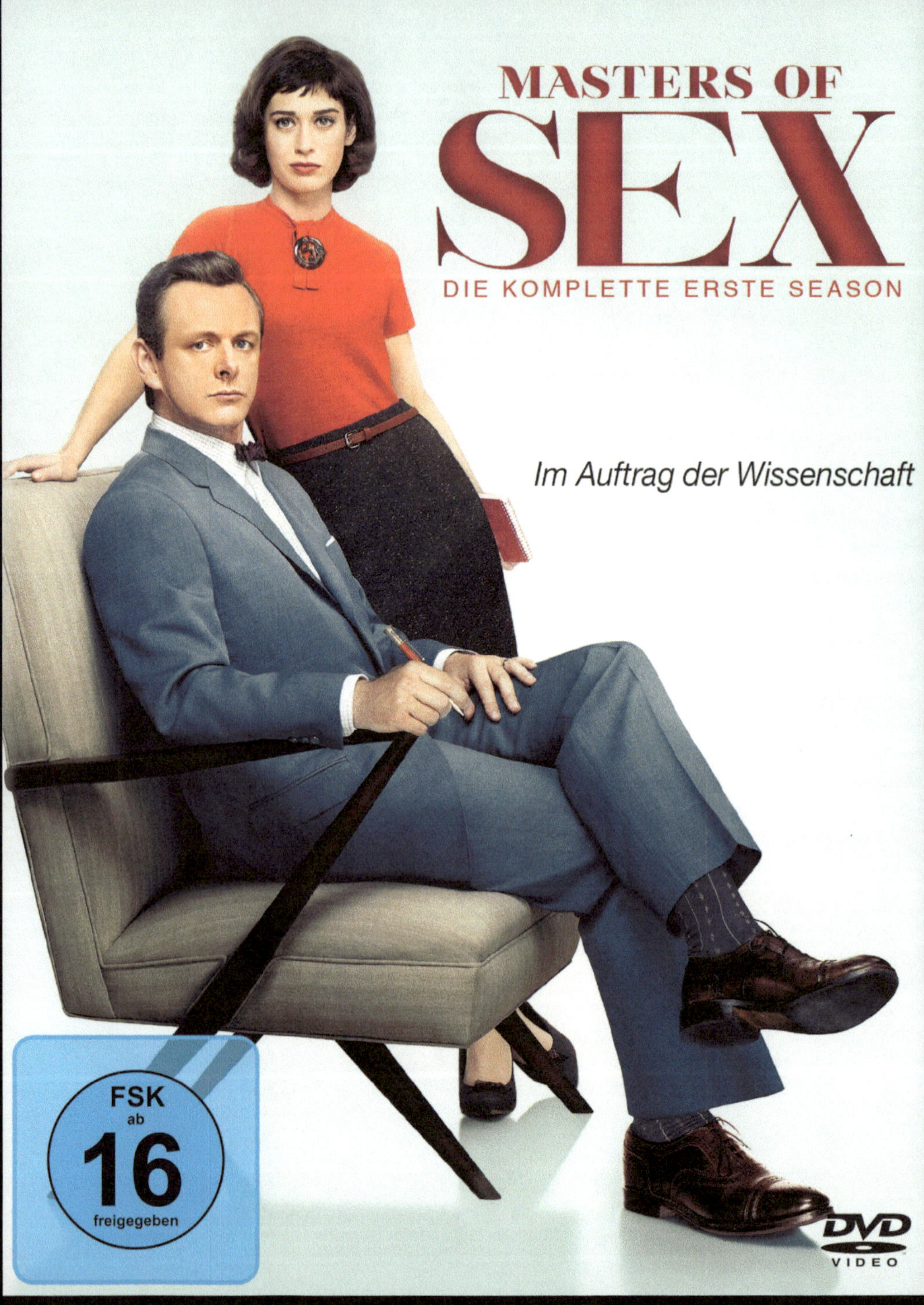

DVD-Cover *Masters of Sex*, Staffel 1.
© Sony Pictures Home Entertainment. Quelle: Filmbild Fundus Herbert Klemens

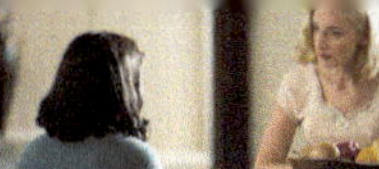

Masters of Sex

Vorbemerkung

Es gibt kein Geschlechterverhältnis.[2] Diese These der strukturalen Psychoanalyse dient im Folgenden als Leitfaden zur Exploration der US-amerikanischen Fernsehserie *Masters of Sex* (⬛ Abb. 7.1), in welcher Teile des Lebens von William H. Masters und Mary Virginia Johnson, zweier Pioniere der Wissenschaft im 20. Jahrhundert, in fiktionaler Form verfilmt sind. Das gemeinsame Interesse der beiden ProtagonistInnen galt – im Film wie im wirklichen Leben – der Erforschung der Sexualität und ihrer Dysfunktionen. Sie propagierten, dass menschliche Sexualität als eine wichtige Ausdrucksform von Gesundheit angesehen werden muss. Im Nachkriegsamerika in einer von Prüderie gekennzeichneten Atmosphäre wollten sie sexuelle Aktivität vor allem als eine Quelle von Lust und als intimes Mittel zur Festigung von Paarbeziehungen begreifen. Ein solches Verständnis von Sexualität hat sich im US-amerikanischen, psychoanalytisch bestimmten Diskurs im Übrigen bis heute gehalten.[3]

Im Zentrum der Serie steht die Frage nach der Sexualität, nach sexuellen Gewohnheiten, Praktiken und Vorlieben, deren physischen und vereinzelt auch psychischen Korrelaten. In der Zusammenschau lässt sich der Plot als eine einzige große Suchbewegung nach möglichen Geschlechterverhältnissen lesen. Dabei wird die experimentelle Anordnung im Labor mit der Geschichte der Beziehung zwischen Masters und Johnson verschränkt. Ein sexuelles Verhältnis, dem sie in ihren medizinischen Forschungen auf der Spur zu sein scheinen, können sie zwischen einander über viele Folgen der Serie nicht etablieren.

Eine weitere Besonderheit der Serie *Masters of Sex* besteht in der expliziten Verdoppelung der Beobachterperspektive: Der Blick der FernsehzuschauerInnen auf dargestellte Sexualitäten in der Serie wiederholt sich im Plot als Blick der ProtagonistInnen auf sexuelle Erregungsabläufe in einem wissenschaftlichen Experiment. Interpassiv genießen die FernsehzuschauerInnen das Beobachten von Beobachtungen – ein Szenario, das sich als Symptom/»Sinthom« bildet beim Versuch eines Subjekts, eine stabile Position im Geschlechterverhältnis zu etablieren. Es wird zu zeigen sein, wie sich dieses Dispositiv von anderen voyeuristischen Anordnungen unterscheidet, die in der psychoanalytischen Filmtheorie als Reinszenierung einer Urszenensituation (vgl. Noll Brinckmann 1989) begriffen werden.

Mit **Interpassivität** bezeichnet Žižek die Fähigkeit von Subjekten, sich andere und deren Zustände zunutze zu machen und über die Wahrnehmung des Genießens oder des Glaubens anderer zu eigener Befriedigung zu gelangen (vgl. dazu Žižek 1998). vgl. dazu auch den Beitrag zu *Game of Thrones* im vorliegenden Band.
Unter einem **Sinthom** versteht Lacan (2005) in seinem Spätwerk eine individuelle Lösung für den Zusammenhalt einer psychischen Struktur. Damit wird auf Freuds Auffassung angespielt, dass Symptome nicht nur als Anzeige einer Erkrankung, sondern auch als eine Leistung, als ein Bewältigungsversuch einer anders nicht zu bewältigenden Aufgabe anzusehen sind (vgl. zu diesem Konzept auch Morel 2008).

Mit den apparativen Mitteln, über welche die Medizin Mitte des 20. Jahrhunderts bereits verfügte, erhoben Masters und Johnson sexuelle Aktionen und Reaktionen eines medikalisierten Körpers *in actu*. Der (sexuelle) Exzess war in jenen Diskursen, die diesen Körper im 19. Jahrhundert mitgestaltet haben,

---

1   Dieser Text wurde im Rahmen des Projekts *Topographien des Körpers: phänomenologische, genealogische und psychoanalytische Forschungen* (FWF-Projekt, Nummer P25977-G22) verfasst. Mit ihm setze ich nach *Unmögliche Trennung* (Kadi 2014) und *Flügelschlagen. Der Körper als Ort von Sexualität* (Kadi 2017) eine konzeptuelle Arbeit an einzelnen strukturalpsychoanalytischen Thesen über Liebe, Geschlechterverhältnisse und Sexualität am Beispiel ihrer filmischen Darstellung fort.
2   Vgl. für die folgenden Überlegungen vor allem Lacan (1986), S. 85–96, Lacan (o.J., auch 2001). Zu Lacan (2001) s. klärend Badiou und Cassin (2012).
3   Vgl. https://audiothek.philo.at/podcasts/philosophische-brocken/kernberg. Zugegriffen: 30.3.2016.

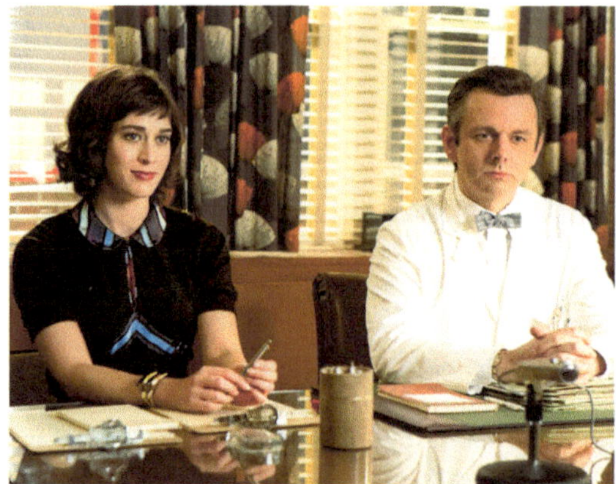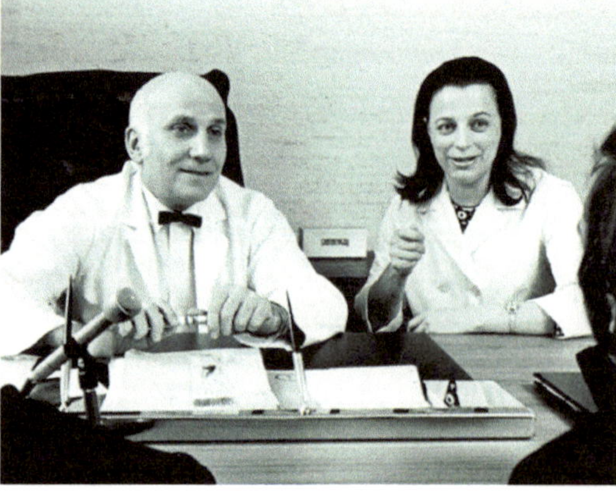

Abb. 7.2 Bunt gefärbtes Erinnerungsmaterial. © Sony Pictures Home Entertainment. Quelle: Filmbild Fundus Herbert Klemens

durch Fokussierung der Hygiene an den Rand gedrängt gewesen. Sexualität galt den Hygienikern des 19. Jahrhunderts in erster Linie als eheliche Norm, versehen mit dem expliziten Aufruf zur Mäßigung (vgl. Sarasin 2001, S. 356–451). Die Ergebnisse von Masters' und Johnsons Untersuchungen sind Teil eines sexualmedizinischen Diskurses des 20. Jahrhunderts, in welchem vormalig als pathologisch beschriebene perverse Verhaltensweisen zunehmend ins Spektrum von Normalität gerückt sind. Dieser Diskurs hat die sozialen Annahmen über Geschlechter und deren Verhältnisse in der sogenannten westlichen Welt bis heute nachhaltig mitgeprägt (vgl. Reiche 2004).

Im Zentrum der Serie steht keine detailgenaue Nachzeichnung einer historischen Atmosphäre, sondern die Darstellung von mehr oder weniger sexuellen Beziehungen der Haupt- und Nebenfiguren. Glamourös rückt Hollywoods Wunschmaschine dem grauen Forscheralltag zu Leibe und färbt kollektive, teilweise schon abgeblasste oder in Schwarz-Weiß gehaltene Erinnerungsmaterialien (■ Abb. 7.2) mit grellbunten Tönen ein. Was Requisiten und Farbgestaltung betrifft, finden sich zahlreiche stilistische Parallelen zwischen *Masters of Sex* und der Retroserie *Mad Men*. Darüber hinaus fallen auch gestalterische und inhaltliche Ähnlichkeiten zwischen beiden Serien auf: So bildet etwa der Boxkampf eine szenenformierende Metapher in S2-E3 von *Masters of Sex* wie in S4-E7 von *Mad Men* (vgl. den entsprechenden Beitrag im vorliegenden Band).

Die erste Staffel der im Sender *Showtime* seit 2013 ausgestrahlten Serie wurde von der Kritik größtenteils positiv aufgenommen. Das American Film Institute listete *Masters of Sex* als eine von zehn besten Fernsehserien des Jahres.[4] Auch wenn sie an den Schwung der ersten Staffel nicht ganz anschließen konnte[5], erhielt die zweite ebenfalls überwiegend zustimmende Kritiken. Bei der dritten Staffel fielen die Reaktionen weniger gut aus. Die vierte Staffel ist zum Zeitpunkt der Verfassung des vorliegenden Textes noch in Produktion.

Der Plot von *Masters of Sex* stützt sich lose auf die gleichnamige Biographie von Thomas Maier (2009). Als Dokumentation der Lebensgeschichten der beiden ForscherInnen ist die Serie nicht anzusehen. Vielmehr sind dokumentarische und fiktionale Elemente in einer geschmackvollen Darstellung miteinander verflochten, die auf ein breites Publikum mit Hollywood-Seherfahrungen zugeschnitten ist.

---

4 Vgl. http://www.afi.com/afiawards/AFIAwards13.aspx. Zugegriffen: 20.3.2016.
5 Vgl. http://www.lemonde.fr/televisions-radio/article/2015/09/10/coits-en-serie_4751221_1655027.html. Zugegriffen: 20.3.2016.

Für Guynn (1990) besteht die Differenz zwischen Dokumentation und Fiktion im unterschiedlichen Ausmaß von Befriedigung: Ein Dokumentarfilm ist psychisch weit weniger befriedigend als ein fiktionaler Film, da er anders als der fiktionale Film nicht primär auf die Wiederkehr von Verdrängtem ausgerichtet ist. Vgl. zur begrifflichen Abgrenzung des Dokumentarfilms auch Aufderheide (2007, S. 12, S. 133).

Indem im Folgenden die Handlung der Serie sowie Hinweise aus der Biographie (Maier 2009) und Argumente eines philosophisch-psychoanalytischen Diskurses aufeinander bezogen werden, lassen sich Themenstellungen, die sich in den unterschiedlichen Medien ergeben, durch Übertragung in das jeweils andere Medium erweitern und produktiv ergänzen.

Forschungen am lebenden Objekt

In den USA der 1950er Jahre war es alles andere als selbstverständlich, menschliche Sexualität zum Gegenstand einer medizinischen Studie zu machen. Der angesehene Gynäkologe William H. Masters (Michael Sheen) ist so sehr von der Notwendigkeit medizinischer Sexualforschung überzeugt, dass er auch gegen äußere Widerstände dieses wissenschaftliche Neuland betreten will. Vergeblich versucht er, Barton Scully (Beau Bridges), den Dekan der Washington Universität in St. Louis, von der Bedeutsamkeit der geplanten Untersuchungen zu überzeugen. Schließlich rekrutiert er die ersten ProbandInnen für seine Forschungsleidenschaft 1954 heimlich in einem Bordell, wobei er Prostituierte angeblich auch deswegen für seine Studie auswählte, weil sie die einzig verfügbaren Expertinnen für sexuelle Fragen waren (vgl. Maier 2009, 45).

Die geschiedene Mutter zweier Kinder, Virginia Johnson (Lizzy Caplan), stellt sich bei Masters für die vakante Stelle einer Sekretärin vor. Dieser scheint zunächst vor allem Wert darauf zu legen, dass sein Verhältnis zu ihr professioneller Natur ist. Allerdings erweist sich sein Verständnis von Professionalität bald als ein besonderes: Nach kurzer Zeit schlägt er Johnson vor, dass sie als Probandin an der Studie teilnimmt. Dann könnten Johnson und er die physiologischen Parameter beim Geschlechtsverkehr erheben, den sie beide im Rahmen der geplanten Studie miteinander haben würden. Virginia willigt ein in der Hoffnung, damit ihre berufliche Stellung absichern zu können. Die Idee, dass Masters' Angebot als sexuelle Belästigung am Arbeitsplatz anzusehen ist, kommt in den späten 1950er Jahren offensichtlich nicht auf (vgl. Carras 2015).

Viele Folgen der Serie widmen sich einzelnen ProbandInnen der Studie, mit speziellem Fokus auf deren sexuelle Anliegen und Probleme. Christliche Eheleute, die sich über ihre Kinderlosigkeit wundern und beteuern, dass sie jede Nacht nebeneinander im Bett lägen, wenden sich ebenso an Masters wie Angehörige des Krankenhauses, die im Labor ihre sexuelle Anziehung genießend leben. Eine Studienteilnehmerin wird schwanger und möchte – entgegen der den Teilnehmern zugesicherten Anonymität – wissen, wer der Vater ihres Kindes ist. Masters' und Johnsons Selbstversuch bildet den Dreh- und Angelpunkt für die vielen großen und kleinen Dramen. Lange scheint das sexuelle Arbeitsbündnis, das Masters mit Johnson eingeht, vor allem als solches zu bestehen, auch wenn für die ZuschauerInnen durch die Regie von Blicken und Gesten unausgesetzt Zweifel über den ausschließlich professionellen Charakter der Beziehung zwischen den beiden genährt werden (die »Dauerfrage, wann sich der kauzige Professor und seine sexuell äußerst autonome Assistentin denn nun endlich kriegen« (Jungen 2014) rückt die Serie in ein hinlänglich bekanntes Genre). Wissenschaftliche Forschung lässt keinen Platz für Liebesgefühle, lautet die explizite, vor allem von Masters versendete Botschaft. Zwischen Wissenschaft und Liebe gibt es kein Verhältnis. Forschen heißt Messen und Vergleichen: Erregungszustände bei Masturbation von Männern im Vergleich zu Frauen, Unterschiede zwischen Erregungskurven im Beischlaf mit Fremden und im Beischlaf mit einer begehrten Person oder die Erregungsintensität eines vaginalen im Gegensatz zu einem klitoralen Orgasmus.

Masters und Johnson untersuchen männliche und weibliche Sexualität, wobei beide Positionen getrennt voneinander betrachtet werden. Eine unausgesprochene Voraussetzung lautet: Sexuelle

Wünsche und Verhaltensweisen von Männern und Frauen sind als divergent anzusehen. Männer und Frauen sind, um es mengentheoretisch auszudrücken, strikt disjunkt (vgl. Badiou 2000, S. 267), sie haben in sexueller Hinsicht nichts gemeinsam. Die öffentliche Präsentation der ersten Forschungsergebnisse übernimmt Masters selbst. Johnson ist zu diesem Zeitpunkt nicht bei ihm, sondern bei seiner Kollegin Dr. Lillian DePaul (Julianne Nicholson) angestellt, da sie wegen der Unklarheit ihres Verhältnisses zu Masters bei diesem gekündigt hatte. Nach einem viel versprechenden Beginn von Masters' Vortrag reagieren die Angehörigen der Universität mit Ablehnung und verlassen reihenweise den Saal. Masters bleibt ratlos zurück. Verbirgt sich hinter der zur Schau gestellten moralischen Empörung der Kollegen eine Erschütterung von etablierten Vorstellungen über Sexualität von Männern und Frauen und darüber, was beide miteinander zu tun haben?

Johnson gerät durch die Präsentation im Krankenhaus in eine unerträgliche Lage, denn Masters hat seine Präsentation mit Filmausschnitten illustriert, auf denen sie masturbierend zu sehen ist. Sie muss sich eine andere Arbeitsstelle suchen. Am Ende der ersten Staffel stehen die Forschungen dort, wo sie auch am Beginn der gesamten Serie waren: auf der Straße. Sie haben ihre universitäre Verankerung wieder verloren, da auch Masters dem Spott und der Häme seiner Kollegen weichen muss.

In der zweiten Staffel werden zwei Perspektiven auf dasselbe (Nicht)Verhältnis ineinander verschränkt: Bill (= William), der seit Jahren mit Libby (Caitlin Fitzgerald) in einer kinderlosen Ehe lebt, und Virginia werden privat ein Liebespaar, das seine Affäre als Teil der eigenen Recherchen betrachtet. Für die ZuschauerInnen kann die doppelte Sicht auf die erste gemeinsame Nacht außerhalb des Labors neuerlich als Hinweis auf die unüberbrückbare (Geschlechter-) Differenz funktionieren. Je näher die beiden einander kommen, desto deutlicher wird der Abstand, der besteht. Auch der Antagonismus, der in der ersten Staffel in der Beziehung zwischen den beiden enthalten war, verschwindet nicht: Das Gegeneinander zwischen dem professionellen gemeinsamen Akt im Labor und der privaten Distanz zwischen den beiden verwandelt sich in eine andere unaufgelöste Spannung. Bill Masters und Virginia Johnson halten ihre Beziehung geheim und treffen einander als angebliches Ehepaar Holden regelmäßig in einem vornehmen Hotel außerhalb von St. Louis. Weder ihre private, noch ihre berufliche Umgebung darf von ihren Treffen erfahren.

Geschlechterdifferenz und Geschlechtsidentität sind zwei Themenbereiche, die eng mit der Frage nach dem Geschlechterverhältnis verknüpft sind. Sie kommen mit einem intersexuell geborenen Kind explizit ins Bild. Masters votiert – im Gegensatz zu einer sich damals in den Vereinigten Staaten durchsetzenden Lehrmeinung – gegen eine möglichst frühe Operation zur Vereinheitlichung des Geschlechts. Die Beweggründe seiner Position werden psychologisch erklärt, indem Rückblenden in seine Kindheit körperliche Misshandlungen und emotionale Verwahrlosung durch seinen Vater enthüllen. Die Psychologisierung des Themas der Behandlung von Intersexualität verschenkt freilich ein medizinkritisches Potenzial.

Vgl. zu einer sich etwa zeitgleich mit Masters' und Johnsons Forschungen etablierenden Auffassung, dass bei intersexuell geborenen Kindern möglichst rasch eine chirurgische Vereindeutigung des Geschlechts anzustreben ist, grundsätzlich kritisch Foucault (1977, 1998), ebenfalls kritisch und bezogen auf die medizinischen Praktiken in der zweiten Hälfte des 20. Jahrhunderts Fausto-Sterling (2000, insb. S. 78–114), die nicht nur die Einführung von fünf Geschlechtern vorschlägt, sondern auch konkrete Forderungen für den Umgang mit intersexuell geborenen Kindern auf Basis von vorhandenen Behandlungsergebnissen formuliert.

Masters wird in keinem Krankenhaus heimisch: Nach dem Washington Hospital muss er auch das Memorial Hospital nach einem Streit mit dem Leiter verlassen. Das Buell-Green-Krankenhaus, an dem Masters seine Studien fortsetzen will, ist ein »Negro-Hospital«. Aber das Einverständnis der Spitalsleitung mit Masters' Sexualforschungen hält nicht lange an. Man fürchtet um den Ruf des Krankenhauses und dass Masters die sozial prekäre Lage der farbigen PatientInnen ausnützen könnte.

Bill beginnt, unter manifesten Potenzstörungen zu leiden, und wendet sich damit neuerlich vor allem an Prostituierte. Gleichzeitig werden Frauen zur Zielscheibe seiner Angriffe: Er wirft Virginia vor,

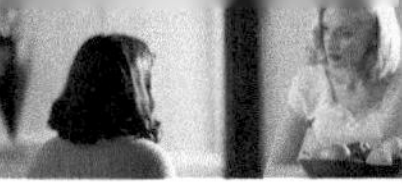

eine schlechte Mutter zu sein. Seine Mutter, Estabrook Masters (Ann Dowd), sei zu schwach gewesen, habe ihn nicht vor den Gewaltausbrüchen seines Vaters geschützt. Schwer nur willigt er ein, als sich seine Mutter Estabrook, Betty DiMello (Annaleigh Ashford), seine Stütze in administrativen Belangen, und seine Frau Libby zusammentun, um ihm mit den entsprechenden finanziellen Mitteln eine eigene, vom Krankenhaus unabhängige Praxis einzurichten.

Die Ausrichtung der Studie wie der Serie verschiebt sich. Während in der ersten Staffel eine somatische Herangehensweise vorherrscht, werden ab der zweiten Staffel psychologische Themen als solche einbezogen (ein Vorbote dieser Perspektive war bereits in der ersten Staffel ein Vortrag von Anna Freud über die (fehlenden) Einsichten ihres Vaters in die weibliche Sexualität; vgl. S1-E6). Johnson begibt sich anstelle einer traumatisierten Patientin, die keine Psychotherapie machen möchte, zu einem Therapeuten und hofft, mit dieser Erfahrung die Patientin selbst behandeln zu können (was erwartungsgemäß nicht möglich ist). Masters nimmt nach anfänglicher Ablehnung Johnsons Vorschlag an, das blinde Daten-sammeln durch ein Behandlungsangebot zu erweitern (Masters und Johnson gelten auch als Pioniere einer effektstarken Kurztherapie für sexuelle Dysfunktionen, was in einigen Folgen der dritten Staffel dargestellt wird; vgl. dazu Masters und Johnson 1976). Der Subtext scheint hier zu lauten: Geschlechter-verhältnisse könnten vielleicht therapeutisch gesichert werden. Die so verlagerte Ausrichtung der Arbeit bildet das Präludium zu einer weiteren öffentlichen Präsentation von Forschungsergebnissen, zu der sich Masters und Johnson durch die bevorstehende Publikation einer ähnlichen Forschungsarbeit eines Konkurrenten genötigt sehen. Die Form dieser Darstellung für das Fernsehen ist durch strenge Vorgaben der amerikanischen Zensurbehörde eng limitiert: Worte wie »Masturbation« oder »Orgasmus« dürfen beispielsweise nicht vorkommen. Bill wird die Ausstrahlung der Aufzeichnung letztlich nicht genehmi-gen, was zu neuen Differenzen mit Virginia führt.

Bis heute wird die öffentliche Verwendung mancher Ausdrücke im US-amerikanischen Fernsehen reglementiert, was Lizzy Caplan, die Serien-Darstellerin von Virginia Johnson, in einem Interview durch die mehrfache Verwendung des Wortes »Brust« ironisch in Szene setzt.[6] Hierzu ist jedoch auch S3-E7 zu beachten, in welcher Virginia die sexuelle Inappetenz eines Gorillas durch Exposition ihrer Brust zu heilen versucht.

Sexualität ist in der Mitte des vergangenen Jahrhunderts noch eng mit dem Thema der Generativität verknüpft. Dem trägt die Serie in der dritten Staffel verstärkt Rechnung. Sorgerechtsfragen und alltäg-liche Probleme von Virginias heranwachsenden, inzwischen pubertierenden Kindern rücken in den Vordergrund. Ein weiteres Kind (hier weicht der Filmplot fiktional von Johnsons Biographie ab), das Virginia mit einem ihrer geschiedenen Männer hat, kommt aus dem Off in die Handlung, um dort auch bald wieder zu verschwinden. Das Bild der erfolgreichen Pionierin der Sexualforschung lässt sich mit dem Bild einer mehrfachen Mutter schwer in Einklang bringen, was zu einer Erstarrung von Virginias Rolle (vgl. Prausnitz 2015) beiträgt.

Bill entpuppt sich während der dritten Staffel als allzu kampflustiger Verteidiger seines inzwischen geborenen Sohnes gegen einen Schulkollegen, der diesen gemobbt und attackiert hat. Einige Folgen sind dem Schicksal von Paaren gewidmet, die Masters wegen eines unerfüllten Kinderwunsches auf-suchen. Zu Masters berühmten PatientInnen zählte etwa auch Soraya, die kinderlose zweite Ehefrau von Shah Mohammad Reza Pahlavi von Persien (vgl. Maier 2009, S. 55f.). Masters und Johnson starten ein Programm mit therapeutischen Ersatzpartner(inne)n, das sie allerdings wegen einer Klage aufge-ben müssen (Maier 2009, S. 196–202). Heutige reproduktionsmedizinische Diskussionen werden auf-gerufen, wo Betty und Helen (Sarah Silverman) den Gynäkologen (letztlich vergeblich) unter Ver-schweigen ihrer eigentlichen Absichten und mithilfe des inzwischen zum Immobilienmakler mutierten Arztes (und ehemaligen Teilnehmers an Masters' und Johnsons Studien) Austin Langham (Teddy Sears) zu einer heterologen Insemination zu bewegen versuchen (S3-E8).

---

6   Vgl. https://www.youtube.com/watch?v=2av7yUAB3ng. Zugegriffen: 22.5.2016.

Die Beziehungen der ProtagonistInnen untereinander gestalten sich in der dritten Staffel neu: Zum fortbestehenden Dreiecksverhältnis zwischen Bill, Virginia und Libby kommen zwei weitere hinzu. Dan Logan (Josh Charles), ein an den Studien neuerdings beteiligter Geruchsmanufakteur, der sich in Johnson verliebt, macht Bill in seiner Beziehung zu Virginia Konkurrenz. Und Libby hat ein Verhältnis mit einem Nachbarn. Viele Folgen werden die ZuschauerInnen mit erotischem Rätselraten beschäftigt: Wer wird wann endlich mit wem? Die mit diesen Konstellationen verbundenen Spannungen werden schließlich durch Trennungen, die zu erwarten waren, gelöst.

Lebens- und Rollenverläufe

Virginia Johnson

Sie ist die Hauptfigur der Serie. Vom ersten Moment an wirkt Virginia Johnson sehr viel lebendiger als William Masters. Mit ihrem Ideenreichtum, ihrer körperlichen Präsenz, ihrer Spontaneität und ihrer sozialen Intelligenz überflügelt sie Masters in einem vor allem durch undurchschaubare Machtkämpfe geprägten wissenschaftlichen Arbeitsumfeld – auch wenn dies nicht immer ganz den historischen Tatsachen entspricht: Johnson hat sich explizit gegen einen gemeinsamen politischen Kampf von Frauen ausgesprochen (vgl. Maier 2009, S. 246). Die Serie macht aus Johnson eine (proto)feministische Sexologin (vgl. Drucker 2014).

Eine Gleichberechtigung von Frauen im Beruf war in den 1950er Jahren auch in den USA nicht selbstverständlich. Im Unterschied zu Masters hatte Johnson zu Beginn der gemeinsamen Arbeiten keinen Universitätsabschluss. Vordergründig stellt sich der Wissenschaftler den akademischen Ambitionen seiner Assistentin nicht entgegen. Aber er hintertreibt ihre emanzipatorischen Bemühungen, indem er etwa mit Lehrenden aus Virginias Studium hinter ihrem Rücken Vereinbarungen trifft, damit sie möglichst wenig für die Arbeit an seinen Sexualforschungen ausfällt. Masters selbst bezeichnete sich im Nachhinein als »männlichen Chauvinisten« (Maier 2009, S. 245; übers. UK). Unsichtbarkeit in der Wissenschaft hat Mitte des 20. Jahrhunderts genauso wie heute ein Geschlecht. Daran, dass sich akademische Hierarchien entlang der Zugehörigkeit zu einem Geschlecht ausbilden, wurde und wird konkret gearbeitet: Masters' Haltung und Handlungen gegenüber Johnson – beispielsweise die anerkennende Erwähnung von Johnson als »my research associate« (Masters 1959, S. 316) anstelle einer Koautorschaft – zeigen die Subtilität der wirksamen Mechanismen, in denen Netzwerke ebenso wichtig sind wie Ehrgeiz, Neid und narzisstische Gratifikation. Virginia turnt sich im Laufe der Jahre ohne einen akademischen Abschluss zu einer selbstbewussten Forscherin hinauf. Triumphierend bezeichnet sie schließlich andere Frauen (die im Unterschied zu ihr akademisch reussiert haben) als »Back-up-Singers« eines Mannes (vgl. S3-E4).

Der Fokus der Serie liegt – und hier bleibt die Verfilmung enger mit dem biographischen Text verbunden – darauf, dass Frauen wie Virginia Johnson ein eigenes, bisher nicht ausreichend beachtetes sexuelles Begehren haben (vgl. Riehl 2013). Die selbstverständliche Form und Vielfalt ihrer Affären, die Johnson vor und neben ihrer Beziehung zu Masters pflegt, lassen sich nicht nur als Hinweis auf das fehlende Geschlechterverhältnis, sondern vor allem auch als Ausdruck jener sexuellen Selbstbestimmung der Frau lesen, die als feministische Errungenschaft der ersten Hälfte des 20. Jahrhunderts gilt. Demgegenüber bleibt ihre Rolle als Mutter mehrerer Kinder wenig belichtet, ja erscheint in vielen Folgen vor allem der zweiten und dritten Staffel bis zur Unglaubwürdigkeit entstellt (in S2-E2 werden die Mutterbeziehungen mehrerer ProtagonistInnen untersucht; in S3-E5 und S3-E6 wird Virginias schwieriges Verhältnis zu ihrer eigenen Mutter vorgeführt).

William Masters

William Masters wird in der Serie als Prototyp eines strebsamen Wissenschaftlers eingeführt: einsam, ehrgeizig, dauernd mit seinen Forschungen beschäftigt. Über viele Folgen erscheint er vor allem persönlich zurückhaltend, abgesehen von kurzen Phasen der Ergriffenheit distanziert gegenüber eigenen und fremden Gefühlen, manchmal fast verklemmt. Sein Interesse für die Sexualforschung wirkt kompensatorisch, ist seine eigene sexuelle Potenz doch vor allem schambesetzt. So mutmaßte Johnson, dass Masters' Interesse für Fertilitätsbehandlungen in erster Linie seiner eigenen Infertilität geschuldet war (vgl. Maier 2009, S. 59 f.). Der Vollzug des ehelichen Beischlafs wird als lustloser technischer Akt zum Zwecke der Fortpflanzung inszeniert. Nur Masters' Frau Libby scheint lange verborgen zu bleiben, dass Bills mangelhafte Spermienqualität der Grund der ausbleibenden Schwangerschaft ist.

Masters' vor allem in der zweiten Staffel den Handlungsverlauf bestimmende *impotenzia coeundi* trägt dazu bei, dass er zum passiven Pol der sexuellen Interaktionen mit Johnson wird. Auch diese Entwicklung unterstreicht die Fokussierung weiblicher Sexualität in der Serie. Der Penis, die physische (Nicht)Entsprechung zum Phallus, die für Masters als Mann eine Stütze im Verkehr mit dem weiblichen Geschlecht sein könnte, steht ihm nicht zur Verfügung (vgl. zum Konzept des Phallus aus strukturalpsychoanalytischer Sicht Lacan 1958). Er kann seinen Teil nicht beisteuern, was ihn in einen veritablen Notstand versetzt, dem er sich teilweise träumend, teilweise mit grimmigem Durchhaltwillen zu widersetzen versucht. Johnson mutiert nebenbei zum Hafen, in welchem Masters offensichtlich anzulegen hofft:

 »I'm broken. And you're the only one who can fix me«[7] (E2-S10).

In der Serie wie im wirklichen Leben ist Bill darüber hinaus auch für andere Überraschungen gut. Er kann nämlich auch äußerst empathisch sein, etwa gegenüber einer jugendlichen Patientin, die sich auf Druck einer religiös fanatischen Mutter einer Gebärmutterentfernung unterziehen will (S2-E2). Hierzu gehört seine Identifizierung mit seinem gemobbten Sohn (S3-E5) ebenso wie die historische Tatsache, dass er sich nach vielen Ehejahren nicht nur von seiner Frau Libby, sondern später auch von Virginia Johnson für eine Jugendliebe trennen wird.

Libby Masters

Masters' Frau spielt zunächst den Part der traurigen Ergänzung. Hausmütterlich bemüht und offensichtlich enttäuscht vom Desinteresse ihres Mannes, besetzt sie eine vordergründig masochistische Position. Sie wirkt eingeschlossen in sprachlich nur wenig geäußerte Phantasien über harmonische Paar- und Familienverhältnisse. Nach einer Todgeburt bringt sie mithilfe einer von Masters entwickelten Methode zur Fertilitätsbehandlung zwei (bzw. in der Fernsehserie: drei) Kinder zur Welt, mit deren Versorgung sie die meiste Zeit beschäftigt ist.

Was die Serie nicht thematisiert, ist die Vorgeschichte: Im »wirklichen« Leben hatte Libby als Sekretärin an der Universität gearbeitet, bevor sie Kinder bekam, und lehnte es ab, ihren Mann in seinen Forschungen zu unterstützen, seit dieser weniger Fruchtbarkeitsexperte als Sexualmediziner geworden war (vgl. Maier 2009, S. 65).

Im Laufe der zweiten Staffel rücken andere Züge ihres Charakters in den Vordergrund. Libby hat Corel, ein afroamerikanisches Kindermädchen, engagiert. Zwanghaft und rigide verfolgt sie deren Arbeit und mischt sich rüde in das Privatleben des Mädchens ein. In den Diskussionsforen zur Serie wurde diese unerwartet rassistische Entwicklung von Libbys Rolle kritisiert. Aus der vorausgehenden Handlung hatte sich nicht erschließen lassen, wie aus dem zuvor vor allem verlassen und sanft wirkenden Hausmütterchen eine so machtvoll agierende Verfolgerin werden konnte (◌ Abb. 7.3). Ein leidenschaftliches außereheliches Verhältnis, das sie zu einem Schwarzafrikaner eingeht, ist psychologisch mit dieser Entwicklung kompatibel, verweist es doch auf die Nähe zwischen Liebes- und Hassgefühlen.

Von Beginn an ist Libby in unverständlicher Weise mit ihrer Konkurrentin Virginia freundschaftlich verbunden. Die Dreieckssituation wurde über viele Jahre aufrechterhalten. Hierin weicht die Serie

---

7   Übers. UK: »Ich bin zerbrochen. Und du bist die einzige, die mich wieder zusammensetzen kann.«

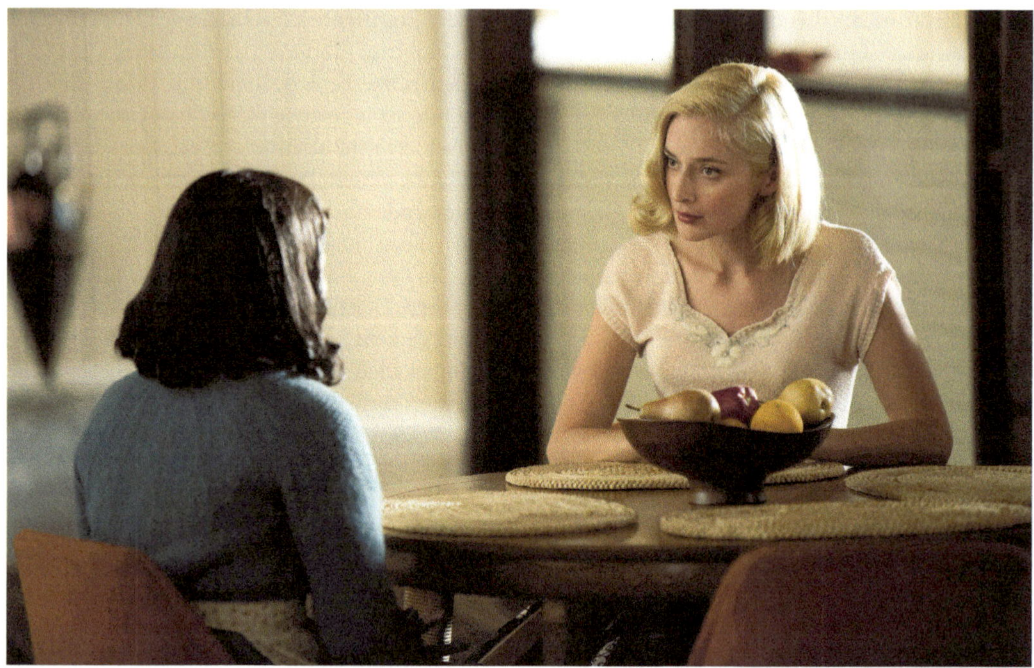

Abb. 7.3 Libby, die machtvolle Verfolgerin. © Sony Pictures Home Entertainment. Quelle: Filmbild Fundus Herbert Klemens

nicht vom historisch Überlieferten ab: Es hätte ausgesehen, berichten Freunde und Bekannte der Familie, als würde Libby auf intuitive Weise erfassen, dass sie ihren Mann Bill mit Virginia zu teilen hatte (vgl. Maier 2009, S. 228), wobei sie ihre Position durch sexuelle Beziehungen mit anderen Männern zu stabilisieren wusste.

Betty DiMello

Selbstbewusst im Auftreten in verschiedenen Kontexten und gleichzeitig über die Maßen klar im Hinblick auf ihre eigene wie auf fremde Sexualität, inszeniert sich Betty DiMello vor allem hysterisch: Ihr ist klar, dass sexuelle und andere Verhältnisse nicht von sich aus existieren, sondern dass sie gemacht werden. Und Betty weiß, wie. Als Prostituierte ist sie die erste Teilnehmerin an Masters' Studie. Als Patientin lässt sie sich von ihm operativ behandeln und bringt ihn dazu, mit ihrem Bordellhintergrund als Empfangsdame im Krankenhaus arbeiten zu können. Sie heiratet einen Millionär, wiewohl sie ihr eigenes, vor allem lesbisches Begehren kennt und zudem weiß, dass sie den ausgeprägten Kinderwunsch des Gatten aufgrund ihrer eigenen Unfruchtbarkeit nicht erfüllen kann. Und sie bildet schließlich die administrative Zentrale für Masters' und Johnsons Forschungsarbeiten. Sie versteht sich jeweils so, wie andere sie gerade gut gebrauchen können: Betty DiMello verkörpert authentisch ein Konzept von Weiblichkeit als eine Frage nach der jeweils passenden Maskerade (Rivière 1929).

Barton und Margaret Scully

Barton (Beau Bridges) und Margaret Scully (Allison Janney) sind ein Ehepaar ohne sexuelles Verhältnis. Barton ist keine historische Figur: Sein Name ist erfunden, und er verkörpert eine Mischung aus zwei Charakteren (vgl. Rowles 2015). Er steht in der Serie für das Thema der Wirrnisse sexueller Identität in einer strikt heteronormativen Gesellschaftsordnung. Seine Frau Margaret möchte sich an der Studie beteiligen. Im Zuge der erforderlichen Vorgespräche stellt sich heraus, dass Barton und sie, abgesehen von der frühen Zeugung einer Tochter, keinen Geschlechtsverkehr miteinander haben. Jahrzehntelang diente Margaret, ohne es selbst zu wissen oder wissen zu wollen, als Maske für die Homosexualität ihres Mannes, was sich ihr und den ZuschauerInnen im Laufe von mehreren Episoden enthüllt.

Die Plausibilität solcher ehelicher Arrangements ist aus heutiger Perspektive schwer begreiflich, auch wenn berücksichtigt wird, dass gleichgeschlechtliche Liebe und Sexualität in der US-amerikanischen Gesellschaft der 1950er Jahren offen diskriminiert wurden. So weist Masters die Einbeziehung von Homosexuellen für seine erste Studie entrüstet zurück, da er normale Sexualität nicht anhand von Abnormität erforschen könne (E1-S3). Angesichts der vorherrschenden Pathologisierung erstaunt es weniger, dass Homosexualität damals in den Brennpunkt des medizinischen Interesses rückte: Sogenannte Konversionstherapien sollten die sexuelle Orientierung Homosexueller ändern. Auch Masters und Johnson waren angeblich mit einer von ihnen entwickelten Therapie der Homosexualität erfolgreich (vgl. Rowles 2015). Mit der Elektroschocktherapie, der sich Barton unterzieht, um auf die sexuellen Wünsche seiner Frau zu reagieren und seine Ehe zu retten, werden krude Methoden in die Serie einbezogen, mit denen Betroffene »behandelt« wurden, ohne dass sich an ihrem sexuellen Begehren etwas änderte.

Margaret symbolisiert als Figur in der Serie den Wechsel zwischen verschiedenen Konzepten von weiblicher Sexualität. Sie, die neben ihrem Mann, der kein sexuelles Interesse aufbringt für sie, nicht zu wissen schien, wie sich ein Orgasmus für eine Frau anfühlt, sucht sich in der ersten Staffel einen eigenen Liebhaber und taucht später in der Serie sexuell selbstbestimmt in einer neuen Beziehung und fraglich therapiebedürftigen *Menage à trois* noch einmal ganz anders auf.

Dr. Lillian DePaul

Die Regisseurin Michelle Ashford hat mit Dr. Lillian DePaul eine weitere Figur ohne historisches Vorbild für die Serie geschaffen (vgl. Rowles 2015). DePaul bildet gewissermaßen einen Schatten, der Virginia einige Zeit begleitet und der unterstreicht, dass Wissenschaft im Amerika der 1950er Jahre nicht mehr allein Männern vorbehalten war. DePaul arbeitet als Forscherin an derselben Universität wie Masters. Virginia ist zunächst von ihr als Lehrender beeindruckt. Es scheint sich eine Achse weiblicher Solidarität zwischen den beiden zu formen, im Rahmen derer DePaul Johnson in ihrer medizinischen Ausbildung zu fördern und Johnson umgekehrt DePauls mangelnde Versatilität in Alltagsdingen auszugleichen versucht. Die Differenzen zwischen beiden mit Blick auf sexuelle Verhältnisse könnten indes kaum größer sein. Lillian ist eine einsame Frau, die Männern gegenüber vor allem ihr Ressentiment pflegt:

 »You know men – it is easier to change their diapers than their minds«[8] (S1-E11).

Aus dem wechselseitigen Interesse zwischen Virginia und Lillian wird im Verlauf der zweiten Staffel eine Sterbebegleitung, denn Lillian verstirbt schließlich an den Folgen einer Krebserkrankung.

Umkreisungen

Unter einem Geschlechterverhältnis stellen wir uns ein sexuelles Verhältnis vor. Gerade angesichts einer Serie wie *Masters of Sex* mag die Behauptung, dass es kein Geschlechterverhältnis im Sinne eines sexuellen Verhältnisses gibt, merkwürdig klingen, tauchen doch in den einzelnen Folgen offensichtlich viele Verhältnisse zwischen Männern und Frauen oder Subjekten gleichen Geschlechts auf – dynamische, die

---

8 Übers. UK: »Du weißt ja, wie Männer sind: Es ist leichter, ihre Windeln zu wechseln, als ihre Ansichten zu verändern.«

sich als Kurzzeit- oder als Dreiecksbeziehungen darbieten, und feste Beziehungen, in denen zwei Personen eine sexuell mehr oder minder funktionierende Partnerschaft über längere Zeit aufrecht erhalten. Aber neben diesen Paarbildungen sind die TeilnehmerInnen der Studie – abgesehen von Ausnahmen wie Austin Langham, der die Gelegenheit nutzt, neben seiner Ehe in der Studie im Geheimen einen Ort für sexuelle Aktivität mit einer Angebeteten gefunden zu haben – größtenteils einzelne isolierte Subjekte, die zueinander kein über den Laborraum der Studien hinausreichendes Verhältnis eingehen. Wenn »kein Geschlechterverhältnis« für zwei Subjekte bedeutet, kein länger andauerndes, kein stabiles Geschlechterverhältnis zu etablieren, dann ließen sich zumindest eine Reihe von Beispielen aus der Serie anführen.

»Il n'y a pas de rapport sexuel« lässt sich mit »Es gibt kein Geschlechterverhältnis« übersetzen. Die Übersetzung unterschlägt allerdings jenen Teil der französischen Bedeutung, der im Deutschen mit »Es gibt kein sexuelles Verhältnis« wiederzugeben ist (vgl. dazu Gehring 2014, S. 291). Für eine kritische Annäherung an das Thema des fehlenden Geschlechterverhältnisses vgl. Kadi (2006).

Folgenlos der eigenen Lust folgen

Anders als der wenige Jahre zuvor erschienene Kinsey Report, in welchem die sexuellen Gewohnheiten amerikanischer Bürger erfragt und die Antworten statistisch verwertet wurden, stützen sich Masters und Johnson auf das Beobachten von sexuellen Akten. Noch vor ihren Forschungen zum sexuellen Erleben hatten sich die beiden mit medizinischer, nicht-hormoneller Kontrazeption beschäftigt (bemerkenswert ist, dass die daraus resultierenden vier Publikationen die einzigen sind, auf welchen Johnson als Erstautorin genannt ist; vgl. Drucker 2014). Die Gestaltung geschlechtlicher Beziehungen zwischen Männern und Frauen hat sich mit der Entwicklung hormoneller Kontrazeption deutlich verändert. Die Tatsache, dass infolge der Entwicklung von verschiedenen Hormonapplikationen Geschlechtsverkehr weder natürlicher- noch notwendigerweise mit Reproduktion verknüpft ist, steht im Zentrum dieses weitreichenden gesellschaftlichen Wandels. Es ist kein Zufall, dass das Interesse für sexuelle Erfahrungen von Frauen in jenem Zeitraum zunimmt, in dem eine effektive Form der Verhütung denkbar wurde. Mit der »Pille«, die ab Mitte der 1960er Jahre am freien Markt erhältlich war, konnten Frauen der eigenen Lust folgen, ohne an mögliche Folgen der Lust denken zu müssen.

Masters richtete besonderes Augenmerk auf das weibliche sexuelle Erleben (Masters 1959, vgl. dazu auch Maier 2009, S. 159 ff.). Dass zur damaligen Zeit auch Frauen diesem Erleben wenig eigenes Gewicht gegeben haben, macht Betty DiMello deutlich, als sie den höchst erstaunten Bill Masters in einem Vorgespräch zu den ersten Experimenten im Bordell aufklärt, wie selbstverständlich die Vortäuschung eines Orgasmus für Frauen sei (S1-E1, vgl. auch Maier 2009, S. 82).

Der neue Blick auf die Sexualität von Frauen bringt neue Fragen mit sich: Geht es bei Männern und Frauen um dasselbe Sexuelle oder um etwas Unterschiedliches? Und wie soll ein sexuelles Verhältnis etabliert werden, wenn das, was die einzelnen beitragen, weit auseinander liegt? Ist weibliche Sexualität männlicher Sexualität ebenbürtig, unter- oder überlegen? Es gerieten nicht nur Differenzen zwischen einem klitoralen und einem vaginalen Orgasmus ins Visier der Forschung, sondern auch andere Züge der sexuellen Erfahrungswelt von Frauen wie eine den gesamten Körper umfassende Erfahrung eines Orgasmus oder die Möglichkeit, in rascher Folge Orgasmen in gleicher oder zunehmender Intensität zu erleben.

Masters' und Johnsons Entdeckungen im Feld weiblicher Sexualität haben deutlich gemacht, dass der Orgasmus einer Frau weder an den Orgasmus eines Mannes noch an die Vagina gebunden ist. Damit setzen sie manche Annahmen über Männer und Frauen außer Kraft, was Raum für neue Paradigmen oder Mythen schafft. Strukturalpsychoanalytisch ist im Zusammenhang mit einem nur Frauen zugänglichen sexuellen Erleben von etwas Enigmatischem die Rede, von einer weiblichen Form des Genießens, die den Körper wie eine zerfließende Substanz zu nutzen versteht und sich dabei, den christlichen MystikerInnen vergleichbar, an eine göttliche Instanz wendet (vgl. Lacan 1986, S. 71–84) (dieser Aspekt von Sexualität wird in der Diskussion mit dem Sinthom (s. oben) in Verbindung gebracht; vgl. dazu Verhaeghe und Declerq 2002). Frauen und ihr sexuelles Erleben stehen im Gegensatz zur Offensichtlichkeit, mit der auf der Seite der Männer sexuelle Abfolgen an einen einzigen Körperteil gebunden bleiben, der sich schon aufgrund seiner Sichtbarkeit gut als Angelpunkt evidenzbasierter Forschung eignet.

Masters und Johnson wollen vor allem Daten sammeln. Mithilfe einer größeren Zahl von verschiedenen Messinstrumenten (Stoppuhren, Elektrokardiogramm zur Erfassung der Herztätigkeit, Blutdruckmessgerät, Respiratoren zur Aufzeichnung der Atemtätigkeit etc.) wird der Sexualität in einem eigens dafür eingerichteten Labor zu Leibe gerückt. Die oberflächlich leicht messbare männliche Sexualität steht Zuständen auf der Seite des weiblichen Körpers gegenüber, denen auch mithilfe eines mit einer Kamera versehenen Dildos (z. B. S1-E3, S3-E6) schwer beizukommen ist. Weibliche Körper in sexueller Erregung vermitteln den Eindruck eines nach außen hin abgeschlossenen Genießens, das sich einer Messung entzieht. Es bleibt offen, welchen Zweck, welches Ziel und welche Bedeutung ein solches Genießen hat.

Sinnloser Sex

Weibliches Genießen und männlich konnotierte Lust: beide passen nicht wirklich zusammen. Sexuelle Erregungen und Befriedigungen beziehen sich nicht auf ein gemeinsames Ganzes eines Verhältnisses zwischen Subjekten. An internistischen Rohdaten lässt sich ein solches Verhältnis jedenfalls nicht festmachen. Mit dieser Konstellation berührt die Serie *Masters of Sex* eine zentrale These der strukturalen Psychoanalyse. Masters' und Johnsons Vorgehen öffnet den Blick für die Annahme, dass es kein vor einer sprachlichen Sinngebung, vor jeglicher phantasmatischen Organisation des Feldes bestehendes Geschlechterverhältnis gibt. Ohne Worte – und das bedeutet auch ohne historisch verankerte, soziokulturelle Prägungen – existiert nichts, was sinnvollerweise als Geschlechtsverhältnis bezeichnet würde. Ein Ausdruck wie »Kopulation«, der nahelegt, dass es biologische Zustände gäbe, auf welche die Rede vom »Geschlechtsverhältnis« notwendigerweise referiert, verwischt solche feineren Nuancen (vgl. Lacan o.J., S. 9).

Sex hat keinen Sinn, kann als solcher keinen haben. Zur Kennzeichnung dieses Zusammenhangs verwendet Lacan den Neologismus »sens-absexe« (vgl. Lacan 2001, S. 452). Unsinn, noch nicht als solche etablierte Bedeutungen von Sexualität kommen mit dieser These in den Blick. Freilich kommt ein solches Fehlen von Bedeutung auch in anderen Zusammenhängen vor: Es ist einerseits in frühkindlichen Zuständen und deren Wiederkehr im Leben von Subjekten anzutreffen, in welchen sprachliche Sinngebung wie Sinnerfassung (noch) abwesend sind. Bis in die zweite Staffel hinein erweckt die Handlung mehrfach den Eindruck, dass William Masters' Kindheit einen vor allem durch sexuelle Erlebnisse geformten Schlüssel für viele seiner Charaktereigenschaften enthalten könnte. Das als Sinngebilde fehlende sexuelle Verhältnis macht andererseits aufmerksam auf eine Grenze von Sinn, nämlich die Grenze von Sprache, jenseits derer es um subjektives Erleben geht, über das zwar gesprochen werden kann, das auch stets Neues umfasst, das aber unter den hier umrissenen Voraussetzungen im Kern für eine erschöpfende Sinngebung unzugänglich bleiben muss.

Masters' und Johnsons Entdeckung, dass sexuelle Lust und sexuelles Genießen in Phasen – Erregung, Plateau, Orgasmus und Lösung – verlaufen (Masters und Johnson 1966), lässt sich als ein Versuch lesen, dem Sinnlosen doch Sinn abzuringen – unter ständiger Wiederholung, die das Ziel eines (unmöglichen) Genießens niemals erreicht (vgl. dazu Lacan 1991, Verhaeghe 2006). Außerdem wird durch die Entdeckung, dass sexuelle Akte als solche keinen Sinn in sich tragen, heuristisch ein Raum eröffnet, in welchem sich wie in einer psychoanalytischen Kur subjektive Phantasien über sexuelle Vorgänge und deren Bedeutungen einnisten können. In diesem Sinn lässt sich die Serie *Masters of Sex* wie eine einzige große Maschine zur Produktion sexueller Phantasien verstehen, da sie immer neu um das leere, asexuelle Zentrum genitaler sexueller Begegnungen kreist.

Abgesehen von der direkt auf genitale Handlungen ausgerichteten Form der Umkreisung des sexuellen Nichtverhältnisses thematisiert die Serie auch andere Befriedigungsversuche. Prominent ist dabei die Schaulust, die eine Gratifikation sexueller Wünsche aus der Beobachtungsperspektive, die Masters und Johnson in ihren Studien einnehmen, ermöglicht. Diese Beobachtungsperspektive wird in der Figur von Lester Linden, der die empirischen Forschungen mit einer Filmkamera archiviert, verdichtet und in einigen Episoden in den Vordergrund gerückt (■ Abb. 7.4). Linden ist ein schüchterner, gehemmter, sexuell wenig erfahrener Mann, was seine Befriedigungssuche mit dem Kameraauge als Teil einer symptomatischen Lösung, als ein Sinthom erscheinen lässt.

Urszenenvervielfältigung

Linden ist gleichzeitig natürlich ein Avatar der Zuschauer. Denn der Blick, den er mit dem Kameraauge auf die sexuellen Handlungen wirft, teilt die Perspektive mit den BetrachterInnen der Serie. Seit langem wird das filmische Dispositiv mit voyeuristischen Motiven in Verbindung gebracht (vgl. Noll Brinkmann 1989). Die Objekte der Schaulust sind dabei in der Regel der Urszene entnommen, d. h., Erfahrungen einer ersten, heimlichen, psychisch besonders einprägsamen Beobachtung eines elterlichen Geschlechtsverkehrs, welche im voyeuristischen Szenario zum Zweck der Abwehr reinszeniert wird (zum Konzept der Urszene als einer hervorgehobenen Urphantasie vgl. Laplanche und Pontalis 1992; vgl. außerdem Freud 1905, S. 56; Fenichel 1945, S. 219). Das Kind findet sich gegenüber dem Paar als ausgeschlossener Dritter vor – eine Situation, welche die Gefahr einer das subjektive Fassungsvermögen übersteigenden Überwältigung durch Affekte (z. B. Neid, Eifersucht oder Angst vor einem verführerischen weiblichen Körper) in sich birgt. Die Wiederholung der Urszensituation in der Realität oder hinter einer Kamera verschafft Kontrolle und ermöglicht damit, solche Überwältigung pervers genießend zu verhindern.

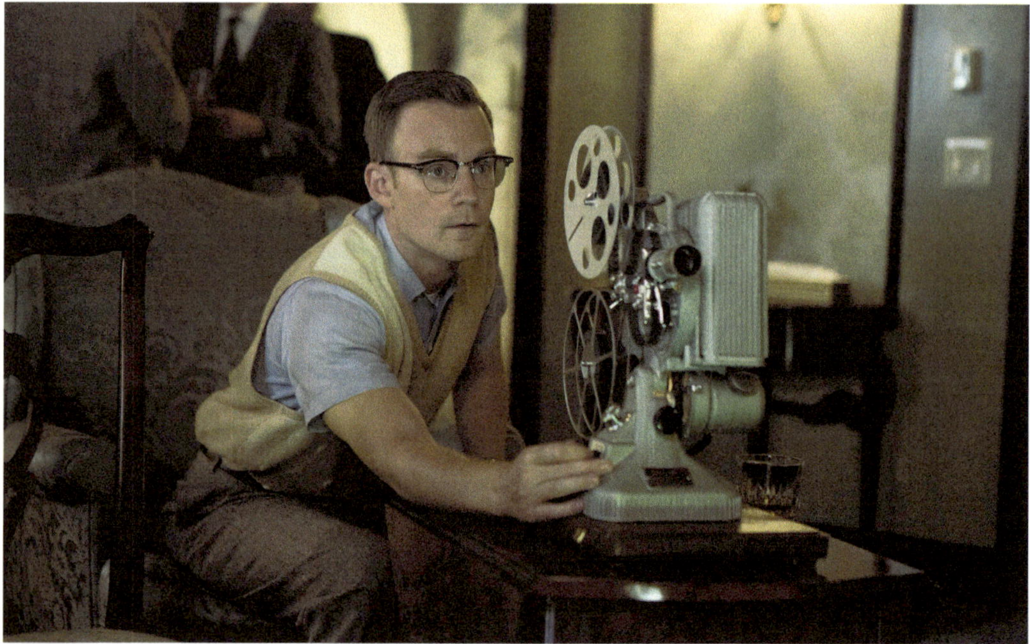

■ **Abb. 7.4** Lester Linden: Avatar der ZuschauerInnen. © Sony Pictures Home Entertainment. Quelle: Filmbild Fundus Herbert Klemens

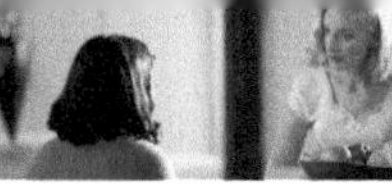

Voyeuristische Szenarien in Filmen verdoppeln auf einer inhaltlichen Ebene das, was Zuschauer eines Films ohnedies tun. Dabei geraten unterschiedliche Aspekte der Urszene ins Zentrum: Krzysztof Kieslowski untersucht beispielsweise in *Ein kurzer Film über die Liebe* (1988) die Verbindungen zwischen der Urszene und Erfahrungen adoleszenter Sexualität, wenn er den jugendlichen Voyeur Tomek mit Magda, einer fast doppelt so alten von Tomek erregt beobachteten Frau, in der Realität des Films zusammentreffen lässt. Michael Powell macht das destruktive Potenzial des Voyeurismus zum Gegenstand seines Films *Peeping Tom* (1960): Hier kombiniert der Protagonist eine Kamera mit einem speerartigen Tötungswerkzeug, um Frauen in Todesangst zu filmen, kurz bevor sie durch den Speer sterben. *Shortbus* (2006) wäre ein Beispiel für einen heute weit verbreiteten Alltagsvoyeurismus. Cameron Mitchell fängt mit diesem Film wenige Jahre nach 9/11 eine libertäre Stimmung in einem New Yorker (Swinger) Club ein, in dem vor den Augen einer sexuell unbefriedigten Therapeutin fröhlich sexuelle Vielfalten nebeneinander oder in Gruppen gelebt werden. Ins Zentrum geraten hier Kameras und Mobiltelefone, mit denen die Urszenen zu Bestandteilen einer von vielen geteilten Alltagsrealität gemacht werden.

Die Serie *Masters of Sex* verdoppelt die Urszenenthematik auf mehrfache Weise. Schon in der Pilotfolge blickt Masters direkt nach dem Vorspann wie durch ein Schlüsselloch ins Halbdunkel einer angestrengten Kohabitation auf einem wackligen ächzenden Liegemöbel. Betty DiMello, die auf dem Bauch liegende Frau dieses heterosexuellen Aktes, schaut Masters flehentlich an, macht Anstalten zu fluchen. Das nächste Subjekt einer urszenischen Beobachtung in derselben Folge ist abermals eine Frau, deren Reaktionen unter masturbatorischer Stimulation gemessen und beobachtet werden. Für ein sexuelles Genießen braucht es nicht zwei, kein Verhältnis. Dieselbe Frau, nämlich Jane Martin, trifft in der nächsten (Ur)Szene auf Dr. Austin Langham, den sie aus dem Krankenhaus kennt und für den sie offensichtlich Gefühle hegt. Masters' Spiegelbild auf der Scheibe, hinter der er beobachtend abwartet, überlagert die von Scham und Vorsicht geprägte, erotisch aufgeladene Situation zwischen den beiden Probanden. Johnson stellt sich neben ihn, als wäre zu zweit leichter auszuhalten, was sich jenseits der Glasscheibe zuträgt. Urszenenabkömmlinge mit Kaninchen, explosionsförmige Abläufe, im Bild plötzlich emporschießende Schwammerln oder Obelisken, Eindringen in Felsspalten, ein in einen Tunnel rasender Zug – die Symbolik des Vorspanns rückt bereits Urszenenphantasien und einige ihrer Derivate ins Zentrum. Zu nennen sind hier aber auch Urszenen wie jene, in die Masters hineingezogen wird, um der beobachteten Frau durch Schläge auf das Gesäß einen masochistischen Lustgewinn zu verschaffen. Oder der Zusammenfall von Beobachterposition und Gegenstand der Beobachtung, sobald sich Bill und Virginia als ProbandInnen an ihrer eigenen Studie beteiligen. Die Reihe ließe sich lange fortsetzen, um die vielen unterschiedlich strukturierten Urszenenkonstellationen der Serie zu fassen.

Und es ist genau diese unüberschaubare Vielfalt, die den besonderen Zugang von *Masters of Sex* zur Urszene am besten beschreibt. Der Rahmen der wissenschaftlichen Messung für die Studien füllt sich mit stets neuen Konstellationen gleichermaßen im beobachteten Tableau wie auf der Seite der Beobachtung. Damit wird gezeigt, wie die einfache Beobachtung der Urszene zum Ausgangspunkt von ausgesprochen diversen Phantasmen werden kann. Christine Noll Brinkmann hat in ihrem experimentellen Kurzfilm *Die Urszene* (1981) einen Blick auf das Geschehen geworfen, der für das Verständnis solcher Vielfalt hilfreich ist. Sie zeigt »die stilistische Vielfalt der Schlafzimmer im Frankfurter Raum« (Noll Brinkmann 1989, S. 25). Mehr nicht. Die Betten sind leer. Sie können als mehr oder weniger deutlicher Hinweis gesehen werden, dass da etwas war. Was da war, ob da etwas war, ob die BetrachterInnen gerne hätten, dass da etwas gewesen wäre, all das bleibt offen. Dafür wird etwas anderes deutlich: Die Urszene steht für eine Leere, die in sämtlichen ihrer Darstellungen umkreist wird.

Es ist schwer, auch nur den Gedanken zuzulassen, dass da vielleicht nichts ist, nichts war. Da häufen sich die Phantasien. Und der Ton macht die Musik und hilft beim Vergessen. In Noll Brinkmanns Film finden sich auf der Tonspur Bruchstücke von Kay Starrs Schlager »The Rock & Roll Waltz«, in dem von einer kleinen Szene zwischen Eltern die Rede ist: Eine adoleszente Tochter beobachtet heimlich, wie ihre Eltern miteinander versuchen, Walzer zu Rock'n Roll zu tanzen. Das ist unmöglich. So unmöglich wie ein Geschlechterverhältnis, von dem nichtsdestoweniger ganz zu Beginn der Pilotnummer von *Masters of Sex* geträumt wird, wenn eine Frauenstimme singt (die Zeile stammt aus einem Lied, mit dem vor allem Männer, nämlich Frank Sinatra und Maurice Chevalier, zu hören waren):

»If the nightingales could sing like you, they'd sing much sweeter than they do, for you brought a new kind of love to me.«

Literatur

Aufderheide P (2007) Documentary film: a very short introduction. Oxford University Press, New York

Badiou A (2000) What is Love? In: Salecl R (2000) Sexuation. Duke University Press, Durham, London, S 263–281

Badiou A, Cassin B (2012) Es gibt keinen Geschlechtsverkehr. Zwei Lacanlektüren. Diaphanes, Zürich, Berlin

Carras J (2015) The story of Dr. William Masters and Virginia Johnson. https://www.youtube.com/watch?v=U8BIIJVagJ0. Zugegriffen: 30.3.2016

Drucker D (2014) Virginia E. Johnson, Scientist: Beyond Masters of Sex. http://the-toast.net/2014/07/23/virginia-johnson-masters-of-sex/. Zugegriffen: 3.5.2016

Fausto-Sterling A (2000) Sexing the Body. Gender Politics and the Construction of Sexuality. Basic Books, New York

Fenichel O (1945) Psychoanalytische Neurosenlehre, Bd. II. Ullstein, Frankfurt/M

Foucault M (1977) Der Wille zum Wissen. Übers. von Ulrich Raulff und Walter Seitter. Suhrkamp, Frankfurt/M

Foucault M (1998) Über Hermaphroditismus. Der Fall Barbin. Hrsg. von Wolfgang Schäffner und Joseph Vogl. Suhrkamp, Frankfurt/M

Gehring P (2014) Sexe/Geschlecht. In: Kammler C, Parr R, Schneider UJ (Hrsg) Foucault Handbuch. Leben – Werk – Wirkung. J.B. Metzler, Stuttgart, Weimar, S 291–293

Guynn W (1990) A Cinema of Nonfiction. Fairleigh Dickinson University Press, Madison, New York

Freud S (1905) Drei Abhandlungen zur Sexualtheorie. GW V, S Fischer, Frankfurt/M, S 27–145

Jungen O (2014) »Mad Men« in der »Schwarzwaldklinik«. http://www.faz.net/aktuell/feuilleton/tv-kritik-masters-of-sex-mad-men-in-der-schwarzwaldklinik-13080994.html. Zugegriffen: 15.6.2016

Kadi U (2006) Keine Frau, kein Körper, in: RISS 64/2006–3: 87–111

Kadi U (2014) Unmögliche Trennung. In: Doering S, Möller H (Hrsg) Mon Amour trifft Pretty Woman. Liebespaare im Spielfilm. Springer, Berlin Heidelberg, S 143–157

Kadi U (2017) Flügelschlagen. Der Körper als Ort von Sexualität. In: Laszig P, Gramatikov L (Hrsg) Lust und Laster – Was uns Filme über das sexuelle Begehren sagen. Springer, Berlin Heidelberg, im Druck

Lacan J (1958) Die Bedeutung des Phallus. Schriften II. Quadriga, Weinheim, Berlin, S 119–131

Lacan J (1986) Das Seminar. Buch XX (1972–1973): Encore. Quadriga, Weinheim, Berlin

Lacan J (1991) Le Séminaire. Livre XVII. L'envers de la psychanalyse (1969-1970). Seuil, Paris

Lacan J (2001) L'Etourdit. In: Lacan J. Autres Ècrits. Seuil, Paris, S 449–496

Lacan J (2005) Le Séminaire. Livre XXIII. Le sinthome (1975–1976). Seuil, Paris

Lacan J (o.J.) R.S.I. 1974–1975. Seminar XXII. Übersetzung, herausgegeben vom Lacan-Archiv Bregenz als Arbeitsmaterialien 2

Laplanche J, Pontalis JB (1992) Urphantasie. Phantasien über den Ursprung, Ursprünge der Phantasie. Fischer, Frankfurt/M

Maier T (2009) Masters of Sex. The Life and Times of William Masters and Virginia Johnson, the Couple who Taught America how to Love. Basic Books, New York

Masters WH (1959) The Sexual Response Cycle of the Human Female: Vaginal Lubrication. Annals New York Academy of Science 18(83): 301–317

Masters WH, Johnson V (1966) Human Sexual Response. Little, Brown, Boston

Masters WH, Johnson V (1976) Principles of the new sex therapy. The American Journal of Psychiatry 133(5): 548–554

Morel G (2008) La loi de la mère. Essais sur le sinthom sexuel. Economica, Paris

Noll Brinckmann C (1989) Die filmische Urszene und der Film Die Urszene. In: Ruhs A et al. (Hrsg) Das unbewusste Sehen. Texte zu Psychoanalyse, Film, Kino. Loecker, Wien, S 20–43

Prausnitz J (2015) »Masters of Sex«-Kritik: Ep. 3.09: »High Anxiety«. http://fortsetzung.tv/2015/09/08/masters-of-sex-kritik-ep-3-09-high-anxiety/. Zugegriffen: 25.4.2016

Reiche R (2004) Homosexualisierung der Sexualität. Eine Zeitdiagnose, in: ders.: Triebschicksale der Gesellschaft. Über den Strukturwandel der Psyche. Campus, Frankfurt/M, S 177–189

Riehl K (2013) Verkabelte Lust. http://www.sueddeutsche.de/medien/us-serie-masters-of-sex-verkabelte-lust-1.1836333. Zugegriffen: 20.5.2016

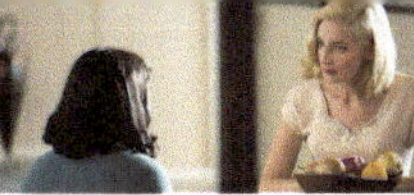

Rivière J (1929) Weiblichkeit als Maske. In: Gast L (Hrsg) (1996) Joan Rivière. Ausgewählte Schriften. edition discord, Tübingen, S. 102–113

Rowles D (2015) 10 Real-Life Facts About Bill Masters and Virginia Johnson, the Inspiration for Showtime's ›Masters of Sex‹. http://www.pajiba.com/seriously_random_lists/10-reallife-facts-about-bill-masters-and-virginia-johnson-the-inspiration-for-showtimes-masters-of-sex.php. Zugegriffen: 27.6.2016

Sarasin P (2001) Reizbare Maschinen. Eine Geschichte des Körpers 1765–1914. Suhrkamp, Frankfurt/M

Verhaeghe P, Declerq F (2002) Lacan's analytic goal: Le sinthome or the feminine Way, in: Luke Thurston(Hg.) Re-Inventing the symptom. Essays on the final Lacan. Other Press, New York, S 59–82

Verhaeghe P (2006) Enjoyment and Impossibility: Lacan's Revision of the Oedipus Complex. In: Clemens J, Grigg R (2006) Sic 6. Jacques Lacan and the Other Side of Psychoanalysis. Reflections on Seminar XVII. Duke University Press, Durham/London. S 29–49

Žižek S (1998) The Interpassive Subject. Centre Georges Pompidou, Paris, Traverses. http://www.lacan.com/zizek-pompidou.htm. Zugegriffen: 22.5.2016

Originaltitel	Masters of Sex
Land	Vereinigte Staaten
Erstausstrahlung / Laufzeit	September 2013 – dato
Sender	Showtime
Anzahl der Staffeln (Episoden)	4 (48)
Idee	Michelle Ashford
Regie	Diverse
Hauptdarsteller/-innen	Michael Sheen, Lizzy Kaplan
Verfügbarkeit	DVD in deutscher Sprache erhältlich

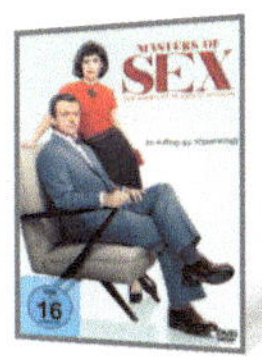

Timo Storck

Das umworbene Geschlecht

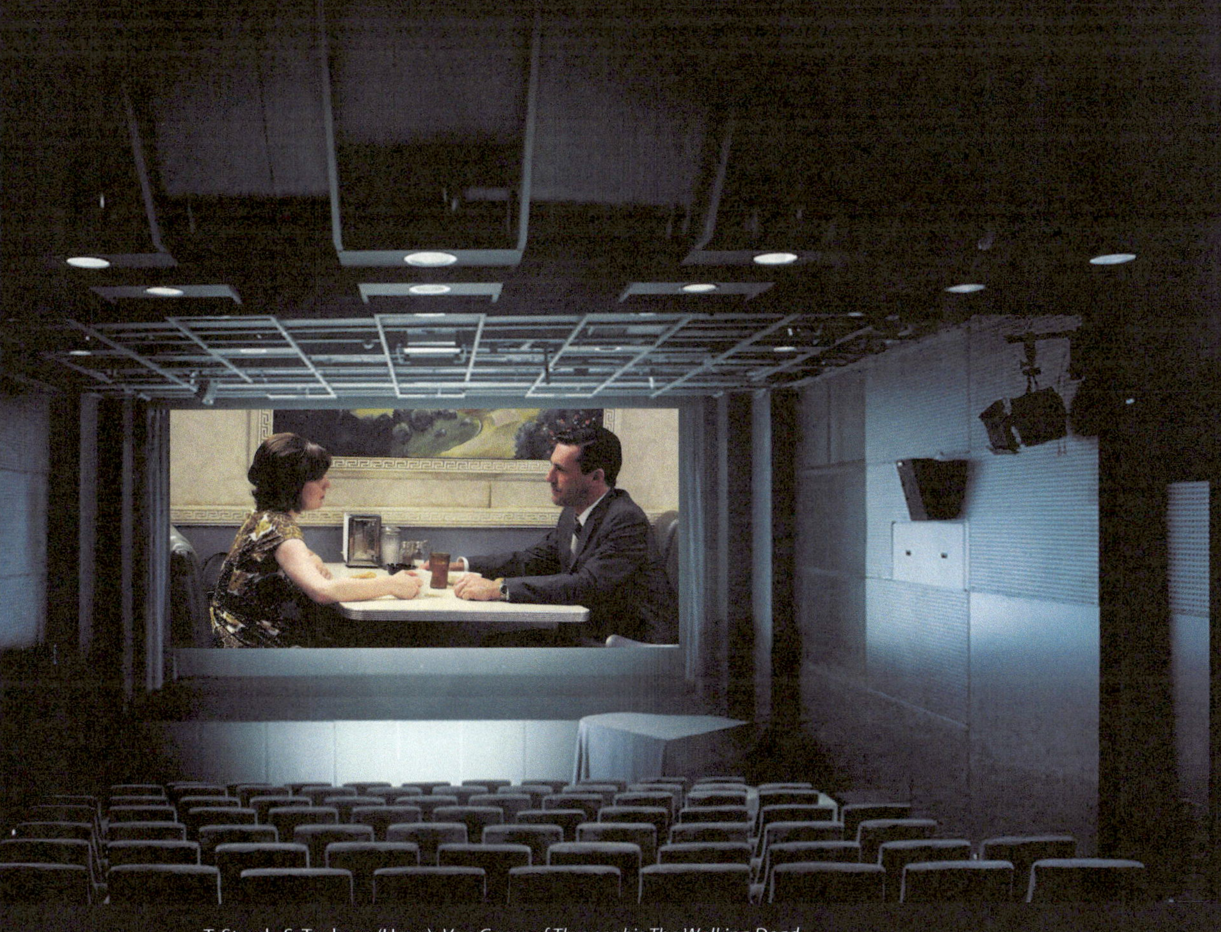

T. Storck, S. Taubner (Hrsg.), *Von Game of Thrones bis The Walking Dead*,
DOI 10.1007/978-3-662-53689-6_8, © Springer-Verlag GmbH Deutschland 2017

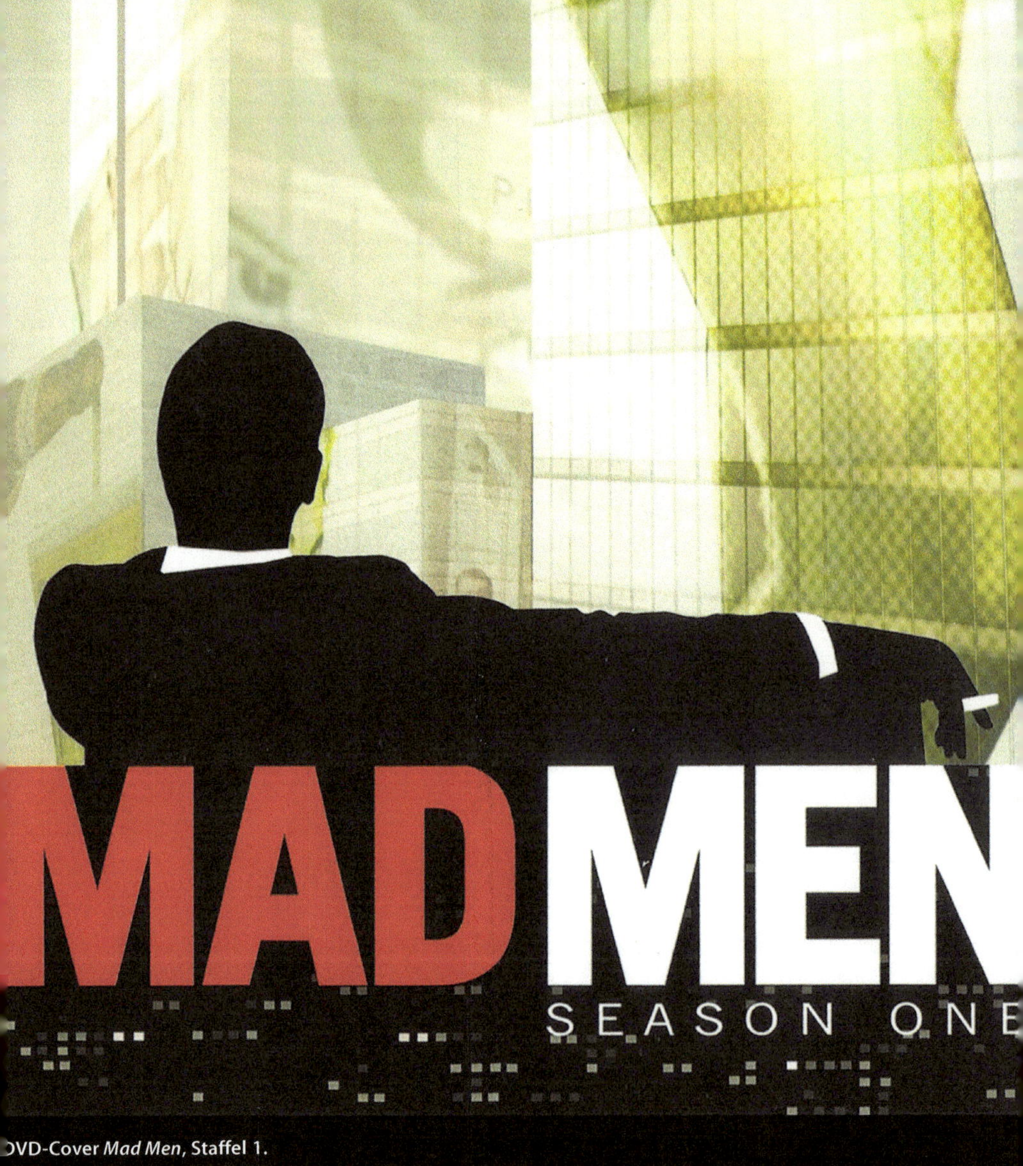

DVD-Cover *Mad Men*, Staffel 1.
© Universal Pictures. Quelle: Filmbild Fundus Herbert Klemens

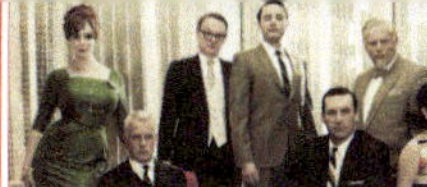

Mad Men

Einleitung

Vorspann

Alle 92 Episoden von *Mad Men* (■ Abb. 8.1) beginnen mit demselben Vorspann: Begleitet von der verunsichernden Wirkung von Streichinstrumenten und einem aufwühlenden, aber auch lässigen Beat (»A beautiful mine« von RJD2) sehen wir in stilisierten Bildern eine männliche Figur in einem Anzug eine Aktentasche im Büro abstellen, das daraufhin seine Konturen verliert. Bilder fallen von den Wänden, und schließlich fällt auch die Figur selbst, an Hochhausfassaden vorbei, zu Boden. Wir sehen sie dabei Werbetafeln passieren, die im Stil der 1950er oder 1960er Jahre überwiegend Bilder von Frauen (aber auch eines eingeschenkten Glases Alkohol oder einer »klassischen« Familie) zeigen. »Join the best America has to offer«, heißt es da beispielsweise. Die männliche Silhouette fällt an einem langen Frauenbein vorbei, das sich ein wenig nach oben bewegt, als würde es nach dem Mann treten und/oder den Fall stoppen wollen. Am Ende stürzt die Figur perspektivisch in die Kamera hinein, die sich dazu dreht, und es gibt einen Übergang zu einer weiterhin stilisierten Szene, in der die männliche Figur mit ausgebreitetem Arm und Zigarette in der Hand auf einem Sofa sitzt (vgl. zur Darstellung und Analyse des Vorspanns auch Bronfen 2015; Gerund 2015, S. 113).

Der Vorspann kann als Ankündigung des Themas von *Mad Men* genommen werden: Männlichkeitsentwürfe befinden sich im Amerika der 1960er Jahre im freien Fall, es kündigen sich Umstürze an, Rollenbilder von zuvor bieten keinen Halt mehr. Die Serie markiert so ihre Erkundung eines Jahrzehnts (sie spielt zwischen 1960 und 1970), die Erkundung eines männlichen Ringens um eine Position angesichts des Wandels von geschlechtlichen, politischen und gesellschaftlichen Entwürfen. Ohne Zweifel sind es dabei nicht nur die Männer, die damit ringen, Männer zu sein, sondern auch die Frauen, die ringen und zu kämpfen haben – das wird nicht zuletzt angesichts dessen deutlich, dass sich die Wandlungen der Geschlechterrollen im Verhältnis zueinander zeigen.

Ich stelle im Weiteren dar, inwiefern es sich als ein Leitthema von *Mad Men* auffassen lässt, wie Männer und Frauen umeinander kreisen, einander »umwerben« im Versuch, angesichts veränderter Verhältnisse zueinander ins Verhältnis zu kommen. Zum einen werde ich dies anhand der Beziehung der beiden zentralen Figuren, Don Draper und Peggy Olson, erörtern, zum anderen werde ich darauf eingehen, ob es auch *persönliche* Veränderung gibt, die in der Serie thematisiert wird. In der Erörterung dieser beiden Felder orientiere ich mich methodisch an einer psychoanalytischen Vorgehensweise (vgl. zur methodischen Begründung u. a. Storck 2014, 2017), und zwar dahingehend, das eigene betrachterische In-Beziehung-Stehen zur Serie zum Ausgangspunkt der Beantwortung zweier Fragen zu nehmen: Erstens, als welche Art von »Objekt« begegnet mir die Serie? Welche Art von Beziehung stellt sich her? Und zweitens, welches sind latente Strukturen dieser Beziehung? Zum Ausgangspunkt kann genommen werden, dass sich weitgehend zwar eine Faszination *an* den Figuren in *Mad Men* herstellt, aber keine Identifizierung *mit* ihnen.

Was macht die Menschen glücklich?

Mad Men wurde in den USA zwischen 2007 und 2015 in sieben Staffeln auf dem Sender AMC ausgestrahlt. Erdacht und als »Creative Director« begleitet wurde die Serie von Matthew Weiner (vgl. zur Entstehungs- und Produktionsgeschichte Edgerton 2011b; Sepinwall 2012), sie wurde im Verlauf mit 15 Emmys und fünf Golden Globes ausgezeichnet. Kritikerinnen und Kritiker haben sich insbesondere während der ersten drei Staffeln vor Lob schier überschlagen, wenn auch die Darstellung von Alkoholkonsum oder Sexismus unterschiedliche Reaktionen provoziert hat. Der Serientitel bezieht sich auf eine selbst gewählte Bezeichnung der Mitarbeiter von Werbeagenturen in der New Yorker Madison Avenue: Sie sind Mad Men, verrückte Männer, aber auch die Männer der Mad(ison Avenue) und schließlich Ad Men, Männer in der Branche des »Advertising«. In einer solchen Agentur spielt die Serie. Zu ihren fesselndsten und originellsten Aspekten gehört, dass sie den Blick auf die 1960er Jahre, die gesellschaftlichen Ereignisse und die amerikanische Kultur dieser Zeit durch die Werbeindustrie in den Blick nimmt. Eine der Aufgaben von Werbung ist es, sich im Spannungsfeld dessen zu bewegen, den Zeitgeist zu erkennen, aber auch ihn zu *erzeugen* (vgl. auch Teschner und Teschner 2010): Die Werber in *Mad Men* dürfen hinter kulturellen Entwicklungen nicht zurückbleiben und müssen versuchen, (Konsum-) Kultur zu fördern und Wünsche zu wecken.

Verschiedene Kritikerinnen und Kritiker haben als übergreifendes Thema von *Mad Men* die Exploration dessen ausgewiesen, was wir uns wünschen und wie wir es bekommen. Vor dem Hintergrund von Veränderungen geht es um die Suche nach der eigenen Identität als Haltepunkt oder Invariante. Seitz (2015, S. 426[1]) meint, es gehe in der Serie um »das Geheimnis der menschlichen Persönlichkeit«. Für Schmieder (2015) geht es nur vordergründig um »Werbung, Promiskuität, Rauchen und Saufen«, nur peripher um »gesellschaftliche Veränderungen, Sexismus, Rassismus oder Homophobie«. Stattdessen war »[d]ie entscheidende Frage [...] stets: Was wollen die Menschen wirklich haben vom Leben? Wie werden sie glücklich?« Der Protagonist in *Mad Men*, Don Draper, definiert: »Was heißt es, glücklich zu sein? Es ist ein Moment, bevor man wieder glücklich sein will.« (S5-E12; Übers. modif. TS). Nicht von ungefähr ist die Serie für Paefgen (2014) eine »Studie in Traurigkeiten«.

In der Erkundung menschlichen Glücks und menschlicher Traurigkeit ist *Mad Men* zeitlos. Zwar ist es »ein Sittengemälde der sechziger Jahre sondergleichen« (Rehfeld 2012), aber, so Bronfen (2015, S. 16), darin ist es eine Auslotung »jene[r] für die Jetztzeit nach wie vor virulente[n] Problematik [...], wie Menschen mit Veränderungen umgehen, die sie nicht aufhalten können«. Auch Edgerton (2011a, S. VII) ist der Ansicht, es sei »von Beginn an evident gewesen, dass es in *Mad Men* viel mehr um die Gegenwart als um die Vergangenheit geht«. Doty (2013, S. 279) spricht von der Serie daher als einem Palimpsest (schrifthistorisch eine einmal beschriebene, dann gereinigte und wieder beschriebene Seite, z. B. Pergament, mit dem Effekt, dass u. U. vorangegangene Texte unter einem aktuellen durchscheinen): Wir sehen durch die Oberfläche der 1960er die 2000er und 2010er Jahre durchscheinen. Die Charaktere sind »eine frühere, verwirrte und konfliktbeladene Version von uns selbst, die das Beste aus einer Zukunft zu machen versuchen, die sich vor ihnen in nackenbrecherischer Geschwindigkeit entfaltet« (Edgerton 2011a, S. XXVII). Matthew Weiner selbst sagt in einem Interview: »Mich interessiert, wie Menschen auf Umbrüche reagieren. Sind sie begeistert über die Veränderung oder haben sie große Angst davor, alles was sie kennen, zu verlieren?« (zit. nach Bronfen 2015, S. 15).

Geschlecht, Hautfarbe und Medien als Themen von *Mad Men*

Eine dieser Veränderungen sind in *Mad Men* die Geschlechterrollen – »an den Frauenbildern zeichnet sich der kommende Wandel ab« (Rehfeld 2008) bzw. ist für van der Werff (2013) das, »was die Show mit Don gemacht hat, [...] nicht nur eine der großartigsten Charakterstudien der Fernsehgeschichte, sondern auch eine atemberaubende Dekonstruktion des weißen männlichen Antihelden«. *Mad Men* zeigt die »männliche Angst angesichts der wachsenden Forderungen der Frauen« (Marcotte 2013). Edgerton (2011b), Gerund (2015) oder Bronfen (2015) verweisen einem ähnlichen Gedanken folgend auf Betty Friedans Buch *The Feminine Mystique* von 1963 (Friedan 1963; dtsch. *Der Weiblichkeitswahn*),

---

1   Alle Übersetzungen aus englischen Originalquellen stammen von mir.

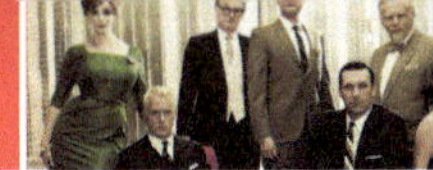

in der die Autorin vom »Problem ohne Namen« spricht, und zwar als Ausdruck für eine diffuse weibliche Ahnung davon, dass es so nicht weitergehen kann.

Wenn außerdem Bronfen (2015, S. 18) herausstellt, dass in der Serie nicht nur unsere Aufmerksamkeit darauf gelenkt werde, »wie sehr eine verlorene Welt uns heimsuchen kann«, sondern auch darauf, »dass die Umbrüche, die damals stattgefunden haben, die Haltungen prägen, mit denen wir auf unsere Jetztzeit reagieren«, dann ist darauf verwiesen, dass angesichts *Mad Men* viel darüber diskutiert worden ist, was der Blick auf Geschlechterrollen und männlichen Sexismus in den 1960er Jahren für die heutigen Verhältnisse bedeutet. Doyle (2010) bemerkt etwa, dass »der Umstand, dass all das Leute in komischen, altmodischen Outfits machen«, den männlichen Sexismus in *Mad Men* »auf eine beruhigende Distanz« bringe. Eine solche »moralische Überlegenheit« des heutigen Publikums lasse die Vorstellung entstehen, »dass es einfach eines dieser Dinge sei, die wir heute nicht mehr machen«. Für Ferrucci et al. (2014, S. 100) trivialisiert *Mad Men* Gender-Vorurteile zu einer »Lachnummer«: »Dass es in den 1960ern spielt, ist keine Ausrede für die Art von Sexismus, die Mad Men zeigt.« Diese Sicht teilt Gerund (2015, S. 126) nicht, für sie ist *Mad Men* »auf kraftvolle Weise im Einklang mit der gegenwärtigen amerikanischen und nicht zuletzt post-feministischen Medien-Kultur«. Auch für Casserly (2012) ist es nicht einfacher oder naheliegender, sich auf die Kostüme zu beziehen und erleichtert zu sein, dass es alles lange her sei – sondern *Mad Men* folge einem subtileren Weg, die Aktualität der Probleme in die Reflexion zu bringen.

Ähnliches betrifft auch die Darstellung von Rassismus und Anti-Rassismus. Perlman (2011) lobt die Serie dafür, dass sie die Tropen in Zweifel stelle, mit denen ansonsten die amerikanische Bürgerrechtsbewegung filmisch präsentiert würde (nämlich einzelne aufrechte Weiße angesichts rassistischer Südstaatler): »Indem sie in hohem Maß Rassismus offenlegt und eine Gleichgültigkeit gegenüber Diskriminierung und Ungleichheit vorführt, klagt die Serie nahezu jeden weißen Amerikaner der Beförderung von Ungerechtigkeit an« (S. 220). Ein Beispiel dafür ist eine Unterhaltung des Werbers Pete Campbell mit dem schwarzen *Liftboy* Hollis im Fahrstuhl. Pete hat den Einfall gehabt, eine Werbekampagne für Fernsehgeräte zu starten, die auch eine schwarze Käuferschaft ansprechen soll. Er fragt den Fahrstuhlführer also danach, welche Marke sein Fernseher habe, und drängt immer weiter darauf, weshalb es diese sei. Schließlich sagt Hollis ihm, er benutze seinen Fernseher noch nicht einmal. Pete fragt nach, warum nicht, und erhält als Antwort (S3-E5; vgl. auch Carveth 2010):

Die Serie zeige Rassismus nicht nur als gefährliche Spielart der amerikanischen Südstaaten, sondern »als eine Form des Vorurteils, das das gesamte Land infiziert, einschließlich seiner städtischen Zentren im Norden« (Perlman 2011, S. 215). Dies wiederum werde aber aus Sicht Perlmans durch das kommentierende Bonusmaterial zur Serie konterkariert, da darin die Kritik unterwandert werde, indem bekannte »weiße« Heldengeschichten der Bürgerrechtsbewegung ins Zentrum gesetzt würden.

Das hat nicht zuletzt Barack Obama in seiner *State of the Union Address* vom Januar 2014 erkannt, wenn er formuliert: »Es ist an der Zeit, sich von einer Arbeitsplatzpolitik zu verabschieden, die eher in eine Episode von *Mad Men* gehört« (zit. nach Gerund 2015, S. 111). Auch für Akass und McCabe (2011, S. 184) geht es nicht um ein »bloßes Erinnern«, sondern darum, etwas »fremd zu machen«: »In der und mittels der Verlagerung zwischen Darstellung und Kritik, zwischen Schweigen und Versprachlichung machen diese Frauen die stockende Logik unserer Zeit einer schwierigen Emanzipation sichtbar«.

Für Scharbacher (2013, S. 14) lässt *Mad Men* sich in all dem »auch als spezifische Reflexion von Mediengeschichte, genauer: als Reflexion auf die Mediatisiertheit von Welt und Geschichte verstehen«. Aus sich selbst heraus, nämlich fernseh- und werbelogisch, erkundet *Mad Men* die Medien: indem Werbung als Plakat, Radiospot oder Film entwickelt wird; indem geschichtliche und politische Ereignisse von den Figuren wahrgenommen (oder ignoriert) werden; indem schließlich Dons Tochter von ihrer Mutter Betty wiederholt mit den Worten

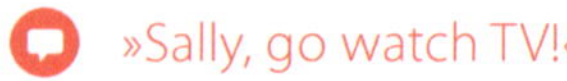

aus dem Zimmer geschickt wird. Newcomb (2011) untersucht dezidiert die Bedeutung des Fernsehens in *Mad Men:* »Wir sehen Anleitungen und Gewohnheiten daheim, aber es ist vielleicht noch bedeutsamer, dass wir die Herstellung und Manipulation von Annahmen über das Zuhause, über Geschlechter, über Alter und Lifestyle sehen, insofern diese Stätten und Diskurse von den Werbern interpretiert werden« (S. 103; vgl. Maeder 2013). Eine vertiefte Analyse von Synchronizität und Serialität im Hinblick auf die Serie (und ihre Elemente) als Objekt und Operation legt Engell (2013) vor. Dabei spielt die Zeitlichkeit eine wichtige Rolle, ebenso kann auf eine Raumanalyse fokussiert werden, wie es einen Teil der Analyse Bronfens (2015) ausmacht, in erster Linie bezogen auf Fahrstühle als kommunikative Orte und Zwischenwelten in *Mad Men.*

Handlung

Pilot

Wir lernen Donald »Don« Draper (Jon Hamm) als Creative Director der New Yorker Werbeagentur Sterling Cooper im Jahr 1960 kennen, und zwar am ersten Arbeitstag seiner neuen Sekretärin Peggy Olson (Elisabeth Moss). Peggy wird von der leitenden Sekretärin Joan Holloway, später Harris (Christina Hendricks), angeleitet und lernt so die Aufgaben der Sekretärinnen kennen: ihre physischen Vorzüge zur Geltung bringen und die Männer der Agentur mit Kopfschmerztabletten und Terminerinnerungen zu versorgen. Weil ihr suggeriert wird, dass es in ihrem Job erforderlich ist, bietet Peggy sich Don als Affäre an, was er jedoch ablehnt. Don hingegen sieht sich der Konkurrenz durch den jüngeren Pete Campbell (Vincent Kartheiser) ausgesetzt. Während Don der kreative Kopf ist, stehen der Agentur Roger Sterling (John Slattery) und Bert Cooper (Robert Morse) als Geschäftspartner vor. Don gelingt es, mit einer spontan entwickelten Idee die Vertreter von Lucky Strike als Kunden zu gewinnen. Weniger Erfolg hat er zunächst in einem Gespräch mit Rachel Menken (Maggie Siff), der nun geschäftsführenden Tochter eines jüdischen Warenhaus-Gründers. Gespickt mit antisemitischen Anklängen (von Seiten Sterlings) und offen frauenfeindlichen Bemerkungen Dons –

– misslingen die Verhandlungen, bis sich Rachel schließlich auf ein weiteres abendliches Treffen mit Don einlässt. Von beiden Seiten fallen im schließlich in einem Vertragsabschluss (und später einer Liebesaffäre) endenden Gespräch charakteristische Sätze: Als Rachel auf Dons Drängen schildert, dass sie alleine lebe, weil sie noch nie verliebt gewesen sei, sagt er ihr:

Etwas später sagt Rachel nachdenklich, etwas spöttisch und die Entwertungen von früher am Tag implizit spiegelnd:

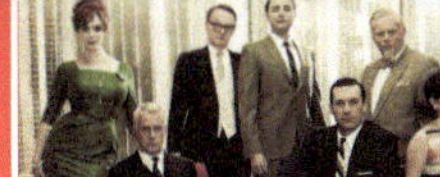

Am Ende der Pilotfolge sehen wir Don zu seiner Familie in einen Vorort fahren, seine Frau Betty (January Jones) begrüßen und seine beiden schlafenden Kinder Sally (Kiernan Shipka) und Bobby (Jared S. Gilmore) betrachten (S1-E1).

Staffel 1

Im Verlauf der ersten Staffel erfahren wir, dass der Mann, den wir als Don Draper kennenlernen, in Wahrheit Dick Whitman ist. Im Koreakrieg nutzte Dick den Tod seines Vorgesetzten, um dessen Identität anzunehmen und als Don Draper zurück nach Hause zu kehren. Von seiner wahren Geschichte wissen zunächst nur sein leiblicher Bruder Adam (Jay Paulson), den Don, als er ihn aufsucht, mit einem Schweigegeld von 5.000 Dollar wegschickt und von dessen Suizid er etwas später erfährt, und die Witwe des »echten« Don Draper, Anna Draper (Melinda Page Hamilton), die in Kalifornien lebt. Durch einen Zufall im Zusammenhang mit dem Auftauchen von Adam erfährt auch Pete Campbell von Dons Hintergrund und versucht ihn damit zu erpressen. Beim Versuch der Offenlegung gegenüber Cooper zeigt sich dieser allerdings uninteressiert (S1-E12):

 »Wen interessiert das?«

Vielmehr wird Don etwas später zum Partner der Firma gemacht. Peggys Talent als Werbetexterin wird erkannt und sie arbeitet fortan in diesem Bereich. Es stellt sich heraus, dass Peggy schwanger ist, und zwar nach einer gemeinsamen Nacht mit Pete am Abend vor dessen Heirat mit Trudy (Alison Brie). Sie verleugnet ihre Schwangerschaft lange und hält sie ebenso wie die Entbindung vor allen außer ihrer Mutter und Schwester geheim. Sie wird ihr Kind nach der Geburt zur Adoption freigeben und nie wieder sehen, nur Don erfährt am Krankenhausbett davon (S2-E5; s. unten).

Staffel 2

Der Beginn der zweiten Staffel liegt im Jahr 1962: Joan beendet eine Affäre mit Roger und verlobt sich mit dem Arzt Greg (Samuel Page), von dem sie am Vorabend der Hochzeit vergewaltigt wird, den sie jedoch trotzdem heiratet (S2-E12). Joan bekommt einige Zeit später ein Kind (nach einem Wiederaufleben der Affäre mit Roger, der – wissentlich – dessen Vater ist) (S5-E1), als dessen Vater sie Greg benennt. Allerdings trennt sie sich von ihm, als sie erfährt, dass er sich für eine Verlängerung seines Kriegseinsatzes in Vietnam freiwillig gemeldet hat, statt bei ihr und dem Kind zu bleiben (S5-E4). Roger hingegen, den ein Herzinfarkt nur vorübergehend einschränkt (S1-E10–11), lässt sich von seiner Frau scheiden, um eine Beziehung zu seiner Sekretärin Jane (Peyton List) zu beginnen und sie zu heiraten (S2-E7). Eine weitere Affäre Dons, von der seine Frau Betty erfährt, führt dazu, dass sie ihn vor die Tür setzt (S2-E10). Als sie erfährt, dass sie ein drittes Kind von ihm erwartet, lässt sie ihn allerdings zurückkehren (S2-E13). Im Zuge verschiedener Entwicklungen wird Sterling Cooper von einer britischen Firma aufgekauft (S2-E12) und Lane Pryce (Jared Harris) als eine Art Geschäftsführer eingesetzt (Abb. 8.2).

Staffel 3

Im Jahr 1963, dargestellt in der dritten Staffel, scheint es zunächst so, als könnte die Ehe von Don und Betty nach der Geburt ihres Sohnes Gene fortgesetzt werden, aber nachdem Betty den politischen Berater Henry (Christopher Stanley) kennengelernt hat (S3-E3), verlässt sie Don für ihn – allerdings auch erst nach zahllosen weiteren Affären Dons und nachdem dieser ihr seine wahre Identität offenlegen muss (S3-E11). Auch Staffel 3 endet mit einer (drohenden) Übernahme, dieses Mal durch die amerikanische Firma McCann Erikson. Don erfährt davon früh genug und er, Sterling, Cooper und Pryce gründen unter neuem Namen (SCDP) eine neue Agentur, in der u. a. Pete und Peggy eingestellt werden (S3-E13).

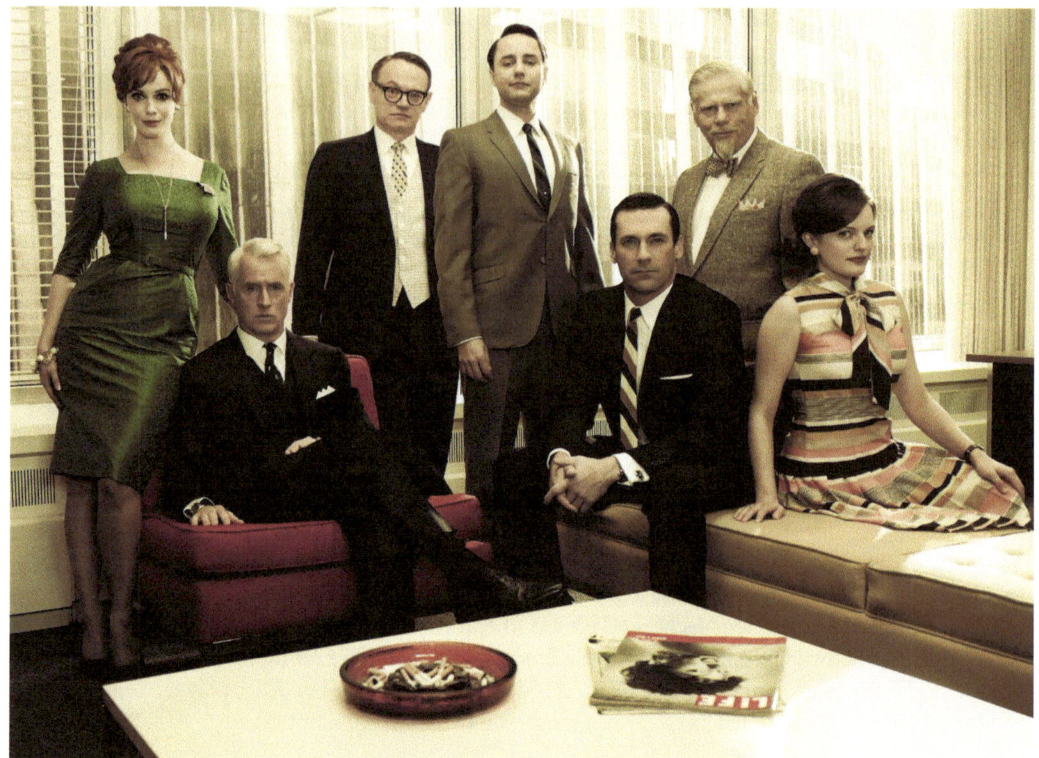

Abb. 8.2 v. l. Joan Holloway/Harris, Roger Sterling, Lane Pryce, Pete Campbell, Don Draper, Bert Cooper und Peggy Olson. © Universal Pictures. Quelle: Filmbild Fundus Herbert Klemens

Staffel 4

Nach der Trennung von Betty lebt Don in der vierten Staffel (die im November 1964 beginnt) in einer kleinen New Yorker Stadtwohnung, trinkt noch mehr Alkohol als zuvor und sucht häufigen Kontakt zu Prostituierten. Pete und Trudy bekommen ein Kind, und Peggy wird durch die lesbische LIFE-Redakteurin Joyce (Zosia Mamet) in die New Yorker Gegen-Kultur eingeführt, wo sie ihren späteren Partner Abe (Charlie Hofheimer) kennenlernt (S4-E4). In der Agentur ist sie nun die zentrale kreative Figur in der Entwicklung von Werbekampagnen und arbeitet mit Stan Rizzo (Jay R. Ferguson) und später auch dem meist nur mit seinem Nachnamen angesprochenen Ginsberg (Ben Feldman) zusammen. Gesellschaftliche Entwicklungen zeigen sich meist um die Agentur herum – eine Ausnahme dazu stellt die Einstellung der schwarzen Sekretärin Dawn (Teyonah Parris) dar, was später einmal Coopers Rassismus zeigt, als er verhindert, dass sie allzu »sichtbar« für Klienten ist (S7-E2). Den Gegenpol zum Konservatismus der Agentur bildet insbesondere Abe, der Peggy aus einem Gedanken sozialer Gerechtigkeit heraus dazu überredet, eine Wohnung in einem sozialen Brennpunkt zu kaufen, wo sie ihn eines Nachts aus Angst vor einem Einbrecher in den Bauch sticht. Im Krankenwagen liegend erklärt er ihr, dass sie als Werberin alles verkörpere, was er als feindlich betrachte, und das Paar trennt sich (S6-E9). Don reist gemeinsam mit den drei Kindern nach Kalifornien, um Stephanie (Caity Lotz), die Nichte Anna Drapers, zu besuchen. Als »Kindermädchen« fährt seine neue Sekretärin Megan Calvet (Jessica Paré) mit, von deren Kontakt zu Sally, Bobby und Gene Don angetan ist. Nachdem sie die Nacht miteinander verbracht haben, macht er Megan einen Heiratsantrag (S4-E13).

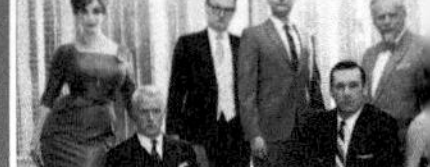

Staffel 5

Staffel 5 beginnt im Mai 1966: Nach der Heirat wird Megan bei SCDP zur Werbetexterin befördert, nach und nach wird allerdings deutlich, dass sie in einer Karriere als Schauspielerin ihre Erfüllung findet (so dass sie schließlich kündigt und erfolgreiche Darstellerin in einer Soap Opera wird; S5-E8). Auch Peggy verlässt SCDP und nimmt ihre Arbeit bei der Konkurrenzagentur Cutler, Gleason und Chaough (CGC) auf (S5-E11). Im Zuge eines LSD-Experiments erkennen Roger und seine Frau Jane das Ende ihrer Ehe und lassen sich scheiden (S5-E6). Roger beginnt eine sich danach sporadisch fortsetzende und schließlich (am Ende der Serie) in eine Partnerschaft mündende Beziehung zu Megans Mutter Marie (Julia Ormond). Pete, mittlerweile ebenfalls Partner der Agentur, stellt Verbindungen zu Jaguar als potenziellem Kunden her. Als sich herausstellt, dass der dortige Entscheidungsträger den Vertrag unterschreiben würde, wenn er dafür mit Joan schlafen kann, stimmen die Partner der Agentur hinter Dons Rücken darüber ab, Joan dazu anzuhalten, auf das Angebot einzugehen und dafür ihrerseits Partnerin zu werden. Sie folgt dem, jedoch verändern sich damit die Vertrauens- und Machtverhältnisse in der Firma (S5-E11). Nachdem der privat hochverschuldete Lane Pryce Dons Unterschrift gefälscht hat, wird er gefeuert und erhängt sich in seinem Büro (S5-E12).

Staffel 6

In der sechsten Staffel, die 1967 und 1968 spielt, beginnt Don eine Affäre mit seiner und Megans Nachbarin Sylvia (Linda Cardellini). Als Trudy von Petes Affäre mit *deren* Nachbarin erfährt, wirft sie ihn aus dem gemeinsamen Haus (S6-E3). Im Wettkampf um eine Werbekampagne für Chevrolet erkennen Don und sein Rivale Ted Chaough (Kevin Rahm) von CGC, der neuen Agentur Peggys, dass der Wettbewerb des potenziellen Klienten zwischen SCDP und CGC sowie der sehr viel größeren Agentur McCann Erikson zu Gunsten der letztgenannten ausgehen soll. Don und Ted entscheiden sich für eine Fusion ihrer Agenturen, die bewirkt, dass Chevrolet ihnen die Kampagne zuspricht (S6-E6). Peggy erhält in der neuen Firma die Position der Chef-Werbetexterin. Die Rivalität zwischen Don und Ted setzt sich in der neuen Firma fort, auch angetrieben durch eine Verliebtheit Teds und Peggys ineinander. Beide schlafen miteinander, bevor sich Ted dazu entscheidet, die Position des Leiters einer »Außenstelle« der Agentur in Los Angeles anzunehmen, um seine Ehe zu retten und Abstand zu Peggy zu bekommen (S6-E13). Diese Position wiederum hatte zunächst Don einnehmen wollen, um mit Megan vereint zu bleiben, die für ihre Schauspielkarriere einen Umzug nach L.A. vorgeschlagen und ihre Rolle in der bisherigen Fernsehproduktion in New York bereits gekündigt hatte. Don verzichtet Ted zuliebe, was jedoch dazu führt, dass er und Megan an entgegengesetzten Orten der USA leben. Dons wiederkehrende Abwesenheiten in der Agentur (die in einer Nacht in der Ausnüchterungszelle kulminieren), seine Rivalität mit Ted, die seine Arbeits- und Absprachefähigkeit in Mitleidenschaft zieht, und schließlich ein werbelogisch unglücklicher Auftritt bei einer Kundenpräsentation (denen er von seiner zerrütteten Kindheit in einem Bordell erzählt), führen dazu, dass die anderen Partner ihn beurlauben (S6-E13).

Staffel 7

Don hält seine Beurlaubung zu Beginn von Staffel 7 (Januar 1969) zunächst vor Megan geheim und lässt sich von einem Kollegen aus der Agentur und seiner ehemaligen Sekretärin Dawn über die Verläufe auf dem Laufenden halten. Erst einige weitere Monate später erzählt er bei einem Besuch in L.A. Megan davon, die ihn wütend zurück nach New York schickt (S7-E3). Vorübergehend beruhigen sich die Dinge zwischen ihnen, bevor sie allerdings am Tag der US-amerikanischen Mondladung am Telefon mit ihm Schluss macht (S7-E7). Da den Partnern klar wird, dass ein endgültiges Feuern Dons aus der Agentur hieße, ihm seine Anteile an der Firma abkaufen zu müssen, darf er zurückkehren, muss aber eine Reihe von Konditionen unterschreiben, u. a. an Dienstanweisungen Peggys gebunden zu sein (S7-E3). Roger realisiert einen Deal zur Übernahme durch McCann Erikson, die alle Partner (Don,

Ted, Roger, Pete und Joan) übernimmt und ihnen jeweils 51 Prozent ihrer Anteile an SC&P abkauft (was für alle mindestens eine Million Dollar bedeutet) (S7-E7).

Zu Beginn des zweiten Teils von Staffel 7 (1970) beginnt Don eine Affäre mit der Kellnerin Diana (Elizabeth Reaser), eine spätere Suche Dons nach ihr führt ihn durch weite Teile der USA (S7-E12). Dies geschieht, nachdem die Werberinnen und Werber ihre Jobs bei McCann angetreten haben: Deren Chef macht allen verführerische Angebote von zukünftig zu betreuenden Kampagnen (für Don ist es Coca Cola) (S7-E11). Pete wird jedoch einen Job bei Learjet annehmen (und mit Trudy und der gemeinsamen Tochter wieder als Familie zusammenfinden), und Joan wird ihre eigene Agentur gründen. Peggy bleibt bei McCann, und sie und Stan gestehen einander ihre Liebe (S7-E14). Betty Draper gelangt zu einer hoffnungsvolleren Sicht und entscheidet sich, ein Psychologiestudium aufzunehmen. Während ihres ersten Tags am College stürzt sie auf der Treppe und eine sich anschließende ärztliche Untersuchung ergibt die Diagnose eines unbehandelbaren Lungenkrebses (S7-E13). Dons Reise führt ihn gemeinsam mit Stephanie in eine Art gruppentherapeutisches »retreat« an der Westküste. Er erscheint zunächst verloren und wirkt suizidal in einem Telefonat mit Peggy (s. unten). In der abschließenden Szene der letzten Folge sehen wir Don bei der Meditation bei Sonnenaufgang, langsam breitet sich ein Grinsen in seinem Gesicht aus. Die Serie schließt mit einem originalen Coca-Cola-Werbesport von 1971, es wird insinuiert, dass es Dons Idee und Werk werden wird (S7-E14).

Zur filmischen Form

Hinsichtlich der Form, in der diese Handlungsstränge präsentiert werden, ist die genaue ästhetische Darstellung der Zeit hervorgehoben worden. Dies schließt nicht nur Kostüme und Bühnenbild ein, sondern auch den Einsatz zeitgenössischer Musik zum Ende einer Folge (vgl. zu Musik und ästhetischem Stil Butler 2011). Die Serienästhetik ist als eine »Exzessivität des Stils« charakterisiert worden (Maeder 2013, S. 113). Die bis zum äußersten betriebene Ästhetisierung steht vermutlich dazu im Verhältnis, dass uns Identifizierungen in *Mad Men* nicht leicht offen stehen: Wenn als ein Charakteristikum zeitgenössischer TV-Serien gelten kann, dass sie uns teils rapide wechselnde Identifizierungsangebote machen, lässt uns *Mad Men* immer wieder identifizierungssuchend abgleiten. Dabei wirkt es, als würde die Rezeption der Serie selbst einer Werbelogik folgen: Die meisten der Beziehungen und Dialoge orientieren sich an Handlungen und Handlungszielen, immer wieder bekommen wir Bilder und sloganartige Dialoge präsentiert, die Momente einer Teilhabe an der Innerlichkeit der Personen im Sinne von Gefühlszuständen oder Absichten sind überaus selten. Die Figuren kommen zueinander immer wieder ebenso schwer in Kontakt wie wir als Rezipierende zu ihnen. Vielmehr geschieht ein eher globales Sich-Angesprochen-Fühlen. Die Serie wird zu einem (zugegebenermaßen: liebgewonnen) Ding, und die Figuren sind zwar alte Bekannte, aber keine, in die wir uns einfühlen. Statt mit den Figuren identifizieren wir uns mit einem Stil – wir wollen nicht Don, Peggy oder Joan sein, sondern eher »wie *Mad Men* aussehen«, d. h., eine überindividuelle Ausstaffierung übernehmen.

Ich greife aus vielen möglichen Anknüpfungspunkten zwei Aspekte heraus – erstens die Frage nach der Begegnung der Geschlechter (am Beispiel von Don und Peggy) und zweitens die Frage nach dem Verhältnis von Veränderung und Wiederholung –, bevor ich den methodischen Ausgangspunkt eines identifikatorischen Abgleitens zugunsten einer Identifizierung mit dem Stil darauf zu beziehen versuche.

Das Geschlechtsverhältnis zwischen Don und Peggy

Als erstes werde ich das (Nicht-) Begegnen der Geschlechter am Beispiel der Beziehung zwischen Don und Peggy diskutieren. Ich thematisiere dabei nicht die expliziten Bezüge auf die Psychoanalyse in der Serie und greife auch nicht die Versuche auf, die Charaktere »auf die Couch« zu legen (vgl. dazu

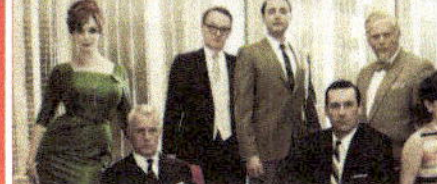

Newman 2012; in knapperer Form auch Belkin 2013; Shea 2013; Lewis 2014). Die vielen Affären und Trennungen, die zahlreichen sexistischen Bezugnahmen der Männer auf Frauen können nicht darüber hinwegtäuschen, vielmehr bezeugen sie es gerade, dass Mann und Frau einander in *Mad Men* verfehlen. Vielfach werden Bezüge thematisiert, etwa wenn ein Männer-Deodorant dahingehend beworben werden soll, dass durch die Werbekampagne Frauen dazu gebracht werden sollen, es für Männer zu kaufen, oder die männlichen Werber der Agentur Frauen hinter einem Einwegspiegel Lippenstifte testen lassen, um entscheiden zu können, welcher favorisiert wird (S1-E6). Letztlich zeigt sich im Bild der Werbung aber in erster Linie, wie Männer und Frauen einander umwerben, umkreisen, aber einander rätselhaft bleiben. Erst recht kann dies angesichts der Verschiebung geschlechtlicher Rollenmuster gesagt werden, in denen Männer mehr oder weniger hilflos darauf reagieren, dass etwas im Ausfüllen einer weiblichen Rolle durch die Frauen in Bewegung gerät. Bezeichnenderweise sehen wir in der letzten Folge der Serie, die »Person to Person« heißt, Alternativen: Roger und Marie verleben ein inniges Altern miteinander, Peggy und Stan bemerken ihre Verliebtheit ineinander (S7-E14).

In erster Linie sind es aber Momente der Begegnung zwischen Don und Peggy, die im Weg durch die Serie aufblitzen lassen, wie ein Mann und eine Frau einander erreichen. Für Seitz (2015, S. 213) gibt es im Fernsehen »keine andere Langzeit-Beziehung zwischen Mann und Frau, mit der Don und Peggy verglichen werden könnten«. Meiner Ansicht nach kann man dabei von *Krisen*begegnungen zwischen ihnen sprechen.

1. Krisenbegegnung: Staffel 2, Episode 5

In einer Rückblende sehen wir, wie Don Peggy im Krankenhaus besucht. Peggy scheint in einem Bett in der Psychiatrie zu liegen und ringt mit ihrer Entscheidung, ihr gerade geborenes Kind weggegeben zu haben. Don ist außer Peggys Mutter und Schwester zunächst der einzige, der von ihrer Mutterschaft erfährt. Mit Bestimmtheit sagt er zu ihr:

 »Peggy, hören Sie mir zu. Raus hier mit Ihnen und machen Sie weiter. Das ist nie passiert. Es wird Sie schockieren, wie sehr es nie passiert ist.«

Einerseits handelt es sich um einen Moment von Intimität zwischen beiden, es ist auch eine der wenigen Szenen, in denen beide einander außerhalb des Büros begegnen. Don wird Zeuge sehr persönlicher Teile in Peggys Leben. Andererseits mündet die Begegnung in einen Entschluss, welcher die kommenden Jahre bestimmt: die Entscheidung gegen die gelebte Mutterschaft, für den Kampf um eine berufliche Entwicklung, die Frauen, und schon gar nicht Müttern, bislang nicht offen stand. Die Begegnung bleibt zwiespältig: So privat sie ist, so sehr fordert Don von Peggy berufliche Stabilität, statt ihre Innerlichkeit aufzunehmen und ihre Lage emotional zu teilen.

2. Krisenbegegnung: Staffel 4, Episode 7

»The Suitcase« ist wiederholt als die beste Folge der Serie bezeichnet worden (z. B. Sepinwall 2012, S. 386). Van der Werff (2010) schreibt: »Das hier ist die Art von Episode, an die wir in vielen Jahren denken werden, wenn wir uns zu erinnern versuchen, was wir an *Mad Men* so geliebt haben. Eine Episode, die wirklich jeden Pfeil im Köcher von *Mad Men* nutzt und doch fast alle ihre Momente unerwartet sein lässt.« Und auch Jon Hamm und Elisabeth Moss, die Don und Peggy verkörpern, haben von einem Highlight ihrer Karriere gesprochen (Hamm: »Ich habe niemals an etwas gearbeitet und mich danach so gefühlt wie als wir [The Suitcase] gedreht hatten.« – Moss: »Es ist das großartigste Material, bei dem ich je das Privileg hatte, als Schauspielerin mitzuwirken«; Furlong 2012). Für den renommierten TV-Kritiker Seitz (2015, S. 211) zeigt die Folge »einige der komplexesten Momente platonischer Intimität zwischen einem Mann und einer Frau, die es jemals in einer Fernsehserie zu sehen gab«.

Am Tag des (zweiten) Boxkampfes von Muhammad Ali gegen Sonny Liston am 25.5.1965 verbringen Don und Peggy den Abend und die Nacht im Büro. Zunächst geht es darum, eine Kampagne für Samsonite-Koffer zu entwerfen. Es ist Peggys Geburtstag, und ihr Freund (noch nicht der oben erwähnte Abe) wartet mit einem Verlobungsring auf sie in einem Restaurant, in das er auch ihre Familie eingeladen hat. Don, der von ihrem Geburtstag zunächst nichts weiß, fordert von Peggy, im Büro zu bleiben und Überstunden zu machen. Das geschieht vor dem Hintergrund dessen, dass er von seiner Sekretärin eine Nachricht bekommt, dass Stephanie aus Kalifornien um einen Rückruf bittet. Don ahnt, dass es um den Tod Anna Drapers (der Frau des Mannes, dessen Identität er angenommen hat) geht, und schiebt den Rückruf vor sich her. Es gibt zwischen ihm und Peggy einen hitzigen Dialog, in dem sie ihm vorwirft, eine Idee von ihr nur geringfügig verändert und dafür eine Auszeichnung erhalten zu haben. Peggy ruft:

💬 »Und Sie sagen niemals Danke«,

und Don antwortet:

💬 »Dafür werden Sie doch bezahlt!«

Später – Peggy hat das Abendessen nach mehrmaligem Verschieben letztlich abgesagt, woraufhin ihr Freund mit ihr Schluss macht – verlassen Don und Peggy das Büro. Sie essen zusammen (🔲 Abb. 8.3), dabei kommt die Rede auf Peggys Mutterschaft. Don fragt, ob sie noch daran denke, und sie antwortet, manchmal tauche der Gedanke daran wie aus dem Nichts auf.

Beide hören eine Radioreportage des Kampfes, den Ali nach wenigen Sekunden für sich entscheidet, bevor sie zurück ins Büro gehen. Der betrunkene Don übergibt sich und prügelt sich mit

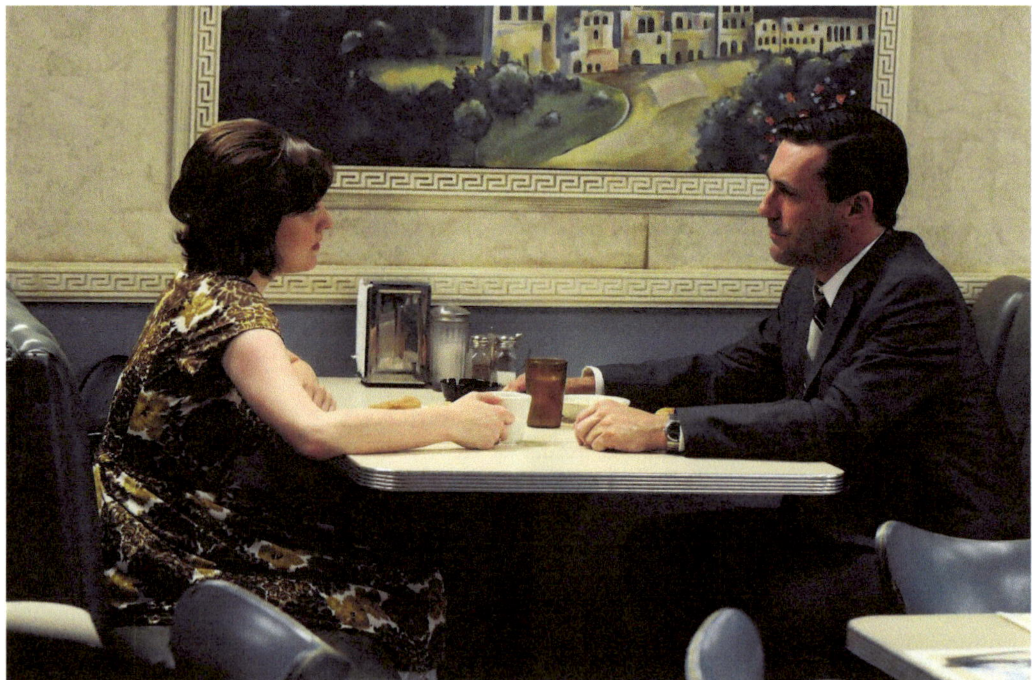

🔲 **Abb. 8.3** Peggy und Don essen gemeinsam zu Abend an ihrem Geburtstag. © Universal Pictures. Quelle: Filmbild Fundus Herbert Klemens

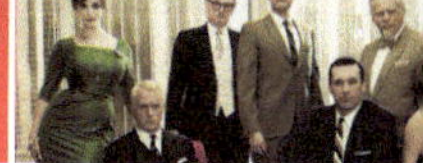

Duck, einem ehemaligen Kollegen und Liebhaber Peggys, bevor Don und Peggy auf dem Sofa in seinem Büro einschlafen. Im ersten Morgenlicht fasst Don den Mut, Stephanie zurückzurufen, und erfährt von Annas Tod. Als er bemerkt, dass Peggy ebenfalls aufgewacht ist, bricht er schluchzend in Tränen aus.

Peggy: »Was ist passiert?«
Don: »Jemand, der mir sehr viel bedeutet hat, ist gestorben.«
Peggy: »Wer?«
Don: »Der einzige Mensch auf der Welt, der mich wirklich kannte.«
Peggy: »Das ist nicht wahr.«

Mit Beginn des Arbeitstags hat Don eine Kampagne entworfen, die das berühmte Foto des triumphierend über seinem Gegner stehenden Ali nutzt und aus dem Gegner (zeichnerisch) einen Samsonite-Koffer macht. Das und Dons Bemerkung, sein Onkel hätte immer einen gepackten Koffer da gehabt, weil ein Mann jederzeit bereit sein müsse aufzubrechen, sind neben einem Traumbild Dons von der mit einem Koffer in der Hand aus dem Leben scheidenden Anna für die Folge titelgebend. Die Folge endet damit, dass Don auf Peggys Frage, ob sie seine Bürotür offen lassen oder schließen solle, mit

»Tür auf«

antwortet, bevor der 1964 auf deren Debütalbum erschienene Song »Bleecker Street« von Simon and Garfunkel zu hören ist (»Peggy-O« hätte sich auch angeboten, wäre aber etwas einfallslos gewesen).

Nach der ersten Krisenbegegnung, die eine Lebenskrise Peggys behandelt, geht es hier im Schwerpunkt um eine Lebenskrise Dons. Fast übersieht man, dass Peggy hier ein zweites Mal den Beruf (auf Dons Anraten) über das Privatleben stellt: Weder nutzt sie ihren Geburtstag noch den auf sie wartenden Verlobten als Grund, Don allein im Büro zurück zu lassen. So wird sie Zeugin eines intimen Moments, allerdings – ähnlich wie Don, der an ihrem Wochenbett nicht wusste, wer der Vater ihres Kindes ist – ohne von Dons Identität als Dick Whitman zu wissen.

3. Krisenbegegnung: Staffel 7, Episode 6/7

Es ist eine Zeit der krisenhaften Wendepunkte sowohl für Don als auch für Peggy: Dons zweite Ehe geht auseinander, Peggy ist mit ihrem Alter beschäftigt und beide ahnen, dass ein Misserfolg bei der bevorstehenden Präsentation einer Werbekampagne bei der Fast-Food-Kette Burger Chef eine(n) von ihnen oder beide die Stellung kosten könnte. Bei einem gemeinsam im Büro verbrachten Wochenende zur Ideenfindung thematisiert Peggy ihren knapp zurückliegenden 30. Geburtstag und überlegt, was eine Mutter dazu bringen würde, mit der Familie zu Burger Chef zu fahren, statt daheim zu kochen. Schließlich fragt sie sich:

»Was weiß ich schon, wie es ist, Mutter zu sein?«

– und insbesondere, indem sie sich das in Anwesenheit Dons fragt, ist einmal mehr der Kreis zur Begegnung beider im Krankenhaus nach der Entbindung thematisiert. Don sagt ihr:

»Ich mache mir um viele Dinge Sorgen. Aber um Sie mache ich mir keine.«

Er bemerkt, dass er keine Familie mehr habe – Peggy fragt sich unter Tränen, was sie falsch gemacht habe, keine zu haben. Dann kommt ihr die Idee:

> »Was, wenn es einen Ort gäbe, an den man geht, und da gäb's keinen Fernseher, und wo man gemeinsam isst und wer auch immer neben einem sitzt, ist deine Familie?« (Übers. modif. TS)

Als Kampagne für eine Fast-Food-Kette mag das etwas eigenartig klingen – aber im Wesentlichen geht es hier um das Erkunden dessen, was die Familie in der klassischen Form ersetzen kann. Nachdem Peggy diese Idee formuliert hat, mit der sie schließlich die Kunden gewinnen wird, spielt Sinatras »My way« im Radio, und Don und sie tanzen miteinander dazu im leeren Büro. Das unterstreicht das Vorangegangene: In einer weiteren intimen Begegnung beider hat Don Peggy die Führung in der Entwicklung der Kampagne überlassen. Es führt zu einem Erfolg, aber der Kontrast zu den Hindernissen nicht so sehr auf dem Weg zu klassischen Familienstrukturen, aber zu privatem Glück schwingt immer mit – was genau ist hier »my way«?

Am Morgen nach dem historischen Ereignis der Mondlandung am 21.7.1969 setzt Peggy bei der Präsentation darauf, dass in den Wohnungen und Häusern die Familien beim Essen um den Fernseher herumsitzen (der historische Ereignisse oder »nur« eine »show« zeigt) – bei Burger Chef jedoch Gruppen von Menschen zusammenkommen und ein anderes Erlebnis von Sozialität haben. Man kann das zynisch oder anderweitig eigentümlich finden, aber die Idee erwächst bei Peggy auch vor dem Hintergrund ihrer Entscheidung gegen eine Familie (gegen das Kind mit Pete; das Scheitern der Zukunft mit Abe) und ihrer Suche nach anderen Arten von Zugehörigkeit.

4. Krisenbegegnung: Staffel 7, Episode 14

Nachdem die Protagonisten zu McCann Erikson gewechselt sind, ist Don zu seinem »road trip« aufgebrochen, hat dort von Bettys Krebserkrankung erfahren und sich mit Stephanie (die einzige lebende Person, die ihn »Dick« nennt) ins »retreat« in den Bergen begeben. Die Folge heißt »Person to Person«, was sich zuerst einmal auf eine Reihe von »person-to-person« genannten Ferngesprächen bezieht (die mit der wechselseitigen Liebeserklärung per Telefon der in benachbarten Büros sitzenden Peggy und Stan kontrastiert sind). Sally ruft Don an, um ihm von Bettys Krankheit zu erzählen. In einem weiteren Telefonat, nun mit Betty, ist Don den Tränen nah, als sie ihm bezüglich der Kinder sagt:

> »Ich möchte alles so normal halten wie nur möglich, und normal ist nun mal, dass du nicht da bist.«

Und schließlich ruft Don aus dem »retreat« (das Stephanie inzwischen verlassen hat) Peggy in deren Büro an. Er sagt ihr in einem Zustand größter Verzweiflung:

> »Ich habe alles versaut. Ich bin nicht der, für den Sie mich halten«,

etwas später,

> »Ich hab einem Anderen den Namen genommen und nichts draus gemacht« (Übers. modif. TS).

Peggy beantwortet das erneut mit

> »Das ist doch nicht wahr«,

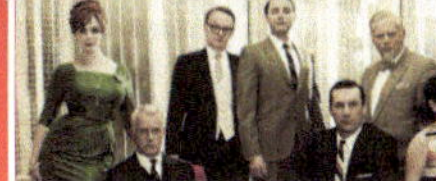

und schließlich äußert Don:

»Ich rufe eigentlich nur an, weil mir eingefallen ist, dass ich Ihnen nicht Lebwohl gesagt hab.«

Peggy ist alarmiert und antwortet:

»Ich glaube nicht, dass Sie jetzt allein sein sollten« (Übers. modif. TS).

Don legt auf und bleibt einige Zeit neben dem Münzfernsprecher sitzen, bis er ermuntert wird, eine therapeutische Gruppe zu besuchen. In der Gruppe umarmt Don einen anderen Mann und weint, dieses physische »person-to-person« wirkt jedoch eher befremdlich. Am Ende gibt es einen Sonnenaufgang und Dons Vorstellung einer Coca-Cola-Kampagne (das werbehistorisch reale »I'd like to buy the world a coke«).

In den Sequenzen dieser Folge ist nun eindeutig Don derjenige in der Krise. Das »happy ending« für Peggy ist kontrovers diskutiert worden: Es ist wohl mit größtem Abstand die konventionell-kitschigste Szene der Serie, sie erscheint aber vor dem Hintergrund ihres Ringens mit ihrer beruflichen Rolle weniger konservativ, als es zuerst wirkt: Sie findet einen Weg, Beruf und Liebe auf ihre Weise zu vereinbaren, d. h., sie arbeitet in einer leitenden und trotzdem kreativen Position, und es kündigt sich eine Partnerschaft mit Stan an, in der beide einander anregen und stützen. In der Reihe von Dons krisenhaften »Person-to-Person«-Anrufen ist der mit Peggy derjenige, in dem er sich am persönlichsten und verzweifeltsten zeigt. Er spricht über verschiedene Ebenen seines Schuldgefühls, und sie ist besorgt. Peggy sagt zu Dons Selbsturteil, nichts aus den Namen gemacht zu haben, den er jemandem genommen habe, nicht »Das ist nie passiert«, sondern »Das ist doch nicht wahr« und bemerkt wenig später, er solle jetzt besser nicht allein sein. Auch wenn er es dann trotzdem (zunächst) ist, kann die Rede davon sein, dass sich hier zwischen beiden eine weitere Begegnung sowie der Nachweis eines besonderen Verhältnisses zeigt, dass kein anderer Mann und keine andere Frau in *Mad Men* zueinander finden.

Eine der obskursten Aspekte der Psychoanalyse Lacans ist die Formulierung »Es gibt kein Geschlechtsverhältnis« (vgl. auch den Beitrag von Ulrike Kadi im vorliegenden Band zu *Masters of Sex*), die in dieser Form erstmals 1968/69 auftaucht und dann besonders im Verlauf der 1970er Jahre in den Mittelpunkt tritt (besonders in Lacan 1972/73). Lacan geht es darin um die Annahme, Mann und Frau würden grundlegend unterschiedliche Positionen besetzen. Die Differenz zwischen männlich und weiblich ist für ihn sprachstiftend, und in dieser Linie begründet sie das Menschliche am Menschen. Zwischen einem Mann und einer Frau kommt es für ihn daher zwar zu Begegnungen und auch zum Geschlechtsverkehr, aber zu keinem »rapport«, keinem Verhältnis. In einer etwas verkürzten Form ist das darin begründet, dass ein Mann und eine Frau in der/dem jeweils Anderen etwas sucht, was der oder die nicht hat (daher auch seine Definition der Liebe: diese bedeute, »zu geben, was man nicht hat«), und es insofern allenfalls illusorisch finden kann. Die Geschlechter vervollständigen einander nicht.

Zwischen Lacan und *Mad Men* gibt es weitere Anknüpfungspunkte (vgl. z. B. Sauer 2013; Rushing 2013; Assef 2015), z. B. Lacans Bezugnahme auf eine Coca-Cola-Werbetafel, die er aus einem Hotelzimmer in Baltimore am Vorabend eines Vortrags gesehen hat und von der er in einem Vortrag berichtet. Nicht nur lässt sich die Verbindung beider als *Coca-Colacan* lesen, auch fand es Lacans Aufmerksamkeit, dass auf der Werbetafel »Enjoy Coca-Cola!« zu lesen war (Lacan 1966, S. 29). Lacans Konzeption der »jouissance« bezieht sich auf unreglementierte Lust. In ihrem jeweiligen Genießen unterscheiden sich die Geschlechter für Lacan, und das ist einer der Gründe, weshalb es zwischen ihnen kein Verhältnis gibt.

Für eine psychoanalytische Interpretation sind nun die beiden eingangs erwähnten methodisch leitenden Fragen aufzunehmen: Als welche Art von Objekt begegnet uns *Mad Men*? Welches sind latente Strukturen der sich so herstellenden Rezeptions-Beziehung? Das ist insofern Ausgangspunkt für eine weitere Erörterung, als es um die Frage der Beziehung und der Möglichkeiten, in Beziehung zu treten, gerade ging. Nimmt man ferner den Eindruck auf, es stelle sich eine Faszination an den Figuren, aber keine Identifizierung mit ihnen, sondern allenfalls eine Identifizierung mit dem Stil her, dann bildet sich zwischen Rezipierenden und Serie so etwas ab wie eine Nicht-Beziehung, das Ausbleiben eines vertieften emotionalen oder empathischen Kontakts. Aber nicht nur das: Zwar mögen wir Don, Peggy oder andere (ein bisschen), ohne dass wir uns einfühlen oder mit ihnen mitleiden, aber eine Beziehung zur *Form* der Serie realisiert sich sehr wohl (einer der Belege dafür ist der Einzug des *Mad-Men*-Stils in die Alltagskultur, von Themenparties bis zum Online-Spiel »Mad Men Yourself«). Anders gesagt: Die Serie bewirkt nicht, dass wir uns in Don oder Peggy hineinversetzen, sondern dass wir uns einen Stil zu eigen machen wollen. *Mad Men* begegnet uns als ein nachahmenswertes Objekt, wir treten ein in eine Beziehung eines geteilten Stils, vergleichbar damit, ein beworbenes Produkt zu begehren. Spätestens auf einer latenten Ebene eines solchen Identifizierungswunsches begegnet uns dabei die Geschlechterdifferenz. Denn dort taucht wieder auf, dass wir mit Ungerechtigkeit, Verunsicherung und Veränderung konfrontiert sind. Was an den Geschlechterrollen erleben wir, vielleicht ohne es zu merken, als nachahmenswert? Die Abwertung der Frauen durch Männer, um so die eigene Angst vor dem Verlust einer vermeintlichen Sicherheit in der Rolle zu bewältigen? Die berufliche Ambitioniertheit Peggys, den Einsatz sexueller Reize durch Joan? Die Attraktivität Dons und seine vielen Affären?

Vermutlich ist die Antwort darauf darin zu finden, dass es sich um das Setting einer Werbeagentur handelt. Als solche sind die Beteiligten damit beschäftigt, Wünsche zu erzeugen – und damit, etwas zu maskieren: In der ersten Folge sollen Käufer dazu gebracht werden, Zigaretten zu kaufen, auch wenn diese gesundheitsschädlich sind. In der letzten Folge der ersten Staffel soll ein Diaprojektor schlicht dadurch verkauft werden, dass seine Bildervorrichtung nicht »Rad«, sondern »Karussell« genannt wird. Es lassen sich viele weitere Beispiele finden, und das über die konkreten Werbekampagnen hinaus – nämlich bis dahin, dass Don Draper selbst eine Maske trägt, die er Dick Whitman überstülpt. Nicht umsonst beantwortet Bert Cooper den Enttarnungsversuch Pete Campbells, der Dons eigentliche Identität entblößt, mit den Worten

● »Wen interessiert das?«

Solange man anderen etwas erfolgreich verkauft (selbst noch, jemand anders zu sein), macht es keinen Unterschied.

Meiner Interpretation nach hat das für uns Nachahmenswerte an *Mad Men* und seinem Stil als Objekt mit solchen Maskeraden zu tun. Sich im Stil *Mad Mens* zu verkleiden, vielleicht auch einen Konversationsstil zu übernehmen, heißt, das Prinzip der Werbung zu übernehmen: die Maskerade. Und diese hat psychoanalytisch eine hohe Bedeutung für die Geschlechterrollen, insbesondere die weibliche (Rivière 1929). Für Lacan (1964, S. 202) entspringen »männliches und weibliches Ideal« der Maskerade. *Mad Men* lässt uns unsere Lust an der Maskerade spüren. Die Krisenbegegnungen zwischen Don und Peggy zeigen dabei gerade, dass es sich nicht einzig um ein Spiel von Täuschung oder um Zynismus handelt. Im Kontrast zu diesen Begegnungen auf personaler, inter-gender Ebene tauchen die übrigen Szenen eines Umkreisens oder Umwerbens dessen auf, was hinter einer geschlechtlichen Maske oder Rolle liegt, aber eigentlich nicht gekannt wird: »the feminine mystique«, die Antwort des Mannes darauf in seiner Selbstkonzeption u. v. m.

Veränderung und Invarianz

Ich komme zum zweiten Thema, der Frage nach persönlicher Veränderung. Eingangs habe ich die Frage nach dem Umgang mit Veränderungen erwähnt. Was bedeutet die Schlussszene des im Sonnenaufgang meditierenden und eine Werbeerleuchtung erfahrenden Don? Zwar sehen wir »a new dawn«,

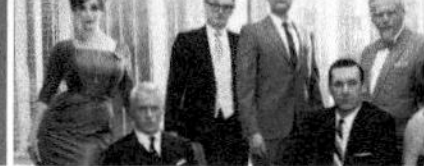

aber haben wir es auch mit »a new don« zu tun? Einerseits wird ästhetisch und narrativ eine Art Reinigung oder Beichte vermittelt, aus der Don anders hervortritt als zuvor. Der Durchgang durch eine persönliche Krise führt jedoch zu einer Werbeidee, andererseits also zu einer Wiederkehr des Immergleichen, wird doch angedeutet, dass Don nach New York zurückkehrt und das, was er bisher macht, weiter tut, nur noch besser. Endet also *Mad Men* auf einem Akzent *persönlicher* Veränderung und Entwicklung oder nicht?

Die Frage ist auch im Kontext der Schlussmontage vor Dons Meditationsszene zu betrachten. Dort sehen wir: Pete, wie er mit seiner Familie einen Learjet besteigt, berufliche und persönliche Veränderung vorführend (eine neu gewonnene Treue als Ehemann und Verantwortung als Vater); Joan, die nun ihre eigene Agentur leitet; Roger, der mit Marie in einem Café sitzt und innig verbunden und »auf Augenhöhe« mit einer Frau zusammenlebt; Betty, die rauchend in der dunklen Küche sitzt, während Sally den Abwasch erledigt; Peggy, die am Schreibtisch sitzend von Stan liebevoll umarmt wird. Im Leben aller hat es Veränderung gegeben, alle Veränderungen aber bleiben in ihrem Status als Veränderung ungewiss: Wird Pete treu bleiben? Wird Roger Marie emotional gewachsen sein? Wird Sally eine andere Rolle finden als die ihrer Mutter? Wird Peggy Glück in einer Partnerschaft finden?

Auf eine Weise endet *Mad Men* willkürlich, selbst noch mit dem Ende der 1960er Jahre zum Ende der siebten Staffel. Und auch wäre es angesichts der Studie des Umgangs mit Veränderungen widersinnig, am Schluss einen großen Knall erfolgen zu lassen (z. B. ein suizidaler Fall Dons aus einem Wolkenkratzer, als Erfüllung der Prophezeiung des Vorspanns, wie spekuliert worden war). Selbst das, was einem solchen Knall am nächsten kommt, nämlich Bettys bevorstehender Krebstod, wird eingebunden in eine Figur der generativen Weitergabe: Statt Betty wäscht nun Sally das Geschirr, in derselben Küche.

In den allermeisten klassischen TV-Serien baute das Narrativ darauf auf, dass Charaktere und der wesentliche Handlungsaufbau sich nicht verändern: Richard Kimble war immer *auf der Flucht*, *Lassie* immer treu, Matt Dillon in *Rauchende Colts* immer ehrbarer Gesetzeshüter und *Alf* wollte immer Katzen fressen. Sogenanntes Quality TV macht es anders, und *Mad Men* reiht sich da ein – und trotzdem sind die Wiederholungen (und Wiederholungszwänge?) der Charaktere deutlich. *Mad Mens* Antwort darauf, wie seine Charaktere mit Veränderungen umgehen, ist also performativ: indem sie es irgendwie so machen wie immer und irgendwie auch nicht, indem sie versuchen, inmitten all dessen, was nicht mehr ist wie früher, sie selbst zu bleiben. Don in eine Selbsterfahrungsumgebung und Meditation zu platzieren, ist eine der radikalsten Umgebungsveränderungen, die man sich denken kann. Und was tut er dort? Er entsinnt eine Werbekampagne – wie immer.

Auch hinsichtlich dieses Elements (Identität in der Veränderung) sind einige Folgerungen aus einem methodisch psychoanalytischen Zugang weiterführend. In manchen filmpsychoanalytischen Ansätzen wie z. B. dem von Schneider (2008) wird die wenig ertragreiche oder plausible Figur, Filme »auf die Couch« zu legen, methodisch umgewendet, indem argumentiert wird, dass es eher der *Film* ist, der *uns* auf die Couch legt, d. h., dass wir in der Filmerfahrung mit Aspekten unseres Erlebens konfrontiert werden, die uns ansonsten unzugänglich geblieben sind. Der Weg zur Prüfung der Frage nach Veränderung in *Mad Men* könnte dann den Weg über die Reflexion dessen nehmen, wie wir durch die Serie verändert werden. An die Charakterisierung der Serien-Rezeption als »binge watching« kann nicht die Folgerung eines »purging« angeschlossen werden kann (also zusammengenommen einer Ess-Brech-Sucht) – vielmehr nehmen wir auch im »hastigen« Serienkonsum etwas auf und verarbeiten es (Storck 2016). Viele zeitgenössische Serien werfen uns auf uns selbst zurück, und dabei gerade nicht (allein) auf unsere Fantasien, skrupelloser US-Präsident, skrupelloser Crystal-Meth-Produzent oder skrupelloser Killer von Serienkillern zu sein, sondern viel grundlegender auf Fragen unseres Selbstkonzeptes oder unserer Beziehungen.

Unsere Reaktion auf Dons zigste Affäre, auf die zigste Bemerkung zu Joans Brustumfang oder letztlich die Einsicht in der Schlussszene, dass für Don doch alles wieder so kommen wir, wie es immer war (seitdem er Don ist, zugegebenermaßen), wäre dann in erster Linie nicht als eine Enttäuschung gegenüber dem Stillstand oder der Wiederkehr bestimmter Charakteristika der Figuren und ihrer Interaktionen zu nehmen, sondern auch als Anhalt zur Prüfung dessen, was *von uns* in sozialen Umbrüchen invariant bleibt – solange wir nicht »einem Anderen den Namen nehmen«.

Fazit

Indem die Serie Geschlechterrollen und -verhältnisse zu einem ihrer zentralen Themen nimmt, thematisiert *Mad Men* vor allem die Nicht-Beziehung bzw. die umworbene, aber immer wieder verfehlte Beziehung zum Anderen. Das bildet sich in einem zentralen Eindruck der Rezeption ab: der weitgehend ausbleibenden Identifizierung mit einzelnen Figuren. Stattdessen findet eine, als werbelogisch erkennbare, Identifizierung mit einem Stil statt. So verfolgen wir Ästhetik und Handlung von *Mad Men*, gleiten jedoch im Versuch eines einfühlenden Miterlebens wiederholt ab. Das hat auch damit zu tun, dass *Mad Men* in der Erkundung des Privaten, Medialen und Gesellschaftlichen immer wieder auf das Medium Werbung zurückgreift: Diese ist die Linse der Erkundung der Verhältnisse und Nicht-Verhältnisse, birgt in sich aber immer das Oberflächliche, Ästhetisierte. Die hier »Krisenbegegnung« genannten Momente zwischen Don und Peggy zeigen dabei sowohl das Ringen um Verhältnisse zwischen Mann und Frau (jenseits bloßer Rollen) als auch die Frage nach persönlicher Veränderung und Entwicklung.

Literatur

Akass K, McCabe J (2011) The best of everything: The limits of being a working girl in Mad Men. In: Edgerton GR (ed) Mad Men. Dream come true TV. Tauris, London, New York, S 177–194
Assef J (2015) Mad Men isn't over yet. The Lacanian Review Online. http://thelacanianreviews.com/lacanian_review0210. html. Zugegriffen: 2.5.2016
Belkin M (2013) Mad Men: Don Draper on the couch. Psychology Today, 7.7.2013. https://www.psychologytoday.com/blog/contemporary-psychoanalysis-in-action/201307/mad-men-don-draper-the-couch. Zugegriffen: 2.5.2016
Bronfen E (2015) Mad Men. Diaphanes, Zürich, Berlin
Butler JG (2011) ›Smoke gets in your eye‹: Historicizing visual style in Mad Men. In: Edgerton GR (ed) Mad Men. Dream come true TV. Tauris, London, New York, S 55–71
Carveth R (2010) »We've got bigger problems to worry about than TV, okay?« *Mad Men* and race. In: Carveth R, South JB (eds) *Mad Men* and philosophy. Wiley, Hoboken, S 217–227
Carveth R, South JB (eds) *Mad Men* and philosophy. Wiley, Hoboken
Casserly M (2012) The Mad Men Effect: What's The Deal With Other-Era Sexism? Forbes Magazine, 24.3.2012. http://www.forbes.com/sites/meghancasserly/2012/03/24/the-mad-men-effect-whats-the-deal-with-other-era-sexism/#68887d9f2a90. Zugegriffen: 2.5.2016
Doty A (2013) The homosexual and the single girl. In: Goodlad LME, Kaganovsky L, Rushing RA (ed) Mad men, mad world. Sex, politics, style and the 1960s. Duke UP, Durham, S 279–299
Doyle S (2010) Mad Men's very modern sexism problem. The Atlantic, 2.8.2010. http://www.theatlantic.com/entertainment/archive/2010/08/mad-mens-very-modern-sexism-problem/60788/. Zugegriffen: 2.5.2016
Edgerton GR (2011a) Introduction: When our parents become us. In: Edgerton GR (2011) Mad Men. Dream come true TV. Tauris, London, New York, S XXI-XXXVI
Edgerton GR (2011b) The selling of Mad Men: A production history. In: Edgerton GR (2011) Mad Men. Dream come true TV. Tauris, London, New York, S 3–24
Engell L (2013) Zur Zeit der Dinge. Bemerkungen zu *Mad Men*. Navigationen. Zeitschrift für Medien- und Kulturwissenschaften 13: 67–84
Ferrucci P, Shoenberger H, Schauster E (2014) It's a mad, mad, mad, ad world: A feminist critique of Mad Men. Women's Studies International Forum 47: 93–101
Friedan B (1963) The feminine mystique. Norton, New York
Furlong M (2012) ›Mad Men‹ Stars Tease Season 5 And Share Their Favorite Episodes. The Huffington Post, 20.1.12. http://www.huffingtonpost.com/2012/01/20/mad-men-season-5_n_1214537.html#s624747&title=Jon_Hamm_Don. Zugegriffen: 8.5.16
Gerund K (2015) (Post-) Feminism and gender politics in *Mad Men*. In: Ernst C, Paul H (Hrsg) Amerikanische Fernsehserien der Gegenwart. Perspektiven der American Studies und der Media Studies. Transkript, Bielefeld, S 111–132

Lacan J (1964) Das Seminar. Buch XI. Die vier Grundbegriffe der Psychoanalyse. Turia + Kant, Wien

Lacan J (1966) Über Struktur als ein Einmischen einer Andersheit als Voraussetzung eines Subjekts. In: Lacan J (1966) Struktur. Andersheit. Subjektkonstitution. August, Berlin, S 11–42

Lacan J (1972/73) Das Seminar. Buch XX. Encore. Quadriga, Weinheim, Berlin

Lewis JG (2014) A Mad Man, Indeed: The Psychology of Don Draper. Let's psychoanalyze Don Draper on the couch of his own office. Psychology Today, 11.4.2014. https://www.psychologytoday.com/blog/brain-babble/201404/mad-man-indeed-the-psychology-don-draper. Zugegriffen: 2.5.2016

Maeder D (2013) Transmodalität transmedialer Expansion. Die TV-Serie zwischen Fernsehen und Online-Medien. Navigationen. Zeitschrift für Medien- und Kulturwissenschaften 13: 105–126

Marcotte A (2013) What Mad Men says about women. The Guardian, 5.4.2013. http://www.theguardian.com/tv-and-radio/2013/apr/05/what-mad-men-says-about-women. Zugegriffen: 2.5.2016

Newcomb H (2011) Learning to live with television in Mad Men. In: Edgerton GR (ed) Mad Men. Dream come true TV. Tauris, London, New York, S 101–114

Newman S (2012) Mad Men on the couch. Thomas Dunne Books, New York

O'Barr WM (2011) Mad Men: Gender, Race, Ethnicity, Sexuality, and Class. Advertising, Society Review 11(4). http://muse.jhu.edu/article/407305. Zugegriffen: 13.1.2017

Paefgen EK (2014) Sad men and women. *Mad Men* als eine Studie in Traurigkeiten. In: Lillge C, Breitenwischer D; Glasenapp J, Paefgen EK (Hrsg) Die neue amerikanische Fernsehserie. Von *Twin Peaks* bis *Mad Men*. Fink, Paderborn, S 303–327

Perlman A (2011) The strange career of Mad Men: Race, paratexts amd civil rights memory. In: Edegerton GR (ed) Mad Men. Dream come true TV. Tauris, London, New York, S 209–225

Rehfeld N (2008) Die Pracht und ihr Preis. Spiegel online, 21.9.2008. http://www.spiegel.de/kultur/gesellschaft/tv-serie-mad-men-die-pracht-und-ihr-preis-a-579152.html. Zugegriffen: 4.8.2016

Rehfeld N (2012) Die richtige Pose zählt. FAZ, 3.4.2012. http://www.faz.net/aktuell/feuilleton/mad-men-kehrt-zurueck-die-richtige-pose-zaehlt-11705842.html. Zugegriffen: 4.8.2016

Rivière J (1929) Weiblichkeit als Maske. Int Z Psychoanal 15: 285–296

Rushing RA (2013) »It will shock you how much this never happened.« Antonioni and Mad Men. In: Goodlad LME, Kaganovsky L, Rushing RA (Hrsg) Mad men, mad world. Sex, politics, style, and the Sixties. Duke University Press, Durham, S 192–210

Sauer M (2013) Forgetting the boy in the box. Mad Men's Don Draper and Lacan's mirror stage. The Albatross 3(1): 67–73

Scharbacher G (2013) Mediatisierte Geschichte. Serielle Verfahren der Historisierung am Beispiel von *Mad Men*. Navigationen. Zeitschrift für Medien- und Kulturwissenschaften 13: 13–30

Schmieder J (2015) Was passiert mit Don Draper. Süddeutsche Zeitung, 18.5.2015. http://www.sueddeutsche.de/medien/serienfinale-mad-men-was-passiert-mit-don-draper-1.2483401. Zugegriffen: 13.1.2017

Schneider G (2008) Filmpsychoanalyse – Zugangswege zur psychoanalytischen Interpretation von Filmen. In: Laszig P, Schneider G (Hrsg) Film und Psychoanalyse. Kinofilme als kulturelle Symptome. Psychosozial, Gießen, S 19–38

Seitz MZ (2015) Mad Men Carousel. The complete critical companion. Abrams, New York

Shea C (2013) He's a psychoanalyst's dream, but is there a cure for Don Draper? The Globe and Mail, 21.6.2013. http://www.theglobeandmail.com/arts/television/hes-a-psychoanalysts-dream-but-is-there-a-cure-for-don-draper/article12743702/. Zugegriffen: 2.5.2016

Sepinwall A (2012) Die Revolution war im Fernsehen. Luxbooks, Wiesbaden

Storck T (2014) Ceci n'est pas l'une-bévue. Probleme, in der Kunst das Unbewusste zu finden, als Probleme in der Kunst, das Unbewusste zu finden. Psychoanalyse – Texte zur Sozialforschung 18 (1): 21–38

Storck T (2016) »Sally, go watch TV!« Einige Bemerkungen zur Psychologie der modernen TV-Serie. Report Psychologie 41(4): 146–149

Storck T (2017) »The Wire« und »die Wurst« – Was ist Kulturpsychoanalyse? In: Nitzschmann K, Döser J, Schneider G, Walker C (Hrsg) Kulturpsychoanalyse heute – Grundlagen, aktuelle Beiträge, Perspektiven. Gießen: Psychosozial, S 189–204

Teschner G, Teschner G (2010) Creating the need for the new: »It's not the wheel. It's the carousel.« In Carveth R, South JB (eds) Mad Men and philosophy. Wiley, Hoboken, S 126–140

Van der Werff T (2010) Review: »The suitcase«. The AVClub. http://www.avclub.com/tvclub/mad-men-the-suitcase-44857. Zugegriffen: 8.5.2016

Van der Werff T (2013) Review: »Smoke gets in your eye«. The AVClub. http://www.avclub.com/tvclub/mad-men-smoke-gets-in-your-eyes-105216. Zugegriffen: 2.5.2016

Originaltitel	Mad Men
Land	Vereinigte Staaten
Erstausstrahlung / Laufzeit	Juli 2007 – Mai 2015
Sender	AMC
Anzahl der Staffeln (Episoden)	7 (92)
Idee	Matthew Weiner
Regie	Diverse
Hauptdarsteller/-innen	Jon Hamm, Elisabeth Moss
Verfügbarkeit	DVD in deutscher Sprache erhältlich

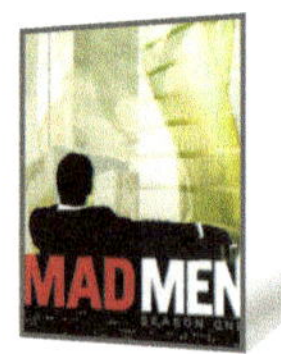

Christine Kirchhoff

Die ewig jungen Ärzte

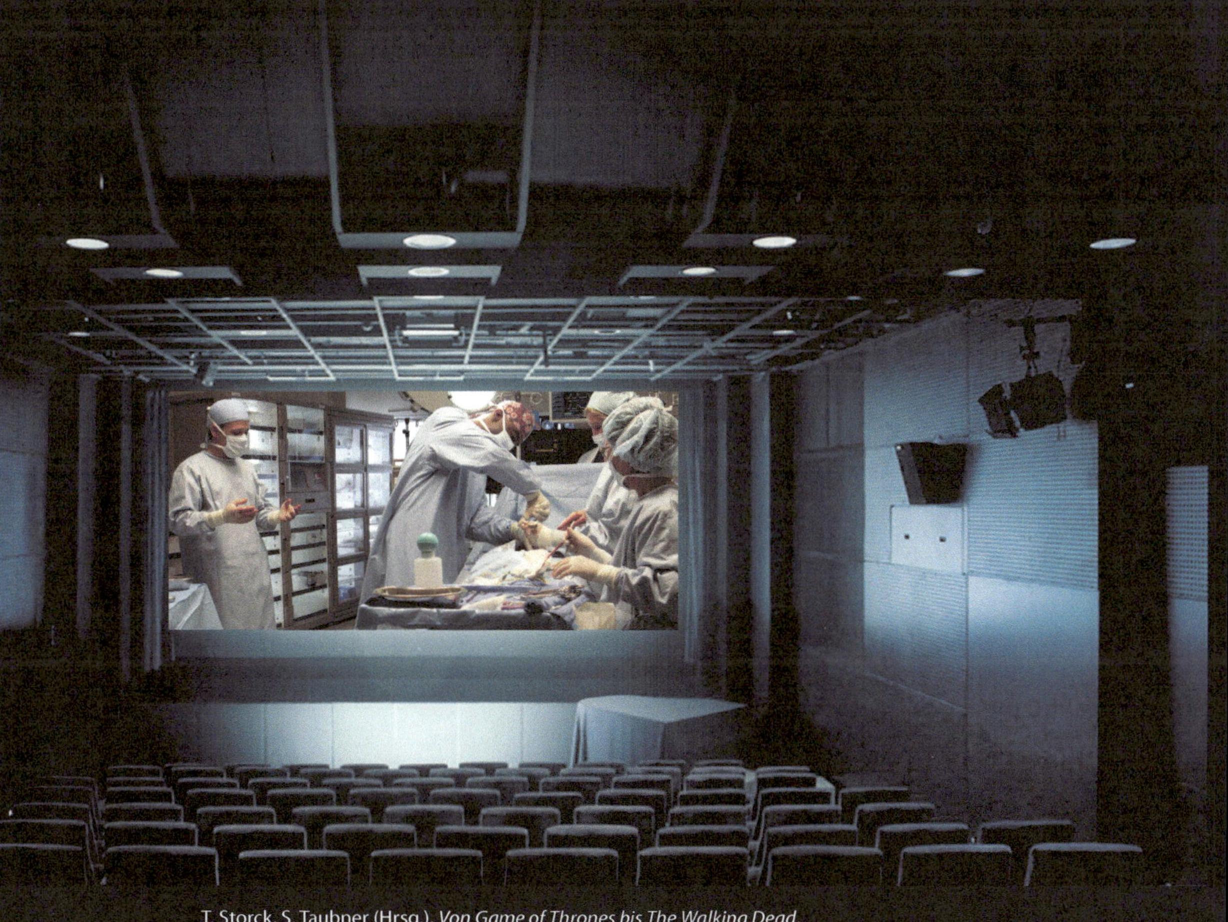

T. Storck, S. Taubner (Hrsg.), *Von Game of Thrones bis The Walking Dead*,
DOI 10.1007/978-3-662-53689-6_9, © Springer-Verlag GmbH Deutschland 2017

Grey's Anatomy, Poster zur 11. Staffel.

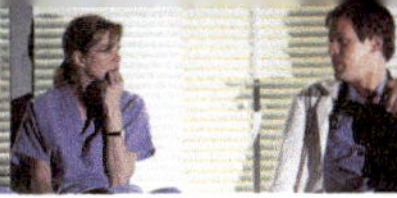

Grey's Anatomy

Einleitung

Die von Shonda Rhimes produzierte und auch größtenteils von ihr geschriebene Fernsehserie *Grey's Anatomy* (■ Abb. 9.1) gehört zu den erfolgreichsten Serienformaten in den USA. Zuerst ausgestrahlt wurde sie am 27. März 2005 vom Sender ABC. Ursprünglich sollte *Grey's Anatomy* lediglich die Sommerpause der Justizserie *Boston Legal* überbrücken. Aufgrund des Zuschauererfolges wurde die Serie fortgesetzt und wurde auf den in den USA wichtigsten Sendeplatz, den Donnerstagabend, verlegt, auf dem sie seit inzwischen mehr als zehn Jahren läuft. Im März 2016 wurde die Produktion der 13. Staffel angekündigt, nachdem sich in der 12. Staffel gezeigt hatte, dass die Serie den Ausstieg einer der wichtigsten Schauspieler (Patrick Dempsey) und damit den Tod einer Hauptfigur gut überstanden hatte.

Benannt ist die Serie nach der Hauptfigur Meredith Grey (Ellen Pompeo), deren Mutter Ellis Grey (Kate Burton) eine berühmte, nahezu geniale Chirurgin gewesen ist, bevor sie an Alzheimer erkrankte. Schon der Titel weist dabei, indem er auf die Anatomie der wichtigsten Hauptfigur anspielt, auf das Thema der Serie hin: Hier wird das Innen- und Beziehungsleben der Protagonisten studiert. Gleichzeitig spielt der Titel klanglich auf das im Jahr 1858 erschienene und im englischsprachigen Raum als Standardwerk geltende Anatomielehrbuch *Gray's Anatomy* an (Gray und Carter 1858).

Im Mittelpunkt der Handlung steht eine Gruppe junger Ärzte, die als »interns« (vergleichbar mit deutschen Assistenzärzten) ihre Karriere am »Seattle Grace Hospital« (später: »Mercy West Seattle Grace Hospital«, dann »Grey Sloan Memorial Hospital«) beginnen. Von der New York Times (Stanley 2005) wurde der Ort der Handlung so kurz wie treffend als »Sex and the City Hospital« bezeichnet. Damit ist Funktion und Zielgruppe der Serie auf den Punkt gebracht: Die dramatischen medizinischen Fälle, die in jeder Folge präsentiert werden, dienen als beängstigender wie erregender Hintergrund für die Beziehungs-, Sex- und Konkurrenzdramen der Protagonisten.

Dabei wird Wert darauf gelegt, dass die Probleme, mit denen die Figuren zu tun haben, eine Geschichte haben. So wird Merediths Selbstbeschreibung, die sie mit ihrer besten Freundin, Cristina Yang (Sandra Oh), teilt, nämlich

»dark and twisted«[1]

zu sein und nicht

»bright and shiny«[2] (S3-E8)

damit begründet, dass ihre berühmte und ehrgeizige Mutter sich nie richtig um ihre Tochter gekümmert hat. Zudem wurde schon Merediths Mutter in ihren Liebesbeziehungen bitter enttäuscht: Merediths Vater, Thatcher Grey (Jeff Perry), wird in der zweiten Staffel eingeführt, als er unverhofft als Patient im Krankenhaus auftaucht. Er entpuppt sich als alkoholabhängig und beruflich wie sozial gescheitert. Die große Liebe der Mutter war Merediths Vorgesetzter, Chefarzt Richard Webber (James Pickens Junior). Ihre Geschichte, die im versuchten Selbstmord der Mutter endete, die von ihrer Tochter Meredith

---

1 »dunkel und verdreht.«

2 »hell und strahlend.«

gefunden wurde, wird in Rückblenden erzählt. Webber entschied sich als junger Arzt gegen seine talentierte große Liebe und für seine Ehefrau Adele (Loretta Devine), die in der Serie nur dann auftritt, wenn sie findet, dass ihr Mann zu viel arbeitet und mehr zu Hause, also bei ihr, sein sollte.

Mit dieser Szenerie ist exemplarisch ein Konfliktfeld benannt, das die Serie gerade für junge Frauen, die sich nicht nur für Liebesbeziehungen und Familie, sondern auch für ihre Karriere interessieren, attraktiv macht. Hier wird eine entscheidende Frage verhandelt und damit ein Identifikationsangebot gemacht: Weibliche Zuschauerinnen können die Spannung, die aus der Anforderung resultiert, gleichzeitig ehrgeizig, klug, erfolgreich, attraktiv, sexuell aktiv und außerdem noch eine gute Mutter zu sein, in der Identifikation mit der Hauptfigur durchleben, wobei auffällt, dass die Anforderungen der Elternschaft weitgehend ausgeblendet bleiben. Zudem wird über das intergenerative Verhältnis von Mutter und Tochter dargestellt, dass Ellis Grey zwar eine begnadete, erfolgreiche und berühmte Chirurgin war, als Mutter aber scheiterte und auf die große Liebe verzichten musste. Ihre Tochter Meredith hingegen schafft alles: den Beruf, den Mann, die Familie.

Rezeption: Was *Grey's Anatomy* so attraktiv macht

Grey's Anatomy ist seit Beginn zum Gegenstand wissenschaftlicher Arbeiten geworden. Ein jüngerer Beitrag aus dem Jahr 2013 beschäftigt sich mit der nonverbalen Interaktion zwischen Ärzten und Patienten in *Grey's Anatomy* (Mickel et al. 2013). Die Serie war Gegenstand einer Untersuchung über die persönliche Arztwahl und deren Beeinflussung durch die Darstellung von Ärzten in Fernsehserien (Köhler 2014). Dabei stellte sich heraus, dass diejenigen, denen nicht nur Bilder von Fernsehärzten gezeigt wurden, sondern die diese Serien auch gesehen hatten, sich bei der Arztwahl in der Realität eher von den gezeigten Stereotypen – jung, gutaussehend etc. – beeinflussen ließen. *Grace under Pressure. Grey's Anatomy Uncovered* ist der Titel eines 2008 erschienenen Sammelbandes (Burkhead und Robson 2008), mit dem die beiden Herausgeberinnen nach eigenen Angaben ein Buch zu ihrer Lieblingsserie (»simply the best show in Network-TV«[3]) veröffentlicht haben. Hier lässt sich vielen Beiträgen anmerken, wie stark die Autoren bei aller gebotenen wissenschaftlichen Distanz mit den Hauptpersonen der Serie identifiziert sind. Am deutlichsten wird dieses Phänomen, das hier gleichzeitig auch zum Gegenstand der Untersuchung wird, im Beitrag »›I never would have slept with George!‹ Symbolic Boasting and *Grey's Anatomy*«: Jimmie Manning stellt eine Interviewstudie über die Identifikation mit Charakteren aus *Grey's Anatomy* vor. Auftakt des Artikels allerdings ist die Erzählung, wie er sich mit seinen Kollegen und Kolleginnen zusammen wie die jungen Ärzte aus *Grey's Anatomy* gefühlt habe, als sie zu Beginn ihrer wissenschaftlichen Karrieren ein Großraumbüro teilten. Dabei teilten sie nicht nur ihr Arbeitsleben, sondern aufgrund der räumlichen Enge auch einen Teil ihres Privatlebens und begannen damit, gemeinsam *Grey's Anatomy* zu schauen und sich darüber zu unterhalten, inwiefern sie wie die jungen Ärzte seien. Dabei konnten sich alle darauf einigen, dass es vielleicht Parallelen gebe, aber niemand von ihnen mit George geschlafen hätte. Damit wird eine Episode aus der Anfangszeit der Serie aufgegriffen. Die Figur George O'Malley (T.R. Knight) gehört neben Meredith Grey (Ellen Pompeo), Izzie Stevens (Katherine Heigl), Cristina Yang (Sandra Oh) und Alex Karev (Justin Chambers) zu der Gruppe junger »interns«, also Assistenzärzten, mit denen die Serie startet. George O'Malley ist irischer Herkunft, stammt aus einer Arbeiterfamilie und wird als eher weich und unsicher dargestellt. Er ist ziemlich bald still und rettungslos in seine gute Freundin und Vertraute Meredith Grey verliebt, die zu Beginn der zweiten Staffel mit ihm schläft, als sie Probleme in ihrer Beziehung mit Derek Shepherd hat (◼ Abb. 9.2).

Das Ganze wird so geschildert, dass jedem, aber auch jedem Zuschauer völlig klar sein muss, dass das nur schiefgehen kann und außerdem moralisch verwerflich ist, da Meredith sehr genau weiß, dass

---

3   »Ganz einfach die beste Show im frei zugänglichen Fernsehen.«

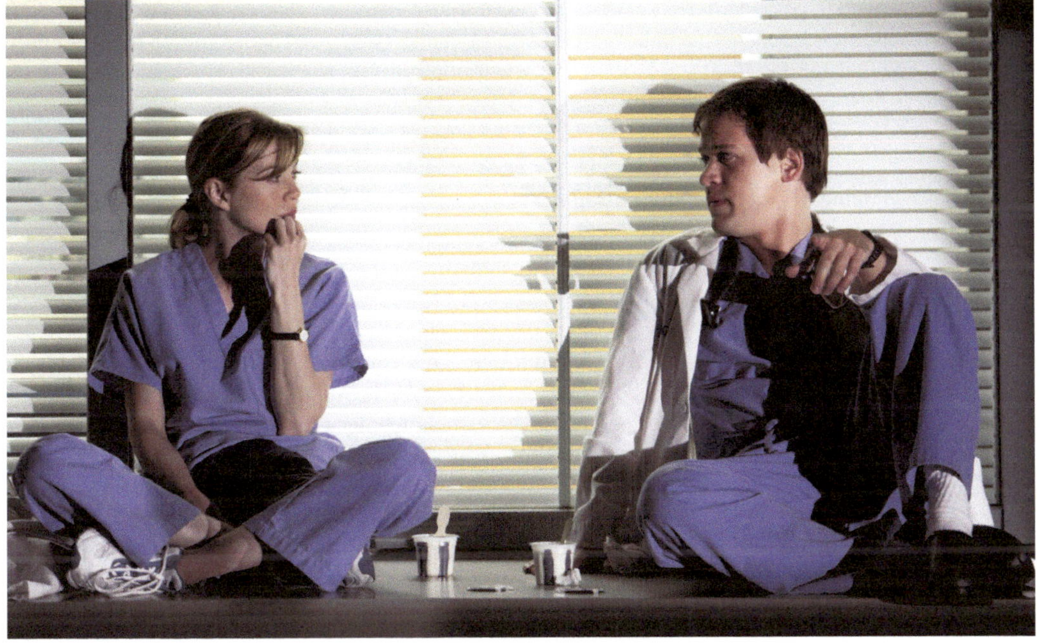

Abb. 9.2 Meredith Grey und George O'Malley. © Walt Disney Studios Home Entertainment. Quelle: Filmbild Fundus Herbert Klemens

George in sie verliebt ist, sie aber nicht in ihn. Hier mag einer der Gründe liegen, warum die Identifikation mit den jungen Ärzten so gut funktioniert: Sie machen Fehler; Fehler, die man sowohl erkennen als auch nachvollziehen kann und die es erlauben, eine kleine, entscheidende Differenzierung vorzunehmen: »...but I would never had slept with George!«[4] Gerade dass sie zweifeln, ständig Probleme haben und keine stabile Beziehung hinzubekommen scheinen, macht die Hauptfiguren von *Grey's Anatomy* so attraktiv.

Inhalt und Aufbau

Die Protagonisten starten als Spätadoleszente auf der Schwelle zum Erwachsenwerden. Damit diese Erzähl- und Identifikationsebene erhalten bleibt, werden im Verlauf der 13 Staffeln immer wieder neue junge Ärzte eingeführt und ihren inzwischen in Führungspositionen aufgestiegenen und in mehr oder weniger festen Partnerschaften lebenden Vorgängern sozusagen hinterhergeschickt. Da der Plot aufgrund der vielen Folgen und der damit einhergehenden Menge an Verwicklungen zwischen den mittlerweile weit über 20 Hauptfiguren so umfangreich und kompliziert geworden ist, kann er hier nicht wiedergegeben werden. Erschwerend kommt hinzu, dass *Grey's Anatomy* dramaturgisch davon lebt, dass ständig spektakulär an der Schwelle zum Tod operiert wird; ein Hintergrundgeschehen, in das die kaum weniger dramatischen Schicksale der jungen Ärzte eingebettet sind.

Auffällig ist vor allem, dass sich bei den Figuren zwar einiges an dem ändert, was sie tun, eine adoleszente Haltung aber nicht unbedingt aufgegeben wird, selbst wenn die Handelnden sich von außen betrachtet entwickelt zu haben scheinen, was sich am besten an den neuen Positionen in der

---

4   »…aber ich hätte niemals mit George geschlafen.«

Krankenhaushierarchie und an den inzwischen gegründeten Familien ablesen lässt. Dieses Verharren an der Schwelle zum Erwachsensein kommt im von Meredith Grey gesprochenen Off-Kommentar in der zweiten Staffel auf den Punkt:

»We're adults. When did that happen? And how do we make it stop?«[5] (S2-E18).

Im englischsprachigen Original heißt es weiter:

»I've heard that it's possible to grow up, I've just never met anyone who's actually done it«[6]

Jede Folge von *Grey's Anatomy* ist im Original mit dem Titel eines Popsongs benannt, der jeweils auf den Inhalt der Folge anspielt. Die Titel bestehen einerseits aus »Klassikern«, andererseits handelt es sich um Titel aus dem Indie-/Alternative-Spektrum. Die erste Folge der ersten Staffel heißt »A hard day's night« (The Beatles), die zweite »The first cut is the deepest« (Cat Stevens). »A hard day's night« spielt zugleich darauf an, dass die jungen Chirurgen ihre ersten Operationen zu bestehen haben und dass Meredith Grey zu Beginn der Serie mit einem fremden Mann im Bett aufwacht, den sie am Vorabend in einer Bar kennengelernt hatte und flugs aus der Wohnung schmeißt, nur um dann peinlicherweise festzustellen, dass der vermeintliche One-Night-Stand ihr neuer Vorgesetzter ist. Die Folge der 11. Staffel, in der Derek Shepherd stirbt, heißt »How to save a life« (The Fray), was das Motto von Derek Shepherd »today is a good day to save lives«[7] in dem Moment aufnimmt, als sein Leben nicht gerettet werden kann, da er, nachdem er als Lebensretter bei einem Autounfall eingegriffen hatte, selber angefahren und anschließend im Krankenhaus falsch behandelt wurde.

Formal ist jede Folge gleich aufgebaut: Sie setzt mit einem Off-Kommentar einer der zentralen Figuren ein – meist ist es Meredith Grey, die über das in dieser Folge Thematisierte spricht – und endet mit der resümierenden Fortsetzung des Kommentars, der das Thema bzw. die Frage vom Anfang wieder aufnimmt. Dabei handelt es sich um ein rückblickendes, selbstreflexives Erzählen, nicht selten werden die ganz großen Fragen des Lebens angesprochen. Ton und Sprache der Kommentare wirken manchmal recht altklug und damit etwas frühreif und lassen daran denken, wie ein noch recht junger Mensch einer guten Freundin oder einem guten Freund mit einer Nasenspitze Vorsprung einen Rat gibt. Auch hier wird man direkt dazu eingeladen, Teil der Clique zu werden. Der anfängliche Off-Kommentar führt in das Thema der Episode ein, der abschließende Off-Kommentar verdichtet das Gezeigte zu einer »Lebensweisheit«, die meist so allgemein bleibt, dass man ihr vorbehaltlos zustimmen kann und meist auch möchte. Die Serienhandlung wird überwiegend linear erzählt, Rückblenden bleiben die Ausnahme und werden so eingeführt, dass die gewechselte Perspektive kaum übersehen werden kann und auf keinen Fall irritiert. Als beispielhaft dafür kann die Folge gesehen werden, in der nach Derek Shepherds Tod rückblickend die Höhen und Tiefen der Beziehung zwischen Meredith und ihm noch einmal rekapituliert werden (S11-E21). Ein weiteres Beispiel für eine vorsichtig unkonventionelle Bildregie ist S9-E5, in der es Split-Screen-Einstellungen gibt, wenn Cristina und Meredith miteinander telefonieren.

Die Kameraführung ist, abgesehen von den Szenen, die im OP spielen, unauffällig. Wenn operiert wird, fällt neben dem Umstand, dass der OP-Saal neben Fahrstuhl und Abstellkammern der beliebteste Raum für Beziehungsauseinandersetzungen ist, vor allem auf, wie oft Close-Ups gezeigt werden. Kaum eine Operation kommt ohne in Nahaufnahme gezeigte Schnitte, quellende Därme, die beherzt hin- und hergeschoben werden, sprudelndes Blut und jede Menge blutgetränkter Lappen aus (◘ Abb. 9.3).

---

5   »Wir sind erwachsen. Wann ist das passiert? Und wie stoppen wir es?«
6   »Ich habe gehört, es sei möglich, erwachsen zu werden. Aber ich habe noch keinen getroffen, der es geschafft hat.«
7   »Heute ist ein guter Tag, um Leben zu retten.«

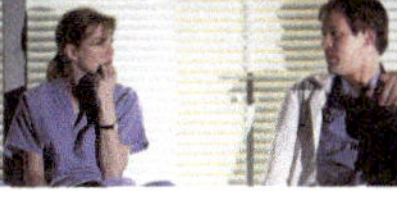

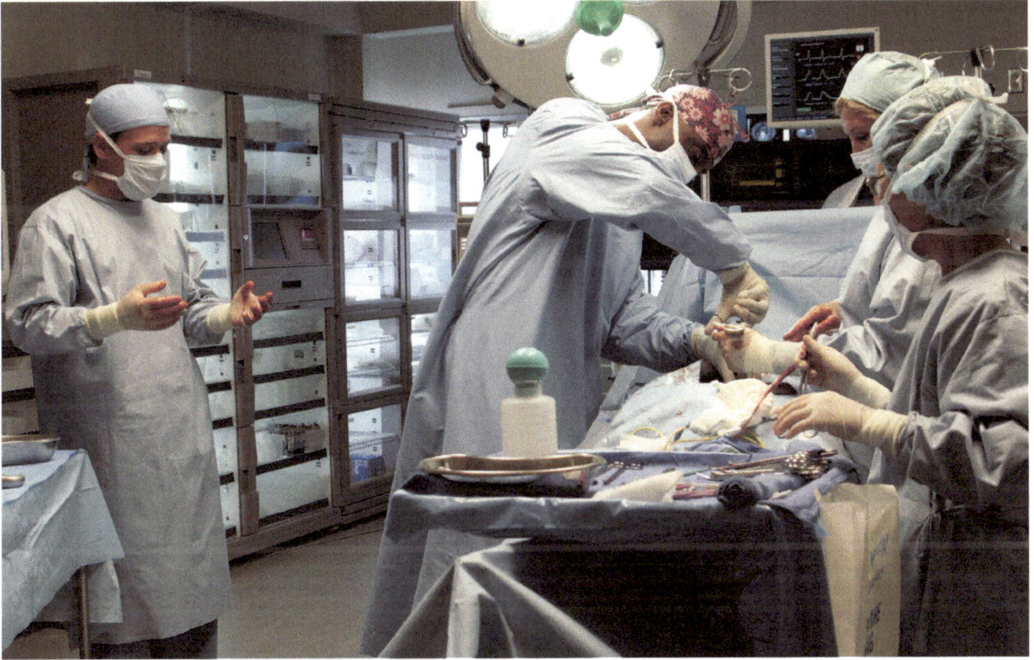

Abb. 9.3 Miranda Bailey und Preston Burke im OP. © Walt Disney Studios Home Entertainment. Quelle: Filmbild Fundus Herbert Klemens

In wenigen Folgen nimmt die Kamera eine ungewöhnliche Position ein. Ein gutes Beispiel dafür ist S12-E11, in der Meredith für den Zuschauer so schockierend wie unerwartet von einem Patienten zusammengeschlagen wird. Anschließend kämpft sie monatelang schwer verletzt um ihr Leben, wobei sie selbstverständlich in dem Krankenhaus als Patientin liegt, in dem sie sonst arbeitet, im Grey Sloan Memorial. Sie kann sich kaum bewegen und weder sprechen noch hören. Die Kamera nimmt ab dem Zeitpunkt der Verletzungen Merediths Perspektive ein, es gibt erst wieder einen Ton, als Meredith wieder hören kann. Solche Experimente bleiben aber die Ausnahme.

(Be-)Handlungsräume

In dem, was vom Krankenhausalltag gezeigt wird, spielen drei Arten von Orten eine herausgehobene Rolle: die OP-Säle (davon einer mitsamt verglaster Zuschauertribüne), zu Beziehungsbühnen umgewandelte Funktionsräume (Krankenhausflure, Aufenthaltsräume, Fahrstühle) und Patientenzimmer. In den OP-Sälen werden hochkomplizierte, unter Umständen stundenlange oder weltweit noch nie durchgeführte, riskante und häufig nur sehr knapp oder gar nicht gelingende Operationen gezeigt. Die Kamera wechselt zwischen den Köpfen der operierenden Ärzte – stets chic mit individuell unterschiedlichen Kopftüchern – und blutigen Close-Ups respektive dem freien Blick in den offenen Schädel mit bloßgelegtem Hirn. Wenn die Ärzte nicht gerade dabei sind, hektisch nach einer verborgenen Blutung zu suchen oder eine hochkomplizierte Mikroskopoperation durchzuführen, erhält man den Eindruck, dass der OP-Saal vor allem dazu geeignet ist, schwierige private oder berufliche Gespräche zu führen. Die medizinischen Fälle sind zugleich spektakulär und menschlich dramatisch. So werden in S2-E6 zwei junge Menschen eingeliefert, die gemeinsam auf einer Eisenstange aufgespießt sind. Nachdem sie sich erst nicht leiden können, tröstet der junge Mann die junge Frau die ganze Zeit; schließlich stirbt er und sie überlebt.

Als Zuschauer erfährt man eine Menge über den Alltag der Figuren. Hier kommt die zweite Gruppe der Räumlichkeiten ins Spiel: Man schaut ihnen beim Umziehen, Duschen, morgens schnell einen Kaffee trinken in der Küche, beim Essen in der Kantine und bei den diversen Pausen in Abstellräumen und Fluren des Krankenhauses zu, in denen persönliche Probleme und Beziehungen so ausführlich erörtert werden, dass sich ein bemerkenswerter Kontrast zum gezeigten Arbeitspensum und dem ausgestellten Dauerstress ergibt. Nicht zuletzt spielt sich ein großer Teil der sexuellen Aktivitäten der Hauptfiguren im Krankenhaus ab. Es entsteht der Eindruck, dass die mit Betten ausgestatteten Ruheräume in erster Linie genutzt werden, um übereinander herzufallen. Wann um Himmels willen, so fragt sich der Zuschauer, finden die Ärztinnen und Ärzte Zeit für all diese Pausen, Gespräche und Beziehungsverwicklungen, wenn doch zeitgleich Patienten um ihr Leben kämpfen und stundenlange Operationen durchgeführt werden?

Hier zeigt sich ein Funktionsprinzip der Serie, das am besten durch das Logo der Firma »Shondaland« von *Grey's Anatomy*-Produzentin Shonda Rhimes, ausgedrückt wird: Im animierten Logo, das am Ende jeder Folge steht, sieht man eine kleine Achterbahn, die in rasender Geschwindigkeit um ein großes, pralles, rosarotes Herz herumfährt (ab Staffel 12 wird auf das rote Herz in der Mitte verzichtet, die Achterbahn ist jetzt selbst herzförmig und steht in Flammen). Genauso funktioniert die Dramaturgie von *Grey's Anatomy*: Durch die dramatische Rahmenhandlung jeder Folge werden die Zuschauer dermaßen in Atem gehalten, dass man, unter der Voraussetzung, dass man darauf anspricht, kaum mehr denken kann, sondern emotional mitgerissen nur noch mitfiebert. Das eigentliche Thema sind aber die Liebes- und Herzensangelegenheiten. Die Krankenhauskulisse, so ließe sich sagen, hat die Funktion der Achterbahn, die einen nur noch atemlos kreischen lässt und Distanz unmöglich macht.

Psychodynamik: Verwicklung statt Entwicklung?

Aufgrund der schieren Menge der in den mittlerweile 13 Staffeln eingeführten Hauptfiguren und deren Beziehungskonstellationen, ist es unmöglich, deren Entwicklung umfassend zu beschreiben. Was die Protagonisten allerdings teilen, ist das Verharren an der Schwelle zum Erwachsenwerden. Sie machen zwar Karriere, ziehen in eigene Wohnungen und bekommen Kinder, fraglich bleibt aber, inwiefern sie tatsächlich aus der Daueradoleszenz herausfinden. Diese lässt sich vor allem an den Freundschaften festmachen: Die jungen Ärzte treffen sich am liebsten in der Clique, ob nun im Krankenhaus auf dem Flur oder im geräumigen WG-Wohnzimmer im Haus von Merediths Mutter, in das nicht nur Meredith, sondern auch einige ihrer Freundinnen und Freunde regelmäßig – meist, wenn wieder eine Beziehung in die Brüche gegangen ist – wieder zurückziehen. Erst in der letzten Folge der 12. Staffel wird der Trailer, ein »mobile home« in Form eines auf einer Lichtung im Wald stehenden silberfarbenen Campingwagens, in dem nacheinander immerhin zwei Chefärzte (Derek Shepherd und Owen Hunt) gewohnt haben, verkauft. Alkohol wird zu Hause direkt aus der Flasche oder in der dem Krankenhaus gegenüber liegenden Bar getrunken – in Mengen, die für über 30-Jährige nicht mit einem Arbeitsalltag verträglich sind; Kleidung und Habitus bleiben jugendlich. Wer Probleme hat, kriecht schon mal mitten in der Nacht ins Bett der besten Freundin oder des besten Freundes. Ein weiteres Fragezeichen hinter die Entwicklung der Figuren setzen die Liebesbeziehungen, deren gemeinsames überdauerndes Merkmal ihre Fragilität ist. Äußerlich ist dies sicherlich durch das Funktionsprinzip der Serie begründet, die schnell auserzählt wäre, wenn die Hauptfiguren alle in festen Beziehungen landen würden. Nicht umsonst enden Liebesfilme wie Märchen, wenn das »happily ever after« erreicht ist und tunlichst nicht mehr hinterfragt wird.

Den Hauptfiguren von *Grey's Anatomy* ist gemein, dass sie von Schicksalsschlägen gebeutelt werden, wenn sie nicht aus dramaturgischen oder äußeren Gründen (Schauspieler steigt aus) selber sterben müssen. In S8-E24 gibt es den größten Cliffhanger der ganzen Serie: Fast die Hälfte der Belegschaft stürzt mit dem Flugzeug ab, unklar ist, wer überlebt. Merediths Halbschwester Lexie Grey (Chyler

Leigh), Freundin von Mark Sloan (Eric Dane), stirbt noch am Unfallort, Mark Sloan muss mitten im Wald notoperiert werden, Derek Shepherd (Abb. 9.4) muss sich selbst die wertvolle Chirurgenhand brechen, um sich aus den Flugzeugtrümmern zu befreien, Arizona Robbins muss ihr Bein amputiert werden, ihre Lebensgefährtin Callie Torres wird dies tun. Dies alles erfährt man aber erst sicher zu Beginn der 9. Staffel, die 8. Staffel endet damit, dass der Chefarzt der Chirurgie, Owen Hunt (Kevin McKidd), seinen Anrufbeantworter abhört und so erfährt, dass seine Kollegen, d. h., seine Freunde und seine Lebensgefährtin Cristina Yang, nicht wie von ihm erwartet auf dem Heimweg sind, sondern gar nicht in dem Krankenhaus, zu dem sie unterwegs waren, angekommen sind.

Diese Szenen stehen neben unzähligen ähnlich dramatischen und können exemplarisch für den permanenten Ausnahmezustand gelten, in dem die Figuren leben. Von beinahe tödlichen Unfällen (Flugzeugabsturz), einer Geiselnahme im Krankenhaus, unheilbaren Krankheiten, dem Verlust von ungeborenen Kindern oder Gliedmaßen – von nichts bleiben sie verschont. Als wäre dies nicht genug, treffen sie ständig unverhofft auf Ex-Geliebte oder auf verschollene oder unbekannte Familienmitglieder. So taucht Dereks Immer-noch-Ehefrau Addison Montgomerey (Kate Walsh) genau dann in der zweiten Staffel auf, als Meredith und Derek gerade in ihrer Beziehung anzukommen scheinen. Da passt es dann, dass Kollege Mark Sloan, ehemals bester Freund von Derek, auch gleich auftaucht, da er zu der Zeit, als Addison und Derek noch zusammen waren, eine Affäre mit Addison hatte. Natürlich hat diese die Absicht, ihren Mann zurückzuerobern. Und auch wenn man ahnt, dass Meredith hier gewinnen wird, steht die noch junge Beziehung sofort wieder in Frage.

Das gesamte Grey Sloan Memorial Hospital, das diesen Namen erhält, nachdem Lexie Grey und Mark Sloan an den Folgen des Flugzeugabsturzes gestorben sind, erscheint als ein großer Organismus: Es gibt so gut wie keine Beziehungen der Hauptfiguren nach draußen oder auch nur Nebenfiguren, die außerhalb des Krankenhauses angesiedelt wären. Wer von außen auftaucht, arbeitet innerhalb von kürzester Zeit auch dort; so etwa in der 12. Staffel ein Kollege von April Kepner, den sie in Afrika

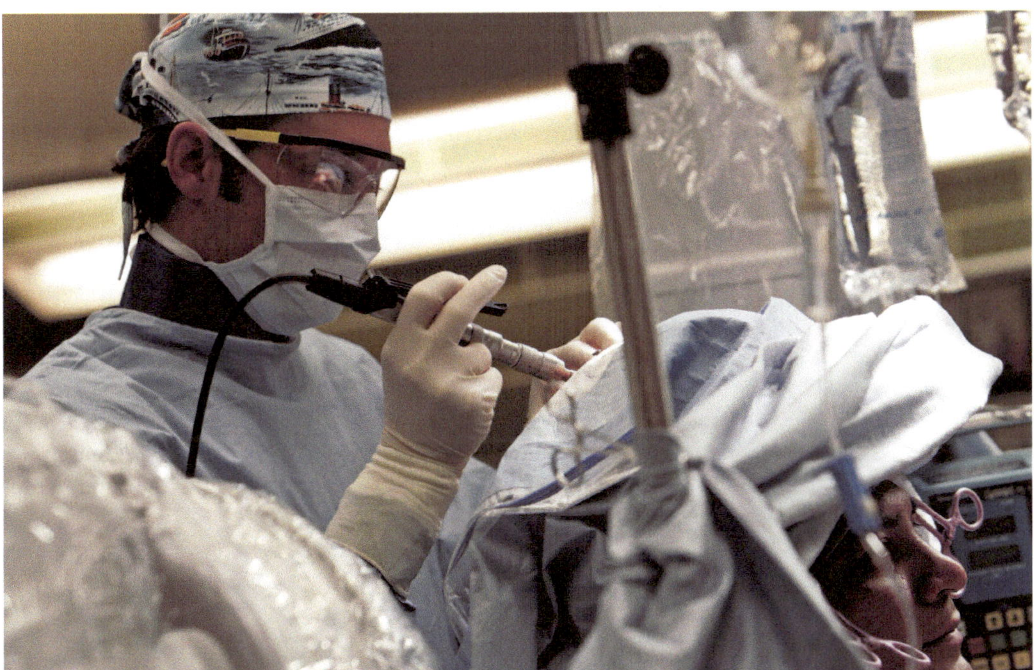

Abb. 9.4 Derek Shepherd im OP. © Walt Disney Studios Home Entertainment. Quelle: Filmbild Fundus Herbert Klemens

kennengelernt hat. Nathan Riggs (Martin Henderson) kehrt nicht nach Afrika zurück, sondern beginnt – man weiß nicht wieso, und das ist auch nicht wichtig – als Arzt in der Chirurgie und entpuppt sich als der Mann der bisher für den Zuschauer nicht existenten und einst dramatisch verschollenen Schwester von Owen Hunt. Dieser macht ihn für deren Verschwinden verantwortlich – eine weitere Verwicklung kann beginnen. Wer nicht Teil des Krankenhauses wird, bleibt draußen und verschwindet schnell wieder.

Untermalt wird das Ganze von den dramatischen medizinischen Herausforderungen, denen sich die Ärzte permanent stellen müssen. Auf diesem Alltag, der jeder Alltäglichkeit entbehrt, beruht das Funktionsprinzip der Serie: Als Zuschauer kann man nicht anders, als sich in diesen Sog hineinreißen zu lassen und in Identifikation mit den Hauptfiguren mitzufiebern. Gelingt dies, ist man während des Schauens voll dabei, ja drin – und mit etwas Abstand schnell komplett draußen.

Inwiefern sich die Figuren wirklich entwickeln, bleibt fragwürdig. Auffällig ist, dass alle ständig mit allen über alles reden. Auf den ersten Blick ist es beeindruckend, mit welcher vordergründigen Kompetenz die Figuren in der Lage sind, schwierigste Themen sofort und deutlich anzusprechen. Beim Zuschauen entsteht der Eindruck, dass vieles von dem, was man vielleicht sagen würde oder sich auch nur denkt, hier sofort zur Sprache kommt. Auf den zweiten Blick wird fraglich, ob die Figuren darüber hinaus überhaupt ein Innenleben haben oder ob sie nicht in der gezeigten Weise völlig durchlässig sind, eben der Teil eines Ganzen, ein Stück von *Grey's Anatomy*.

Gesellschaft: Race and Gender

Auffällig an der Besetzung von *Grey's Anatomy* ist, dass geradezu akribisch darauf geachtet worden sein scheint, dass die Figuren nach Hautfarbe, Herkunft, Gender und Identität divers besetzt worden sind (Springer 2012). Unter den Hauptfiguren finden sich auf allen Hierarchiestufen neben nicht näher bestimmten weißen Amerikanern aus der Mittelschicht (Meredith Grey, Derek Shepherd u. a.) Amerikaner asiatischer Abstammung (Cristina Yang), Hispanics (Callie Torres), Black Americans (Chief Webber, Miranda »the Nazi« Bayley), Amerikaner irischer Abstammung (George O'Malley) und russischer Herkunft (Alex Karev). Die Figuren sind gläubig (April Kepner), reich und berühmt (Jackson Avery) oder stammen aus der weißen Unterschicht (Jo Wilson). Sie sind überwiegend heterosexuell, aber auch lesbisch (Arizona Robbins) oder bisexuell (Callie Torres). An Familienformen gibt es Kleinfamilien mit einem oder zwei Elternteilen, hetero- oder homosexuell, die Kinder sind leiblich oder adoptiert. Unter den Hauptfiguren fehlen lediglich American Natives und männliche Homosexuelle. Alle Lebensentwürfe, Herkünfte und Orientierungen stehen nebeneinander und werden auch gleich behandelt. Deutlich wird hier, dass zum einen für jeden etwas dabei sein soll, das Identifikationsangebot sich nicht nur an Menschen einer bestimmten Herkunft, sexuellen Orientierung oder Bevölkerungsschicht wenden. Gleichzeitig bietet diese Mischung genug Stoff für Geschichten, wobei sofort auffällt, dass die in der gesellschaftlichen Realität virulente Diskriminierung in *Grey's Anatomy* sehr lange keine Rolle spielt. Es wird eine Gegenwelt entworfen, in der Gleichberechtigung verwirklicht zu sein scheint.

Erst in S12-E10 (»All I want is you«) wird das Thema Rassismus als gesellschaftliches Problem explizit aufgegriffen, als ein schon länger zurückliegender Konflikt zwischen der Neurochirurgin Amelia Shepherd (Caterina Scorsone) und der dunkelhäutigen Assistenzärztin Stephanie Edwards (Jerrika Hinton) noch einmal unter diesem Gesichtspunkt aufgerollt wird. Verunsichert darüber, ob sie nicht rassistisch gehandelt habe, wendet sich Amelia an Merediths aus der Beziehung von ihrer Mutter zu Richard Webber stammenden Halbschwester Maggie Pierce (Kallie McCreary). Sie möchte von Maggie, die selber dunkelhäutig ist, die Bestätigung erhalten, dass sie nicht rassistisch gedacht und gehandelt habe. Diese hält ihr daraufhin beim gemeinsamen Weg zum Auto auf dem Parkplatz eine Rede, die absolut druckreif und »state of the art« der Diversity-Debatte ist und darin gipfelt, dass Amelia aufgefordert wird, ihr »white privilege« zu reflektieren: Sie solle ihrer alltäglich von Rassismus betroffenen

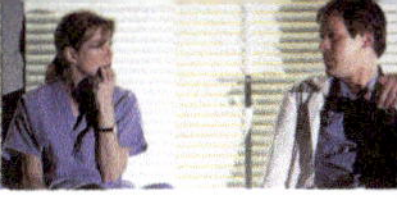

Kollegin nicht auch noch zumuten, ihr zu bestätigen, dass sie nicht rassistisch sei, um ihr damit ihre Schuld zu nehmen. Dies ist die einzige Szene, in der gesellschaftlich existierende Ungleichheit explizit problematisiert und auch für die Figuren zum Problem wird.

Auffällig ist die frauenfreundliche Perspektive von *Grey's Anatomy*. Durchaus im Gegensatz zu vielen romantischen Komödien, die doch wieder das Märchenmotiv vom aktiven Prinzen und der mehr oder weniger passiv wartenden Prinzessin aufnehmen, werden die weiblichen Hauptfiguren in *Grey's Anatomy* als zielstrebig, konkurrierend, erfolgreich, klug und gleichzeitig attraktiv und sexuell aktiv gezeichnet: Hier nimmt sich frau, was und vor allem wen sie will (für eine genaue Untersuchung der reflexiv und in diesem Fall auch noch feministisch gewendeten »Fairytale«-Motive in Grey's Anatomy s. Woolston 2008). Diese Perspektive zeigt sich auch in der Kameraführung: Männerkörper werden als begehrenswert in Szene gesetzt, so wie es sonst den Sehgewohnheiten bezüglich der Inszenierung von Frauenkörpern entspricht. Dies geschieht absichtlich und bewusst, wie Tony Goldwyn, Hauptdarsteller aus *Scandal*, einer weiteren von Shonda Rhimes produzierten Serie, in einem Interview erläutert: »Oh, yeah. Shonda has a whole thing she teases us about. She says in Shondaland, in the love scenes, the boys have to be the ones to take their clothes off, and the women, the girls can do whatever they want«[8] (Vineyard und Ward 2016).

Es gibt kein Draußen...

Einerseits werden also aktuelle gesellschaftliche Themen aufgegriffen, andererseits bleibt die Gesellschaft draußen. Auch hier wiederholt sich das Funktionsprinzip der Serie, das spätestens dann affirmativ wird, wenn man sich klar macht, dass die Arbeitsverhältnisse völlig entgrenzt sind. Eine Trennung von Arbeit und Freizeit, Beruf und Privatleben existiert nicht. Die Kollegen sind die Freunde, die Arbeit ist zu Hause, Beziehungen nach draußen gibt es nicht.

Das gesellschaftliche Außen zeigt sich nur indirekt. So wird das ursprüngliche Seattle West Hospital mit einer zweiten Klinik zusammengelegt; dass es dafür ökonomische Gründe gibt, wird lediglich angedeutet. Auch der Staat bleibt außen vor, die Mängel in der Krankenversicherung tauchen nur am Rande auf, wenn eine Pro-domo-Station im Krankenhaus eingerichtet wird. Dass das Grey Sloan Memorial Hospital in der Gegenwart der USA angesiedelt ist, zeigt sich in der zehnten Staffel, als Derek Shepherd als Spitzenneurochirurg, der er ist, am »Human Brain Project« mitarbeiten soll. Als Zuschauer fragt man sich allerdings, ob es freiwillig oder unfreiwillig komisch ist, wenn Derek inmitten eines Ehestreits mit Meredith von einem Anruf des amerikanischen Präsidenten gestört wird, der ihn erneut persönlich darum bittet, nach Washington zu kommen und das »Human Brain Project« zu leiten. Selbst der Präsident wird zur Interpunktion eines Beziehungsdramas.

Zur apparategestützten Medizin und ihrem Heilversprechen unterhält die Serie ein ungebrochen positives Verhältnis. Hier wird nichts in Frage gestellt, die Chirurgen überbieten sich mit innovativen, noch nie geglückten Operationen gegenseitig, scheitern zwar dabei auch mal, insgesamt aber überwiegt die Faszination am Fortschritt.

Die explizite politische Botschaft der Serie lässt sich wohlwollend als Empowerment bezeichnen. Unter der Voraussetzung, dass die Identifikation gelingt, ist es vorstellbar, dass die Serie gerade durch ihr affirmatives Verhältnis zum American Dream Mut macht: Auch in der dauernden Konkurrenz kann man befreundet sein, jeder und vor allem jede kann erreichen, was er oder sie möchte, auch wenn Herkunft, Geschlecht, Hautfarbe dagegenzusprechen scheinen. Das Klima ist bei allen kurzen Krisen, Reibereien und Konflikten kollegial, wirklich destruktive Konkurrenz gibt es nicht. Konflikte entstammen

---

8 »Oh, ja. Shonda hat 'ne ganze Menge, mit dem sie uns aufzieht. Sie sagt, dass in den Liebesszenen in Shondaland die Typen ihre Sachen ausziehen müssen, und die Frauen, die Mädchen, können machen, was sie wollen.«

dem Persönlichen oder werden schnell wieder ins Persönliche überführt, entschärft – und wenn nicht gelöst, so doch befriedet.

Insbesondere durch die Beziehung zwischen Meredith Grey und Cristina Yang wird eine Aufwertung von Freundschaft vorgeführt: Beide sind füreinander nicht nur beste Freundinnen, sondern »person«.

 »You are my person«[9] (S9-E2)

bedeutet absolute Verbindlichkeit, die sich als stabiler erweist als die wechselnden dramatischen Liebesbeziehungen. Das ändert sich erst, als nach dem Abschied der Schauspielerin Sandra Oh am Ende der 10. Staffel die von ihr gespielte Cristina Yang in die Schweiz geht. Zwar wird noch Alex Karev an ihre Stelle gesetzt, der sich nun um Meredith kümmert, eine ähnlich intensive Freundschaft gibt es aber danach nicht mehr.

Insgesamt wird in *Grey's Anatomy* Individualität gepriesen: Das krisengeschüttelte Traumpaar der Serie, Meredith und Derek, oder MerDer, wie es unter Fans heißt, heiratet nicht staatlich oder kirchlich, sondern, indem sie sich auf »post it«-Zetteln miteinander verbinden, die dann später gerahmt und hinter Glas über dem Ehebett hängen.

In *Grey's Anatomy* wird eine Form spätmoderner Subjektivität verhandelt und gleichzeitig affirmiert, für die nicht nur Arbeit und Privatsphäre völlig verschmelzen. *Grey's Anatomy* scheint seine Popularität neben den aufwühlenden menschlichen (Beinahe-)Katastrophen, die ein Nicht-Mitleiden fast verunmöglichen, daraus zu beziehen, dass versucht wird, knallharte Konkurrenz und ständiges Miteinander zu versöhnen, bevor überhaupt ein Konflikt entstehen könnte. Eine entscheidende Rolle spielt dabei, dass es kein Draußen gibt (alles spielt im Krankenhaus, von außen kommen nur neue Familienmitglieder, die dann schnell auch dort arbeiten, und zu rettende Patienten) und alle ständig mit allen über ihre Gefühle sprechen. Diese Grenzenlosigkeit nach Innen, bei Abschottung nach außen, scheint eine regressive Lösung anzubieten, wo sonst ein Konflikt um Konkurrenz und Freundschaft/ Solidarität innerlich und äußerlich ausgetragen werden müsste.

Literatur

Burkhead C, Robson H (eds) (2008) Grace under Pressure: Grey's Anatomy Uncovered. Cambridge Scholars Publishing, Cambridge

Gray H, Carter HV (1858) Anatomy Descriptive and Surgical. John W. Parker & Son, London

Köhler M (2014) Jüngere Patienten wünschen sich attraktive Ärzte »wie im Fernsehen«. MMW – Fortschritte der Medizin 156(20): 64–65

Manning J (2008) ›I never would have slept with George!‹ Symbolic Boasting and *Grey's Anatomy*. In: Burkhead C, Robson H (eds) Grace under Pressure: Grey's Anatomy Uncovered. Cambridge Scholars Publishing, Cambridge, S 130–145

Mickel JT, McGuire SL, Gross-Gray S (2013) Grey's Anatomy and Communication Accommodation: Exploring Aspects of Nonverbal Interactions Portrayed in Media. Language & Communication 41: 1–5

Springer S (2012) ›Grey's Anatomy‹ creator, actress discuss media diversity. CNN InAmerica. http://inamerica.blogs.cnn.com/2012/05/22/greys-anatomy-creator-and-actress-discuss-media-diversity/. Zugegriffen: 29.11.2016

Stanley A (2005) Tales of Sex and Surgery. New York Times. http://www.nytimes.com/2005/03/25/arts/television/tales-of-sex-and-surgery.html. Zugegriffen: 24.04.2016

Vineyard J, Ward K (2016) Shonda Rhimes Is All About Objectifying Men. New York Magazine. http://nymag.com/thecut/2016/02/shonda-rhimes-is-all-about-objectifying-men.html. Zugegriffen: 26.04.2016

Woolston J (2008) »We're adults. When did that happen? And how do we make it stop?« Diagnosing and Examining the Role of Fairy Tale Imagery within Grey's Anatomy. In: Burkhead C, Robson H (eds) Grace under Pressure: Grey's Anatomy Uncovered. Cambridge Scholars Publishing, Cambridge

---

9   »Du bist meine (besondere) Person.«; Staffel 9, Episode 2.

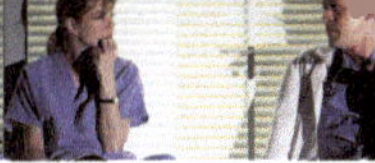

Originaltitel	Grey's Anatomy
Land	Vereinigte Staaten
Erstausstrahlung / Laufzeit	März 2005 – dato
Sender	ABC Studios
Anzahl der Staffeln	12+
Idee	Shonda Rhimes
Regie	Peter Horten, Scott Brazil, Tony Phelan, Bill D'Elia, David Greenspan, Rob Corn, Ron Underwood.
Hauptdarsteller	Ellen Pompeo, Chyler Leigh, Patrick Dempsey, Shandra Wilson, Justin Chambers, Sandra Oh, James Pickens u. a.
Verfügbarkeit	DVD auf Deutsch und Englisch erhältlich

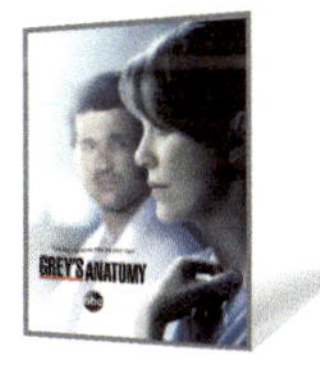

Rolf Schröder, Jan Schröder

Der Stadtneurotiker heute: weiblich, Mitte 20 – Lena Dunham und *Girls*

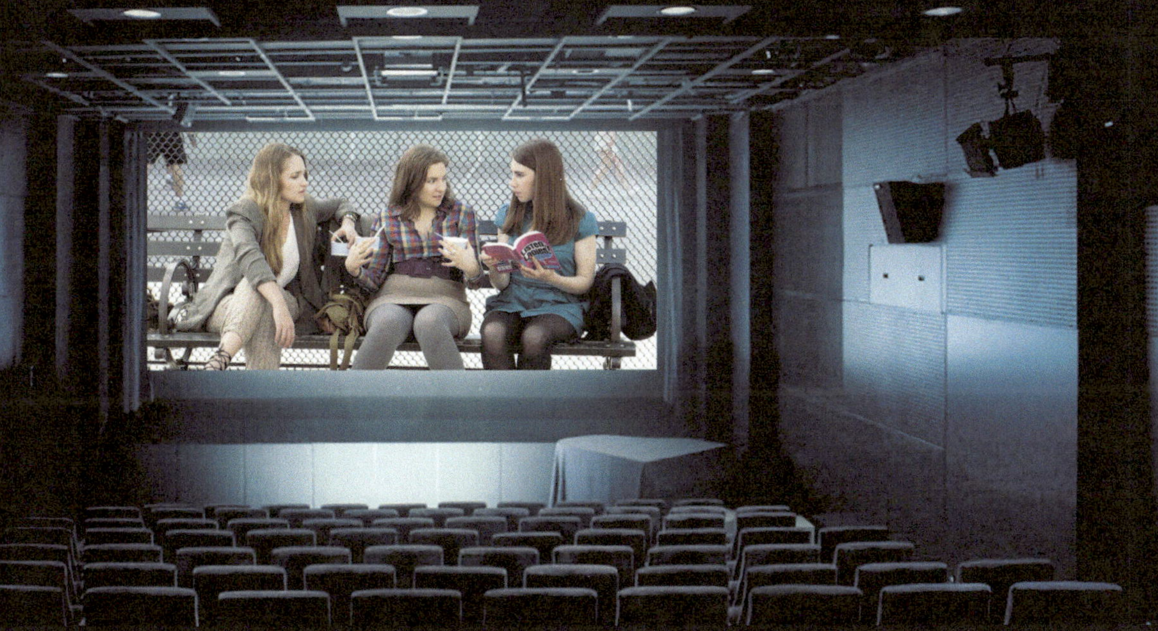

T. Storck, S. Taubner (Hrsg.), *Von Game of Thrones bis The Walking Dead*,
DOI 10.1007/978-3-662-53689-6_10, © Springer-Verlag GmbH Deutschland 2017

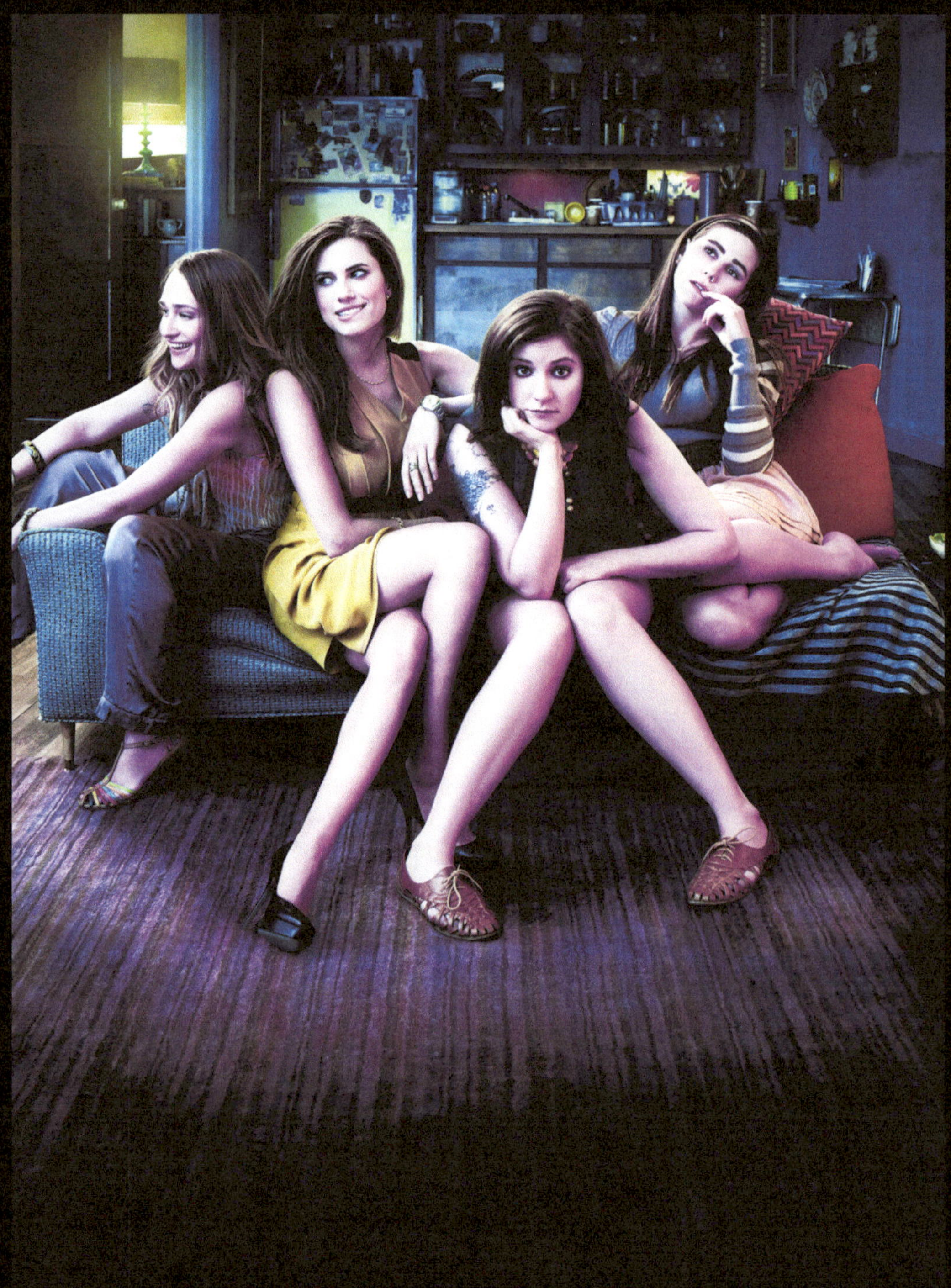

Das Cover der ersten Staffel von *Girls* zeigt die vier durch ihre Neurosen aufeinander bezogenen Protagonistinnen. © HBO. Quelle: Filmbild Fundus Herbert Klemens

Girls

Zur Einführung

Zwei Autoren aus zwei Generationen bringen zwei sehr persönliche Zugänge mit sich. Diesem Tatbestand versuchen wir an dieser Stelle durch ebenfalls zwei Einführungen gerecht zu werden, entstand der folgende Text doch maßgeblich aus gemeinsamen Diskussionen.

(I) Als ich (Rolf Schröder) mich entschied, einen Artikel über eine aktuelle Serie zu schreiben, war mir sehr bewusst, dass ich mit meinem Alter weder dem Alter der meisten Serienprotagonisten noch dem der angesprochenen Zielgruppen entspräche, was für die Serie *Girls* (◘ Abb. 10.1) im besonderen Maße gilt. Ich bat daher meinen Sohn Jan Schröder, stellvertretend für diese Personengruppe meine Arbeit an den dafür bedeutsamen Stellen zu ergänzen. Da meine Sicht seiner jedoch vorausgeht, möchte ich meinen Zugang zur Serie beschreiben. Philippi schrieb über die Serienautorin, Regisseurin und Hauptdarstellerin von *Girls*, Lena Dunham, in der *Süddeutschen Zeitung* (2014):

> »Wir lernen alles über Lenas gesamte Ängste, ihre Ticks, ihre Angst vor Krebs, Erschöpfung, Handystrahlung, Tinnitus, Lampenstaub, Unfruchtbarkeit und Nebennierenerschöpfung. Und wir lernen, dass Therapeuten zu ›Soul Mates‹ werden können. [...] Dunham hat in den letzten Jahren, wenn man so will, eine amerikanische Unsitte zur Kunstform erhoben – beziehungsweise zu einer Fernsehserie und in einem ganzen Buch ausgebaut. Es ist die Kunst des sogenannten Oversharing: der Mitteilung von peinlichen, unangenehmen Details aus dem eigenen Leben, das endlose Ausschlachten von Familiengeheimnissen und anderen Dramen.«

Beim letzten Detail im Artikel ist besonders die Nähe zu Woody Allens *Stadtneurotiker* offensichtlich, der für meine Generation sicher als männliches Gegenstück zu Lena Dunham gelten kann. An ihm übte der Historiker und Sozialkritiker Christopher Lasch in seinem Buch *Das Zeitalter des Narzissmus* (1986) frühe Kritik:

> »Woody Allen, ein meisterhafter Parodist therapeutischer Klischees und der Selbstbezogenheit, aus der sie erwachsen, unterläuft seine eigenen Ideen häufig mit der oberflächlich verbindlichen, selbstabschätzigen Art von Humor, die zum Hauptrequisit des amerikanischen Konversationsstils geworden ist.«

Trotz dieser treffenden Kritik bin ich bis heute jemand geblieben, der sich durch Woody Allen gut unterhalten und in einem gewissen Sinn auch ernsthaft über veränderte Geschlechterverhältnisse aufgeklärt fühlt. Insofern ging ich noch vor dem Sehen von *Girls* schon davon aus, das Lena Dunham eine ähnliche Rolle für die Frauen und ihre Generation spielen könnte, was mir dann die Serie bestätigte, bis einschließlich der vierten Staffel. Die fünfte Staffel wird von HBO gerade ausgestrahlt, eine sechste und letzte will HBO im April 2017 ausstrahlen.

(II) Mein (Jan Schröder) Zugang zur Serie ist, wie angesprochen, in mehrfacher Hinsicht ein anderer. Die Lebenssituation der Figuren, junge, gut ausgebildete Großstädterinnen, die zugleich ökonomisch und sozial noch nicht etabliert sind, ist deutlich näher an meiner privaten Lebenssituation. Die in der Serie *Girls* thematisierte Erfahrung ist die einer ganzen Generation von jungen Akademikern: Soziale Herkunft und Ausbildung determinieren den eigenen Lebensweg nicht mehr, der Übergang ins selbstbestimmte und selbstverantwortete Leben ist geprägt von der unmittelbaren Nähe zwischen Freiheit und Krise. Als Literaturwissenschaftler interessiert mich dabei die Form der Erzählung. Die Figurenkonstellation und das Sujet, das Dunham wählt, rekurrieren auf eine ganze Serientradition: Eine Gruppe junger Freunde in New York stellte den Ausgangspunkt vieler Serien der 1990er Jahre und des frühen 21. Jahrhunderts dar. Ob *Friends* (1994–2004) oder *Sex and the City* (1998–2004), immer ist eine Gruppe New Yorker Freunde der Ausgangspunkt der Erzählung. Zwar verlieren auch in diesen Serien Personen ihre Arbeitsstelle, oder es wird gesagt, dass aktuell ein Mangel an Geld besteht, doch signifikant greifen diese Elemente nur selten in die Erzählung ein, werden höchstens zu einer lustigen Nebengeschichte verarbeitet. Existenziell – so die anscheinende Erfahrung dieser Seriengeneration und ihrer Rezipienten – ist die Not zumindest noch nicht. Ebenso sicher scheinen die Beziehungsmodelle der Serien zu sein: Zwar gibt es eine Vielzahl von Verwirrungen und Irrungen, doch am Ende finden sich die Paare, um eine Familie zu gründen. Bis tief ins neue Jahrhundert scheinen dabei die Yuppie-Jahre nachzuwirken, die Erfahrung, dass die eigene gesellschaftliche Schicht eine grundlegende Sicherheit bietet und deren Lebensmodelle sich immer wieder reproduzieren lassen. *Girls* wirkt dagegen wie ein Wirklichkeitsschock, der all diese vermeintlichen Sicherheiten destruiert und damit zeigt, was längst Realität geworden ist: Familie und Geschlechterrolle sind keine klaren Kategorien mehr, ein ökonomischer Absturz ist jederzeit möglich. *Girls* ist es gelungen, diese Erfahrung zu thematisieren und damit zumindest für das hier angesprochene Serienformat auf den Stand der gesellschaftlichen Verhältnisse zu bringen. Kritik und Affirmation liegen dabei oft nah beieinander.

Inhalt

In der Serie werden die Protagonistin, Hannah Horvath (Lena Dunham), und ihre drei Sidekicks und Alter Egos, Marnie Michaels (Allison Williams), Jessa Johansson (Jemima Kirke) und Shoshanna Shapiro (Zosia Mamet) exploriert, wobei sich leichte oder auch erhebliche psychische Veränderungen und Einsichten in den Charakteren trotz erheblicher äußerer Veränderungen im Verlauf der vier Staffeln wie in einer psychoanalytischen Behandlung nur sehr langsam durchsetzen, obwohl die vier Hauptfiguren alle in einem Alter sind – Mitte bis Ende 20 –, in dem sich bei vielen Intellektuellen noch eklatante Reifungsprozesse abspielen. Die Protagonistinnen auf eine Eigenschaft, gar Neurose, zurückzuführen oder durch ihre berufliche Tätigkeit zu charakterisieren ist nicht möglich, da eines der Hauptkonzepte der Serie die innere und berufliche Entwicklung ist. Hier nimmt Hannah zwischen fehlender Veränderung von Jessa und deutlicheren Veränderungen bei Marnie und Shoshanna die Mittelstellung ein. Ihnen durchgängig gegenübergestellt werden auf der männlichen Seite Ray Ploshansky (Alex Karpovsky) als ältester und Adam Sackler (Adam Driver) und Elijah Krantz (Andrew Rannelis) als jüngere Männer, wobei Adam in der Funktion als immer wieder Freund und Partner von Hannah die zentrale Männerrolle hat. Für sie gilt das Gleiche wie für die Frauen, wobei Adam zwischen deutlicher Veränderung bei Ray und keiner Veränderung bei Elijah die Mittelstellung einnimmt. Bei beiden Geschlechtern gilt das sowohl in den persönlichen wie beruflichen Bezügen.

Staffel 1

Neben den inneren Entwicklungen spielen die äußeren Ereignisse in den einzelnen Folgen eher eine geringere Rolle, markieren nur gelegentlich Einschnitte in die innere Erlebenswelt. Zu Beginn der 1. Episode (»Kalter Entzug«) erklären die Eltern – oder eher die Mutter – Hannah beim Abendessen, dass sie keine finanzielle Unterstützung mehr erhält. Der Rausschmiss aus dem Kinderparadies, das Jessa wohl nie hatte und Marnie wie auch Hanna noch nicht bereit sind zu verlassen, wird zur Ausgangsthese am Anfang der Serie. Das Thema der Not, die mit dem Broterwerb einhergeht, und des realistischen Umgangs mit dem eigenen Anspruch ist damit eröffnet, was alle vier Staffeln durchzieht und durchgearbeitet wird. Die 2. Episode (»Vagina Panik«) eröffnet mit der Schwangerschaft von Jessa das zweite bedeutende Konfliktfeld der Frauen zwischen der Angst vor dem Sexuellen und den

Ansprüchen an das Sexuelle im Sinne ihrer weiblichen Emanzipation. Ein zentraler Themenbereich, in dem sich eigentlich bis zum Ende der vierten Staffel noch für keine von ihnen ein wirklich haltbarer Kompromiss findet. In der 5. Episode (»Einfach geht anders«) wird das Thema um den Aspekt der Liebe erweitert, die hier zunächst als Komplikation und fauler Anspruch der Männer abgetan wird. Aus Richtung der Männer taucht das Thema dann jedoch auch immer wieder bei Adam und Ray und dem ab Mitte der dritten Staffel hinzukommenden Desi Harperin (Ebon Moss-Bachrach) auf. Sie ist sicher nicht im Spiel, als Jessa am Ende der ersten Staffel auf einer (Überraschungs)-Party den Risikoinvestor John Thomas (Chris O'Dowd)heiratet, bei der es nur ums Hip-Sein geht.

Noch ein anderes Thema der Serie, das Oversharing der Hauptfigur Hannah und damit immer auch der Drehbuchautorin Lena Dunham, wird zur Disposition gestellt, indem der anfängliche Freund von Marnie, Charlie (Christopher Abbott), aus Hannahs Tagebuch/Notizbuch davon erfährt, dass Marnie ihn nicht liebt. In der 9. Episode (»Jetzt reicht's«) wird dann aber deutlich gemacht, dass wohl für etwas anderes als Oversharing, wie zum Beispiel die wirkliche Sorge um den anderen, bei Hannah kein Interesse besteht. In der 6. Episode (»Zu Hause«) wird das deutlicher präsentiert, was sich für Hannahs Elternhaus schon in der 1. Episode andeutete, nämlich der schwache Vater, der sich hier nun auch als Erfüllungsgehilfe mütterlicher Wünsche zu schwach erweist, womit das Konfliktthema Männer und Frauen schon in die vorausgegangene Generation zurückverlegt wird, quasi in die Generation von Woody Allen. Auch dieses Thema wird bis in die vierte Staffel weiter ausgearbeitet. Diese Erfahrung führt Hannah hier jedoch zunächst zu Adam zurück, der vielleicht doch auch in seiner abgegrenzten Männlichkeit stabiler wirkt als der eigene Vater, obwohl er zu diesem Zeitpunkt noch ganz vom Unterhalt seiner Großmutter lebt, also noch ganz in einer abhängigen Kinderrolle verbleibt.

Staffel 2

In der zweiten Staffel werden zunächst die in der ersten Staffel angelegten Themen weiter durchgespielt, wobei sich Hannah und ihre Sidekicks dabei in Erfolg und Misserfolg abwechseln. In beruflicher Hinsicht müssen zunächst Hannah und Marnie massiv zurückstecken: Hannah arbeitet zwar nicht bei McDonalds, was kurzzeitig als Drohung im Raum steht, aber in einem Café, in dem Ray Geschäftsführer ist, und Marnie wird Hostess im Wedgebrook Club – der Niedergang aller großen Erwartungen. Auch in persönlicher Hinsicht bleibt es bei unerfüllten Erwartungen vor allem für Hannah und Marnie. Eher erwartungsgemäß scheitert die Ehe von Jessa schon nach wenigen Wochen. Shoshanna verlässt am Ende der Staffel Ray, der bis dahin bei ihr untergekrochen war, womit er nicht ihren Ansprüchen entsprach.

Ein Thema wird wesentlich erweitert, nämlich die Frage des »broken home« bei Jessa in Episode 7 (»Ein Ausflug aufs Land)«. Ein Thema wird neu entfaltet: Hannahs Zwangsneurose und Arbeitsstörung in Episode 8 »(Hannahs Rückfall«) und in Episode 10 (»Vereint«). Damit wird auch die professionelle Psychotherapie in die Erzählung der Serie eingeführt als eher nicht ernst zu nehmendes Interesse am anderen. Beide Symptome bekommt Hannah erst in den Griff, als sie wieder mit Adam zusammen-kommt, wozu sie ihre Symptome zwingen. Dabei stellt sich ihre Arbeitsstörung ein, als sie den Auftrag zu einem professionellen Blog bekommt, der allerdings genau dieselbe Erwartung an ein Oversharing hat wie die Serie selbst. Am Ende gibt es für Hannah und Marnie fast ein Happy End: Um Hannah kümmert sich Adam liebevoll, Charlie und Marnie sind wieder ein Paar. Dagegen trennt sich Shoshanna von Ray, obwohl der sich bemühte, genau der zu sein, den sie sich wünschte.

Staffel 3

In der dritten Staffel setzt sich das Glück nur für Hannah mit Adam fort, was sogar ihr Psychotherapeut positiv bewertet, während sich Charlie nun wohl endgültig von Marnie trennt, was ihr die Mutter als ihre eigene Dummheit vorwirft. Marnie arbeitet anstelle von Hannah bei Ray im Café, während Hannah die Anerkennung für ihren Blog von ihrem Produzenten erhält. Auch um Marnie bemüht sich Adam ganz freundschaftlich und ernsthaft. Anders geht es in der Entzugsklinik zu, in der Jessa innerhalb der Erzählung wieder auftaucht, nachdem sie im Rahmen der Konfrontation mit ihrem Familienhintergrund verschwunden war. Hier wird jeder selbstmitleidige Erguss ernsthaft behandelt, wird zur Therapie erklärt, während die verbale Offenheit von Jessa, allerdings nur den anderen gegenüber, nicht sich selbst, zu heftigen Konflikten und schließlich zum Rauswurf aus der Klinik führt. Damit durchlaufen die immer gleichen Themen unter neuen Konstellationen die Staffel. So wie Jessa für Hannah erhält Adam allerdings einen massiv manipulativen Sidekick in seiner Schwester Caroline, die, wie Jessa auch, weiß, wie man die Anderen tanzen lässt.

In der 4. Episode (»Innerlich tot«) stirbt Hannahs Produzent, dessen Beerdigung in der 5. Episode (»Einzelkind«) wieder eine sehr oberflächliche Veranstaltung wird, wo Hannahs einzige Sorge die um ihren Blog oder ihr Buch ist. Sie muss feststellen, dass es daran kein Interesse mehr gibt, während sie vertraglich gebunden bleibt. In der nächsten Episode (»Snacks umsonst«) muss Hannah feststellen, dass Schreiben noch oberflächlicher geht als in ihrem Blog im Rahmen einer »native advertising«-Zeitschriftenredaktion, einem Magazin, das dem Verkauf des Lifestyles der Anzeigenkunden dient. In der 8. Episode (»Nebeneffekte«) hat Adam schließlich einen ersten Erfolg als Schauspieler am Broadway, so dass in der 9. Episode (»Familienbande«) kurz vor dem Tod von Hannahs Großmutter von beiden sogar eine Heirat nicht ausgeschlossen wird. Das ändert sich völlig, als Hannah in der 12. Episode (»Flugentfernung«) kurz vor Adams Premiere am Broadway mitteilt, dass sie ein Stipendium für Creative Writing an der Iowa State University bekommen hat.

Staffel 4

Die vierte Staffel beginnt in der 1. Episode (»Iowa«) mit Hannahs gefühlvollem Abschied von Adam und Marnie. Sie fährt dann mit den Eltern nach Iowa, fühlt sich dort jedoch zuerst ziemlich einsam, bis ihr schwuler Freund Elijah kommt (2. Episode: »Kontakt«). Währenddessen kommt es zu einer ernsthaften Annäherung zwischen Desi und Marnie, nachdem er sich von der früheren Freundin getrennt hat. Beide arbeiten auf eine gemeinsame Gesangskarriere hin. Das wird ab der 3. Episode (»Die Schriftstellerin«) bei Marnie durch Ray und bei Adam durch Jessa in Frage gestellt.

Shoshanna macht im zweiten Anlauf gleich in der 1. Episode ihr Examen, wobei ihre getrennt lebenden Eltern vorgestellt werden. Dabei ist die Dominanz der Mutter in der einzigen Szene sehr deutlich. In der 4. Episode (»Ganz ehrlich und direkt«) stellen alle Protagonisten jede positive Beziehung in Frage. Am Ende kommt Hannah nach Hause, um zu entdecken, dass Adam dort mit Jessas künstlerisch erfolgreicher Freundin Mimi-Rose (Gillian Jacobs) lebt, die diese zu ihm geschickt hat, um bei deren Freund freie Bahn zu haben. Alle sind zornig, aber während es einige nur anfangs sind, bleiben andere in diesem Zorn stecken. In der nächsten Episode beginnt Hannah, etwas übertrieben über den Verlust von Adam zu trauern. Sie sucht nach einem neuen Job und bekommt eine Stelle als Aushilfslehrerin. Das endet nach einer übergriffigen Beziehung mit einer Schülerin, als sie vom Coming-Out ihres Vaters erfährt, in der netten Beziehung zu einem recht konventionellen Kollegen in 10. Episode (»Neubeginn«). Marnie nutzt ihren Zorn auf Desi, um an den Beziehungskonflikten zu arbeiten, was in einem Heiratsantrag von Desi mündet, allerdings am Ende auch darin, dass er sie beim ersten offiziellen gemeinsamen Auftritt als Gesangsduo im Stich lässt. Shoshanna bleibt nach einigen Auseinandersetzungen mit möglichen Arbeitgebern am Ball und nimmt schließlich einen verlockenden Vertriebsjob in Tokyo an. Ray nutzt seinen Zorn auf den Autoverkehr, um in die Lokalpolitik einzusteigen. Adam bleibt traurig und betroffen zurück, als er merkt, dass er von Jessa und Mimi-Rose benutzt wurde, Hannah aber nicht mehr zurückgewinnen kann. Die zornig und enttäuscht bleibende Jessa ist dann aber diejenige, die mit ihrer Gefühlskälte Adams Schwester Caroline bei der Geburt ihres Kindes das Leben rettet. Sie beschließt daraufhin, Therapeutin zu werden.

Auch wenn die Serie in Raum und Zeit freier ist als Sitcoms wie *Friends*, bleibt sie in den Szenen wesentlich auf die Gespräche der vier Protagonistinnen und ihrer Sidekicks zentriert. Die Kamera folgt dieser Zentrierung auf die Gespräche meist durch »full shots« oder auch »medium shots« der Gruppe, im Wechsel mit »close ups« einzelner Sprecherinnen oder Zuhörerinnen, die meist mit einem starken mimischen Ausdruck verbunden sind. Eine Totale, die den Raum stärker in den Fokus rückt, findet sich äußerst selten. Dies hängt im Gegensatz zu Sitcoms nicht damit zusammen, dass ein Großteil der Aufnahmen im Studio gedreht wurde, sondern erscheint vielmehr als gezielte filmische Fokussierung auf die Gespräche. Zugleich grenzt sich *Girls* auch durch den weitestgehenden Verzicht auf platte Gags und Lacher von Sitcoms ab. Auch die Musik, v. a. im Nachspann, dient weniger zur Wiedererkennbarkeit der Serie (wie bei Sitcoms, wo es sich fast nur um Jingles handelt), sondern ist eher leiser Kommentar in Form alternativer Popfolksongs. Neben der Kommentarfunktion orientieren sich die Songs an einem potenziellen Publikum, dem der Wunsch inne ist, nicht Teil eines nicht näher bestimmten Mainstreams zu sein.

Who are the ladies?

Jessa (liest den Titel des Buches vor, aus dem Shoshanna zitiert): »Listen, Ladies! Ein knallharter Leitfaden für das knallharte Spiel der Liebe.«
Hannah: »Ich habe auch eine Frage: Wer sind diese Ladies?«
Shoshanna: »Okay. Ich bin eine Lady, sie ist eine und du auch. Wir sind die ›Ladies‹.«
Jessa: »Die Vorschriften ärgern mich. Frauen sollten einander nicht sagen, was sie wie oder wann tun sollen. Mein Sex ist meine Wahl. Ich würde auch zu Dates gehen, wenn ich das wollte. Aber ich will nicht, weil das etwas für Lesben ist« (S1-E2 Mitte).

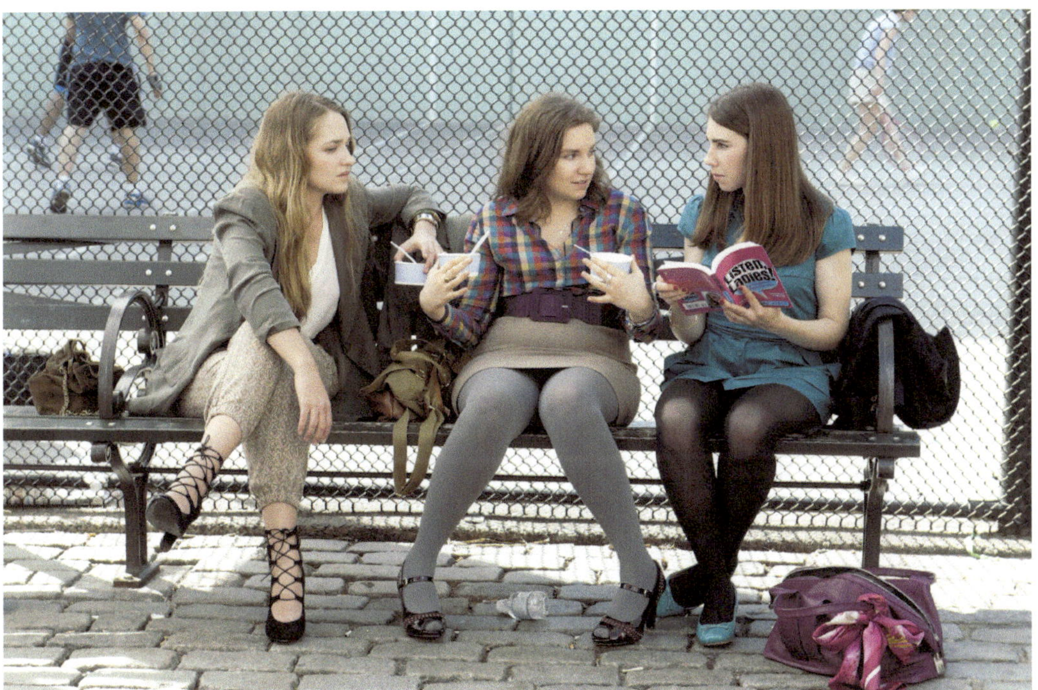

◼ **Abb. 10.2** We are the ladies! © HBO. Quelle: Filmbild Fundus Herbert Klemens

Hier beginnt das Drama der vier jungen Frauen (■ Abb. 10.2) mit der Frauenemanzipation, von dem Lena Dunham auch in ihrem Buch *Not That Kind Of Girl* (2014) schon im Vorwort ausgeht. Ihre intime Freundin und Feindin in der Pubertät wurde Helen Gurley Brown mit ihrem Buch *Having It All* (1982):

> »*Having It All* ist in mehrere thematische Teile gegliedert, jeder eine Reise in einen sonst unantastbaren Aspekt des weiblichen Lebens so wie Diät, Sex oder die Unwägbarkeiten der Ehe. Doch trotz ihrer verrückten Theorien, die nichts mit meiner entschieden feministischen Erziehung gemein haben, bewundere ich, wie Helen ihre eigene peinliche, aknebefallene Geschichte offenlegt, um zu zeigen: Seht her, Glück und Zufriedenheit kann jedem widerfahren. Sie stellt ihr ganz persönliches Pathos zur Schau, [...] aber vielleicht habe ich sie unterschätzt, vielleicht ist genau das keine Schwäche, sondern ihre Gabe« (Dunham 2014, S 18).

Das Problem aller vier Frauen ist, dass sie, um sich als Frauen zu emanzipieren, sich nicht einmal an mütterlichen Vorbildern orientieren können, über deren Generation Lasch ein wenig früher als Helen Gurley Brown im eingangs schon erwähnten *Das Zeitalter des Narzissmus* (1986) schrieb:

> »Der Feminismus und die Betonung des Intimverhaltens haben die sexuellen Klischees in Misskredit gebracht, die zwar die Frauen auf ihren Platz verwiesen, es ihnen aber auch ermöglichten, den Antagonismus der Geschlechter anzuerkennen, ohne ihn zum totalen Krieg hochzustilisieren« (S. 219).

Den Krieg ihrer Mütter mit den Männern wollen sie nicht mehr führen, weil sie Sex und Zärtlichkeit genießen wollen, wollen aber auch nicht in die alten Rollenklischees zurückfallen, die ihre Mütter überwunden haben – bis auf Marnies Mutter. Diese hält ihrer Tochter, nachdem Charlie gegangen ist, vor:

💬 »Du hast keine Ahnung, wie schwer es ist. Das schafft man nicht über Nacht. Ich arbeite für Wohltätigkeitsorganisationen, an meinem Körper und an mir selbst. Man muss viel tun!«

Hier kann man ergänzen, »…um für die Männer interessant zu bleiben«, was aber Marnie schon viel früher (S1-E8, Mitte) dazu bringt zu stöhnen:

💬 »Und spießig. Meinst du, das macht mir Spaß? Ich will nicht spießig sein. Ich hasse es.«

Umgekehrt findet Jessa sich großartig jenseits ihres entwerteten Männerbildes, mit dem sie in jeder Begegnung mit einem Mann sich selbst und ihr Frausein entwertet, obwohl sie dies nicht will. Sie bekommt es nicht hin, überhaupt eine nicht missbräuchliche, den anderen oder/und sich selbst funktionalisierende Beziehung zu einem Mann zu gestalten. Sexuell läuft es dabei scheinbar blendend, was eine zärtliche und liebevolle Beziehung angeht, jedoch gar nicht. Und dies wird während der vier Staffeln nie besser: Während Marnie und Shoshanna als die am stärksten konventionsgebundenen Frauen und selbst Hannah im Verlauf verstehen, was sie eigentlich brauchen, bleibt Jessa bei der Äußerung vom Anfang stehen:

💬 »Solche Kerle probieren doch alles mal aus, sogar die Liebe« (S1-E5).

Damit verwehrt sie sich selbst jede Möglichkeit eines stabilen Näheverhältnisses in einer Beziehung. Ähnlich entwickelt sich die Seite der Männer. Es sind drei der vier Männer, die auch die Frauen emotional weiterbringen: am deutlichsten Adam bei Hannah, aber auch Ray bei Shoshanna wie auch

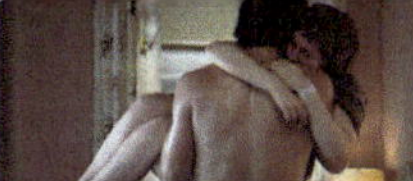

Desi bei Marnie. Elijah bleibt dagegen in seinem narzisstisch homosexuellen Kosmos von den Männern der Unveränderliche, was nichts heißt für den Narzissmus Homosexueller, jedoch für den von Elijah.

Narzissmus und der »abwesende Vater«

»Unter der Voraussetzung, dass pathologische Formen Steigerungen der normalen darstellen, lässt sich jetzt ermessen, warum die Abwesenheit des amerikanischen Vaters zu einem derart entscheidenden Merkmal der amerikanischen Familie geworden ist: nicht so sehr, weil es dem Kind ein Rollenvorbild raubt, als vielmehr deshalb, weil es frühen Vaterphantasien gestattet, die spätere Entwicklung des Überich zu beherrschen. Darüber hinaus deformiert die Abwesenheit des Vaters die Beziehungen zwischen Mutter und Kind« (Lasch 1986, S. 198)

Um diese weitgehend basale Entwicklungsstörung des Überich zu demonstrieren, übernahm Lasch ein Fallbeispiel von Anni Reich:

»Die Patientin, eine lebhafte junge Frau, die eine erfolgreiche berufliche Laufbahn als Lehrerin begonnen hatte, ›schwankte hin und her zwischen Gefühlen von Grandiosität und dem Bewusstsein, dass sie nicht so großartig war, wie sie es sich wünschte‹. Insgeheim glaubte sie, ein Genie zu sein, das sich mit ihren eigenen Worten ›plötzlich zu erkennen geben und wie ein Obelisk dastehen würde‹. Der Vater des Mädchens war kurz nach seiner Geburt gestorben. Auch der Bruder seiner Mutter war jung verstorben. Die Mutter weigerte sich, wieder zu heiraten. Sie überschüttete das Kind mit Zeichen ihrer Hingabe, behandelte es als etwas Seltenes und Besonderes und machte deutlich, dass das Kind ihr den toten Mann und Bruder ersetzen sollte. Die Tochter, die sich darüber ihre eigenen Gedanken machte, ›stellte sich vor, dass ihre Mutter den Vater beim Geschlechtsverkehr verschlungen oder ihn durch abreißen des Penis kastriert habe. Sie war nun der Penis des Vaters – oder der tote Vater oder Onkel in neuer Gestalt‹. Wie bei vielen narzisstischen Frauen galt ihr Interesse ›in enormen Ausmaß ihrem eigenen Körper‹, den sie in ihrem Phantasiebild des emporragenden und von jedermann in ihrer Nähe bewunderten ›gewaltigen Obelisks‹ unbewusst mit einem Phallus gleichsetzte. Aber das im Widerspruch mit dieser Phantasie stehende Bewusstsein ihrer Weiblichkeit verband sich mit einem ›unerbittlichen Über-Ich‹ (das zum Teil aus dem ›megalomanischen Es‹ erwuchs), woraus dann Gefühle der Wertlosigkeit und heftige ›Schwankungen ihre Selbstgefühls‹ entstanden« (Lasch 1986, S. 196/7).

Lasch betont hier den Verlust eines Rollenbildes, an das sich auch Mädchen anlehnen, und dessen gravierende Folgen für die Persönlichkeitsentwicklung. In der 6. Episode der 2. Staffel besuchen Hannah und Jessa deren Vater auf dem Land. Er erweist sich von Anfang an als nöliger, körperlich und geistig abgebauter ehemaliger Junkie, der von seiner ebenfalls verrückten Frau, die nicht Jessas Mutter ist, noch einigermaßen gesellschaftlich angepasst gehalten wird und der alle Erwartungen seiner Tochter missachtet:

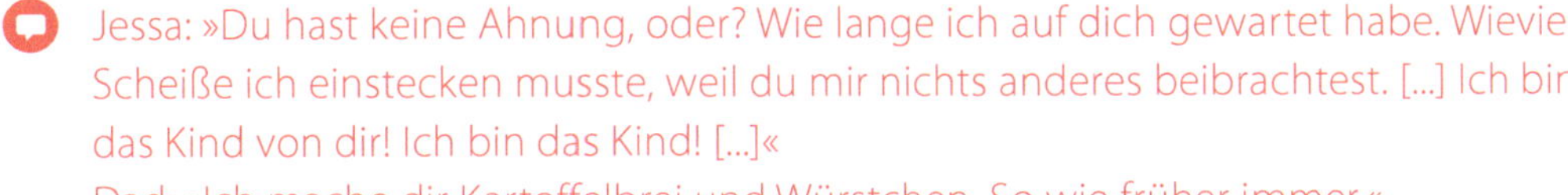

Jessa: »Du hast keine Ahnung, oder? Wie lange ich auf dich gewartet habe. Wieviel Scheiße ich einstecken musste, weil du mir nichts anderes beibrachtest. [...] Ich bin das Kind von dir! Ich bin das Kind! [...]«
Dad: »Ich mache dir Kartoffelbrei und Würstchen. So wie früher immer.«

Obwohl hier der Vater in der Kindheit tatsächlich abwesend war und die sprichwörtliche Scheiße, die Jessa in seiner Abwesenheit ertragen musste, wohl die emotional abwesende Mutter war (sie taucht nur in abfälligen Bemerkungen von Jessa auf), macht die Szene doch deutlich, wie weit hier der Vater auch bei Anwesenheit emotional abwesend sein kann, v. a. in seiner väterlichen Rolle. Er enttäuscht Jessa in ihrer emotionalen Not, weswegen Jessa danach konsequenterweise in der Serie ganz ab- und erst in der 3. Staffel im Drogenentzug wieder auftaucht.

In noch dramatischerer Weise bleibt der Vater auch bei Marnie zwar abwesend, die dadurch der vereinnahmenden Mutter, wie oben beschrieben, voll ausgesetzt bleibt. Bei ihr taucht er jedoch zumindest als Bezugsrahmen der Mutter auf, was die Männer dann trotzdem zu einer Orientierung gebenden Institution für Marnie macht.

Bei Shoshanna und Hannah sind die Väter zwar da, haben aber eigentlich kein Bestimmungsrecht. Das haben in beiden Fällen ganz die Mütter, in denen man jeweils nur ein vom eigenen Narzissmus entwertetes Vaterbild vermuten kann, im Sinne der eigenen Emanzipationsgeschichte so entstellt, wobei auch die reale Schwäche von Hannahs Vater sich von Staffel zu Staffel steigert. Darf er am Anfang der ersten Staffel bald nicht mehr mitreden und mitentscheiden, hat er bald einen Unfall beim Sex mit seiner Frau und schließlich in der 4. Staffel sein homosexuelles Coming-Out. Bei Shoshanna scheint das von der geschiedenen Mutter vermittelte Vaterbild gegenüber dem realen Vater noch nicht so eine verheerende Wirkung gehabt zu haben wie bei Hannah, da sie ihr Bild von Ray auch der Entwicklung seiner Ambitionen anpassen kann. Der möchte jedoch zu dem Zeitpunkt schon lieber eine ebenso in der Realität angekommene Partnerin, wie es Marnie versucht zu werden.

Materielle Not, der Zwang zum Broterwerb und künstlerische Ambitionen

Dad: »Es läuft mit deiner Arbeit gut, und du scheinst auch wirklich rauszufinden, was du wirklich willst. Aber möglicherweise ist es so, dass du noch einen letzten Anstoß brauchst.«

Hannah: »Was für einen letzten Anstoß?«

Mom: »Wir werden dich nicht weiter unterstützen, Hannah.«

Dad: »Also so würde ich das nicht ausdrücken. Nicht so wie du.«

Hannah: »Aber ich habe keinen Job.«

Mom: »Nein, aber du hast ein Praktikum, von dem du sagst, es wird ein Job.«

Hannah: »Ich bin so nah dran an dem Leben, das ich will. Und das ihr auch für mich wolltet. Wieso wollt ihr das denn jetzt verhindern?«

Mom: »Schluss, du bekommst kein Geld mehr.«

Hannah: »Und ab wann?«

Mom: »Ab sofort« (SE-E1, Anfang).

Diese Eröffnung v. a. der Mutter löst bei Hannah zunächst Panik und Trotz aus. Obwohl sie nicht mehr bei ihren Eltern lebt und das unabhängige Leben in New York genießt, hat sie doch mit Mitte 20 noch keine Vorstellung davon, auch in materieller Hinsicht Selbstverantwortung zu übernehmen. Der Titel der Episode stellt hier den Vergleich zum Drogenentzug (»Kalter Entzug«). In einer Frauenkonferenz im Bad klären Marnie und Jessa mit ihr das Thema zwischen narzisstischem Ideal und nüchterner Realität.

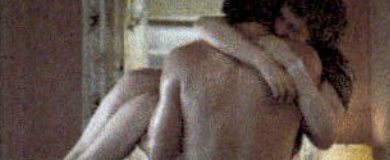

Dabei ist es zunächst Marnie, die zwischen idealem Anspruch und Realität in sich noch besser zu vermitteln weiß. Marnie die selbst gerne Kuratorin für Kunst werden würde, hat zumindest eine Anstellung als Assistentin einer Kuratorin, während Hannah außer ein paar kurzer Geschichten und einem Praktikumsplatz in einem kleinen Verlag, gebunden an das Versprechen, sich für ihr Schreiben zu interessieren, keinerlei Zusagen an einen bezahlten Job hat. Dennoch teilt Marnie Hannahs Träume von der Arbeit im sogenannten Kreativgewerbe, während Jessa die Not des Broterwerbs viel deutlicher von Anfang an spürt. Sie übernimmt deshalb im Verlauf der Serie auch jeden angebotenen Job, den sie bekommen kann. Ihre primäre Anpassung an das jeweilige Gegenüber, egal ob Mann oder Frau, macht ihr diese Jobsuche allerdings auch immer wieder leicht, weil ihr jegliche eigene Vorstellung davon fehlt, wer sie sein möchte. Dagegen ist der Betriebswirtschaftsstudentin Shoshanna von Anfang an klar, dass sie in den Vertrieb einer exklusiven, im weitesten Sinne mit Mode assoziierten Firma will.

Marnie und Hannah müssen genau zwischen den durch die Freundinnen symbolisierten Polen persönliche Träume und externe Anforderungen für sich selbst vermitteln. Hannahs Traum ist der von sich als Literatin. Aber um ihren Unterhalt zu erwirtschaften, übernimmt sie zunächst auch ganz andere Jobs: Sie arbeitet im Sekretariat einer Anwaltskanzlei, in einem Café als Bedienung, nähert sich dann dem Ideal mit einem Job bei einem Lifestyle-Magazin, um schließlich für einen Internet-Verlag einen Blog zu schreiben, was wohl am ehesten der Arbeit der Drehbuchschreiberin Lena Dunham entspricht. Wie weit diese Arbeit dann auch ihrem künstlerischen Anspruch entspricht, erfordert allerdings noch einmal eine gesonderte Betrachtung. Jedenfalls hat Hannah zunächst größere Schwierigkeiten, leidet an einer Schreibblockade, und diese Tätigkeit endet, als der Produzent unter mysteriösen Umständen verstirbt. Danach kehrt Hannah beruflich nochmals in das Café zurück, bevor ihr das Stipendium für Creative Writing eine Ausflucht bietet. Als sie davon zurückkehrt, wird sie Aushilfslehrerin für Englisch, ist also von ihrem Ideal weiter entfernt als je bzw. da, wo mancher Kreative desillusioniert endet. Umgekehrt landet Marnie nach weiteren Enttäuschungen in der Kunstszene als Nachfolgerin von Hannah als Bedienung im Café. Gerade Ray, der Geschäftsführer des Cafés, setzt sie auf die Spur, Sängerin werden zu wollen, was Marnie dann mit Desi weiter verfolgt, um schließlich ihren ersten Auftritt dennoch alleine machen zu müssen.

Man kann jedoch sagen, dass sowohl Hannah wie Marnie in einer harten Realität angekommen sind, ohne ihre Kinderträume ganz aufgegeben zu haben. Allerdings haben sie unterwegs durch die vier Staffeln auch gelernt, dass Kunst nur eine andere Form des Geschäfts ist, für die man ein erfolgreiches Geschäftsmodell braucht. Die Serie reflektiert damit wesentlich realistischer die Situation junger Menschen in westlichen Großstädten, als es die meisten vorangegangenen getan haben, die in New York ihr Sujet gesucht haben. Sind beispielsweise in *Sex and the City* alle Figuren soweit ökonomisch etabliert und abgesichert, dass die Probleme maximal in der Finanzierung neuer Designerschuhe bestehen, und droht in *Friends* bei Arbeitslosigkeit den Protagonisten niemals der Verlust der Wohnung, da die Miete nicht aufgebracht werden kann, so werden diese Aspekte in *Girls* zum immanenten Bestandteil. Die finanzielle Not im Kontrast zum eigenen Anspruch an die berufliche Entwicklung bestimmt das Handeln und die sozialen Beziehungen – spätestens dann, wenn irgendjemand die Miete bezahlen muss. Jedoch findet die Reflexion des Sachverhaltes nur rudimentär auf der Ebene gesellschaftlicher Prozesse statt als vielmehr in dem gegebenen Psychogramm der Mädchenclique.

Oversharing als erfolgreiches Geschäftsmodell

Hannah: »Marnie sollte mit ihm Schluss machen. Natürlich wird das wehtun, aber sie leidet jetzt schon. Gefangen in der Agonie seiner Freundlichkeit.«
Marnie: »Das ist nicht unbedingt schlecht.«
Charlie zu Hannah: »Bring's zu Ende.«
Hannah: »Nur weil er nett ist, ist er nicht der Richtige. Besser wäre ein Schlussstrich, damit das Leid ein Ende hat. Er wird jemanden finden, der seine erdrückende Liebe schätzt.«
Charlie: »Sehr schön. Ich wünschte, ich hätte es nie gelesen.«
Marnie: »Das sind nicht meine Gefühle.«
Charlie: »Nein, es sind Hannahs Gefühle über deine Gefühle.«
Marnie: »Du willst der ganzen Welt deine Gedanken über meine Beziehung mitteilen?«
Hannah: »Nein, aber Tagebuch klingt nach einer 13-Jährigen, die gerne reitet und von ihrer Mutter besessen ist.«
Marnie: »Du hast kein Recht, über mein Leben zu schreiben.«
Hannah: »Hey, Marnie. Wäre der Essay nicht über dich gewesen, hätte er dir dann gefallen? Nur so vom Stil her?« (S1-E5, Anfang)

In dieser extremen Weise stellt Hannah von Anfang an ihre Kunst im Wesentlichen als Selbst- und Fremdoffenbarung dar, so wie es Dunham offensichtlich auch mit ihrer Schwester gemacht hat, die sie als Lesbierin geoutet hat, bevor die Schwester ihr Coming-Out beschlossen hatte. Dass Hannah und hinter ihr Dunham diesem Moment nicht völlig unkritisch gegenüberstehen, wird jedoch vier Episoden später auch deutlich: In der 9. Episode der 1. Staffel (Jetzt reicht's«) folgt Hannah einer Empfehlung von Ray und will über etwas Wesentliches schreiben: den Tod. Sie trägt auf einer Poetry-Veranstaltung bei ihrem Professor folgende Geschichte vor:

»Ich habe Igor online kennen gelernt in einem Chatroom für Fans einer unbekannten Punk Band, die meine Freundin Marina mochte. Igors Nickname war Pyro000, was über seine für einen Internetfreund ungewöhnliche Eloquenz hinwegtäuschte. Igor wurde also mein Internetfreund für volle 6 Monate. Dann erhielt ich von einem anderen Internetfreund die Nachricht von seinem Tod.«

Sie wird dafür von ihrem Professor deutlich kritisiert. Ihre anderen Geschichten über das eigene Sexualleben hätten doch mehr Bedeutung. Ihr Misslingen schreiben Hannah und ihre Autorin sicher dem Desinteresse des Publikums zu, das eben z. T. ähnliche strukturelle Schwierigkeiten aufweist wie Hannah selbst. In der 2. Staffel erhält dieses Publikum einen Sprecher, ihren Producer David, der für ihren Internet-Blog zuständig ist. Diesen lässt Dunham dann in der 3. Staffel nach einer »Party« (3. Episode) in der 4. Episode (»Innerlich tot«) unter mysteriösen Umständen sterben, was Hannah emotional nicht weiter bewegt. Hierfür verantwortlich zu machen sind wohl die Todeswünsche, die Hannah und dahinter Dunham gegenüber Producer und Publikum entwickeln, die sie einerseits mit ihrem Oversharing reich machen, sie aber auch zu immer neuen und weitergehenden Selbst- und Fremdoffenbarungen treiben. Jedoch ändert der Tod des Producers nichts an Hannahs zwiespältigem Verhältnis zu den Selbstoffenbarungen. In der 7. Episode der 4. Staffel (»Aktionskunst«) lernt Hannah ihren Kollegen Fran Parker (Jake Lacy) kennen. Sie unterhalten sich über ihre Erfahrungen als Lehrer.

> Hannah: »Der ganze Kunst-Fachbereich an meiner Highschool bestand aus einer Trompete und einem Lehrer, der in einem Porno mitspielte. Er holte sich nur einen runter. Er war nicht der Star. Ich meine, er hat ejakuliert. Ich weiß nicht. Er war ganz gut.«

So unabgegrenzt dieser erste Dialog mit ihm ist, so unabgegrenzt bleibt Hannah nicht nur ihm, sondern auch ihrer Schülerin Cleo (Maude Apatow) in der 8. Episode (»Tad und Loreen und Avi und Shanaz«) gegenüber, wo sie am Ende von der Mutter erfährt, dass ihr Vater schwul ist. In der 9. Episode (»Vaterkomplex«) »muss« Hannah dies Cleo mitteilen, obwohl sie der Direktor der Schule ermahnt hat, ihre Grenzen und die der Schüler zu wahren. Dies ist aber nicht nur ein moralisches Problem des Oversharing als Geschäftsmodell, sondern auch in den persönlichen wie beruflichen Beziehungen; hier spielt es deutlich noch eine größere Rolle, wie beispielhaft die problematischen Szenen zwischen Hannah und Cleo ausweisen. Die beliebigen Grenzüberschreitungen sind neben der Empathielosigkeit das größte Problem des Oversharing, das Hannah und dahinter Dunham in einem gewissen Maße vertreten.

Oversharing, die Neurose, die Liebe und der Tod

> »Heute sind die Bekenntnisse des Künstlers nur noch ihrer totalen Banalität wegen bemerkenswert. Woody Allen schreibt eine Parodie der Briefe van Goghs an seinen Bruder, in denen der Künstler zum Zahnarzt will, dem es vor allem um ›orale Prophylaxe‹, ›Wurzelkanalpflege‹ und die ›richtige Methode des Zähneputzens‹ geht. Die Reise ins Innere führt nur noch zur Entdeckung der Leere. Der Schriftsteller sieht das Leben nicht mehr in seiner Vorstellungswelt reflektiert, im Gegenteil: er sieht die Welt, sogar in ihrer Leere, als Spiegel seiner selbst. Wenn er seine ›inneren‹ Erfahrungen festhält, versucht er nicht mehr, einen repräsentativen Ausschnitt der Realität objektiv darzustellen, sondern andere zu verführen, ihm ihre Aufmerksamkeit, ihren Beifall oder ihre Sympathie zu schenken und damit sein schwankendes Selbstgefühl zu stützen« (Lasch 1986, S. 37).

Wie in der von Hannah vorgetragenen Geschichte über den Tod einer Internetbekanntschaft bleibt diese Art des vorgetragenen Oversharing reine Oberfläche (◉ Abb. 10.3). Sie macht deutlich, dass Hannah eigentlich gar nicht weiß, was der Tod für sie bedeutet, obwohl sie schon in der 6. Episode der 1. Staffel (»Zu Hause«) Adam nachts anruft, weil das Ende des Lebens genau das ist, was ihr am meisten Angst macht:

> »Ich würde es nicht erfahren, wenn dir etwas zustieße.«

Dieses von Hannah meist gefürchtete Gefühl, das sie in der Regel verdrängt – sie könnte den anderen verlieren und hilflos zurückbleiben –, ist das, was sie eben nicht so leicht im Oversharing preisgeben kann. Dagegen teilt sie bereitwillig ihre neurotischen Symptome nach dem Verlassenwordensein – von Jessa und dann von Adam –, die sie in der 8. Episode der zweiten Staffel (»Hannahs Rückfall«) sehr deutlich präsentiert. Die Zwangs- und Angstsymptome werden jedoch nicht in den Zusammenhang

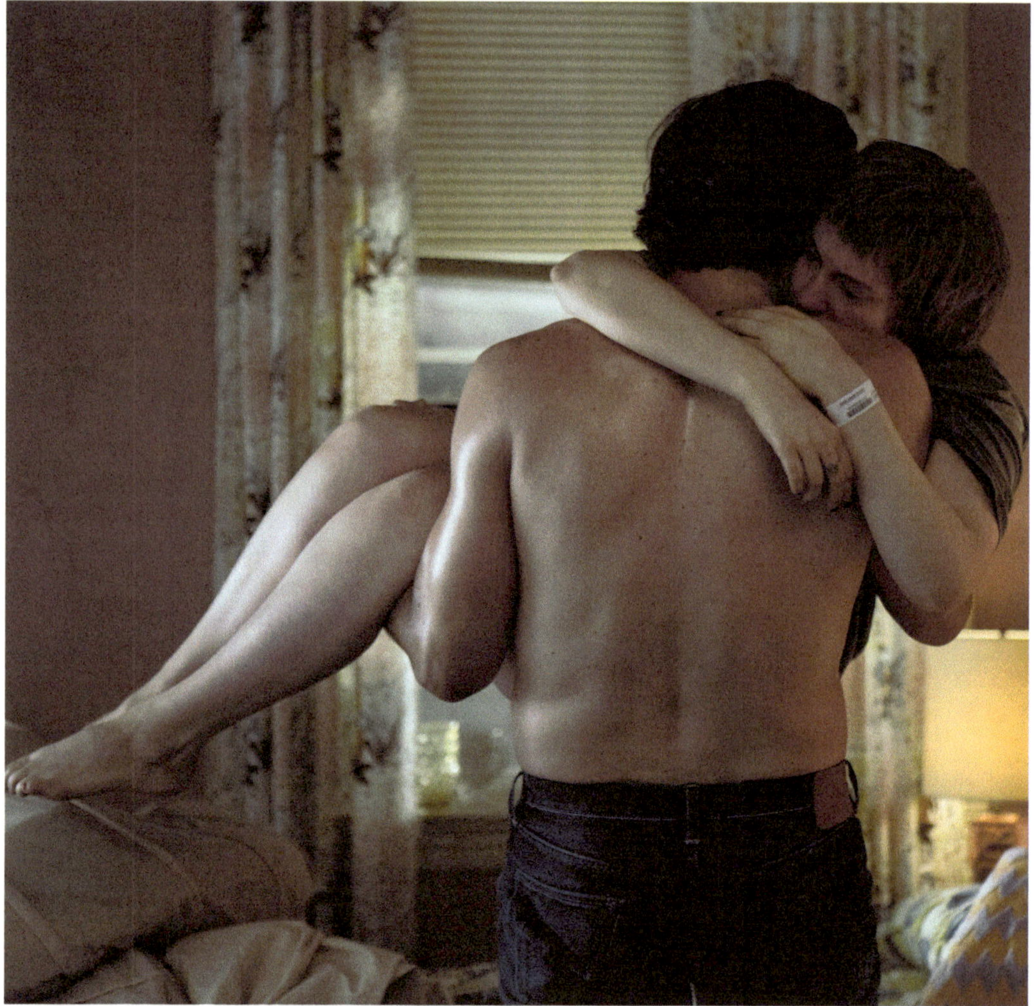

Abb. 10.3 Die Sorge um den Tod macht kurze Momente der liebevollen Nähe und Fürsorge möglich!
© HBO. Quelle: Filmbild Fundus Herbert Klemens

mit Verlassenwerden und Tod gebracht. Auch präsentiert sie in der 10. Episode (»Vereint«) sehr deutlich, was ihr fehlt:

»Weißt du, wenn einem als Kind ein Glas runterfällt, dann sagt dein Dad: Geh zur Seite, damit du dich nicht schneidest, und hebt es auf. Tja, und jetzt interessiert es niemand, ob ich es selbst aufhebe und mich eventuell dabei schneide.«

Sie ruft danach jedoch Adam an, der sich liebevoll um das kleine Mädchen Hannah kümmert – auch noch zu Beginn der folgenden Staffel, bis die Symptome wieder verschwinden. Sie spricht jedoch auch mit ihm nicht über das vermisste Gefühl der Geborgenheit, das ihr so wichtig ist. Zu groß ist ihre Angst vor Verlust und Tod, als dass sie sich offen dieses Bedürfnis in der Beziehung eingestehen könnte. Sie traut sich nicht, den anderen in diesem Sinn zu lieben, zu unsicher in seiner

Verbindlichkeit, seiner Standhaftigkeit bzw. in seinem Dasein erscheint ihr das mögliche Liebesobjekt. So muss dieses Objekt für Hannah trotz einer starken Bindung an Adam immer wieder beliebig bleiben bzw. werden.

Dies ist dann wohl auch am Ende der vierten Staffel in der 10. Episode (»Neubeginn«) der zentrale Grund, eine neue Beziehung mit Adam nicht mehr eingehen zu wollen, weil der in ihrer Abwesenheit mit einer anderen Frau, Mimi-Rose, eine Beziehung hatte, was sich eigentlich nur aus einem manipulativen Akt von Mimi-Rose und Jessa entwickelt hat. Der eigentliche Bruch bestand weniger darin, dass Adam mit einer anderen Frau ins Bett gegangen ist, sondern dass er mit ihr zusammenleben wollte. Es ist aber nicht Adam, dem hier das Grundverständnis für eine echte Liebesbeziehung fehlt, sondern immer schon liegt der Mangel an liebevoller Empathie zunächst bei Hannah, die es am Ende der dritten Staffel in der 12. Episode (»Neubeginn«) nicht aushält, mit ihrem Narzissmus zurückzustehen, als Adam anfängt, als Schauspieler erfolgreich zu werden. In diesem Punkt folgt die Figur Hannah erneut ihrer Autorin, Dunham, auf die man schließen kann, wenn sie in ihrem Buch schreibt:

»Ich wäre gerne eine dieser jungen Frauen, die keinerlei Bewusstsein dafür zu haben scheinen, dass ihr blendend attraktiver Körper in Wahrheit vergänglich ist. (Vielleicht muss man selbst einen blendend attraktiven Körper haben, um es so zu sehen.) Schöne Selbsttäuschung: Ist das nicht genau das, worum es beim Jungsein geht? Du hältst dich für unsterblich, bis es dich irgendwann, wenn du um die sechzig bist, wie der Schlag trifft: Du siehst ein Ingmar Bergman-mäßiges Vorzeichen des Todes, und dann gehst du in dich und adoptierst vielleicht ein bedürftiges Kind. Du beschließt, den Rest deines Lebens auf eine Weise zu verbringen, auf die du stolz sein kannst. Aber ich bin keine von diesen jungen Frauen. Ich bin schon von Geburt an vom Thema Tod besessen« (Dunham 2014, S. 257).

Dunhams Besessenheit vom Tod entspricht jedoch der gleichen Selbstverkennung wie die Hannahs, die schon glaubt, dem anderen mit Verständnis zu begegnen, wenn sie nur seine Probleme und Schwierigkeiten sieht. Sie sind in diesen Momenten weder wirklich empathisch mit sich selbst noch mit dem anderen, sondern nur in ihre eigene neurotische Abwehr verstrickt.

So geht es auch Alvy Singer am Beginn vom *Stadtneurotiker*:

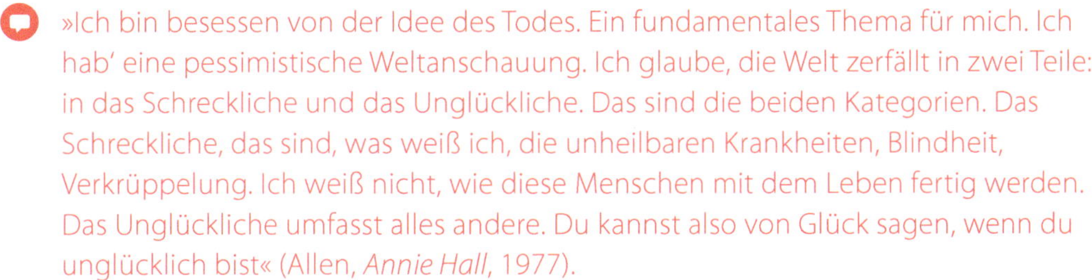

»Ich bin besessen von der Idee des Todes. Ein fundamentales Thema für mich. Ich hab' eine pessimistische Weltanschauung. Ich glaube, die Welt zerfällt in zwei Teile: in das Schreckliche und das Unglückliche. Das sind die beiden Kategorien. Das Schreckliche, das sind, was weiß ich, die unheilbaren Krankheiten, Blindheit, Verkrüppelung. Ich weiß nicht, wie diese Menschen mit dem Leben fertig werden. Das Unglückliche umfasst alles andere. Du kannst also von Glück sagen, wenn du unglücklich bist« (Allen, *Annie Hall*, 1977).

Der Tod kann hier nur als das Entsetzen ertragen werden, mit dem man Scherze treibt, weil der Tod den Einbruch der Realität in unser Leben kennzeichnet, dem nicht mehr zu widersprechen ist; dessen Trennstrich zwischen den Lebenden und den Toten unaufhebbar ist. Diese Unlösbarkeit von bestimmten Grenzen ist aber genau das, was Allen und sein Alter Ego Alvy Singer genauso immer wieder in Frage stellen müssen wie Dunham und ihr Alter Ego Hannah Horvath. Die Anerkennung seiner Existenz geht einer wirklich erwachsenen Auseinandersetzung mit ihm voraus.

Oversharing und Psychotherapie/Psychoanalyse

Hannah: »Nein, er [Adam] ist unkonventionell und kann zu keinem Job gedrängt werden. Sie kennen ihn nicht, aber das kann man mit ihm nicht machen. Und er kümmert sich um mich.«
Psychotherapeut: »Inwiefern?«
Hannah: »Also ... Er gibt mir meine Medikamente.«
Psychotherapeut: »Gut.«
Hannah: »Er achtet auf meine Ernährung.«
Psychotherapeut: »Sehr gut.«
Hannah: »Er beruhigt mich mit einem Lied.«
Psychotherapeut: »Das ist großartig. Ich sang früher auch. Der Gesang half mir sogar ... bei sehr vielen Dingen« (S3-E1, Ende).

Auch in der Therapie findet sich die Ersetzung wahrer Empathie durch Oversharing. Es ist das, was Dunham in ihrer Kindheit und Jugend anstelle von wirklichem Verstehen auch in analytisch orientierten Therapien erfahren hat:

»Ich mag den Begriff ›Grauzone‹ nicht, wie in ›die Grauzone zwischen Angst und Erregung‹, also erfindet Robyn ›die pinke Zone‹. Irgendwann ziehen wir in ihr Erwachsenensprechzimmer um, aber wir sitzen weiterhin auf dem Boden. Oft teilen wir uns eine Packung Kellogg's Special K oder ein Croissant« (2014, S. 242).

Die Therapeutin teilt in Dunhams Bericht ganz ungefragt ihre Gelüste mit der Patientin, gleich wie in der zuvor geschilderten Szene der Therapeut mit Hannah. Ob dies in der realen Situation auch ein Akt war, sich vor der Aggressivität der Patientin zu schützen wie in der Serie, hat sie in ihrem Buch jedoch nicht explizit benannt. In der Serie ist das in der oben zitierten Szene jedoch sehr deutlich. Ihr ging folgender Dialog voraus:

Psychotherapeut: »Was sind für Sie die größten Stressfaktoren?«
Hannah: »Banale Dinge wie Geld. Geld, weil ich nicht genug verdiene. Adam auch nicht, weshalb er nur das beisteuert, was er von seiner Oma bekommt und mit Pappmaché-Werken verdient.«
Psychotherapeut: »Was für Pappmaché-Werke sind das?«
Hannah: »Ist das wichtig für Sie?«
Psychotherapeut: »Das könnte es sein. Es könnte sehr wichtig sein.«
Hannah: »Ich dachte, es ginge hier um mich.«
Psychotherapeut: »Hat er je Häuser oder Hunde gemacht? Wenn Sie nicht darüber reden wollen, ist das okay. ... Macht Sie Adams mangelnder finanzieller Erfolg unglücklich?«

Schon bei der kleinsten Ablenkung des therapeutischen Interesses von sich hin zu Adam reagiert Hannah konflikthaft, wobei der eigentliche Konflikt zumindest in der Szene mit ihrem Therapeuten darin besteht, dass dieser in gesicherten finanziellen Verhältnissen lebt, während sie noch dem Prekariat angehört. Diese Differenz zwischen der älteren und der jüngeren Generation muss der Therapeut in der anfangs beschriebenen Szene dann überspielen. Hannah nimmt dies schon beim ersten Zusammentreffen in der zweiten Staffel, 8. Episode (»Hannahs Rückfall«) wahr. Er ist fasziniert von der jungen »Schriftstellerin« aber nicht wirklich freundlich einfühlsam.

So bleibt er wie die psychoanalytisch orientierten Therapeuten in den Filmen von Woody Allen immer eher eine Karikatur eines Psychoanalytikers; diese werden nie wirklich hilfreich dargestellt, als Personen, die Hannah Horvath oder auch der Autorin Dunham in ihrer Entwicklung helfen könnten. Liebevolles Verständnis wird von beiden auch da nicht wirklich wahr- und ernstgenommen. Insofern bleibt Hannah bisher bis zum Ende der 4. Staffel wie ihre Autorin, Dunham, trotz hoffnungsvoller Ansätze in der Geschichte ihrer doppelten Emanzipation im Sinne des Erwachsenwerdens wie im Sinne des Frau-Werdens noch hinter Marnie und vielleicht auch Shoshanna zurück – was wohl von Hannah so nicht gesehen und von Dunham nicht so gedacht war, obwohl Hannah am Beginn der letzten Episode doch deutlich mit einer Panikattacke den Rückfall in die alten Neurosemuster anzeigt.

Beiden bleibt wohl in ihrer oben gezeigten aggressiven Abwehr noch ihre Angst vor der Differenz zwischen Alt und Jung, Mann und Frau, Eltern und Kindern, Leben und Tod verdrängt. Und im Oversharing, das von beiden Seiten genutzt wird, können diese Differenzen auch verdrängt bleiben, weil darin der jeweils anderen Seite die eigene Gefühlslage zugeschrieben wird. In noch stärker verzerrter Weise wird es in der Gruppentherapie von Jessa in derselben Episode (S3-E1) deutlich, in der vom Oversharing nur der reine aggressive Akt der Projektion selbst übrig bleibt.

Die Stimme einer Generation

 Hannah: »Also ihr müsst euch keinen Kopf machen. Aber ich denke, dass ich möglicherweise die Stimme meiner Generation bin oder wenigstens eine Stimme irgendeiner Generation« (S1-E1, Ende).

Trotz oder gerade aufgrund aller bisher in der Serie gezeigten Neurotizismen der vier Hauptfiguren kann man – und das nicht nur wegen des Publikumserfolgs – sagen, dass Dunham mit ihrer Heldin Hannah Horvath eine bedeutende Stimme ihrer Generation geschaffen hat. Wie Allen für die Elterngeneration der Verunsicherung des modernen Mannes angesichts der Frauenemanzipation in seinen Filmen eine Stimme verliehen hat, gibt Dunham mit *Girls* der Verunsicherung der emanzipierten Frauen eine Stimme, denen eine klare väterlich männliche Stimme, eine damit klare Orientierung an dieser anderen Stimme verloren gegangen ist. Während Allen sich auf der einen Seite nicht mehr getraut hat, seiner Stimme in diesem Sinne Gewicht zu verleihen, können Hannah Horvath und ihre Autorin Dunham auf der anderen Seite das Fehlen einer solchen Stimme nie offen betrauern. Insofern bleiben beide Seiten allerdings in gesellschaftlich höchst bedeutsamer Weise zu dieser Grundkonstellation in einem depressiven Verhältnis stecken, das ihnen jede offensive Lösung verwehrt, die erst bei Zulassen der Trauer möglich würde. Was auf den Untergang des Patriachats im 20. Jahrhundert folgen soll, bleibt immer noch offen, und die Beliebigkeit, die Hanna und ihre Freundinnen immer wieder durch ihr Handeln und ihre Aussagen ironisieren, stellt dabei keine Lösung dar.

An dieser Stelle ist noch einmal auf den Tod zurückzukommen. Dieser taucht in der Serie bisher nur an zwei Stellen in der dritten Staffel explizit auf: In der 4. Episode (»Innerlich tot«) stirbt Hannahs Verleger überraschend. Hannah erfährt dies im Verlag eher beiläufig, obwohl sie auf ihn gewartet hat, und spricht darüber anschließend mit Jessa:

Hannah: »Ich wusste nicht, was los war, und dann sagten sie, er sei tot.«
Jessa: »Ja. So etwas passiert einfach. Wie die Berufung zum Geschworenen oder Überschwemmungen.«

Der Tod passiert hier beiläufig oder wie in der 9. Episode (»Familienbande«) als etwas, gegen das Ärzte eigentlich etwas tun können sollten.

Mom: »Großmutter liegt im Sterben.«
Hannah: »Ich dachte, es sei nur ein Oberschenkelhalsbruch.«
Mom: »Nein, sie hat eine Lungenentzündung. Die Ärzte sagen, sie packt es nicht.«
Hannah: »Können sie nichts dagegen tun?«
Mom: »Hannah, Großmutter wird sterben.«

Beides entspricht einer möglichen Trivialisierung des Todes, bei der jedes Gefühl für ihn verloren geht. Der Tod soll als Grenze des Lebens über dieses Leben keine Macht mehr bekommen, soll unsere Potenz zum Leben nicht mehr begrenzen. Hierin sind sich Allen als Vertreter der Elterngeneration und Dunham als Vertreterin der Töchtergeneration völlig einig und ganz im neuen Sinne zwischen den Generationen unabgegrenzt. Und dies war schon Thema in den 70er-Jahren des vorigen Jahrhunderts und ist für beide Generationen gleichermaßen etwas, wofür sie ihre psychische Gesundheit aufs Spiel zu setzen bereit sind.

Jean Baudrillard, ein französischer Soziologe und Philosoph, schrieb dazu schon 1976 in *Der symbolische Tausch und der Tod*:

»Selbst die Wahnsinnigen, die Kriminellen und die Anomalen können in den neuen Städten, das heißt in der Rationalität einer modernen Gesellschaft, eine Aufnahmestruktur finden – allein die Todes-Funktion kann dort weder programmiert noch lokalisiert werden. Um es genau zu sagen, man weiß nicht mehr, was man damit anfangen soll. Denn es ist heute nicht normal, tot zu sein, und das ist neu. Tot zu sein ist eine unvorstellbare Anomalie, alle anderen sind im Vergleich dazu harmlos. Der Tod ist ein Verbrechen, eine unheilbare Verirrung. Den Toten ist weder ein Ort noch ein Zeit/Raum zugewiesen, ihr Aufenthalt ist unauffindbar, sie sind in die radikale Utopie verstoßen – sie werden sogar noch mehr zusammengedrückt, so dass sie sich in Luft auflösen« (2011, S. 226)

Dies könnte auch einem Statement von Allen oder Dunham entsprechen. Und zumindest ist es das Statement der beiden Autoren zur gesellschaftlichen Bedeutung der Serie.

Literatur

Baudrillard J (2011) Der symbolische Tausch und der Tod. Matthes & Seitz, Berlin
Dunham L (2014) Not That Kind of Girl. Fischer, Frankfurt
Lasch C (1986) Das Zeitalter des Narzissmus. dtv, München
Philippi A (2014) Die moderne »Queen of Angst«. Süddeutsche Zeitung, 09.10.2014

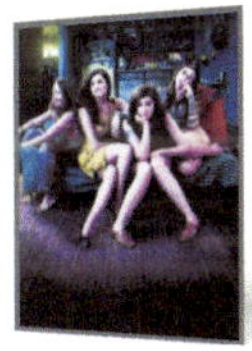

Originaltitel	Girls
Land	Vereinigte Staaten
Erstausstrahlung / Laufzeit	April 2012 – dato
Sender	HBO
Anzahl der Staffeln	5+ (6. und letzte Staffel Erstausstrahlung bei HBO 4/2017)
Idee	Lena Dunham
Regie	Diverse
Hauptdarsteller	Lena Dunham, Allison Williams, Jemima Kirke, Zosia Mamet
Verfügbarkeit	DVD auf Deutsch und Englisch einschließlich Staffel 5 erhältlich; ab April 2017 wird die definitiv letzte 6. Staffel von HBO ausgestrahlt.

Nilüfer Aydin, Katharina Dinhof, Caroline Elz, Sarah Stepanovsky

The Power of Female – was vier New Yorker Freundinnen zu Emanzipation, Sex und Freundschaft im TV beitragen

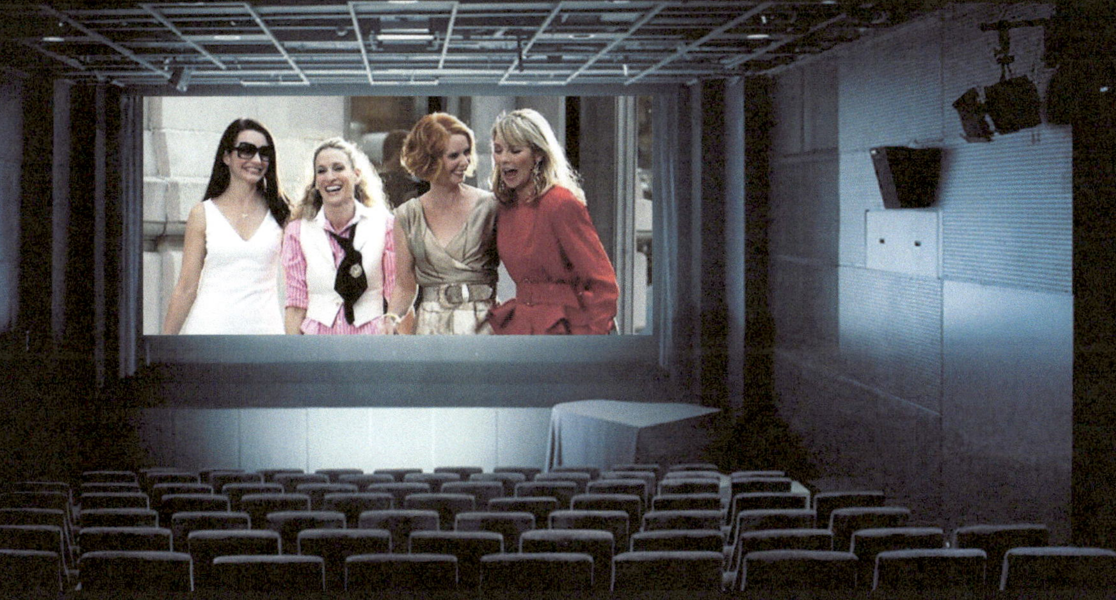

T. Storck, S. Taubner (Hrsg.), *Von Game of Thrones bis The Walking Dead*,
DOI 10.1007/978-3-662-53689-6_11, © Springer-Verlag GmbH Deutschland 2017

Sex and the City

THE COMPLETE FIRST SEASON

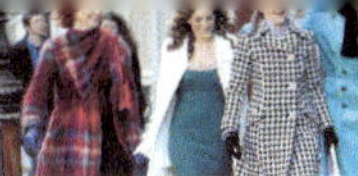

Sex and the City

Einführung

Sex and the City (SATC) (Abb. 11.1) erzählt das Leben von vier Frauen (Carrie Bradshaw, Miranda Hobbes, Charlotte York und Samantha Jones) aus New York. Dabei stehen besonders ihre sexuellen Beziehungen, Vorstellungen über die Liebe, ihre Freundschaft untereinander, Mode und das »Leben in New York« im Fokus. Die Serie thematisiert sehr direkt, und durchaus unverblümt, Fragen, Gedanken und Diskussionen zu Sexualität und allen Arten menschlicher Beziehungen (Siegel 2002) und repräsentiert »moderne Weiblichkeit« und »modernes weibliches Singletum« (Franklin 1998). Die vier Frauen werden über insgesamt sechs Staffeln durch ihr Leben begleitet, wobei jede der Frauen eine individuelle Entwicklung durchmacht. Die Serie löste mit ihrer Erscheinung durchaus Kontroversen aus und wurde kritisch hinterfragt: Während die einen sie für »kulturell wertlos« hielten, feierten andere sie wiederum als satirisches Meisterwerk, das vom Singleleben moderner Frauen erzählt (Akass und McCabe 2004).

Die Darstellung der Frau – Stereotypen oder dynamische Individuen?

Was kommt einem als erstes in den Sinn, wenn man an Carrie und Co. denkt? Womöglich die Schuhmarke Manolo Blahnik, Designerkleider und Cocktails. Denkt man weiter, fällt einem auf, dass diese vier Frauen (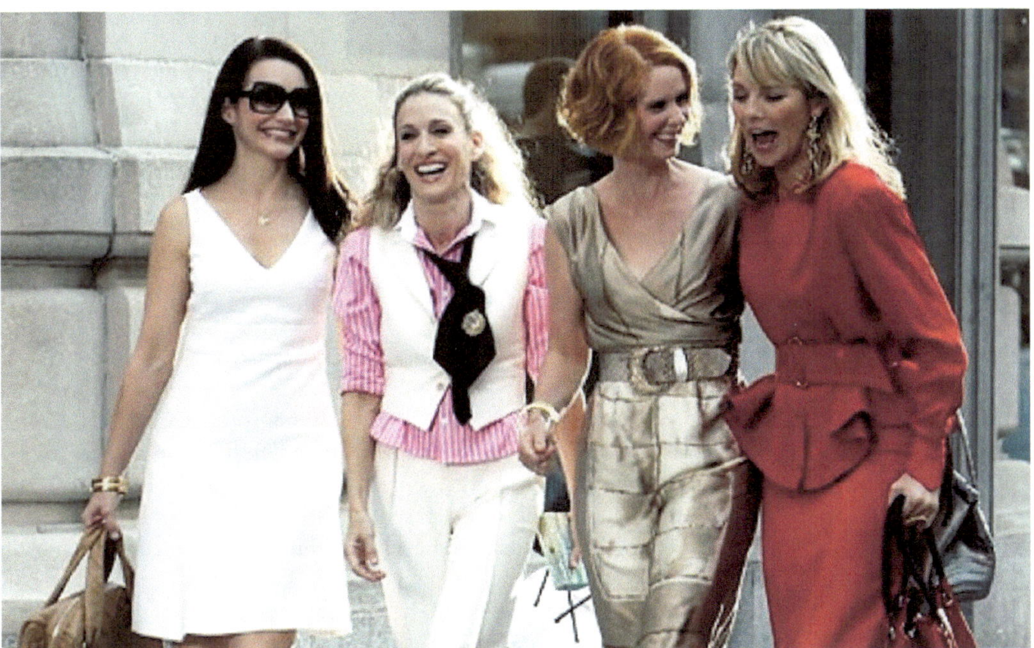 Abb. 11.2) berufstätig, erfolgreich und weitestgehend unabhängig sind.

Abb. 11.2 Charlotte York (Kristin Davis), Carrie Bradshaw (Sarah Jessica Parker), Miranda Hobbes (Cynthia Nixon), Samantha Jones (Kim Cattrall) (v.l.n.r.). © HBO. Quelle: Filmbild Fundus Herbert Klemens

Stereotypisierung im Film findet via Konstruktion von Filmfiguren statt. Stereotype, verstanden als einfach strukturierte und stabile Vorstellungen über Menschen, die einer bestimmten Gruppe angehören, bieten eine wichtige Bezugsgröße und sind gleichzeitig eng mit der Vorstellungs- und Wertewelt des Publikums verbunden. Werden einzelne, aber signifikant stereotype Merkmale dargestellt, wird bei den Zuschauern das gesamte Stereotyp wachgerufen, und Merkmale, die nicht mit dem Stereotyp kohärent sind, werden ignoriert (Eder 2013).

Die Figuren der Serie *SATC* werden hier auf ihren stereotypen Gehalt hinsichtlich Persönlichkeitseigenschaften, Verhalten, Werte und Aussehen analysiert.

Carrie Bradshaw

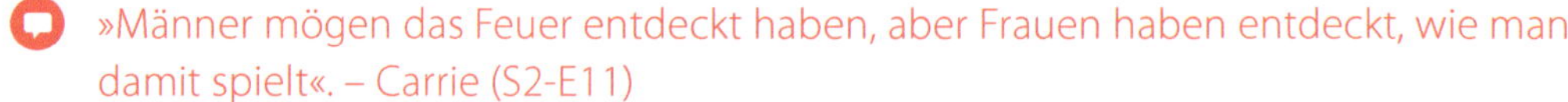

»Männer mögen das Feuer entdeckt haben, aber Frauen haben entdeckt, wie man damit spielt«. – Carrie (S2-E11)

Carrie (Sarah Jessica Parker; ◼ Abb. 11.3) ist die Erzählerin und Hauptfigur der Serie. Sie ist Verfasserin einer Kolumne mit dem Titel *Sex and the City*, in der sie über ihre eigenen Erfahrungen in Sachen Dating, Sex und Liebe reflektiert. Carrie ist eine zierliche, attraktive Frau in den Dreißigern, die nicht unbedingt dem klassischen Schönheitsideal entspricht und eine Vorliebe für Schuhe und Designerkleidung hat. Sie legt sehr viel Wert auf ihr Aussehen; jedes Outfit ist abgestimmt und ihre Frisuren wechseln von Staffel zu Staffel. Carrie wirkt, als würde sie die Eigenschaften der drei anderen Frauen moderat in sich vereinen. Sie genießt ihr Single-Leben, stellt es aber dennoch in Frage. Im Laufe der Serie geht sie immer wieder Partnerschaften mit Männern ein, die allerdings nie von Dauer sind. Die Affäre mit einem Mann, Mr. Big (Chris Noth), ist jedoch konstant, und ihre Darstellung zieht sich über alle sechs Staffeln der Serie hinweg. Am Ende der Serie werden beide ein Paar. Trotz Partnerschaften bleibt Carrie kinderlos. Ein Kinderwunsch wird intensiv in der Beziehung zu dem Künstler Aleksandr Petrovsky (Mikhail Baryshnikov) bearbeitet, aber im Anschluss nicht weiter thematisiert. Carrie wird als eine emotionale, gesellige, materialistische, erfolgreiche und chaotische Frau dargestellt. Sie legt zwar viel Wert darauf unabhängig zu sein, in ihren Beziehungen zu Männern wirkt sie jedoch häufig unsicher und zweifelt an sich. Ihre Emotionalität und ihre leicht neurotische Art sowie ihre Sehnsucht nach romantischer Liebe werden in ihren Beziehungen zu Männern, aber auch in ihren platonischen Freundschaften deutlich.

Charlotte York

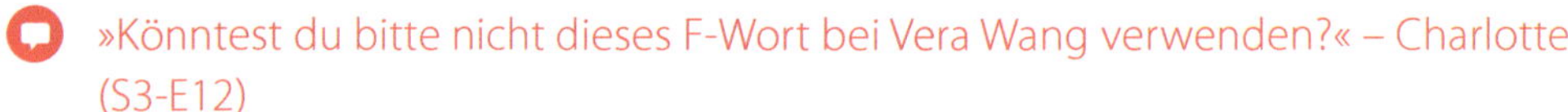

»Könntest du bitte nicht dieses F-Wort bei Vera Wang verwenden?« – Charlotte (S3-E12)

Charlotte (Kristin Davis) ist in ihren Dreißigern, arbeitet in einer Kunstgalerie und ist sehr ambitioniert, den Mann ihres Lebens zu finden. Sie hat sehr traditionelle Wertvorstellungen und Ansichten darüber, wie ihr Leben ablaufen sollte. Sie ist attraktiv und legt großen Wert auf ihr Auftreten und Aussehen. Im Laufe der Serie führt Charlotte einige Partnerschaften mit Männern, immer mit dem Ziel, eine Familie zu gründen. Anders als die anderen drei Figuren fühlt sie einen starken Druck, einen heiratsfähigen Mann aus gutem Hause zu finden. Ihre erste Ehe scheitert, und auch ihr Wunsch Mutter zu werden bleibt unerfüllt. Schließlich verliebt sich Charlotte in ihren Scheidungsanwalt, Harry (Evan Handler). Sie konvertiert aus Liebe zu Harry zum Judentum, um schließlich zu heiraten. Sie versucht weiterhin, schwanger zu werden, und entscheidet sich am Ende, ein Mädchen zu adoptieren. Charlotte wird als intelligent, konservativ, traditionell, emotional, liebenswürdig und gehemmt-neurotisch dargestellt. Im Laufe der Serie entwickelt sie sich weg von ihren strikten Vorstellungen und überwindet ihre Oberflächlichkeit.

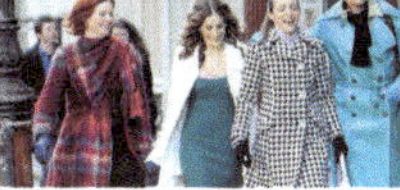

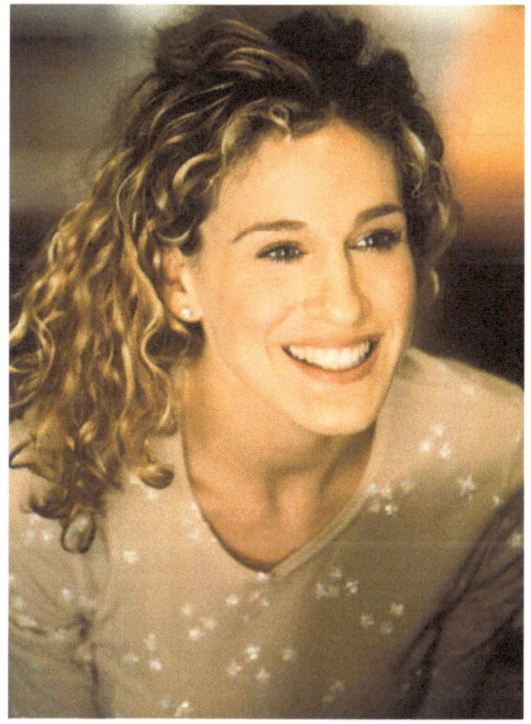

■ **Abb. 11.3** Sarah Jessica Parker als Carrie Bradshaw. © HBO. Quelle: Filmbild Fundus Herbert Klemens

Samantha Jones

»Kindchen, beim Thema ›Sex‹ gilt: ›Reden ist Silber. Blasen ist Gold‹!« – Samantha (S5-E5)

Samantha (Kim Cattrall) ist Mitte Vierzig und leitet ihre eigene PR-Agentur. Sie ist attraktiv, groß, schlank und blond und legt, wie die anderen Protagonistinnen auch, starken Wert auf ihr Äußeres. Sie ist sich ihrer Wirkung auf das andere Geschlecht sehr bewusst und weiß ihre Reize gezielt einzusetzen. In der Serie wird sie als sehr offene, emanzipierte, überaus selbstsichere und erfolgreiche Frau dargestellt, die kein Blatt vor den Mund nimmt. Samantha lebt ein liberales Sexualleben und ist, anders als Charlotte, sehr glücklich damit, Single zu sein. Eine Familie zu gründen gehört nicht zu ihren Lebensplänen. Selten lässt sie sich auf eine Partnerschaft ein – einmal mit einem erfolgreichen Geschäftsmann (James Remar), der sie aber betrügt, und die Beziehung scheitert daraufhin, und ein anderes Mal, Ende der Serie, mit einem jungen Schauspieler (Jason Lewis).

Miranda Hobbes

»Wann war eigentlich diese Konferenz, auf der alle Männer beschlossen haben, dass sie nur noch für Giraffen mit Riesen-Brüsten einen hoch kriegen?« – Miranda (S1-E2)

Miranda (Cynthia Nixon) ist eine erfolgreiche Anwältin, ebenfalls Mitte Dreißig und die »nüchternste« der vier Frauen. Sie wird als zynische, karrierebewusste, ehrliche und selbstsichere Frau und Feministin dargestellt. Als Frau, die in einer männerdominierten Branche arbeitet, muss sie sich stets beweisen. Sie kleidet sich recht maskulin, trägt häufig Hosenanzüge und kurzes Haar. Sie legt zwar Wert auf ihr Äußeres, Designerkleidung ist ihr aber nicht wichtig. Ihre Nächte verbringt sie häufig auf der Couch, um sich ihre Lieblingsserie anzusehen. Miranda geht im Lauf der Serie eine Affäre mit einem Mann (David Eigenberg) ein, die sich allerdings zu einer liebevollen Partnerschaft und am Ende der Serie zu einer erfolgreichen offenen Beziehung entwickelt. Sie wird im Laufe dieser Beziehung von ihrem Partner (Steve) schwanger. Nach anfänglichen Zweifeln behält sie das Baby, gründet eine Familie und zieht mit Steve in ein Haus nach Brooklyn.

Ein bisschen vom beidem: Stereotypische Beleuchtung der Figuren

In der Genderforschung zeichnet sich hinsichtlich stereotyper Merkmale ein konsistentes Bild ab: Eigenschaften, die häufiger mit Frauen als mit Männern in Verbindung gebracht werden, sind abhängig, verständnisvoll, emotional, sanft, warmherzig, gesprächig und anlehnungsbedürftig. Männer werden häufiger mit den Eigenschaften unabhängig, dominant, selbstsicher, ehrgeizig, zielstrebig, rational und willensstark in Verbindung gebracht (Eckes 1997).

Vergleicht man diese typischen Eigenschaften mit jenen der vier Frauen, wird deutlich, dass sie Eigenschaften aufweisen, die typisch für beide Geschlechter sind. Alle vier haben gemein, dass sie Wert auf ihr Äußeres legen, emotional und gesprächig sind. Designerkleidung und Schuh-Shopping werden als Copingstrategie gebraucht und kennzeichnen den sozioökonomischen Status der Frauen. Abgesehen davon sind sie ehrgeizig, selbstsicher und willensstark. Keine der Frauen nimmt eine traditionelle Geschlechterrolle ein. Miranda und Samantha sind im Gegensatz zu Carrie und Charlotte sehr unabhängig, dominant und rational. Aber auch sie zeigen sich in bestimmten Szenen emotional und anlehnungsbedürftig.

Die Serie zeichnet sich durch eine ambivalente Herangehensweise an Frauen-Stereotype aus. Einerseits wird versucht, sich vom reduzierten weiblichen Stereotyp zu distanzieren. Dies gelingt sowohl durch das Hervorheben der Individualitäten als auch durch die Darstellung feministischer Einstellungen jeder Figur und deren autonomen Lebensweisen. Andererseits zeigen die Frauen Eigenschaften und Verhaltensweisen, die dazu führen könnten, neue oder andere Stereotype wie die überprivilegierte, weiße Frau, die unkontrolliert ihr Gehalt für Schuhe ausgibt, wachzurufen.

Trotz vereinzelter stereotyper Merkmale können die Frauen vom gängigen weiblichen Gender-Stereotyp abgegrenzt werden und als Typen bezeichnet werden. Typen unterscheiden sich von Stereotypen in jener Hinsicht, als dass ihnen Raum für Entwicklung in der Narration gewährt wird. Zwar sind Typen durch markante Attribute erkennbar, aber nicht fertig definiert und zeigen ein multidimensionales Persönlichkeitsprofil. Jede der vier Frauen erlebt Wendepunkte und Entwicklungen in der Serie.

Selbst wenn Carrie, Miranda, Charlotte und Samantha starke Frauen sind, so leiden sie doch unter der Stereotypisierung ihres Geschlechts und unter den Erwartungen, die die Gesellschaft an Frauen stellt. Abgesehen von ihrer äußerlichen Erscheinung, spielen auch Themen wie Familiengründung, Mutterschaft und Partnerschaft eine große Rolle. Stereotype, die Normen und Erwartungen mitgestalten, haben das Potenzial, die persönliche Freiheit eines Individuums auf bewusste oder unbewusste Weise einzuschränken. Charlotte ist geradezu besessen davon, einen Ehemann zu finden und Mutter zu werden. Sie fühlt sich nur als halbe Frau, wenn sie keinen Mann mit Kindern an ihrer Seite hat. Auch Carrie muss sich mit dem Kinderwunsch auseinandersetzen und ist sich ihres Single-Daseins nicht sicher, da sie bereits Mitte Dreißig ist. Miranda muss, anders als ihre männlichen Kollegen, ihre Fähigkeiten als Anwältin und ihre Dominanz unter Beweis stellen, um nicht als zu weiblich und damit inkompetent für den Anwaltsberuf gehalten zu werden. Selbst Samantha verschweigt ihr wahres Alter, weil sie annimmt, dass sich durch die Preisgabe negative Konsequenzen für sie ergeben könnten. Abgesehen davon scheint sie die Einzige zu sein, die sich Erwartungen, Normen und Rollenvorstellungen nicht beugen möchte:

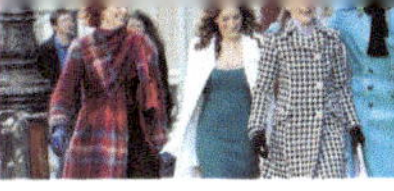

> »Ich trage die Klamotten, die ich will, und blase jedem einen, der mir gefällt. Und das, solange ich noch atmen und knien kann« (S6-E4).

Mit Fortschreiten der Serie erleben die Frauen zunehmend einen Selbstfindungsprozess, der durch Beziehungen im und Erfahrungen sowie Wünschen und Vorstellungen vom Leben gekennzeichnet ist. Selbst wenn die vier Frauen nicht immer frei von stereotypischem Verhalten sind, zeigen sie dennoch, dass es durchaus möglich ist, Erfüllung in jeglicher Art von Beziehungs- und Lebensform zu finden.

Die Rolle des Mannes und seine Darstellung

> »Es ist das moderne Rätsel der Sphinx: Wie kann es so viele fabelhafte ledige Frauen geben und so gar keine fabelhaften ledigen Männer?« – Carrie (S1-E1)

Es scheint, als gäbe es zwei sehr reduzierte Typen von Männern, die fortlaufend in der Serie präsentiert werden: Da wären jene, die als Freaks dargestellt werden, und jene, die sehr privilegiert und nahezu perfekt erscheinen (Akass und McCabe 2003). Die Freaks sind meist durch Eigenarten oder physische Auffälligkeiten erkennbar: Impotenz, das Fehlen eines Testikels, besonders haariger Rücken und skurrile Eigenarten während oder nach dem Geschlechtsverkehr. Darüber hinaus werden sie in ungewohnter Weise, zumindest bis dato für Fernsehserien, als weniger erfolgreich als die weiblichen Protagonisten dargestellt. Steve Brady, der Partner von Miranda, hat finanzielle Probleme. Jack Berger (Ron Livingston), ebenfalls Autor und kurzzeitig Partner von Carrie, ist mit seinem Buch nur halb so erfolgreich wie Carrie.

Mr. Big und Aiden (John Corbett) hingegen sind beide erfolgreiche, privilegierte und gutaussehende Männer, die Carrie in verschiedenen Lebensphasen als Partner begleiten. Während Mr. Big als Macho dargestellt wird, der beziehungsunfähig erscheint, ist Aiden überaus bereit für eine Beziehung mit Carrie.

Die heterosexuellen Männer nehmen hauptsächlich die Rolle der Liebhaber oder Partner ein, erscheinen jedoch äußerst selten in der Rolle einer platonischen Beziehung. Jene führen die vier Freundinnen untereinander oder mit homosexuellen Männern.

Die Frauen neigen dazu, Männer zu instrumentalisieren. Charlotte möchte einen Mann mit gutem Ruf, der auch der Vater ihrer Kinder sein soll. Miranda betont immer wieder, dass sie keine Männer braucht, um ein erfülltes Leben zu führen, lässt sich dann aber doch auf Steve ein. Carrie führt Beziehungen mit einer Reihe sehr unterschiedlicher Männer. Aber in jeder Beziehung sehnt sie sich nach Nähe und Zuneigung, die sie sich eigentlich heimlich von Mr. Big wünscht. Andererseits vergleicht sie Männer mit Kleidungsstücken:

> »Er war wie die fleischgewordene Entsprechung eines DKNY-Kleides: Du weißt, dass es nicht dein Stil ist, aber wenn es schon mal da ist, kannst du es auch anprobieren« (S1-E3)

Mit dem Zitat

> »Frauen sind für Freundschaft da, Männer zum Vögeln« (S2-E18)

verdeutlicht Samantha ihre Einstellung Männern gegenüber: Sie sind nicht loyal und nicht gut genug, um mit ihnen eine freundschaftliche Beziehung zu führen, aber zu Geschlechtsverkehr »zu gebrauchen«. Sie macht deutlich, dass Männer vor allem Objekte der Bedürfnisbefriedigung sind.

Heteros kommen und gehen, aber ihre homosexuellen Freunde Stanford (Willie Garson) und Anthony (Mario Cantone) bleiben. Stanford wird oft scherzhaft als Carries Ehemann bezeichnet, und zusammen werden sie sogar zu Ballköniginnen beim Queer-Prom gewählt. Sie führen eine enge und vertrauensvolle Beziehung. Anthony richtete nicht nur Charlottes Hochzeit aus, sondern steht ihr auch bei, als sie Probleme hat schwanger zu werden. Stanford und Anthony bereichern das Leben der vier Frauen. Sie sind überaus loyal, zeugen von gutem Geschmack und bestechen mit den »Qualitäten eines schwulen Mannes«, wie Samantha es kokett bezeichnet. Heterosexuelle Männer sind zwar präsent, wirken im Vergleich zu ihren »geschätzten« schwulen Kollegen jedoch eher austauschbar.

Charlotte: »Ich bin total verwirrt. Ist er nun hetero oder ist er schwul?«
Carrie: »So einfach ist das heute aber nicht mehr. Die wirklich wichtige Frage ist diese: Ist er ein schwuler Heteromann oder ist er ein Heteroschwuler?«
Samantha: »Wollen wir hoffen, dass er ein schwuler Heteromann ist, was bedeutet, er ist hetero, aber mit guten schwulen Eigenschaften. Wohingegen der Heteroschwule eben einfach nur ein Schwuler ist, der auf Sport abfährt und keine Frauen vögelt.« (S2-E11)

Der wünschenswerte »schwule Heteromann« vereint alles, was sich die Frauen erträumen: Er ist heterosexuell, hat aber die Vorzüge eines homosexuellen Mannes – Interesse an Fashion, Cuisine, Kultur und eine Vorliebe für antike Möbelstücke. Auch wenn die Frauen Männern skeptisch gegenüberstehen, wollen sie dennoch nicht auf sie verzichten. Jede der vier Frauen endet am Schluss der Serie in einer erfüllten Partnerschaft mit einem heterosexuellen Mann.

Single and Fabulous

Charlotte: »Ich hasse es, der einzige ledige Mensch auf irgendeinem Essen zu sein und alle gucken dich an wie einen...«
Carrie: »Loser?«
Miranda: »Aussätzigen.«
Samantha: »Hure.« (S1-E3)

Single-sein erfährt im Laufe der Serie verschiedene Bedeutungen. Das obige Zitat verdeutlicht die Meinung der Frauen über ihr Single-Dasein. Alle vier wählen negative Assoziationen, um ihren ledigen Familienstand zu beschreiben. Sie stellen ihren Wert als Mensch, ganz besonders als Frau, in Frage. Nicht der Wunsch nach einer erfüllenden Partnerschaft steht im Vordergrund, sondern vielmehr der Druck, endlich unter die Haube zu kommen, damit man als vollwertiges Mitglied der Gesellschaft wahrgenommen wird. Das Infragestellen ist Produkt der traditionellen Werte und Normen, die Frauen eine unveränderbare Zukunft vorhersagen, die in einer Ehe und Familie mündet.

Während Charlotte den größten Wunsch nach Monogamie hegt und eine sehr traditionelle Rolle anstrebt, können Miranda, Carrie und Samantha relativ gut mit ihrem Single-Dasein leben. Miranda ist davon überzeugt, es auch alleine weit zu bringen; Samantha genießt die Promiskuität in vollen Zügen und Carrie schwankt zwischen Genuss und Unvollständigkeitsgefühl; resümiert aber für sich, dass eine respektvolle Beziehung zu sich selbst diejenige ist, die einen auf Dauer glücklich macht.

Trotz all der Zweifel wird der Single-Status auch als Privileg dargestellt. Die Frauen genießen ihre Freiheiten und lassen sich nur ungern »zähmen«, wie es Carrie in der Folge »Ex and the City« beschrieb. Sie treffen bewusste Entscheidungen und kommen zu dem Schluss, dass Singlesein nicht bedeutet, dass

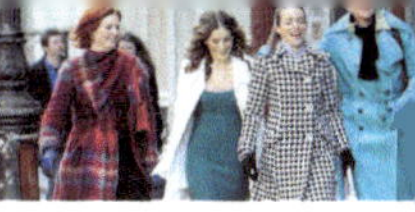

dich niemand will, sondern dass man sich die Zeit nimmt herauszufinden, mit wem man sein Leben verbringen möchte. In *SATC* geht es Frauen nicht vorrangig um den Wunsch, sich mit jemandem zu verehelichen. Charlotte ist die Einzige der vier Frauen, die unbedingt heiraten möchte; als es dann so weit ist, bleiben ihre romantischen Vorstellungen jedoch unerfüllt (Wagner 2010).

> »Er ist ja nicht mein Freund, ich will ihn versuchsweise anprobieren.« – Carrie (S1-E3)

Die Serie vermag es, das Bild der alleinstehenden Frau in der Gesellschaft und den Druck zur Verehelichung gelungen zu thematisieren. Es wird Kritik am unterschätzten Bild der Single-Frau geübt, denn der soziale sowie ökonomische Status der Frauen wird nicht ausreichend wertgeschätzt und allein auf den ledigen Familienstatus reduziert. Dies wird deutlich, als Miranda ein Apartment kaufen möchte und automatisch davon ausgegangen wird, dass ihr Vater den Kaufbetrag aufbringt.

Darüber hinaus gestaltet die Serie ein überaus positives Porträt alleinstehender Frauen. Diese sind nämlich nicht alleinstehend, sondern nur Singles. Sie pflegen soziale Beziehungen, sind finanziell unabhängig und genießen ein hohes Maß an Freiheit in Sachen Sexualität, Lebensgestaltung und Karriere. Sie pflegen eine außergewöhnlich reflektierte und wertvolle Beziehung zu sich selbst und kommen zu dem Schluss, dass man Single und »fabulous« sein kann.

Sohn und Wildman (2002) sprechen im Rahmen der Serie von einer kulturellen Bewegung, die dazu ermutigt, sich Entscheidungen offen zu halten. Beziehungen werden nicht mit dem Ziel der Verehelichung geführt, sondern werden aufgrund sexueller, sozialer und emotionaler Befriedigung eingegangen. Den Frauen steht die Entscheidung offen, nicht ab einem bestimmten Alter verheiratet zu sein, Single bleiben zu dürfen, Karriere zu machen und ein Leben abseits aller Erwartungen und traditioneller Normen zu führen.

Liberalisierung und Enttabuisierung der Sexualität der Frau

> Miranda: »Orgasmus? Wichtige Sache in einer Beziehung?«
> Charlotte: »Ja, aber es gibt noch anderes. Orgasmen schicken dir zum Valentinstag keine Karte und halten dir nicht die Hand, wenn ein trauriger Film läuft.«
> Carrie: »Meine schon.« (S2-E4)

Holden (1999) schreibt in seinem Artikel, dass noch nie im amerikanischen Film oder in amerikanischen Serien von gebildeten Frauen derart geistreich, offen, explizit und breit jede sexuelle Macke und die zahlreichen großstädtischen »Paarungsspielchen« seziert wurden. Auch Oria (2014) führt aus, dass in bislang keiner amerikanischen Serie die sexuellen Wünsche und Sehnsüchte, aber auch Launen, Zweifel und Ängste von Frauen so offen thematisiert wurden. Die Art, wie in *SATC* Sexualität dargestellt und darüber gesprochen wird, bricht mit einer Vielzahl von bis dato gängigen Skripten, die von Frauen im Allgemeinen und weiblicher Sexualität im Besonderen im filmischen Kontext gezeichnet wurden (Markle 2008; Kim et al. 2007). Die Charaktere haben z. B. mit einer Vielzahl von Männern Sex, was der gängigen Sexualmoral, der Verherrlichung der Monogamie, widerspricht. Die Freundinnen aus *SATC* enttabuisieren über sechs Staffeln hinweg Themen wie beispielsweise weibliche Ejakulation, Analsex, Cunnilingus, Abtreibung, Unfruchtbarkeit, sexuell übertragbare Krankheiten und Homosexualität (Merck 2004) und »entromantisieren« die bis dahin gängige Darstellung von Sex und weiblicher Sexualität im Film. Sex in *SATC* ist komisch, peinlich, plump oder tollpatschig. Zuschauern wird eine sehr realitätsnahe Darstellung von Sexualität, speziell weiblicher Sexualität geboten. Während Frauen in Sexszenen bis dahin sehr vorteilhaft, »sauber« und zu jedem Moment sexuell begehrenswert dargestellt wurden, zeigt *SATC* nackte, verschwitzte Körper und Make-up-verschmierte Gesichter, dreckige Laken und Körperflüssigkeiten beim Geschlechtsverkehr (Nash und Grant 2015). Der Sex in *SATC* dient vor allem dem Genuss, der Erholung. Er ist mehr eine Freizeitbeschäftigung, als dem gängigen heterosexuellen Klischee entsprechend eine beziehungsaufbauende bzw. -erhaltende Handlung.

In *SATC* findet eine dem gängigen sexuellen Klischee vom Mann als Subjekt und der Frau als Objekt entgegengesetzte Rollendarstellung statt. In der Serie treten Frauen in die Rolle des Subjekts, und der Mann tritt als »das zu Betrachtende« in den Vordergrund (Akass und McCabe 2004). Aus filmtheoretischen Hintergründen zur Lancan'schen Theorie vom »Blick« ist dies etwas Neues, weil es laut Lacan im Film die Frauen sind, auf denen der Blick ruht, die betrachtet werden und objektiviert werden, während dem Mann die Rolle des Betrachters innewohnt, des Subjekts, der ein Objekt, z. B. die Frau, betrachtet (McGowan 2012; Mulvey 1989a, 1989b). So werden z. B. nur wenige Männer in der Serie tatsächlich mit Namen erwähnt. Häufig finden die Freundinnen objektivierende Synonyme, wie Mr. Big, Mr. Pussy, Groovy Guy, Mr. Marvellous oder Artist Guy. Besonders deutliche wird jene Objektivierung des männlichen Geschlechts in der sehr ausgeprägten promiskuitiven Rolle von Samantha, die sich nimmt, was und wann sie es will, als wären Männer Dinge, die es zu konsumieren gilt (Lorie 2011).

 **»Ich hatte es getan... Ich hatte Sex wie ein Mann!« – Carrie (S1-E1)**

SATC versteht es, im Thema Sex die Emanzipationspolitik der 1970er bzw. 1980er Jahre mit materiellem Konsum zu verbinden (Arthurs 2003). Sex wird in *SATC* nicht nur zwischen den Geschlechtern demokratisiert, sondern auch liberalisiert. Er wird zum Lifestyle, zur Ware und zur Hauptbeschäftigung in einer Konsumkultur für Frauen (Attwood 2006). Die Charaktere in *SATC* erscheinen wie »Sexgöttinnen«, die ihre Weiblichkeit und Sexualität als Lifestyle verstehen[1]. Markle (2008) vergleicht *SATC* mit einem Lifestyle-Magazin für Frauen. Sex wird wie Mode (die in der Serie auch in Bezug auf Lifestyle und Konsumkultur eine wichtige Rolle spielt) als Teil eines Lifestyles betrachtet, getreu dem Motto: neue, feminine sexuelle Macht, die mit Genuss gelebt werden soll. Sex ist nicht mehr länger eine Frage von Moral und Ethik, sondern von Geschmack und Ästhetik. Frauen werden zunehmend als sexuelle Subjekte betrachtet, die Produkte nach ästhetischen Ansprüchen und einer gewissen »Klasse« konsumieren (Juffer 1998). Die Freundinnen aus *SATC* werden als unabhängige, modebewusste Konsumentinnen dargestellte, in deren Lifestyle Sexualität als Quelle der physischen Befriedigung, der Identitätsstiftung, des Selbst-Ausdrucks und der individuellen Vollendung dient (Attwood 2006). Für Radner (2012) entwickelt sich daraus ein neuer Frauentyp, der sich durch Unabhängigkeit, Selbstinszenierung und Konsum auszeichnet und durch Carrie und Co. und ihren Umgang mit Sexualität repräsentiert wird.

Cramer (2007) stellt in ihrer Studie fest, dass den sexuellen Moralvorstellungen, transportiert in *SATC*, eigene Bedürfnisse, Wünsche und Sehnsüchte vorangestellt sind, anstelle jene von Anderen abhängig zu machen. Die Autorin stellt fest, dass sich die vier Protagonistinnen der Serie ihrer eigenen Sexualität, ihres »eigenen sexuellen Selbst« bewusst sind. Sie bezieht sich dabei auf Foucault, nach dem Moralität am Selbst ausgerichtet wird. Die vier Freundinnen aus *SATC* treffen freie sexuelle Entscheidungen, weil sie es so wollen. Sie treffen Entscheidungen auf Grundlage von Selbstreflexion und erschaffen damit eine kreative, von Ästhetik geprägte Existenz, die auf eigenen Wert- und Glaubensvorstellungen beruht (Berard 1999). Die Dialoge über Sex sind dabei meist komödiantisch aufbereitet. Der »Sex Talk« in *SATC* soll nicht sexuelle Erregung befördern, sondern Ausgelassenheit auslösen und zur Erheiterung beitragen (Oria 2014). Genau mit jenem Mittel der Komik wird wieder Bezug genommen auf Sexualität als Teil eines Lifestyles, der amüsieren und erfreuen soll.

---

1   Attwood F (2004) Sluts and goddesses: Representing female sexuality in contemporary popular culture. Unveröffentlichter Artikel

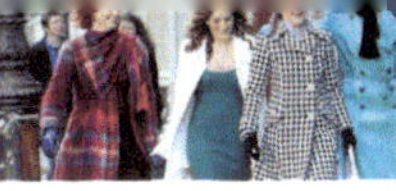

Markle (2008) unterstellt der Serie sogar eine gewisse »sexuelle Pädagogik«. Die vier Freundinnen in *SATC* treten als sehr individuelle, differenzierte, sexuelle Subjekte auf, deren unterschiedliche Positionen Frauen unterschiedliche Perspektiven und mögliche Herangehensweisen an das Thema Sexualität ermöglichen sollen.

Frauenfreundschaften

In einer von Jermyn (2004) durchgeführten qualitativen Studie zum Thema »Freundschaft« in *SATC* äußerte eine Teilnehmerin in einer der Fokusgruppen, dass es in der Serie nicht primär um Männer ginge, sondern eigentlich um die Freundschaft bzw. Beziehungen der Freundinnen untereinander. Die Freundschaft(en) wäre(n) das Zentrale, das Kontinuierliche, während Männer (bzw. Dating) kommen und gehen würden. Eine andere Teilnehmerin jener Fokusgruppe äußerte, dass die Freundschaft zwischen den Freundinnen unter allen in *SATC* relevanten – und oft satirisch überzeichneten – Themen wie Mode, Sex, Dating und Leben in New York jenes Thema wäre, das am realistischsten dargestellt werden würde. Bubel (2006) führt in ihrer Dissertation aus, wie sich die Freundschaft der vier Frauen aus *SATC* über die gesprochene Sprache, den Dialog und die zahlreichen Konversationen (z. B. beim obligatorischen Sonntagsbrunch der Freundinnen) zwischen den Hauptfiguren konstruiert, die ja in fast jeder Folge eine zentralen Ausgangspunkt für die Themen der Episoden und damit der Kolumnen von Carrie bilden. Die Autorin führt dabei zunächst aus, welche Attribute Freundschaft zugeschrieben werden, dazu gehören u. a. Gleichheit, Ähnlichkeit, Intimität, Freude, Vertrauen, Verständnis, Akzeptanz, Solidarität, Unterstützung. Freundschaft sei ein verbaler Prozess, der sich aus (verbaler) Interaktion konstruiere. Im Falle von *SATC* erfolge dies zum einen über das direkte gegenseitige Adressieren – damit ist gemeint, dass sich die Freundinnen häufig direkt mit Namen ansprechen oder Kosenamen bzw. Diminutive wie »Sweetie«, »Honey« oder »Sweetheart« füreinander verwenden. Zum anderen wird in *SATC* Freundschaft über das Stellen von Fragen konstruiert. Während die direkte Ansprache Aufmerksamkeit, Identifikation und das Aufrechterhalten bzw. Bestärken von sozialen Beziehungen vermittelt, definiert das Stellen von Fragen die Beziehung.

 »Egal, wer dir das Herz gebrochen hat und wie lange es dauert, bis es heilt, du schaffst es niemals ohne deine Freundinnen.« – Carrie (S2-E1) (◼ Abb. 11.4)

Die vier Freundinnen sind Verbündete, gegenseitige Mentorinnen und Trösterinnen, die sich unterstützen und gemeinsam durch den New Yorker Dschungel aus Single-Dasein, Dating, Mode, Sex und der Suche nach »Mr. Right« schlagen. Buble (2006) führt in ihren Überlegungen zu Freundschaft aus, dass diese sich durch soziale Determinanten wie u. a. Macht, Status, Nähe und Intimität festlegt. Ein fünfter Faktor spielt bei den Freundinnen um Carrie eine weitere wichtige Rolle: Gleichheit bzw. Ähnlichkeit. Man freundet sich mit jenen an, die einem ähnlich sind bzw. wird jenen ähnlich, mit denen man befreundet ist. Freundschaft ist also ein reziproker Prozess. Carrie, Miranda, Samantha und Charlotte sind in ähnlichen Lebenssituationen. Sie sind alle gutaussehende, beruflich-erfolgreiche Singles, die sich für Mode, Sex und Dating interessieren, ihr Leben in New York genießen und doch im Grunde alle auf der Suche nach einem »Ankommen« sind.

Nicht nur die dargestellte Freundschaft unter den Freundinnen scheint ein zentrales Merkmal der Serie gewesen zu sein. Jermyn (2004) beschreibt, dass sich Zuschauerinnen über den Erdball verteilt oft als »Freundinnen-Runden« zusammengetan hätten, um *SATC* als eine Art Ritual zusammen zu schauen. In den von der Autorin durchgeführten Fokusgruppen berichteten Frauen, diese Abende genutzt zu haben, um ihre Frauenfreundschaften zu feiern. Die Serie sei dabei intimitätsstiftend zwischen den Freundinnen gewesen, ebenso wie die Freundschaft zwischen Carrie und Co. Manche Frauen berichteten sogar, dass die Serie und ihre rituelle frauen-freundschaftliche Konsumation einen

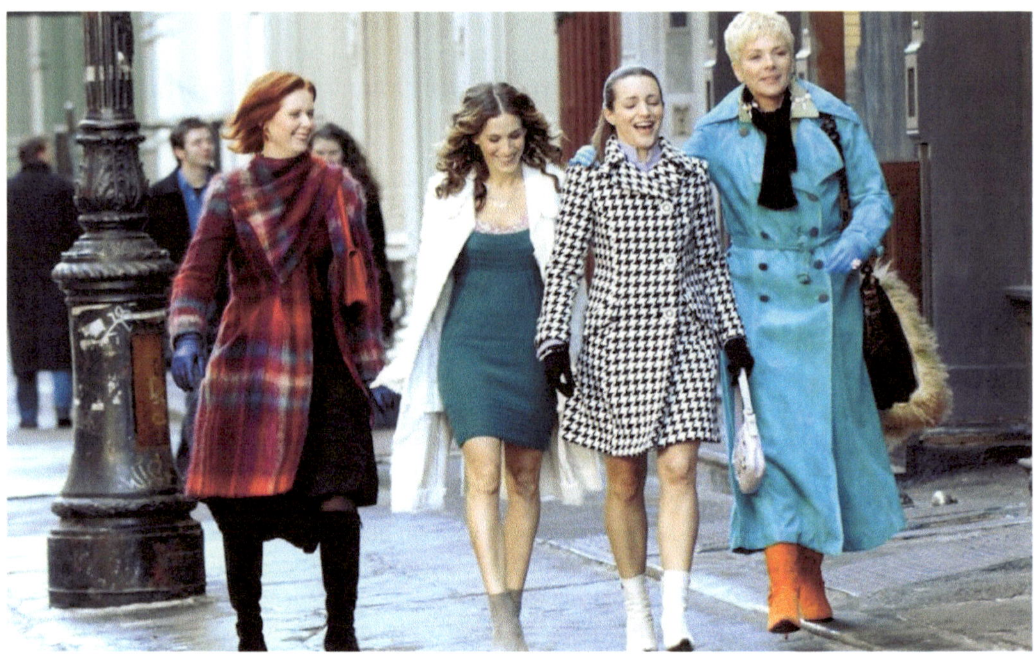

■ **Abb. 11.4** Nach Carries Paris-Rückkehr sind die vier Freundinnen wieder glücklich vereint (S6-E20). © HBO. Quelle: Filmbild Fundus Herbert Klemens

»Women-Only Club« beförderte, der eine Art Intimität und Geheimnis zwischen den Frauen schuf und zu dem Männer keinen Zutritt hätten und auch gar nicht erwünscht wären. Damit übertrug sich auf die Zuschauerinnen jenes eingangs erwähnte zentrale Motiv der Serie – eine intime Freundschaft untereinander. Männer, Dating, Sex und Mode kamen und gingen, was blieb, waren die vier Freundinnen und ihre Beziehungen zueinander.

Fazit

> »Lacht jetzt nicht über mich, aber wenn wir füreinander nun Seelenverwandte wären. Und wenn wir das wären, dann könnten wir die Männer einfach die tollen Jungs sein lassen, mit denen wir Spaß haben.« – Charlotte (S4-E1)

SATC dreht sich nicht nur um das Sexualleben von vier privilegierten weißen Frauen der US-Oberschicht, sondern um Freundschaft zwischen vier Frauen, die offen über jedes Thema reden können, sei es nun das Furzen vor dem Freund oder die gesellschaftliche Verleumdung von (Single-)Frauen. Es geht um eine Freundschaft, die sowohl verschiedene Weltbilder – von prüde bis promiskuitiv – vereint, ohne an diesen unterschiedlichen Meinungen zu zerbrechen, als auch frei von jeglicher Konkurrenz ist.

Der Bechdel-Wallace-Test (Selisker 2015), der nicht wissenschaftlich fundiert ist, sondern lediglich auf einem 1985 veröffentlichten Comic von Alison Bechdel und der Idee ihrer Freundin Liz Wallace basiert, versucht anhand dreier Fragen zu evaluieren, inwiefern Frauen in einem Film als namenlose und charakterlose Figuren, deren einziges Interesse die Aufmerksamkeit von Männern ist, stereotypisiert werden:

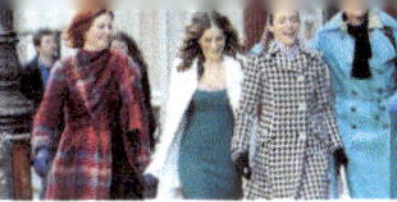

1. Gibt es in dem Film mehr als eine (namentlich benannte) weibliche Rolle?
2. Reden diese zwei Frauen miteinander?
3. Reden sie über etwas anderes als einen Mann/Männer?

Während dieser Test mit einem kleinen Augenzwinkern betrachtet werden kann, ist es dennoch erstaunlich, wie viele Filme diese drei Fragen nicht bejahend beantworten können, darunter die Mehrzahl der Oskar-Gewinner der vergangenen Jahrzehnte. Nun ist der Test nicht wissenschaftlich fundiert und schon bei genauerem Hinsehen stellt sich heraus, dass er ein eher schwacher Indikator für die Stereotypisierung der Frau im Film ist, denn wenn sich zwei weibliche Hauptrollen über etwas Banales unterhalten wie das Wetter, würde ein Film den Test bestehen. Wenn man jedoch über diese drei Fragen hinaus fragt, geht es um viel mehr als um zwei Frauen, die miteinander reden. Es geht um eine Unterpräsentation der weiblichen Rolle im Film – und zwar um jene Art von weiblicher Rolle, der eine Persönlichkeit innewohnt, die mehr ausmacht als das Interesse an Männern und die nicht als Einzelgängerin, schräge Außenseiterin oder gar Konkurrentin anderer Frauen dargestellt wird. Es geht um eine komplexere Präsentation der Frau im Film, die weit über traditionelle Rollenbilder hinausgeht und in der die Frau mehr ist als lediglich die Partnerin, Ehefrau oder Mutter. In *SATC* finden wir eben jene komplexen Persönlichkeiten, die sich in erster Linie auf sich selbst und ihre Freundschaften beziehen und die nur teilweise nebenbei auch diese Rollen einnehmen, zusätzlich zu ihrem eigenen Leben.

> Miranda: »Das ist alles. Die einzige Auswahl für Frauen. Hexe oder sexy Kätzchen!« Carrie: »Das kannst du laut sagen, Schwester!« — *Sex and the City, Der Film* (2008)

Der Postfeminismus, auch Second-wave-Feminism, bezeichnet eine Perspektive, die annimmt, dass die Frau dem Mann im Großen und Ganzen gleichgestellt ist und dass es keinem weiteren feministischen Engagement bedarf. Der Postfeminismus scheint aus einer Generation heraus entstanden zu sein, die die Welt nicht ohne Frauenbewegung und fortwährend steigende Gleichberechtigung kennt und sie daher als überflüssig abwertet. Nach Stillion Southard (2008) ist Postfeminismus ideal in die Fernsehwelt implementierbar. Zugleich führt das Konstrukt des Postfeminismus zu einer scheinbaren Gleichberechtigung und hat das Potenzial, junge Frauen politisch apathisch und handlungsarm zu machen.

SATC bildet eine Alternative zu diesen postfeministischen Standpunkten. Vor allem die Tatsache, dass Carrie und ihre Freundinnen aktiv, offen und explizit über Sexualität und Geschlechtsverkehr reden – und wie man diesen genießen kann –, macht sie zu handelnden Subjekten und nicht zu passiven Objekten (Stillion Southard 2008). Die Akteurinnen von *SATC* versuchen durch die Interaktion mit Männern nicht nur Bestätigung oder Aufmerksamkeit zu erlangen, sondern die Erfüllung ihrer ureigenen und intimen Wünsche und Bedürfnisse zu finden.

> »Ich bin jemand, der auf der Suche nach Liebe ist. Wirklicher Liebe. Völlig lächerliche, völlig unpassende, allesverzehrende, nicht-leben-können-ohne-den-anderen Liebe.« – Carrie (S6-E20)

Trotz allem bleiben die Hauptcharaktere der Serie fortwährend auf der Suche nach Kontakten zu Männern, und obgleich beharrlich die Unabhängigkeit der Frauen betont wird, haben alle vier am Ende der Serie eine feste Beziehung. *SATC* erzählt nicht nur die Geschichte von Frauen, die nebenbei selbstbewusst ihre Sexualität ausleben und Männerkontakte pflegen, sondern auch die Geschichte von Frauen, die letztendlich doch nur ständig auf der Suche nach Mr. Right sind. Damit erinnert die Serie an die Tipps und Tricks aus den gängigen Frauenmagazinen, die verzweifelten Single-Frauen helfen sollen, ihren Traummann zu finden und zu halten. Und letztendlich trägt die Serie durch die Darstellung der vier Charaktere als junge, schlanke, attraktive, weiße, erfolgreiche Frauen zur Aufrechterhaltung eines unrealistischen Bildes von Frauen bei. Die Diversität der Realbevölkerung wird dadurch nicht wiedergegeben, und auch die Durchschnittsfrau in den USA entspricht nicht annähernd dieser Darstellung, noch verfügt sie über die gleichen Möglichkeiten der vier Hauptcharaktere.

Jedoch orientieren sich die vier Frauen fortwährend an den patriarchalischen Ansprüchen von Weiblichkeit, nach der eine Frau jung, schlank und attraktiv zu sein hat, wenn sie als Frau etwas wert sein will. Durch Mode und Make-up sind sie stets bemüht, diesem Anspruch äußerlich zu entsprechen. Der einzige klassische Aspekt von Weiblichkeit, der sich in *SATC* nicht stark widerspiegelt, ist der Wunsch nach Kindern und Mutterschaft. Von den vier Hauptcharakteren ist Charlotte die Einzige, die sich sehnlichst Kinder wünscht. Miranda, die das Mutterdasein von Beginn der Serie an ablehnt, wird unbeabsichtigt schwanger und entscheidet sich für Ehe und Mutterschaft.

Nur zwei der vier Frauen heiraten im Verlauf der Serie, und davon wiederum nur Charlotte mit einer klassischen Hochzeit in pompösem Brautkleid und mit großer Feier, während Miranda ihre Hochzeit nur notdürftig feiert. Carrie heiratet im 2008 an die Serie anschließenden Kinofilm letzten Endes in kleinem Rahmen auf dem Standesamt. Auch damit weichen die (drei) Frauen von der stereotypen Weiblichkeit ab, in der sich die Frau nichts sehnlicher wünscht, als in einem glitzernden Brautkleid und mit Pauken und Trompeten vor den Traualtar geführt zu werden. Dennoch scheinen die vier Frauen damit dem Weltbild heutiger Frauen zu entsprechen, indem dies nicht mehr für alle die ideale Lebensplanung darstellt und manche sogar gänzlich von einer Heirat absehen. Insbesondere die Gestaltung des ersten Kinofilmes (2008) spiegelt durch die aufwendig geplante und dann im Fiasko endende Hochzeit von Carrie Bradshaw möglicherweise die Ambivalenz der heutigen Frau wider, die unabhängig und selbstbewusst sein, aber gleichzeitig auch als schöne Prinzessin begehrt werden möchte.

Diese Zwiespältigkeit kommt auch in anderen Themen wieder auf, was Akass und McCabe (2003) als »double bind« bezeichnen: Die Frauen werden dafür kritisiert, zu feministisch zu sein oder nicht feministisch genug, Männer zu hassen, aber gleichzeitig die ganze Zeit nach dem perfekten Mann zu suchen, Sex zu genießen aber gleichzeitig zu befürchten, als Flittchen abgestempelt zu werden. Selbst in medialen Diskussionen um die Serie zeigt sich diese Doppeldeutigkeit: 2008 brachte das US-amerikanische *Time Magazine* Carrie, Charlotte, Miranda und Samantha mit der Überschrift »Who needs a Husband? – More women are saying no to marriage and embracing the single life. Are they happy?« auf die Titelseite. Eine glückliche, unverheiratete Frau scheint also schwer vorstellbar. Auch die Serie lässt letztlich die Frage offen, ob das Singleleben langfristig erfüllend sein kann.

Die Serie zeigt somit zwar Limitierungen hinsichtlich des Emanzipationspotenzials für heutige Frauen, aber nichtsdestotrotz wurden mit Witz und Charme Themen diskutiert, die vorher teilweise tabuisiert waren. Wenn die Serie also eines geschafft hat, dann ist es, die ewige Diskussion um »Heilige oder Hure?« – zumindest auf dem Fernsehbildschirm – endgültig ad acta zu legen und offene Gespräche über Sexualität von Frauen »en vogue« zu machen. Und offensichtlich konnten sich viele Frauen mit Carrie, Charlotte, Miranda und/oder Samantha identifizieren, was sich an dem unglaublichen Erfolg der Serie festmacht. Erst im März 2016 schrieb die Zeitschrift *Harpers Bazaar*: »Was blieb vom Hype? Die Gewissheit, dass die Antwort auf ›Are you a Carrie or a Charlotte?‹ auf immer und ewig nur ›Samantha‹ lauten kann.«

💬 »Was wenn der schöne Prinz nie aufgetaucht wäre? Hätte Schneewittchen ewig in dem gläsernen Sarg geschlafen? Oder wäre sie irgendwann aufgewacht, hätte den Apfel ausgespuckt, sich einen Job und eine Krankenversicherung gesucht und sich ein Baby von einer Samenbank in ihrer Nähe zugelegt?« – Carrie (S3-E1)

Literatur

Akass K, McCabe J (eds) (2004) Reading Contemporary Television. Reading Sex and the city. I.B. Tauris, London, New York

Arthurs J (2003) Sex and the City and consumer culture: Remediating postfeminist drama. Feminist Media Studies 3(1): 83–98

Attwood F (2006) Sexed up: Theorizing the sexualization of culture. Sexualities 9(1): 77–94

Berard TJ (1999) Michel Foucault, the history of Sexuality, and the reformulation of Social Theory. Journal for the Theory of Social Behaviour 29(3): 203–227. doi:10.1111/1468–5914.00099

Bubel C (2006) The linguistic construction of character relations in TV drama: Doing friendship in Sex and the City (Dissertation). Universität des Saarlandes, Saarbrücken

Cramer JM (2007) Discourses of sexual morality in Sex and the City and Queer as Folk. The Journal of Popular Culture 40(3): 409–432. doi:10.1111/j.1540–5931.2007.00401.x

Eckes T (1997) Geschlechterstereotype: Frau und Mann in sozialpsychologischer Sicht. Centaurus, Pfaffenweiler

Eder J (2013) Die Figur im Film: Grundlagen der Figurenanalyse. Schüren, Marburg

Franklin N (1998) Sex and the single girl. New Yorker (1998, July 6): 74–77

Holden S (1999) Tickets to fantasies of urban desire; each leads to a different New York. New York Times (1999, July 20). http://www.nytimes.com/1999/07/20/arts/tickets-to-fantasies-of-urban-desire-each-leads-to-a-different-new-york.html?pagewanted=all. Zugegriffen: 29.11.2016

Jermyn D (2004) In love with Sarah Jessica Parker: celebrating female fandom and friendship in Sex and the City. In: Akass K, McCabe J (eds) Reading Contemporary Television. Reading Sex and the City. I.B. Tauris, London, New York, pp 201–218

Juffer J (1998) At home with pornography: Women, sex, and everyday life. New York University Press, New York, London

Kim JL, Sorsoli CL, Collins K, Zylbergold BA, Schooler D, Tolman DL (2007) From sex to sexuality: exposing the heterosexual script on primetime network television. Journal of sex research 44(2): 145–157. doi:10.1080/00224490701263660

Lorie AF (2011) Forbidden fruit or conventional apple pie?: A look at Sex and the City's reversal of the female gender. Media, Culture Society 33(1): 35–51. doi:10.1177/0163443710385499

Markle G (2008) »Can women have sex like a man?«: Sexual scripts in Sex and the City. Sexuality & Culture 12(1): 45–57. doi:10.1007/s12119–007–9019–1

McGowan T (2012) The real gaze: Film theory after Lacan. State University of New York Press, Albany

Merck M (2004) Sexuality in the city. In: Akass K, McCabe J (eds) Reading Contemporary Television. Reading Sex and the City. I.B. Tauris, London, New York, pp 48–62

Mulvey L (ed) (1989a) Language, discourse, society. Visual and other pleasures. Macmillan, Houndmills, Basingstoke, Hampshire

Mulvey L (1989b) Visual and other pleasures. Language, discourse, society. Macmillan, Houndmills, Basingstoke, Hampshire

Nash M, Grant R (2015) Twenty-something girls v. thirty-something Sex And The City women. Feminist Media Studies 15(6): 976–991. doi:10.1080/14680777.2015.1050596

Oria B (2014) What's love got to do with it?: Sex and the City's comic perspective on sex. The Journal of Popular Culture 47(2): 381–397. doi:10.1111/jpcu.12137

Radner H (2012) Shopping around: Feminine culture and the pursuit of pleasure. Routledge, London, New York

Selisker S (2015) The Bechdel Test and the social form of character networks. New Literary History 46(3): 505–523

Siegel L (2002) Who is Carrie Bradshaw really dating? Relationshipism. New Republic 227(21): 30–33

Sohn A, Wildman S (2002) Sex and the city: Kiss and tell. Pocket, New York

Stillion Southard BA (2008) Beyond the backlash: Sex and the City and three feminist struggles. Communication Quarterly 56(2): 149–167

Wagner C (2010) A new look each day (Dissertation) Universität Wien, Wien

Originaltitel	Sex and the City
Land	Vereinigte Staaten
Erstausstrahlung / Laufzeit	1998–2004
Sender	HBO
Anzahl der Staffeln	6 Kinofilm: 2008 & 2010
Idee	Darren Star
Regie	Diverse
Hauptdarsteller	Sarah Jessica Parker, Kim Cattrall, Kristin Davis, Cynthia Nyxon
Verfügbarkeit	DVD auf Deutsch und Englisch erhältlich

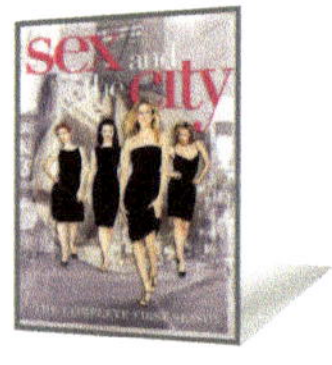

Bernhard Strauß

Fast wie im richtigen Leben – die unendliche Geschichte der *Lindenstraße*[1]

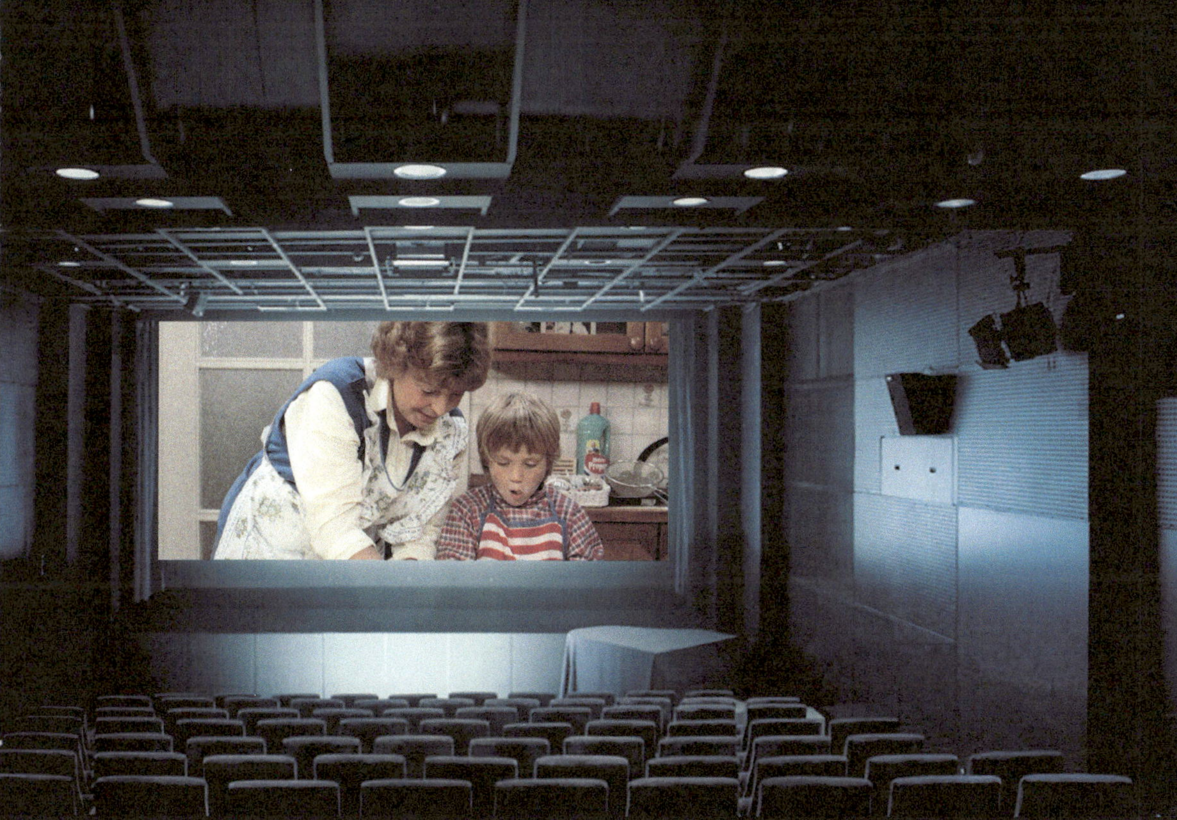

T. Storck, S. Taubner (Hrsg.), *Von Game of Thrones bis The Walking Dead*,
DOI 10.1007/978-3-662-53689-6_12, © Springer-Verlag GmbH Deutschland 2017

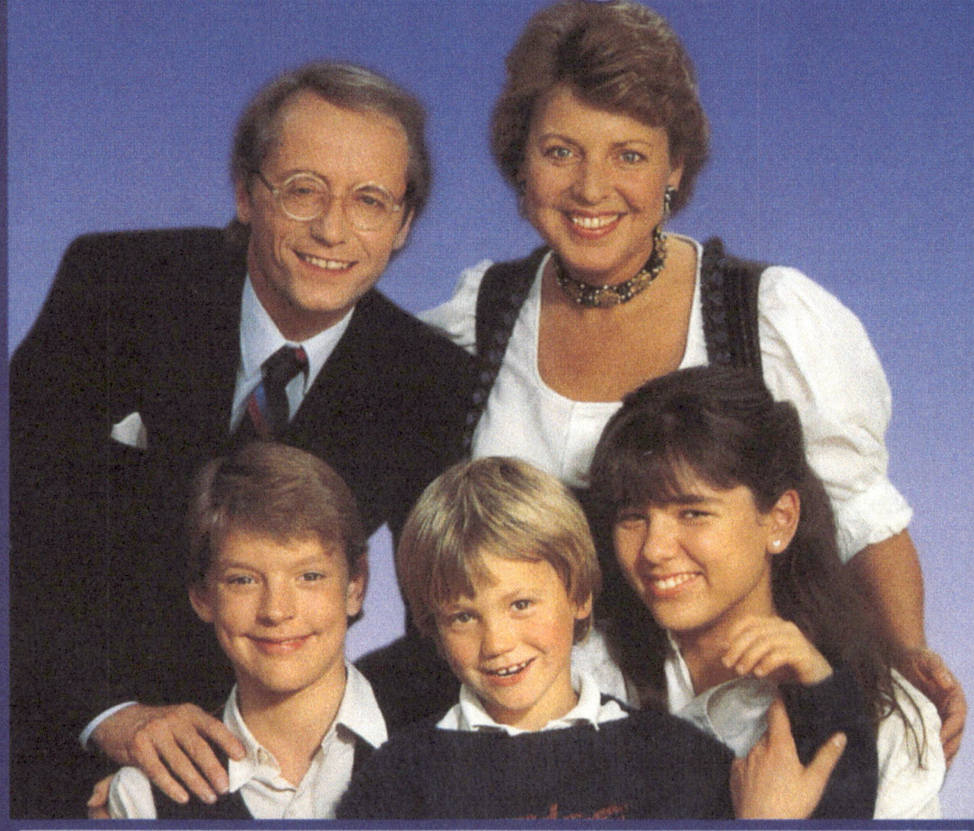

DVD-Cover *Lindenstraße*, Staffel 1, Folge 4–6.
© ARD. Quelle: Filmbild Fundus Herbert Klemens

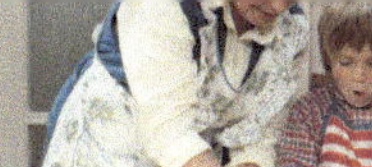

Lindenstraße

Einleitung

Die *Lindenstraße* (Abb. 12.1) unterscheidet sich von den vielen Serien, die in diesem Band besprochen werden, vor allem durch eins: nämlich durch ihren Realitätsanspruch, der die Serie einerseits entzaubert (Bliersbach 1995), andererseits aber bis heute erfolgreich verwirrt. Über die dreißig Jahre ihres Bestehens hat die *Lindenstraße* nicht nur die Geschichten ihrer Bewohner erzählt, von denen einige große Popularität erhalten haben, wie die legendäre Else Kling (Annemarie Wendl) oder »Mutter Beimer« (Marie-Luise Marjan) und ihr (»Hanse«-)Mann (Joachim H. Luger), sie hat auch Zeitgeschichte erzählt und reflektiert und ist somit auch ein historisches Dokument. Aus psychologischer Sicht bietet die *Lindenstraße* reichhaltiges Material zur Beschreibung von Paar-, Familien- und Gruppendynamiken und eine breite Palette von Charakteren und Persönlichkeiten, die naturgemäß auch von der Entwicklung verschiedener psychischer Störungen betroffen sind. Vermutlich besteht das Erfolgsrezept der *Lindenstraße* in ihrer Darstellung alltäglicher Lebensumstände und -katastrophen und in der Möglichkeit, sich mit den unterschiedlichsten Figuren zu identifizieren oder sich von ihnen abzugrenzen.

Inhaltliche und formale Beschreibung

Die erste Folge der *Lindenstraße* wurde am 8. Dezember 1985 von der ARD ausgestrahlt. Damit wurde die erste »Endlos-Serie« des deutschen Fernsehens auf den Weg gebracht. 1985 war das Jahr der berühmten Rede des Bundespräsidenten R. v. Weizsäcker zum 40. Jahrestag des Kriegsendes, Hessen wurde erstmals von einer rot-grünen Landesregierung geführt, Boris Becker gewann als 17-Jähriger das Tennisturnier von Wimbledon. Es ist also eine Weile her, als Hans W. Geißendörfer, der damals als seriöser Autorenfilmer galt (Regisseur von z. B. *Sternsteinhof*, *Die Wildente*, *Der Zauberberg*), seine Idee realisierte. Die britische Serie *Coronation Street*, die damals bereits 25 Jahre lief, war Geißendorfer offenbar ein Vorbild für die *Lindenstraße*, die ebenfalls eine »wundersame Alliance« des Lebens der Serienhelden mit »dem Leben jenseits der Bildschirme« realisierte (Brunst 1995).

Coronation Street ist eine Serie des britischen Fernsehens und wurde am 9.12.1960 erstmals (bis Juni 2016 mit über 8900 Folgen) ausgestrahlt. Ihr Initiator ist Tony Warren, der mit der Serie das Alltagsleben der Bewohner der Coronation Street in einer fiktiven Industriestadt namens »Weatherfield« erzählt.

Die öffentlichen und medialen Kritiken nach der Erstausstrahlung (der Folge 1 mit dem Titel »Herzlich Willkommen«) waren ziemlich negativ (z. B. Schödel 1986), weswegen damals sicher niemand erwarten konnte, dass die *Lindenstraße* bis heute fast jede Woche (und zuletzt fast immer sonntags um 18.50 Uhr) ausgestrahlt wird, längst ihren 30. Geburtstag beging und (am 3.7.16) die stolze Zahl von 1586 Folgen erreicht hatte. Beispielsweise mit den Serien *Marienhof* (ARD), *Gute Zeiten – Schlechte Zeiten* (»GZSZ«, RTL), beides »dailies«, oder *Dahoam is Dahoam* (BR) hat die *Lindenstraße* mittlerweile längst einige Nachahmer gefunden, die versuchen, den Alltag darzustellen.

Geißendörfer (1995) erläuterte die formalen Aspekte der Serie in einem Beitrag zu einem Buchprojekt, das sich ausschließlich der *Lindenstraße* widmete (Jurga 1995), und berichtet, dass die Erzählzeit von 28 Minuten in einer Folge eigentlich gewählt wurde, da eine zweimalige Sendung pro Woche angestrebt

---

1   Für meine Tochter Katharina, seit ihrem 5. Lebensjahr (1985) glühender Fan der Lindenstraße.

war. Entsprechend sei es in der kurzen Folge nicht möglich, eine Episode zu erzählen. Episoden erreichten erst über unterschiedlich viele Fortsetzungen einen Abschluss. Die Episoden wiederum sind in Geschichten mit zahlreichen Haupt- und Nebensträngen eingearbeitet. Nicht nur in den ersten 10 Jahren, auf die sich Geißendörfer bezieht, gab es einen gezielten Aufbau jeder Folge (vgl. Geißendörfer 1995), einen Strang mit der Hauptgeschichte, einen Strang B, in dem eine Geschichte vorbereitet wird, die in einer der nächsten Folgen dann ihren dramatischen Höhepunkt erreicht, im kurzen »C-Strang hat [...] alles Platz, was eher kommentierend zu A und B benötigt wird«. Zu diesen Strängen gesellt sich als viertes Element der »Cliffhanger« am Ende der Folge, dessen Funktion es ist, den Zuschauer auf die Fortsetzung neugierig zu machen (in der *Lindenstraße* folgt dem Cliffhanger typischerweise ein Motiv der Begleitmusik und der Abspann, in dem in letzter Zeit immer ein kurzes Zitat aus der vergangenen Folge unterlegt ist). Die *Lindenstraße* ist also wie ein Musikstück komponiert, konstruiert und verwoben mit dem Ziel, immer wieder neue Motive (Geschichten) in die Gesamtmelodie einzuweben und die Zuschauer in Spannung zu halten.

Geißendörfer (1995) nennt das Verbinden und Verweben als handwerklichen Kniff, wobei weniger die Sprache als das szenische Material für die Wirkung bedeutsam ist. Auch Geräusche und Musik dienen dem Verweben der Stränge. Zeit und Raum bilden zwei wesentliche formale Aspekte seiner »Dramaturgie der Endlosigkeit«: »In der *Lindenstraße* herrscht der einfache zeitliche Ablauf« (Geißendörfer 1996, S. 16). Eine Folge der *Lindenstraße* spielt an einem Tag, in der Regel der Donnerstag, wobei die Zeit außerhalb der Folge »im Off miterzählt« werden muss. Die »Zeit wird ernst genommen in der *Lindenstraße*« (Tageszeiten, Jahreszeiten und der Bezug zur »Realzeit« strukturieren die Erzählung). Geißendörfer weist auf die Notwendigkeit hin, in der »modernen Serien-Soapdramaturgie« die Einheit von Zeit und Raum zu gewährleisten.

Die Geschichte der *Lindenstraße* gibt vor, dass diese sich in der bayerischen Landeshauptstadt München befände (mehrfach explizit benannt, aber auch erkennbar an Dialekten, der Farbe des Linienbusses und anderen Details der Kulisse). Diese Kulisse für Produktion befindet sich tatsächlich auf dem Gelände des WDR in Köln-Bocklemünd und hat sich in den 30 Jahren wenig verändert. Auch diesbezüglich hat die *Lindenstraße* ein klares Konzept. Geißendörfer (1995) meint, der Raum sei eine Einheit, »die wir freiwillig nur verlassen, wenn sich das Leben eines Lindensträßlers nun partout nicht mehr anders erzählen lässt, als ihm in die Wüste zu folgen«. Dies geschah bisher sehr selten (z. B. als Klaus Beimer während seines Studiums in Dresden weilte). Stattdessen beschränkt sich die Erzählung auf eine vorgegebene Umgebung, in der das Alltagsleben stattfindet, »zwischen Wohnung und Arbeitsplatz, Stammkneipe, Wohnstraße mit Parkplatz, eventuell Hinterhof mit Garage etc.« Dementsprechend – und hier liegt ein grundsätzlicher Unterschied zu vielen anderen Serien, die in diesem Band besprochen werden – sind »bestimmte Geschichten in der vorgegebenen Umgebung entweder nicht möglich oder nur über lange Entwicklungswege glaubhaft erzählbar« (S. 17). Das Milieu und die soziologische Konstellation – so Geißendörfer – würden Wahrscheinlichkeit reinzwingen und ausgesprochen Phantastisches raus (in späteren Jahren haben sich die Drehbuchautoren und Regisseure nicht mehr ganz an diese Richtlinie gehalten, bedenkt man, dass es bis heute schon 48 Todesfälle, davon etliche gewaltsame, in der *Lindenstraße* gab!).

> »Phantastische Ereignisse sind die Ausnahme im bürgerlichen und kleinbürgerlichen Leben [...] Die Welt der *Lindenstraße* schließt Extreme nicht aus, sie reduziert sie lediglich auf die wahrscheinliche Häufigkeit ihres Auftretens im ›normalen‹ Lebenslauf« (Geißendörfer 1995, S. 17).

Diese Aussagen leiten über zum Inhaltlichen: Die Handlung spielt in einem (klein-)bürgerlichen Milieu. Der Sendung wird »Pioniercharakter« zugesprochen (Seibel 2008), weil sie vielfältige Themen in einer bekömmlichen, oft ganz unspektakulären Form in die deutschen Wohnzimmer bringt. Der Zuschauer sieht gewissermaßen durch das Schlüsselloch in die *Lindenstraße*, die einen sozialen Mikrokosmos der bundesdeutschen Gesellschaft darstellen will. In diesem Mikrokosmos werden viele gesellschaftliche Phänomene und Entwicklungen dargestellt, wobei der *Lindenstraße* attestiert wird, recht viele relevante Themen geradezu vorweggenommen zu haben (z. B. Leben mit AIDS, Ausländerfeindlichkeit und Rechtsradikalität, Sterbehilfe, Dschihadisten, das Aufbrechen traditioneller Geschlechterrollen, Lebensmittel- und Pharmaskandale etc.).

Die Handlung(en) sind hier nicht wiederzugeben. Die von der ARD bereitgestellte Webseite zur Serie[2] bietet detaillierte Informationen zu den einzelnen Personen, die früher und jetzt in der Serie eine Rolle spielen. Die Chronik der Serie findet sich auch in einem von Geißendörfer und Mahner (2015) herausgegeben Prunkband.

Frey-Vor (1995) berichtete über die ersten medienwissenschaftlichen Untersuchungen zur *Lindenstraße*, die vor allem in den ersten Jahren relativ intensiv waren und größtenteils auch vom produzierenden Fernsehsender selbst (dem WDR) initiiert wurden. Ergebnisse dieser Forschung zeigen, dass im Gegensatz zu Großbritannien Langzeitfernsehserien nach dem Strickmuster der *Lindenstraße* in Deutschland sehr ungewöhnlich waren. Frey-Vor beschreibt, dass die Platzierung der *Lindenstraße* außerhalb der Hauptsendezeit den Strukturen des öffentlich-rechtlichen Fernsehens geschuldet war, dass sie dennoch in den ersten Jahren eine mittlere bis gute Sehbeteiligung erreichte. Insbesondere häufige Verlegungen bei aktuellen Berichterstattungen über Wahlen oder Sportereignisse hätten dazu geführt, dass weniger Zuschauer regelmäßig an die Serie gebunden wurden. Aus medienwissenschaftlicher Sicht wäre eine Platzierung der Sendung jeweils am Sonnabend und am Sonntag – entsprechend dem ursprünglichen Zwei-Folgen-Konzept – offensichtlich sehr viel besser gewesen. Dennoch meint Frey-Vor (1995), dass Langzeitfernsehserien eine erstaunliche Kapazität hätten, Zuschaueranteile über einen längeren Zeitraum wiederzugewinnen.

Im Kontext des 30-jährigen Jubiläums der Serie veröffentlichte beispielsweise die Berliner Morgenpost die Zuschauerstatistik der *Lindenstraße*, die eher eine andere Sprache spricht: Der Statistik zufolge hat sich die Sehbeteiligung an der *Lindenstraße* bis 2015 doch drastisch reduziert. 2015 waren es gerade mal noch 2,45 Mio. Personen (◘ Abb. 12.2).

Figurenschicksale und Charakterentwicklung

In 30 Jahren sind unendliche viele Figuren und Charaktere in der *Lindenstraße* aufgetaucht. Einige wenige gehören zum »Stamm« der Bewohner, viele sind nach längeren oder ganz kurzen Gastspielen wieder verschwunden. Auf der Webseite der *Lindenstraße* finden sich im Juli 2016 36 aktive Rollen in der *Lindenstraße*, des Weiteren sind mehr als 100 ehemalige Rollen beschrieben. Diese Webseite der *Lindenstraße*[3] diente auch der Erstellung von ◘ Tab. 12.1, die einen Überblick über die früheren und jetzigen Bewohner zumindest jener 10 Wohnungen gibt, die in dem Haus mit der Hausnummer 3, gewissermaßen der zentralen Adresse, untergebracht sind.

Jurga (1995) hat die Serie *Lindenstraße* ausführlich in ihrer potenziellen Funktion als kulturelles Forum diskutiert: Anders als US-amerikanische Serien, die zum damaligen Zeitpunkt bevorzugt in sehr reichen Milieus spielten (z. B. *Dallas, Denver-Clan*), wurde die *Lindenstraße* eher als Forum konzipiert, »auf dem das Leben einer Gemeinschaft von Kleinbürgern symbolisch verdichtet inszeniert wird« (»Kleinbürger-Dallas«, Schödel 1986). Mit ihrer großen Vielzahl an unterschiedlichen Charakteren bietet sie entsprechend auch den Zuschauern ein breites Spektrum an Personen, mit denen diese sich entweder identifizieren oder von denen sie sich distanzieren können. Die »Endlosigkeit« der *Lindenstraße* ermöglicht es, einen immer größeren Stamm von Figuren in der Handlung zu fokussieren, von denen einige mit der Zeit aus unterschiedlichen Gründen aus der Serie entfernt werden (einige Personen

---

2   http://www1.wdr.de/daserste/lindenstrasse/.
3   http://www1.wdr.de/daserste/Lindenstraße/index.html.

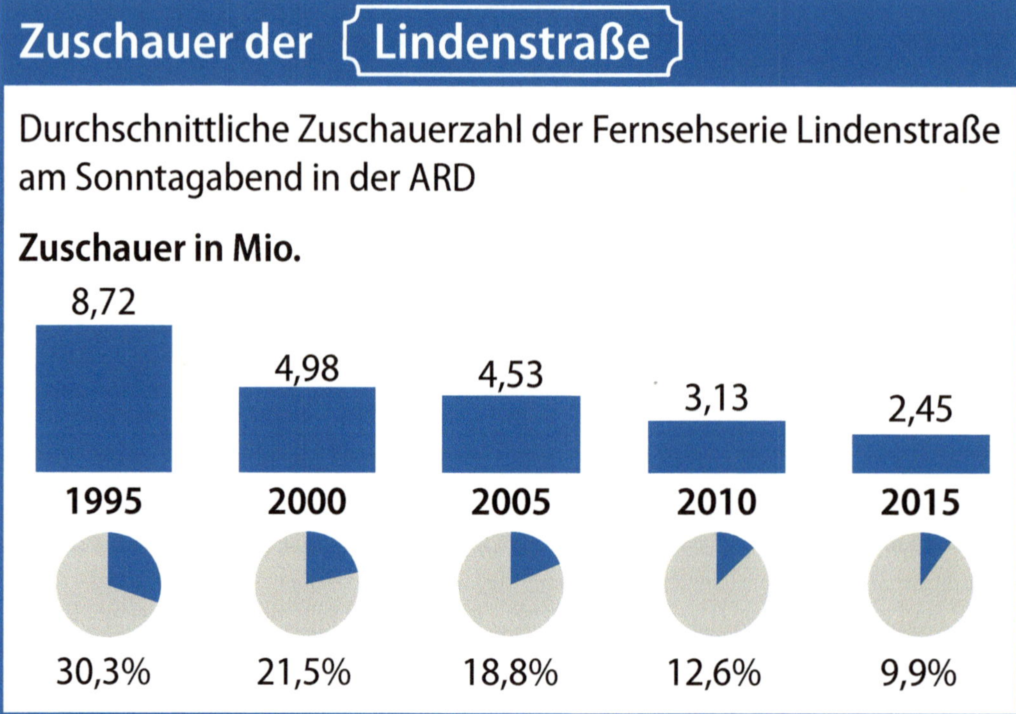

◘ Abb. 12.2 Die Zuschauerzahlen der Lindenstraße seit 1995. (Berliner Morgenpost vom 6.12.15; Zahlen: dpa)

◘ Tab. 12.1 Bewohner des Gebäudes Lindenstraße 3 1985 und 2016 (fett gedruckt sind jene Personen, auf die weiter unten detaillierter eingegangen wird)

Wohnung	Bewohner 1985	Bewohner 2016
EG links	**Else** und Egon **Kling**	Jack und Emma Aichinger, Sarah Ziegler
EG rechts	Philomena und Joschi Bennarsch	Tanja Schildknecht mit Simon
1. OG links	**Helga** und Hans **Beimer** mit Marion, Benny und Klaus	**Helga Beimer** mit **Gabi** und Andy **Zenker**
1. OG rechts	Gottlieb Griese	Nina Zöllig, Enzo Buchstab
2. OG links	Elisabeth und Carsten Flöter	Hans Beimer und Anna Ziegler mit Martin und Emil
2. OG rechts	Wohngemeinschaft **Gabi Skabowski**, Benno Zimmermann, Barnsteg, Drewitz, Pham Kien, Seegers	Klaus Beimer mit Mila
3. OG links	Henny, Franz, Tanja und Meike Schildknecht	Iris und Lara Brooks, Alexander Behrend
3. OG rechts	Lydia und Berta Nolte	Lisa und Murat Dagdelen mit Paul und Deniz
4. OG links	Stefan Nossek	**Gabi** und Andy **Zenker**, derzeit bewohnt von Niko Zenker und Lara Brooks
4. OG rechts	Elfie Hoffmann und Sigi Kronmayr	Dr. Carsten Flöter und Georg Eschweiler

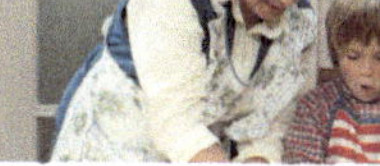

sind tatsächlich verstorben, andere, wie z. B. Til Schweiger, haben eine ansehnliche Schauspielkarriere durchlaufen). Manche Charaktere sind nach langer Zeit wieder erschienen und ermöglichen es dadurch, längerfristige Handlungsstränge zu (re-) konstruieren.

Jurga macht in seiner Abhandlung deutlich, dass die Vielfalt der Figuren eine ebenso große Vielfalt an unterschiedlichen sozialen Rollen bzw. Charaktertypologien darstellen lässt. Als Beispiele für die zum damaligen Zeitpunkt noch vergleichsweise geringe Zahl an Figuren nennt der Autor Benni Beimer als den »Weltverbesserer«, Helga Beimer als die »gute Mutter«, Zorro (Pichelsteiner alias Throsten Nindel) als den »Bürgerschreck«, Chris Barnsteg (Stefanie Mühle bzw. Silke Wülfing) als die »junge Wilde« oder Phil Seegers (Markus Off) als das »Charakterschwein«. Auch wenn manche Personen aus der Serie verschwanden, finden sich deren soziale Rollen in anderen Figuren wieder. Später kamen immer weitere Rollen hinzu, wie z. B. der Vietnamese Gung Pham Kein (Amorn Surangkanjanajai), der in sich ruhende fernöstliche »Philosoph«, Philipp Sperling (Philipp Neubauer), der »Nerd«, oder Momo (Moritz Zielke), der »Vatermörder«, der später zum »Menschenversteher« mutiert.

An dieser beispielhaften Aufzählung zeigt sich auch die Verteilung von positiven und negativen Charaktermerkmalen. Zu Letzteren gehörten sicher auch Helga Beimers Vater, der Giftzwerg Franz Wittich (Martin Rickelt), und über große Strecken das Superschandmaul Else Kling (s. unten).

Die lange Dauer der Serie hat es möglich gemacht, vielfältige Entwicklungsphasen einzelner Personen darzulegen, die durchaus auch überraschende Momente (wie im richtigen Leben) aufweisen können. So wurde z. B. in die frühe Geschichte des Klaus Beimer (Moritz A. Sachs), der über lange Jahre als braves Muttersöhnchen dargestellt wurde, eine Episode verwoben, in der er, beeinflusst durch seinen Freund Oli Klatt (Willi Herren), plötzlich auch eine Sympathie für rechtsradikales Gedankengut entwickelte. Die Botschaft: Keiner ist gefeit…

Für die Betrachtung der *Lindenstraße* als Spiegel der Kultur sollen nachfolgend nur wenige Figuren etwas genauer betrachtet werden.

»Sodom und Gomera«: Else Kling

Als Annemarie Wendel, die Darstellerin der Hausmeistersgattin Else Kling (◼ Abb. 12.3), im September 2009 91-jährig verstorben war, gab es in fast allen Tageszeitungen und Magazinen Nachrufe, die sich interessanterweise aber weniger auf die Schauspielerin als auf ihre Rolle bezogen:

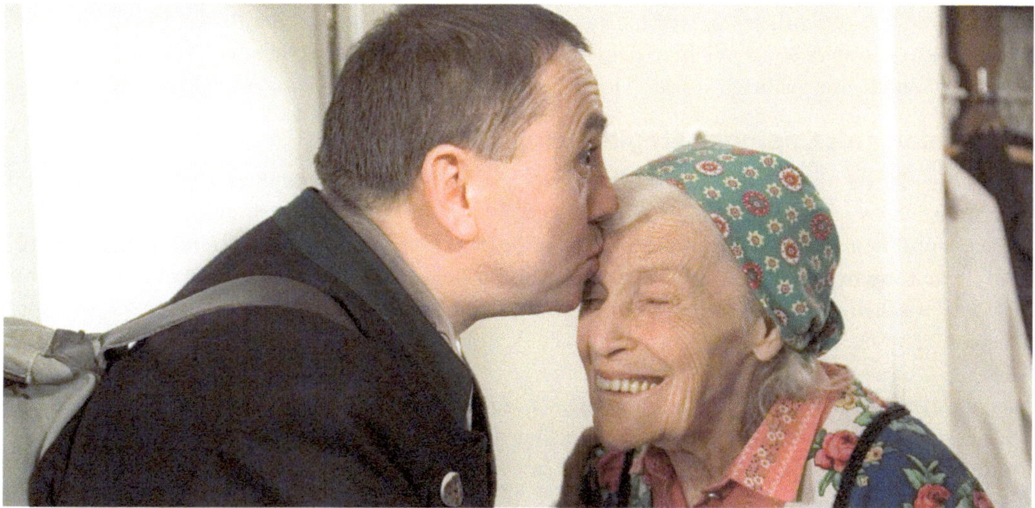

◼ **Abb. 12.3** Else Kling, hier mit ihrem Sohn Olaf (gespielt von Franz Rampelmann). © ARD. Quelle: Filmbild Fundus Herbert Klemens

> »Else Kling gehörte zum Inventar der Vorabendserie – seit über 20 Jahren. Für einige war sie
> längst die heimliche Hauptdarstellerin. Das Biest, der Hausdrachen, der die Briefkästen der
> Nachbarn ausspioniert und jederzeit bayerisch keifend im Treppenhaus lauerte. 712 Episoden
> lang schwenkte sie ihren Wischmop, tratschte, meckerte und intrigierte gegen ihre Nachbarn.
> Die meisten Darsteller der ersten Stunde hatten sich schon lange vor ihr aus der Serie
> verabschiedet. Im Mai war es dann auch für Annemarie Wendl soweit. Der Abschied fiel ihr
> nicht leicht – aber ihre Gesundheit zwang sie dazu, aufzuhören. Einen Schlaganfall hatte die
> 91-Jährige da schon hinter sich« (Spiegel-Online 2009).

Else Kling hatte bis zu ihrem Ausscheiden aus der Serie in der *Lindenstraße* eine herausragende Position. Mikos (1995) widmete ihr einen eigenen Aufsatz, in dem er Else Kling als das »soziale Gedächtnis« und die »oral history« der *Lindenstraße* bezeichnet, als Katalysator für die Handlung. Ein Kunstgriff in diesem Zusammenhang war nach Mikos, dass sie immer wieder die Zuschauer in die Sozialgemeinschaft mit einbezogen hat und damit dafür sorgte, dass ihre Erzählungen bei den Zuschauern auch ankamen:

> »Else Kling sichert so die historische Kontinuität der *Lindenstraße*, in dem sie dem endlosen
> Erzählfluss der Serie ein soziales und kulturelles Gedächtnis verleiht, das die fiktionale Welt
> der Serie mit der Lebenswelt der Zuschauer verbindet, in dem beide zur gemeinsamen geleb-
> ten Geschichte werden« (Mikos 1995, S. 77).

Mit ihrem häufig benutzten Ausspruch »Sodom und Gomera« war Else Kling darüber hinaus aber auch eine Art Über-Ich der Lindenstraßengemeinschaft, in dem sie ihre hohen moralischen Ansprüche scheinbar zum Ausdruck brachte. Vielleicht war sie damit gelegentlich auch das Sprachrohr der Kritiker und »Ordnungshüter«, die bereits früh eine »weichgespülte Serie« wünschten. Tatsächlich waren etliche Folgen und Themen (z. B. »Homosexualität am Sonntag nach der Sportschau«, Rahayel 1995) den ARD-Oberen und den konservativen Parteien ein Dorn im Auge. Die *Lindenstraße* als »Zentralorgan öffentlich-rechtlicher Tabubrüche« (Rahayel 1995) verursachte viele Proteste und sogar Klagen. Beispielsweise ging Peter Gauweiler gegen den Ausspruch des AIDS-kranken Benno Zimmermann (Bernd Tauber) gerichtlich vor, wonach »Gauweiler und Co. doch alles Faschisten« seien. Else Kling vertrat also Gauweiler & Co. mit ihren Bemerkungen, wobei sie selbst wie viele der Lindenstraßenkritiker natürlich durch eine gehörige Portion Doppelmoral gekennzeichnet war.

Spiegeleier als Copingstrategie: Helga Beimer

Helga Beimer (◼ Abb. 12.4), geb. Wittich, Jahrgang 1940 lernte während ihrer Ausbildung zur Bankkauffrau den Sozialarbeiter Hans Beimer kennen[4]. Bereits etliche Jahre verheiratet und mit den Kindern Marion und Benni im Schlepptau kam die Familie 1976 nach München in die *Lindenstraße*, wo 1978 das dritte Kind der Familie (Klaus) zur Welt kam. Zu Beginn der Serie (1985) fluktuierte die Familie Beimer zwischen idyllischer Harmonie (z. B. bei den Weihnachtshauskonzerten) und großer Aufregung, die vor allem durch die Pubertätskrisen der beiden ältesten Kinder entstand. Von Anfang an ist die Familie Beimer, insbesondere Helga, von einer Serie von Schicksalsschlägen und Verlusten heimgesucht: Als die Familie nach einer Beförderung von Hans Beimer ein Haus kaufen will, gehen die Beimers fast einem Schwindler auf dem Leim. Im selben Jahr quartiert sich Helgas Onkel Franz, ein sehr militaristischer nationalgesinnter alter Herr, in der Wohnung der Familie ein und verbreitet seine

---

4   Die verdichteten Beschreibungen der Geschichte von Helga Beimer und Gabi Zenker sind der WDR-Webseite zur *Lindenstraße*
und dort den entsprechenden Rollenbeschreibungen entnommen (vgl. http://www1.wdr.de/daserste/Lindenstraße/index.html).

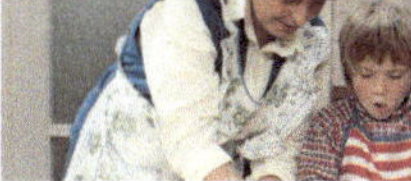

braunen Parolen. Die Familie meistert alle Höhen und Tiefen, bis Hans Beimer 1988 die jüngere Nachbarin Anna Ziegler (Irene Fischer) kennenlernt und sich in sie verliebt. Zu allem Überfluss wird Anna Ziegler von Hans schwanger und bringt den gemeinsamen Sohn »Tiger Tom« (Johannes Scheit) zur Welt, worauf sich Hans endgültig von Helga trennt und zu Anna zieht.

Zu Besuch bei ihrer Tochter in Paris fällt Helga Beimer auf einen mysteriösen, aber charmanten Heiratsschwindler namens Jan Sautier (das Sau-Tier, wie die Kinder ihn nennen) herein und wird das Opfer eines sog. Beischlafdiebstahls. 1991 wird die Ehe der Beimers geschieden und Helga versucht selbständig zu sein, zumal ihre Kinder nach und nach das Haus verlassen. Zu diesem Zeitpunkt trifft sie den charmanten Reisebüroleiter Erich Schiller (Bill Mockridge), in dessen Dienste sie tritt und zu dem sie eine Liebesbeziehung eingeht. Nach einer Kündigung der dahinterstehenden Reisebürokette machen sich Helga und Erich selbständig, unterstützt durch eine Geldsumme, die ihr geschiedener Mann Hans aus der Kasse des Hotels entnimmt, in dem er mittlerweile arbeitet. Nachdem die Veruntreuung auffliegt, verliert Hans seinen Job.

Etwa zur gleichen Zeit entpuppt sich Helgas jüngster Sohn Klausi als kleiner Ausländerfeind, nachdem er durch seinen asozialen Freund Olli hierzu gebracht wird. Glücklicherweise zieht sich Klaus aus der rechten Szene zurück, bezahlt dies aber mit einem Armbruch und der Notwendigkeit, eine Weile bei seiner Schwester Marion (Ulrike C. Tscharre bzw. Ina Bleiweiß) in Paris unterzutauchen. Die 1995 geplante Hochzeit von Helga und Erich platzt, da plötzlich eine verschwiegene 18-jährige Tochter von Erich Schiller auftaucht (Pat Wolfson alias Giada Gray). Die beiden versöhnen sich wieder, und wieder kommt die Hochzeit nicht zustande, da Erich davon erfährt, dass Helga einen Detektiv auf ihn angesetzt hat.

Als würde es das Schicksal nicht schon übel genug meinen mit Helga Beimer, erfährt sie just an diesem Tag vom tödlichen Unfall ihres ältesten Sohnes Benni. Helga trauert und wird von Erich

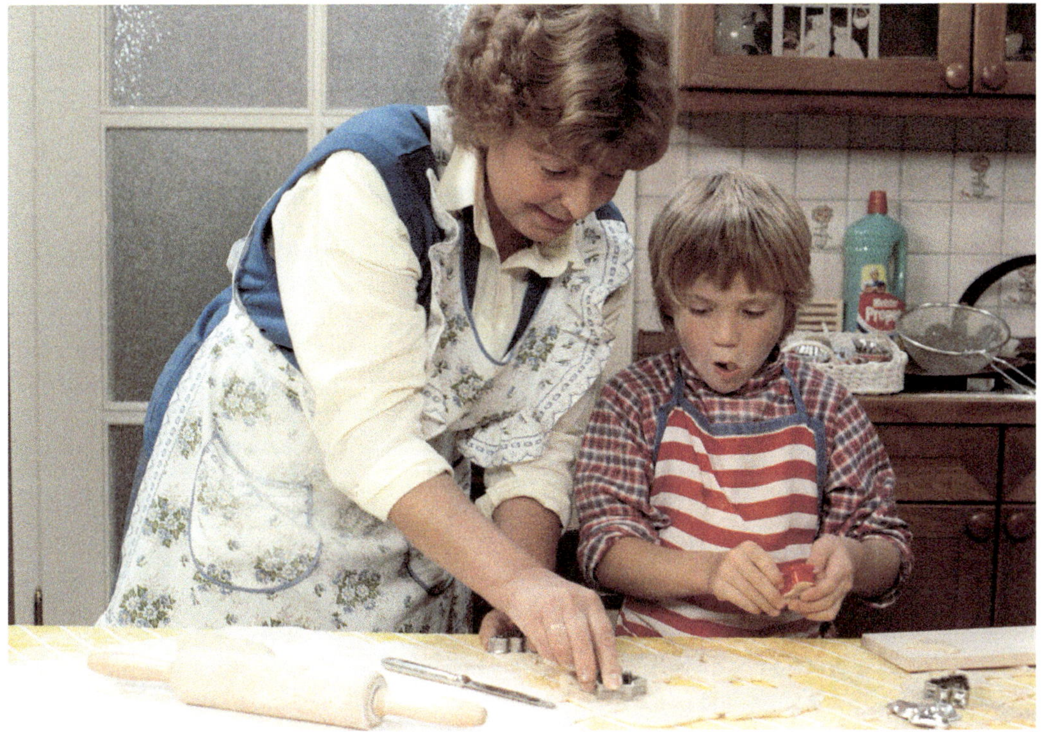

■ **Abb. 12.4** Helga Beimer, hier mit ihrem Sohn Klausi. © ARD. Quelle: Filmbild Fundus Herbert Klemens

gestützt, erneut gibt es einen Heiratsantrag, der dann endlich zur Ehe führt. Der jüngste Sohn Klaus gerät immer mehr mit seiner Mutter in Streit, insbesondere da sie ihren »Hasen« offenbar nicht loslassen kann. Klaus übersiedelt in eine Wohngemeinschaft, es kommt zu ausgeprägten Spannungen zwischen Mutter und Sohn bezüglich der Finanzierung seiner Ausbildung. Erich vermittelt erfolgreich. Die Schicksalsschläge und die kritischen Lebensereignisse dauern an.

Das Ehepaar Beimer/Schiller muss sich immer wieder versöhnen und wiederfinden, plötzlich taucht die 2-jährige Enkelin Lea (Anna-Sophia Claus) auf, Kind von Helgas ältestem Sohn, die sie nun in Obhut nehmen muss, weil deren Mutter Maja (Christine Stienemeier) für einige Monate ins Gefängnis muss. Erich intrigiert gegen die Mutter und das Enkelkind. Als sich Helga entschließt, mit Erich nach Irland zu ziehen, erfährt sie von den Intrigen, und es kommt zu einem neuerlichen Bruch. Nicht zuletzt aufgrund einer neuerlichen Nebenbeziehung Erichs reicht Helga die Scheidung ein, die 2001 vollzogen wird. In der Folge wird Helga Beimer damit konfrontiert, dass sich ihre Tochter Marion einer indischen Sekte angeschlossen hat. Auch hier versucht Helga »schweren Herzens« den Lebenswandel der Tochter zu akzeptieren, wie sie sich auch immer wieder damit arrangieren muss, dass der widerwärtige Onkel Franz immer noch bei ihr wohnt.

Glücklicherweise erhält sie bei der Pflege ihres Onkels Unterstützung und kann sich um ihr Reisebüro kümmern. Nachdem wieder einmal ein glückliches Familientreffen zu Weihnachten erfolgt, bei dem die Kinder, die Enkeltochter und deren Mutter anwesend sind, übernimmt sich Helga bei den Vorbereitungen des Festes und erleidet eine Herzattacke, in deren Folge sie operiert werden muss. Helga gestaltet ihr Leben neu, bringt Onkel Franz in ein Heim, geht in die Reha-Behandlung, während derer die Tochter in einen schweren Konflikt gerät, zu welchem Partner (ihrem indischen Freund oder Alex aus der *Lindenstraße*) sie sich bekennen soll.

Nach der Rückkehr aus der Reha erfährt Helga zu allem Überfluss, dass nun auch Klaus seine Freundin Nina (Jacqueline Svilarov) heiraten möchte, nachdem er einige Jahre zum Studium in Dresden verbracht hat. Nachdem sich die Tochter Marion zu ihrem Freund Alex (Joris Gratwohl) und nicht zu ihrem indischen Freund bekennt, ist Helga enttäuscht und reagiert wie nicht selten mit Bestrafung, indem sie Marion und Alex aus dem Weg geht. Erst nach längerer Zeit ist sie versöhnungsbereit und kann in der Folge auch ihre Zuneigung für Erich wieder entdecken. Auch diesmal ist ihr ein länger dauerndes Glück nicht vergönnt: Die Mutter der Enkelin, Maja, leidet an Darmkrebs im fortgeschrittenem Stadium, Onkel Franz verstirbt und die Familie muss sich auch von Maja verabschieden, die ihrer Krebserkrankung erliegt.

Dies führt dazu, dass Helga und Erich nun die Enkeltochter Lea bei sich aufnehmen, die wiederum extrem unter dem Verlust ihre Mutter leidet. Hier tritt ein moldawisches Au-Pair auf die Bühne, Nastya Pashenko (Anja Antonowicz) , die Kontakt zu dem Enkelkind, nicht aber zu Helga Beimer findet und – um in Deutschland bleiben zu können – einen sehr viel älteren Nachbarn heiratet. Auch mit Nastya kann sich Helga wieder arrangieren, wenngleich die Stimmung zwischen beiden angespannt bleibt. Der nächste Schicksalsschlag betrifft die Tochter Marion, die kurz vor der Heirat ihres Freundes Alex von diesem verlassen wird. Helga muss wieder trösten, bis Marion aus beruflichen Gründen das Weite sucht.

Nun ist Helga fast alleine für die Betreuung der Enkeltochter zuständig, was zu neuen Konflikten u. a. mit der Schule führt, die Helga und Erich ebenso gekonnt zu lösen vermögen wie einen Konflikt mit dem Makler Philipp Seegers, der dafür sorgen will, dass Erich und Helga ihr Reisebüro aufgeben. Nachdem dieses Unglück abgewendet ist, erfährt Helga von der Schwangerschaft Nastyas von ihrem Sohn Klaus und der sich anbahnenden Trennung ihres Sohnes von seiner Frau Nina.

Ein nächster größerer Schicksalsschlag besteht in einem Herzinfarkt von Erich mit intensiv-medizinischer Folgebehandlung und Bypass-Operationen. Eigentlich braucht Erich ein Spenderherz, das sich aber nicht finden lässt, weswegen sich die Familie schon ganz auf Abschied eingestellt hat. In letzter Minute wird ein Spenderherz gefunden, und Erich wird erfolgreich transplantiert.

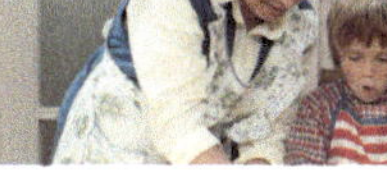

Wenig später werden viele Bewohner der *Lindenstraße* gesundheitlich extrem bedroht, nachdem sich bei einer Hochzeitsfeier viele Gäste, unter ihnen auch Helga Beimer, mit EHEC-Erregern anstecken. Während eine Bewohnerin der *Lindenstraße* verstirbt, ein anderer (Hajo Scholz alias Knut Hinz) für sehr lange Zeit im Koma liegt, muss auch Helga Beimer auf die Intensivstation, wird aber relativ schnell wieder gesund.

Die Ereignisse setzen sich fort, die gesamte *Lindenstraße* gerät durch Operationen des o. g. halbkriminellen Maklers in Gefahr, als »Wohngemeinschaft« aufgelöst zu werden. Im Zuge der damit verbundenen Konflikte und Krisen kommt es zu Erich Schillers Tod, der – wie sich erst später herausstellte – fremdverschuldet war und durch einen scheinbar unverdächtigen Nachbarn (Hajo Scholz) verursacht wurde.

Helga wird nun wirklich trübsinnig und einsam, bis sie auf die Idee kommt, die von einer Angststörung geplagte Gabi Zenker (Andrea Spatzek) und ihren Mann Andy (Jo Bolling) in ihre Wohnung aufzunehmen, um etwas gegen die Einsamkeit, aber auch gegen Gabis Angststörungen zu bewirken. Neben den vielen Erlebnissen und Schicksalsschlägen, die die Person Helga Beimers unmittelbar betreffen bzw. betrafen, muss sie sich nolens volens mit dem Umfeld ihrer Familie im weitesten Sinne auseinandersetzen. Dazu gehört ihr Ex-Mann Hans, zu dem sie nach wie vor eine große Zuneigung hegt, obwohl dieser mit seiner neuen Liebe Anna Ziegler mehrere Kinder in die Welt setzt, immer wieder Geldprobleme hat, Schwierigkeiten mit seinem betreuungsintensiven Sohn Martin, der an einem Down-Syndrom leidet und zu allem Überfluss auch noch die Diagnose eines Parkinsonsyndroms erhält. Anna Ziegler, die Hans Beimer nach einer Ehe mit einem sehr gewalttätigen Mann kennenlernt, erweist sich auch nicht als sehr einfach und muss ebenfalls mit schwierigen Personen zurechtkommen. In einer Episode stürzt sie den Vorgesetzten von Hans Beimer, nach dem dieser sie bedrängt, in Notwehr die Treppe herunter. Auch den gewalttätigen Freund ihrer Tochter tötet Anna und muss deswegen eine Haftstrafe antreten.

Nicht zu reden von Klaus Beimer, der von einer beruflichen Krise in die nächste stürzt und auch ein sehr bewegtes Beziehungsleben hat und sich vom zierlichen kleinen Jungen zum adipösen etwas bräsigen, aber politisch ambitionierten Journalisten entwickelt, der z. B. einen monatelangen Kampf gegen die Lebensmittelindustrie führt und darüber seine Tochter vernachlässigt.

Die Geschichte ist hier verkürzt wiedergegeben, sicher ließen sich noch viel mehr kritische, teilweise vielleicht sogar traumatische Lebensereignisse finden, aber die dargestellten reichen sicher für 30 Lebensjahre in einer Münchner Straße, die nicht in einem Krisengebiet lokalisiert ist. Helga Beimer, die in der frühen *Lindenstraße*-Presse durchaus gelegentlich als »Mutter der Nation« bezeichnet wurde, hält dies alles aus und gibt somit ein Modell für eine leidensfähige Mutter, die ihre Ideale und ihre Zuneigungen nicht verliert, auch wenn es noch so turbulent zugeht. Freilich kann sie auch garstig und nachtragend sein, letztlich ist sie aber immer wieder bereit einzulenken, was an dem Hin und Her ihrer Beziehung zu Erich Schiller deutlich wird. Helga Beimer ist ein Prototyp für eine resiliente, also psychisch widerstandsfähige Person, wobei wir wenig über die inneren Bewältigungsprozesse der Helga Beimer wissen. Sichtbar ist ihre Tendenz, in schwierigen Situationen Spiegeleier zuzubereiten und zu verspeisen (geschätzt wird, dass sie bislang bis zu 300-mal Spiegeleier brutzelte; vgl. Zander 2015).

Anfälliger, aber auch hart im Nehmen: Gabi Zenker

Gabi oder Gabriele Skabowski, später Zenker (◼ Abb. 12.5), ist 20 Jahre jünger als Helga Beimer und in Salzburg geboren. Gabi wurde früh von ihrem Vater verlassen und zieht als junge Frau in die *Lindenstraße*, wo sie bis heute lebt und seit vielen Jahren im nahegelegenen Café Bayer arbeitet. Nach abgeschlossener Schneiderlehre zieht Gabi zu ihrem Freund Benno Zimmermann nach München und lebt mit diesem in einer Wohngemeinschaft. Sie hat dort eine Affäre mit dem damals bereits schwierigen Phil Seegers, wird schwanger, heiratet dennoch Benno, bringt ihren Sohn Max (Moritz Hein) zur Welt und muss miterleben, wie Benno 1988 an AIDS stirbt.

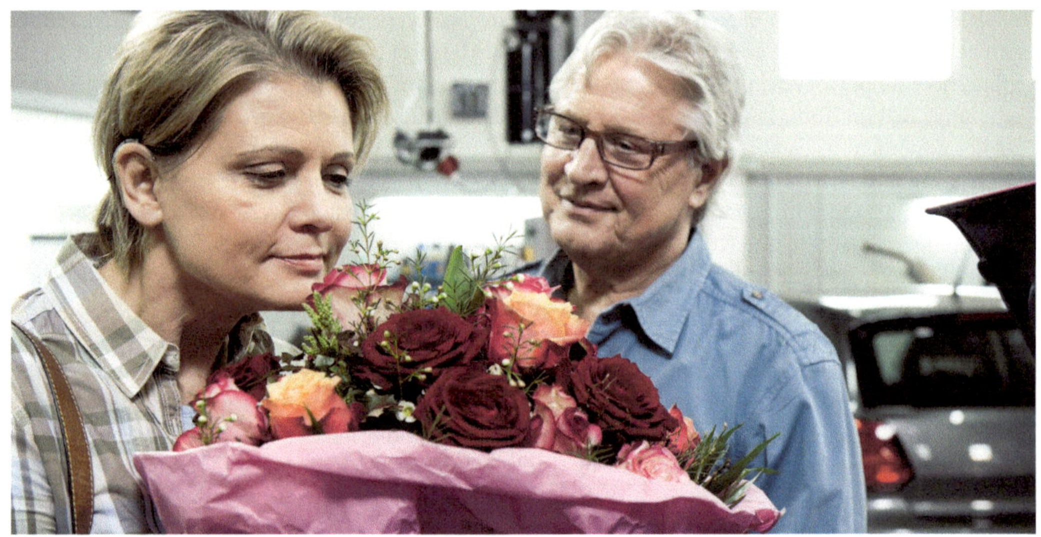

Abb. 12.5 Gabi Zenker, hier mit ihrem Mann Andreas (Andi). © ARD. Quelle: Filmbild Fundus Herbert Klemens

Wenig später, nach 2 Jahren, trifft Gabi Andy Zenker und heiratet diesen, nimmt auch seinen Namen an. Es folgen aufregende Jahre, in denen Gabi sich nicht nur um ihren Sohn, sondern auch um die vier Kinder ihres Mannes kümmern muss (Iffi, Valerie, Timotheus und Yo; Rebecca Simoneit-Barum, Nadine Spruß, Michael Baral, Til Schweiger). Aufgrund der familiären Schwierigkeiten kommt es 1997 zur Trennung, ein Jahr später verschwindet Max und wird ermordet aufgefunden. Über dieses Unglück finden die Eheleute wieder zusammen. Gabi kann aber den Verlust kaum verarbeiten. Dies wird umso schwieriger, als die Ehefrau des Mannes, der den Mord an Max gestanden hat, sie eines Tages heimsucht und Widergutmachung leisten will. Zu allem Überfluss erscheint der verschollene Vater Gabis Bruno (Heinz Marecek) plötzlich. Sie beginnt zum gleichen Zeitpunkt eine Affäre, hat einen schweren Autounfall, als sie mit dem Geliebten in ein Wochenende fahren will, und erleidet einen Schädelbasisbruch, in dessen Folge sie ihr Gehör verliert.

Nachdem die Affäre lange nach dem Unfall herauskommt, zieht Gabi zu ihrer Freundin Ines, nach wie vor gehörlos. Sie erlernt zwar die Gebärdensprache, fühlt sich aber lange Zeit ausgeschlossen, versucht aber dennoch ihre Arbeit im Café Bayer fortzusetzen. Sie wird zur Frustfresserin und nimmt massiv an Gewicht zu. Andy bringt sie auf die Möglichkeit einer Cochlea-Transplantation, die sie wieder in die Lage versetzt zu hören und ihre Sprache neu zu erlernen. Über dieses medizinische Ereignis finden Gabi und Andy wieder zusammen und kaufen sich gemeinsam mit zwei anderen Bewohnern der *Lindenstraße* eine Wohnung in einem ligurischen Dorf.

Kurz danach kommt der nächste Schicksalsschlag in Form des Todes von Gabis Mutter Rosi. Wenig später taucht der Halbbruder Bruno Büring (Michael Neupert) auf, von dessen Existenz sie nichts wusste. Sie kann diesen Bruder aber nicht wirklich emotional erreichen. Bruno wiederum wird zum Freund von Anna Zieglers Tochter, ist der oben erwähnte gewalttätige Mann, den die Cousine Anna Ziegler vom Dach stürzt. Nachdem die Kinder von Andy Zenker, abgesehen von Iffi, in letzter Zeit keine Rolle spielten, taucht plötzlich Timo wieder auf, der mittlerweile zum Islam konvertierte und bekennt, einer terroristischen Vereinigung angehört zu haben. Obwohl Timo sich bereits von der Vereinigung losgesagt hat, versucht diese, einen General zu töten. Timo muss in der Folge ins Gefängnis. Gabi ist zu der Zeit von klimakterischen Beschwerden geplagt und erfährt fast gleichzeitig, dass sie zu einer Stiefurgroßmutter wird.

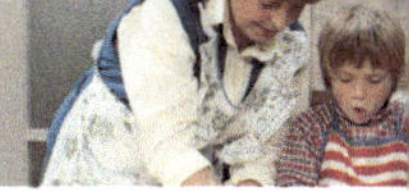

Die Gewalt geht weiter, als der Mörder von Max aus dem Gefängnis entlassen wird und von einem jungen türkischen Nachbarn zusammengeschlagen wird. Der Nachbar, Orkan Kurtoglu (Hüseyin Ekici), muss für seine Tat ins Gefängnis. Gabi wird kurzzeitig erfolgreich, nachdem sie in einem selbstgeschneiderten Kleid an einer TV-Quiz-Sendung (in der sie aber versagt) teilnimmt und viele Nachfragen zur Herkunft des Kleides erhält. Die Zeit im Modegeschäft, bei der sie der Friseur »Lotti« (Gunnar Solka) unterstützt, hat aber bald ein Ende, nachdem eine Modekette ihr Modell plagiiert. Wenig später bemerkt Gabi, dass Lotti aufgrund einer ausgeprägten Kaufsucht Hilfe benötigt. Sie kümmert sich um Lotti, kann sich immer weniger von Ereignissen in ihrer Umgebung abgrenzen und entwickelt (s. oben) eine schwere Angst- und Zwangsstörung, die dazu führt, dass sie penibel alle Gefahren, die im Haushalt lauern, z. B. durch Demolierung elektrischer Geräte verhindern will und in einer permanenten Sorge lebt, dass anderen etwas zustoßen könnte. Hier kreuzen sich die Wege von Helga und Gabi dann direkt, in dem Helga, immer noch beeinträchtigt durch den Verlust ihres Mannes Erich, Gabi anbietet, in ihre Wohnung einzuziehen und ihre Angststörung dort »natürlich« auszukurieren.

Anders als Helga Beimer ist Gabi Zenker körperlich wie psychisch doch stark beeinträchtigt. Aber auch hier transportiert die Serie ein Rollenmodell für Resilienz und die Botschaft, dass die Fürsorge um andere, gemischt mit der Kraft, die Gabi aus ihrem Glauben schöpft (sie stammt aus dem katholischen Salzburg), selbstwertstabilisierend wirken kann.

Psychische Störungen in der *Lindenstraße*

Entsprechend der grundsätzlichen Haltung, nichts zu tabuisieren, was an gesellschaftsrelevanten Phänomenen für eine derartige Serie in Frage kommt, ist es nicht erstaunlich, dass die *Lindenstraße* eigentlich schon das ganze Spektrum an psychischen Störungen bearbeitet hat. Schon in den ersten Jahren waren die Zuschauer mit mehr oder weniger schweren Depressionen (Henni Schildknecht, Berta Griese alias Monika Woytowicz und Ute Mora) und vielfältigen Suchtproblemen konfrontiert (z. B. Drogen und Spielsucht bei Frank Dreßler (C. Wortberg bzw. D. Hajdu), Heroinsucht bei Sandra Sarikakis (J. Beerhold bzw. J. Steffens)).

Auch Kaufsucht, eine nichtstoffgebundene Abhängigkeit, die in letzter Zeit erst als diagnostische Kategorie diskutiert wird, wurde bereits dargestellt (betroffen war »Lotti« alias Peter Lottmann, der Friseur). Narzisstische und antisoziale Persönlichkeitszüge wurden zu Hauf dargestellt, man denke an den Heiratsschwindler Stefan Nossek (Dietrich Siegl), den halbseidenen Kriminellen Robert Engel (Martin Armknecht) und – nach wie vor in der Serie präsent – den skrupellosen Immobilienmakler Phil Seegers.

Auch psychotische Erkrankungen kamen in der *Lindenstraße* vor (die Schizophrenie von Hannelore Siekmann alias Wookie Mayer). Zuletzt war Gabi Zenker betroffen, die nämlich – und dies ist an der oben beschriebenen Biographie gut nachzuzeichnen – aufgrund vielfältiger Verlusterlebnisse eine manifeste Angststörung entwickelte, die sich massiv auf das Zusammenleben mit ihrem Mann, aber auch der gesamten »Wohngemeinschaft« der Lindenstraße Nr. 3 negativ auswirkte. Es war ein lange währender Prozess, in dem Gabi Zenker sich mit der Frage beschäftigte, ob sie denn fremde Hilfe für ihre Störung in Anspruch nehmen solle oder nicht. Nach Heilungsversuchen durch Mutter Beimer wurde sie letztendlich einer – vermutlich aber psychiatrischen – Behandlung zugeführt, die nach dem jetzigen Stand aber immerhin zumindest hilfreich war.

Kulturperspektive

Gesellschaftskritik und Aufklärung

Zum 30. Jahrestag der Serie wurde darauf hingewiesen, dass die *Lindenstraße* eine »echte Sozialstudie«, genauer eine Soziallängsschnittstudie sei (Schupp 2015). Der Autor Jürgen Schupp leitet seit vielen

Jahren das sog. Sozio-ökonomische Panel (SOEP), das ebenfalls Auskunft über gesellschaftliche Trends in Deutschland geben soll. Schupp nennt die *Lindenstraße* ein »Wohnungspanel«, d. h., die Dauerbeobachtung des sozialen Lebens in verschiedenen Wohnungen. Die *Lindenstraße*, deren Geschichte zwar einerseits das Leben, letztlich aber die Drehbuchautoren schreiben, gilt bezüglich dieser gesellschaftlicher Trends als »Trendsetter«, weil – wie oben erwähnt – viele relevante Themen sehr früh in der Serie vorkamen, manchmal lange vor dem Beginn einer öffentlichen Diskussion (wie z. B. das Thema des islamistischen Terrors, das Schicksal von Flüchtlingen oder die psychischen Folgen traumatischer Erfahrungen). Kritisch merkt Schupp allerdings an, dass die *Lindenstraße* nicht das gesamte Spektrum der Gesellschaft widerspiegelt, so würde das Thema Arbeit sehr selektiv dargestellt, auch die Wendethematik sei nur sehr marginal bearbeitet worden (immerhin gab es eine Zeit lang eine Parallel-WG in Dresden, die aber wieder aufgelöst wurde, weil sich scheinbar die Leben der Ost- und der Westdeutschen anglichen; Seibel 2008).

Während die alternde Gesellschaft immer wieder an Einzel- und Familienschicksalen (an den Themen Demenz, Parkinson-Syndrom, Sterben und Sterbehilfe) thematisiert wurde, fehlten nach Schupp Menschen »von ganz unten«, sieht man von dem immer wiederkehrenden Obdachlosen Harry ab, den Harry Rowohlt bis zu seinem Tod so perfekt verkörperte. Allerdings wurden auch hier Versuche gewagt. So waren Olli Klatt und Murat (Erkan Gündüz) offen kriminell, und Jaqueline Aichinger (genannt »Jack«, Cosima Viola), Heimkind aus dem Osten, verbrachte einige Zeit als Straßenkind in der *Lindenstraße*, ehe sie von Hans Beimer aufgenommen wird und die Entwicklung zu einer selbstbewussten, wenn auch manchmal für antisoziale Handlungen anfälligen Frau nimmt.

Als eine wesentliche Zukunftsfrage wirft Schupp (2015) das Thema des Generationenwandels auf. Die *Lindenstraße* kann und könnte noch mehr veranschaulichen, wie ähnlich oder unterschiedlich jene Personen ihren Eltern sind, die wir schon seit ihrer Kindheit in der *Lindenstraße* beobachten konnten. Vielleicht müssen die »Kinder« Beimer und Zenker noch etwas älter werden, um diese Perspektive genauer zu untersuchen.

Spiegel der Kultur

Medienwissenschaftlich ist heute interessant, welche Ausschnitte der Bevölkerung Serien repräsentieren. Entsprechend findet sich in der medienwissenschaftlichen Literatur auch eine Studie, die untersuchte (Streit 2008), inwieweit Serien wie die *Lindenstraße* – und im Vergleich die Serie *Marienhof* – das Migrationsthema berücksichtigen und modellhaft Integration bzw. Inklusion vorführen. In diesem Fall schneidet die *Lindenstraße* recht gut ab insofern, als von Anfang an ein relativ hoher Anteil an Figuren mit Migrationshintergrund in der *Lindenstraße* vorkam (mit einer klaren Zunahme von den 1980er Jahren bis zum Jahr 2008). Dennoch wird in einer Abhandlung von Streit (2008) kritisch angemerkt, dass die Serien »Anderssein« als Motiv doch eher in den Hintergrund stellen durch die Darstellung von Personen, die »wenig fremdkulturelle Eigenschaften miteinbringen«. Auch würden interkulturelle Konflikte eine geringe Rolle spielen. Dennoch werden Figuren mit Migrationshintergrund überwiegend positiv dargestellt. Bedauert wird von Streit (2008) die Vermeidung aktueller Themen wie die Zuwanderung in die bundesdeutsche Öffentlichkeit.

Im Hinblick auf die Kulturperspektive ist interessant, dass es einige Überlegungen dazu gibt, inwieweit die *Lindenstraße* einen Kristallisationspunkt von Wohn- und Lebensformen und Lebensstilen darstellt. So hat z. B. Stefan Hradil (2001), Professor für Soziologie an der Universität Mainz, speziell die Lindenstraße 3 (vgl. ◘ Tab. 12.1) als Forum unterschiedlichster Beziehungsformen und Lebensstile unter einem Dach charakterisiert. Zum damaligen Zeitpunkt habe es die Alleinerziehende, die wilde Ehe, die Patchwork-Familie, den allein wohnenden Behinderten, die gleichgeschlechtliche Partnerschaft mit einem HIV-infizierten Pflegekind und die Protagonistin Helga Beimer mit ihrer »Stufenfamilie« gegeben – und dies alles in einem Haus. Hradil hebt lobend hervor, dass die *Lindenstraße* tatsächlich die Vielgestaltigkeit der Lebensformen gekonnt darstellt, und zeigt überzeugend, dass die *Lindenstraße*

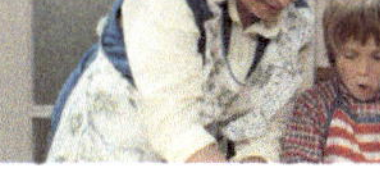

jene Beziehungs- und Lebensformen, die die Soziologen heute beschreiben, bestens abbildet. Der Autor nimmt Bezug auf eine soziologische Klassifikation von Schneider und Spellerberg (1999), die unterschiedlich geartete Lebensstile in West- und Ostdeutschland differenzierten und diese Lebensstile entweder der etablierten, der modernen oder der populär volkstümlichen Kultur zuordneten. Hradil zeigt, dass sich in der *Lindenstraße* alle Lebensformen und Lebensstile unter dem Dach ein- und desselben Mehrfamilienmietshauses wiederfinden, was der Realität allerdings gar nicht entspricht (Wohnbedürfnisse und Lebensstile unterscheiden sich in starkem Maße), was aber wiederum zeigt, wie die *Lindenstraße* gesellschaftliche Phänomene zu verdichten versucht.

Hradil nimmt auch Bezug zur Darstellung der Wohnkultur in der Lindenstraße 3 und vermutet, dass mit diesem Nachkriegsbau die uniformen Wohnungszuschnitte geradezu karikiert würden. Im Endeffekt kommt Hradil zu der Schlussfolgerung, dass

> »das Nachdenken über die *Lindenstraße* […] letzten Endes neue Formen des Neben- und Miteinanders nahelegt, wenn auch in etwas anderer Art als die brisante Mischung in der Fernsehserie es zeigt«.

In einem Beitrag zum 30. Jubiläum in der *Lindenstraße* in der Süddeutschen Zeitung (5.6.2015) greift die Journalistin Katharina Riel die Darstellung der Innenarchitektur und der Wohnformen in der *Lindenstraße* auf und berichtet, dass der Regisseur Hans W. Geißendörfer einen namenhaften Filmarchitekten (Toni Lüdi) bat, die Architektur für die *Lindenstraße* zu entwerfen. Rückblickend wird das, was die Serie damals darstellte, als »etwas sehr modernes« bezeichnet. Lüdi habe sich einerseits an der Architektur der *Coronation Street* orientiert, andererseits aber auch viele Vorlagen in Münchner Stadtvierteln gesucht und damals eine Kulisse geschaffen, die als sehr modern galt, während heute auch die Einrichtung der *Lindenstraße* von vielen als »bräsig« empfunden würde. Vielleicht ist dies auch ein Spiegel der Serie insgesamt.

Schlussfolgerungen

In einem der Geburtstagsjahre der *Lindenstraße* hat Jens Jessen (2005) in der ZEIT formuliert:

> »Die alte 68er-Formel, wonach das Politische auch im Privaten liege und darum das Private auch politisch sei, hier ist sie angewandt und augenfällig geworden. Von der Wiedervereinigung bis zur Arbeitsmarktreform – nichts gab es, was nicht auch auf Mutter Beimer oder Carsten Flöter niedergerieselt wäre. Über sie und andere Figuren redend, konnte der Zuschauer sich eine Meinung über die Gegenwart bilden«.

Diese Aussage würde Geißendörfers Experiment positiv bestärken. Allerdings wird die *Lindenstraße* in den öffentlichen Medien bis heute durchaus ambivalent rezipiert. Die gegensätzlichen Pole zeigten sich bereits in einer Sonderausgabe der *taz* zum 10. Jahrestag. Klaus Nothnagel (1995) beendet einen Beitrag mit dem Titel »Ich hasse die Lindenstraße!« mit folgenden Aussagen:

> »Das dramaturgische Prinzip der Verdichtung – alles Elend unter einem Dach – teilt die *Lindenstraße* mit vielen anderen Trivialprodukten. Sie hat aber weder die echte Naivität, die tiefempfundene Geschmacksarmut der Groschenhefte, noch wenigstens den Witz, die Selbstironie einer intelligent und absichtlich mit Trivialmustern spielenden Parodie. Das macht sie so widerlich«.

Dem gegenüber schrieb der Medienpublizist und Psychologe Gerhard Bliersbach in derselben Ausgabe:

> »Die *Lindenstraße* handelt von den Dramen und Leiden des Alltags, von den happy- und den unhappy endings, von der Bösartigkeit und der Großzügigkeit der Menschen. Wir sind nicht passiv; wir nehmen Partei, vergleichen, bilanzieren und orten irgendwie den Platz, den wir in dieser Gesellschaft einnehmen: Wir sind in der *Lindenstraße*, und wir sind zu Hause in unseren Wohnzimmern. Der Kontrast schärft den Blick für den eigenen Alltag.«

Die Ambivalenz gegenüber der *Lindenstraße* ist durchaus berechtigt: Ist es nicht tatsächlich unerträglich, sich mit so vielen Alltagsproblemen konfrontieren zu müssen? Der Fall Helga Beimer ist nur ein Beispiel für viele (Familien-)Geschichten in der *Lindenstraße*, die voll sind mit unerfreulichen Geschehnissen, die Happy-Ends sind doch eher rar, viele Menschen aus der *Lindenstraße* entsprechen nicht den sonst in Fernsehfilmen geltenden Schönheitsidealen, im Gegenteil, durch den Langzeitcharakter der Serie ist der Zuschauer quasi gezwungen, sich mit (altersbedingten) körperlichen und geistigen Veränderungen zu konfrontieren, mit Krankheiten, geistigem Abbau und damit, dass anfangs niedliche Kindergestalten zu unförmig-adipösen Erwachsenen mutiert sind (allen voran Iffi Zenker und Klaus Beimer). Es ist gut möglich, dass diese Konfrontation mit dem hässlich Alltäglichen über die Jahre der *Lindenstraße* viele Zuschauer gekostet hat. Daneben hat es eine Serie, die sich so sehr auf das Banale und Alltägliche (auch noch im Fernsehen) kapriziert, schwer gegen die Konkurrenz der sehr viel bunteren und fiktionaleren Serien der heutigen Zeit, die von »Serienjunkies« geradezu suchtartig konsumiert werden.

Die von Bliersbach (1995) vertretene positive Sicht der *Lindenstraße* als Spiegel der Realität und Möglichkeit, Menschen mit aktuellen gesellschaftlichen Problemen zu konfrontieren, die sich um diese sonst nicht kümmern würden, spräche eindeutig für die *Lindenstraße*. Es ist allerdings zu befürchten, dass diese Adressaten längst nicht mehr öffentlich-rechtliches Fernsehen konsumieren und sich stattdessen mit einer anderen Art von Reality-TV (affirmativ) konfrontieren, wie sie eher für private Sender á la RTL2 typisch ist und in der man Gesellschaftskritisches nicht finden wird.

Auch wenn die *Lindenstraße* im Laufe ihrer 30-jährigen Geschichte viele heiße Themen angepackt hat und damit auch eine aufklärerisch-emanzipative Funktion übernahm, sind einige ihrer Botschaften durchaus kritisch zu sehen: Mit den hier herausgehobenen Beispielen der Mutter Beimer und der Gabi Zenker als zwei Figuren, die wirklich hart im Nehmen sind, werden, wie oben erwähnt, zwei Typen resilienter Menschen charakterisiert, wie sie in den letzten Jahren immer wieder gepriesen werden. Resilienz ist mittlerweile zu einem Modewort geworden und Symbol für die Fähigkeit, »am Leben zu wachsen« (Rentschler 2010). Erst jüngst wurde die Resilienzeuphorie, die sich auch als Markt erwiesen hat, deutlich gedämpft. So hat ein 2015 in Frankfurt abgehaltenes Symposium der medico-Stiftung aufgezeigt, wie der Resilienzhype auch als gesellschaftlich erwünschter Trend zu verstehen ist, die Menschen »zu Bereitschaftsmaschinen« werden zu lassen, also zu Bürgern, die lernen, »Krisen als Normalzustand« zu begreifen und alles tun, jede Widrigkeit möglichst klaglos auszuhalten (für eine Zusammenfassung des Symposiums s. Maurer 2015). Diesem Menschenbild entsprechen viele Bewohner der *Lindenstraße*. Zuschauer der *Lindenstraße* haben immerhin die Wahl, sich mit diesem Bild zu identifizieren oder aber dieser Art von Resilienz zu widerstehen und sich statt dem eigenen Resilienztraining einer Veränderung der Verhältnisse zuzuwenden.

Allein für die Erzeugung dieser Spannung in seiner Serie hat der Urheber der *Lindenstraße*, Hans W. Geißendörfer, der die Verantwortung für die Serie mittlerweile in die Hände seiner Tochter Hana gelegt hat (Fritzsche 2015), Anerkennung verdient. 2011 erhielt er für die *Lindenstraße* den »Adolf Grimme-Preis Spezial«. Abschließend einige Auszüge aus der Würdigung:

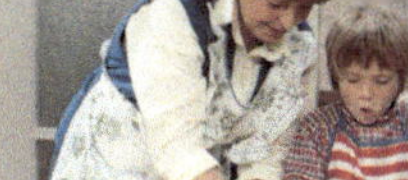

»Geißendörfer […] hat sich für die ‚Lindenstraße' vom etablierten englischen Vorbild ›Coronation Street‹ (BBC) inspirieren lassen […] eine realistische Dauerserie, eine (mitunter tagesaktuelle) Echtzeitserie der anspruchsvollen Unterhaltung – das hatte es hierzulande bis dahin nicht gegeben. Insofern betrat Geißendörfer […] völliges Neuland und musste zunächst überhaupt erst einmal eine Produktionsform für diese Art der TV-Serie finden. Geißendörfer gebührt das große Verdienst, die logistische Leistung für das komplexe Projekt […] erbracht zu haben. Eine kaum zu unterschätzende Pioniertat. Ganz zu schweigen von der Leistung, eine in Köln und vornehmlich mit nordrhein-westfälischen Schauspielern gedrehte Serie aus Gründen, die dem ARD-Föderalismus geschuldet, in der bayerischen Landeshauptstadt München spielen zu lassen […] Geißendörfer hat sich durch harsche Anfangskritik […] nicht entmutigen lassen, sondern an sein Projekt geglaubt. Heute ist die Serie ein Klassiker und zudem ein permanenter Spiegel der bundesrepublikanischen Realität, wie es keinen zweiten mehr geben wird, seit die Bilder laufen lernten« (Bundeszentrale für Politische Bildung 2001).

Literatur

Bliersbach G (1995) Realitätsverlust. taz, Sonderbeilage zur Lindenstraße, 8.12.1995

Brauck M (2008) Sackgasse Lindenstraße. DER SPIEGEL 36/2008 (1.9.2008). http://www.spiegel.de/spiegel/print/d-59673699.html. Zugegriffen: 1.12.2016

Brunst K (1995) Die Maus in der Lebendfalle. taz, Sonderbeilage zur Lindenstraße, 8.12.1995

Bundeszentrale für Politische Bildung (Hrsg) (2001) Reaktionen auf die Lindenstraße. Bundeszentrale für Politische Bildung, Bonn

Frey-Vor G (1995) Die Rezeption der Lindenstraße im Spiegel der angewandten Medienforschung. In: Jurga M (Hrsg) Lindenstraße. Westdeutscher Verlag, Opladen, S 139–152

Fritzsche L (2015) Staffelübergabe. SZ Magazin 20/2015

Geißendörfer HW (1995) Lindenstraße – Die Dramaturgie der Endlosigkeit. In: Jurga M (Hrsg) Lindenstraße. Westdeutscher Verlag, Opladen, S 13–20

Geißendörfer HW, Mahner S (Hrsg) 30 Jahre Lindenstraße – Die Chronik. Kettler, Dortmund

Hoff H (2015) Wie ein Bonbon. Süddeutsche Zeitung 201, 2.9.2015

Hradil S (2001) Gibt's das nur in der Lindenstraße? Das Wohnen der neuen Lebensformen und Lebensstile. http://www.schader-stiftung.de/themen/stadtentwicklung-und-wohnen/fokus/sozialer-strukturwandel-und-wohnen/artikel/gibts-das-nur-in-der-Lindenstraße-das-wohnen-der-neuen-lebensformen-und-lebensstile/. Zugegriffen: 1.12.2016

Jessen J (2005) Das Dorf in uns allen. Zwanzig Jahre Lindenstraße. Die Zeit 50/2005. http://www.zeit.de/2005/50/Das_Dorf_in_uns_allen. Zugegriffen: 1.12.2016

Jurga M (1995) Die Lindenstraße als kulturelles Forum. In: Jurga M (Hrsg) Lindenstraße. Westdeutscher Verlag, Opladen, S 55–72

Maurer K (2015) Fit fürs Chaos. Medico International Newsletter 02/2015: 34–40. https://www.medico.de/material/rundschreiben/2015/das-paradox-der-resilienz/. Zugegriffen: 1.12.2016

Mikos L (1995) Else Kling als soziales Gedächtnis der Lindenstraße. In: Jurga M (Hrsg) Lindenstraße. Westdeutscher Verlag, Opladen, S 73–90

Nothnagel K (1995) Ich hasse die Lindenstraße. taz, Sonderbeilage zur Lindenstraße, 8.12.1995

Rahayel O (1995) Schwule Küsse erst nach acht! taz, Sonderbeilage zur Lindenstraße, 8.12.1995

Rentschler R (2010) Am Leben wachsen. Gehirn und Geist 3: 46–50

Riel K (2015) Die Sendung mit dem Haus. Süddeutsche Zeitung, 5.6.2015

Schneider N, Spellerberg A (1999) Lebensstile, Wohnbedürfnisse und räumliche Mobilität.: Leske + Budrich, Opladen

Schödel H (1986) Selbstmord im Eisschrank. Die Zeit, 5.12.1986. http://www.zeit.de/1986/50/selbstmord-im-eisschrank. Zugegriffen: 1.12.2016

Schupp J (2015) 30 Jahre Lindenstraße: Eine echte Sozialstudie. Bild der Wissenschaft. http://www.wissenschaft.de/home/-/journal_content/56/12054/8994096/30-Jahre-Lindenstra%C3%9Fe:-Eine-echte-Sozialstudie/. Zugegriffen: 1.12.2016

Seibel A (2008) Die Lindenstraße und das typisch Deutsche. Die Welt, 16.7.2008

Spiegel-Online (2009) Hausdrache mit Herz – Zum Tod von Annemarie Wendl (4.9.2009). http://www.spiegel.de/kultur/gesellschaft/zum-tod-von-annemarie-wendl-hausdrache-mit-herz-a-435146.html. Zugegriffen: 1.12.2016

Streit A (2008) Fremd in der Serienfamilie? Figuren mit Migrationshintergrund in Lindenstrasse und Marienhof. Televizion 21: 50–54

Zander P (2015) 30 Jahre Lindenstraße: Helga Beimer brät immer noch Eier. Berliner Morgenpost, 6.12.2015

Originaltitel	Lindenstraße
Land	Deutschland
Erstausstrahlung	8.12.1985
Sender	ARD
Anzahl der Staffeln	bis zum Dezember 2016 mehr als 1600 Folgen
Idee	Hans W. Geissendörfer
Regie	Verschiedene
Hauptdarsteller	Andrea Spatzek, Joachim Hermann Luger Marie-Luise Marjan Moritz A. Sachs Hermes Hodolides, Ludwig Haas, Sybille Waury, Amorn Surangkanjanajai u. v. a. mehr
Verfügbarkeit	Als DVD erhältlich

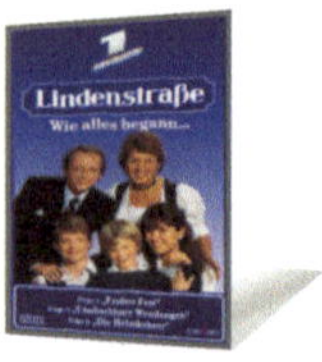

Jutta Menschik-Bendele

Wiener Brut: eine Melange aus Intrigen, Sex und Charme

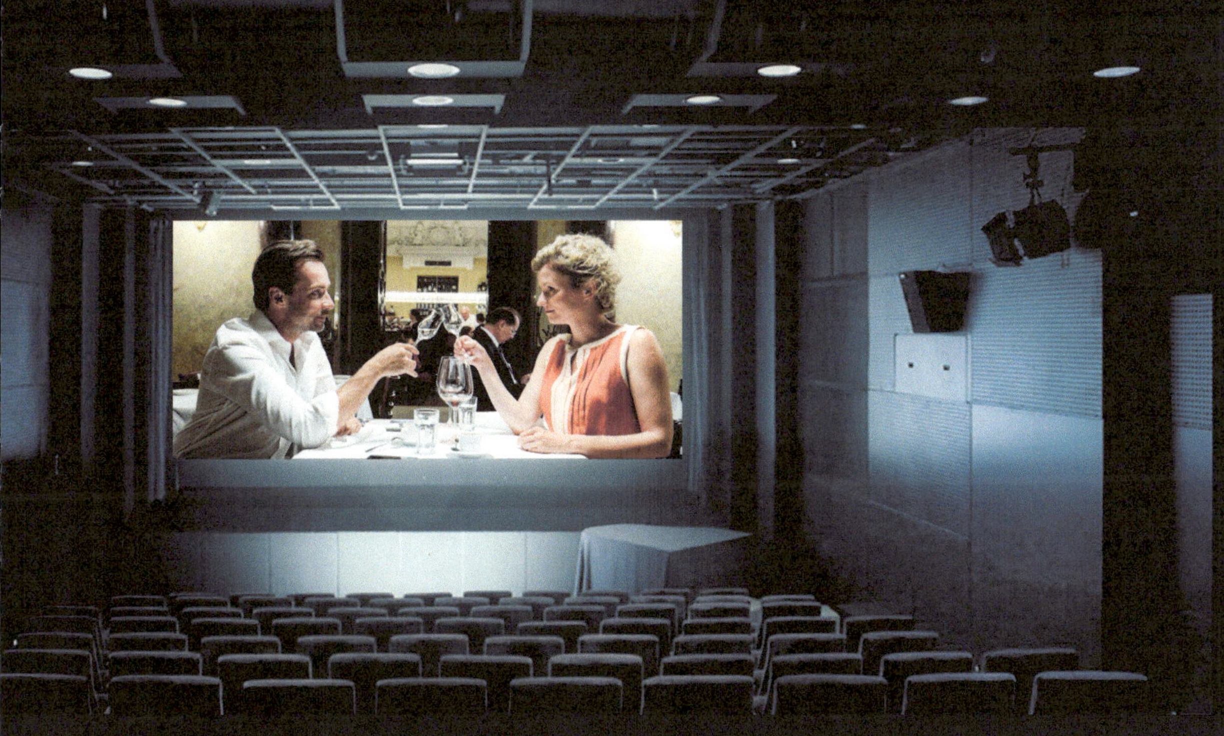

T. Storck, S. Taubner (Hrsg.), *Von Game of Thrones bis The Walking Dead*,
DOI 10.1007/978-3-662-53689-6_13, © Springer-Verlag GmbH Deutschland 2017

DVD-Cover *Vorstadtweiber*, Staffel 1.
© EuroVideo. Quelle: Filmbild Fundus Herbert Klemens

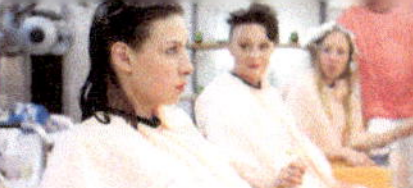

Vorstadtweiber

Hauptpersonen

- Maria Schneider, Hausfrau
- Georg »Schorsch« Schneider, Immobilienmakler
- Simon Schneider, 16, Sohn, Geliebter von Waltraud
- Waltraud »Walli« von Steinberg, Ehefrau
- Josef »Joschi« von Steinberg, geb. Indracek, Ministerialrat
- Nicoletta »Nico« Huber, Boutique-Besitzerin, Geliebte von Josef
- Caroline »Caro« Melzer, zweite Frau von Hadrian und Ex-Geliebte von Bertram
- Dr. Hadrian »Hadi« Melzer, Bankdirektor
- Sabine Herold, Diplomökologin, Geliebte von Bertram
- Bertram »Berti« Selig, Lobbyist
- Joachim Schnitzler, Verkehrsminister
- Francesco (d. i. Frantisek Kovacs), Friseur

Zusammenfassung

Während der Ausstrahlung der *Vorstadtweiber* (■ Abb. 13.1) gab es eine Spaltung zwischen der Begeisterung der Zuschauer und der bissigen Aufnahme durch die Kritiker (Schmidt 2015). Der Titel *Vorstadtweiber* erlaubt, Assoziationen zu *Sex and the City* und *Desperate Housewives* herzustellen. Doch »auf Österreichisch« schaut das Ganze völlig anders aus.

Es geht um große Intrigen, kleine Betrügereien und natürlich um Beziehungen – wer mit wem und warum? Wann macht es Spaß und wann tut es weh? Der Charme der Serie besteht darin, dass kaum jemand nur böse oder nur gut ist, sondern dass die Menschen durchaus nachvollziehbare Sehnsüchte und Bedürfnisse haben, die nicht nur mit moralisch akzeptierten Mitteln durchzusetzen sind. Augenzwinkernd lassen Drehbuchautor und Regisseure ihre Protagonisten zwischen Dreistigkeit und Hoffnung auf Vergebung pendeln.

Im Grunde zeigt die Serie eine moderne Variante der sieben Todsünden und den unterschiedlichsten Versuchen, sie zu begehen und sich wieder daraus zu befreien. Das gibt den Personen zugleich die Gelegenheit, die vielfältigen Spielarten des weiblichen und männlichen Narzissmus vorzuführen. Das alles spielt im ureigensten Wiener Milieu, gesprochen in hinreißendem Dialekt, und wird dargestellt von der besten Garde (österreichischer) Schauspielerinnen und Schauspieler, die man sich nur wünschen kann.

Hintergrund

Die Serie wurde im Januar 2015 zum ersten Mal im Österreichischen Rundfunk (ORF) und im Mai 2015 in der ARD ausgestrahlt. In Österreich gab es 857.000 Zuseher pro Folge (28 % durchschnittlicher Marktanteil); in Deutschland waren es auf Anhieb über 5 Millionen Zuschauer (der Marktanteil lag bei 17 %). Österreich hatte in der Vergangenheit zwei herausragende Quotenhits, die authentisch das heimische Milieu darstellten. *Ein echter Wiener geht nicht unter* zeigte von 1975 bis 1979 in 24 Folgen die Erlebnisse der Arbeiterfamilie Sackbauer in einem Wiener Mietshaus im Stadtteil Favoriten. Der *Kaisermühlenblues* spielte in 64 Folgen von 1992 bis 1999 am Schauplatz der Gemeindebausiedlung

Kaisermühlen/Donaustadt. Im Zentrum stand das alltägliche Zusammenleben der Bewohner, wobei neben privaten Schicksalen auch aktuelle Themen des politischen und gesellschaftlichen Lebens wie Toleranz, Korruption, Rassismus oder Umgang mit Behinderten behandelt wurden. Beide Drehbücher wurden von dem Wiener Schriftsteller und Drehbuchautor Ernst Hinterberger verfasst, der seinen Protagonisten Sprüche in den Mund legte, die Kultstatus erreichten.

Die *Vorstadtweiber* wohnen in den »besseren« Bezirken wie Hietzing und Döbling und wurden von dem deutschen Drehbuchautor Uli Brée ins Leben gerufen. Die beiden Regisseure Sabine Derflinger und Harald Sicheritz waren von dem Text begeistert. Alle drei können auf sehr erfolgreiche Arbeiten in österreichischen Serien und Fernsehfilmen verweisen.

Aber am Anfang stand der Traum der österreichischen Fernsehdirektorin Kathrin Zechner, eine typisch österreichische Komödie zu entwickeln, »ein bisschen anders, ein bisschen schräger und ein bisschen zugespitzter, als es die Realität ist« (Fux 2016, S. 7). Der Kritik hat dies nicht so gefallen. »Unangenehm ist die Vorstellung, man müsste einem Außerirdischen erklären, was so schrecklich amüsant daran sein soll, wenn nicht mehr ganz junge Frauen zusammen Prosecco trinken«, schreibt die Zeit-Redakteurin Marie Schmidt (2015). Am selben Tag findet auch die Spiegel-Redakteurin Anja Rützel (2015): »Die Serie nervt mit derart pampig verkochten, aufgewärmten Dildoparty-Prosecco-Klischees, dass es wahrlich zum Verzweifeln ist«.

Auch die Autorin der FAZ, Ursula Scheer (2015), mochte die Sendung nicht: »Es gibt Serien, bei denen kann man gar nicht so schnell gucken, wie man genug gesehen hat.« Für sie sind die Vorstadtweiber »uninspiriert runtergespielte Flachware aus dem Klischeebaukasten [...] Dieser ganze Unterleibs-Ringelpiez ist nämlich schrecklich öde.«

Die österreichische Tageszeitung *Die Presse* war sich nicht so einig: Für Isabella Wallnöfer (2015) hat Autor Uli Brée den Bleistift für diese bitterböse Satire auf die Reichen, die Frauen, die Männer, den Jugendwahn, die Ehe und eine verlogene Bussi-Bussi-Gesellschaft heftig überspitzt. Aber den Vergleich mit den *Desperate Housewives* bräuchten die fünf Ladies im ORF nicht zu scheuen. »Sie sind nicht nur mindestens so durchtrieben, sie sind vor allem witziger als die Bewohnerinnen der Wisteria Lane – und sogar noch zu Mimik fähig« (Wallnöfer 2015). Kollege Macej Tadeusz Palucki kann das nicht akzeptieren. Einige Tage später schreibt er sein Kurzfazit: »Es funktioniert nicht [...] Klischees, wo man nur hinsieht und hinhört [...] Es ist seicht, dass es schmerzt« (Palucki 2015).

Die »Weiber«

Fünf Frauen verzaubern oder erzürnen ihr Publikum. Mit jedem Charakter, was sowohl die äußere Erscheinung als auch das weitere Ambiente in Wohnung und Haus betrifft, haben sich die Verantwortlichen viel Mühe gegeben. Jede Frau verkörpert einen eigenen Typ. Darüber hinaus gestatten sie den Zuschauern, lustvolle voyeuristische Einblick in ihre innerlichen Befindlichkeiten und Begehrlichkeiten zu nehmen.

Maria: »Quadratisch, praktisch, gut« (Fux 2016, S. 61)

Maria (Gerti Drassl) scheint die biederste der fünf Protagonistinnen zu sein, sie trägt Hemdblusen, Faltenröcke, Pastellfarben und flache Schuhe. Ihre Frisur hat sie zu einem strengen Knoten gedreht und ihr Makeup ist kaum sichtbar (■ Abb. 13.2). Aber sie ist alles andere als blöd, wenn sie auch zunächst als naives Heimchen erscheint. Schon bald kommt sie dahinter, dass ihr Ehemann Georg (Jürgen Maurer), der Immobilienmakler, der geschäftehalber oft nach Dubai fliegen muss, sich schon im Flughafen umdreht und wieder zurück in die Stadt fährt. Sie findet heraus, dass er sie betrügt, und das auch noch mit einem Mann, mit dem er sich eine geheime Wohnung in der Innenstadt teilt.

Ihrem 16-jährigen Sohn Simon (Johannes Nussbaum) bringt sie zwar jeden Morgen das Frühstück ans Bett, bemerkt aber nicht, wenn er seine Freundin dabei hat, und schon gar nicht, dass ihre Freundin

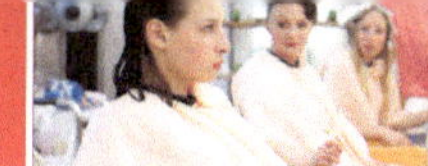

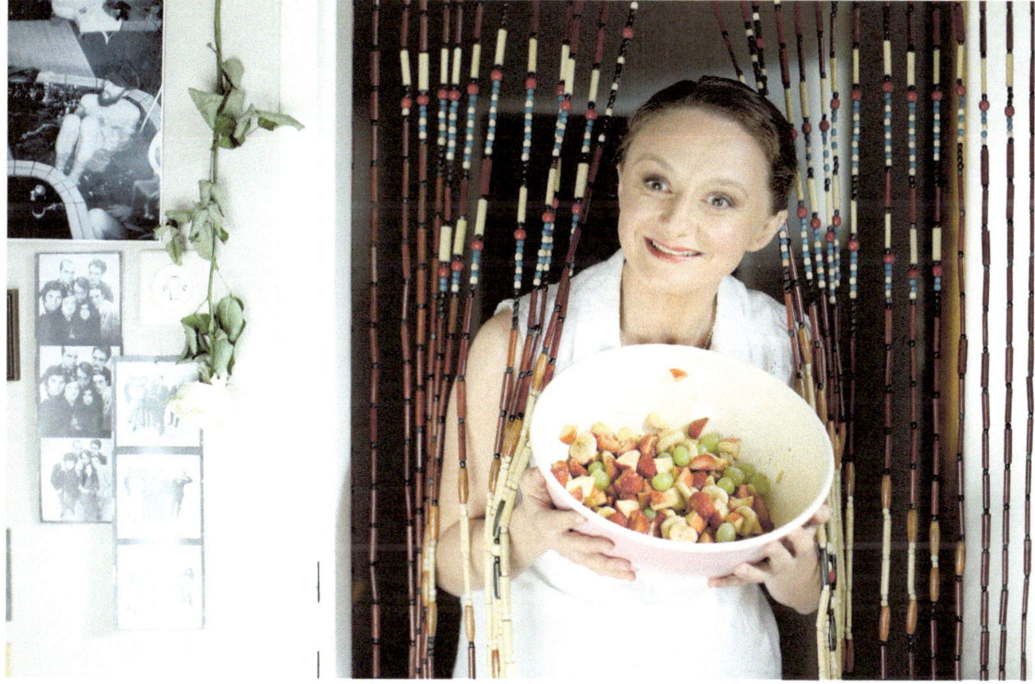

■ **Abb. 13.2** »Lust auf etwas Süßes?« (S1-E1). © EuroVideo. Quelle: Filmbild Fundus Herbert Klemens

Waltraud (Maria Köstlinger) ihm nicht nur Latein beibringt, sondern ihn praktisch in die Liebeskunst einführt.

Von allen Frauen macht sie die größte Metamorphose durch und zeigt erstaunliches Entwicklungspotenzial. Sie will sich mit der sexuellen Interesselosigkeit ihres Mannes ihr gegenüber nicht abfinden und legt sich erotisch ins Zeug.

Später steht sie da in Reizwäsche und versucht, in ihrem Mann Begehren zu wecken. Doch er erschrickt und wehrt sie ab. Als sie herausfindet, dass er vor allem in seiner homosexuellen Beziehung Lust empfindet, geht sie noch einen Schritt weiter: Sie kauft einen Dildo, den sie sich anschnallt (wobei sie übersieht, dass hinten das Preisschild noch dranhängt). Als sie ihn damit erfreuen will, flüchtet er in den Keller zu seinen speziellen Pornos. Sie schlägt eine Paartherapie vor und er antwortet:

💬 »Von mir aus. Aber ich gehe sicher nicht mit!« (S1-E1)

Als sie dahinterkommt, dass er in seiner heimlichen Wohnung Unterlagen über seine illegalen Geschäftsvorhaben in einem Safe hortet, verrät sie ihn an seinen Geliebten, einen Minister (Philipp Hochmair), der von Georg ausspioniert wurde. Maria und der Minister kommen überein, den Untreuen »bluten« zu lassen. Dieser wird wenig später von Beauftragten des Ministers zusammengeschlagen und schwer verletzt. Nun ändert sich auch Marias Verhalten dem Ehemann gegenüber. Stets hat sie ihn selbstverständlich zum Flughafen und zurück chauffiert, ihn freundlich begrüßt, auch wenn er nicht reagiert und geschäftig auf seinem Handy herumtippte. Als sie ihn aus dem Krankenhaus abholt, versucht er, sie wie gewohnt zu kommandieren:

💬 »Jetzt fahrn ma.«

Doch da bleibt sie ruhig sitzen und sagt:

💬 »Wir fahren, wann ich es will« (S1-E8).

Nach einer für sie angemessenen (und für die Zuschauer spannungsgeladenen langen) Pause fährt sie los. Einige Wochen später manövriert sie das Auto in die Garage, Georg steigt vor ihr aus und schreit:

💬 »Vor, links, zurück, jetzt nach rechts…«

Da fährt sie ihn gegen die Wand. (Damit endet die erste Staffel. Am Beginn der zweiten Staffel sitzt Georg zunächst im Rollstuhl, später geht er mit geschienten Beinen an Krücken.)

Im Fernsehen sieht Maria eine Werbung für Callboys und mietet Timo (Peter Marton) für eine intime Stunde. Er will alles für sie tun (natürlich für Geld), damit es ihr gut geht.

💬 »Eine Stunde reicht nicht, das wäre eine Lebensaufgabe« (S1-E5).

Als sie später wegen Hintergrundwissens vorübergehend festgenommen wird, hat sie ein gutes Alibi:

💬 »Ich war bei meinem Callboy.«

Von ihm wird sie ungewollt schwanger und tut sich schwer, mit dieser Situation zurechtzukommen. In einer wunderbaren Szene im Badezimmer will sie sich so anziehen, dass ihre Schwangerschaft vor den Freundinnen und ihrem Mann verborgen bleibt. Sie probiert mehrere Kleider, die allesamt nicht helfen, den Bauch zu kaschieren. Da steht sie vor dem Spiegel und weint bitterlich. Als sie ihren verletzten Mann im Krankenhaus besucht – in ein merkwürdiges, ballonförmiges Kostüm gekleidet – ätzt er:

💬 »Du siehst aus wie ein geplatzter Airbag« (S2-E2).

Sie bekommt ihr Kind, das eine dunkle Hautfarbe hat, und lässt sich von ihrer Familie nicht mehr reinreden. Auch nicht, als ihr Mann keine Einkünfte mehr hat und sie kurzfristig versucht, bei seiner Schwester ins Immobiliengeschäft einzusteigen. Mieter zu vertreiben, indem man den Müll nicht mehr abholen lässt und zur Abschreckung Ausländer einquartiert, sind keine passende Einkommensquelle für sie. Insgesamt hat sie sich am meisten von ihrem Ursprungsmilieu entfernt.

Waltraud (Walli): »Direkt, sexy, hinterlistig« (Fux 2016, S. 47)

Waltraud (Maria Köstlinger) ist die coolste unter den Damen. Sie hat den Adelstitel »von Steinberg« und ihr Mann Josef »Joschi« (Simon Schwarz) das Geld und die gesellschaftliche Position als Ministerialrat. So sind sie zweckmäßig zusammengekommen. Ihre Ehe ist ein sado-masochistisches Zusammenspiel. Sie versteckt die Etiketten der teuren Kleider, die sie sich nicht leisten kann, er findet sie. Sie hat eine Liebschaft mit dem minderjährigen Sohn von Maria und Georg, er findet ein intimes Foto der beiden. Er lässt ihr Lieblingspferd töten, sie serviert ihm zum Abendessen Pferdegulasch. Walli wird von dem 16-jährigen Simon schwanger und versucht, das Kind ihrem Mann unterzuschieben. Der aber hat sich Jahre zuvor insgeheim vasektomieren lassen.

Walli will die Scheidung. Sie lässt sich von der raffinierten Anwältin Tina (Proschat Madani) beraten. Diese empfiehlt ihr, dafür zu sorgen, dass Joschi sie betrügt. Sie setzt ihre erotische Freundin Nicoletta (Nina Proll) ein, die ihn verführen soll. Was Walli allerdings nicht ahnt, ist die Tatsache, dass die beiden schon längst ein Verhältnis haben. Joschi, der von Wallis Affäre mit dem jungen Mann weiß, setzt in

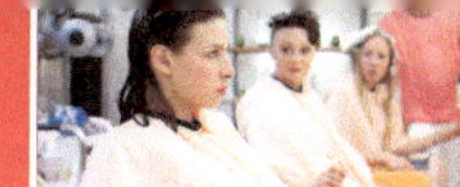

seinem Testament den minderjährigen werdenden Vater als Erbe ein. Damit bleibt Waltraud weiterhin mittellos.

Es war nicht zu erwarten, dass Josef ermordet wird, als er dem Minister nachts ein Umweltverträglichkeitsgutachten im Wald übergibt. Waltraud hat ihn zu dem Treffen chauffiert und von ihrem sterbenden Mann noch erfahren, dass der Minister der Mörder ist. Als sie diesen mit ihrem Wissen konfrontiert und mit ihm zum Tatort fährt, setzen bei ihr die Wehen ein, und der Minister muss sie ins Krankenhaus bringen. Natürlich gibt es ein Pressefoto von dem »Paar« und dem Baby. Beide entscheiden, dass es von Vorteil sei, diesen Zufall, der beide zusammengeschmiedet hat, nicht zu dementieren. Eine Hochzeit mit einer Ehefrau und einem Baby könnte die Gerüchte über seine Homosexualität verstummen lassen. Und Waltraud müsste sich als Gattin eines Ministers und vielleicht sogar zukünftigen Bundeskanzlers keine Gedanken mehr um ihr Budget machen.

Die Hochzeit wird geplant, allerdings nicht ohne Komplikationen. Georg, der Ehemann von Maria, will den Minister, seinen Ex-Geliebten, mit Enthüllungsdrohungen zum Rückzug aus allen öffentlichen Ämtern und damit zum Verzicht auf seine Karriereambitionen zwingen. Waltraud geht schon in der Nacht vor ihrer Heirat fremd. Als die freudlose Hochzeitsfeier ihren Gang nimmt und der Minister sein Ehegelöbnis bekräftigen soll, sagt er

 »Nein«.

Im selben Augenblick ertönt ein Schuss, der wohl ihm gegolten hat, aber Waltraud trifft, die verletzt zusammenbricht.

Das ist der Cliffhanger am Ende der zweiten Staffel. Die war fast ebenso erfolgreich wie die erste. Im Schnitt verfolgten die neuen zehn Episoden 780.000 Zuseher im ORF; der Marktanteil lag bei 26 Prozent. Kein Wunder, dass die die dritte Staffel gerade gedreht wird. ORF-Fernsehdirektorin Katrin Zechner schwärmt:

> »Die zweite Staffel der ›Vorstadtweiber‹ hat uns die skurrile und dennoch authentische Welt dieser Charaktere noch näher gebracht […] Dass ›Vorstadtweiber‹ auch in der zweiten Staffel so unnachahmlich und einzigartig geblieben ist, ist vor allem den Schauspielerinnen und Schauspielern zu verdanken, die sich ohne Kompromisse den Eigenarten der Charaktere hingeben« (ORF WIE WIR 2016).

Nicoletta (Nico): »Pragmatisch, stylisch, gut« (Fux 2016, S. 75)

In der Edelboutique von Nico (Nina Proll) treffen sich die Freundinnen. Sie hat exklusive Ware, auch wenn ihr Laden kurzfristig geschlossen bleiben muss, weil alle Kleider verschwunden sind. Der schöne schwule Francesco – in Filmwirklichkeit Frantisek Kovacs (Xaver Hutter) –, der Friseur, dem Frauen ihr Aussehen anvertrauen, sieht einen Ausweg: In Bratislava gibt es Nachschub aus illegalen Beständen. Nicoletta vertraut ihm, und bald boomt das Geschäft wieder. Allerdings bekommt die Steuerfahndung Wind von der Sache, Francesco wird verhaftet, Nico bleibt noch eine Weile verschont.

Sie ist die heimliche Geliebte von Josef und nimmt den Auftrag von Waltraud, deren Mann zu verführen, mit gemischten Gefühlen entgegen. Sie feiert ihren 30. Geburtstag bereits mehrere Male und gibt ein pompöses Fest, auf dem sie Josef mit ihrem Slip auf der Toilette zuwinkt und sich mit ihm vergnügt.

Später, auf der Beerdigung ihres Geliebten Joschi, ist sie trauriger als die Witwe Waltraud. Als sie herausbekommt, dass Josef ermordet worden ist, schließt sie sich mit dem naiven Polizisten Jörg Pudschedl (Thomas Mraz) zusammen, um den Mörder ihres Geliebten zu finden. Dabei gehen die beiden zunächst irrtümlich davon aus, Walli habe aus Eifersucht geschossen. Nico muss wegen der

Steuerhinterziehung ins Gefängnis, kommt auf Initiative der Rechtsanwältin Tina wieder heraus und soll deren Restaurant »Sattsam« managen. Dort ist Nicoletta wieder elegant, souverän und lässt offen, ob sie für den verklemmten Polizisten Jörg echte Gefühle empfindet.

Caroline (Caro): »Strategisch, emotional, undurchschaubar« (Fux 2016, S. 89)

Caro (Martina Ebm) ist die jüngste der Vorstadtweiber, sehr sexy, sehr schick und sehr liebesbedürftig. Sie hat als junge Sekretärin ihren Chef, Hadrian »Hadi« Melzer (Bernhard Schir) geheiratet. Sie hat ihm verheimlicht, dass sie als sehr junges Mädchen eine Tochter bekommen hat, die bei ihrer Mutter auf dem Land lebt und als deren Tante sie gilt. Sie liebt ihren Mann, langweilt sich aber in der Rolle der nicht mehr arbeitenden Frau und als Ehefrau eines älteren Mannes. Sie zeigt Hadrian ihre sexuelle Unzufriedenheit.

Sie gehen in eine Sexualtherapie. Als sie dort herausfindet, dass Hadi sie mit seiner Ex-Frau betrügt, bemüht sie sich, einen Job zu bekommen, und zieht vorübergehend bei ihm aus. Allerdings möchte sie bei ihm bleiben, vor allem, weil er inzwischen weiß, dass sie ein Kind hat und auch, dass es einen Liebhaber gab, den schönen Berti.

Sabine: »Mich in nur drei Worten zu beschreiben, das wird mir nicht gerecht« (Fux 2016, S. 103)

Sabine (Adina Vetter) ist von ihrem wohlhabenden Mann Peter vor die Tür gesetzt worden, weil er ein neues »Schatzi« hat. Sie hat jetzt kein Geld mehr und muss nun jobben statt shoppen. Deshalb landet sie bei ihren ehemaligen Freundinnen, die eine Party veranstalten, und verkauft Sex-Spielzeug.

Maria: »Sind die unbenützt?« (S1-E1)

Oder sie arbeitet mit ungerührter Miene beim Party-Service in ebenjener Gesellschaft, in der sie vorher zuhause war, und serviert Drinks mit eisernem Lächeln. Auf einem dieser Events beobachtet sie, wie Bertram (Lucas Gregorowicz), der Lobbyist, mit Caro nach oben ins Schlafzimmer verschwindet. Sie interessiert sich für Berti und freundet sich mit seiner Hausgehilfin Helga (Sandra Cervik) an. Sie sorgt dafür, dass diese sich ein Bein bricht, und trickst sich in den Haushalt von Bertram ein. Bertram verführt sie (oder sie ihn), und sie glaubt ihm, dass sie eine gemeinsame Zukunft haben könnten (◘ Abb. 13.3).

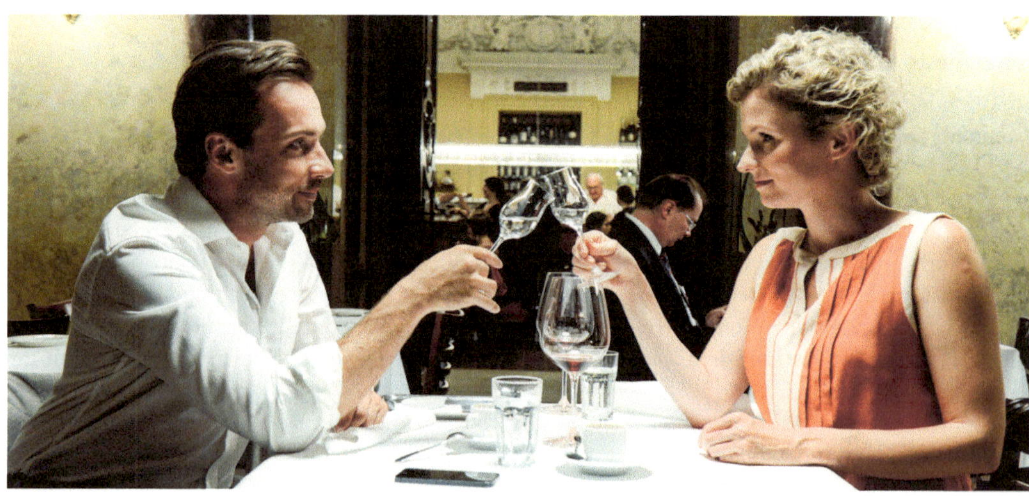

◘ **Abb. 13.3** »Auf uns!« (S1-E6). © EuroVideo. Quelle: Filmbild Fundus Herbert Klemens

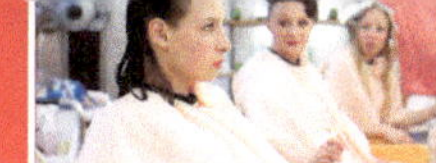

Doch als es für ihn eng wird und er belastende Akten loswerden will, muss die gute Helga ihm aus der Bredouille helfen. Sie schafft die Papiere in Einkaufstaschen an den Polizisten vorbei aus dem Haus. Bertram lässt Sabine hängen, taucht ab zu Frau und Kindern, die ihn in Deutschland freudig erwarten. Sabine muss sich weiter durchbeißen. Da sie diplomierte Ökologin ist, engagiert der Minister sie für ein entscheidendes Umweltgutachten.

Die Handlung

Exkurs

Wie alles begann, d. h., wann und wo sich alle kennenlernten, erfährt nicht der Zuseher, sondern der Leser des Buches *Am Anfang war die Lüge*, das Drehbuchautor Uli Brée (2016) nach dem Abdrehen der zweiten Staffel hinterher schickte. An einem Tag im Mai 2011, nämlich anlässlich der Hochzeit der verarmten Waltraud von Steinberg und des Ministerialbeamten Josef Indracek, begegnen sich alle Personen zum ersten Mal. Um ihre versnobte adelige Verwandtschaft und besonders ihre Mutter zu verärgern, hat Waltraud die etwas ordinäre Nicoletta als Trauzeugin ausgesucht. Deren gemeinsamer Friseur Francesco wird den Damen vor der Feier die Haare machen. Josef hat den damals noch erfolglosen Georg gebeten, als sein Trauzeuge zu fungieren, der mit seiner Familie im geleasten BMW anrauscht und hofft, bei den feinen Leuten Geschäfte anbahnen zu können. Hadrian und seine damalige Frau Sylvia sowie Sabine, damals noch mit dem reichen Peter verheiratet, sind Josefs Gäste, der ihnen mit seiner neuen »feinen« Verwandtschaft imponieren will. Der schöne Bertram ist der Begleiter von Waltrauds Schwester, die in der Filmfassung nicht auftaucht. Auch die Anwältin Tina ist zur Stelle, um künftige Erbschaftsangelegenheiten in Josefs Sinne dokumentarisch vorzubereiten. Caroline steht an der Bar und bedient die Hochzeitsgesellschaft.

Wieder zurück zur Filmhandlung:

Die Deals

Der Immobilienmakler Georg Schneider schnüffelt in den Akten seines Geliebten – des Verkehrsministers Joachim Schnitzler – und findet geheime Pläne über den Ausbau der Nordautobahn. Natürlich weiß er, dass dadurch die umliegenden Ackerland-Grundstücke, die jetzt noch billig zu kaufen sind, in ihrem Wert enorm steigen werden. Mit seinen Kumpanen will er ein großes Geschäft machen und zieht den Banker Hadrian Melzer ins Vertrauen. Der soll ihm mit Kapital unter die Arme greifen und dafür am Profit beteiligt sein. Beide entscheiden, dass es klug wäre, den gerissenen deutschen Lobbyisten Bertram Selig mit ins Boot zu holen, da dieser nützliche Verbindungen in alle Richtungen knüpft.

Der Minister weiß von diesem Komplott nichts. Er lässt seinen Ministerialrat Josef von Steinberg wissen, dass das Umweltverträglichkeitsgutachten, das dieser bei seinem Mitarbeiter in Auftrag gegeben hat, ein wenig zu streng ausgefallen sei. Josef, der bei dem Minister nicht in Ungnade fallen möchte und auf den Titel »Hofrat« spekuliert, verspricht dem Mitarbeiter eine Beförderung, wenn er das negative Gutachten in ein positives umfrisiert.

Um den Grundstückshandel verdeckt zu halten, sollen Georgs Ehefrau Maria und Hadrians junge Gattin Caroline als Strohfrauen fungieren, indem sie ihre Unterschriften unter die Kaufverträge setzen. Bertram kann sowohl seine Haushälterin Helga als auch seine Geliebte Sabine überreden, ebenfalls zu unterschreiben. Zunächst ist das Trio sehr erfolgreich. Als allerdings Georg die Bäuerin Schinnagl, Carolines Mutter (Erika Deutinger), bei der auch ihre Tochter lebt, übers Ohr hauen will, legt Caro Protest ein. Sie verlangt von ihrem Mann Hadrian, dass er den Grundstücksverkauf der Mutter rückgängig macht. Ihr zuliebe zerreißt er den Vertrag.

Aber inzwischen ist durch eine Indiskretion der Ausbauplan an die Presse gelangt. Minister Schnitzler ist jetzt darum bemüht, das Projekt diskret verschwinden zu lassen. Der ahnungslose Josef trifft den

Minister im Wald, um ihm das neue, positive Gutachten zu überreichen, und wird von diesem erschossen. Seine Gattin Waltraud, die im Auto gewartet hat und den Sterbenden findet, erfährt von ihm noch den Namen des Mörders.

Der Minister hört von Georgs Gattin Maria, dass dieser ihn reingelegt hat. Nach der brutalen Rache des Ministers ist Georg auf Rollstuhl und Krücken angewiesen und erst einmal arbeitsunfähig, seine Geldreserven sind aufgebraucht. Er muss nun in eine bescheidene, behindertengerechte Wohnung umziehen. Auch seine homosexuellen Liebesabenteuer unterliegen einem sozialen Abstieg. Er beginnt eine Affäre mit dem windigen Friseur Francesco. Hadrian hat sich ebenfalls durch die Grundstückskäufe verspekuliert und verliert seinen Chefposten in der Bank. Er wird sein elegantes Haus verlassen müssen, taumelt betrunken durch die Stadt und wird von seinem Kumpel Georg daran gehindert, in die Donau zu springen. Gemeinsam trinken beide weiter.

Auch Georg von Steinberg hatte ein Geheimnis. Bei der Testamentseröffnung zugunsten des jungen Simon, dem werdenden Vater von Waltrauds Baby, stellt sich heraus, dass er ein Stundenhotel besessen hat, das dieser nun erbt. Erst später wird bekannt, dass in den Zimmern versteckte Videokameras installiert waren und die Paare bei ihren diskreten Zusammenkünften gefilmt wurden. Der Lobbyist Bertram besitzt einen Daten-Stick mit den Aufnahmen, mit dem er seinerseits lukrative Erpressungen plante. Die raffinierte Helga hat den Stick allerdings zusammen mit den Akten ausgeräumt und für sich eine Kopie davon gemacht. Mit Sabines Hilfe bricht Berti in Helgas Wohnung ein und holt sich den Stick. Auf dem Heimweg trifft er die betrunkenen Georg und Hadrian. Aus Frust über den geplatzten Deal fangen sie eine Schlägerei an, bei der Berti den Stick verliert, den Hadrian auf der Straße findet. Am nächsten Morgen liegen Georg und Hadrian komatös auf dem Teppich im Wohnzimmer. Caro nimmt den herumliegenden Stick, schließt ihn an einen Computer an und sieht unter anderem, wie ihr Mann Sex mit seiner Ex-Frau Sylvia (Julia Stemberger) hat. Sie erkennt aber auch in einer anderen Szene, dass der Minister seinen Konkurrenten für die Kanzlerkandidatur aus dem Fenster stößt. Georg kommt hinzu und nimmt ihr den Stick weg. Damit will er sich an dem verlorenen Geliebten rächen.

Anwältin Tina hat das Inkasso der von Josef inszenierten Erpressungen betrieben, das Geld unterschlagen und damit das Restaurant »Sattsam« gekauft. Hin und wieder kommt auch der schmierige Portier des Stundenhotels vorbei und bringt ein »Kuvertscherl« mit Schwarzgeld. Als Maria, die das Erbe ihres Sohnes Simon verwaltet, hinter den Betrug kommt, ist es aus mit dem fließenden Geldstrom. Tina muss das Lokal verlassen und damit auch die knackigen Kellner, die tschechische, bosnische, serbische Namen haben, aber sehr elegant italienisch radebrechen. Ihnen hat sie gerne besitzergreifend auf den strammen Po gehauen und sich von ihnen blutige Steaks servieren lassen, in die sie voller Lust das Messer versenkt hat.

Der Liebesreigen

Georg hat eine Beziehung mit Minister Joachim Schnitzler. Wenn dieser anruft, erscheint auf dem Display das Pseudonym »Liebelei«. Auch Francesco hatte ein Verhältnis mit Joachim und ist immer noch in ihn verliebt. Er würde alles dafür tun, ihn zurückzugewinnen. Er zerstört Nicolettas Boutique-Ware, um sie von ihm abhängig zu machen. Sie soll Georg verführen, damit Joachim wieder für ihn frei ist. Nico verrät Georg den Plan und will dafür Anteile an dem vermeintlich großen Immobiliengeschäft. Als Georg von Joachim fallen gelassen wird, lässt er sich mit Francesco ein, der ihn aber sexuell nur benützt. In einer grotesken Sexszene stürzen sich beide aufeinander, wobei Georg nicht einmal Zeit hatte, seine Krücken abzulegen. Mit diesen fuchtelt er in der Luft herum, während Francesco sich an ihm zu schaffen macht.

Maria hat die Nase voll von der Heuchelei ihres Mannes Georg. Beim ersten Treffen mit dem Callboy Timo ist sie auf den Geschmack gekommen. Dieser elegante, zärtliche, schöne Mann mit brauner Haut, der sich für Liebe bezahlen lässt, ist paradoxerweise eine Lichtgestalt in der Runde der Männer. Ihr Sohn Simon hat ein Verhältnis mit seiner Nachhilfelehrerin Walli, und Maria ist fassungslos, dass

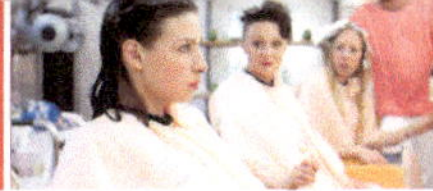

ihr »kleiner Junge« ein Kind zeugen kann. Als sich Simon in die gleichaltrige Laura (Zoë Straub) verliebt, nennt er seine ältere Geliebte wieder »Tante Waltraud«. Allerdings möchte er seine Verantwortung als Vater wahrnehmen.

Waltraud ist bereit, wiederum eine Vernunftheirat – diesmal mit Joachim Schnitzler – einzugehen. Als der windige Lobbyist Bertram (Berti), der wegen Wirtschaftsdelikten geflüchtet ist, am Vorabend der Hochzeit bei ihr auftaucht, treiben sie es ekstatisch auf der Arbeitsplatte in der Küche. So kann sie ihrem künftigen Mann triumphierend entgegenschleudern, dass sie

 »immerhin sexuell befriedigt«

in die Ehe gehen wird.

Der schöne Berti ist kein unbeschriebenes Blatt. Er hatte eine leidenschaftliche Beziehung mit Caroline, obwohl er mit deren Ehemann Geschäfte tätigte. Auch die kühle Sabine erliegt seinem Charme, obwohl es zunächst so aussieht, als hätte sie die Fäden in der Hand. Als es ihr opportun erscheint, lässt sie sich auch mit der Haushälterin Helga auf ein lesbisches Techtelmechtel ein, um in Bertis Haus zu gelangen. Als Sabine merkt, dass Berti sie verraten und sich aus dem Staub gemacht hat, schwenkt sie zu dem Gynäkologen und Leiter einer Schönheitsklinik, Dr. Felix Heldt (Michael Masula), um. Der von Frauen wie Männern umschwärmte Arzt wird auch als »Papst des Botox« gefeiert.

Nicoletta hatte eine Liebesbeziehung mit Josef und sich vergeblich gewünscht, dass dieser seine Frau Waltraud verlässt und sich zu ihr bekennt. Der schüchterne Major der Kriminalpolizei, Jörg Pudschedl, der die Ermittlungen im Mordfall Josef leitet, verliebt sich in Nicoletta. Sie lässt sich mit ihm (zunächst platonisch) ein, später gestattet sie ihm einen Kuss. Doch der Eindruck bleibt, sie würde den Polizisten funktionalisieren, um über ihn an die Ermittlungsergebnisse zu gelangen.

Die Milieus

Die Orte der Reichen sind die toll designten Villen, die Edelboutique, der Luxuspuff, das Feinschmeckerrestaurant, die gläserne Chefetage der Bank, der Friseursalon (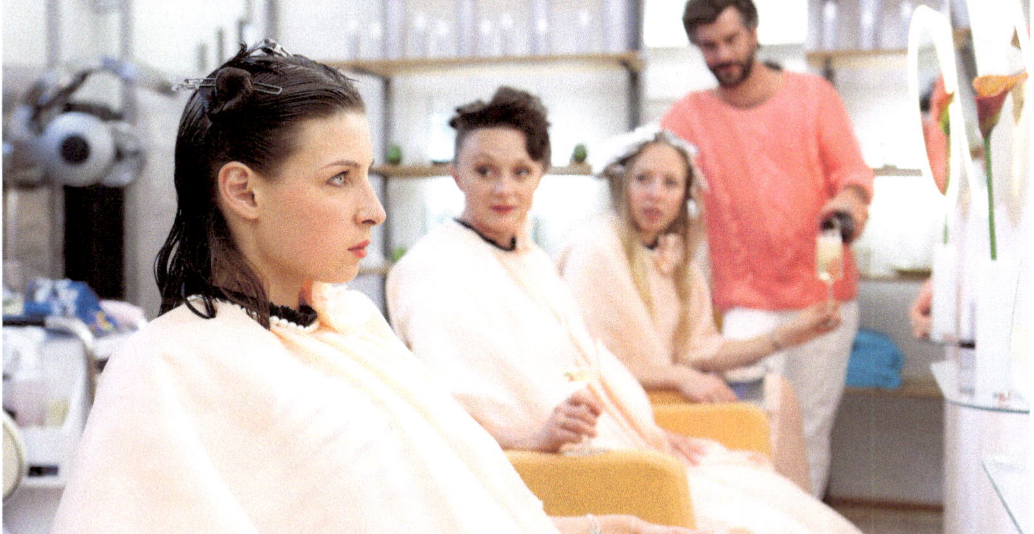 Abb. 13.4).

Abb. 13.4 Frauenversteher und Friseur Francesco hat immer ein tröstendes Wort und ein Glas Prosecco parat. © Euro-Video. Quelle: Filmbild Fundus Herbert Klemens

Diesem Luxus wird die Wohnküche der Familie Pudschedl gegenübergestellt. Der Senior Bruno (Branco Samarovski) ist Steuerfahnder, leitet die Ermittlungen gegen Francesco und Nicoletta und ist der Vater von Jörg, in dessen Ermittlungen er sich ständig einmischt. Seine Frau Franziska (Susi Stach) ist die »Mama«, die Schweinsbraten und Knödel kocht, das Bier für die Männer holt und keine Gelegenheit auslässt, sich über den noch bei den Eltern wohnenden Jörg lustig zu machen. Als der sich für eine Verabredung mit Nicoletta schick gemacht hat, brechen beide Eltern in höhnisches Gelächter aus.

Vater und Sohn haben ein gemeinsames Hobby: das Steuern eines aufwendigen Flugzeugsimulators in ihrer Wohnung. Dazu tragen sie Pilotenhemden, die dazu passenden Uniformen hängen an der Tür. Der Vater ist der Draufgänger von beiden, und so kommt es, dass er – zur Verzweiflung des Sohnes – ein Flugzeug nach dem anderen »crashen« lässt.

Und noch eine Location gibt es: das Dorf und den Bauernhof von Caros Mutter. Hier ist die Welt noch schlicht und in Ordnung. Aber die Menschen müssen um ihre wirtschaftliche Existenz kämpfen und sind entsprechend verführbar, wenn ihnen ein anscheinend gutes Geschäft angeboten wird. Zunächst versteht der Banker Hadrian nur durch den Zorn seiner Frau, was diesen Menschen angetan wird. Als er selber nach seinem wirtschaftlichen Fall verzweifelt durch die Stadt geht, landet er neben einer Mindestrentnerin auf der Parkbank. Als er bei ihr sein Herz über seine wirtschaftliche Misere ausschütten will, erntet er bei ihr nur Kopfschütteln.

Die sieben Hauptlaster (vulgo Todsünden)

Lügen, betrügen, intrigieren, heucheln, quälen, stehlen, vernichten, morden – all diese sündhaften Verhaltensweisen sind in der Welt der *Vorstadtweiber* keine charakterlichen Entgleisungen, die durch Reue und Wohlverhalten wieder gut gemacht werden, sondern (ironisierter) Ausdruck einer kollektiven Niedertracht der sogenannten »besseren Gesellschaft«.

Dem gegenüber steht die kollektive Moralvorstellung, dass Todsünden Handlungen sind, mit denen der Mensch die Gemeinschaft zu Gott bewusst verletzt.

> »Die Idee der Todsünden ist im menschlichen Leben des fünften nachchristlichen Jahrhunderts entstanden […] Als Asketen und zölibatär Lebende wurden Mönche und Nonnen zu den Spezialisten schlechthin, wenn es um Fragen von Versuchung, Selbstkontrolle und Kontrollverlust ging […] Auch für Nicht-Gläubige bietet die Konfrontation mit den Großen Sieben tiefe Einsichten in die eigene Psyche« (Ernst 2011, S. 10).

Die schweren Sünden allerdings basieren auf Lastern, und diese zeichnen sich dadurch aus, dass sie zwar geächtet sind, in der Regel allerdings genau das darstellen, was die Menschen insgeheim gerne sind und tun. Die Serie *Vorstadtweiber* spielt den Katalog der sieben Hauptlaster (Hochmut, Habgier, Wollust, Zorn, Völlerei, Neid und Faulheit), alle Nuancen auskostend, rauf und runter. Dabei wird lustvoll zelebriert, wie die gesellschaftliche Vorstellung von dem, was als Moral gelten soll, seitens der Individuen eigenwillig ausgelegt wird.

Superbia – Hochmut (Stolz, Eitelkeit, Übermut)

Der Minister wird zum Mörder, um sein Karriereziel, Kanzler zu werden, zu erreichen. Er schikaniert seine Sekretärin und kommt seinem engsten Mitarbeiter auch körperlich so nahe, als wenn der sein Leibeigener wäre. Als der im Rollstuhl sitzende Georg ihm im Park begegnet und der Minister schneidig auf dem Segway heranrauscht und höhnisch auf den ehemaligen Geliebten herabblickt, ist die Überheblichkeit auch durch den Höhenunterschied ausgedrückt. Was in der Selbstwahrnehmung des Ministers flott und modern herüberkommen soll, wirkt auf den Zuschauer allerdings auch lächerlich. Georg, der nach Überfall und Unfall körperlich am schlimmsten gezeichnet ist, wird von

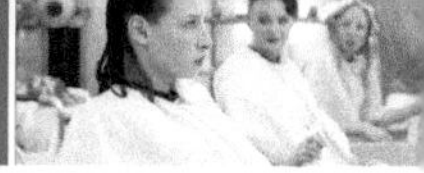

seinen Kumpanen Hadrian und Bertram als »Mister Rock'n'Rollstuhl« verspottet. Er dreht sich schwungvoll um und zeigt ihnen den Stinkefinger.

Ohne moralisch aufdringlich zu werden, zeigt der Film, mit welcher Selbstverständlichkeit die Reichen und Mächtigen ihre Welt ordnen und davon ausgehen, dass die nicht so Begüterten wie Kellner, Portiere, Hausgehilfen, Liebesdiener dazu da sind, ihnen das Leben angenehmer zu machen. Ordnungs-hüter wie Steuerfahnder und Polizisten sind lästige Diener des Staates, die man sich möglichst mit Hilfe raffinierter Anwälte, Kautionen und ab und zu einem Kuvert vom Leib hält.

Avaritia – Habgier (Geiz, Enge)

Warum sind gerade die Menschen besonders gierig (und geizig), die sowieso schon genug haben? Bertram hat seine ihm so ergebene Haushälterin Helga nicht einmal versichert und angemeldet. Er ist ständig auf der Suche nach neuen Geschäften und hat nichts dagegen, auch unanständig reich zu werden. Durch seine Ungeschicklichkeit hat er es vermasselt, dass er zum Erpresser mit Sexszenen werden konnte. In dem Banker Hadrian und dem Immobilienmakler Georg findet er verwandte Seelen, mit denen er das große Geschäft machen will. Bei Georg ist die Gier so groß, dass er sogar die Liebe seines Lebens hintergeht.

Aber auch die Frauen kennen das Streben nach immer mehr. Als Nicoletta mit Schmuggelware vorübergehend reich wird, gibt sie das Geld mit vollen Händen aus. Sie kauft eine Luxuswohnung und feiert ihren Geburtstag mit einem rauschenden, teuren Fest. Waltraud wird zwar von ihrem Mann finanziell kurzgehalten, kauft aber wie besessen Dinge, die sie nicht bezahlen kann. Im Grunde kommen sie alle durch ihre Gier in einen Strudel, der ihre Möglichkeiten, für ein gutes Leben zu sorgen, immer mehr einschränkt.

Luxuria – Wollust (Ausschweifung, Genusssucht)

Sex wird in dieser Serie zwar in allen Varianten dargestellt: heterosexuell, schwul, lesbisch, käuflich, betrügerisch, erfolglos – aber als Erkenntnis bleibt, dass – trotz allen Redens und Schreibens über Sexualität, Lust und Begehren – der wirkliche Genuss eine komplizierte Sache bleibt. Die angesehene feministische Philosophin Martha Nussbaum nennt sieben Spielarten, die den Sexualpartner zum Objekt machen und dem Paar die Möglichkeit nehmen, sich frei zu begegnen:

»a) die Instrumentalisierung des Partners,
b) ihm die Autonomie, die Selbstbestimmung abzusprechen,
c) den anderen wie ein passives Ding zu behandeln,
d) den Partner als austauschbares Objekt zu betrachten,
e) seine Integrität zu missachten, etwa durch Zufügung von Schmerzen,
f) ihn zu besitzen wie eine Ware, die gekauft und verkauft werden kann,
g) seine Subjektivität zu verleugnen, das heißt, seine Gefühle und Erfahrungen nicht zu beachten« (zit. nach Ernst, S. 253).

Zahlreiche der hier genannten Liebestöter werden von den Protagonisten gezeigt. Georg behandelt Maria wie ein Dummchen, ohne zu realisieren, wie sie hinter seinem Rücken Haushalt und Familie im Griff hat und ihm auch noch zur Seite steht. Er macht sie lächerlich, als sie ihm ihre Lust zeigen will, weil er zu feige ist, über seine sexuellen Gefühle und Vorlieben zu sprechen. Josef verletzt Waltraud, indem er ihr Aussehen verspottet und ihr verschweigt, dass er sich hat vasektomieren lassen. Sabine betrachtet kühl lächelnd die Männer, die für sie nützlich sind. Sie verführt sie und tauscht sie nach Bedarf aus. Caroline ist zornig, dass Hadrian im Bett nicht so funktioniert, wie ihre jugendliche Libido es sich wünscht, und setzt ihn damit gehörig unter Druck.

Auch eine Paartherapie bringt nicht den gewünschten Erfolg. Georg und Maria werden kein erotisches Liebespaar mehr, aber Georg wird immerhin traurig, als er über sein Sexualleben in der Therapie nachdenkt. Caroline und Hadrian schildern der Sexualtherapeutin (Nicole Beutler) ihr Problem, mit dem fragwürdigen Erfolg, dass Caro wütend davon stürmt. Daraufhin öffnet die Therapeutin ihre Bluse und nimmt sich – eher unüblich – den verzweifelten Hadrian zur Brust.

Ira – Zorn (Wut, Rachsucht)

Zorn ist oft die Maske der Scham, wobei das Unlustgefühl des passiv Ausgesetzseins aktiv in Aggression umgewandelt wird. Francesco geht in seiner Kränkung durch den Minister so weit, Nicoletta zu ruinieren und zu erpressen. Georg hat den Stick mit den verräterischen Filmaufnahmen und will Joachim Schnitzler zwingen, alle seine Ämter niederzulegen und auf seinen Traum, Kanzler zu werden, zu verzichten. Caroline verlässt ihren Mann, als sie herausfindet, dass er sie mit seiner Ex-Frau betrügt, und kümmert sich nicht mehr um ihn, als es ihm nach seinem finanziellen Absturz schlecht geht. Maria wandelt sich von einer braven Hausfrau zur selbstbewussten Frau, die eigenständig klare Entscheidungen treffen kann. Sie will kein Hai in der Immobilienbranche werden, sich aber auch nicht mehr von ihrem Mann unterbuttern lassen. Sie schämt sich auch nicht dafür, dass sie sich Liebe gekauft hat. Das dunkle Baby, das sie als Andenken aus dieser Affäre bekommen hat, zeigt sie mit mütterlichem Stolz her. Damit hat sie als Einzige den Zorn produktiv gewendet.

Gula – Völlerei (Gefräßigkeit, Maßlosigkeit, Selbstsucht)

Völlerei und Gefräßigkeit zu zeigen, ist nicht unbedingt gesellschaftsfähig. In der Serie sind alle Reichen schlank. Nur bei der Familie Pudschedl spielt Essen eine große Rolle. Wenn der Vater die Mutter ärgert, nimmt sie ihm den Teller weg und schiebt dem Sohn die Knödel rüber. Aber in der Regel tischt sie auf, und der Familie schmeckt es. Als der junge Jörg Pudschedl von Nicoletta mit einem Gourmet-Essen verwöhnt wird, wobei mit Trüffeln nicht gespart wird, wünscht er sich lieber sein gewohntes Schnitzel. Alkoholexzesse gibt es in der Serie nicht. Das Besäufnis, als Georg den verzweifelten Hadrian findet, bleibt eine Ausnahme. Die Wohlhabenden genießen Wein und Prosecco, bei der Familie Pudschedl gibt es Bier. Die Maßlosigkeit zeigt sich vor allem in dem Bereich des beschriebenen habgierigen Strebens, mehr zu haben und mehr darzustellen, als man ist.

Invidia – Neid (Eifersucht, Missgunst)

Neid »ist das einsamste aller Laster« (Ernst 2011 S. 70). Wollust und Völlerei können immerhin dem Körper Freuden bereiten, Hochmut und Habgier bringen unter Umständen Prestige und Reichtum. Zorn hilft, einen Unlustaffekt nach außen abzureagieren, aber der Neid muss verborgen bleiben. Die Psychoanalytikerin Melanie Klein sagt,

---

> »dass die sehr neidische Person unersättlich ist, sie kann nie befriedigt werden, denn ihr Neid kommt von innen und wird immer ein Objekt finden, auf das er sich konzentriert« (zit. nach Ernst 2011, S. 73).

Waltraud wird wenig Verständnis finden, wenn sie ausspricht, dass sie auf die junge Freundin ihres jugendlichen Liebhabers eifersüchtig ist. Caroline besucht die Ex-Frau ihres Mannes, um herauszufinden, was diese habe, was sie nicht hat. Auch die gescheiterten Männer sind neidisch auf die erfolgreichen Geschlechtsgenossen, auch wenn sie es nicht so offen zeigen. Neid braucht ein Ventil, das bei Männern schnell als Aggression erscheint, bei Frauen aber eher die Gestalt von Klatsch und »schlecht reden« annimmt.

Acedia – Faulheit (Ignoranz, Trägheit des Herzens)

Caroline hat ihren Chef geheiratet und ist vom Büro in einem Luxushaus gelandet. Sie trägt die schönsten und schrägsten Outfits an ihrem perfekten Körper, aber sie langweilt sich. Sie fasst den vernünftigen

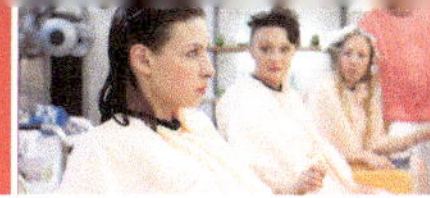

Entschluss, wieder arbeiten zu gehen. Sabine war mit einem reichen Mann verheiratet, mit dem es ihr solange (finanziell) gut ging, bis sie von diesem »entsorgt« wurde. Als sie notgedrungen auf dem Arbeitsamt erscheint, um einen Job zu suchen, antwortet sie auf die Frage der Sachbearbeiterin, was sie denn bisher in den sieben Jahren ihrer Ehe getan habe:

 »Ich war shoppen« (S1-E1).

Die Kritiker bemängelten die Flachheit der Serie. Aber die Zuschauer reagierten offenbar auf ihre Weise, indem sie die vorgebliche Leere mit ihren eigenen Lebens- und Alltagserfahrungen auffüllen konnten. Insofern gab es eine anregende Interaktion zwischen den Machern der Serie und dem Publikum, die wohl an den Kritikern vorbeiging. Das Spiel mit den Lastern zeigt, wie notwendig es ist, einen eigenen Maßstab zu entwickeln, sich zwischen Triebverzicht und Exzess so einzurichten, dass das Leben noch Spaß macht und einem dennoch die Kraft bleibt, verantwortlich zu handeln.

»Es gibt keine absoluten, ›ewigen‹ Werte und Normen. Moral ist stets aufs Neue zu verhandeln. Diese Schlussfolgerung ist sicher enttäuschend für jene Leute, die gern feste moralische Haltegriffe hätten (und glauben, dass es sie gibt), aber für alle anderen eine ständige Herausforderung, ihre eigenen und die Werte und Normen anderer kritisch zu hinterfragen« (Wuketits und Heintel 2012, S. 29).

Diese Relativierung fester, überindividueller Formen von Werten und Moral wirft uns, und damit auch die Figuren der Serie, auf uns bzw. sich selbst zurück – und berührt damit Fragen des narzisstischen Gleichgewichts.

Männlicher und weiblicher Narzissmus

Die Menschen in dieser Serie werden nicht nur in oberflächlichen Vergnügungen gezeigt, sondern sie leiden auch an einem Mangel liebevoller, tragender Beziehungen. Als Ursache dafür kann man bei fast allen eine Beschädigung des Selbstwertgefühls und dessen Kompensation durch narzisstische Charakterzüge und Verhaltensweisen feststellen. Wir erfahren wenig über die Kindheit der Personen. Georg hat eine egoistische, eindringende, frustrierte Mutter (Gertrud Roll), die nicht davor zurückschreckt, das Schlafzimmer ihres Sohnes per Kamera zu überwachen. Die Mutter des Polizisten Jörg Pudschedl verpasst keine Gelegenheit, ihren Sohn zu demütigen und zu verspotten. Von daher lässt sich die sexuell gehemmte Persönlichkeit der beiden Söhne gut verstehen. Georg fürchtet sich vor der weiblichen Sexualität und flüchtet sich in die Arme der Männer. Jörg dagegen vermeidet jeglichen Kontakt zu Frauen und kann sich nicht vorstellen, dass er liebens- und begehrenswert sein könnte.

Gesunder Narzissmus beruht auf Selbstvertrauen, Selbstbestätigung, Selbstgefallen in einem Maße, das noch erlaubt, die eigene Beschränktheit und die Bedürfnisse anderer zu erkennen. Dieser »positive« Narzissmus wird genährt und verstärkt durch die Erinnerung an gute Erlebnisse, über die Zufriedenheit bei Erfüllung unserer Wünsche und durch ein inneres Wertesystem. Dies alles ist die Basis für unser Selbstwertgefühl, das wir möglichst im Gleichgewicht halten wollen.

»Die Regulation des Selbstwertgefühls ist in hohem Maße abhängig von positiven Erfahrungen oder Begegnungen, die uns wohltun, aufwerten und aufrichten. Erfolg, Lob, Bestätigung oder Liebesbekundungen bedeuten eine sogenannte ›narzisstische Zufuhr‹, die unser Selbstempfinden ins Gleichgewicht bringt« (Wardetzki 2012, S. 21).

Wenn das Selbstwertgefühl von Herabsetzung bedroht wird, kann der gesunde Narzissmus in eine verzerrte Selbstliebe oder »dysfunktionalen« Narzissmus umschlagen.

»Narzissten sind in diesem Verständnis Menschen, die Probleme haben, ihr Selbstwertgefühl zu regulieren und sich stattdessen in überhöhte Größenfantasien oder in die Verschmelzung mit einem idealisierten Anderen retten, die auf nur wenig positiven Narzissmus im Sinne von Eigenliebe und Selbstwert zurückgreifen können und die in übersteigertem Maße auf äußere Bestätigung angewiesen sind, um sich wert zu fühlen« (Wardetzki 2012, S. 25).

Die Serie zeigt einen kleinen Kosmos der Erscheinungsformen des männlichen und weiblichen Narzissmus. Nach Otto Kernberg (1996) kann man zwei Arten unterscheiden, Narzissmus zu leben: als sogenannter »unbeirrter oder progressiver Narzisst« und als »hypervigilanter oder regressiver Narzisst«. Nicht ohne Grund argumentiert Bärbel Wardetzki, dass die erste Form eher dem männlichen, die zweite eher dem weiblichen Narzissmus zugeordnet werden kann (Wardetzki 2012, S.26). Auch wenn diese Zuschreibungen immer mit Vorsicht zu genießen sind, haben sie doch ihre Berechtigung durch die gesellschaftliche Machtverteilung und der dieser noch immer zugrunde liegenden Rollenzuschreibungen.

Der Charakter des männlichen Narzissten zeigt als hervorstechende Kriterien »Grandiosität, grenzenlose Größenfantasien und vermeintliche Einzigartigkeit«, garniert mit den Zutaten »Gier nach Bewunderung, Anspruchsdenken, Ausbeutung, Empathiemangel, Neid und Arroganz« (Bonelli 2016, S. 117). Hierzu gehört auch noch der Anspruch, alles machen zu können und alles zu kontrollieren. Die Rationalität steht über der Emotionalität. Hier könnten sich Hadrian, Bertram und Josef wiederfinden. Aber auch die gerissene Anwältin Tina zeigt eher Anteile des männlichen Narzissmus und durchkreuzt damit die Rollenklischees.

Wenn aber Menschen noch zusätzlich eine schwere Über-Ich-Pathologie an den Tag legen, entwickelt sich eine Art bösartiger Narzissmus, die »antisoziale Persönlichkeitsstörung«. Im Verhalten dieser Personen kann man dabei den »passiv-parasitären« Typ und den »aggressiven« Typ unterscheiden. Der passiv-parasitäre Typ zeigt eher ein Fehlverhalten in Richtung von Lügen, Stehlen, Einbrechen, Fälschungen und Betrug. Der aggressive Typ schreckt auch vor Überfällen, bewaffnetem Raub und Mord nicht zurück (Kernberg 1996, S. 59). Georg wäre eher dem ersten Typ zuzuordnen. Er belügt seine Frau, hintergeht seinen Partner Joachim und zeigt eine Neigung zur Hochstapelei. Allerdings würde man von ihm keine körperlichen Angriffe erwarten. Ganz anders zeigt sich der Minister Schnitzler. Er lässt Georg krankenhausreif schlagen, erschießt geplant »seinen« Ministerialrat Josef v. Steinberg, als dieser ihm das ungelegene Gutachten zukommen lassen will, und stößt seinen Konkurrenten für das Kanzleramt aus dem Fenster.

Der weibliche Narzissmus zeigt sich vor allem in dem »Hunger nach Anerkennung«, »in dem Verlangen nach ständiger Bewunderung und dem Gefühl, ohne diese nicht leben zu können« (Wardetzki 1994, S. 27). Das bedeutet u. a., den Körper als Statussymbol einzusetzen und die äußere Erscheinung als Entscheidungskriterium über Glück oder Unglück zu sehen. Nicoletta und der schwule Francesco bieten mit Boutique und Friseursalon das Ambiente, sich weiblich zu stilisieren. Die schlanke, schöne, schicke Caro steht als Symbol für die begehrenswerte junge Sex-Göttin, die es geschafft hat, vom Bauernhof in den Olymp der Schickeria aufzusteigen. Maria investiert nicht in ihr Äußeres, sondern backt viele Malakoff-Torten zur Versüßung des Alltags für alle. So richtet sie ihr schwaches Selbstwertgefühl immer wieder dadurch auf, dass sie sich für andere aufopfert (was sich im Verlauf der Serie ändert). Ihren Sohn Simon sieht sie als eine grandiose Verlängerung ihres Selbst und tut sich schwer, ihn als heranwachsenden jungen Mann zu sehen. Sabine oszilliert zwischen den männlichen und weiblichen Eigenarten des Narzissmus. Sie ist sich ihrer weiblichen Reize bewusst, steht aber in ihrer Durchtriebenheit den Männern in nichts nach.

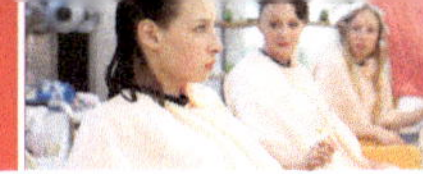

Wardetzki (1994) betont den Unterschied des weiblichen Typus der Anklammerung und des männlichen Typus der Vermeidung (S. 46). Als Wally bemerkt, dass ihr junger Lover Simon sich in eine junge Frau verliebt, wird sie wütend, verfolgt ihn und macht sich damit lächerlich. Aber diese narzisstische Wut nimmt nie die sadistischen Formen an, mit der Georg und Josef ihre Frauen demütigen. Hadrian nimmt Abstand von Caro, indem er sich mit seiner Exfrau Sylvia einlässt, und Bertram verlässt Sabine in einer prekären Situation, in der er sich feige davonstiehlt und untertaucht.

Diese eben beschriebenen narzisstischen Elemente durchsetzen den Mikrokosmos, in dem die Protagonisten leben, lieben und leiden. Ihnen dabei zuzusehen, wie sie sich in diesen Verhältnissen verstricken und sich zugleich aus dem Verhängnis befreien wollen, erzeugt Anteilnahme zwischen Mitfühlen und Abstandnehmen.

Zu guter Letzt

Am Anfang war die Lüge – diesen kryptoreligiösen Titel gibt Uli Brée seinem Roman über die *Vorstadtweiber*. Damit könnte gemeint sein, dass die Provokation dieser Serie nicht darin besteht, den Triumph des Amoralischen über die Moral zu feiern, sondern zum Nachdenken anregt, dass

> »ethisch zu handeln, eben nicht bedeutet, blind moralischen Geboten oder Verboten zu folgen, sondern immer wieder aufs Neue abzuschätzen, mit welchen positiven und negativen Konsequenzen unsere Entscheidungen verbunden sind. Und um dies zu können, müssen wir der Versuchung widerstehen, unsere Kontrahenten mit dem ›Signum des Bösen‹ zu versehen« (Schmidt-Salomon 2015, S. 199).

Insofern kann die Serie, die der Kritik so viel Verachtung abgerungen und dem Publikum so viel Spaß bereitet hat, zeigen, dass niemand im Vollbesitz der einzig richtigen ästhetischen und moralischen Vorstellungen ist:

> »Denn überall dort, wo die Überzeugung herrscht, zu wissen, was das Gute und das Böse sei, trägt der Wille zum Guten immer schon den Keim des Bösen in sich« (Kampits 2011, *Wer sagt was gut und böse ist?,* zit. nach Wuketits und Heintel, S. 28).

Am Anfang war das Wort – oder die Lüge? Am Ende jedenfalls triumphiert der Wiener Schmäh, diese unwiderstehliche Mischung aus Intrigen, Freunderlwirtschaft, Liebeleien, mehr oder weniger guten Ausreden – und einem spöttisch-verklärten Blick auf sich selbst und das Leben.

Literatur

Bonelli RM (2016) Männlicher Narzissmus. Das Drama der Liebe, die um sich selbst kreist. Kösel, München

Brée U (2016) Vorstadtweiber. Am Anfang war die Lüge. Residenz, Salzburg-Wien

Ernst H (2011) Wie uns der Teufel reitet. Von der Aktualität der 7 Todsünden. Herder, Freiburg, Basel, Wien

Fux P (2016) Vorstadtweiber. Das Buch zur Kultserie. Styria, Wien, Graz, Klagenfurt

Kernberg O (1978) Borderline-Störungen und pathologischer Narzißmus. Suhrkamp, Frankfurt am Main

Kernberg O (Hrsg) (1996) Narzißtische Persönlichkeitsstörungen. Schattauer, Stuttgart, New York

ORF WIE WIR (2016) Insgesamt 3,1 Millionen Seher bei zweiter »Vorstadtweiber«-Staffel http://der.orf.at/unternehmen/aktuell/rw_vorstadtweiber100.html. Zugegriffen: 10.10.2016

Palucki MT (2015) »Vorstadtweiber«: Eine Serie zum Verzweifeln. (13. Januar 2015). http://diepresse.com/home/kultur/medien/tvkritik/4637395/Vorstadtweiber_Eine-Serie. Zugegriffen: 13.7. 2016

Rützel A (2015) Endstation essbare Unterwäsche (5. Mai 2015). http://www.spiegel.de/kultur/tv/vorstadweiber-oesterreichische-serie-jetzt-in-der-ard-a-1032076.html. Zugegriffen: 13.7.2016

Scheer U (2015) Im Biotop der Luxusluder (5. Mai 2015). http://www.faz.net/aktuell/feuilleton/medien/die-ard-zeigt-die-serie-die-vorstadtweiber-13574408.html. Zugegriffen: 13.7.2016

Schmidt M (2015) Hicks und Hihi (5. Mai 2015). http://www.zeit.de/kultur/film/2015-05/serie-vorstadtweiber-wien-ard. Zugegriffen: 13.7.2016

Schmidt-Salomon M (2015) Jenseits von Gut und Böse. Warum wir ohne Moral die besseren Menschen sind. Piper, München Berlin Zürich

Wallnöfer I (2015) »Vorstadtweiber«: Desperat in Wien-Grinzing (9. Januar 2015). http://diepresse.com/home/kultur/medien/4634971/Vorstadtweiber_Desperat-in-Wien. Zugegriffen: 13.7.2016

Wardetzki B (1994) Weiblicher Narzissmus. Der Hunger nach Anerkennung. Kösel, München

Wardetzki B (2012) Eitle Liebe. Wie narzisstische Beziehungen scheitern oder gelingen können. Kösel, München

Wuketits F, Heintel P (2012) Die (Natur-)Geschichte von Gut und Böse. Wieser, Klagenfurt

Originaltitel	Vorstadtweiber
Land	Österreich
Ausstrahlung / Sender	ORF 2015, ARD 2015, SRF2 2015
Anzahl der Staffeln	2 Staffeln á 10 Folgen
Idee	Kathrin Zechner
Regie	Sabine Derflinger, Harald Sicheritz
Drehbuch	Uli Brée
Hauptdarsteller	Maria Schneider (Gerti Drassl), Waltraud »Walli« von Steinberg (Maria Köstlinger), Nicoletta »Nico« Huber (Nina Proll), Caroline »Caro« Melzer (Martina Ebm), Sabine Herold (Adina Vetter), Georg »Schorsch« Schneider (Jürgen Maurer), Dr. Hadrian »Hadi« Melzer (Bernhard Schir), Bertram »Berti« Selig (Lucas Gregorowicz), Josef »Joschi« von Steinberg (Simon Schwarz), Simon Schneider (Johannes Nussbaum), Joachim Schnitzler (Philipp Hochmair, Francesco (Xaver Hutter)
Verfügbarkeit	Als DVD erhältlich

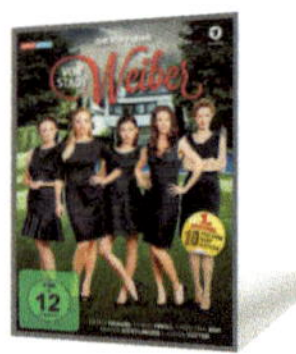

Philipp Massing

Blutspuren – Tätertypologie, Schuldfähigkeit und Prognose

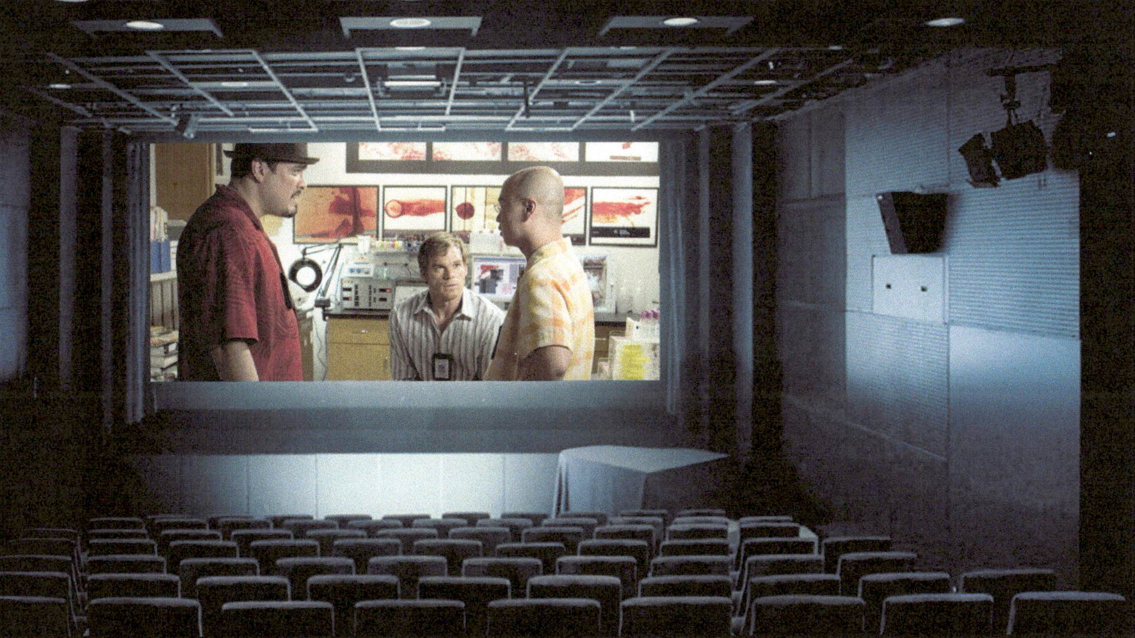

T. Storck, S. Taubner (Hrsg.), *Von Game of Thrones bis The Walking Dead*,
DOI 10.1007/978-3-662-53689-6_14, © Springer-Verlag GmbH Deutschland 2017

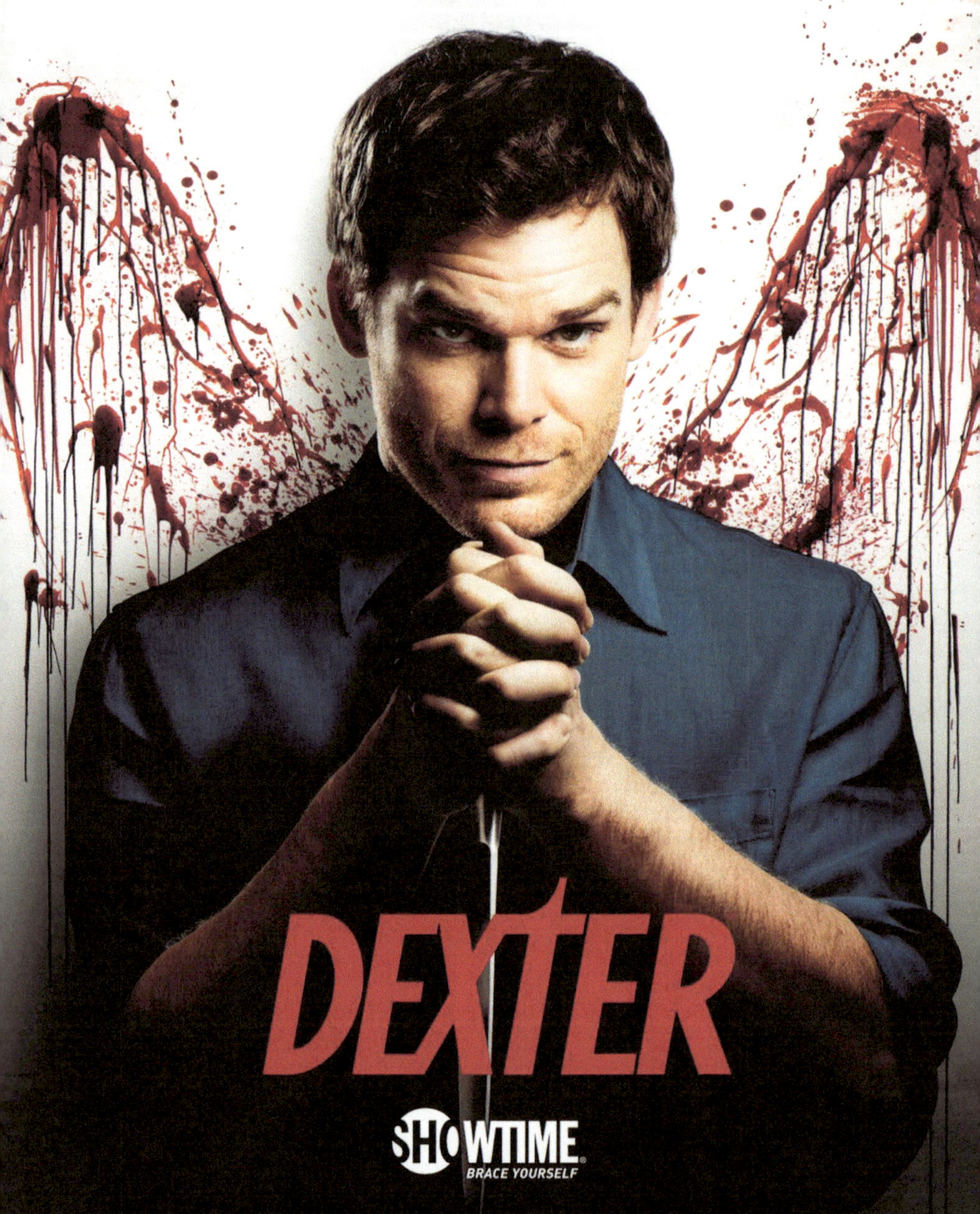

Filmplakat *Dexter*, Staffel 6.
Showtime. Quelle: Filmbild Fundus Herbert Klemens

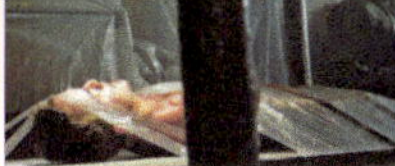

Dexter

Zur Einführung

Dexter (■ Abb. 14.1) ist eine kommerzielle Fernsehserie des US-amerikanischen Pay-TV-Senders Showtime und gehört in das Genre der Krimi-Thriller bzw. Dramaserie, hat auch etwas von schwarzer Komödie und könnte auch in die Kategorie der Selbstjustizfilme fallen. *Dexter* entwirft das Psychogramm eines Serienmörders. Der hochdekorierten TV-Serie liegt der Roman *Darkly Dreaming Dexter* von Jeff Lindsay (2004) zugrunde. Die deutsche Übersetzung wurde 2005 unter dem Titel *Des Todes dunkler Bruder* veröffentlicht. Es gibt eine eigene Dexter-Wiki »DEXTERAMA«, in der detailliert alle Details und Personen der Serie besprochen werden.[1]

Die Serie handelt von einem Serienmörder, besser Teilzeitserienmörder, namens Dexter Morgan, der als forensischer Blutspurenmusteranalyst beim Miami Metro Police Departement beschäftigt ist und in »Teilzeit« andere Mörder ermordet. Er begeht in den acht Staffeln mit 96 Episoden mindestens 135 Morde. In dem Wiki DEXTERAMA gibt es eine namentliche Liste der Opfer, die Dexter gekillt hat – zugeordnet der jeweiligen Episode. Außerdem werden auf der Liste die Tiere, die Dexter getötet hat, aufgeführt – nicht zu vergessen seine versuchten Morde und die in seinen Vorstellungen und Träumen durchgeführten Morde. *Dexter* ist wahrscheinlich die Serie mit den meisten Einzelmorden.

Das, was Dexter tut, während er die Taten begeht – sein Modus operandi – wird von ihm dynamisch situationsabhängig gestaltet. Seine »Handschrift« (Reichertz 2006) – das, was er tun muss, um sich zu verwirklichen – ist statisch und verändert sich nicht. Die Werkzeuge, die er benutzt sind, u. a. große Messer, verpackt in einer speziellen Tasche, eine Spritze, mit der er die Opfer zunächst betäubt, Strangulationsdraht, chirurgische Instrumente, Pistolen, Jagdmesser und Defibrillatoren. Er sediert die Opfer zunächst, indem er sie mit einer Betäubungsspritze in den Hals sticht, und bindet sie dann in einen vorher mit Plastikfolie ausgelegten Raum eng mit Klarsichtfolie auf einem Tisch. Er konfrontiert sie mit ihren Taten, z. B. mit den Bildern ihrer Opfer oder gar mit den ausgegrabenen Opferleichen. Typischerweise tötet er sie mit einem Messerstich ins Herz, zerlegt sie fachmännisch und verpackt die Teile in schwarze Plastiksäcke. Diese Säcke fährt er mit seinem Boot in die Bay bei Miami und versenkt sie ins Meer. Die Leichen werden in einer der Episoden gefunden, und es wird für ihn der Name »Bay Harbour Metzger« kreiert.

Das Geheimnis, wer dieser Serienmörder ist, ahnen im Verlaufe der Serie einige. Es kann Dexter jedoch nicht nachgewiesen werden. Später wird er sich seiner Schwester Debra auch offenbaren. Und es wird in der finalen Staffel deutlich, dass es von Anfang an neben seinem Stiefvater Harry eine weitere Mitwisserin gibt, Dr. Vogel, die für Dexter »Harrys Code« entwickelt hat und sich als »geistige Mutter« von Dexter bezeichnet. »Harrys Code« ist die Bezeichnung für ein Set an Verhaltensanweisungen mit dem Ziel, Dexters Tötungsdrang zu »kanalisieren«. Er zielt in zwei Richtungen: Einmal soll er Dexter helfen, ein unauffälliges, sozial angepasstes Leben zu führen, zum anderen ist er als eine Art geistiges Werkzeug gedacht, das es Dexter ermöglichen soll, Serienmörder zu töten. Weiter unten im Text wird näher auf die Inhalte des Codes eingegangen. Außerdem weiß die einzige Frau, die Dexter liebt und die ebenfalls eine Mörderin ist, Bescheid. Dexter und Hannah erweisen sich als das ideale Psychopathenpärchen.

---

1 http://dexter.wikia.com/wiki/Home.

Ein wesentliches Ritual seines Mordens ist, dass er vor dem Mord mit einem Skalpell in die Wange der Opfer schneidet und den Blutstropfen auf einem Objektträger auffängt und diesen dann in einer Box sorgfältig aufbewahrt. In einer ersten Box sind es 46 Blutplättchen, in einer zweiten Box sind es 43.

Sein »vordergründiges« Motiv ist Selbstjustiz, er ermordet andere schuldige Mörder/Serienmörder, die von der Justiz nicht belangt wurden oder belangt werden konnten, er ist ein »Killer der Killer«, »die linke Hand Gottes«, wie der Autor Lindsay in einem Interview erklärt (Howard 2010). Während man in der ersten Staffel noch wortwörtliche Zitate aus dem ersten Dexterroman erkennt, wird im Laufe der weiteren folgenden sieben Staffeln immer mehr von den Bänden der Dexterromane abgewichen, und es entsteht eine neue Mehrautorengeschichte.

Die »ikonografische« Bedeutung der Serie lässt sich u. a. daran erkennen, dass in anderen Quality-TV-Serien Verweise auf das Grundthema der Serie zu finden sind: So wird in der Showtime-Produktion *Weeds* (S6-E6) in einer Szene einer der Protagonisten, Shane, ein Sohn der Hauptperson Nancy Botwin, der einen Mord begangen hat, in einem Dialog des anderen Sohns mit Nancy wie folgt beschrieben:

 »…und Shane könnte, keine Ahnung, einer von der guten Serienkillern werden, die nur andere Serienkiller töten… Steve ist eine Zeitbombe…«

Perspektiven der Betrachtung: Blut – Täter – Verantwortung

Aus den möglichen kulturellen Interpretationssystemen unserer Gesellschaft wird die forensische Perspektive aus drei Blickwinkeln gewählt, um sich dem Phänomen des medial-seriell vermittelten Themas des Mordens in Form des Serienmordes als Selbstjustiz zu nähern. Leiten lässt sich der Beitrag zunächst dadurch, dass Dexter beim Miami Metro Police Department als forensischer Blutspurenanalyst arbeitet. Außerdem werden alle weiteren hier behandelten forensischen Themen – Profiling, Psychopathie und Schuldfähigkeit – in einzelnen Episoden der Serie abgebildet.

Blut ist ein zentrales Symbol der Serie und in dem aktuellsten Lehrbuch zur forensischen Blutspuren-musteranalyse von Ramsthaler et al. (2015) wird in der Einleitung »Blutspurenmusteranalyse als kulturelles Phänomen« explizit auf die Serie *Dexter* verwiesen. In der Serie selbst wird in jeder Staffel die Arbeit von Dexter in ihren verschiedenen Stadien – von der Tatortanalyse bis zur Arbeit im Labor bis hin zum Auftreten als Experte vor Gericht – gezeigt.

Der zweite forensische Aspekt erwächst aus dem Spektrum der Zusammenarbeit zwischen polizeilicher **Fallanalyse**, forensischen Psychiatrie und Kriminalpsychologie. Es geht um die Frage, ob und wie sich ein Täterprofil bei Gewaltverbrechen erstellen lässt. Wie würde ein Profiler sich mit dem Fall Dexter Morgan befassen, und zu welchem Ergebnis käme er? In der achten Staffel tritt die auf Serien-killer spezialisierte Neuropsychiaterin Dr. Vogel, die »Psychopathenflüsterin«, auf, die eine besondere Rolle in der Serie einnimmt. Sie outet sich als Dexters »geistige« Mutter. Einmal bezeichnet sie ihn als eine Art »Psychofrankensteinin« als ihr perfektes Geschöpf.

Der dritte forensische Aspekt betrifft **das Arbeitsgebiet der forensisch-psychiatrischen Begutachtung**. Lässt sich bei Dexter Morgan eine psychiatrische Störung nach den beiden aktuellen psychiatrischen Diagnosesystemen, dem DSM-5 (APA 2013) oder ICD 10–WHO (2016)[2] diagnostizie-ren? Ist Dexter schuldfähig? Unter der Annahme, Dexter säße in einem deutschen Gefängnis in Untersu-chungshaft und die Staatsanwaltschaft würde einen forensisch-psychiatrischen Sachverständigen hinzu-ziehen, wird skizzenhaft dargestellt, wie nach den aktuellen Kriterien der Begutachtung im deutschen Strafrecht ein psychiatrisches Gutachten zur Frage der Schuldfähigkeit Dexter Morgans aussehen könnte.

---

2   https://www.dimdi.de/static/de/klassi/icd-10-who/.

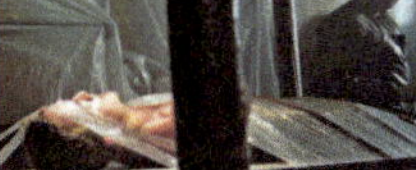

Und es wird gefragt – angenommen Dexter säße in Sicherungsverwahrung (§ 66 StGB) –, wie ein Prognosegutachten zur seiner möglichen Entlassung aussehen könnte. Sicherungsverwahrung ist eine besondere Form der langfristigen Unterbringung in bestimmten Gefängnissen, die unabhängig von der Frage der Unterbringungen (Maßregelvollzug) wegen Schuldunfähigkeit oder verminderter Schuldfähigkeit in forensischen Kliniken entschieden werden kann. Sie wird – wie es im Gesetzestext (§ 66 StGB) u. a. heißt – vollzogen, wenn

> »die Gesamtwürdigung des Täters und seiner Taten ergibt, dass er infolge eines Hanges zu erheblichen Straftaten, namentlich zu solchen, durch welche die Opfer seelisch oder körperlich schwer geschädigt werden, zum Zeitpunkt der Verurteilung für die Allgemeinheit gefährlich ist.«

Als forensische Schablone, sich der Serie zu nähern, könnte man sich als Dimensionen »BLUT(TAT) – TÄTER – VERANTWORTUNG« vorstellen.

Rezeption

Auf den beiden wichtigsten Webseiten, auf denen kritiker- und zuschauerbasiert Bewertungen u. a. auch für TV-Serien aggregiert werden, schnitt *Dexter* relativ gut ab. Auf der Webseite »Metacritics«[3] erhielt die Serie für die einzelnen Episoden Bewertungen von 62 bis 85 (0–100), auf der Webseite von »Rotten Tomatoes«[4] eine durchschnittliche Bewertung von 79 (0–100).

In Deutschland wurde *Dexter* erstmals am 24.2.2008 auf Premiere gezeigt, Premiere hat aber keine Zuschauerzahlen veröffentlicht. Im Free-TV lief *Dexter* zwischen dem 29.9. und dem 15.12.2008 bei RTL2, und die Zuschauerzahlen waren enttäuschend. Dies hing mit der Organisation der deutschen TV-Landschaft und der schlechten Vermarktungsstrategie von RTL und RTL2 zusammen.

Die Serie war häufig für die wichtigsten Auszeichnungen von TV-Serien nominiert. 2010 gewann Michael C. Hall, der Darsteller von Dexter, den Golden Globe als bester Hauptdarsteller, und der Emmy 2010 ging an Steve Shill für die beste Regie in einer Drama-Serie.

Die Handlung

Das serielle Geschehen wird auf vier Ebenen erzählt: Die erste Ebene bezieht sich auf das aktuelle Geschehen, in dem die Geschichte Dexters und seiner zahlreichen Morde entsprechend dem Buchanfang von Lindsay, beginnend mit der nächtliche Autofahrt durch Miami vor dem ersten Mord bis zur Schlussszene der achten Staffel, linear-seriell erzählt wird. Die zweite Ebene besteht aus den zahlreichen Rückblenden, in denen der Zuschauer die Entwicklung von Dexter vom Kind zum Jugendlichen hin zum Erwachsenen erfährt. Die dritte Ebene ist die Dimension der Voice-over-Kommentare von Dexter. Dexter kommentiert sein Innenleben und seine Handlungen. Diese Technik schafft eine ideale Projektionsfläche für die Zuschauer der Serie. Der Zuschauer nimmt in direkter Weise Teil am »dark passenger«, er wird im wahrsten Sinne zu » Bruder/Schwester« des dunklen Begleiters. Wird der Zuschauer damit auch ein Teil der Dunkelheit und ankert seine eigenen destruktiv-blutigen Phantasien an der Figur Dexter? Die vierte Ebene ist die Geschichte der weiteren Hauptfiguren und ihrer Beziehungen, zum Teil verwoben mit Dexters Lebensgeschichte, zum Teil aber auch als weiter linear erzählte, von Dexters Leben unabhängige Beziehungsgeschichten (Abb. 14.2).

Dexter ist der biologische Sohn einer Stripperin und eines drogenabhängigen und kriminellen Vietnamveteranen. Aus dieser Ehe stammt ein zweites Kind, Brian Moser, der ebenfalls wie Dexter

---

3   http://www.metacritic.com/tv/dexter.
4   http://www.rottentomatoes.com/tv/dexter/.

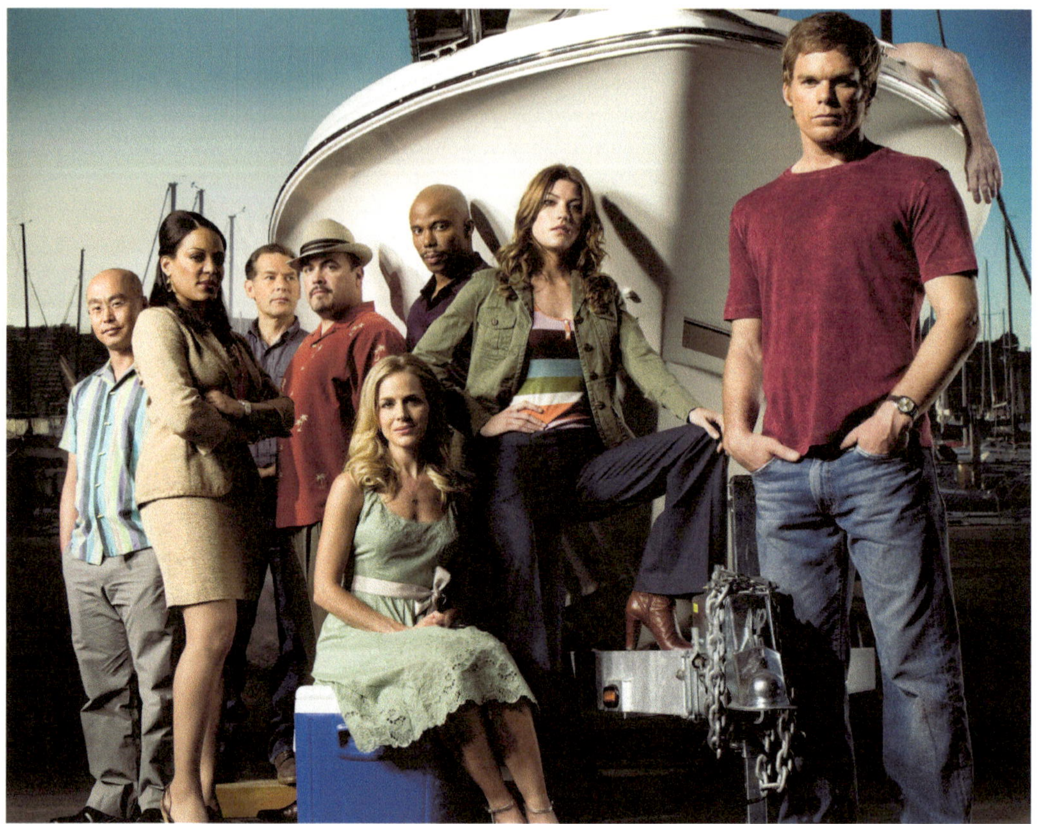

■ **Abb. 14.2** Hauptfiguren (v.l.n.r.): V. Masuka – leitender Forensiker; M. LaGuerta – Abteilungsleitung Mordkommission Miami; H. Morgan – verstorbener Adoptivvater von Dexter; A. Batista – Detective; J. Doakes – Detective; R. Bennett – Freundin und spätere Ehefrau; D. Morgan – Schwester von Dexter; Dexter Morgan – forensischer Blutspurenanalyst und Serienmörder von Serienmördern. © Showtime. Quelle: Filmbild Fundus Herbert Klemens

ein Serienkiller wird und sich als der von Dexter in der ersten Staffel gejagte »Ice Truck Killer« (Kühllasterkiller) herausstellt: Geschichten von Blut und Eis im Zusammenhang mit einem Brudermord. Dexter wird als Dreijähriger Zeuge, wie seine Mutter, eine Drogendealerin, von einem Mörder, der von einem Konkurrenten der Mutter angeheuert wurde, mit einer Kettensäge in einem Blutmassaker getötet wird. Er verbringt zwei Tage und Nächte in diesem Blutbad, das in einem Schiffscontainer stattfindet, und wird schließlich von Harry, einem hochangesehenen Polizisten, blutverschmiert (»born in blood«) herausgeholt. Harry adoptiert ihn, und als an Tötungen von Tieren deutlich wird, dass Dexter »einen Drang hat zu töten«, lehrt Harry Dexter zwei wesentlich Dinge: 1. wie man als Mörder sich hinter der Maske der Normalität verbirgt und 2. wie man den Drang zu töten für »eine gute Sache« nutzen kann, nämlich Serienmörder zu töten. »Harrys Code« enthält eine Reihe von Regeln, von denen nur die beiden Wichtigsten genannt seien: »1. Lass dich nicht erwischen. 2. Töte niemals einen Unschuldigen.«[5] Von den anderen Regel sei eine für die Forensik interessante Regel genannt: »Wenn du einen Persönlichkeitstest machen sollst, beantworte die Fragen immer so, dass die Antwort im Gegensatz zu dem steht, was du gerade fühlst.«[6]

---

5   http://dexter.wikia.com/wiki/The_Code_of_Harry.
6   http://dexter.wikia.com/wiki/The_Code_of_Harry.

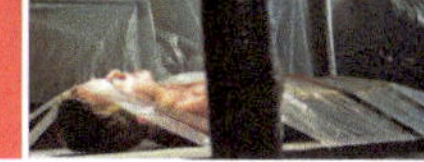

Dexter studiert Medizin und wird Blutspurmusteranalytiker beim Miami Metro Police Department. Seinen ersten Mord begeht er mit 19 Jahren. Während er tagsüber erfolgreich und äußerst professionell seiner Arbeit nachgeht und im Verlauf der Serie seine zwischenmenschlichen Beziehungen zu den Kollegen zunehmen und er auch familiäre Bindungen eingeht, ermordet er nachts nach einem ganzen bestimmten Ritual andere Serienmörder. Diese hat er vorher meist sorgfältig beobachtet. Im Prinzip sollen es Killer sein, die von der Justiz nicht belangt werden konnten. In einem geeigneten Moment kidnappt er sie, betäubt sie mit einer Spritze und bringt sie in einen mit Plastikplanen ausgelegten Tötungsraum – er will ja als Blutspurenanalyst keine Spuren hinterlassen –, fesselt sie mit Plastikplanen auf einen Tisch und konfrontiert sie mit ihren Taten (Abb. 14.3). Dann folgt das bereits oben erwähnte besondere Ritual des Aufschlitzens der Wange. Er bewahrt einen Holzkasten mit den Blutplättchen in seiner Wohnung auf, und später wird ihn sein kleiner Sohn einmal finden. Die Blutplättchen liegen zerstreut auf dem Boden, und Dexter kann sie nicht mehr einzelnen Opfern zuordnen – Chaos. Chaos auch in Dexters Innenleben: Dexter kann zu diesem Zeitpunkt seinen Tötungsdrang nicht mehr durch »Harrys Code« kontrollieren. Der dunkle Begleiter hat die Macht über ihn übernommen, und er gleicht immer mehr seinem Bruder Brian.

Es sei nur kurz auf einige der wichtigsten Handlungsstränge hingewiesen. Dies ist zum einen die Entwicklung der Beziehung zwischen Rita Bennett, die zwei Kinder hat, Dexter heiratet und mit der er einen gemeinsamen Sohn Harrison hat. Rita wird von einem Serienmörder in der Badewanne getötet. Harrison wie Dexter als Kind sitzt in Blut gebadet vor der blutgefüllten Badewanne.

Eine weitere wesentliche Rolle spielen die wechselnden Interaktionen in der Gruppe der Mitarbeiter des Miami Metro Police Department: Geschichten von Liebe und Verrat, Erfolg haben und Scheitern, dem Versuch, Beruf und Familie unter einen Hut zu bekommen, Leiden, Sterben und Tod – kurz gefasst, das »normale« Leben der Mitglieder einer Mordkommission aus der Perspektive einer US-Serie.

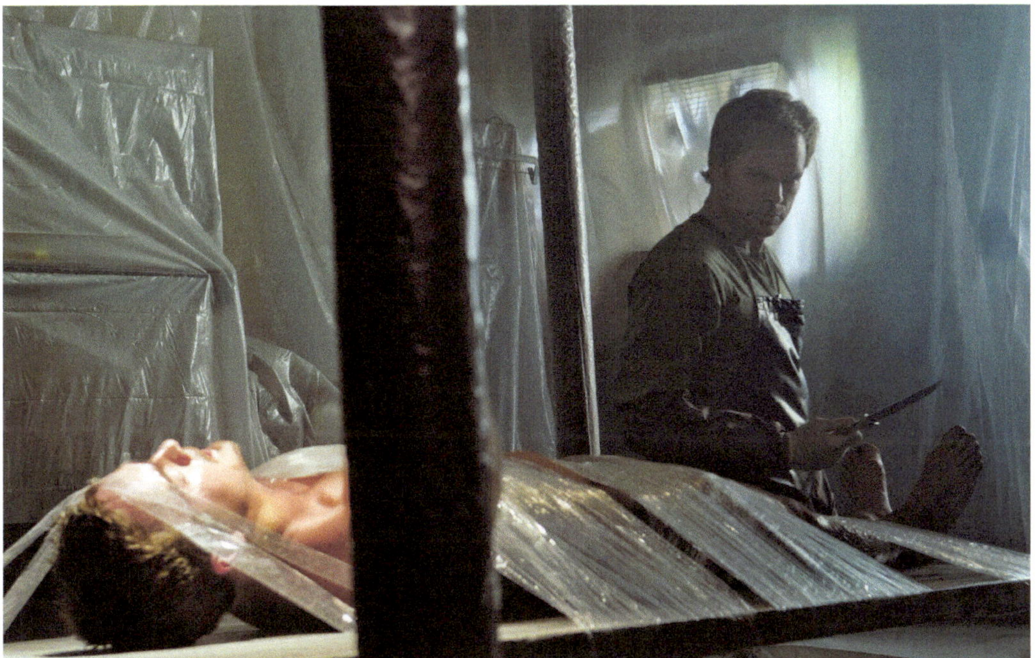

Abb. 14.3 Modus operandi: Plastikplanen zur Vertuschung der Blutspuren und zur Fesselung der Opfer, Konfrontation der Opfer mit ihren Taten. © Showtime. Quelle: Filmbild Fundus Herbert Klemens

Einer der bis zum Ende durchgehenden, immer wieder Spannung erzeugenden Handlungsstränge betrifft die Frage, ob es den Kollegen oder anderen gelingt, Dexter zu entlarven. Manche der anderen Hauptcharaktere der Serie kommen Dexter sehr nahe, überraschen ihn sogar und bezahlen meist mit dem Tod – dies gegen »Harrys Code«.

Zur Spannung trägt auch bei, dass Dexter zu einigen Serienmördern eine Beziehung aufbaut, so zum Bespiel zum »trinity killer«, der deshalb so genannt wird, weil jede Mordserie aus drei Morden besteht. Die auch für das Ende der Serie wichtigste Beziehung zu einem Serienmörder ist die zu der Serienmörderin Hannah McKay, mit der er schläft, anstatt sie zu töten. Diese Beziehung ist nicht nur für das Serienende von zentraler Bedeutung. Hannah wird mit Dexters Sohn nach Argentinien gehen und nach dem Verschwinden von Dexter, der seinen eigenen Tod inszeniert, ihre Rolle als Harrisons zukünftige Mutter akzeptieren. Aus forensischer Sicht ist das Paar Dexter und Hannah (Staffel 7 und 8) faszinierend. Was hindert die beiden psychopathischen Mörder, sich gegenseitig zu killen? Gefühle wie romantische Liebe? Als Dexter Hannahs das erste Mal habhaft wird und sie gebunden auf seinem präparierten Tötungstisch liegt, schafft er es nicht, ihr das Messer in die Brust zu stoßen. Er befreit sie, und sie lieben sich in dem vorbereiteten Tötungsraum.

Dexter ist in der Ausübung und Durchführung seines Gesetzes »Harrys Code« Polizist, Richter, Jury und Vollstrecker in einem. Er vollstreckt eine außergesetzliche Gerechtigkeit. Lässt man die Reihe der Selbstjustizfilme am eigenen inneren Auge vorbeiziehen (z. B. die *Death Wish*-Reihe, *Blue Steel*, *Sleepers* etc.), so ist aktuell am ehesten eine Parallele zu einem ARD-Sonntagstatort (2015), einem »Luzernkrimi« mit dem Titel »Ihr werdet gerichtet«, zu ziehen: Wegen einer Reform der Schweizer Strafprozessordnung nimmt ein selbsternannter Rächer der überlasteten Justiz in Luzern die Arbeit ab und tötet Verbrecher, die trotz ihrer schweren Straftaten aus juristisch formalen Gründen nicht zu Rechenschaft gezogen werden konnten.

Erste forensische Perspektive: BLUT(TAT)

Blut, Blutstropfen, Blutspritzer, Blutspuren, Blutbäder

Dexter: »Jeder Kontakt hinterlässt eine Spur, dieser Gedanke ist die Basis der Forensik« (S8-E8).
»Willkommen im Blutspurenland« (S8-E5).

Dexters Weltbild – er nennt sich selbst

»Blutheini«

und von Masuka, seinem Kollegen, wird er als

»König der Spritzer«

bezeichnet – ist von Blut durchtränkt. Er ist eben »born in blood«. Hier knüpft die Serie z. B. an kulturell wichtige Erzählungen über das die menschliche Beziehungen durchtränkende Blut an. Erwähnt seien das Hebbelsche Theaterstück *Die Nibelungen:*

»In Strömen rinnt das Blut, und wie's erstarrt, Verdunkelt sich das Gold, um das es floss, Und strahlt in hellerem Schein« (Hebbel 1862 Kapitel 27, 4. Akt, 1. Szene).

Oder aus *Macbeth:*

> »Ich bin einmal so tief in Blut gestiegen, Daß, wollt ich nun im Waten stillestehn, Rückkehr so schwierig war als durchzugehn« (Shakespeare 1632, 3. Akt, 4. Szene).

Dexters Blutspritzer im Gesicht werden stilbildend und in anderen aktuellen Filmen wie z. B. *The Voices* als den Protagonisten kennzeichnende Eigenschaft im Titelbild aufgenommen: Auf dem Titelbild von *The Voices*, einer tiefschwarzen Komödie, wird Jerry, der auf den Spuren namhafter Serienkillerikonen wandelt, mit Blutspritzern auf seiner linken Gesichtshälfte und seiner Katze dargestellt.

Das Symbol Blut wird in der Serie in vielfältiger Weise in seinen kulturellen Bezügen »fast durchdekliniert«. Von Natursymbolen wie dem blutroten Mond (S6-E1) bis über Anspielungen an die christlichen Mythologie des Blutes in Form des Bluts Christi der am Kreuz durchbohrten Hände und Füße eines Corpus (S6-E1), der Zitierung der biblischen Apokalypse des Johannes, in dessen Visionen das Blut bis zum Zaumzeug der Pferde hochsteigt, bis hin zur Ikonografie der Splatterfilme.

Bei Bestellung der Serie als DVD erhält man neben einer Box, in der die DVDs wie Blutplättchen in einer Nachbildung von Dexters Blutplättchenbox hineingestellt sind, ein Booklet »GRAFIX. The Art of Dexter«. Die Abbildungen hätten gut als eine weitere Illustrationen, welch kraftvolles und allgegenwärtiges menschliches Symbol das Blut ist, in eine Kunstausstellung über »BLUT – Kunst, Macht, Politik und Pathologie« in zwei Frankfurter Kunsthallen in den Jahren 2001/2002 gepasst (Ausstellungskatalog: Bradburne und Weber 2001).

In der Serie ist Dexter forensischer Blutspurenmusteranalytiker. Obwohl eine »Laborratte«, ist er ein angesehener und geschätzter Spezialist, der auch den ersten Mord der Menschheitsgeschichte, der auch aufgrund der Blutspritzer gelöst wurde – den Brudermord von Kain und Abel – aufgeklärt hätte:

> »Die Stimme des Blutes deines Bruders schreit zu mir von der Erde« (Die Bibel, 1. Buch Mose, 4.10).[7]

Die Serie bildet die verschiedenen Schritte und Facetten der Analyse von Blutspurenmustern lehrbuchmäßig ab: Die Blutspurenerfassung bei der Tatortarbeit in Form von Vermessung, Fotografie und anderen Hilfsmitteln, dann die Sicherung von Blutspuren am Ereignisort, gefolgt von weiteren Analyseschritten im Labor. In Dexters Labor hängen an den Wänden wie Kunstwerke Fotografien von Blutspritzermustern (⬛ Abb. 14.4). In einer Szene, die ihn bei der Arbeit im Labor mit Objektträgern zeigt, auf die er Blutstropfen aufbringt, bringt er seine Beziehung zum Blut auf den Punkt:

> »Endlich Ruhe und Frieden, kein schreiendes Baby, kein Marco, kein Polo [Pause] nur ich und das Blut…« (S4-E1).

Hier zeigt die Serie eine ihrer Qualitäten. Der »rote« Faden BLUT hält die Handlungen in einer Art staffelübergreifendem symbolischem Skript zusammen. Das Markenzeichen der Serie ist all das viele Blut, das auch die Cover der DVDs der acht Staffeln ziert.

In einer fast ironischen Brechung zeigt das Ritual des »Blutstropfen auf einen Objektträger« zwei Seiten ein und derselben »Münze Blut«: hier Arbeitsalltag, da Killeralltag. Dexter ist Polizist und Täter in einem. Er ist Jäger der anderen Serienmörder, wird aber auch von den verschiedenen Mitarbeitern seines Teams gejagt. Er besitzt die »dexterity« (engl. Geschicklichkeit), Morde mit aufzuklären, und benutzt dieselben Fähigkeiten dazu, Morde zu begehen.

---

7 http://www.bibel-online.net/buch/luther_1912/1_mose/4/.

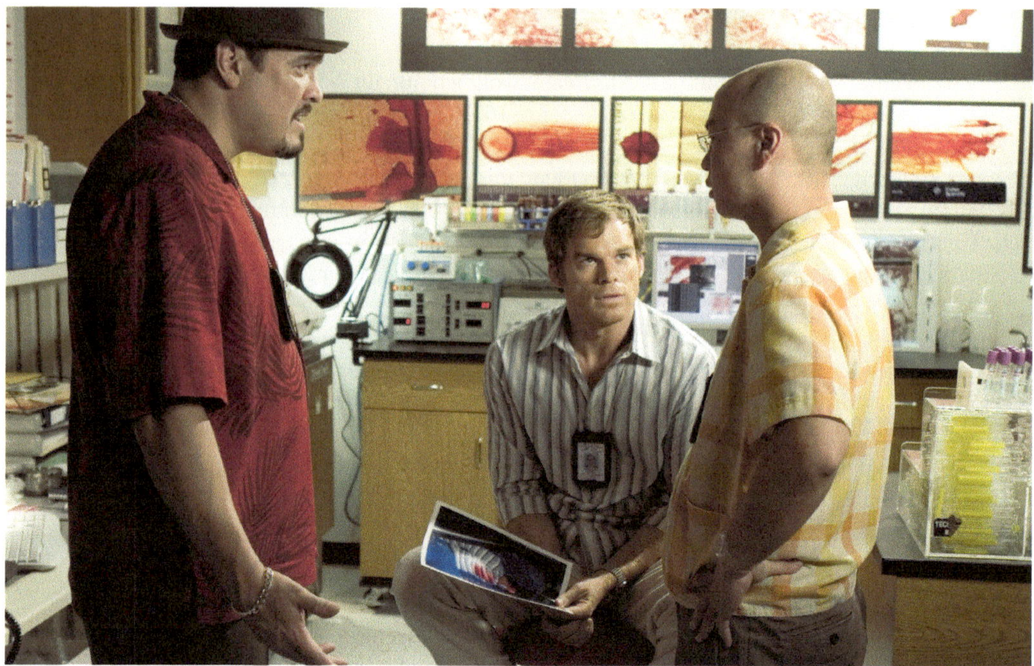

 Abb. 14.4 Dexters Labor: Blutspurenmusterbilder als künstlerische Produkte von Dexters Tätigkeit. Dexter erklärt Masuka und Batista anhand eines Bildes die Schönheit eines blutigen Tatortes. © Showtime. Quelle: Filmbild Fundus Herbert Klemens

Wissenschaftliche Erforschung der Entstehung von Blutspuren- und Tatortanalyse

Exemplarisch betrachtet werden im Vergleich zwischen aktuellem Lehrbuch der Blutspurenmusteranalyse (Ramsthaler et al. 2015) und TV-Serie zwei Aspekte: die wissenschaftlichen Versuchsanordnungen zu Erforschung von Blutmustern und die Tatortanalyse.

Die ersten wissenschaftlichen Untersuchungen zur Entstehung von Blutspurenmustern gehen auf Eduard Piotrowski zurück. 1895 verfasste er die Monografie *Über Entstehung, Form, Richtung und Ausbreitung der Blutspuren nach Hiebwunden des Kopfes*. Die Versuche, die er machte, wären heute schon aus ethischen Gründen und auch aus Gründen des Tierschutzes nicht erlaubt. Er schlug lebenden Kaninchen mit Hämmern und Steinen den Schädel ein und zeichnete dann die Szene, auf der das Ergebnis zu sehen war: Mit dem Hammer und dessen genauen Maßen und Gewichten, dem tot darniederliegenden Kaninchen und den Blutspritzermustern, die sich an einer rechteckig aufgestellten Stellwand gebildet hatten. Einige seiner Zeichnungen sind jeweils als Kapitelvorblätter im aktuellen forensischen Lehrbuch zur forensischen Blutmusteranalyse (Ramsthaler et al. 2015) abgebildet.

In der Serie *Dexter* (S8-E1) wird folgende Versuchsanordnung gezeigt: Dexter befindet sich in einem weißen Schutzanzug und einem großen Schutzhelm mit Plastikvisier in einem Raum, der an drei Seiten weiße Wände hat und zur Kamera hin ein Glasfenster. Auf dem Tisch steht ein weiße Gipsfigur, Becken und Beine abgesägt, die Schädeldecke angesägt. Dexter schlägt mit aller Wucht mit einem Baseballschläger auf diesen Kopf, der keine Augen hat, und das Blut spritzt nach allen Seiten und bildet auf dem kameraseitigen Glasfenster ein Blutspurenmuster. Hinter dem Glasfenster wird er von dem leitenden Forensiker Masuka (C.S. Lee) beobachtet, der genüsslich ein Brot kaut. Dann fährt die Kamera auf das die Blutspuren anschauende, fast jungenhaft verschmitzt lächelnde Gesicht Dexters und überblendet im nächsten Momente in eine kurze Szene, in der Dexter mit einem Bohrer an seinem

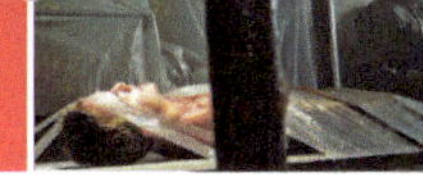

inszenierten, mit Folien ausgelegten Mordtatort mit der gleichen Schutzbrille in grünem Kittel den Bohrer an eines seiner Opfer ansetzt: das unmittelbare Nebeneinander von Blutspurenmusteranalytiker und Blutspurenmusterproduzent, Ermittler und Täter.

Der zweite Aspekt betrifft die Tatortanalyse. In der Serie wird von Dexter am Tatort in einigen Sequenzen die Old-school-Methode des »Bloodstain-Stringings« angewandt: Im Tatortraum werden Stative aufgestellt, die den Ausgangspunkt oder Eingangspunkt für rote Fäden bilden, die verschieden großen Blutspritzern oder Blutanhaftungen zugeordnet sind. Sie ergeben ein dreidimensionales statisches Muster, das den Tatraum und Blutraum in einer für diese Tat spezifischen Weise gliedert. Man kann dann z. B. an den Fäden die Winkel messen, in denen die Blutspritzer vom Ort ihrer Entstehung sich im Raum verteilt haben. Entlang dieser Raumaufteilung durch die als Fäden symbolisierten erstarrten Blutspritzerverläufe entwickelt Dexter den weiteren im Raum anwesenden Personen szenisch-dynamisch fast begeistert den möglichen Tathergang (S1-E1; S4-E1). Dexter fotografiert die Fädenszenarien, und es ergibt sich ein zweites Erkenntnismittel. Im Police Department bei den Besprechungen demonstriert er in den Bildausschnitten der Fädenanordnungen das mögliche Mordszenario.

Die moderne forensische Blutspurenanalytik bedient sich digitalisierter, insbesondere bildgebender fotooptischer Verfahren, um die Blutspurenmuster zu visualisieren und auszuwerten. Im Zentrum steht die Frage nach dem Ursprungsort der Entstehung und der Dynamik der Blutausbreitung im Raum, um damit eventuell auf die Abfolge von Handlungssequenzen bei den Gewaltakten rückzuschließen (sogenannte Area-of-Origin-Kalkulation). Benutzt werden unter anderem Kamerasysteme, die eine digitale, vollsphärische fotografische Erfassung von Räumlichkeiten ermöglichen. Außerdem werden dreidimensionale Lasersysteme eingesetzt. Wesentlich ist die Entwicklung entsprechender Auswertungssoftware. Hier hat zum Beispiel die amerikanische Software *Hemospat*® die Verwendung der klassischen »Farbfäden«, so wie es in *Dexter* gezeigt wird, überflüssig gemacht. Das »Stringing«, also das Ziehen der Fäden im Raum mit der Gefahr der Kontamination der Kontaktflächen, wird elektronisch nachgebildet.

Zweite forensische Perspektive: TÄTER

Fallanalyse und forensische Psychiatrie: Wie viel Monster muss in mir sein, um Monster zu finden?

Im zweiten forensischen Abschnitt wird die Frage diskutiert, welchem Täterprofil bei Gewaltbrechen Dexter Morgan zugeordnet werden kann. Der Forschungskontext der Fallanalyse vereint verschiedenste Disziplinen, angefangen von sozialwissenschaftlichen Fächern, Soziologie und schließlich auch Rechtsmedizin bis hin zu Psychiatrie und Psychologie. Bei der Erstellung eines Täterprofils geht es darum, die Handschrift des noch nicht gefassten Serienmörders zu lesen, um eine Art Landkarte zu erstellen, die den Weg zu dem gesuchten Täter zeigt. Dieser Prozess verbindet methodisches Wissen aus verschiedenen Forschungsgebieten mit der bisherigen Erfahrung des Lösens von Fällen und der durch die Erfahrung geläuterten Einsicht in die Zufälligkeit des Lebens. Bei *Dexter* hat dieser Weg wieder eine janusköpfige Bedeutung. Das Wissen, das ein Profiler bräuchte, um ihn zu finden, gleicht Dexters Wissen, das er braucht, um den Weg zu den anderen Serienkillern zu finden.

Zwischen Serienkillern und Profilern besteht ein besonderes, durch Hollywoods Filmindustrie geknüpftes Band. Scheerer (2006) hat sich ausführlich mit der sozialen Symbolik dieses Bandes zwischen dem »radikal Bösen« und den Stars der fiktiven Profiler wie z. B. Clarice Starling (Jodie Foster) aus *Das Schweigen der Lämmer* befasst. Die TV-Serie *Dexter* hat davon profitiert, dass filmische und andere Erzählungen über Serienkiller »den Olymp der populären Kultur« (Scheerer 2006) erstiegen haben.

Die Definition zugrunde legend, dass man ab drei Morden die Bezeichnung Serienmörder verdient, ist Dexter eindeutig als Serienmörder einzuordnen. Zunächst wäre in der Typologie der Tätergruppen zu klären, welcher Gruppe Dexter zuzuordnen wäre. Dazu wird gerne die klassische FBI-Studie über Sexual- und Serienmörder, das »Criminal Personality Research Project« (Ressler et al. 1988), herangezogen. Damals entwickelten die Ermittler aus Interviews für Profiling-Zwecke die einfache Unterscheidung »organisierter« und »desorganisierter« Mörder, dem planenden und dem nicht planenden Mörder. Welcher Gruppe Dexter zugeordnet werden kann, ist selbsterklärend.

Ein Profiler käme ihm eigentlich relativ rasch auf die Schliche. Die Opferauswahl ist bis auf wenige Morde immer dieselbe. Der Modus operandi bleibt gleich (»Blut und Plastikplane und Zerteilen«). Die Orte der Tat sind die Orte, an denen die Gemordeten ihre Taten vollbracht haben, und der Mörder muss über polizeiliche und forensische Sachkenntnis verfügen. Auch das generell typische Merkmal eines Serienmörders wird von Dexter in Gänze erfüllt: das Streben nach der durch den Täter gesteuerten Kontrolle der Tat. Er formuliert diesen Grundsatz auch in der Serie einem Opfer gegenüber, kurz bevor er es tötet (Staffel 7).

Einen zusätzlichen psychiatrisch/psychologischen Beitrag zum Thema »Profiling« liefert die achte und letzte Staffel der Serie. In ihr tritt Dr. Evelyn Vogel, gespielt von Charlotte Rampling, als Neuropsychologin auf, um an dem Fall eines Serienkillers mitzuarbeiten, der der »Gehirnchirurg« (»brain surgeon killer«) genannt wird. Dieser durchtrennt seinen Opfern die Schädeldecke zwischen Scheitelbein und Hinterhauptbein, sodass das Gehirn offen liegt. Außerdem löffelt der Killer mit einem Kugelausstecher ein Stück aus dem Gehirn heraus.

Dr. Vogel hat das bedeutendste Buch über das Gehirn von Psychopathen geschrieben. Masuka kommentiert die Einführung von Dr. Vogel bei ihrer ersten Vorstellung in einer Konferenz:

💬 »Ihre Arbeiten zur Fallanalyse sind Klassiker« (S8-E1).

Die achte Staffel ist ein Beispiel dafür, wie filmisch komplexe – hier forensische – Themen miteinander wie ein Puzzle verknüpft werden: eine Neuropsychologin als Profiler in einem Fall, in der ihr Sohn der gesuchte »brain surgeon killer« ist, der in die Anatomie des Gehirns eingreift. Die Gehirnstruktur, die er entfernt, ist – wie Dr. Vogel den Mitgliedern des Departments anhand eines MR-Bildes des Gehirns erklärt – der vordere Inselcortex:

💬 Dr. Vogel: »Sehen Sie das hier. Dieser Teil ist der vordere Inselcortex, ein Teil des Gehirns. Hier steuern wir Empathie, und das typische an einem Psychopathen ist…«
Dexters Stimme aus dem Off: »…dass er keine Empathie hat.«
Dr. Vogel, an die Zuhörer gewandt: »…dass er keine Empathie hat« (S8-E1).

Dexters und Dr. Vogels Blick und Gedanken begegnen sich, und der Zuschauer ahnt, dass es eine besondere Verbindung zwischen beiden geben muss. Einige Sequenzen später in derselben Besprechung verkündet Dr. Vogel, wie ihr Täterprofil des »Gehirnchirurgen-Killers« aussieht.

Im weiteren Verlauf der Serie stellt sich heraus, dass Dr. Vogel zusammen mit dem Stiefvater Harry den Tötungskodex entwickelt hat, den Harry dann Dexter beigebracht hat.

Eine »psychische Frankenstein«, deren Produkt Dexter ist? Der Profiler schafft erst das Monster, das er dann analysiert. Es schließen sich Fragen zur Motivation der Berufswahl an: Wer wird Profiler, warum beschäftigt man sich mit Serienmördern, welche eigenen Phantasien agiert man aus in der Beschäftigung mit diesen? Erforscht man die Monster, um nicht selbst zum Monster zu werden? Wie viel Anteil an meiner Seele wandele ich in einen kontrollierten, mich mit dem Serienkiller identifizierenden Anteil um, ohne meine eigenen destruktiven Wünsche und Phantasien auszuagieren? Oder schaffe ich mir, wie Dr. Vogel, mit psychologischen Mitteln einen realen Serienmörder, um ein Gefühl für andere Serienmörder zu bekommen und dann darüber ein Buch zu schreiben?

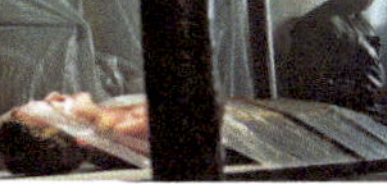

In der achten Staffel wird dieses Thema noch weiter ausgebaut. Nachdem Dr. Vogel sich Dexter als geistige Mutter offenbart hat, tritt ein Mörder auf den Plan, der junge Psychopath Zach. Dr. Vogel entwickelt in der Episode mit dem Titel »Spiegelbilder« (S8-E6) die Idee, dass der »Killer-Killer« Dexter den jungen Zach unter seine Fittiche nehmen und ihn nach »Harrys Code« zu einem verantwortungsvollen Nachwuchskiller »a la Dexter« erziehen soll. Dies gelingt nicht, da Zach durch einen anderen Serienkiller getötet wird. Dexter will ihn töten, Dr. Vogel will den Tötungsdrang ihres Sohnes unter Kontrolle bringen. Diese ganzen Verwicklungen können gut als Illustration zu dem Buch von Raine (2013) dienen, der mit dem Titel *Als Mörder geboren* versucht, die biologischen Wurzeln von Gewalt und Verbrechen wissenschaftlich zu erläutern.

Dritte forensische Perspektive: VERANTWORTUNG – PROGNOSE

Im dritten forensischen Abschnitt wird eine **fiktive forensisch-psychiatrische Begutachtung** der fiktiven Person Dexter durchgeführt.

Dabei werden zwei Dimensionen psychiatrischer Begutachtung betrachtet: Als erstes wird das Thema Schuldfähigkeitsbegutachtung mit all den dazugehörigen Aspekten, angefangen bei den Anforderungen an den diagnostischen Prozess bis hin zur Übersetzung in die juristischen Kategorien des § 20 StGB (Schuldunfähigkeit wegen seelischer Störungen) und § 21 StGB (eingeschränkte Schuldfähigkeit), dargestellt. Dabei wird insbesondere die Frage beleuchtet, ob mit der notwendigen diagnostischen Sicherheit bei Dexter die – intuitiv sich ergebende – Diagnose einer Psychopathie gestellt werden kann.

Zum zweiten wird das Thema der Prognosebegutachtung aufgegriffen. Forensische Psychiater werden für die Prognosebegutachtung herangezogen, wenn es um die Beurteilung der fortbestehenden Gefährlichkeit sowohl seelisch kranker Straftäter (§ 63 StGB – Unterbringung in einem psychiatrischen Krankenhaus) als auch abhängiger Straftäter (§ 64 StGB – Unterbringung in einer Entziehungsanstalt) wie auch um die Begutachtung der weiterbestehenden Gefährlichkeit bei nicht psychisch gestörten Straftätern (§ 66 StGB – Sicherungsverwahrung) geht. Bei Dexter wird es um die Prognose bei Unterbringung in der Sicherungsverwahrung gehen, da in dieser fiktiven Begutachtung davon ausgegangen wird, dass bei ihm weder eine psychische Störung noch eine Abhängigkeit vorliegt, aus deren Vorliegen auf eine weiterbestehende oder nicht mehr bestehende Gefährlichkeit geschlossen werden kann.

Dexter ist schuldfähig

Juristische/psychiatrische Schnittstelle – die Schulfähigkeitsparagraphen des StGB

Nehmen wir an, Dexter würde von der Polizei in Deutschland gefasst und inhaftiert, die Staatsanwaltschaft erhöbe Anklage und zöge einen forensisch-psychiatrischen Sachverständigen zur Beurteilung seiner Verantwortlichkeit (Schuldfähigkeit) hinzu.

§§ 20, 21 STGB
§ 20 Schuldunfähigkeit wegen seelischer Störungen
Ohne Schuld handelt, wer bei Begehung der Tat wegen **einer krankhaften seelischen Störung, wegen einer tiefgreifenden Bewußtseinsstörung** oder wegen **Schwachsinns** oder **einer schweren anderen seelischen Abartigkeit** unfähig ist, das Unrecht der Tat einzusehen oder nach dieser Einsicht zu handeln.
§ 21 Verminderte Schuldfähigkeit
Ist die Fähigkeit des Täters, das Unrecht der Tat einzusehen oder nach dieser Einsicht zu handeln, aus einem der in § 20 bezeichneten Gründe bei Begehung der Tat **erheblich** vermindert, so kann die Strafe nach § 49 Abs. 1 gemildert werden.

Der psychiatrische Sachverständige sucht Dexter in der Haft auf und führt eine psychiatrische Diagnostik durch, die bestimmten Regeln folgt.

Bevor der forensische Psychiater eines der vier Eingangsmerkmale der Schuldfähigkeitsparagrafen des Deutschen Strafgesetzbuches diskutieren kann, muss er diagnostisch relativ sicher darstellen, dass der zu Begutachtende an einer psychiatrischen Störung leidet, die dann einem der Eingangsmerkmale der §§ 20, 21 StGB zuzuordnen wären. Diese Zuordnung ist bereits eine normative Aufgabe des Gerichtes, der Gutachter kann lediglich feststellen, dass aus psychiatrischer Sicht die **Voraussetzungen** zu einer bestimmten Zuordnung gegeben sind. Bei Dexter lassen sich keine psychiatrischen Diagnosen stellen, die den Eingangsmerkmalen »krankhafte seelische Störung«, »tiefergreifende Bewusstseinsstörung (Affektdelikt)« und »Schwachsinn« der §§ 20, 21 StGB zuzuordnen wären. Zu diskutieren ist lediglich das sogenannte »vierte Merkmal«, das der »schweren anderen seelischen Abartigkeit«.

»Schwere andere seelische Abartigkeit«

Unglücklicher Begriff aus dem Gesetzgebungsverfahren zu den §§ 20, 21; wird deshalb oft als »das vierte Merkmal« bezeichnet. Der juristische Begriff umfasst die sogenannten Achse-II-Störungen, das sind psychische Störungen im weiteren Sinne, u. a. Persönlichkeitsstörungen, Paraphilien, schwere neurotische Belastungs- und somatoforme Störungen.

Dies bedeutet für den psychiatrisch-diagnostischen Prozess, dass für Dexter Morgan geklärt werden muss, ob er an einer Persönlichkeitsstörung leidet und ob nach den aktuellen Regeln der Begutachtung die Voraussetzungen bejaht werden können, diese Persönlichkeitsstörung dem vierten Merkmal zuzuordnen. Im Falle Dexters wäre zu diskutieren, ob er an einer antisozialen Persönlichkeit (ASP) oder eventuell an einer speziellen Variante dieser Persönlichkeitsstörung, nämlich der primären Psychopathie (»psychopathy«), leidet.

Führt man den Prozess der psychiatrischen Diagnostik bei Dexter durch und wendet auf die gewonnenen Daten die Kriterien des alternativen Modells für Persönlichkeitsstörungen (PS) im DSM-5 an, so ist festzustellen, dass Dexter die Allgemeinkriterien für PS nicht erfüllt. Im DSM-5 wird davon ausgegangen, dass Persönlichkeitsstörungen dann vorliegen, wenn es Beeinträchtigungen im Funktionsniveau der Persönlichkeit gibt, die mindestens mittelgradig sein müssen und das Selbst (Identität, Selbststeuerung) und die interpersonellen Beziehungen (Empathie, Nähe) betreffen. Außerdem müssen eines oder mehrere problematische Persönlichkeitsmerkmale vorliegen. Die problematischen Persönlichkeitsmerkmale werden in fünf breiten Domänen (z. B. negative Affektivität) und 25 spezifische Merkmalsfacetten (z. B. emotionale Labilität, Misstrauen etc.) untergliedert.

Aus Sicht des forensischen Psychiaters wäre damit der Prozess der Prüfung der Voraussetzungen der Schuldfähigkeitsparagraphen abgeschlossen. Eine psychiatrische Diagnose, die eines der oben genannten vier Eingangsmerkmale der Schuldfähigkeitsparagraphen (§§ 20, 21 StGB) bedingen könnte, ist bei Dexter nicht zu stellen. Diese Feststellung erscheint auf den ersten Blick überraschend. Muss ein – wenn auch fiktiver – Serienkiller nicht eine psychiatrische Störung haben? Hier gilt es festzustellen, dass die Regeln der forensisch-psychiatrischen Begutachtung besonders im Bereich der Persönlichkeitsstörungen und deren mehrschrittiger Zuordnung zum »vierten Eingangsmerkmal« streng und hochschwellig sind. Zunächst muss die psychiatrische Diagnose der Persönlichkeitsstörung **sicher** sein – dies ist im Falle Dexter nicht festzustellen –, und dann müsste nach bestimmten Kriterien noch festgestellt werden, dass die diagnostizierte Persönlichkeitsstörung auch in ihrer Ausprägung »schwer« ist und damit die Zuordnung zur »schweren anderen seelischen Abartigkeit« auch zu rechtfertigen wäre.

Weitere Schritte im Verlauf der Prüfung der Kriterien der §§ 20, 21 StGB (Zusammenhang Störung und Tat, Prüfung der Einsichtsfähigkeit, Prüfung der Steuerungsfähigkeit) müssten nicht durchgeführt werden. Der Psychiater müsste aus seiner Sicht die Voraussetzungen zur Anwendung der §§ 20, 21 StGB verneinen.

Dexter wäre weder schuldunfähig noch vermindert schuldfähig. Schuldfähig müsste er bestraft werden.

Dass in der Serie in bestimmten Szenen immer wieder sein Stiefvater Harry und später auch sein Bruder Brian, der Kühllasterkiller, als reale Personen in der Kommunikation mit Dexter dargestellt

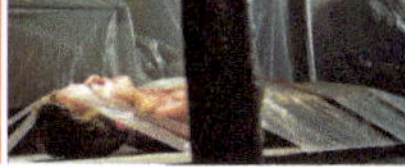

werden, ist nicht als halluzinatorisches Erleben z. B. im Sinne eines psychotischen Erlebens zu werten, sondern ist ein inhaltlich filmisches Gestaltungsmittel. Das Reden mit seinem Stiefvater Harry oder mit seinem Bruder kann als Visualisierung eines positiv (»Harrys Code«) und eines negativ strukturierten (sein Bruder, »der düstere Begleiter«) Über-Ichs gelesen werden, als eine gute väterliche, ihn von »sinnlosem« Morden abhaltende Steuerungsinstanz und eine brüderliche negative, lustvollbesetzte, ihm das Morden auch jenseits des Codes ermöglichende Steuerungsinstanz.

Einige Morde begeht Dexter im Affekt, aber sie sind aus fachlicher Sicht als Affektdelikte im weiteren Sinne zu werten und würden das Eingangsmerkmal der tiefergreifenden Bewusstseinsstörung nicht erfüllen.

Ist Dexter nicht doch ein Psychopath?

Intuitiv würde man Dexter, so wie die meisten anderen Serienmörder, die er in der Serie tötet, für einen schwer persönlichkeitsgestörten Menschen halten und ihn und die anderen Serienmörder als »Psychopathen« – mindestens im Sinne des Mainstream – einordnen. Auch in der Serie selbst wird die Frage angesprochen (S8-E1), ob Dexter eine Persönlichkeitsstörung in Form einer Psychopathie hat.

Wie oben dargestellt, lässt sich bei Dexter entsprechend der Vorgaben eines wissenschaftlichen forensisch-psychiatrischen Gutachtens keine sichere Diagnose einer psychiatrischen Störung stellen. Dies ist kontraintuitiv. Könnte der Diagnostiker bei Dexter nicht mit anderen Kategorisierungen von Psychopathie jenseits z. B. des DSM-5 zur Diagnose einer Psychopathie kommen oder zumindest feststellen, dass Dexter psychopathische Züge hat?

Deshalb – ohne näher auf die fortlaufende Diskussion zur Beschreibung und diagnostischen Kategorisierung der Psychopathie eingehen zu können und die Bedeutung dieser Diagnose für das Thema Schuldfähigkeit diskutieren zu können – einige Anmerkungen zum Thema: Ist Dexter nicht doch ein Psychopath?

Es gibt zwei immer wieder zitierte Kriterienlisten, welche Persönlichkeits- und Verhaltensmerkmale einen Menschen zum Psychopathen machen: Die Liste von Cleckley (1941) als die klassische ursprüngliche und die Hare-Psychopathie-Checkliste (Hare 2003). Geht man die jeweils 16 bzw. 20 Kriterien durch, die eine Psychopathie beschreiben sollen, so stellt man fest, dass bei Dexter bestimmte Kriterien wie parasitärer Lebensstil, Promiskuität u. a. nicht zutreffen und es bei Anwendung der Checklisten schwierig wäre, die Diagnose Psychopathie zu stellen, obwohl einige Kriterien – wie unten dargestellt – in der Persönlichkeit Dexters wiederzuerkennen sind. Was könnte Dexter dennoch zum »stellar example of the psychopathic serial killer« (Wilson 2010) machen? Vielleicht wird dies deutlich, wenn man das aktuelle Konstrukt der »primären« Psychopathie als besondere Variante der antisozialen Persönlichkeitsstörung betrachtet. Die Personen dieser als besonders gefährliche Straftäter angesehenen Gruppe haben als Merkmale mangelnde Angst oder Furcht und fallen durch einen dreisten interpersonellen Stil auf, der maladaptive Verhaltensweisen (z. B. Betrügerei) verdeckt. Es besteht bei diesen Personen ein geringes Ausmaß an Ängstlichkeit und sozialem Rückzug sowie ein hohes Ausmaß an Suche nach Aufmerksamkeit. Die ausgeprägte Suche nach Aufmerksamkeit und geringer Rückzug beschreiben die Komponente soziale Kompetenz (durchsetzungsfähig/dominant), die geringe Ängstlichkeit die Komponente Stressimmunität (nach DSM-5).

Intuitiv würde man für Dexter dieses Konstrukt nachvollziehen können. Zudem kann man folgende Kriterien der Hare-Psychopathie-Checkliste für einzelne Sequenzen in den acht Staffeln der Serie diskutieren: »trickreich-sprachgewandter Blender mit oberflächlichem Charme«, »Mangel an Gewissensbissen oder Schuldbewusstsein«, »oberflächliche Gefühle«, »Gefühlskälte; Mangel an Empathie«.

In vielen Sequenzen wird deutlich, dass sein Verhalten nicht von Empathie getragen wird, sondern alleine dazu dient, das jeweilige soziale Spiel mitzuspielen, um

»unter dem Radar« (S6-E1)

seiner Mitmenschen zu fliegen. Er zieht über sein dunkles Ich den Mantel der Arbeit und des Familienmenschen. An einer Stelle sagt Dexter, als er vor Gericht verzweifelte weinende Angehörige eines Mordopfers sieht:

>»Ich sehe die Menschen weinen, bis zu einem gewissen Punkt *verstehe* ich den Schmerz, aber [Pause] *fühlen* kann ihn nicht« (S4-E2).

Auf der anderen Seite kann Dexter charmant, aufgeschlossen und verständnisvoll sein. Manchmal wirkt er sanft, wie z. B. bei der Betreuung seines Sohnes, dem er durch ein Telefon ein Schlaflied singt, weil seine Frau Rita den Sohn nicht beruhigen kann (S4-E1).

Dexter zeigt durchaus – bezogen auf sein dunkles Ich – psychopathische Persönlichkeitsmerkmale, aus »streng« diagnostischer Sicht erfüllt er jedoch nicht die DSM-5 Kriterien einer »primären« Psychopathie und »schlüpft« auch durch das Raster der beiden oben aufgeführten Checklisten. Diese schillernde Facette der Persönlichkeit von Dexter ist ein Reiz der Serie und dient mit großer Wahrscheinlichkeit dazu, die Identifikation des Zuschauers mit Dexter zu ermöglichen oder zumindest zu erleichtern. Vielleicht käme ein anderer Gutachter zu der sicheren Diagnose einer Psychopathie. Im Kontext dieser fiktiven Begutachtung hat der Gutachter sich gegen die allgemeine Intuition entschieden und einen Standpunkt gewählt, bei dem die »diagnostischen Schwellen hoch angesetzt sind«.

Einsichts- und Steuerungsfähigkeit

Käme jetzt ein anderer Gutachter zur Beurteilung, dass doch das Eingangsmerkmal der »schweren anderen seelischen Abartigkeit« – das sogenannte vierte Merkmal – aus psychiatrischer Sicht gegeben ist, müsste er dann die Frage der Einsichts- und Steuerungsfähigkeit diskutieren. Hierzu einige Anmerkungen:

Dexter gleicht in der Art, wie er das Ritual des Splatterns seiner Opfer genießt und wie er dann eine Trophäe seine Werkes, den gläsernen Objektträger mit dem Blutstropfen, mit nach Hause nimmt und dann manchmal fast zärtlich mit seiner Hand über die Objektträger seiner Sammlung streift, den anderen fiktiven Serienmördern der Serie.

Es gibt allerdings wesentliche Merkmale, in denen er sich von den anderen Serienmördern unterscheidet. Bis auf bestimmte Morde in einem affektiv aufgeladenen Zustand mordet er nur »Seinesgleichen«, und dies auch nur dann, wenn er sicher ist, dass diese Serienmörder die Taten begangen haben – also nach genauer Recherche.

Außerdem weiß er genau, wer er ist, z. B. wenn er seinem kleinen Sohn ins Ohr flüstert, er sei ein Serienmörder. Er hat einen genauen Plan, wie er die Morde gestalten will und was ihn erwartet, wenn man ihn erwischt – nämlich die Todesspritze.

Dexter weiß, was er tut. **Er wäre einsichtsfähig.**

Was die Dimension »**Steuerungsfähigkeit**« angeht, also die Fähigkeit, gemäß seiner Einsicht zu handeln, gibt es eine Besonderheit. Wilson (2010) führt aus, dass Dexters Stiefvater Harry ihm mit seinem Code, nur die Bösen zu töten, ein starkes kognitives Werkzeug an die Hand gegeben hat, seinen Tötungsdrang zu kontrollieren:

>»…so tief wie Harrys Code in mich eingebrannt ist… der Code ist in meine Gehirn geätzt, damit ich überleben kann« (S4-E2).

Und ist nicht seine Fähigkeit, seine psychopathischen Züge hinter einer normalen Persönlichkeit so gut zu verstecken, noch ein weiteres Kriterium seiner Fähigkeit, sich zu kontrollieren?

Gibt es dann doch etwas Pathologisches in seiner Seele? Ist dies nicht die Mission des Tötens, die Dexter seit seinem zehnten Lebensjahr erfüllen **muss?** Erfüllt er nicht durch seinen Tötungs**drang**

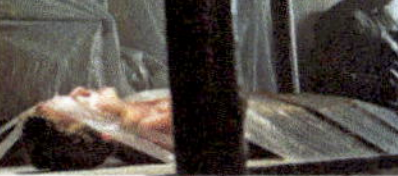

Kriterien, die es nahelegen, über die Verminderung seiner Schuldfähigkeit nachzudenken, obwohl er normal erscheint?

Das Motiv

Jenseits der forensischen Frage der Steuerungsfähigkeit ergibt sich die Frage: Wie lässt sich das in psychiatrische Kategorien fassen, was Dexter antreibt – »der dunkle Passagier« (Lindsay 2004)? Besser als es Lindsay auf der ersten Seite seines ersten Buches sagt, kann es kaum beschrieben werden:

»Alles weckt Verlangen. Oh, das symphonische Kreischen von tausend verborgenen Stimmen, der Ruf des Verlangens im Inneren, das Wesen, der stille Beobachter, das kalte ruhige Ding, der, der lacht, der Mondtänzer. Das Ich, das Nicht-Ich war, das Ding, das spottete und lachte und seinen Hunger herausschrie. Sein VERLANGEN. Und das VERLANGEN war jetzt sehr stark, argwöhnisch, kalt, schlängelnd, ungeheuerlich, knisternd, überwältigend und auf dem Sprung, sehr stark, sehr gewillt – und doch wartete es, lauerte, und es hieß mich warten und lauern« (Lindsay 2004, S. 1)

Dexter selbst kommentiert das Splattern seiner Opfer:

 »Das Ritual ist berauschend« (S1-E1).

Hebbel findet in dem Theaterstück *Die Nibelungen* in der Verbindung mit dem Thema Blut ein vergleichbares Bild:

»So ist der Teufel, der das Blut regiert, auch noch in ihnen mächtig, und sie folgen Ihm freudig, wenn es einmal kocht und dampft« (Hebbel 1862, Kap. 28, 7. Szene).

Das Böse, der Teufel, der Trieb, die Mordlust, der Sadismus, der »dunkle Passagier«, »die Dunkelheit«: Ist es eine menschliche Dimension des Erlebens und Verhaltens, die mit wissenschaftlichen Mitteln zwar beschreibbar, in Grenzen vielleicht verstehbar, aber nicht zu dekodieren ist? Stone (2009) hat in seinem Buch *The Anatomy of Evil* versucht, anhand der Serienmörder, die er psychiatrisch untersucht hat, eine Antwort zu geben. Das Fehlen von Mitleid, Mitgefühl, Barmherzigkeit, Erbarmen und Mitempfinden ist nach Stone das zentrale Kennzeichen des Bösen in Friedenszeiten.

In einer der zentralen filmischen Darstellungen eines Serienmörders in Jonathans Demmes Film *Das Schweigen der Lämmer* versucht die Agentin Clarice Starling eine Annäherung an den kannibalischen Serienmörder Hannibal Lecter, indem sie ihm einen psychologischen Selbstbeurteilungsfragebogen reicht. Lecter sagt zu ihr:

 »Oh, Agent Starling, glauben Sie wirklich, Sie könnten mich mit diesem stumpfen kleinen Instrument sezieren?«

Ein Tadel, der die das Phänomen Serienkiller beforschenden Psycho- und Neurobiologie-Wissenschaftler aufruft, sich gelegentlich die Grenzen ihrer Kunst zur Analyse bestimmter Persönlichkeiten vor Augen zu führen.

Dexter selbst beschreibt sein Verlangen als ein archaisches heiliges Bedürfnis, das ihn ruft, und reiht sich damit ein in all diese Blutopfer, Blutbäder, Blutrituale, die im Namen der archaischen Triebe und/oder eines grausamen Gottes täglich real in dieser Welt stattfinden. Unterscheidet die fiktive Person Dexter sich von den vielen realen sadistischen Tätern der Genozide, der aktuellen Terrorszene, den realen Serienmördern und Amokschützen vom Typus eines Breivik, wie Theweleit (2015) sie in seinem Buch beschreibt, das den Untertitel »Psychogramm der Tötungslust« trägt?

Warum? Erklärungsversuche, warum Dexter zu Dexter wurde

Psychopathie kann bereits bei Kindern und Jugendlichen auftreten. Genetische und neurobiologische Faktoren, die Psychopathie bedingen können, werden erforscht. Aktuelle forensische Forschung konnte zeigen, dass frühkindliche Traumatisierungen einen signifikanten Einfluss auf antisoziales und aggressives Verhalten männlicher Erwachsenen haben können. Andererseits wird aufgrund biologischer Forschung auch darauf hingewiesen, dass Psychopathie vor der Ausbildung einer posttraumatischen Belastungsstörung nach Psychotraumatisierung schützen kann (Dudeck und Freyberger 2011).

Dexter selbst liefert in der Serie eine psychotraumatologische Erklärung für die Entstehung seines dunklen Begleiters (S6-E5). Mit drei Jahren habe er selbst den grausamen Mord an seiner Mutter mit ansehen müssen. Mit drei sei dann

   »so viel Dunkel« (S6-E5)

in ihn eingezogen. Dieses Dunkle habe ihn nie verlassen.

Die Ermordung seiner Mutter in seiner Anwesenheit wird im Laufe der Staffel in ihrem ganzen Ausmaß in kleinen Abschnitten »stückchenweise« dargestellt: Ein Schiffscontainer, in dem Dexter, sein Bruder und seine Mutter sich aufhalten, wird von drei Männer betreten, der vorderste hält eine Kettensäge in der Hand, und man weiß, was passiert ist, wenn die Mutter in einer Wanne voll Blut liegt, überall Blutspritzer und in der Mitte der weinende, hilflose, blutbespritze Dreijährige. Diese Szene lässt eine massive Psychotraumatisierung von Dexter annehmen. In welche Richtung beeinflusst das Bluttrauma seine psychosoziale Entwicklung? Eine posttraumatische Belastungsstörung entsteht bei Dexter nicht. Gehört er also in die Gruppe der Kinder und Jugendlichen, die auf dem neurobiologischen Weg in die Psychopathie durch die Psychopathie eher geschützt wurden?

Das Erlebnis des dreijährigen Dexter wiederholt sich in sehr ähnlicher Weise für seinen eigenen dreijährigen Sohn, den er in einer Blutlache mit blutverspritztem Gesicht vor der mit Blut gefüllten Badewanne, in der die Mutter des Kindes, seine Frau Rita, aufgeschlitzt liegt, sitzen sieht. Wird sein Sohn in Dexters Fußstapfen treten: Harrison Morgan – »born in blood« wie Dexter selbst? Die Serie verrät es uns nicht, wir verlassen Harrison, als er mit der Serienmörderin Hannah nach Argentinien geht. Auf der anderen Seite könnte man aus dem Namen ein Wortspiel machen. »Harrison = Harry's son« und denken: Er wird vielleicht doch dem Beispiel seines Vaters folgen.

Vielleicht gibt es für die Frage »Warum Dexter Dexter wurde« eher auch eine literarische Antwort. Der Prostituiertenserienmörder Moosbrugger aus Musils Roman *Der Mann ohne Eigenschaften* ist einer der prominentesten Serienmörder der klassischen Romanliteratur. Im 19. Kapitel des ersten Buches denkt die Hauptfigur des Romans Ulrich über Moosbrugger nach:

»Das war eine Inkonsequenz; aber Ulrich saß atemlos. Das war deutlich Irrsinn, und ebenso deutlich bloß ein verzerrter Zusammenhang unsrer eignen Elemente des Seins. Zerstückt und durchdunkelt war es; aber Ulrich fiel irgendwie ein: wenn die Menschheit als Ganzes träumen könnte, müßte Moosbrugger entstehn« (Musil 1930).

Die Prognose: Würde man Dexter aus einer Sicherungsverwahrung entlassen?

Im zweiten Teil der forensisch-psychiatrischen Begutachtung geht es um ein Prognosegutachten für Dexter. Unter den oben getroffenen Feststellungen, dass Dexter schuldfähig ist und eine Sucht und Taten, die auf eine Sucht zurückzuführen wären, ebenfalls nicht vorliegen, würde Dexter bei der ja weiter bestehenden Gefährlichkeit weder in einem psychiatrischen Krankenhaus (§ 63 StGB) noch in einer Entziehungsanstalt (§ 64 StGB) untergebracht. Ein deutsches Gericht würde ihn aber mit hoher Wahrscheinlichkeit in die Sicherungsverwahrung (§ 66 StGB) schicken. Diese – zeitliche unbegrenzte –

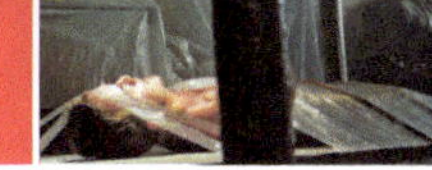

Form der Unterbringung wird bei hochgefährlichen, rückfallgefährdeten sogenannten Hangverbrechern unabhängig von der Frage der Schuldfähigkeit verhängt. Neben einer Reihe von formalen juristischen Voraussetzungen muss

---

»die Gesamtwürdigung des Täters und seiner Taten ergeben, dass er infolge eines Hanges zu erheblichen Straftaten, namentlich zu solchen, durch welche die Opfer seelisch oder körperlich schwer geschädigt werden, zum Zeitpunkt der Verurteilung für die Allgemeinheit gefährlich ist« (§ 66 Abs. 1 S. 4 StGB).

Es geht hier formal überwiegend um die Sicherheitsinteressen der Allgemeinheit. Angenommen, Dexter säße in deutscher Sicherungsverwahrung und würde über seinen Anwalt nach einer bestimmten Zeit einen Antrag stellen, entlassen zu werden, welche Beurteilung würde ein forensischer Psychiater bezüglich der Rückfallgefährdung Dexters treffen? Wie bei der Begutachtung zur Schuldfähigkeit würde Dexter psychiatrisch, testpsychologisch und mit einem Set an Prognoseinstrumenten untersucht. Sämtliche verfügbaren Daten würden mit einbezogen.

Studien zeigen, dass gruppenstatistisch die Rückfallquote von Tätern aus der Gruppe der Psychopathen versus Nichtpsychopathen insbesondere bei Gewalt bis um das Fünffache erhöht ist (Ripper und Sachs 2012).

Ein Gutachter, der Dexter explorieren würde, käme spätesten bei den Ereignissen, die in der 6. Staffel gezeigt werden, zum Schluss, dass Dexters Gefährlichkeit bedingt durch seine »Mordlust« ein bleibender, überdauernder nicht zu beeinflussender Teil seiner Persönlichkeit ist und er mit großer Wahrscheinlichkeit mit Morden rückfällig würde.

Es gibt eine Schlüsselszene in der sechsten Staffel, die zeigt, dass Dexter ab einem bestimmten Zeitpunkt seine Mordlust nicht mehr durch »Harrys Code« kontrollieren kann. Dexters Bruder Brian begleitet Dexter anstelle seines Stiefvaters Harry als halluziniertes, diesmal aber negatives Über-Ich. Ein Garagenbesitzer hat Dexter sein Messerset gestohlen, als Dexter bei ihm sein Auto auf dem Weg nach Nebraska reparieren ließ. Nachdem Dexter dort seine Angelegenheit erledigt hat, fährt er auf dem Rückweg an dieser Garage vorbei und verlangt sein Messerset zurück. Der Mann verweigert ihm dies und will Geld. Während der Auseinandersetzung taucht hinter Dexter sein imaginierter Bruder Brian auf. Brian flüstert ihm zu, den Mann zu töten. Als dieser dann Dexter noch mit einer Pistole bedroht, geschieht es. Der imaginierte Brian nimmt eine Mistgabel und sticht sie in den Körper des Mannes. Man sieht den Rücken des Mannes mit den drei blutigen Zacken, die Kamera fährt zurück, und da steht Dexter mit grimmigem Gesicht und hat die in den Körper des Mannes eingedrungene Mistgabel in der Hand: kein Harrys-Code-Mord.

Brian: »Na endlich. Wurde auch Zeit. Kein endloses Vorbereiten mehr, kein Hinterhergerenne… es macht keine Unterschied, ob sie an irgendwas Schuld sind oder nicht. Wie fühlt sich das jetzt an?« [Pause]
Dexter: »So als wäre alles möglich.«
Brian: »Das ist das Leben, das du immer führen wolltest.«
(Dexter seufzt)
Brian: »Und wer ist der Nächste?«
Dexter: »Jonah.«
Brian: »Und dann was?«
Dexter: »Und dann [Pause] geht es immer weiter [Pause], aber schön der Reihe nach« (S6-E7).

Der Tötungsdrang entfaltet sich in reiner Form. Dexter dürfte man nicht mehr entlassen. Man würde bei ihm den Hang, schwere Straftaten zu begehen, bejahen und ihn weiterhin für die Allgemeinheit als gefährlich einschätzen.

Seine Gefährlichkeit erkennt er am Ende auch selbst. Er erkennt nach dem Tod seiner Schwester Debra, dass er allen Menschen nur Schaden zugefügt hat, die ihn jemals geliebt und ihm etwas bedeutet haben. So beschließt er, sein Umfeld vor sich zu schützen, täuscht seinen Tod auf See vor und sitzt am Ende alleine als bärtiger Lastwagenfahrer, der Holzstämme transportiert, an einem Tisch im Nirgendwo. Er sperrt sich selbst weg.

Literatur

American Psychiatric Association (APA) (2013) Diagnostisches und Statistisches Manual psychischer Störungen, 5th ed. American Psychiatric Publishing, Arlington, VA

Bradburne JM, Weber A (Hrsg) (2001) Blut. Kunst. Macht. Politik. Pathologie. Prestel, München London New York

Cleckley H (1941) The Mask of Sanity. Mosby, St. Louis, MO

Dilling H, Freyberger HJ (2015) Internationale Klassifikation psychischer Störungen: ICD 10. Kapitel V(F) Klinisch – diagnostische Leitlinien, 10. Aufl. Hogrefe, Göttingen

Dudeck M, Freyberger HJ (2011) Grenzen des Traumakonzeptes und klinische Irrtümer. Forens Psychiatr Psychol Kriminol 5: 12–17

Hare RD (2003) The Hare Psychopathy Checklist-Revised, 2nd ed. Multi-Health Syst, Toronto, ON

Hebbel F (1862) Die Nibelungen. http://gutenberg.spiegel.de/buch/die-nibelungen-2669/1. Zugegriffen: 24.4.2016

Howard DL (2010) An interview with Author and *Dexter* Creator Jeff Lindsay. In: Howard DL (Hrsg) Dexter investigating cutting edge television. I.D.Tauris, London

Lindsay J (2004) Darkly Dreaming Dexter. Doubleday, New York

Lindsay J (2005) Des Todes dunkler Bruder. Psychothriller. Knaur, München

Musil R (1930) Der Mann ohne Eigenschaften, Bd 1. Rowohlt, Berlin

Piotrowski E (1895) Ueber Entstehung, Form, Richtung und Ausbreitung der Blutspuren nach Hiebwunden des Kopfes. Virchows Jahresber I: 449

Raine A (2013) Als Mörder geboren. Die biologischen Wurzeln von Gewalt und Verbrechen. Klett-Cotta, Stuttgart

Ramsthaler F, Peschel O, Rothschild M (Hrsg) (2015) Forensische Blustspurenmusteranalyse. Lehmanns Media, Berlin

Reichertz J (2006) »Meine Mutter war eine Holmes.« Über Mythenbildung und die alltägliche Arbeit der Crime-Profiler. In: Musolff C, Hoffmann J (Hrsg) Täterprofile bei Gewaltverbrechen, 2. Aufl. Springer, Berlin Heidelberg, S. 27–50

Ressler R, Burgess A, Douglas J (1988) Sexual homicide. Lexington Books, Massachusetts

Ripper A, Sachs J (2012) Psychopathen oder » psychopaths« – Renaissance eines Begriffes. https://www.rosenfluh.ch/media/psychiatrie-neurologie/2012/03/psychopath.pdf. Zugegriffen: 11.9.2016

Scheerer S (2006) Mythos und Mythode. Zur sozialen Symbolik von Serienkillern und Profilern. In: Musolff C, Hoffmann J (Hrsg) Täterprofile bei Gewaltverbrechen, 2. Aufl. Springer, Berlin Heidelberg, S. 51–62

Shakespeare W (1632) Macbeth. Übersetzt von Dorothea Tieck. http://gutenberg.spiegel.de/buch/macbeth-2182/1. Zugegriffen: 27.4.2016

Stone MH (2009) The Anatomy of Evil. Prometheus Books, Toronto

Theweleit K (2015) Das Lachen der Täter: Breivik u. a. Residenz, St. Pölten, Salzburg, Wien

Wilson P (2010) Why Psychopaths Like Dexter Aren't Really All That Bad. In: DePaulo B (Hrsg) The Psychology of Dexter. Benbella Books, Inc, Dallas TX

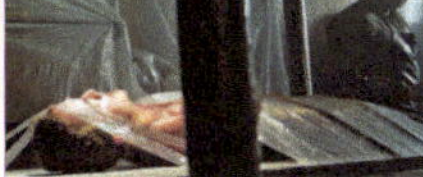

Originaltitel	Dexter
Land	Vereinigte Staaten
Erstausstrahlung / Laufzeit	1.10.2006–22.9.2013
Sender	Showtime
Anzahl der Staffeln (Episoden)	8 (96)
Idee	Jeff Lindsay, Lauren Gussis, Timothy Schlattmann
Regie	Diverse
Hauptdarsteller	Michael C. Hall, Jennifer Carpenter, David Zayas, Lauren Velez, James Remar, Julie Benz, Erik King, C.S. Lee
Verfügbarkeit	DVD (deutsch und englisch), Blu ray, Streaming: amazon prime

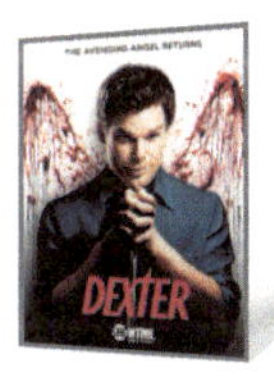

Andreas Hamburger, Bettina Hahm

Zuhause bei Walt. Die TV-Serie als postmodernes Familiensofa

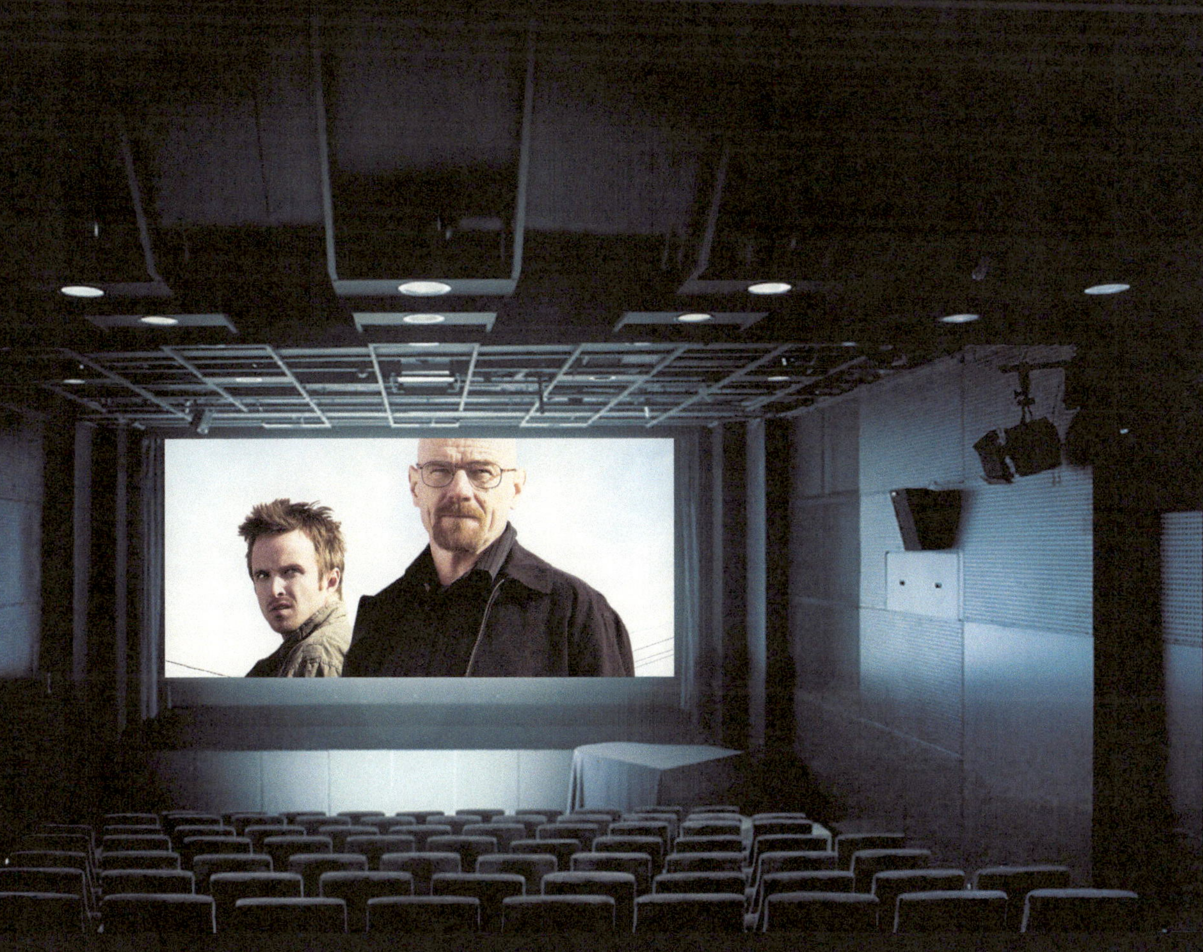

T. Storck, S. Taubner (Hrsg.), *Von Game of Thrones bis The Walking Dead*,
DOI 10.1007/978-3-662-53689-6_15, © Springer-Verlag GmbH Deutschland 2017

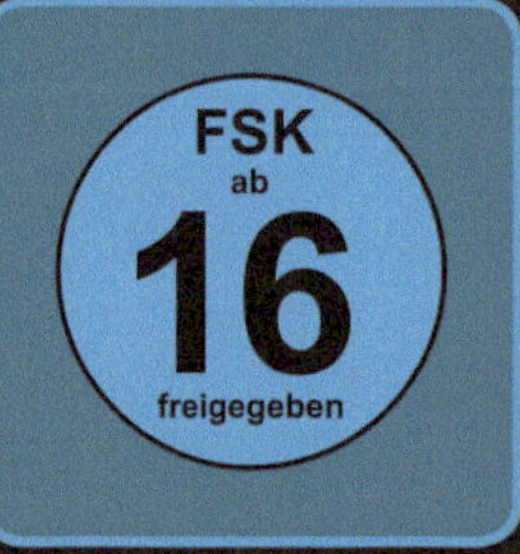

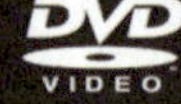

DVD-Cover *Breaking Bad*, Staffel 4.
© Sony Pictures Home Entertainment. Quelle: Filmbild Fundus Herbert Klemens

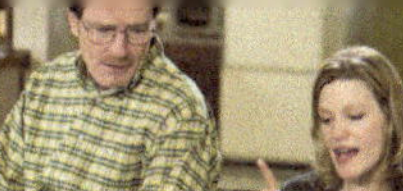

Breaking Bad

Einleitung

Breaking Bad (Abb. 15.1) wurde von Sony Pictures für den Pay-TV-Kabelsender AMC [American Movie Classics] produziert. Das Format der Premiumserie wurde zunächst von HBO, einem reinen Pay-TV-Sender, eingeführt, um eine höhere Markenbindung zu erreichen. Erfolgreiche Serien wie *Six Feet Under* (2001–2005), *Big Love* (2006–2007) und *The Wire* (2002–2008) behandelten Themen wie Tod, Polygamie und Drogen. Die sichere Finanzierung durch eine Abo-Klientel erlaubte eine qualitativ hochwertige Produktion und eine von Werbeeinblendungen unabhängige Dramaturgie. Dieses Rezept wurde 2007 von AMC übernommen (ursprünglich ebenfalls ein Abonnentensender, der jedoch auf werbebasierte Ausstrahlungen umgestellt hatte), um seine Markenqualität aufzuwerten und sich vom Image des Spielfilm-Zweitverwertungskanals zu emanzipieren. Mit reduzierten Werbeeinblendungen versehen, steigern Serien wie *Mad Men* und *Breaking Bad* den Wert des Senders, indem sie zahlungskräftige Zielgruppen ansprechen und binden (Smith 2011). Premiumserien setzen im Gegensatz zu den klassischen Serials mit ihren eher klischeehaften Handlungsverläufen, die »on demand«, abhängig von der Einschaltquote, als Füllsel zwischen Waschmittelwerbung (»Soap«) produziert werden, auf künstlerische Freiheit und Qualität. Mit stimmigen erzählerischen Langzeitbögen, vielfältigen Vor- und Rückgriffen, Andeutungen und wohldurchdachtem Ende bieten sie eine fein schattierte psychologische Figurenzeichnung und eine komplexe Publikumsdramaturgie.

Damit eignen sich Premiumserien besonders als Gegenstand der Kulturanalyse. Sie spiegeln, ähnlich dem Romanepos, detailliert gesellschaftliche Szenarien und konstituieren ein relevantes Publikum. Insbesondere in Deutschland, das vordem eine eher trostlose Serienlandschaft zeigte, hat das amerikanische Quality-TV mit seinen Arthouse-Serien neue Zuschauerschichten erschlossen, ja geradezu einen Hype entfacht. Kirchmann (2010) macht allerdings darauf aufmerksam, dass das hochgelobte Quality-TV keineswegs so neu ist, wie gern behauptet wird. Der Hype lässt sich eher darauf zurückführen, dass es zuvor in Deutschland eine Serien-Diaspora gegeben hat, in der nur die schlichtesten Plots und die klischeehaftesten Chargen als sendefähig galten – mit dem Ergebnis, dass Serien immer mehr in den Ruf der Volksunterhaltung gerieten, gleich nach dem Musikantenstadl.

Ökonomisch kalkulieren Quality-TV-Serien neben der Fernsehausstrahlung eine DVD- und Streaming-Vermarktung auf dem Zweitmarkt ein. Gerade die Arthouse-Charakteristik der Serie spekulierte von Anfang an auf einen Kultstatus und damit auch auf einen nachhaltigen Zweitmarkt (vgl. Hamburger 2016). Dieser Arthouse-Stil wird z. B. durch Bedeutungsüberhänge generiert, die Stoff geben für nachhaltige Beschäftigung mit dem Film. So sind etwa die Namen der Hauptakteure nicht nur sprechend (Walt WHITE und seine akademischen Gegenspieler und Konkurrenten Gretchen und Elliott SCHWARTZ, sein drogenerfahrener Assistent Jesse PINKman), sondern sie enthalten auch kulturelle Anspielungen, wie etwa die auf Walt Whitman – eine Parallele, die letztlich sogar zur Entlarvung des Protagonisten durch seinen Polizisten-Schwager Hank führt (ironischerweise durch Lektüre eines Buches von Walt Whitman auf dem Klo – »Lesen auf dem Klo« ist ein bekannter Essay von Henry Miller).

Für den hier verfolgten filmpsychoanalytischen Ansatz sind allerdings nicht so sehr die psychologischen Differenzierungen der Protagonisten (und sogar der Nebenfiguren) von Bedeutung – die durch die aufwändige Produktion und die epische Breite der Erzählung möglich werden –, sondern gerade diese fulminante Publikumsreaktion. Filmpsychoanalyse sucht das Unbewusste nicht im Werk, sondern in der Zuschauerreaktion. Sie sieht den Film nicht als »Patienten«, sondern als »Analytiker« (Hamburger 2013; Hamburger und Leube-Sonnleitner 2014). *Breaking Bad* ist, so gesehen, eine Langzeit-

Psychoanalyse – mit 62 Episoden in fünf Staffeln (2472 Minuten = ca. vierzig Zeitstunden) über sechs Jahre (2008–2013) allerdings, gemessen an einer Psychoanalyse, von eher übersichtlicher Stundenzahl. Wir wollen jedoch nicht ausschließen, dass schon in diesen 62 Sitzungen sich der Zuschauer nachhaltig verändert, denn die Serie entfaltet eine nicht unerhebliche Sogwirkung.

Inhaltliche und formale Beschreibung

Inhalt

Zu Anfang der Serie erfährt Walt (Bryan Cranston), ein wissenschaftlich hochbegabter, aber lebenspraktisch nur mäßig begabter Chemielehrer aus Albuquerque in Neu-Mexiko, dass er Lungenkrebs und somit nur wenig Zeit zum Leben hat. Seine Frau Skyler (Anna Gunn) (■ Abb. 15.2) ist hochschwanger mit Holly, die in der 19. Folge zur Welt kommen wird (»Phoenix«, S2-E12), sein 16-jähriger Sohn Flynn Walt Junior (RJ Mitte) ist aufgrund einer Cerebralparese gehbehindert. Es wird schnell klar, dass Walts Krankheit die Familie finanziell ruinieren wird. Sein Lehrergehalt wird nicht ausreichen, die Kosten einer effektiven Behandlung zu decken. Damit setzt der Film das weitere Geschehen in einen zeitlich engen Raum zwischen Leben und Tod, den nicht er selbst, sondern das Schicksal definiert. Zu wissen, dass ihm ohnehin der Tod droht, gibt Walt die Freiheit, aus seiner üblichen Zurückhaltung auszubrechen. Anfangs erscheint er dröge, mutlos, passiv – anders als sein Schwager Hank Schrader (Dean Norris), ein Macho-Cop mit weicher Seele in der Drogenfahndung, verheiratet mit Marie (Betsy Brandt), Skylers Schwester, Radiologin und – wie sich zeigen wird – Kleptomanin. Die beiden Paare verbindet ein enges freundschaftliches Verhältnis. Im weiteren sozialen Umfeld spielen noch ehemalige Kollegen von Walt eine Rolle, das Ehepaar Schwartz. Es wird angedeutet, dass sie ihn aus einem gemeinsamen Start-up-Unternehmen, das auf Walters Forschungen basierte, ausgebootet haben, weswegen sie jetzt sehr reich

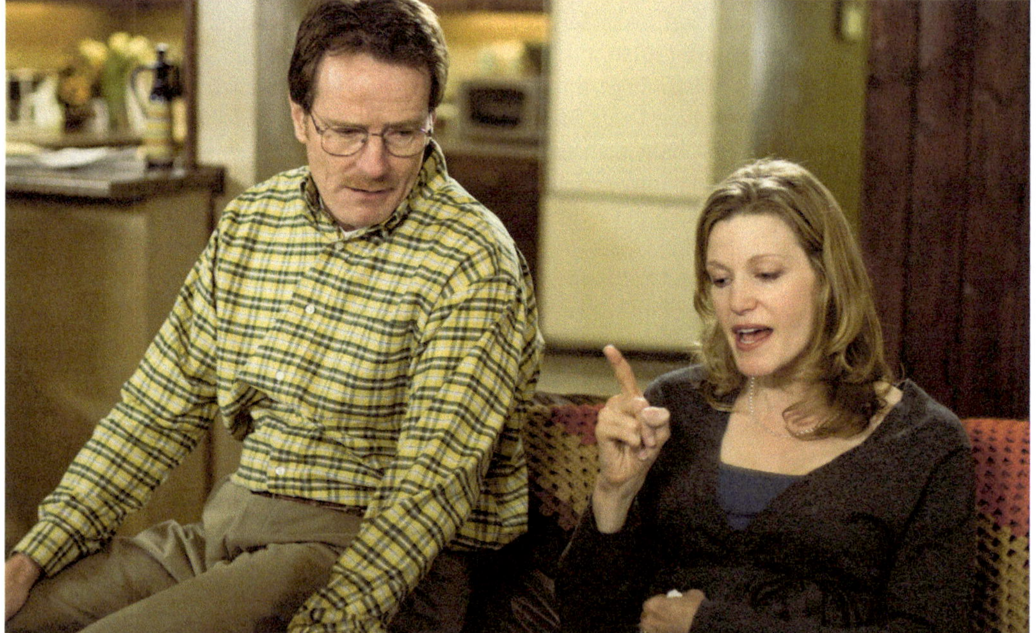

■ **Abb. 15.2** Vorher: Der Lehrer Walter White und seine Frau Skyler. © Sony Pictures Home Entertainment. Quelle: Filmbild Fundus Herbert Klemens

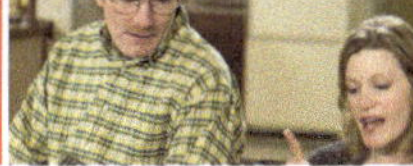

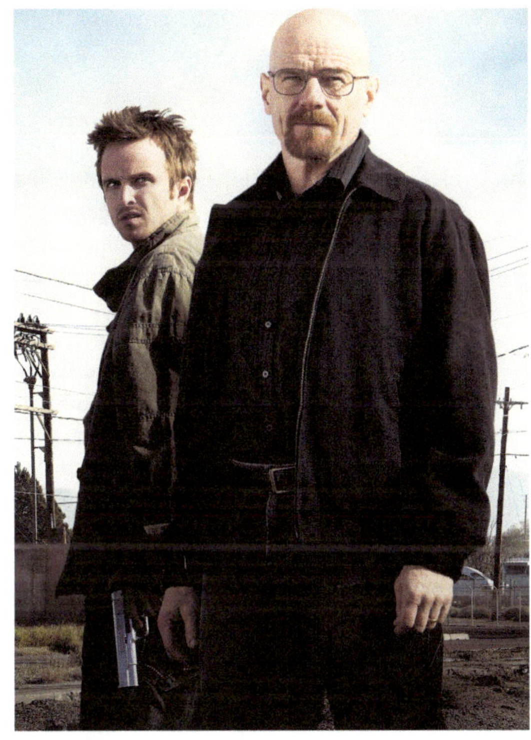

sind und er arm ist. Um Walt aufzumuntern, nimmt Hank (Dean Norris), ein Cop, ihn zu einem Einsatz gegen ein Meth-Labor mit. Dabei sieht Walt seinen ehemaligen Schüler Jesse Pinkman (Aaron Paul) entwischen, behält die Beobachtung aber für sich und nutzt sie, um schnell an Geld zu kommen: Er zwingt Jesse, mit ihm zusammen Crystal Meth zu kochen (■ Abb. 15.3). Zunächst legitimiert er das durch die erklärte Absicht, seine Familie finanziell versorgen zu können. Dann ist aber schnell sein Ehrgeiz entfacht, weil er in der Drogenszene viel Anerkennung dafür bekommt, das reinste und beste Meth weit und breit zu kochen. Jesse, sein ehemals eher schlechter Schüler, jetzt aber recht pfiffiger Drogendealer der unteren Ränge, avanciert zu Walts zentraler Beziehungsfigur – man weiß allerdings nie genau, sind sie befreundet, loyal, oder beuten sie sich gegenseitig aus.

Später kommen als einflussreiche Mit- und Gegenspieler noch Saul Goodman (Bob Odenkirk), der gewitzte Rechtsanwalt, der immer eine Lösung weiß, oft am Rande oder jenseits der Legalität, hinzu sowie Gustavo Frings (Giancarlo Esposito), der geheimnisvolle Großmeister der Drogenmafia. Sein höfliches, beherrschtes Auftreten lässt an geheime parakirchliche Orden denken, wie die Freimaurer, die sich Gehorsam, Ethik und aktiver Mitmenschlichkeit verpflichten. Schließlich als Reibestein für Walts Intelligenz noch der Mexikaner Hector Salamanca (Mark Margolis), dessen hartnäckiges Rache-Beharren (aus Familiensinn) schon früh auf die Unsinnigkeit von Walts Motivation hinweist: Böses tun, um Gutes zu bewirken. Der Wettstreit endet damit, dass Walt Hectors gefährliche Rachegelüste benutzt, um den noch größeren Gegner, Gus Fring, zu besiegen.

Das moralische Schutzmäntelchen der Familienfürsorge zerschleißt sich angesichts Walts wachsender Brutalität und der steigenden Zahl an Todesopfern. Walter White wird zuletzt 201 Todesfälle, davon 24 Morde von eigener Hand, zu verantworten haben. Wir erleben als Zuschauer, wie er sich zögernd vom geduckten Chemielehrer zum selbstsicheren, sogar überheblichen Drogenboss wandelt. Am Schluss wird er sagen:

 »Ich habe es für mich getan« (S5-E16)

– der Episodentitel »Felina«, ein Anagramm von »Finale«, spielt freilich auf die klassische Westernballade »El Paso« an, in der der Cowboy in den Armen seiner geliebten Felina stirbt.

Die Serie zeichnet sich durch eine emotional-realistische Erzählhaltung aus. Zahlreiche Details in Kleidung, Einrichtung, Alltagssituationen verweisen auf eine dem Zuschauer vertraute Realität; Nahaufnahmen vermitteln ein differenziertes Mienenspiel und erlauben so eine vertiefte »Einfühlung« in die Protagonisten (genauer: eine präzise Steuerung der beim Zuschauer ausgelösten Affekte). Obwohl in jeder Episode, schon um den Spannungsbogen zu halten, etwas Überraschendes oder Schockierendes geschieht, bleibt doch immer genug Zeit, um Gefühle nicht nur durch ein kurzes filmisches Signal anzureißen, sondern relativ langsam auszuspielen. Es gibt immer wieder extrem lange Szenen, in denen nichts Entscheidendes geschieht, nur Ambivalenz, Zweifel, Nachdenklichkeit gezeigt werden (z. B. ein 5½ Minuten langer Dialog zwischen Walter und Skyler in der Folge »Peakaboo«, S3-E6). Dies erlaubt dem Zuschauer, sich nachhaltig mit Protagonisten zu identifizieren. Es gibt zahlreiche Situationen, die keine Bedeutung für die Handlung haben, sondern nur dazu dienen, das psychologische Verständnis von Walt, Jessie oder Skyler zu vertiefen.

Filmische Mittel

So sehr die ästhetische Gestaltung von *Breaking Bad* an Arthouse-Kino gemahnt, so wenig ist sie doch das Produkt eines »Auteur«. Bewegungsstil, Handlungstendenzen, Affektmimik der Protagonisten sind minutiös nach dem Konzept des Produzenten Vince Gilligan durchgeplant; umgesetzt wurde das Skript aber von insgesamt 25 Regisseuren.

Kamera

Breaking Bad war die letzte komplett mit analogem 35 mm-Material gedrehte Serie. Diese Technik erfordert eine äußerst präzise Planung der Aufnahmen, was ebenfalls der hohen ästhetischen Qualität zu Gute kam. Im Gegensatz zur klassischen Fernsehserie setzt *Breaking Bad* auch nicht auf die typischen Großaufnahmen (die bei kleinen Bildschirmen die Wahrnehmung von Protagonistenemotionen erleichtern sollen), sondern geht davon aus, dass mittlerweile hochauflösende große Bildschirme mit guter Bildqualität verbreitet sind (was auch im Interesse des Produzenten Sony liegt), so dass Schärfe und Klarheit ausreichen, um ohne Qualitätsverlust in die Weite zu gehen. Auch dies setzt auf den Zweitmarkt DVD und Streaming.

Genremix

Die Breite der Handlungsführung erlaubt auch den Einsatz eines Stilmittels, das bei einem abendfüllenden Spielfilm riskant wäre: die postmoderne Stilmischung verschiedener Genres. Die Serie mischt Elemente (und optische Konventionen) des Gangsterfilms, etwa untersichtige Heldenposen, Showdowns und Verfolgungsjagden, mit Sitcom-Szenen aus dem biederen Familienleben der Familie White (Abb. 15.4), Sequenzen, die MTV-Clips ähneln, HipHop-Elemente (die im Netz zu einer Reihe von HipHop-Remixes Anlass boten), die unwiderstehliche Comedy-Sequenz, als Walter White und Jesse Pinkman eine Fliege im sterilen Labor jagen (S3-E10), aber auch dem Film Noir entlehnte Bildsprachen und Handlungselemente sowie Reminiszenzen an die Black Comedy, etwa wenn nach der Auflösung einer Leiche in Flusssäure sich die Protagonisten in kinderbunten Waschschüsseln abspritzen.

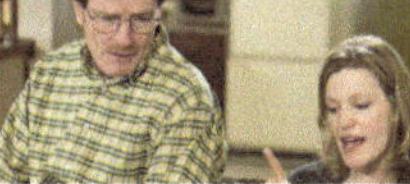

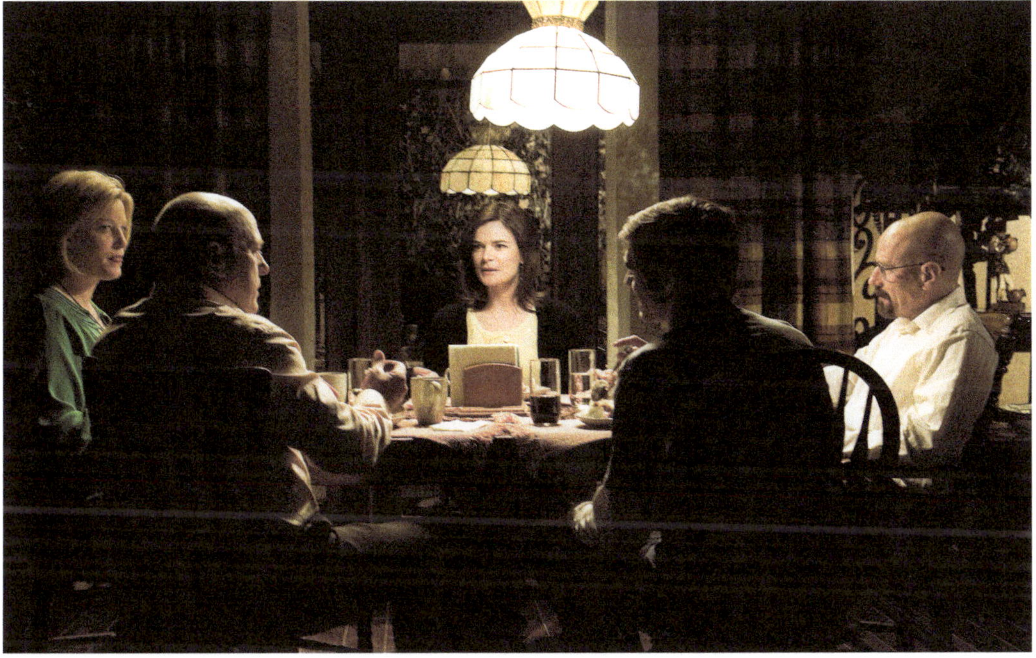

Montage

Werbebasierte Serien sind auf ein rasches Erzähl- und Schnitttempo angewiesen, um die Zuschauer trotz Werbeeinblendungen zu fesseln und auf dem Fernsehsessel fest zu halten. Die Ausstrahlung im Pay-TV befreit von Werbeunterbrechungen und erlaubt eine langsamere Erzählweise (Smith 2011). Ein die ganze Serie durchziehendes Stilelement der Montage sind die »Cold Open«-Einstiege in die jeweilige Folge: Noch vor dem Titel und anderen Informationen wird eine oft hoch verdichtete, traumhafte Szene der Handlung vorgreifend gezeigt. Cold Opens wurden in dieser Serie erstmals zu einer eigenständigen Kunstform von schräger surrealer Schönheit entwickelt, die zugleich stringent mit der Handlung verknüpft sind (mit Anklängen an die legendären Eröffnungssequenzen aus den James Bond-Filmen). Sie erzeugen durch ihre Rätselhaftigkeit Spannung und schaffen zugleich eine ästhetische Distanz, die das Unerträgliche der nachfolgenden Handlung erträglich macht.

Das Cold Open der ersten Folge hat es besonders in sich. Eine Hose schwebt sich aufblähend vom strahlblauen Himmel herunter und kommt, kaum dass sie die staubige Piste berührt, in schnellem Schnitt unter die Räder. Diese surreale Szene enthält in maximaler Kürze die Inhaltsangabe des Films. In ihrer Ikonographie entschlüsselt sich das Motto der Serie. Die Untersicht unter wallende, im Luftzug wirbelnde Gewänder ist aus der barocken Bildsprache bekannt als Inbegriff zu Gott aufstrebender Engel. Hier wird die Richtung verkehrt. Dieses faltenwerfende Gewand stürzt herab. Gleich wird es zerschlissen sein, zu nichts mehr nütze – auch dies ein zentrales Barockmotiv, die »vanitas mundi«. In der kurzen Spanne seines Fallens, vom Luftzug aufgehalten, können wir uns, das sichere Ende vor Augen, noch einmal an seinem Formenspiel erfreuen. Genauso ist es ja auch mit *Breaking Bad*. Am Anfang ist das Ende schon bekannt, und wir werden dazu verführt, den Absturz wie gebannt zu verfolgen und zu genießen.

Das Motiv vom Absturz wird in einem anderen markanten Cold Open spannungsreich variiert. Im Vorspann zur zweiten Staffel fällt ein pinker Bär vom Himmel in einen Swimmingpool und geht dort in einem Wasserwirbel unter. Das Vergnügen an der skurrilen Erscheinung findet in jähem Unbehagen sein Ende, wenn der Bär sich im Wasser so dreht, dass man sein hässliches schwarzes Auge im verbrannten Fell sieht. Es sieht einen fast höhnisch an. Dieses Cold Open wird in stockendem Fortschreiten über mehrere Staffelanfänge entwickelt, bis sich am Ende die schlüssige Erzählung vom Flugzeugabsturz über der Stadt offenbart. Auch dieser ist, so wird man allmählich gewahr, von Walter White zu verantworten. Die in der Montage der Cold Open aufgebaute Spannung findet in dem langsamen Begreifen des Zuschauers über das Ausmaß von Walts Schuldverstrickung, seines »Breaking Bad« seine Parallele – auch mit Verweis auf Jesse »Pink«man, den Jugendlichen, den seine Verwicklung mit Walt, dem Bösen, zum Absturz bringt. Auch Momente des Innehaltens, durch Anflüge schlechten Gewissens, moralischen Zögerns oder der Wiedergutmachung können das Abgleiten in die Katastrophe nicht aufhalten.

Bildkomposition

Metaphorische Oben-unten-Bewegungen durchziehen den ganzen Film. Sie zeigen sich in originellen Kameraführungen wie Vogel- oder Froschperspektiven. Um zum Beispiel die Erniedrigung Walts vor seinen hochnäsigen Schülern zu zeigen, die ihn beim Waschen der Autoreifen in der Autowaschanlage erwischen, kriecht die Kamera fast auf dem Boden auf ihn zu und lässt die spottenden Schüler hoch über ihm stehen. Nach der Beseitigung des ersten Mordopfers im Chemiebad tropft der aufgelöste Leichnam von oben durch die Decke und bricht schließlich hindurch. Während Crystal Meth anfangs noch in der Wohnung oder im Campingwagen gekocht wird, verlagert sich die Produktion später in den Keller von Jesse oder Gus. Der Abstieg in die Hölle ist vollzogen, auch wenn anfangs die in den vielen Maschinen angedeutete Effektivität noch über die Unumkehrbarkeit des Abstiegs hinwegtäuscht. Nach und nach zerfällt auch diese Ordnung. Wenn Gus, der Beherrscher dieser »Hölle«, oben auf der Empore erscheint, prüfend hinabblickt, ehe er gravitätisch die Treppe herunterschreitet, sind wir wieder im Szenario mittelalterlicher Höllenbilder angelangt. Passend dazu taucht die Fliege auf, von Walt wild, aber vergeblich bekämpft. In der barocken Ikonographie ist sie ein Zeichen der Völlerei, der Vanitas und des ekelerregenden Verfalls, im Alttestamentarischen geradheraus ein Dämon, der zweite Höllenfürst nach Satan. Vordergründig komisch, erfasst diese alte Metaphorik den Zuschauer doch und bereitet ihn auf die nächste Stufe des Verfalls vor, in der sich auch die Ordnungen des Bösen auflösen werden. Die slapstickartigen Jagdszenen, hinauf und hinunter, querbeet, verursachen ein optisches Chaos mit bedrohlichem Unterton.

Umgekehrt zu Walts Abgleiten in die Hölle wird bei Jesse eine mühsame zögerliche Aufwärtsbewegung gezeigt. Es reift als Charakter, entwickelt Schuldgefühle, Loyalität, lebendige Liebesbeziehungen, Mitgefühl, Großzügigkeit (seine Partys). Er versucht nicht, der alles beherrschende Meister zu sein wie Walt, und wird deshalb zu einem Meister im Scheitern. Deswegen überlebt er, geschunden zwar, wie die Figur des Kent aus King Lear, als Einziger seinen größenwahnsinnigen Chef.

Neben der zentralen Aufwärts-abwärts-Bewegung im Film gibt es auch einige auffallende Bewegungen in der Horizontalen. Sie sind ein Zitat aus dem Western und eher mit Ergebnislosigkeit konnotiert, dem Ausschweifen in die unbekannte Wüste/Mexiko, in gefährliche fremde Zonen ohne Ausweg. Man kommt nicht wirklich von zu Hause weg. Die Wege führen immer wieder in den Ausgangspunkt, nach Albuquerque, zurück.

Die formale Analyse deckt hinter dem Wirbel des Actionfilms eine überraschend geradlinige moralische Aussage auf. Die dazu verwendeten Bilder halten in ihrer Vielschichtigkeit und Präzision auch einer nachhaltigen Beschäftigung mit Themen von Hybris, Werteverfall, Vanitas, Demut usw. stand. Möglicherweise vertieft es das Vergnügen an der Serie, dass man, während man in schönster Identifizierung mit dem bösen Helden dessen Abenteuern folgt, auf einer tieferen Ebene zugleich, wie nebenbei, moralische Dilemmata durcharbeitet.

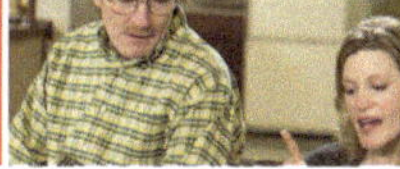

Dramaturgie

Der durchkomponierte Aufbau verbindet Haupt- und Nebenhandlungen in Form einer Zopf-Dramaturgie. Nebenhandlungen entwickeln sich in Bezug auf die Haupthandlung. So etwa, wenn die Autowaschanlage, in der Walt zunächst neben seiner Lehrertätigkeit jobbt, später zu seiner Tarnung mutiert, bis er sie schließlich zusammen mit Skyler kauft und zur Geldwaschanlage umwidmet. Das breit gesponnene Gewebe der Handlungsfäden dient auch dazu, mögliche Bruchstellen, die etwa durch eine Enttäuschung an einem Protagonisten oder ansteigende Aversion gegen ihn entstehen, durch einen Spannungsbogen in der Nebenhandlung zu überbrücken. Dies ist häufig dann der Fall, wenn Walt eine weitere moralische Stufe absinkt. Die Herausforderung an die Seriendramaturgie besteht darin, den Zuschauer bei der Stange zu halten, ihn immer wieder am Ausstieg zu hindern.

Die Haupthandlung ist eine Abstiegserzählung: Walt, der hochintelligente, aber verschlossene brave Mann in verzweifelter Ausgangslage, wird durch seine Entscheidung, durch ein Verbrechen die Lösung seines Dilemmas zu erreichen, sowie durch seine Selbstüberschätzung in ein kriminelles Milieu gebracht, dessen Regeln er nicht kennt. Zugleich muss er den Schein des anständigen Familienvaters wahren. So entstehen viele knifflige Situationen, die den Zuschauer in Atem halten. Man fragt sich gespannt, welches Ass er aus dem Ärmel schütteln wird, um sich der brenzligen Lage zu entziehen. Er wird zu einem Verbrecher ganz eigener Machart. Trotz dieser Elemente des Erfolgs- und Befreiungsnarrativs (der Held überwindet alle Widrigkeiten) bleibt sein Weg ins Verderben vorgezeichnet: Wir wissen, dass Walt unheilbar krank ist, und auch seine kriminellen Erfolge sind immer nur auf schnellen Erfolg, niemals auf Nachhaltigkeit angelegt. Die Nebenhandlungen (die Adoleszenz des Sohnes, Geburt und frühe Kindheit des zweiten Kindes, Skylers Verwandlung, die parallele Familie von Skylers Schwester, das Drogendealermilieu mit seinen unterschiedlichen Protagonisten, Jessie Pinkmans Entwicklung und Beziehungen) dienen dazu, diesem Abstiegsnarrativ immer wieder Aufschwung und Hoffnung zu verleihen, den Zuschauer stets aufs Neue an die Serie als Objekt des Begehrens zu fesseln.

Dabei wird Nähe und Distanz zum Geschehen fein reguliert. Immer wieder wird der Zuschauer aus der intensiven Anteilnahme zurück in die Position des Kunstgenießers versetzt, etwa wenn ihm das Vergnügen bereitet wird, Filmzitate erkennen zu können und dadurch aus emotional schwer erträglichen Szenen auf intellektuellen Abstand zu gehen. Aber auch dieses System von Balancierungen bleibt nicht im Lot – gegen Ende der Erzählung werden auch liebgewordene Stabilisatoren wie Hank, der gute rauhbeinige Sheriff, und Jesse grausam geopfert. Unterschwellig bleibt die Befürchtung, ob dieses Schicksal auch der unverbrüchlich positiv besetzten Familie, Skyler, Flynn und der kleinen Holly, widerfahren wird. Hier freilich bietet die klassische Coda doch noch ein Happy End: Noch über den Tod hinaus hat Walt durch einen genialen Trick über seine Kollegen, die ihn einst betrogen hatten, für die Sicherung der Zukunft seiner Familie gesorgt.

Figurenschicksale und Charakterentwicklung

Die Figuren sind so komplex angelegt, dass sie sich für wechselnde Identifikationen anbieten. Wie im richtigen Leben kann man mit ihnen ein weites Spektrum von Gefühlen erleben. Man kann sie hassen, sich vor ihnen ängstigen und am Schluss dann doch mit ihnen versöhnen. Skyler, Walts Frau, ist besonders vielseitig und ambivalent angelegt. Sie hat als Gegenfigur zu Walt die prominente Aufgabe, als Stimme seines Gewissens, Spiegel seiner inneren Zustände zu fungieren. Walt redet ja nicht über sich selber, er kommentiert seine Einstellungsveränderungen nicht. Man sieht sie im Kontakt mit anderen, vor allem in seinem intimen Verhältnis zu seiner Frau Skyler. Die Veränderungen ihres Verhältnisses kann an den Bettszenen veranschaulicht werden:

Die Eröffnung ist eine phänomenal bissige Satire. Man sieht das Ehepaar in Frontalaufnahme vom Fußende her nebeneinander im Ehebett liegen, Skyler aufgerichtet sitzend, frisch und engagiert vor ihrem Computer, den sie auf der Bettdecke balanciert. Rechts neben ihr ein müder muffiger Walt in die

Kissen gesunken. Sie überrascht ihn mit ihrem »Geburtstagsgeschenk«, d. h., sie greift suchend unter seine Decke, um ihn zu masturbieren, während sie weiter ihre ebay-Versteigerung im Computer verfolgt. Seine Lustlosigkeit nebenbei spöttisch kommentierend, macht sie sich ans Werk. Er lässt ihre Offerte perplex, halbwillig über sich ergehen. Als man dann, als peinlich berührter, mit ihm mitleidender Zuschauer meint, es habe sich doch bei ihm so etwas wie eine Reaktion eingestellt, stößt sie einen Juchzer aus – der aber der erfolgreichen Versteigerung galt, nicht ihm. Das ist die breit aufgestellte Vorlage, vor deren Hintergrund alle späteren, flüchtigeren Bettszenen gelesen werden können (S1-E1, Anfang). Nach seinem ersten Erfolg als Meth-Kocher wird er draufgängerisch im Bett, Skyler wundert sich, aber findet es ganz gut (S1-E1, Ende).

Walts Konversion zum Kriminellen wird zügig vorangetrieben. Noch in derselben Staffel (S1-E7) wird, wieder in einer Sexszene zwischen den beiden, das Lustvolle an der Grenzüberschreitung gezeigt. Sex findet diesmal nicht mehr im Ehebett statt, dem angestammten biederen Ort, sondern als Quickie im Auto auf dem Schulhof. Zuvor hatten beide an einer Schulkonferenz teilgenommen, in der über den Diebstahl von Chemikalien verhandelt wurde. Walt sieht kaltblütig zu, wie schließlich der freundliche Hausmeister des Diebstahls »überführt« wird, den er selbst begangen hat. In diesem Moment der kritischen Zuspitzung, des vollzogenen Verrats, wirkt er wie in Trance, wie abwesend. Er beginnt, Skylers Knie unter dem Tisch zu betätscheln. Die Abspaltung, die Umkehr von schlechtem Gewissen in sexuelle Erregung wird unmittelbar sichtbar gemacht. Skyler, in der Enge des Autos, versucht es noch, spaßig zu finden, »wie in Teenie-Zeiten«, aber es schleicht sich Unbehagen ein. Natürlich, sie ahnt, dass sie benutzt wird, dass die Beziehung innerlich gebrochen ist. Dies latente Unbehagen wird gleich zu Beginn der folgenden Staffel (S2-E1) manifest, wenn, wieder im häuslichen Bett, aber diesmal ganz anders, mit einem Walt, der obenauf liegt, der Liebesakt fast zu einer Vergewaltigung gerät. Wir erfahren darüber aus Skylers angstvoll-erschrockenem Gesicht, das uns nah zugewandt ist, während Walt von dieser intimen Kommunikation zwischen Zuschauer und Skyler nichts bemerkt.

In den folgenden Staffeln spielen sich die Paarszenen im öffentlichen Raum ab. Wenn das Motiv der intimen Begegnung in der fünften Staffel noch einmal kurz aufgenommen wird, dann nur, um den endgültigen Zerfall dieser Intimität zu dokumentieren: Es ist ein böser Überfall, ohne innerliche Verbindung, Skyler hat nur noch Angst vor Walt, der Charme des Verbotenen hat sich längst verloren (S5-E2). Für eine psychoanalytische Interpretation der Zuschauerreaktionen bedeutet das, dass uns die Serie Schritt für Schritt von der Identifikation mit primären Beziehungsformen wie Liebe, Nähe, Vertrauen und Sexualität wegführt und das Surrogat der narzisstischen Befriedigung durch die Droge Geld auch den Zuschauer besticht. Wir gehen mit, wenn Walt nun endgültig seinen Bonus als liebender Ehemann verspielt, der narzisstische Triumph zeigt sich im Zuschauer im süchtigen Dranbleiben, weil und obwohl in der Ebene der Filmhandlung immer drohender die Zerstörung menschlicher Beziehungen vorgeführt wird. Walts Sohn Flynn, dessen Zukunftssicherung anfänglich das Motiv für seine kriminellen Aktivitäten abgegeben hatte, wendet sich angewidert von ihm ab, als er von den kriminellen Verstrickungen seines Vaters erfährt. Anders als bei Walt, hinter dessen Gutmenschen-Fassade allmählich Gier und Lust an der Macht sichtbar werden, zeigen sich beim Junkie Jesse zunehmend menschliche Qualitäten wie Solidarität, Großzügigkeit und echtes moralisches Empfinden.

Der gutmütige, wichtigtuerische Schwager und Drogen-Cop Hank Schrader wird in seiner Eigenschaft als Repräsentant von Gesetz, Staat und Über-Ich anfangs eher als komische Figur gezeichnet. Er gewinnt ausgerechnet dann an Format, wenn er Niederlagen erleidet. Ein erstes Mal geschieht dies, als ihn eine Panikattacke angesichts der sadistischen Grausamkeit der Drogenmafia einsatzunfähig macht. Das rettet ihm nicht nur das Leben, sondern gibt der Figur eine menschliche Tiefe, die beim Publikum gut ankommt. Die Regisseure haben dem Publikum offenbar zu Recht ein differenziertes, therapie-erfahrenes Verständnis zugetraut. Entscheidend für diese Entwicklung der Figur Hank Schraders sei allerdings auch das feinfühlige, kluge Spiel des Schauspielers Dean Norris gewesen. Wenn er später im Einsatz für seine Werte erst zum Krüppel gemacht und schließlich erschossen wird, wird er auf bescheidene, redliche Art zum typisch amerikanischen Helden, der sich selbstlos für die Werte der Gemeinschaft einsetzt.

Auch Nebenrollen werden fein durchgezeichnet als in sich ausgearbeitete Charakterstudien, es gibt kaum Komparsen.

Kulturperspektive

Serien generieren ein Publikum

Die Fünfziger und Sechziger Jahre waren im deutschen Fernsehen ebenfalls schon von Serien bestimmt: *Bonanza, Fury, Flipper, Familie Feuerstein*. Freilich waren dies eigentlich keine Serien, sondern Folgen mit festem Personal und Set, aber in sich abgeschlossenen, unabhängigen Episoden. Auch Seifenopern wie *Dallas* und *Denver Clan*, in Deutschland die *Lindenstraße*, die den Alltag fernsehtauglich machte, statt in Prärien, an Strände, in die Steinzeit zu zoomen, sind nicht Serien wie *Breaking Bad*, denn sie zeigen wenig episodenübergreifende Spannungsbögen, Handlungs- und Figurenentwicklung. Ein wichtiges Element haben sie aber mit den Serien gemeinsam: Man muss sie kennen, sonst versteht man sie nicht. Man muss »drin sein«.

Episodenserien (»Series«) und Fortsetzungsserien (»Serials«) unterscheiden sich hinsichtlich der Abgeschlossenheit der Folgen. Während bei ersteren nur – und auch nicht immer – ein Rahmenpersonal wie z. B. ein Team von Polizisten oder eine Familie vorgegeben ist, denen sich immer neue Aufgaben mit veränderter Besetzung stellen, die noch im Lauf der Episode gelöst werden, sind Fortsetzungsserien von einer durchgehenden Handlung geprägt, die gerade nicht zum Abschluss kommen darf, sondern offen bleibt – gerne am »Cliffhanger«, einer spannenden Stelle, die den Zuschauer neugierig auf die Handlung der nächsten Folge macht. Oft gibt es mehrere parallel laufende Handlungsstränge, die in einer »Zopfdramaturgie« verflochten sind.

Seit den Nullerjahren wurde dieser Serientyp um einen neuen Typ aufregender, witziger Produktionen erweitert, das US-»Quality TV«. Dieser Wandel ist Teil einer gesellschaftlichen Veränderung. Früher war »Fernsehen« eine Tätigkeit, als Feierabend deutlich distinkt, aber eingebettet in einen nichtmedialen Alltag. Der Guckkasten war noch ein Fenster in eine andere Welt. Inzwischen ist die Woche allerorten medial geprägt, wir wechseln von Screen zu Screen. Zwar ist das Serial immer noch eine andere Welt, aber sie ist strukturell der unseren ähnlich. Die Zeitdramaturgie der Folgen ist analog derjenigen der Realität, wo wir in Multi-Tasking und Lean Production viele parallele Prozesse in Zeitpaketen abarbeiten. Gerade für uns als Psychoanalytiker, die während der Woche immer dieselben Patienten in kleinen Zeiteinheiten, den analytischen Sitzungen, mehrmals pro Woche sehen, ergibt sich eine verblüffende strukturelle Ähnlichkeit zur Zopfdramaturgie des Serials.

Aber nicht nur für Psychoanalytiker. Viele Arbeitsprozesse, etwa im Management, sind heute nach dem Muster der Zopfdramaturgie aufgebaut. Man bearbeitet einen Vorgang, übergibt ihn an ein anderes Teammitglied oder einen korrespondierenden Partner in einer anderen Organisation, und während der Vorgang dort weiter bearbeitet wird, widmet man sich einem anderen, bis Vorgang eins wieder aktuell wird und bearbeitet werden muss. So werden Arbeitsverläufe ineinander verzahnt wie die Handlungsstränge eines Serials. Diese verflochtene und fluide Arbeitsteilung führt dazu, dass Arbeitsorganisation quer zu konventionellen Firmen, Institutionen und Organisationen und oft über große räumliche Entfernungen eng miteinander kooperierende Netzwerke bildet. Die Patchwork-Identität (Keupp et al. 1999) der postindustriellen Gesellschaften ist nicht mehr stabil und an feste Zugehörigkeiten gebunden, sondern jederzeit behende wechselnd, aus vielerlei austauschbaren bzw. aktualisierbaren Kontexten gespeist und volatil (Bauman 2003 [2000]).

Serienpublika konstituieren sich (auch) nach dem Muster dieser temporalen Springprozession des Business-Alltags. TV-Serien greifen das Motiv der Volatilität auf. Damit präsentieren sie dem Publikum ein Ritual (Lorenzer 1989), das zum einen Alltagserfahrung symbolisiert und zum anderen die Unruhe für die Zeit des Verweilens vor dem Bildschirm bindet und aushaltbar macht. Vor dem Hintergrund dieser Überlegungen lässt sich ein Ansatz gewinnen für die psychoanalytische Untersuchung von *Breaking Bad.*

Filmpsychoanalyse untersucht das Unbewusste des Zuschauers

»Was tun wir, wenn wir als Psychoanalytiker Filme interpretieren? Wir greifen das Angebot eines Kunstwerks auf, sich mit ihm auseinanderzusetzen, und zwar – wenn wir dieses Angebot als Psychoanalytiker aufgreifen – aus der Sicht unserer psychoanalytischen Haltung, das heißt wir suchen eine neue und überraschende Begegnung mit dem Kunstwerk, die etwas Unbewusstes bewusst macht« (Hamburger und Leube-Sonnleitner 2014, S. 73).

Die in diesem Grundsatz umrissene Haltung unterscheidet sich deutlich von dem, was in der mittlerweile über 40-jährigen Tradition der Interpretation von Spielfilmen durch Psychoanalytiker oft unter Filmpsychoanalyse verstanden worden ist. Gabbard (2001) zählt in seinem Standardwerk zur Filmpsychoanalyse sieben häufige Ansatzpunkte der psychoanalytischen Interpretation von Spielfilmen auf: kulturelle Mythen, Subjektivität des Filmemachers, menschliche Entwicklungskrisen, Anwendung von Freuds Theorie der Traumarbeit auf den Film, Analyse der Zuschauerreaktion, psychoanalytische Konstrukte und schließlich die Analyse von Filmfiguren. Von dieser Vielfalt setzt sich die neuere Filmpsychoanalyse ab; so gilt es z. B. als obsolet, Filmfiguren oder Regisseure zu analysieren (vgl. Hamburger 2013): die ersteren nicht, weil sie gar keine Psyche haben, sondern Kunstprodukte sind, Entwürfe. Während wir in der psychoanalytischen Situation auf die Folge der Assoziationen achten und auf die Übertragungs- und Gegenübertragungsräume, die sich im lebendigen Kontakt mit unseren Analysanden inszenieren, können wir das bei Filmfiguren nicht – ganz einfach, weil sie gar nicht assoziieren, sondern Teil einer minutiös ausgearbeiteten Inszenierung sind. Und weil sie keine Übertragungen entwickeln, denn sie sehen uns nicht einmal. Filmfiguren sind nichts als bewegte Gemälde. Eine ähnliche Einschränkung gilt für den psychoanalytischen Zugang zum Unbewussten des Regisseurs. Grundsätzlich sind Regisseure analysierbar – freilich nur dann, wenn sie in unsere Praxis kommen. Was sie aber meist nicht tun – und wenn, wäre das Resultat nicht die Analyse des Kunstwerks, sondern nur der Privatperson.

Um einen psychoanalytischen Zugang zum Kunstwerk selbst, dem Film, zu gewinnen, brauchen wir zum einen die Filmwissenschaft. Sie hilft uns, das Werk im Kontext der Filmkunst einzuordnen, seine Bezüge und Zitate zu entschlüsseln, die formalen und inhaltlichen Neuerungen zu benennen, die ihn auszeichnen, und gegebenenfalls auch die Reaktionen, die er beim Publikum und in der Presse ausgelöst hat. Filmpsychoanalyse, wie wir sie verstehen, setzt darüber hinaus noch auf einer anderen Ebene an. Als Psychoanalytiker setzen wir auch in der Begegnung mit dem Werk unsere Fähigkeit ein, uns selbst während einer Interaktion mit anderen zu beobachten und aus dieser Introspektion Schlüsse zu ziehen. Anschaulich ist dieses Verfahren für die klinische Interpretation im Menninger-Dreieck der Deutung verdeutlicht (vgl. Menninger und Holzman 1977 [1973]): Die Selbstwahrnehmung des Analytikers im Spannungsfeld der Übertragung ergibt erst im Zusammenspiel mit den Symptomen und der Lebensgeschichte des Patienten das Fundament einer psychoanalytischen Deutung.

Die Anwendung dieses Verfahrens auf die Begegnung mit dem Filmkunstwerk zeigt, dass die Rollen anders verteilt sind als in der Therapie: Im Kino sind wir als Zuschauer diejenigen, um deren Analyse es geht – und es ist die Filmkunst, die uns die Szenen bereitstellt, in die wir uns einfühlen. Man könnte sagen: Es ist der Film, der wie ein deutender Analytiker prototypische Szenenfolgen ausmalt, Imaginationen, die etwas aufgreifen, von dem er annimmt, dass es uns innerlich beschäftigt. Wir gehen also, um es zugespitzt zu sagen, beim Film in Analyse. Das beginnt schon bei der Auswahl

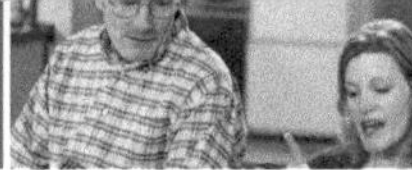

des Films. Die Entscheidung, einen Film im Kino zu sehen, erst recht die Entscheidung, sich filmpsychoanalytisch auf ihn einzulassen, wird zu einem guten Teil unbewusst getroffen. Wiederum zugespitzt: Es ist der Film, der (durch den Appell ans Unbewusste) den Zuschauer wählt, nicht umgekehrt.

Als Filmpsychoanalytiker im Kino, und bei der Analyse danach, gehen wir von dieser Umkehrung aus. Wir versuchen zu reflektieren, warum der Film uns »ausgesucht« hat, welche unbewusste Konfiguration er in uns anspricht. Dabei gehen wir ähnlich vor, wie Alfred Lorenzer (1970) es in seinem Drei-Ebenen-Modell des szenischen Verstehens beschrieben hat. Auf der untersten Ebene, dem logischen Verstehen, geht es lediglich um das Erfassen des Inhalts; auf der zweiten, dem psychologischen Verstehen oder Nacherleben, um die Intentionen, die Botschaft des Films. Aber erst auf der dritten Ebene, dem szenischen Verstehen, wird Unbewusstes bewusst: Hier reflektiert der Analytiker seine eigene Beteiligung an und seine Verwicklung in die von der Übertragung des Patienten angebotene und von der Gegenübertragung des Analytikers unbewusst mitagierte Reinszenierung.

Übertragen auf die Filmpsychoanalyse heißt dies: Wir gehen ins Kino, weil der Film an etwas Unausgesprochenes, Ungreifbares in uns erfolgreich appelliert hat. Wir lassen uns affektiv ein auf die angebotene Szene, aktivieren eigene Übertragungsbereitschaft auf Filmfiguren, mit denen wir uns identifizieren, und reflektieren diese Affekte und Übertragungen anschließend in der psychoanalytischen Reflexion. Dadurch können wir uns, ausgehend von der Introspektion, der »seduktiven Ebene« (Stiglegger 2006) des Kunstwerks annähern und sie reflektieren. Dabei kann eine Interpretationsgruppe hilfreich sein (Hamburger und Leube-Sonnleitner 2014).

Heißt das nun, wir dürfen keine Aussagen machen über das Seelenleben unserer Lieblingshelden? Ist es methodisch tabu, darüber nachzudenken, ob die Ziellosigkeit des jungen Nico in *Oh Boy* (D 2012) Folge der Trennung seiner Eltern ist? – Das ist es nicht, wir dürfen darüber nachdenken, wir sollen es sogar, denn genau deshalb hat Jan-Ole Gerster dieses Element in die Backstory seines Helden montiert. Nur: Wenn wir filmpsychoanalytisch arbeiten, müssen wir diesen Zusammenhang noch ein weiteres Mal reflektieren. Wir müssen verstehen, wie und warum der Film uns auf solche Weise zu Psychologen machen will, wie er seine Deutung in unserem Mitgehen platziert. Dabei werden wir oft minutiös am Film arbeiten, seine Arbeitsweise zu verstehen suchen. Wenn es uns gelingt, das zu rekonstruieren, dann haben wir etwas von der Filmwirkung verstanden (vgl. Lorenzer 1986; Hamburger 2013; Hamburger und Leube-Sonnleitner 2014). Wir verstehen Filmpsychoanalyse als leichtfüßigen, »gleichschwebenden« Zugang, der in der unmittelbaren Begegnung mit dem Material bereit ist, das Aufbrechen scheinbarer Selbstverständlichkeiten am eigenen Leib zu erleben und zu reflektieren.

Wie erreichen TV-Serien das Unbewusste des Zuschauers?

Die Frage ist nun, ob das, was eben über Filmpsychoanalyse gesagt wurde, auch auf das Fernsehen, speziell auf Serien anwendbar ist. Der Schritt ist kein geringer – denn wenn wir die methodische Forderung ernstnehmen, Filmpsychoanalyse habe die »Szene« zu untersuchen, in der Zuschauerinnen und Zuschauer – eine heterogene Gruppe – sich mit dem Film befinden, so wird deutlich, dass das Dispositiv, also die mediale Anordnung, von großer Bedeutung sein muss. Kinoraum und Fernsehzimmer sind völlig getrennte soziale Räume. Das Fernsehen ist eben nicht, wie strukturalistische Forschungsansätze nahelegen, der moderne Märchenerzähler (Kozloff 1992), sondern es ist eine soziale Agentur eigenen Zuschnitts, und die Tatsache, dass dort auch Geschichten erzählt werden, ist keineswegs konstitutiv. Fernsehen verschafft, kulturwissenschaftlich gesehen, dem Konsumenten eine andere Art von sozialer Gratifikation (Herzog 1942) als Märchen, Literatur, Theater und Kinofilme.

Stil

Breaking Bad stellt einen Sonderfall der Publikumskonstitution durch visuellen Stil dar. Die Serie

> »ist für eine Fernsehserie überdurchschnittlich visuell und mit Blick auf einen spezifischen visuellen Stil erzählt – wie vielleicht sonst nur noch die Serie *Mad Men*. Damit wird die Ästhetik, also das *Wie* zu einem wichtigen Träger der Narration« (Lang 2011, S. 2).

In dem Bemühen, den HBO-Stil auf das werbebasierte Kabelfernsehen zu übertragen, haben die AMC-Serien unversehens eine neue, für die postindustrielle Erlebnis- und Konsumgesellschaft paradigmatische Bildsprache generiert. Die Wahrnehmung der stilbasierten Erzählung erfolgt über »stilsicheres Distinktionswissen [...]. Genre-Wissen und die Lesekompetenz der Stile, etwa der Wohnungseinrichtungen, der Automarken und der Kleidung spielt eine große Rolle« (Lang 2011, S. 3). Das Publikum von *Breaking Bad* ist eine Stilgemeinde, ähnlich den Jugendbewegungen, deren Identität durch Attribute mehr als durch Aussagen und Überzeugungen gewährleistet wird. Dieser Stil wird auch durch die oben diskutierte Bildkomposition und die Ästhetik der Cold Opens präsentiert. In den zahlreichen Fan-Foren werden neben Einzelheiten der Handlung oft auch Fragen des Stils verhandelt.

Synchronisation

Ein weiteres zentrales Element der Publikumskonstitution durch Serien ist ihre Zeitregie. Serien sind insofern dem Radio vergleichbar, das mit seinem starken Synchronisierungseffekt eine Hörerschaft konstituiert, die sich als räumlich verteilte, aber zeitlich verschweißte Gruppe identifiziert. Serien sind ein besonders ausgeprägtes Phänomen dieser Synchronisierung, bilden sie doch durch den Fortsetzungscharakter eine Art Taktgeber für den Schwarm der Zuschauer.

Besonders anschaulich wird diese Verflechtung des seriellen Mediums mit der Gesellschaft in *Julia und ihre Liebhaber (Tune in Tomorrow)* (USA 1990, R: Jon Amiel, nach Manuel Vargas Llosa) in Szene gesetzt. Der Drehbuchautor und Regisseur Pedro Carmichael (Peter Falk) spioniert Details der Liebesgeschichte seines Kollegen Martin Loader (Keanu Reeves) mit seiner Tante Julia (Barbara Hearshey) aus und baut sie tagesaktuell in seine Daily Soap ein, gewürzt mit unterirdischen Rassismen gegen Albaner. Aus dieser Mischung ergibt sich eine turbulente Filmkomödie mit einem brennenden Sender, tobenden Albanern und empörten Liebhabern. Schließlich muss Carmichael als Kardinal verkleidet in einem Feuerwehrauto fliehen.

Wie in *Tune in Tomorrow* in New Orleans, dreht sich auch im Serienalltag einer Fernsehnation der soziale Rhythmus um den Blockbuster. Durch diese Rhythmisierung unterscheiden sich Serien hinsichtlich der Rezeptionssituation noch einmal scharf vom Fernsehen. Sie sind Bestandteil eines sozialen »flow« (Williams 1974) oder »current« (Cavell 1982), einer Zirkulation von Information in einer vernetzten Gesellschaft, analog zur Verkehrs- und Warenzirkulation, jedoch im Gegensatz zu dieser von vollständiger Austauschbarkeit beherrscht. Die Ästhetik der Serie beruht wesentlich auf dem Element der Beliebigkeit; ihre Bildfolge ist nicht, wie im Kinofilm, von Bedeutungszusammenhängen regiert, sondern vom Prinzip des »Switchens« (Cavell 1982). Serien bilden praktisch eine Gegenwelt zum Fernsehen: Sie bilden nicht wie dieses einen Kanal zur Übertragung, zum »Senden« eines Inhalts, sondern sie sind ein Spielplatz, auf dem das Publikum sich trifft. In Serien geht es weniger um inhaltliche Übermittlung als um das rituelle Beisammensein. Die Hermetik der Bedeutungsstrukturen lässt sich leicht ermessen, wenn man versucht, in die 274. Folge einer unbekannten Serie einzusteigen. Man weiß dann, was ein Außenseiter fühlt.

Tatsächlich ist die Frage erlaubt, ob Serien überhaupt dem »Fernsehen« als dem traditionellen Medienformat des ausgehenden 20. Jahrhunderts zuzurechnen sind. Die Tatsache, dass Serien in der Regel tatsächlich im TV starten, erlaubt es nicht, sie auf diesen Kanal zu begrenzen. Sie werden, eben-

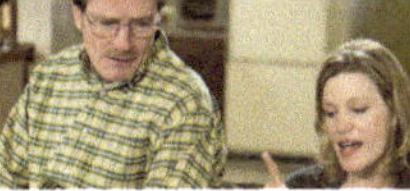

so wie Spielfilme, zunehmend auf Datenträgern und online rezipiert, entkoppelt von der für das klassische Fernsehen typischen programmschematischen Anordnung (Schneider 2010).

Wie das im Alltag aussehen mag, kann das Beispiel einer Kollegin illustrieren. Als ihr Sohn einige Semester lang bei ihr wohnte, sei es gar nicht einfach gewesen, gemeinsame Treffpunkte im Alltag zu finden. Die Serie half dem Notstand ab. Wenn der Sohn abends gegen 22 Uhr hungrig aus der Unibibliothek kam und sie ihre Schreibarbeiten erledigt hatte, fanden beide bei einem Teller Spaghetti und ein bis zwei Episoden *Breaking Bad* zusammen. Da war für jeden etwas dabei. Familienalltag mit dem üblichen Stress zwischen Anspruch und Wirklichkeit und die psychologische Entwicklung der Figuren, das war für sie – Action, Schießerei und Subkultur, Filmzitate, Musik-TV eher für den jungen Mann. Aber weil der Film beides in enger Verschränkung zeigt, konnten sie sich gut verständigen. Eine wichtige verbindende Klammer sei das Format der rhythmischen Wiederkehr selbst gewesen.

So wie diese beiden, Mutter und Sohn, in den abendlichen Fernsehrunden einen Rahmen fürs Zusammensein gefunden hatten, geschah es spiegelbildlich in der Serie selbst. Auch dort finden wiederkehrende familiäre Begegnungen vor allem beim Essen oder Entspannen statt: am Pool, beim Grillen, in der Wohnzimmer-Sitzgruppe oder anderen Orten. *Breaking Bad* eröffnet schon mit einer Frühstücksszene bei einem Stück cholesterinarmen veganen Frühstücksspecks. Es sind Orte, an die man nach den Komplikationen der Außenwelt zurückkehren kann, die einen stabilen Rahmen abgeben für familiäre Rückversicherung oder Klärung von Konflikten. Sie binden wie Refrains in Gedichten oder Liedern die Episoden aneinander und gliedern die Erzählung in ihrer Gesamtstruktur. Darüber hinaus bündeln diese Momente des Innehaltens das Geschehen, intensivieren es durch die Wiederholung und geben die aktuelle Grundstimmung vor. Aktion und Reflektion, Außengeschehen und innere Verarbeitung bilden einen angenehmen Rhythmus, in den man sich als Zuschauer gut einklinken kann. Die menschlichen Anliegen sind die gleichen, mit dem prickelnden Unterschied, dass Probleme und Problemlösungen im Film *unseren* Alltagshorizont ins Phantastische übersteigern.

Dieses Einfädeln von Seriengeschichten in den Rhythmus des Zuschaueralltags ist eines der Erfolgsrezepte von Serien. In *Breaking Bad* werden wir nicht nur inhaltlich, sondern auch durch den Senderhythmus mit dem Familienleben identifiziert, aus dem heraus wir als Zuschauer am Böse-Werden teilnehmen. Wir verlassen mit Walt den Rhythmus des Familienlebens und geben uns mit ihm der ausschweifenden Jagd nach Rendite hin – und zugleich bleiben wir, eingelullt in den Rhythmus der Serie, Teil der großen *Breaking Bad*-Familie. Psychoanalytisch gesehen ist diese Rhythmisierung im Erleben des Serienpublikums eine Art Stillvorgang, der Erwartbarkeit und Sicherheit garantiert, während zugleich der Kick genossen werden kann, von der Ausweitung der Kampfzone, der zunehmenden Bindungslosigkeit zu träumen.

Umgang mit der Zeit

Mit dem Rhythmus ist schon ein wesentlicher Unterschied zum Spielfilm angesprochen. Die Serie kann sich Zeit nehmen, komplexe Geschichten und differenzierte Charakterstudien zu entwickeln. Sie muss nicht dem Aufbau des Dramas mit Exposition, Steigerung, Klimax, Lösung und Coda folgen, sondern kann die Spannungsbögen lange ausdehnen, immer wieder verweilen und die Handlung mit Erzählungen und Detailbetrachtungen ausschmücken.

In *Breaking Bad* wird dies Verlaufsmuster noch akzentuiert dadurch, dass der Handlungsverlauf, das Handlungsziel sehr geradlinig ist und von Anfang an feststeht. Der übliche Spannungsbogen, die Zeitordnung wird aufgehoben oder vielmehr auf den Kopf gestellt. Sonst ist der Anfang sicher und das Ende offen, hier ist das Ende sicher – der Tod – und offen, was bis dahin geschieht. Das Ergebnis ist von Anfang an klar, spannend ist nun der Weg. Die von Anfang an vom sicheren Tod bestimmte Frist verdichtet die verbliebene Zeit, das weckt Gier nach Leben, nach intensivem lebendigem Leben. Es wird zwar Alltag gezeigt, aber unter dieser Perspektive wird er zu einem überhöhten Alltag. Das wird manchmal buchstäblich durch die Vogelperspektive gezeigt.

Andere Möglichkeiten des Films, die Zeit zu manipulieren, werden ebenfalls sinnstiftend eingesetzt. Entweder verlangsamt sich die Zeit, so wie in der allerersten Szene, als die Hose in Zeitlupe vom Himmel herabschwebt, oder sie scheint stillzustehen, z. B. wenn Walt unbeweglich in seinem Auto sitzt und auch die Musik schweigt. Oder sie beschleunigt sich im Zeitraffer, unterlegt mit flotter Musik, wenn manische Aktivität angesagt ist, z. B. wenn Jessie die Droge vertickt und Geld eintreibt. Oder wenn ein Tag im Zeitraffer vergeht, was dadurch gezeigt wird, dass vom gleichen Standpunkt aus gesehen der Lichteinfall von links nach rechts, von Sonnenaufgang nach Sonnenuntergang wechselt. Die Leinwandästhetik erhöht diese Intensität des Betrachtens unabhängig von der Neugierde, wie die Handlung weitergeht.

Moral

Das zentrale Moment der Publikumskonstitution von *Breaking Bad* dürfte jedoch in der moralischen Gruppenbildung liegen. Der übergreifende dramaturgische Bogen erzählt ja von einem braven, aber gedemütigten und – im Wortsinne – gekränkten Mann, der zuerst aus Fürsorge, dann aus Selbstsucht zum grausamen Verbrecher wird – und seine Hauptfunktion besteht darin, möglichst alle Zuschauer bei diesem moralischen Verfall auf der Seite des Helden zu halten. Viele Zuschauer haben diesen Effekt am eigenen Leib erlebt und sich nach mancher Folge die Augen gerieben, wenn sie feststellten, wie sie aufs Neue gehofft hatten, dem Helden möge eine weitere unsägliche Grausamkeit straflos gelingen. Die Serie mobilisiert gezielt eine Faszination des Bösen, ähnlich Patricia Highsmiths talentiertem Mr. Ripley – nur dass dieser aus seinem Verbrechertum eine sozusagen stabile Rente bezieht, während Walt White alias Heisenberg entsprechend der Logik des postindustriellen globalen Kapitalismus eine exponentiell wachsende Rendite anstreben muss. So wie die Drogenkonsumenten im Film, sind auch die Filmkonsumenten im Netz radikaler Dosissteigerung verpflichtet und lassen auch dann nicht ab, wenn sie erschreckende Folgen wie die moralische und menschliche Verrohung der Drogenopfer (»Peekaboo«, S2-E6) oder die Kälte ihres Helden erleben, mit der er die Freundin seines Partners im Schlaf sehenden Auges ersticken lässt, nur um diesen wieder an die Arbeit zu bekommen – in derselben Folge, in der seine eigene Tochter Holly zur Welt kommt (»Phoenix«, S2-E19). Die Serie konstituiert hier gezielt ein Publikum, das in seiner Gier den Unterschied zwischen Illusion (Profiterwartung, Drogenrausch) und Wirklichkeit nachhaltig verkennt, ja sich gegen die Desillusionierung wehrt. Sie macht ihre Zuschauer süchtig.

Interessant ist in diesem Zusammenhang, dass es im Netz eine große Hassgemeinde gegen Skyler gibt, die sie als »Spielverderberin« beschimpft.[1] Das geht bis zu Morddrohungen, während Walt trotz seiner schlimmen Taten »likeable« blieb. Die Produzenten waren ziemlich bestürzt über diese Wirkung, die Darstellerin selbst hat darunter gelitten. Zeitweilig musste sie sich mit Bodyguards schützen. Anna Gunn war erleichtert, dass sie nach Abschluss der Sendung zwei Emmy Awards erhalten hatte, als Anerkennung für ihre darstellerische Leistung.

So greifen Spielhandlung und Realität ineinander. Eine Schauspielerin muss sich vor Aggressionen schützen, die ihre Figur auf sich zieht – und zwar gerade die Figur, die am Prozess der Verrohung jedenfalls nur als passagere Mitläuferin teilnimmt, geleitet von der Sorge um die Sicherheit der Familie, im Gegensatz zum Suchtdruck der Gewinnmaximierung, dem Walt verfallen ist. Gerade darauf aber richtet sich die Wut der Fans gegen die »Spielverderberin«. Der Verlust der Grenze zwischen Spiel und Realität zeigt, wie eng die Serie mit dem zugehörigen Publikum zusammengewachsen ist. Sie konstituiert ein Publikum, das genau analog zur Seriendramaturgie auf der endlosen Suche ist – zum einen nach dem nächsten Kick, zum anderen nach Gerechtigkeit, denn stets bleibt die Frage im Raum: Wer wird ihn stoppen? Obwohl Walt zuletzt wirklich gestoppt wird, ist dies freilich kein Sieg der Gerechtigkeit.

---

1   http://jetzt.sueddeutsche.de/texte/anzeigen/576584/Ich-hasse-Skyler-White.

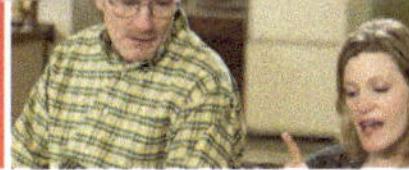

Eine psychoanalytische Interpretation von *Breaking Bad* wird versuchen, die im Film thematisierten Konflikte und Strukturen anhand dieser Bewegungen im Publikum zu lesen. Die verflochtenen Handlungsstränge und ihre filmische Inszenierung zeigen immer wieder, dass reife Beziehungs- und Konfliktformen (wie etwa die Anerkennung von Krankheit und Leid, das Aushalten eines Konflikts ohne gegenseitige Vernichtung etc.) durch frühe Allmachtsphantasien und die aus ihnen resultierenden Suchtstrukturen unterlaufen werden. Dies ist nicht nur als Psychogramm der Figuren zu lesen, so prototypisch sie auch sein mögen; vielmehr zeigt die Serie gerade durch die Gruppenbildung, die sie im Publikum bewirkt, dass ein solches Unterlaufen nachgerade psychosoziale Wirklichkeit ist. Der »narzisstische Sozialisationstyp«, von Thomas Ziehe (1975) prophetisch beschrieben, ist als Erlebnissucher in der flüssigen Moderne (Baumann 2003 [2000]) zur Regel geworden und zeigt sich unverhohlen in der Massenkultur. Der klassische ödipale Filmheld hat ausgedient, der »jouissance« geht es nicht um den Regelbruch, sondern um die Erhaltung der primären Allmacht.

Breaking Bad löst mit jeder Folge zugleich den Wunsch nach schnellem Gewinn und die Bereitschaft aus, dafür Solidarität und Bindung zu opfern, versetzt also den Zuschauer identifikatorisch in die Rolle des narzisstisch träumenden Babys – gibt ihm aber zugleich Sicherheit und Geborgenheit durch die regelmäßige Wiederkehr seiner Dosis. Von vornherein absehbar ist, was auch der stumpfe Schluss dann erfüllt, dass dieses Suchtnarrativ nicht auf ein gutes Ende zusteuern wird, dass man aus diesem grandiosen Allmachtstraum nicht wirklich erwacht, denn er koinzidiert mit der realen Welt. Wenn sich im klassischen Kino der Zuschauer, nachdem er 90 Minuten Transgression genossen hat, schüttelt und nach Hause geht, so ist er in *Breaking Bad* schon zu Hause, und schütteln hilft nicht: Denn in der Welt der Bubbles und Swaps ist wirklich alles so organisiert wie bei Walt White.

Es wäre sicherlich verwegen, *Breaking Bad* in eine Reihe mit kultur- und medienkritischen Kunstwerken wie Houellebecqs *Ausweitung der Kampfzone* (1994) oder den Filmen von Michael Haneke (vgl. dazu Hamburger 2015; Zwiebel und Hamburger 2016) zu setzen. Wie diese steht *Breaking Bad* zwar in einem Spannungsverhältnis von Kritik und Affirmation (vgl. dazu z. B. am Beispiel von *Pretty Woman* Hamburger und Pramataroff-Hamburger 2014), ist aber zweifellos Massenunterhaltung. Gerade durch ihren interaktiven Charakter als Serie bietet *Breaking Bad* jedoch, pointiert durch die kontrapunktierte Entwicklung ihrer Helden, reichhaltiges Material für moralische Abwägungen. So gemütlich ist es trotz Sitcom und Soap auf dem postmodernen Familiensofa nicht immer, wenn der Blick in den Abgrund geführt wird.

Literatur

Bauman Z (2003[2000]) Flüchtige Moderne. Suhrkamp, Frankfurt a. M.
Eichner S, Mikos L, Winter R (Hrsg) (2013) Transnationale Serienkultur. Ästhetik, Narration und Rezeption neuerer Fernsehserien. Springer VS, Wiesbaden
Cavell S (1982) The fact of television. Daedalus: 75–96
Gabbard GO (2001) Introduction. In: Gabbard GO (ed) Psychoanalysis and film. International Journal of Psychoanalysis Key Papers Series. London: Karnac, S 1–16
Hamburger A (2012) Wo Es war, soll Ich werden. Soljaris – Regie: Andrej Tarkowskij. In: Laszig P (Hrsg) Blade Runner, Matrix und Avatare. Psychoanalytische Betrachtungen virtueller Wesen und Welten im Film. Springer, Berlin Heidelberg, S 1–22
Hamburger A (2013) Arbeit in der Tiefe. Vorüberlegungen zu einer skeptischen Kulturanalyse. In: Hierdeis H (Hrsg) Psycho-analytische Skepsis. Vandenhoeck & Ruprecht, Göttingen, S 123–183
Hamburger A (2014) Kinometaphern. Eine psychoanalytische Perspektive. Psychosozial 37 H. III (137): 65–92
Hamburger A (2015) »Sehn, wie's ist« – Hanekes Benny's Video. In: Bär P, Schneider G (Hrsg) Michael Haneke. 13. Mannheimer Filmseminar. Psychosozial, Gießen
Hamburger A (2016) Von Arthouse bis Action: Filmindustrie im Film-Film. Adaptation (USA 2002). In: Möller H, Giernalczyk Th (Hrsg) Organisationskulturen. Springer, Berlin Heidelberg
Hamburger A, Leube-Sonnleitner K (2014) Wie im Kino. Zur Filmanalyse in der Gruppe - Methodologie der psychoanalytischen Filminterpretation anhand von Lars von Triers Melancholia. In: Zwiebel R, Blothner D (Hrsg) Melancholia – Wege zur psychoanalytischen Interpretation des Films. Vandenhoek & Ruprecht, Göttingen

Hamburger A, Wernz C (2015) Aus der Zeit. Mechanik und Temporalität des Komischen in ›Les Vacances de Monsieur Hulot‹. Psyche Z Psychoanal 69 (3): 213–238

Hamburger A, Pramataroff-Hamburger V (2014) Die Hure als Heilige. Vivian Ward (Julia Roberts), Edward Lewis (Richard Gere) Pretty Woman. In: Doering S, Moeller H (Hrsg) Mon Amour trifft Pretty Woman. Liebespaare im Film. Springer, Berlin Heidelberg, S 437–449

Herzog H (1942) What do we really know about daytime serial listeners. Radio research 1943: 3–33

Keupp H, Ahbe T, Gmür W, Höfer R, Mitzscherlich B, Kraus W, Straus F (1999) Identitätskonstruktionen. Rowohlt, Reinbek

Kirchmann K (2010) Einmal über das Fernsehen hinaus und wieder zurück. Neuere Tendenzen in US-amerikanischen TV-Serien. In: Meteling A, Schabacher G, Otto I (2010) » Previously on…«: zur Ästhetik der Zeitlichkeit neuerer TV-Serien. Fink, Paderborn, S 61–72

Kozloff S (1992) Narrative Theory and Television. In: Allen RC (ed) Channels of Discourse, Reassembled. Television and contemporary criticism. Univ of North Carolina Press, NY, London

Kumpf S (2011) »Es muss was geben, worüber man nachdenken kann.« Die Aneignung von Quality-TV-Serien. In: Eisler M (Hrsg) Die Aneignung von Medienkultur. Springer VS, Wiesbaden, S 19–33

Lang Ch (2011) Implizite Dramaturgie in der Fernsehserie Breaking Bad. http://www.kino-glaz.de/archives/35. Zugegriffen: 6.12.2016

Lorenzer A (1970) Sprachzerstörung und Rekonstruktion. Vorarbeiten zu einer Metatheorie der Psychoanalyse. Suhrkamp, Frankfurt a. M.

Lorenzer A (1986) Tiefenhermeneutische Kulturanalyse. In: Lorenzer A (Hrsg) Kultur-Analysen. Fischer, Frankfurt a. M., S 11–98

Lorenzer A (1989) Sinnlichkeit, Symbol und Ritual. Wege zum Menschen 41: 260–268

Menninger KA, Holzman PS (1977[1973]) Theorie der psychoanalytischen Technik. Frommann & Holzboog, Stuttgart/Bad Cannstadt

Schneider I (2010) Medien der Serienforschung. In: Meteling A, Schabacher G, Otto I (2010) »Previously on…«: zur Ästhetik der Zeitlichkeit neuerer TV-Serien. Paderborn, Fink, S 41–60

Smith AN (2011) Putting the Premium into Basic Slow-Burn Narratives and the Loss-Leader Function of AMC's Original Drama Series. Television & New Media 14(2): 150–166

Stiglegger M (2006) Ritual & Verführung. Schaulust, Spektakel und Sinnlichkeit im Film. Bertz & Fischer, Berlin

Williams R (1974) Television: Technology and Cultural Form. Fontana, London

Ziehe T (1975) Pubertät und Narzissmus. Syndikat-EVA, Frankfurt/M

Zwiebel R, Hamburger A (2016) Michael Hanekes »Das weiße Band«. Ein filmpsychoanalytischer Dialog. Psyche – Z Psychoanal 12: 1159–1184

Originaltitel	Breaking Bad
Land	USA
Erstausstrahlung / Laufzeit	2008–2013
Sender	AMC
Anzahl der Staffeln	5
Idee	Vince Gilligan
Regie	Insgesamt 25 Regisseure, nach Vorgaben von Vince Gilligan
Hauptdarsteller	Bryan Cranston, Aaron Paul, Anna Gunn
Verfügbarkeit	DVD-Box, komplette Serie, Sony Pictures Home Entertainment, 2013.

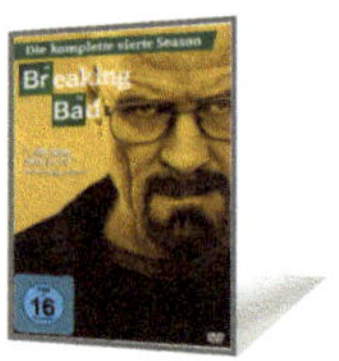

Isolde Böhme

Gomorrha – eine Waffe gegen die Macht der Camorra?[1]

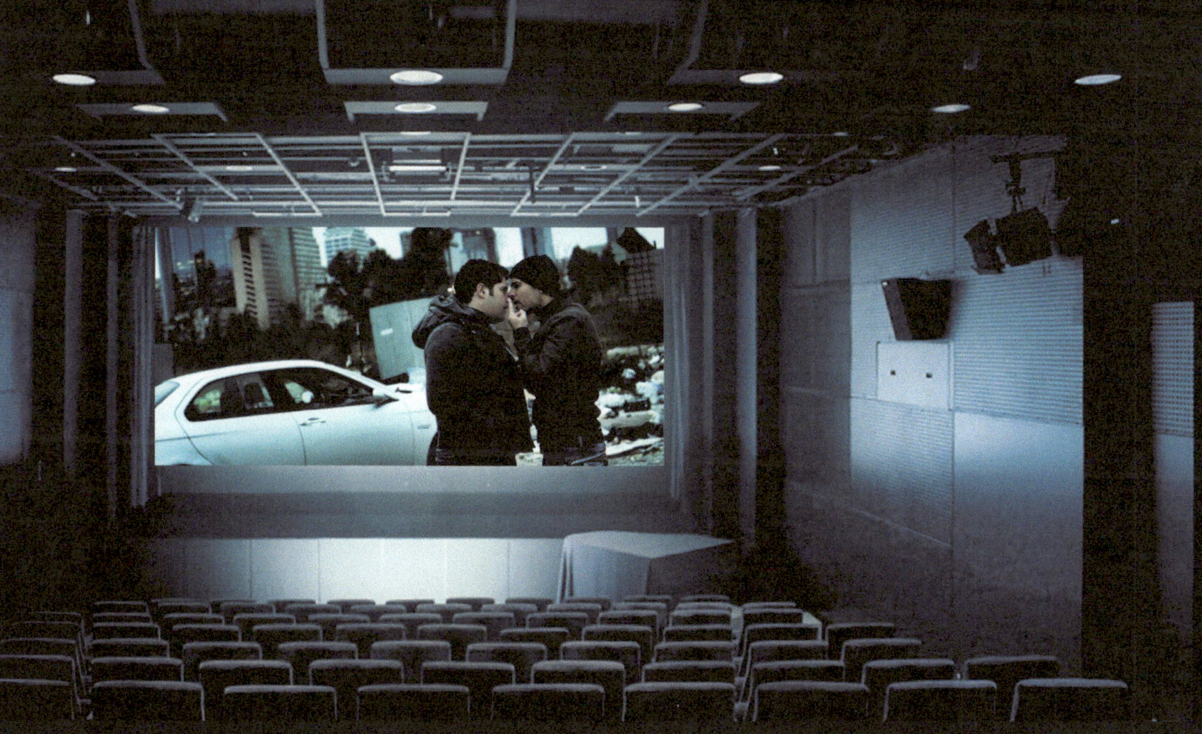

T. Storck, S. Taubner (Hrsg.), *Von Game of Thrones bis The Walking Dead*,
DOI 10.1007/978-3-662-53689-6_16, © Springer-Verlag GmbH Deutschland 2017

Serienplakat *Gomorrha* auf dem DVD-Cover zu Staffel 1.
© Polyband. Quelle: Filmbild Fundus Herbert Klemens

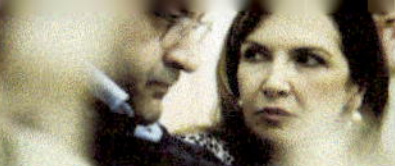

Gomorrha

Zur Einführung

Die erste Staffel der Fernsehserie *Gomorrha (Gomorra – La Serie)* (◘ Abb. 16.1) lief 2014 im italienischen Fernsehen, ist inzwischen auf Deutsch und in anderen Sprachen als DVD publiziert. Es liegt nahe, sie als italienische Antwort auf amerikanische Mafia-Serien zu verstehen, an erster Stelle wohl auf die als kulturelles Phänomen der Postmoderne gefeierte Kultserie *Die Sopranos* (1999–2007). Jedenfalls zitiert das Cover der italienischen DVD den Spiegel: »Dimenticate i Sopranos, ecco i Savastanos«[2]. Der Klagenfurter Medien- und Kulturtheoretiker Rainer Winter zitiert seine amerikanische Kollegin Ellen Willis, die Serie der Sopranos »sei ›das komplexeste und am meisten überzeugende Produkt des Fernsehens und sogar der Populärkultur in den letzten zwanzig Jahren‹« (Winter 2011, S. 156). Umberto Eco hat 1962 den Begriff des offenen Kunstwerks (Eco 1973) geprägt, um Werke der künstlerischen Avantgarde zu fassen. Er ist »in seinen frühen Arbeiten zum Fernsehen […] der Auffassung, dass sich TV-Texte durch eine geschlossene, ideologische Form kennzeichnen« (Winter 2011, S. 162). Dies hat sich mit der Arbeitsweise amerikanischer TV-Sender verändert, die in einigen Programmen sogenannte Quality-TV-Sendungen ausstrahlen. Sie entsprechen den Wünschen des Publikums nach differenzierten Sichtweisen, komplexen Erzählstrukturen mit intertextuellen Verweisen und einer anspruchsvollen ästhetischen Gestaltung.

Als Fernsehserie folgt *Gomorrha* dem Bestseller-Roman des italienischen Schriftstellers und Journalisten Roberto Saviano (2009 [2006]) *Gomorrha. Reise in das Reich der Camorra (Gomorra. Viaggio nell'impero economico e nel sogno di dominio della camorra)*. Dieser Roman ist, so die Neue Zürcher Zeitung auf dem Einbanddeckel der deutschen Taschenbuchausgabe, »eine präzise Dokumentation, eine gelungene Mischung aus Faktentreue und literarischer Brillanz«, ich möchte sagen, er ist das Ergebnis einer ethnologischen Feldforschung im Reich der Camorra. In einer dichten Beschreibung innerer und äußerer Erfahrung führt Saviano uns in eine Parallelwelt in seiner Heimatstadt Neapel und Kampanien. Die Camorra sieht er als Wirtschaftsimperium und gewalttätiges Herrschaftssystem. Mit einem dem Text vorangestellten Motto folgt er der politischen Philosophie Hannah Arendts:

> »Kurz gesagt: Verstehen heißt, unvoreingenommen und aufmerksam der Wirklichkeit, wie immer sie aussehen mag, ins Gesicht zu sehen und ihr zu widerstehen« (zit. nach Saviano 2009, S. 6).

Aus einem Teil von Savianos Romans – er war für die Fernsehserie *Gomorrha* beratend tätig –, haben drei Regisseure die erste Staffel der Serie, einen spannenden und bewegenden Fortsetzungsfilm in zwölf Folgen zu je etwa 45–50 Minuten, gemacht. Dabei folgen Stefano Sollima, Francesca Comencini und Claudio Cupellini zunächst den von Saviano detailliert dargestellten politischen Vorgängen in den ersten Jahren des 21. Jahrhunderts, in denen Generationenkonflikte in einem Clan der Camorra, angeführt von der Familie Di Lauro, zum »Krieg von Secondigliano« führten. Secondigliano und Scampia sind Unterschichtsstadtteile von Neapel, in denen die Camorra fast unumschränkt regiert. Aus den geschilderten Fakten erfinden die Regisseure einen Clan, angeführt von der Familie Savastano, mit Figuren, die sich im Lauf der Serie, deren innere Zeit etwa fünf Jahre umfasst, entwickeln. Sollima hat in den ersten vier Folgen, der sechsten, elften und zwölften Folge den Fokus auf die Figur des Don

---

1   Der Text bezieht sich nur auf die erste Staffel von Gomorrha. Die zweite Staffel startete am 10.5.2016.

2   »Vergesst die Sopranos, die Savastanos sind da.« (Übersetzt von IB)

Pietro gelegt, Comencini in Folge fünf und sieben auf die der Donna Imma, und Cupellini in der achten bis zehnten Folge auf die von deren gemeinsamen Sohn Don Gennaro. Darüber hinaus nutzen sie die reflektierenden Passagen zur künstlerischen Verdichtung.

Neapel und vor allem die berüchtigten Camorra-Stadtteile Scampia und Secondigliano wurden zum Set. Einige der Schauspieler und viele Komparsen stammen aus Neapel, auch aus diesen Stadtteilen, einige waren gar über längere Zeit in das kriminelle Milieu der Camorra verstrickt. Der Journalist Saviano hat aus seiner sorgsamen Recherche – unter Einsatz seiner ganzen Person – beeindruckende Literatur gemacht. Gutes Fernsehen zu machen heißt für die Macher der Serie, ein Gesicht der Welt zu zeigen und zu unterhalten. Winter formuliert einen solchen Anspruch, dass

> »die Banalität des Alltagslebens […] nicht verdoppelt [wird], stattdessen […] die Serie […] existenzielle Probleme, ethische und philosophische Fragestellungen entfaltet und diskutiert« (Saviano 2009, S. 157).

Wichtig ist ihnen in der Auseinandersetzung mit Savianos Buch, das Milieu der Camorra so genau wie möglich zu erfassen. Die Schwierigkeit, die sie dabei zu bewältigen haben, ist, kommunikative und ästhetische Formen zu finden, die das Ausmaß der Gewalt erzählen und spürbar machen, ohne die Gewalt zu heroisieren. Wie der Roman versteht sich die Serie als aufklärerisch.

Ich habe die Serie als jemand, der nur recht mäßig Italienisch spricht, zunächst im Original gesehen. Zuerst erreichte mich die Musik, der atemlose Rap als Musik einer unruhigen Jugend der 90er und 0er Jahre. Er verband sich mit der Figur des Ciro. Der Gegensatz zwischen der ruhigen, Raum schaffenden Musik Mokadelics und den gewalttätigen Szenen berührte mich eigentümlich, mutete unheimlich an. Auf dem Schirm war ich von einzelnen Figuren sehr beeindruckt. Der gescheite und charmante Ciro gefiel mir zunächst, erschütterte mich dann tief, als er zum brutalen Folterer wird. Immer wieder waren es Gegensätze, die ich erlebte. Don Pietro erlebte ich am eindrücklichsten in seiner Macht bei den Happenings im Gefängnis, die elegante Donna Imma, eine Frau von Welt, wenn sie mit ihrem bissigen Hund an der Leine mit der Unterschichtbevölkerung in Kontakt trat. Die neapolitanische Dialektsprache war für mich an vielen Stellen kaum zu verstehen. Oft verstand ich nur einzelne Worte. Der Gebrauch der Sprache des Volkes ist Teil eines umfassenden Bemühens um Genauigkeit. Donna Imma etwa ist in ihrer ganzen Erscheinung, wie sie sich gibt, eine distinguierte Dame aus Süditalien. Es ist den Regisseuren offensichtlich wichtig, ihr großes Interesse und ihren Respekt gegenüber Neapel zum Ausdruck zu bringen.

Roberto Savianos Roman

Roberto Savianos Roman *Gomorra. Viaggio nell'impero economico e nel sogno di dominio della camorra* ist 2006 erschienen. Auf dem Einbandrücken der deutschen Taschenbuchausgabe *Gomorrha* ist zu lesen:

> »›Hört ihm zu‹, sprühten die Leute in Neapel an die Häuserwände, als sie sein Buch gelesen hatten. Nicht nur in Italien, sondern auch in vielen anderen Ländern wurde Roberto Savianos Bericht aus der Unterwelt zum Bestseller.«

In *Gomorrha* nimmt Saviano den Leser in eine fremde Welt mit, die für den gebürtigen Neapolitaner scheinbar vor der Haustür liegt. Im neapolitanischen Hafen lässt er den Roman mit einer gespenstischen Szene beginnen. Ein nicht gut verriegelter Container wird auf ein großes Schiff gehievt, und aus den Ritzen purzeln Dutzende von Körpern, als wären es Puppen. Gefrorene tote Chinesen sollen in ihre Heimat gebracht werden, um dort begraben zu werden. Sie haben dafür Geld zurückgelegt, erzählt uns Saviano, für die Fahrt, für das Grab.

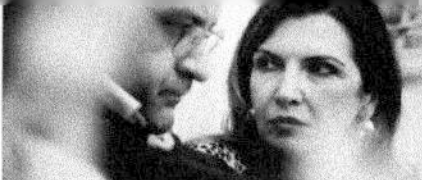

»Kaum war der Container auf den Boden herabgelassen, tauchten wie aus dem Nichts Dutzende von Menschen auf, stapelten die Leichen wieder hinein und schwemmten die Reste mit einem Wasserschlauch weg« (Saviano 2009, S. 11f.).

Im Hafen von Neapel findet die Welt, die zur Ware wird, immer neue Gestalt: »Ganze Städte voller Waren werden im Hafen aufgebaut, um gleich wieder abgebaut zu werden« (S. 14). In der globalen spätkapitalistischen Welt geschehen in Süditalien unvorstellbare Ungereimtheiten in finanziellen Verhältnissen, etwa das systematische Unterlaufen von Zollbestimmungen. Der Hafen von Neapel sei »die Öffnung im Globus, durch die ausgespuckt wird, was China und der Orient hervorbringen« (S. 12). Besonders plastisch ist Savianos Bericht einer Arbeitsschicht im Morgengrauen. Er hat sich anheuern lassen für das Entladen eines Schiffes mit Schmuggelware, unzähligen Kartons mit Turnschuhen: europäischer Konsum, in Südostasien hergestellt.

Die vom Autor selbst erlebten Episoden sind die emotionalen Brennpunkte des Romans. Die Geschichten, in die er sich mit Haut und Haar hineinbegeben hat, machen die akribisch gesammelten Daten über Warenproduktion, Warenflüsse, Lohnvereinbarungen und Lohnzahlungen, die Umstände von Mordtaten und die Statistiken von Mordtaten lebendig. Er erzählt aus den Nähfabriken in Kampanien, wo für einen Hungerlohn die Alta Moda Italiens genäht wird, »im Herzen Europas … wo der größte Teil der Wirtschaftsleistung des Landes entsteht« (Saviano 2009, S. 147). Produziert wird nach Spielregeln, die dazu führen, dass neben den Produkten für Laufsteg und teure Geschäfte eine nicht unbeträchtliche Menge identischer Kleidungsstücke für den Outlet-Verkauf hergestellt werden. Eine Geschichte handelt vom Schneider Pasquale, der einen seidenen Hosenanzug für den Export genäht hat und dann Angelina Jolie bei der Oscar-Verleihung sieht, die eben diesen Hosenanzug trägt – und das, ohne dass irgendjemand von ihm, dem Künstler weiß. »Made in Italy«, sagt das Etikett. Im zweiten Teil des Romans wird er vom dreckigen Geschäft mit Giftmüll und von der das Land betonierenden italienischen Bauindustrie erzählen. Den dort herrschenden brutalen Arbeitsbedingungen hat er sich leibhaftig ausgesetzt.

Im Kapitel »Der Krieg von Secondigliano« hört Saviano den Polizeifunk ab und fährt mit der Vespa zu den Tatorten, wo eben Menschen erschossen, die Toten im Auto verbrannt wurden. Er lässt uns teilhaben an seiner Erschütterung, der körperlichen Übelkeit, am heillosen Schrecken, den sich andere mit zynischen Sprüchen vom Leib zu halten versuchen: Für die Getöteten sei es nicht schade, da bringen sich welche gegenseitig um, mit denen wir nichts gemein haben. Saviano zeigt an mehreren Beispielen, wie die Mordtaten auch ganz unbeteiligte Opfer treffen. Da wurde etwa eine 22-jährige Frau, Gelsomina Verde, brutal gefoltert und dann getötet und verbrannt. Die Camorra fällte das Todesurteil, weil sie über eine kurze Zeit eine Affäre mit einem Camorristen hatte. In einer Abwandlung wird ihre Geschichte in ihrer ganzen Brutalität in die Serie eingehen.

Das Kapitel über den Krieg von Secondigliano eröffnet Saviano mit der Geschichte der Abtrünnigen des Clans der Di Lauro, allen voran Genny McKay, der Vorbild für Ciro di Marzio ist, der mit seinem Spitznamen »Der Unsterbliche« eine wesentliche Rolle in der ersten Staffel spielt. Zentral im Krieg ist die Geschichte der Familie Di Lauro. Der Generationenwechsel vom alten Boss Paolo zu den Söhnen, vor allem zu Cosimo, der nach dem Untertauchen Paolos stattfinden muss, führt zum Krieg mit den »Spaniern«, bei dem es im Wesentlichen um Verteilungskämpfe im Drogenhandel geht. Paolo ist Vorbild für die Figur Don Pietro Savastano in der Serie, der Anführer der »Spanier« für die des Don Salvatore Conte, Cosimo Di Lauro für die von Don Gennaro. Was Cosimo anlangt, stellt Saviano heraus, dass er – im Medienzeitalter groß geworden – über hohe Fähigkeiten der Selbstinszenierung als Mafia-Held eines großen Filmes verfügte.

> »Die neuen militärischen Oberbefehlshaber der kriminellen Vereinigungen Neapels treten nicht wie Kleinkriminelle auf [...] *Matrix, The Crow* und *Pulp Fiction* machen deutlich, was sie wollen und wer sie sind« (Saviano 2009, S. 136).

Die Figur der Donna Imma hat kein Vorbild in der Familie Di Lauro. Sie trägt die Züge mehrerer von Saviano dargestellten Frauen, die anstelle ihrer verhafteten oder getöteten Ehemänner die Geschäfte eines Clans übernahmen.

Saviano nennt Unzählige beim Namen, Familien der Camorra, die in den letzten Jahren des vorigen und den ersten Jahren dieses Jahrhunderts an der Macht waren, sie gewonnen und verloren haben, von Bossen im Gefängnis, deren Brüder, Söhne oder Frauen weitermachten, auch von Familien, die ausgelöscht wurden. Mit verzweifelter Genauigkeit schreibt er Bücher des Todes. Der Rauschgifthandel spielt eine zentrale Rolle, Marihuana und Haschisch kommen über die Türkei und Albanien aus dem Maghreb, Heroin über Bulgarien, den Kosovo und Albanien aus Afghanistan, Kokain wird aus Südamerika bezogen, von Spanien oder Albanien aus nach Europa verteilt. Bezahlt wird mit Waffen, bezahlt wird mit Krieg und Tod. Strukturell bedeutsam ist, dass die Camorra, anders als die sizilianische Mafia, sich nicht gegen den Staat stellt, sondern ein Herrschaftssystem bildet, bei dem unternehmerische und kriminelle Aktivitäten ununterscheidbar geworden sind. Es gibt zahlreiche durchgängig korrupte Machenschaften, die Betonierung der Welt ohne Baugenehmigung, die Giftmüllverseuchung, die brutale Monopolisierung von ökonomischer Macht durch gewalttätiges Ausschalten der Konkurrenz. Überall machen sich die Bosse und ihre Seilschaften vor allem die Dauerarbeitslosen und die Jugendlichen ohne Chance zum Aufbau des Drogengeschäfts zunutze. Es ist ein System, von dem die Konsumenten Europas profitieren: »Secondigliano ist die abschüssige Bahn in die Illegalität, von der die legale Wirtschaft mit Sauerstoff versorgt wird« (Saviano 2009, S. 80).

Der Krieg von Secondigliano wird wesentlich von Jugendlichen geführt, von 13- bis 16-jährigen Kindersoldaten. »Sobald sie in der Lage sind, dem Clan treu zu sein, werden sie rekrutiert, im Alter von zwölf bis siebzehn Jahren« (Saviano 2009, S. 129). Sie gehen tagsüber zur Schule, beginnen mit dem Dealen von Drogen, stehen Schmiere, lernen den Umgang mit Waffen.

> »Seit der von Cosimo initiierten Restrukturierung des Clans haben Fünfzehn-, Sechzehnjährige ganze Bereiche des Drogengeschäfts in der Hand, und erteilen Vierzig-, Fünfzigjährigen Befehle« (S. 131).

Saviano trifft diese Jugendlichen, in weite Pullover über schusssicheren Westen gehüllt, in der Pizzeria, wo sie abgefüttert werden. Sie haben viel Durst, weil sie, um ihren Job machen zu können, regelmäßig mit Ecstasy versorgt werde. Als Saviano ihnen Rekorder und Mikrophon hinstellt, erzählen einige ihre Erfolgsgeschichten. Es gibt mehr Geld, heißt es, und »alle respektieren mich, und ich kann machen, was ich will« (S. 133). Er kauft den MP3-Player eines Jungen und findet, statt wie erwartet, »Rap, Hard Rock oder Heavy Metal [...] nur neapolitanische Schnulzen und Pop« (S. 134). Die Jugendlichen wissen, wie gefährlich ihr Leben ist. Saviano schildert Beerdigungen von erschossenen Jugendlichen, die er miterlebt hat. In die Serie eingegangen ist ein Priester, der bei der Trauerfeier für einen 15-jährigen eine Predigt voller Verzweiflung und Wut über eine verantwortungslose Gesellschaft hält.

Die Handlung der Serie und die Entwicklung der Figuren

Die zwölf Teile der ersten Staffel verfolgen die Geschichte des Clans der Savastanos über die Zeit des Generationenwechsels. Der Clan gerät unter dem Boss Don Pietro (Fortunato Cerlino) in den ersten

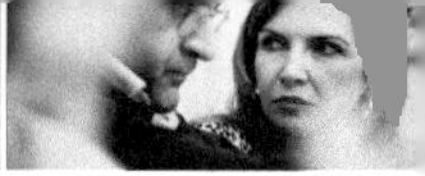

beiden Folgen in gewalttätige Auseinandersetzungen mit »den Spaniern«, angeführt von Salvatore Conte (Marco Palvetti). Es geht ums Rauschgiftgeschäft. Der Verrat einer Drogenlieferung durch einen Unbekannten lässt Pietro seine Souveränität verlieren und einen seiner Gefolgsmänner ermorden. Er wird verhaftet, versucht zunächst noch, vom Gefängnis aus den Clan zu führen. Nach einem Überfall auf ein von Afrikanern bewohntes Stadtviertel kommt er ins Hochsicherheitsgefängnis. Die Frage, wer den Clan führen soll, führt zu Konflikten. Donna Imma (Maria Pia Calzone) schickt ihren 20-jährigen Sohn Gennaro (Salvatore Esposito) um des Kokaingeschäfts willen nach Honduras und übernimmt die Führung. Als er zurückkommt, fordert er die Macht für sich ein.

Anders als der Roman, zeigt die Serie Figuren in ihren Konflikten, in ihren Beziehungen zueinander. Sie entwickeln sich, müssen sich der Veränderung der Machtverhältnisse anpassen. Wir lernen zunächst den attraktiven Ciro (Marco D'Amore) kennen, der mit seinem väterlichen Freund Atti zusammen zeigt, wie die Gewalttaten eines Camorristen in ein scheinbar normales Leben in Neapel eingefügt sind, in ein normales Land, in dem der Auftragsmord an der Tagesordnung ist. In den Rap aus dem Radio auf der nächtlichen Fahrt über die Autobahn tunt sich Ciro ein und singt Wort für Wort mit. Die beiden schwatzen ganz locker über Attis pubertierende Tochter und Facebook beim Füllen eines Benzinkanisters. Ciro macht kritische Bemerkungen über das, was sie gerade vorhaben, nämlich die Wohnung der Mutter Contes anzuzünden. Pietro solle doch lieber mit dem Gegenspieler Conte reden. Atti hält sich zurück. Der Erfahrene zieht es vor, den Boss nicht in Frage zu stellen. Nach getaner Tat, Atti teilt als unbeteiligter Bürger der Polizei den Brand mit, gehen die beiden Männer nach Hause, zeigen sich beide als liebevolle Väter.

Conte rächt sich. Ein vermummter Motorradfahrer schießt in einer Bar Menschen nieder und wirft eine Handgranate in den Raum. Ciro, »der Unsterbliche« genannt, ist dabei, wird nicht verletzt. Pietro fordert Rache, duldet keinen Widerspruch. In einer Attacke gegen Conte, die eine Racheaktion sein sollte, kommt Atti zu Tode. Ciro ist tief erschüttert vom Tod seines väterlichen Freundes. Er muss erfahren, dass Attis Witwe nichts mehr mit ihm zu tun haben will, als er ihr mitteilt, dass ihr Mann kein katholisches Begräbnis bekommt, weil er mit der Waffe in der Hand gestorben ist. Der Boss stellt die Situation als unausweichlich dar. Im gepflegten Hause der Savastanos erscheint die Verbindung der Familienmitglieder leer, sie ist von der Angst vor einer Verhaftung oder einem Attentat gezeichnet. Pietro will nicht untertauchen.

In der Vorstellung von Pietro wird sein Sohn Gennaro, Genny oder Gennà genannt, mit dem ersten Mord zum Mann. Die Aggression des 20-Jährigen landet bisher in unflätigen Sätzen, die er auf die Rathauswand im Nachbarort sprüht. Zynisch lässt Pietro den Stadtteil-Bürgermeister, der eine ihm angemessen erscheinende Wiedergutmachung verlangt, ermorden. Als Drogen von der Hafenpolizei konfisziert werden, ermordet er eigenhändig denjenigen seiner Männer, den er für einen Verräter hält. Im Roman hat Saviano dargestellt, wie dieser Krieg die Figur des Verräters braucht, wie solche Figuren erfunden werden, wenn es sie nicht gibt. Zusammen mit Ciro, der ihm bei der Initiation zum Camorristen zur Seite steht, schießt Gennà zum ersten Mal auf einen Menschen, läuft dann aber davon. Er ist zunächst ein dicklicher Junge, wenig geübt in Auseinandersetzungen, aber als Sohn eines Bosses sehr anspruchlich in seinen Vorstellungen, was ihm zusteht. Den Todesmut scheint Gennà auf der Straße zu zeigen, er hat einen Motorradunfall, liegt schwerverletzt im Krankenhaus. Pietro wird auf der Fahrt zum Krankenhaus von der Polizei festgenommen.

Pietro wird im Gefängnis Poggioreale von seinen Untertanen als König empfangen, er behandelt sie herablassend mit gnädigem Gestus. Der Gefängnisdirektor versucht sich abzugrenzen, reagiert abweisend, aber ein Wärter schmuggelt ein Mobiltelefon für Pietro ins Gefängnis, ermöglicht ihm vorläufig, weiter den Clan zu regieren. Er bringt aufsässige Aktionen der Häftlinge in Gang. Er scheint seine Zellengenossen zu unterstützen, allerdings ohne ein tieferes Interesse für sie zu haben. Ciros Versuche draußen, Geschäftsverbindungen zu Contes Drogenleuten zu knüpfen, misslingen. Er wird als Autorität des Clans nicht anerkannt. Gennà sei jetzt der Mann im Haus, sagt Pietro zu seiner Frau und seinem Sohn, als beide ihn im Gefängnis besuchen. Für den bedeutet das erst einmal, ein junges Mädchen mit einer eigens für sie gemachten Show für sich zu gewinnen.

Mit den »Afrikanern«, die für den Clan die Drogen dealen, wird unverhohlener Rassismus in Szene gesetzt. Sie möchten über eine bessere Entlohnung verhandeln. Ein vornehm gekleideter, offensichtlich sehr gebildeter »Afrikaner« versucht, mit den Camorristen darüber ins Gespräch zu kommen. Er stößt auf einen machtbewussten und gewalttätigen Jargon:

> »Wir sind hier in Italien, hier bestimmen wir« (S1-E4).

– und wird bedroht. Er wird zum Vertreter einer Zivilgesellschaft unter Terroristen:

> »Ich bin zum Sprechen gekommen« (S1-E4).

Ein anderer »Afrikaner« provoziert, ins Gefängnis zu kommen, um Pietro zu begegnen. Pietros Worte:

> »Jetzt wollen sich die Affen mit uns an den Tisch setzen« (S1-E4).

Er droht dem Mitsprache Fordernden mit Mord. Die Situation eskaliert. Imma will mit den Schwarzen verhandeln, Gennà dagegen will sie diktatorisch kontrollieren. Von Pietro veranlasst, gibt es im Gefängnis Messerstechereien zwischen Schwarzen und Weißen. Pietro benutzt den »Afrikaner« für eine Machtdemonstration, ein Happening, das die Macht der Gefängnisleitung unterläuft. Er veranlasst dann Ciro, im afrikanischen Viertel ein Massaker zu veranstalten. Der hat Genny bei sich, der sich aus lauter Angst nicht an Ciros Anweisungen hält. Don Pietro wird ins Hochsicherheitsgefängnis verlegt, ist nun völlig entmachtet.

Gennà soll mit Imma zusammen die Geschäfte führen, zieht aber vor, ein Yuppie-Leben zu führen. Ciro bedrängt ihn, eigenen Machtgelüsten folgend, die Fäden in die Hand zu nehmen, wäre gern die sichere rechte Hand eines noch ganz unreifen Potentaten. Imma und Ciro werden zu erbitterten Gegenspielern. Imma ist es um ihren Glanz zu tun. Kunstsinnig begeistert sie sich für die schönen Palazzi in Mailand, die der Familie gehören. Sie spricht »die Familie« heilig. Auf freiem Feld findet sie einen ausgesetzten großen, schwarzen Hund, nimmt ihn zu sich. Mit dem furchteinflößenden Hund an ihrer Seite übernimmt sie die Führung des Clans. Sie erscheint berechnend, wenn sie Genny nach Honduras, in ein südamerikanisches Land, in dem in manchen Teilen rohe Gewalt herrscht, schickt, um das Kokaingeschäft in Gang zu bringen. In ihrem Plan soll er dort ein zur Gewalt bereiter Boss werden oder eben untergehen. Der Stolz auf ihn, als er tatsächlich das Drogengeschäft mit Honduras in Gang bringt, ist ein Familienstolz, in dem die Anerkennung dem Sohn nicht als Person gilt. Er ist ein hochgelobter Savastano, der dafür sorgt,

> »dass wir die größten sind und die anderen vor uns kriechen« (S1-E4).

In einem Gespräch mit ihrem Mann im Gefängnis tauchen kleine Zweifel auf, ob sie das alles so richtig macht. Als Pietro das nicht aufnehmen kann, sondern den Sohn idealisiert, setzt sie wieder ihre kühle Miene auf.

Imma inszeniert sich als eine Frau, die sich als eine Maxime ihres Handelns »Teilen und Herrschen« wählt, die zum Morden bereit ist und für die Mühseligen und Beladenen – ganz in Übereinstimmung mit dem Madonnenkult des italienischen Katholizismus – sich als fürsorgliche Mutter anbietet. Den Widersacher Ciro schickt sie nach Spanien. Er soll Frieden mit Conte schließen, sie hofft offenbar, er werde nicht wieder zurückkommen. Den über ihre Entscheidung ärgerlichen Pietro konfrontiert sie mit der Realität. Beim Besuch im Gefängnis zeigt sie ihm ein Familienfotoalbum, findet die Worte,

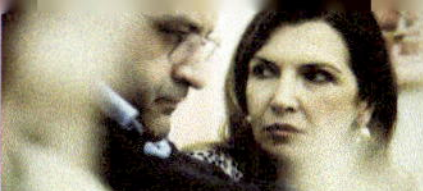

»dass ich immer an deiner Seite war. Jetzt bist du hier und ich bin immer noch da« (S1-E5).

Die korrupten Finanzgeschäfte der Familie Savastano bilden sich in der Figur eines Mailänder Finanzberaters ab, der die Methoden der Camorra zu eigenen Zwecken verwendet. In finanziellen Nöten versucht er, einen Wirtschaftsprüfer zu bestechen, und wird verhaftet. Von Imma wird er so unter Druck gesetzt, dass er sich das Leben nimmt.

In Barcelona steht Ciro Todesängste aus. Er wird von Conte ins Meer geworfen und muss um sein Leben schwimmen. »Doomed to live« – »verdammt, scheiternd zu leben« ist der Titel der sehr expressiven Musik von Mokadelic, die hier wie an mehreren anderen Stellen erklingt. Er muss für Conte mit der russischen Mafia verhandeln. Er argumentiert geschickt, überzeugt, aber der russische Boss spielt Russisch Roulett mit ihm – und »der Unsterbliche« überlebt. »Doomed to live« – die Dankbarkeit, die Todesangst überwunden und am Leben geblieben zu sein, wird spürbar, als er nach dieser Szene in seinen Klamotten ins Meer rennt. Ein Angebot Contes, zu ihm überzulaufen, lehnt er ab, spricht von seinem Zuhause, wo er hingehöre, wo er das Sagen habe, wohl hofft, er werde das Sagen haben.

Donna Imma schließt Ciro allerdings systematisch von der Macht aus. Sie lässt keine Gelegenheit aus, den Machthungrigen zu kränken. In ihrem Führungsstil verzichtet sie auf Rache, zeigt sich den Untergebenen gegenüber mildtätig – diese und jene bekommt einen Job im Drogengeschäft –, lässt sich für ihre Macht und ihren Edelmut bewundern, überlässt dem enttäuschten und wütenden Ciro das Gewalttätige auf dem neuen Drogenumschlagsplatz, den Case Celesti. Sie selbst kümmert sich lieber um eine in den Drogenwirren zerstörte Madonnenstatue, lässt sich selbst als eine Barmherzige vom Volke feiern, während sie zu Mordaktionen verführt. Sie verhandelt oberflächlich freundlich, aber aus der Position der Stärke heraus arrogant mit Contes Leuten. Das Spiel wird nach den von ihr vorgegebenen Regeln gespielt. Als die Polizei die Case Celesti stürmen wollen, wehren sich die Anwohner, indem sie Müll auf die Streifenwagen und die Mannschaft werfen.

Gennaro kommt aus Südamerika zurück. Zur Begrüßung wird er von Immas Hund angefallen, er erschießt ihn. Er ist verändert, schlanker, konturierter, aggressiver, distanziert sich von seiner Mutter, inszeniert sich gegenüber ihr und den anderen, auch gegenüber Ciro, als ein selbstherrlicher Boss, der keinen Widerspruch duldet. Seiner Mutter wirft er vor, ihn der rohen Gewalt Südamerikas ausgesetzt zu haben. Sie weiß, dass er dort der geworden ist, der er ist. Tatsächlich ist ihm in seiner Art der Gewalttätigkeit der Firniss des Großbürgerlichen, Vornehmen ganz verloren gegangen. Machtbewusst, kalt und autokratisch mischt er sich in die Politik ein, intrigiert, manipuliert eine Gemeinderatswahl. Jedes Mittel ist ihm recht. Mit einer Affäre mit der jugendlichen Tochter seines Arztes vermag er einen, der sich ihm vorher aufrecht widersetzte, gefügig zu machen. Ciro nennt er einen guten Soldaten, kränkt ihn abgrundtief.

Ciros Kränkung und seine Machtgier lässt ihn den Jungen Danié zum Mord verführen. Dieser Geschichte kann man sich affektiv nicht entziehen. Das Entsetzliche, das sich entfaltet, kommt mit einer zarten Liebesgeschichte des 16-Jährigen mit der 15-jährigen Manu nur noch deutlicher zum Vorschein. Der Mord, den Danié begeht, soll und wird zum Krieg mit Conte führen. Danié bekommt Angst, als er in den Nachrichten von *seinem* Mord an Russo, einer wichtigen Figur im Conte-Clan hört. Auch Ciro scheint Angst und wohl auch Schuld zu empfinden, versucht Zugang zu ihm über Manu zu bekommen. Als die ahnungslos ist, ihm nicht helfen kann in seinem Privatkrieg, foltert er sie brutal und bringt sie in einer unerträglichen Szene um, es ist der Höhepunkt des Sadismus in der Serie. Ciro nimmt im Clan die Gestalt eines Verräters an. Die Verlogenheit der Moral ist deutlich, so widerwärtig die in Gang gebrachte Gewalt auch ist. Als er schließlich – mitten im Krieg mit den Spaniern – mit Conte spricht, schiebt er dem die Schuld zu: *Er* habe den Krieg gewollt.

Danié läuft weg, ruft verzweifelt seinen älteren Bruder an, der als Chauffeur Contes auf dem Weg von Barcelona nach Neapel ist. Der versucht Conte zu erschlagen, erzählt seinem Chef dann vertrauensvoll die ganze Geschichte. Conte gewinnt das Vertrauen des verzweifelten Danié, spricht dessen Sehnsucht nach Rettung aus –

 »Alles wird gut!« (S1-E10)

– und erschießt ihn. Die Mordtaten werden öffentlich. Bei der Beerdigung Daniés predigt der Priester die Verantwortung der Gesellschaft für eine verzweifelte Jugend, die sich zum Verbrechen verführen lässt. Die Predigt folgt in ihrem Wortlaut weitgehend Savianos Roman, der von der Trauerfeier eines 15-jährigen Betrügers erzählt, der, auf frischer Tat ertappt, von der Polizei erschossen wurde.

Genny schart die Heranwachsenden hinter sich und stellt sich gegen die Generation ihrer Väter, tötet einen von denen. Die Jungen überschreiten die Grenzen des »Ehrenkodex«. Die Älteren wollen sich mit Ciro Conte anschließen. Als Donna Imma erfährt, dass Ciro Manus Mörder ist, ruft sie ihn zu sich, konfrontiert ihn damit, der Verräter an der Gruppe zu sein, weiß, dass sie das das Leben kosten wird. Er lässt sie töten. Sie hat aber ihrem Sohn eine CD mit dem Beweis hinterlassen, dass er die junge Frau getötet hat. Gennà nützt die Beerdigung seiner Mutter, um alle alten Bandenmitglieder von den Jungen töten zu lassen. Lediglich Ciro kann fliehen. Die beiden früheren Freunde schießen auf einander bei einem Kinderchorkonzert, bei dem Ciros Tochter mitsingt. Ciro schießt auf Gennà. Der stürzt, ist aber offenbar nicht tot. Ciro verliert Frau und Kind. Seine Frau verlässt ihn, wirft ihm vor, für seine mörderischen Machtinteressen das Fest seiner Tochter missbraucht zu haben.

Während der Krieg von Secondigliano tobt, verliert Don Pietro im Gefängnis offenbar seinen Kontakt zur Wirklichkeit. Er wirkt wie ein schwer depressiver oder dementer Mann. Cliffhanger für die 2. Staffel ist die letzte Episode: Don Pietro wird auf dem Transport in ein anderes Gefängnis gewaltsam befreit. Es stellt sich heraus, dass er seine geistige Wirklichkeitsferne vorgetäuscht hat. In psychologischen Tests war er ganz stumpf geblieben. Selbst die Nachricht von Immas Tod hatte ihn scheinbar nicht erreicht.

Angst und Gewalt

Im Bonusmaterial zur Serie heben Saviano, die Regisseure und die Schauspieler hervor, wie die Serie für sie ein Fanal gegen die gewalttätige Welt »des Bösen« ist. Mitzumachen bei diesem Event bedeute, gemeinsam sich einem anderen Neapel verpflichtet zu fühlen, in dem die Jugend Zukunft hat. Die amerikanischen Serien, etwa *Die Sopranos*, sind dem Markt von Pay-TV samt DVDs und vielfältigen Kultobjekten für die Fans verpflichtet. Sie gehören zu einer künstlerischen Avantgarde, bei der »Kunst und Kommerz verschmelzen, wie es für die postmoderne Kunst im Spätkapitalismus typisch ist« (Winter 2011, S. 163). Die Macher der Serie *Gomorrha* verstehen sich dagegen politisch, wollen aufrütteln, die gefährdeten Jugendlichen zu Fans und Mittspielern machen, ihnen gar im stattfindenden Event Arbeit verschaffen. Zentral ist eine basale Form der Zugehörigkeit. Der Rap mit dem Titel »Na speranza« – »la speranza« heißt »die Hoffnung« – dient nicht von ungefähr der Rahmung der Serie – sie begleitet bei jeder Folge den Abspann. Überhaupt repräsentiert die Musik im Film für mich Unruhe und Sehnsucht der Jugend und nicht Gewalt und Tod.

In der Camorra gilt wie in allen Mafia-Organisationen das Gebot des Schweigens: »Occhi aperti, bocca chiusa!«[3] (◘ Abb. 16.2). Saviano hat das Schweigen gebrochen, die Serie folgt ihm nach. In einer besonderen Weise tun das auch die Figuren. So spricht Ciro, der sich ja in den ersten Folgen aller seiner Mordtaten zum Trotz zur Identifikation anbietet, immer wieder über die Angst und ermöglicht dem Zuschauer, immer wieder darüber nachzudenken. Angst hat er, als er in den Raum Contes eindringen soll. Bevor er dahin aufbricht, erleben wir eine erotisch-sexuelle Szene zwischen Ciro und seiner Frau,

---

3   »Halte die Augen offen, aber schweig!« (Übersetzt von IB).

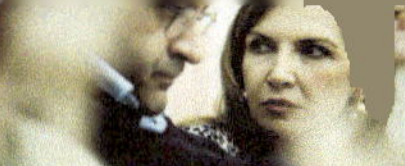

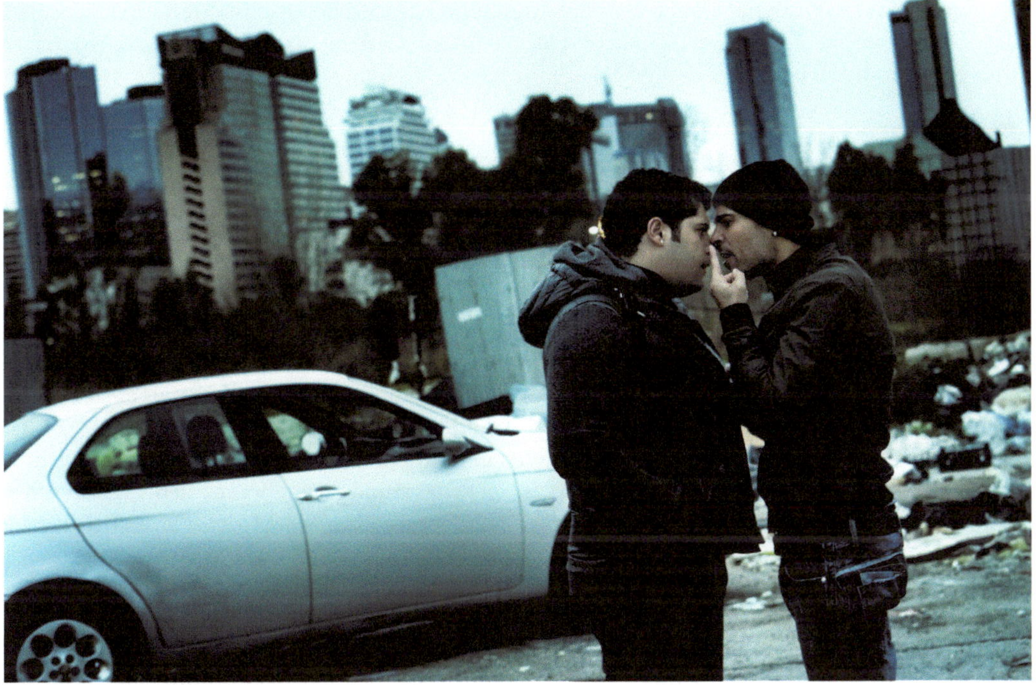
Abb. 16.2 Occhi aperti, bocca chiusa. © Polyband. Quelle: Filmbild Fundus Herbert Klemens

als wolle er sich seiner Lebendigkeit versichern, die Angst in sexuelle Erregung verwandeln und sich so beruhigen.

Gennà hat Angst, als er zum ersten Mal einen Menschen umbringen soll. Ciro fühlt sich, wie er zu Pietro sagt, geehrt, dessen Sohn das Töten eines Menschen beizubringen. Die Szene ist erschreckend einfach. Er ist mit Gennà unterwegs und ruft einen ziemlich heruntergekommenen Mann zu sich:

»Felipe!« (S1-E2)

Dann gibt er Gennà die Pistole in die Hand und sagt:

»Bring ihn um!« (S1-E2)

Der erschrickt heillos, als er dem Menschen ganz direkt gegenübersteht, schießt, als der davonläuft, als verliere der davonlaufende Felipe die Eigenschaft, ein menschliches Gegenüber zu sein. Er will den Verletzten nicht aus der Nähe sehen, will ihn nicht töten. Ciro sagt ihm, er dürfe nicht von der Angst sprechen. Ein Camorrist, so höre ich den Dialog, tötet – und hat keine Angst. Gennà soll seinen Eltern sagen, dass er den Mann getötet habe, das sei besser für beide, für den Lehrer und den Schüler im Handwerk des Tötens. Als Ciro im Gespräch mit Pietro zugibt, dass er den Mann »erledigt« hat, dass er für Gennà gelogen hat, schenkt Pietro Ciro Urin im Sektglas aus. Er spürt Ciros Machtinteressen. Befreundet zu sein, heißt, eine Schwäche zu haben, und ein Savastano darf keine Schwäche haben. In Savianos Roman erfahren wir, dass auch Di Lauro, Vorbild für Pietro, Genny McKay, Vorbild für Ciro, Urin zu trinken gibt, als der ihn beim Tod seines bei einem Unfall verstorbenen Sohn trösten möchte. Auch da missbilligte der Boss eigenmächtiges Handeln von McKay. Und auch für Di Lauro galt: keine Schwäche.

Ein zweites Gespräch mit Gennà über die Angst führt Ciro, nachdem er im Viertel der Schwarzen das Massaker angerichtet hat. Gennà sollte im Fluchtauto sitzen bleiben, war aber aus Angst ausgestiegen. Ciro ist wütend, und befiehlt:

>»Du hast niemals Angst!« (S1-E4)

– wohl um die eigene Angst zu halten. In der nächsten Szene erbricht sich Gennà im Elternhaus ins Klo, seine Mutter sagt ihm:

>»Du musst härter werden« (S1-E5).

Als er sich einige Zeit später von seiner Mutter, die ihn nach Honduras schickt, verabschiedet, verneint er, Angst zu haben, er habe lediglich Angst um die Mutter. Kindliches wird spürbar, als er sie fragt, ob sie ihn vermissen werde, er vermisse sie schon jetzt. Sie bleibt kühl.

In den geschilderten Szenen ist Ciros Angst überaus spürbar, und wie er sie bei Gennà nicht erträgt. Als er von Imma nach Spanien geschickt wird, kann er dem Freund gegenüber von der Angst sprechen:

>»Mir geht die Düse« (S1-E6).

In der ersten Folge hat er den Rap voller Begeisterung mitgesungen, jetzt kann er das Grandiose der Texte nicht mehr ertragen. In Barcelona lässt er seine Angst die Zuschauer spüren. Das nimmt für ihn ein. Man möchte nach der Szene mit dem russischen Mafia-Boss mit ihm ins Meer rennen und die Lebendigkeit feiern.

Auch im Gespräch mit Danié über den Mord, den der begehen soll, spricht Ciro von der Angst. Inzwischen ist er kalt und zynisch geworden. Angst ist jetzt und – wie ich finde erst jetzt – etwas Verächtliches. Der 16-Jährige traut sich nicht, die Angst zuzugeben. Ciro als Folterer lässt sich von der Angst und dem Schmerz der jungen Frau nicht mehr berühren.

Bedeutsam erscheint auch, was der religiöse Conte über die Angst sagt. Er fragt Ciro auf dem Schiff:

>»Bist du gläubig?« (S1-E7)

Als der verneint:

>»Der Glaube ist wichtig […] er nimmt einem die Angst. Ohne den Glauben hätte ich nicht das erreicht, was ich erreicht habe. Das danke ich einem einzigen Menschen, dem Menschen, der mich zu glauben gelehrt hat. Das ist meine Mutter« (S1-E7).

Das Berechnende in den Worten wird spürbar, wenn er wenig später Ciro, der ja die Wohnung von Contes Mutter abgefackelt hat, ins Meer wirft, ihn um sein Leben schwimmen lässt, ihn dann dem russischen Mafia-Boss ausliefert.

Verführung und Gewalt

Die Verführung zur Gewalt ist Teil der geschilderten Szenen von Angst und Gewalt. So verstehe ich das Verbot, über Angst zu sprechen, die Suggestion, keine Angst zu haben, für Conte scheint es auch die Funktion des christlichen Glaubens zu sein. Eine bedeutende Rolle spielt die Sehnsucht der jungen Männer nach einem starken Vater, die Don Pietro souverän übernimmt (■ Abb. 16.3). Das ist aus den

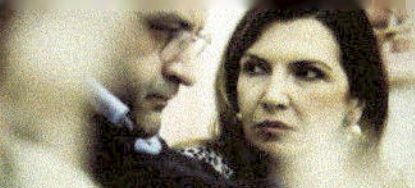

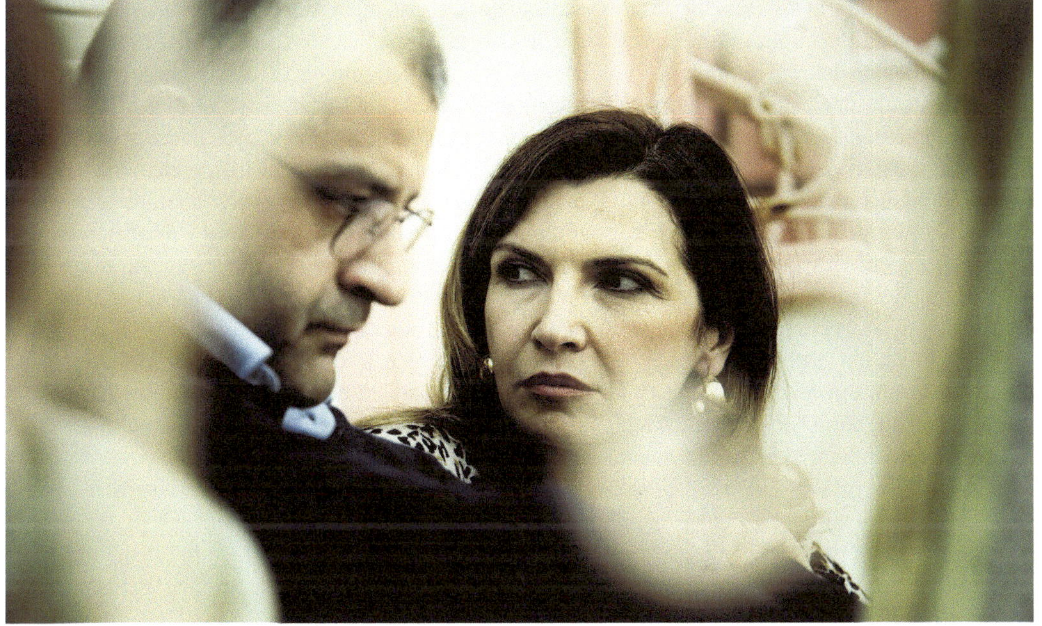

italo-amerikanischen Mafiafilmen wohlbekannt. Robert Casillo schreibt in seinem Buch *Gangster Priest* über Scorseses frühe Mafia-Filme, dass der sagte,

> »er habe zugegebenermaßen immer eine morbide Faszination für Gangster gehabt. ›Einige von ihnen waren mein Vorbild, und zwar trotz alledem, was mein Vater sagte‹« (Casillo 2006, S. 70, übersetzt von IB).

Für den, wie wir erfahren, im Waisenhaus groß gewordenen Ciro ist es noch mehr Atti, der als Vater »einfach« ist. Die ganze Gruppe wird jedenfalls ängstlicher und in der Folge gewalttätiger, als Pietro im Gefängnis ist. Gennà sucht väterliche Unterstützung bei Ciro. Danié und Massimo haben keinen Vater, auch nicht der kleine Diego, den Gennà zur letzten gewalttätigen Auseinandersetzung beim Kinderchorkonzert mitnimmt.

Die Verführungskraft von Macht und Gewalt wird noch deutlicher in Szenen mit Don Pietro im Gefängnis. Er wird von den Häftlingen wie ein König empfangen. Die Opposition gegen die Gefängnisleitung nimmt er rasch in die Hand. Das Gefängnis ist herrschaftlich gebaut. Es hat im Erdgeschoss einen großen Flur, der einem überdachten Innenhof gleicht. Eine doppelläufige Treppe führt in den ersten Stock, von wo aus man von einer Balustrade in den Hof schauen kann. Die Gänge zu Seiten dieses offenen Raumes führen in die vergitterten Zellen. Diese großzügige Raumgestaltung verwendet Pietro als seine Bühne. Im ersten Happening beginnt er damit, Konserven aus der Zelle im ersten Obergeschoss in den freien Raum zu werfen, bis aus allen Zellen die Häftlinge Müll und Essenreste werfen und ein heilloses Chaos anrichten. Eine ähnliche Aktion zeigt die Bevölkerung als Widerstand gegen die Polizei auf dem Drogenumschlagplatz, auch hier in Solidarität mit der Camorra. Bei einem zweiten Happening beginnt Pietro mit einem Blechnapf, in dem das Essen serviert wird, an die Gitter zu schlagen. Rasch gelingt es ihm, ein ohrenbetäubendes Konzert mit Musik aus allen Zellen zu veranstalten.

Während Pietro in diesen beiden Szenen der Initiator des lustvollen Aufstandes ist, agiert er im dritten Happening als Dirigent. Zunächst hat sich ein Gefängnisinsasse nach seinem Prozess, bei dem er für einen Raubüberfall zehn Jahre Gefängnis bekommen hat, das Leben genommen. Pietro gelingt es, den Mithäftlingen nahezubringen, dass der – drogensüchtige – junge Mann ein Opfer der unwürdigen Behandlung im Gefängnis sei. Er hatte dem jungen Mann ein weißes Hemd für den Prozess verschafft, mit seiner Verzweiflung ließ er ihn allein. Der Zuschauer stellt sich Fragen nach Pietros Drogengeschäften, nach seiner Selbstsucht, in der die anderen ihm Beifall schuldig sind, von ihm aber nicht geachtet werden.

Im Zusammenhang mit den Handgreiflichkeiten zwischen Italienern und »Afrikanern« wird Pietro in Einzelhaft verlegt, tritt in Hungerstreik. Die Handgreiflichkeiten gehen weiter. Pietro bittet darum, mit dem Mann zu sprechen, der sich, nur um mit ihm zu verhandeln, ins Gefängnis katapultiert hat, tut so, als wolle er verhandeln, und bittet um Mithilfe bei einer Machtdemonstration: ein Happening der Häftlinge, bei dem das Mobiliar zerstört wird, im freien Raum des ersten Stocks auf Netzen Matratzen in Brand gesetzt werden. Pietro steht exponiert am Geländer im 1. Stock und schaut in den weiten Hof, auf seine Feuer. Als die Gefängnisleitung mit Lautsprechern Gesprächsbereitschaft signalisiert, inszeniert sich Pietro als Dirigent, der den Abschlag gibt.

Mich erinnerten die Happenings an die aufmüpfige Atmosphäre bei den (kommunistischen) Feste dell' Unità in den späten 1970er Jahren, die mich als junge Frau mit ihrer Lebendigkeit sehr beeindruckt haben. Die Verführungskraft Pietros zeigt sich im Film auch in seinem Gespräch mit dem Gefängnisdirektor nach dem Happening. Pietro gibt sich generös, macht lockere Sprüche. Der Direktor spricht ganz zutraulich über seine Lust am Siegen, und Pietro sagt tröstend zu ihm:

 »Man kann nicht immer siegen« (S1-E4).

Das Happening steht in unmittelbarer Verbindung mit den Auseinandersetzungen zwischen Schwarz und Weiß, in denen Pietro ein unerträgliches Maß an Menschenverachtung zeigt, was ich als einen Hinweis auf die Verwandtschaft der Struktur der Camorra mit dem Kolonialismus verstehe. Im weiteren Verlauf des Films werden die Zuschauer in der Verfassung des Verführt-Seins desillusioniert. Wenn Pietro uns verführen konnte, bei den adoleszenten Revolten mitzumachen, erfahren wir von der, aus einer erwachsenen Position betrachtet, völlig angemessenen Reaktion der Staatsgewalt: Pietro wird in ein Hochsicherheitsgefängnis verlegt, in dem er seine Machtposition und mit ihr auch seine Ausstrahlung verliert.

Verdinglichung – der Mensch als Ware

Der Kolonialismus macht den Menschen zur Ware. Saviano spricht darüber in seinem Roman sehr eindrücklich:

> »Der Markt macht menschlichem Mehrwert keine Konzessionen. Er lässt nichts durchgehen. Man muss gewinnen, Geschäfte machen. Jedes Hindernis, sei es Gefühl, Gesetz, Recht, Liebe, Emotion oder Religion, jedes Hindernis ist ein Punkt für die Konkurrenz, ein Stolperstein, der zur Niederlage führen kann« (Saviano 2009, S. 95).

Die Serie erzählt, anders als der Roman, vor allem atmosphärisch von der wirtschaftlichen und gesellschaftlichen Situation in Kampanien: von den Drogensüchtigen und noch deutlicher von den »Afrikanern«.

Pietros rassistische Verachtung der aus Afrika stammenden Italiener überschreitet jegliche Schamgrenzen. Als der »Afrikaner« im Gefängnis mit ihm verhandeln möchte, weist er ein Gespräch hochmütig zurück. Er erzählt von Zoobesuchen mit seinem kleinen Sohn, der die Affen so dumm fand. Den »Afrikanern« wird in guter europäischer Tradition das Menschsein abgesprochen:

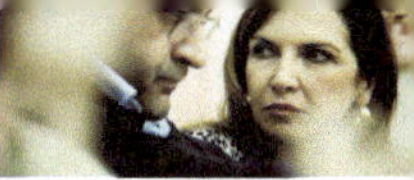

 »Wenn der Affe tut, was sein Herr sagt, ist es gut. Will er selbst bestimmen, bringt man ihn besser um« (S1-E4).

Die Androhung wird wenig später wahr. Ciro mordet wahllos im afrikanischen Viertel. Bedeutsam erscheint, dass Ciro Gennà gegenüber sagt, Pietro sei lediglich am Profit interessiert – die Negersklaven sind eine Ware –, dagegen Gennà politischer, vielleicht noch zynischer reagiert: Er will die »Neger« kontrollieren.

Was sich entfaltet, könnte man, dem kamerunischen Philosophen Mbembe folgend, als das von den Europäern erfundene Phantasma des Negers beschreiben, bei dem es darum gehe,

> »Formeln, Texte, Rituale zu erfinden, zu erzählen und zu wiederholen, und das alles mit dem Ziel, den Neger als Rassensubjekt und wildes Außenstehendes hervortreten zu lassen, das als solches moralisch abgewertet und praktisch instrumentalisiert werden konnte« (Mbembe 2014, S. 63).

Pietros offen rassistische Darstellung entlarvt seine Inhumanität. Mbembe lehrt in den USA und in Johannesburg und stellt in seinem Buch *Kritik der schwarzen Vernunft* die Verdinglichung der Afrikaner als die andere, die verleugnete Seite der europäischen Aufklärung dar. Heutzutage bedarf die Verdinglichung des globalen Kapitalismus nicht mehr des Hinweises auf die unterschiedliche Hautfarbe.

Zur Versorgung der jugendlichen Camorristen mit Ecstasy bemerkt Saviano, es handle sich um dieselbe Substanz, die »von der Firma Merck in Deutschland patentiert [wurde] und den Soldaten verabreicht, denjenigen, die man als Menschenmaterial bezeichnete« (Saviano 2009, S. 132).

Das, was Mbembe von Afrika sagt, findet heute in Europa in bestimmten Milieus, in Parallelgesellschaften, statt, so in der Camorra.

> »[Die] strukturelle Gewalt und die Art und Weise, wie sie zu einer zutiefst ungleichen Umverteilung der Lebensressourcen und der bürgerlichen Privilegien auf der ganzen Welt beitrug, verliehen dem Phantasma des Weißen einen Teil seiner Durchschlagkraft neben den technischen Meisterleistungen, den geistigen Schöpfungen, der Entwicklung zumindest scheinbar relativ disziplinierter Formen der Organisation des Lebens, einer nötigenfalls maßlosen Grausamkeit und, wie Aimé Césaire einmal sagte, eines Hangs zu blindwütigem Töten« (Mbembe 2014, S. 95).

Eindrücklich ist, wie der verhandelnde schwarze Mensch in seinem schönen traditionellen afrikanischen Gewand Werte verteidigt, die die europäische Tradition sich selbst auf die Fahnen schreibt:

 »Ich bin gekommen, um zu sprechen« (S1-E4).

Religion und Gewalt

Die Camorra durchdringt die gesamte gesellschaftliche Welt und damit auch die Religion, macht sie sich zunutze. Casillo hat sein Buch über Scorseses frühe Mafia nicht umsonst *Gangster Priest* genannt, als ein Motto wählt er einen Satz des Mafia-Richters Giovanni Falcone: »You never stop being a priest. Or a mafioso.«[4] Die Selbstgerechtigkeit der Donna Imma gründet in katholischen Vorstellungen von einer heuchlerischen Barmherzigkeit, die den säkularen Wert der Gerechtigkeit aushebelt.

Am eindrücklichsten stellt sich die Frage des religiösen Fundamentalismus und der Gewalt in der Gestalt Salvatore Contes. Man fühlt sich an aktuelle Diskussionen erinnert, dass sich beim Kolonialismus

---

4   »Man kann nicht aufhören, ein Priester zu sein, ebenso wenig ein Mafioso.« (Übersetzt von IB).

Gewalt eng mit der Missionierung verbindet, islamisch wie christlich. Für die Muslime galt in der Missionierung Afrikas, so Mbembe:

> »Alles, was jenseits der Grenzen der Offenbarung (des *dar-al-islam*, des Reichs des Islam) liegt, darf ausgeplündert werden und ist dazu bestimmt, versklavt zu werden« (Mbembe 2014, S. 183). »Allerdings ersetzt das Christentum den kriegerischen Charakter des Islam durch eine andere Form der Gewalt: die der Barmherzigkeit und des Mitgefühls« (S. 184).

Saviano dagegen stellt sich mit seiner ganzen Person, seiner Wut und seinem Wissen-Wollen gegen die Religion des Spätkapitalismus:

> »Ich kenne die wahre politische Verfassung meiner Zeit: sie ist der unternehmerische Reichtum. Jeder Pfeiler eines jeden Hauses wurde mit dem Blut von Menschen gebaut. Ich weiß und ich habe Beweise« (Saviano 2009, S. 265).

Fazit oder: Ist *Gomorrha* eine Waffe gegen die Camorra?

> »Saviano hat aus Fakten Literatur gemacht. Eine Waffe, die bisher gegen die Camorra nicht eingesetzt wurde. Mit diesem Buch könnte sie funktionieren« (Zitat von *Aspekte,* Einbanddeckel Saviano 2009).

Für die Serie *Gomorrha* gilt wie für jede Serie, dass sie sich ein Publikum schafft. »Gutes seriales Erzählen scheint sie [die Zuschauer, IB] auf die Serie einzuschwören« (Smith 2011, S. 98). Die Serie ist in Italien erfolgreich, findet international Anerkennung, und ich denke, das heißt, sie ermöglicht es vor allem jungen Leuten, sich mit einer alltäglichen Realität von Gewalt auseinanderzusetzen. Als ein tragendes ästhetisches Mittel verstehe ich die Musik, den Rap und die verschmelzenden Klänge von Mokadelic, als ein anderes die mitreißende Erzählweise mit mehreren spannenden Handlungssträngen und der überzeugenden Entwicklung der Figuren: Ciro, Pietro, Imma, Genny, Danié und Conte.

Die Zuschauer sehen und hören von der Gewalt der Camorra, der Gewalt der Verdinglichung. Sie erfahren aber auch am eigenen Leib die mediale Gewalt. Der Zuschauer wird hineingezogen in das Spiel der Macht, genießt lustvoll manche Szenen und erschrickt immer wieder über das, was sie bewirkt. In diesem Text ist es mir vornehmlich um die Darstellung des sinnlichen Erlebens des Films in seiner Vieldeutigkeit zu tun, und weniger um die herkömmliche Deutung eines Kunstwerks. In seinem Text über *Die Sopranos* bezieht sich Winter auf die Kulturwissenschaftlerin Dana Polan:

> »[Sie] argumentiert im Sinne der postmodernen Ästhetik von Susan Sontag (1980), die gegen das Primat der Bedeutung und der Interpretation von Kunstwerken polemisierte und stattdessen deren Oberfläche, die Ebene der Signifikanten, ins Zentrum rückte. Sie fordert, sich von der Sinnlichkeit der Kunst affizieren zu lassen und sie zur alltäglichen Lebenspraxis in Beziehung zu setzen« (Winter 2011, S. 172).

Der Gefahr einer Heroisierung von Gewalt, etwas, was im Kino Quentin Tarantinos und durchaus auch dem Martin Scorseses zu finden ist, verfällt *Gomorrha* nicht. So folgt der erbarmungslose Realismus, mit dem gezeigt wird, wie Ciro den Jungen Danié zur Gewalt verführt und wie er das junge Mädchen Manu foltert, einer Szene erster erotisch-sexueller Begegnung des jungen Paares. Ciros Verlust an menschlichem Mitgefühl bestürzt, seine Kälte und Gewalttätigkeit kann nach meinem Empfinden

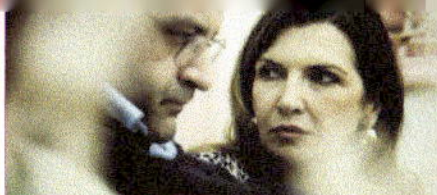

nicht idealisiert werden. Die Serie zeigt die Verführungskraft von Macht und Gewalt und lässt das Entsetzen darüber spüren. Sie kommuniziert eine Weltsicht, die sich gegen diese Welt der Gewalt richtet, indem sie sie zeigt.

Gomorra – La serie erzählt aus Neapel. Saviano beschreibt in seinem Roman eindrücklich die internationale Verflechtung des Systems der Camorra. *Schade um Italien! Zweihundert Jahre Selbstkritik* ist der Titel eines Buches, mit dem Anselm Jappe 1997 italienische Texte aus 200 Jahren übersetzt und herausgegeben hat, mit einer Einleitung versehen, und zwar, nachdem Berlusconi zum ersten Mal zum Staatspräsidenten gewählt wurde. Vergleicht man seine Darstellung italienischer Verhältnisse in der Einleitung mit der Savianos in seinem Roman, spricht er von ähnlichen Phänomenen, wenn auch ohne dessen Wut und Entsetzen. Die distanzierten Beobachtungen kultureller Phänomene eines Intellektuellen sind von Sympathie für Italien getragen:

> »Natürlich gelten formell die Gesetze der modernen bürgerlichen Gesellschaft. In Wirklichkeit jedoch richtet sich das Leben in Italien nach anderen Regeln, die keinesfalls einfach die vorbürgerlichen sind, sondern einen eigenen Charakter haben, den man eher als postmodern bezeichnen könnte. […] Das italienische kulturelle Modell beruht auf einem brutalen Realismus […], einer jederzeitigen Anerkennung der gegebenen Kräfteverhältnisse. […] Als einziges Ziel gibt das ungeschriebene Regelsystem das Überleben des gesellschaftlichen Atoms […] vor, vor allem in seiner erweiterten Form als Familie oder Korporation« (Jappe 1997, S. 10f).

Zwischen Jappes Text und *Gomorra – La serie* sind siebzehn Jahre vergangen. Jappe (1997) beschreibt einen »Zerfallsprozess der Moderne«, und kommentiert, wenn er »in Italien besonders fortgeschritten ist, so sind die Italiener dafür auch besonders fähig, damit umzugehen« (S. 31). »Hört ihm zu«, sprühten die Leute in Neapel an die Häuserwände, als sie Savianos Buch gelesen hatten. »Seht und hört und erlebt *Gomorrha*«, ließe sich ergänzen. »Lasst euch hineinziehen in diese Welt, die auch die ist, in der ihr lebt.« Auf die zweite Staffel, die in Italien im Mai 2016 angelaufen ist, und auf *Zerozerozero*, eine Serie in Vorbereitung, die dem gleichnamigen Roman Savianos (2013) mit dem Untertitel *Wie Kokain die Welt beherrscht* folgt, dürfen wir gespannt sein.

Saviano erzählt recherchierte und erlebte Wirklichkeit des globalen Kapitalismus in Romanen und macht diese Wirklichkeit mit den Kollegen der TV-Serie einem breiteren Publikum zugänglich. Die gegen die Camorra eingesetzte Waffe ähnelt einer »ganz besondere[n] Errungenschaft«, die, wie der derzeitige IPA-Vorsitzende Stefano Bolognini sagt, »es nötig hat, gewürdigt, genützt und geschützt zu werden« (Bolognini 2003, S. 78), einer Errungenschaft, die in vielen Jahren analytischer Ausbildung erworben wird. Es gehe darum, »die Denk- und Fühlfähigkeit miteinander zu verbinden und zu integrieren; vor allem die Fühlfähigkeit, welche beim anderen die Fähigkeit erweckt, selbst zu fühlen« (S. 77f.). *Gomorrha* macht uns fühlen: die Angst vor allem und die Verführbarkeit durch Macht und Gewalt.

Literatur

Blanchet R, Köhler K, Smid T, Zutavern J (Hrsg) (2011) Serielle Formen. Schüren, Marburg

Bolognini S (2003) Die psychoanalytische Einfühlung. Psychosozial, Gießen

Casillo R (2006) Gangster Priest. The Italian American Cinema of Martin Scorsese. University of Toronto Press, Toronto Buffalo London

Eco U (1973) Das offene Kunstwerk (ital 1962). Suhrkamp, Frankfurt a. M.

Jappe A (Hrsg) (1997) Schade um Italien! Zweihundert Jahre Selbstkritik. Eichborn, Frankfurt a. M.

Mbembe A (2014) Kritik der schwarzen Vernunft. (Übersetzung: M. Bischoff, aus der französischen Originalausgabe 2013) Suhrkamp, Frankfurt a. M.

Saviano R (2009) Gomorrha. Reise in das Reich der Camorra. Dpv, München (It. Ausgabe: Gomorra. Viaggio nell'impero economico e nel sogno di dominio della camorra. Mailand 2006)

Saviano R (2013) Zerozerozero. Wie Kokain die Welt beherrscht. dtv, München

Smith GM (2011) How Much Serial Is Your Serial? In: Blanchet R et al. (Hrsg) Serielle Formen. Schüren, Marburg, S 93–114
Winter R (2011) »All Happy Families«: THE SOPRANOS und die Kultur des Fernsehens im 21. Jahrhundert. In: Blanchet R et al. (Hrsg) Serielle Formen. Schüren, Marburg, S 153–174

Originaltitel	Gomorrha
Land	Italien
Erstausstrahlung / Laufzeit	Seit Mai 2014 – dato
Sender	Sky Italia
Anzahl der Staffeln (Episoden)	2+ (24+)
Idee	Roberto Saviano, Leonardo Fasoli, Stefano Bises, Giovanni Bianconi, Ludovica Rampoldi
Regie	Stefano Sollima, Francesca Comencini, Claudio Cupellini
Hauptdarsteller/-innen	Salvatore Esposito, Fortunato Cerlino, Marco D'Amore, Maria Pia Calzone
Verfügbarkeit	DVD in deutscher Sprache erhältlich

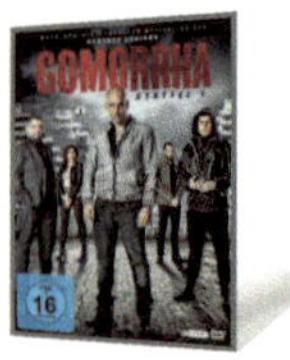

Jens Schröter

The Wire und die Selbstbeschreibung mediatisierter Gesellschaft[1]

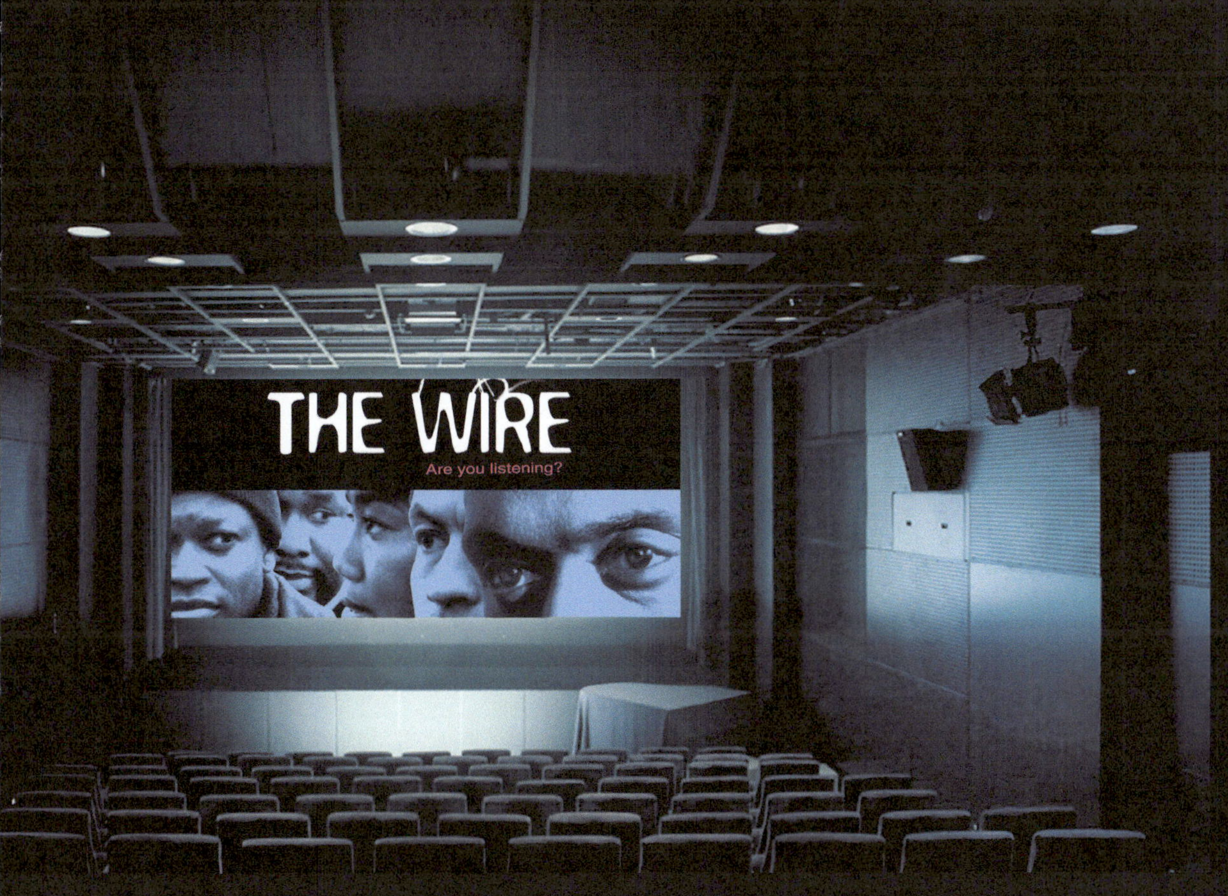

T. Storck, S. Taubner (Hrsg.), *Von Game of Thrones bis The Walking Dead*,
DOI 10.1007/978-3-662-53689-6_17, © Springer-Verlag GmbH Deutschland 2017

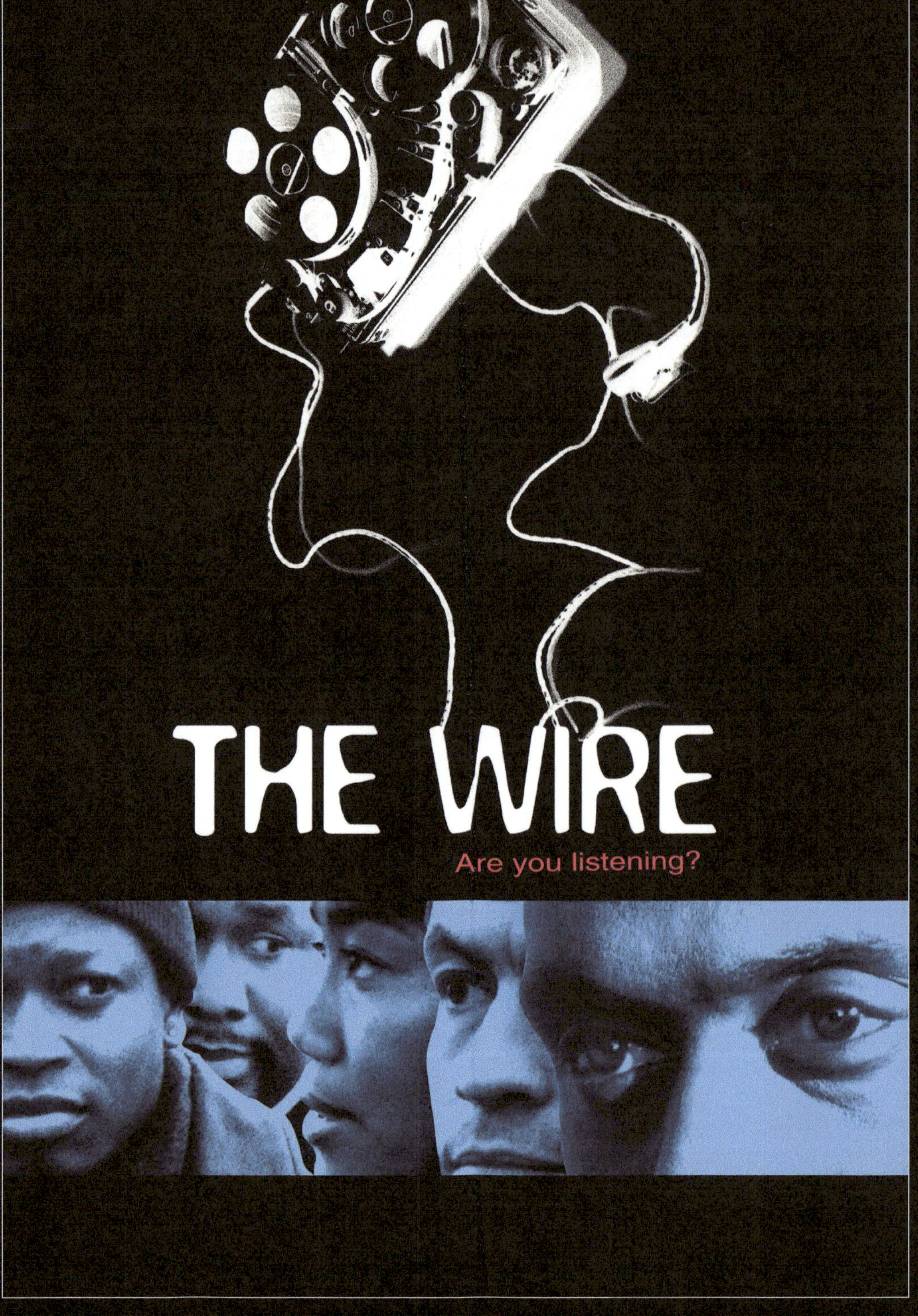

DVD-Cover *The Wire*, Staffel 3.
© HBO. Quelle: Filmbild Fundus Herbert Klemens

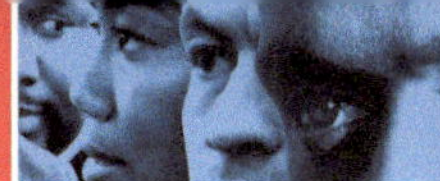

The Wire

Bis Juli 2010 lief im deutschen Fernsehen die amerikanische Fernsehserie *The Wire* (Abb. 17.1). Premiere hatte die wesentlich von David Simon konzipierte Serie am 2. Juni 2002 auf dem Pay-TV-Sender HBO in den USA. Die letzte Folge wurde am 9. März 2008 ausgestrahlt. Sie gehört – neben anderen Serien wie *The Sopranos, Deadwood, Six Feet Under* und einigen mehr – zum Bereich des neuen und durch die Kritik gepriesenen Quality-TV. So habe HBO in seinem spezialisierten Nischenmarkt etwas Freiraum von dem kommerziellen Druck, der auf den großen Filmstudios lastet, und könne daher inhaltliche und formale Experimente wagen, die – so Filmemacher Christoph Dreher (2007, S. 122) in der *Spex* – »alles in den Schatten stellten, was an aufregenderen Dingen in dieser Zeit im Kino passieren sollte.« *The Wire* aber gilt vielen als Primus inter Pares. Eigentlich ist die Serie, auf den ersten Blick, einfach eine in Baltimore spielende Polizeiserie in der Tradition vieler anderer Polizeiserien. Was ist also das so Besondere daran? Sicher, sie ist gut gecastet, mit Liebe zum Detail inszeniert, aber das sind andere Serien auch. Doch: Richard Kämmerlings (2010) bezeichnete sie in der FAZ vom 14.5.2010 mit einem ziemlich kühnen Vergleich als »Ein Balzac für unsere Zeit« (der Verweis auf Honoré de Balzac bezieht sich darauf, dass die detailgetreue, geduldige und panoramatische Inszenierung der Baltimorer Gesellschaft in *The Wire* an den »Realismus« des großen französischen Autors und seinen Versuch in *La Comédie humaine* erinnert, die französische Gesellschaft im Ganzen abzubilden):

> »Das Grundgerüst der Handlung ist die Gegenüberstellung zweier sich vielfach berührender Sphären: der Welt der Drogenbanden und der der Polizei, die vor allem mittels Fangschaltungen und dem Abhören von Telefongesprächen (,wire tap') den kriminellen Strukturen auf die Schliche zu kommen versucht. […] Indem in jeder Staffel neue Institutionen in den Fokus geraten – die Gewerkschaften, das Schulwesen, die Kommunalpolitik, die Medien – weitet sich die Krimiserie zum Gesellschaftspanorama. Im urbanen Mikrokosmos Baltimore entsteht ein hochdifferenziertes Bild der sozialen Wirklichkeit Amerikas.«

Auch wenn man den durchaus problematischen Diskurs um die »Qualität« nicht teilen muss (vgl. Schwaab 2010), so kann man doch die Frage stellen, was die Beziehung zwischen der Serie und der »sozialen Wirklichkeit« näherhin ist. Viele dieser Aspekte sind in der Literatur thematisiert worden: die soziale Verelendung der vom Kapital verlassenen amerikanischen Großstädte, die daraus erwachsende Schattenwirtschaft der Drogenkriminalität und ihre Folgeprobleme, die Hilflosigkeit und Korrumpiertheit von Politik und Polizei, die Rassenprobleme und einiges mehr. Ein weiterer wichtiger Aspekt ist die ständige und zentrale Thematisierung von Medientechnologien, sowohl in ihrer Bedeutung für die, wie Kämmerlings sagt, »kriminellen Strukturen«, wie auch für die – wie zu ergänzen ist – polizeilichen und politischen Strukturen. Episode um Episode, Staffel um Staffel werden Polizisten inszeniert, die versuchen – ethnografisch orientierten Medienforschern gleich –, die Medienpraktiken der Dealer zu beobachten und zu verstehen, um deren geheime Kommunikationswege zu entschlüsseln.

Die Serie heißt bezeichnenderweise *The Wire*, wörtlich: der Draht. Gemeint sind Telefon und andere elektronische Kommunikationsmittel. Im weiteren Sinne bezeichnet »wire« den Vorgang des Abhörens sowie die für diesen Vorgang notwendigen juristischen Genehmigungen. Der Titel ist also zugleich technologisch, polizeilich und juristisch zu verstehen. Einige Autoren haben diesen Aspekt stär-

---

1 Der vorliegende Text erschien in anderer Form als »The Wire. Szenen performativer Mediatisierung« in Kleiner und Wilke (2013), S. 75–92.

ker aufgegriffen (vgl. Jagoda 2011), und auch Daniel Eschkötter bemerkt in seinem Buch zu *The Wire*: »Das soziale Band ist als konstitutiv mediales zu denken« (2012, S. 32). Doch bislang hat es niemand unternommen, die Auseinandersetzung von *The Wire* mit medialen Praktiken kleinteilig zu rekonstruieren, es bleibt immer bei allgemeinen Feststellungen und Aufzählungen von Gerätschaften. Die detaillierte und gleichsam einer »ethnographischen Ästhetik« (vgl. Williams 2011) folgende Darstellung von Medienpraktiken in *The Wire* und ihre Verarbeitung als Selbstbeschreibung ist das Thema dieses Aufsatzes.

These ist: Einer der Gründe, warum *The Wire* offenbar zumindest Teile des gegenwärtigen Publikums so anspricht, ist, dass die Serie einen wichtigen Punkt der, wie Kämmerlings sagt, »Wirklichkeit« oder sagen wir – mit Luhmann (1996) – der Selbstbeschreibung heutiger Gesellschaft trifft (oder eine Beschreibung produziert, die mit der Alltagserfahrung der Zuschauer mindestens kompatibel ist). Nämlich ihr Selbstverständnis als durch und durch von Medien abhängige, von Medien geprägte und in diesem Sinne: mediatisierte Gesellschaft. Sie zeichnet das Bild einer, so eine beliebte Selbstbeschreibungsformel, »Netzwerkgesellschaft« (vgl. z. B. Castells 2003; vgl. zur gesellschaftlichen Selbstbeschreibung mit und durch Fernsehen auch Bartz 2007, S. 161–195), in der Menschen Glieder in größeren Ketten und ständig performativ erneuerten wie destabilisierten »Strukturen« sind, deren andere Glieder auch von Technologien gebildet werden.

Es geht also darum zu beobachten wie eine Fernsehserie die sich in ständiger Bewegung befindlichen Medienpraktiken von Dealern und Polizisten beobachtet. Sie versteht »Medien« nicht als einmal gegebene Entitäten, sondern als Prozesse. Darin ähnelt sie bestimmten wissenschaftlichen Beschreibungsweisen – ein Bezug, der in einer detaillierten Analyse (Close Reading) herausgestellt werden soll. In Teil 1 dieses Beitrags werden einige theoretische und methodische Grundannahmen umrissen. In Teil 2 möchte ich, soweit das im Rahmen eines solchen Textes möglich ist, durch eine Analyse einiger kleiner Teile von *The Wire* meine These erhärten. Dabei wird es auch darum gehen, wie die von der Serie produzierten Semantiken populärkulturell angeeignet werden. An dieser Formulierung sieht man bereits, dass der vorliegende Text an ein Verständnis von Populärkultur als alltäglichem Aneignungsprozess im Sinne der Cultural Studies (und näherhin John Fiskes, vgl. Schröter 2005) anknüpft. In Teil 3 folgt ein kurzes Fazit.

Theoretische Anmerkungen

Eben wurde von der »Selbstbeschreibung« zumindest der westlichen Gesellschaften als »mediatisierten Gesellschaften« gesprochen. Zumindest im Diskurs der Medienwissenschaften scheint das eine lang bekannte Plattitüde zu sein. »Medien bestimmen unsere Lage«, betonte schon Friedrich Kittler (1986, S. 3), und Jean Baudrillard (1978) sah die Wirklichkeit endgültig in der massenmedialen Simulation verschwinden. Dass Medien, verstanden als Technologien der Übertragung, Speicherung, Verarbeitung und Präsentation von Information, nicht bloße Mittel sind, sondern an der Produktion von Wirklichkeit, Gesellschaft, Kultur mindestens einen signifikanten Anteil haben, scheint bekannt zu sein. Doch sind die globalen Thesen Kittlers oder Baudrillards meist unbefriedigend, da sie wenig analytische Kraft im Detail entfalten. Sie sind statisch und gehen von unbefragten Dichotomien aus: Es gibt irgendwo »die Medien« oder »die Simulation«, die dann auf »die Gesellschaft« (oder »die Lage«) einwirken. Außerdem leiden sie an logischen Problemen: Wenn »die Medien« die Lage bestimmen, wird unklar, woher die Medien kommen und warum sie welche Form haben. Wenn die Simulation die Wirklichkeit auslöscht, bekommt die Simulation eben jenen Status des wirklich Wirkmächtigen, die Umkehrung der Opposition von Wirklichkeit und Simulation entkräftet sie nicht (vgl. schon Tholen 1994, S 117).

Es ist daher vielleicht kein Zufall, dass sich gegenwärtig andere theoretische Beschreibungsmodelle größerer Beliebtheit erfreuen – vor allem die Akteur-Netzwerk-Theorie (im Folgenden = ANT, vgl. Belliger und Krieger 2006). Entscheidend ist vor allem, dass sie statt großer, globaler Thesen die detaillierte, historische oder medienethnographische Untersuchung konkreter Prozesse der Vernetzung, wie sie sagt, menschlicher und nicht-menschlicher Akteure durchführt (schon Latours frühe Studie *Science*

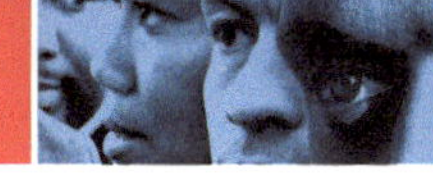

in Action verweist mit ihrem Titel auf diesen prozessualen Charakter). Weder bestimmen die Medien die (soziale) Lage, noch umgekehrt. Auch der gegenwärtig diskutierte[2] und bereits den Prozesscharakter anzeigende Begriff der »Mediatisierung« weist in diese Richtung (vgl. Livingstone 2009; Lundby 2009). Es geht um Prozesse, in denen Menschen und Medien gleichermaßen irreduzibel sind.

The Wire ähnelt solchen gegenwärtigen, theoretischen Selbstbeschreibungen der Gesellschaft als performativ mediatisierte. Diese Serie ist eine medienästhetische Form dieser Selbstbeschreibung und Selbstbeobachtung (es mag andere geben). Das ist nicht so abwegig. Niklas Luhmann (1996) schreibt: »Die Funktion der Massenmedien liegt [...] im Dirigieren der Selbstbeobachtung des Gesellschaftssystems [...]«. Luhmann spricht auch von einem »Systemgedächtni[s] [...], das für alle weiteren Kommunikationen eine Hintergrundrealität bereitstellt, die durch die Massenmedien ständig reimprägniert wird.« Massenmedien liefern »Welt- und Gesellschaftsbeschreibungen, an denen sich die moderne Gesellschaft innerhalb und außerhalb des Systems der Massenmedien orientiert.« Konkret passiert das, indem es zu einer »rekursiven Vernetzung der Massenmedien-Kommunikation mit der alltäglichen Kommunikation in den Interaktionen und Organisationen der Gesellschaft« kommt (Luhmann 1996, S. 173, 174, 176).

Dabei zeigt Luhmanns Verweis auf die »alltägliche Kommunikation«, warum Fernsehserien ein interessanter Gegenstand sein müssten, um derartige Prozesse zu beobachten, sind sie doch dank ihrer seriellen Struktur in besonderem Maße in die Rhythmen des Alltags eingebettet. Und: Weil sie Serien sind, können sie im besonderen Maße die zeitlich ausgedehnten Prozesse der Mediatisierung inszenieren und erzählen – anders als Filme, die zeitlich beschränkt bleiben.

Niklas Luhmanns (1996, S. 17) operativer Konstruktivismus scheint nicht recht zur Debatte über das »Performative« (vgl. Werber 2002) und schon gar nicht zur ANT zu passen, obwohl er immerhin »operativ« ist und insofern eine gewisse Nähe zum Begriff der »Operationskette« in der ANT (vgl. Schüttpelz 2006, S. 91–96; 2008) und damit auch zur Rolle der Performativität zu bestehen scheint. Interessant für den vorliegenden Zusammenhang ist vor allem seine Beschreibung der Massenmedien als Instanzen der »Selbstbeschreibung« der Gesellschaft. Hier sei dieser Aspekt von Luhmanns Ansatz parallel geführt mit den Überlegungen zur performativen Netzwerkbildung, auch wenn methodische Probleme bestehen mögen, die in einer längeren Ausarbeitung diskutiert und – wenn möglich – aufgelöst werden müssten. Siehe Stäheli (2007) zu visuellen Selbstbeschreibungen.

Solche Serien schaut man übrigens nicht zwingend im Fernsehen, Woche zu Woche im Serientakt. Zunehmend werden sie auf DVD distribuiert und – jedenfalls manchmal – im Home Cinema genossen. So kann man mehrere Folgen hintereinander sehen und den komplexen seriellen Verzweigungen folgen – die Episoden sind (zumindest bei vielen neueren Serien wie *The Wire*, *Lost* oder *The Sopranos*) nicht geschlossen. Vielleicht ist *The Wire* in diesem Sinne gar keine Serie mehr, sondern vielmehr ein einziger, 60 Stunden langer Film (vgl. Mittell 2011). Vielleicht ist das die aktuell wichtigste Form der Filmkultur: der Makro-Film – lang genug, um komplexe soziotechnische Selbstbeschreibungen ästhetisch inszenieren zu können. Das wäre eine steile These: Solche Formen sind entstanden, damit Selbstbeschreibungen der Gesellschaft als mediatisierte möglich werden. Vielleicht stellen solche Serien genau in diesem Sinn »alles in den Schatten, was an aufregenderen Dingen in dieser Zeit im Kino passieren sollte«, wie oben schon zitiert wurde.

The Wire

The Wire ist äußerst komplex angelegt, sodass selbst eine Betrachtung, die nur den Aspekt der Mediatisierung fokussieren wollte, in der nötigen Ausführlichkeit hier nicht erfolgen kann.[3] Ich möchte im Folgenden nur zwei Aspekte aufzeigen: Erstens soll durch ein Close Reading des Vorspanns der ersten

---

2   vgl. http://www.mediatisiertewelten.de/.
3   Siehe dazu Schröter (2012). In diesem kleinen Buch wird die Analyse sehr viel detaillierter durchgeführt, allerdings werden hier mehr theoretische Anschlüsse erprobt.

Episode von *The Wire*, genannt: »The Target«, gezeigt werden, wie die Serie eine Verkettung menschlicher und nicht-menschlicher Akteure und damit die kriminologisch-juristische Produktion von Referenz inszeniert. Dabei steht die audiovisuelle Montage im Mittelpunkt. Zweitens soll beispielhaft gezeigt werden, wie die Performativität heterogener Netzwerke erzählt wird.

Vorspann der 1. Episode: ein Close Reading

Ein Wort zu den Vorspännen von *The Wire:* Sie ändern sich für jede Staffel, schon auf der Ebene der Musik, die für jede Staffel neu ist, aber auch die visuelle Komposition ändert sich: Einige Sequenzen bleiben erhalten, neue kommen dazu, andere verschwinden. Ich habe den Vorspann von S1-E1 ausgewählt, weil dieser direkt zu Beginn der Serie demonstriert, wie es sich mit den performativen Netzwerkbildungen in der mediatisierten Gesellschaft verhält. Der Vorspann ist 1 Minute 35 Sekunden lang und besteht aus 63 Einstellungen. Er soll im Detail betrachtet werden, wobei ich einige Einstellungen überspringe, um die Darstellung konzentriert zu halten.

Einstellung 1: Zwei dunkelhäutige Personen sind angeschnitten zu sehen, eine Person hat weiße Kapseln in der Hand – es werden offenbar Drogen verkauft. Einstellung 2: Ein angewinkelter, abgebundener Arm, jemand konsumiert die Drogen. Einstellung 3: Eine Hand fällt auf das Pflaster, die Drogenkapseln fallen heraus, vielleicht ist jemand gestorben an einer Überdosis. Die Großeinstellungen, die persönliche Identifizierbarkeit blockieren, erlauben Verallgemeinerungen. Das ist wichtig: In den Vorspännen stehen fast nie identifizierbare Personen, gar »Helden«, im Vordergrund. Jason Mittell bemerkt zu *The Wire*: »Die Charaktere werden verschleiert und zu einer Serie von Operationen ihrer (Polizei-)Einheit abstrahiert.« (2009, S. 435). Schon die Wahl des Ausschnitts also legt eine andere Gewichtung menschlicher Protagonisten – die z. B. gegenüber den nicht-menschlichen Akteuren der Drogenkapseln machtlos sind – nahe. Einstellung 4: Ein Polizeiwagen fährt ins Bild, ein Akteur, ohne den die Polizei keine Handlungsmacht erlangen könnte. Er steht metonymisch für die Polizei, die auf den Vorfall reagieren muss. Einstellung 5: Ein Blick durch einen Zaun auf einen Platz, auf dem – wie die folgenden Einstellungen klarmachen – vielleicht Drogen gehandelt werden. Ein Auto parkt auf dem Bürgersteig. Einstellung 6: Eine Kamera ist zu sehen, am Zoom wird gedreht. Einstellung 7: Der Blick, von dem wir jetzt zumindest vermuten können, dass er der eines zur Überwachung genutzten Fotoapparates ist, zoomt durch das Gitter auf das Auto, ein Klickgeräusch und das Bild ist ein Standbild, s/w. Ein Überwachungsfoto, auch angezeigt durch die ostentativ sich ins Bild schiebenden Äste, was darauf verweist, dass Überwachungsfotos oft in unübersichtlichen Situationen aus ungünstigen Blickwinkeln aufgenommen werden müssen. Die Fotografie erscheint hier deutlich als Technologie zur »Speicherung« (und mithin mutmaßlich der »Übertragung«) von Information. Die visuelle (evtl. von verbalen Zusätzen begleitete) Information über die Dealer wird übertragen – wohin? Die nächste Einstellung zeigt es. Einstellung 8: Andere Fotos werden auf einen Tisch geworfen, vielleicht in einem Büro oder Verhörzimmer. Die Bilder verdächtiger Autos und Personen sind also vom außen in ein polizeilich-bürokratisches »Rechen(schafts)zentrum« (Schüttpelz 2009, S. 86) transferiert worden. Einstellung 9: Das nächste Bild zeigt wieder Fotos, mutmaßlich von Kriminellen, auf einer Art Erfassungsbogen, einem Formular bürokratischer Macht. Die Bilder sind nur operativ, wenn sie Namen und Daten zugeordnet werden können. Nur so können Verdächtige verfolgt werden. Einstellung 10: Zwischenschnitt: Eine verglimmende Zigarette. Dieses Bild wird sich erst gleich erschließen. Einstellung 11: Eine Mappe mit Unterlagen und weiteren Formularen, zusammengehalten durch eine Art Klammer, wird auf einen Bürotisch geworfen. Die Formulare werden in größeren Einheiten gesammelt. Zu diesen gehört neben Mappen natürlich auch die Akte, die Cornelia Vismann (2001) als für das »Recht« unverzichtbaren Akteur dechiffriert hat. Einstellung 12: Die nächste Einstellung zeigt eine kurze Nahaufnahme auf eines der vielleicht in Mappen und Akten gesammelten Formulare: »Order Authorizing Wiretap« ist lesbar. Aus Straftaten wie Drogenverkauf und seinen Folgen wie Drogentoten und den daraus folgenden medialen Übersetzungsschritten, die mit Überwachungsfotos und deren Einordnung in kriminologische Raster, Mappen und Akten

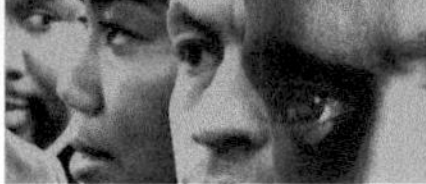

operieren, werden juristische und damit auch politische Ermächtigungen, Verdächtige abzuhören: The Wire. Das Abhören dient dazu, den Verdacht, der sich aus der Übersetzungskette ergibt, an seinen Ursprung, die Dealer auf dem Platz, zurückverfolgen zu können, um weiteres Wissen zu akkumulieren.

Der Vorspann von *The Wire* zeigt bildlich ebenfalls eine Kette aus menschlichen und nicht-menschlichen Akteuren. Diese Übersetzungs- oder »Operationskette« (vgl. Schüttpelz 2008) wird in dem Vorspann buchstäblich in Form einer »foto-philosophischen Montage«, wie Bruno Latour (1996) seinen Aufsatz zum Pedologenfaden von Boa Vista untertitelt hat, inszeniert (würde man die Fotos aus Latours Aufsatz aneinander montieren und mit Musik unterlegen, käme etwas Ähnliches wie der Vorspann von *The Wire* heraus). Latour zeigt dort am Beispiel der Wissensproduktion über den Amazonas-Wald, wie Wissenschaftler durch mediale Übersetzungsketten zirkulierende Referenz, d. h., zurückverfolgbares Wissen über Amazonas-Böden produzieren. Aus dem Amazonas-Boden wird am Ende ein Stück Papier – und ausgehend von diesem Papier müssen zukünftige Bodenforscher zumindest im Prinzip die Möglichkeit haben, alle Übersetzungsschritte wieder zurückzuverfolgen, um die in dem Papier materialisierte Hypothese zu prüfen und ggf. korrigieren zu können. Ähnlich produziert die Polizei zwischen Politik und Justiz durch mediale Übersetzungsketten Wissen über Straftäter und die Strukturen krimineller Organisationen – an deren Ende aus Straftätern auch ein Stück Papier (z. B. eine Anklageschrift) wird. Weder die »Fotografie an sich« noch eine medien- und technikfreie »Justiz und/oder Politik an sich« bzw. die mit Justiz und Politik befassten Menschen produzieren das Wissen, sondern nur solche Ketten aus menschlichen (Drogendealer, Polizisten, Abhörspezialisten, Rechtsanwälte) und nicht-menschlichen Akteuren (Drogen, Spritzen, Fotoapparate, Formulare, Computer, Schreibtische, Büros, Gefängnistüren etc.). Genauer noch zeigt der Vorspann, die ganze Serie metonymisch verdichtend, dass »Politik« und »Justiz« keine abstrakten, stabilen Strukturen sind, sondern stets performativ wieder neu hergestellt werden müssen.

Im Sinne zirkulierender Referenz ist es im Vorspann von *The Wire* nur konsequent, dass es vom Papier, das die Abhörerlaubnis enthält, in der nächsten Einstellung wieder zurück zu den Drogendealern geht. Einstellung 13: Ein Münztelefon, jemand steht auf und telefoniert. Einstellung 14: Großaufnahme auf die blockförmige Tastatur, deren Anordnung, wie man später in Staffel 1 lernt, von den Dealern zur Verschlüsselung ihrer Botschaften genutzt wird. Dies ist wichtig: eine Tastatur, die eigentlich zum Herstellen ganz normaler Telefonverbindungen genutzt werden soll, wird im Zusammenhang mit Pagern (S1-E5 heißt schlicht »The Pager« – *The Wire* dreht sich eben vor allem um Medien und ihre Gebrauchsweisen) und einem einfachen, auch für von den Segnungen des amerikanischen Bildungssystems unberührte Dealer beherrschbaren Codierungssystem zu einem Geheimkanal, der zunächst den kryptoanalytischen Künsten der Polizei trotzt (die vierte Staffel rückt dieses Bildungssystem ins Licht – und seine Schwierigkeiten, Jugendliche vom schiefen Weg in die Drogenszene abzubringen). Die Andeutung dieser Zweckentfremdung – in der einzelnen Einstellung des Vorspanns freilich zu Beginn noch nicht erahnbar – evoziert einen weiteren wichtigen Grundsatz der ANT:

»[D]er Kampf um die Re-Definition von Zwecken und Mitteln, die von Michel Serres im ›Parasiten‹ beschriebene ›wechselseitige Zweckentfremdung‹ ist der Normalfall aller technischen und organisatorischen Erfindungen, Transfers und Adaptationen [sic], und der technischen und organisatorischen Machtkämpfe, Kompromisse und Aushandlungen« (Schüttpelz 2006, S. 95).

Genau von solchen »technischen und organisatorischen Machtkämpfe[n], Kompromisse[n] und Aushandlungen« handelt *The Wire* unaufhörlich. Zurück zur Einstellung: Ein Kabel – »wire« – führt ins Off. Einstellung 15: Ein Kabel führt ins Bild an das Ohr eines menschlichen Akteurs, ein polizeilicher Mithörer, die Kamera schwenkt nach rechts. Einstellung 16 – und da ist sie wieder: die Zigarette. Sie ist Bild für die Zeit, das geduldige Warten des polizeilichen Personals auf das entscheidende Telefonat, den entscheidenden Fehler – aber auch auf die zeitraubenden bürokratischen Prozeduren. Die menschlichen

Akteure sind nicht verzichtbar, denn sie allein haben (noch?) die Fähigkeit zu semantischen Unterscheidungen, die (mit viel Geduld) aus dem unwichtigen Gerede der Verdächtigen die entscheidenden Informationen herausfiltern. Einstellung 17–20: Doch nur durch Einbindung der nicht-menschlichen Akteure, den medientechnologischen Apparaturen, gelingt diese Produktion von Referenz. Das Gespräch wird abgehört und analysiert. Einstellung 21: Der Verdächtige hängt auf, die Information hat gereicht, das Warten hat sich gelohnt. Einstellung 22: Jetzt kann die selbst verkabelte Polizei einschreiten. Das gezeigte Bild kondensiert auf pointierte Weise die Rolle nicht-menschlicher Akteure im heterogenen Kollektiv »Polizei«: eine Dienstmarke, die an einen Körper angeheftet eine Person als Polizei ausweist; ein Schlüsselbund, unverzichtbar zur Öffnung und Schließung von Handschellen oder Türen, die ggf. menschliche Akteure gezielt ihrer Handlungsmacht berauben; im Hintergrund liegen wahrscheinlich wieder Formulare oder Karten, die für symbolische Zirkulation unverzichtbar sind; und schließlich läuft ein Kabel durch das Bild, das auf die unumgänglichen Verhörtechnologien verweist. Einstellung 23: Die Handschellen werden von einem Polizisten mit Schlüsseln geschlossen – der Verdächtige wird der Handlungsmacht beraubt: Eine Person wird verhaftet.

Ähnlich wie es Latour beschreibt: Wissen über ein Außen wird gesammelt mit medialen Technologien, in ein Rechen(schafts)zentrum, also in die bürokratischen Zentralen von Polizei und Justiz gebracht, und vor dort aus gehen Informationen, Befehle, Personen wieder ins Außen, um dieses eben kontrollieren und beherrschen zu können (vgl. Schüttpelz 2009). Ist also der Sieg des juristisch-politisch-techno-medialen Netzwerks namens Polizei über die, wie *The Wire* über die Staffeln en detail entfaltet, nicht anders zusammengesetzten Netzwerke namens Verbrechen oder näherhin: organisierte Kriminalität unausweichlich? Nein, die nächsten beiden Einstellungen zeigen, dass *The Wire* von einem solchen simplen Modell, wie es z. B. die Fernsehserie *Tatort* reguliert, weit entfernt ist. Einstellung 24: Eine Überwachungskamera, Inbegriff der mediatisierten Kontrollgesellschaft. Doch in der nächsten Einstellung, die aus dem Blick dieser Kamera aufgenommen wurde (Einstellung 25), wirft eine Person, wir lernen später: ein Dealer, einen Stein auf die Kamera, die dadurch beschädigt wird. Der Kampf geht also weiter – zumal, wie die letzten Einstellungen des Vorspanns zeigen, trotz aller (Einstellung 26) Mensch-Technik-Hybridisierungen und (Einstellung 27) avancierter Analyseverfahren am Ende (Einstellung 28) die Störung lauern kann, bei der alle gewünschten Informationen im Rauschen verschwinden.

Überlegungen zur Erzählung der Performativität heterogener Netzwerke

Der Kampf geht weiter. In der Tat. Wenn man aus der audiovisuellen Montage des Vorspanns in allgemeiner Weise die irreduzible Vernetzung menschlicher und nicht-menschlicher Akteure in Netzwerken herauslesen kann, so wird in den verschiedenen Staffeln die Entfaltung dieses Prozesses zwischen Polizei und organisierter Kriminalität dargestellt. Das zeigt sich schon an der formalen Entscheidung, dass die einzelnen Episoden nicht abgeschlossene Fälle erzählen, die am Ende – dank Technik und Recht – gelöst werden. Dieser Ideologie einer immer operativen Staatsmacht verweigert sich *The Wire*. Dies ist ein tiefgreifender ästhetischer Unterschied gegenüber der gewöhnlichen Polizeiserie. Es gibt nur übergreifende Handlungsbögen, die immer weitergehen, sich transformieren und verzweigen. Einzelne Kriminelle gehen regelmäßig in die Fänge, die kriminellen Strukturen überleben aber. Doch das ist auch kein pessimistisches Weltbild einer »anthropologischen« Unausrottbarkeit des Bösen – denn die kriminellen Strukturen überleben stets nur transformiert, durch permanente Umstellung ihrer »Operationsketten«.

Es wäre hochinteressant die verschiedenen Transformationsserien des Kampfs zwischen den polizeilich-techno-juridischen Netzwerken und den kriminellen Netzwerken nachzuzeichnen, doch dafür reicht der Platz nicht (vgl. Schröter 2012). Es sei nur auf die fünfte Staffel hingewiesen: Eigentlich hat die Polizei gar keine Erlaubnis und folglich kein Geld für eine Abhöraktion. Einige der beteiligten Personen, insbesondere der als gelegentlich obsessiv gezeichnete Detective McNulty (Dominic West), sind aber nicht zufrieden damit, dass die Verfolgung bestimmter hochrangiger Krimineller nicht fortgeführt werden kann. Also erfindet McNulty anhand getöteter Obdachloser, deren Leichen er entsprechend

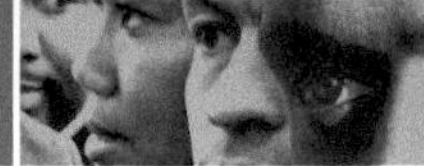

manipuliert, die Geschichte eines Serienkillers – er produziert scheinbare Evidenzen. Diese werden von einem frustrierten Redakteur der Zeitung Baltimore Sun, der dringend eine sensationelle Meldung braucht, um sich in der Redaktion durchzusetzen, aufgegriffen und werden so bald zur medialen und damit auch politischen Realität. Die Fiktion des Serienkillers wird buchstäblich zu einem Akteur sui generis, der Handlungsmacht nicht nur eröffnet, sondern gerade erzwingt: Die Politik sieht sich unter Druck gesetzt, und so bekommen die Detektive Geld für die Verfolgung der Fiktion. Einen Teil davon zweigen sie mit manipuliertem Paperwork ab, um die Drogengang von Marlo Stanfield (Jamie Hector) – illegal – abzuhören. Doch es wird auf den Handys nur Belangloses geplaudert. Allerdings gibt es ab und zu Telefonate ohne Gespräch. Das Rätsel ist groß. Also muss über die Serienkiller-Medieninszenierung neues Geld mobilisiert werden für eine Überwachungseinheit, die mit Überwachungskameras gleichsam medienethnographisch die situierten Praktiken der Dealer mit ihren Handys beobachtet.

Man stellt fest: Während der leeren Gespräche halten die Dealer die Handys nicht an ihr Ohr, sondern weit von sich weg – sie fotografieren etwas mit den Handykameras und übermitteln diese Daten. Man muss also gar nicht nach Klängen, sondern nach Bildern suchen. Wie sich dann herausstellt, schicken sich die Mitglieder der Gangs Fotos von Uhren. Doch wieder gehen die Dechiffrierungsversuche der Ermittler zunächst ins Leere. An den Uhrzeiten auf den übermittelten Fotos geschieht nichts Signifikantes. Eher per Zufall stellt sich heraus: Der Zeigerstand der fotografierten Uhren gibt keine Uhrzeit, sondern Koordinaten auf bestimmten Karten von Baltimore an, also: räumlich lokalisierte Treffpunkte. Die verfolgte Gangsterbande hat ein Zeit- in ein Raummedium umdefiniert – wieder ein Beispiel für die konstitutive Zweckentfremdung des Technologischen.

The Wire thematisiert in der fünften Staffel also reflexiv die Rolle der Erzählung und der Massenmedien (Zeitung) in der performativen Produktion von Realität. Damit werden situierte Medienpraktiken inszeniert – die Umnutzung von Uhren als Medium für Raumkoordinaten auf Karten und zugleich als Mittel der Verschlüsselung der Botschaften. Im *Tatort* z. B. wird die Praxis der Polizei anders dargestellt: Dort zwingen (meistens) am Ende gute Menschen schlechte Menschen zu Geständnissen (anthropozentrisches Modell). In *The Wire* stehen aber nicht heldenhafte Protagonisten im Mittelpunkt, sondern sie erscheinen als Teile von mediatisierten Netzwerken. Oder wie es Jason Mittell ausdrückt: »Die Betonung liegt wesentlich eindeutiger auf Institutionen als auf Individuen.« (2009, S. 430) Im Vorspann der ersten Folge der fünften Staffel sieht man einen der Protagonisten, den Politiker Thomas Carcetti (Aidan Gillen), der in Reaktion auf die für ihn politisch ungünstige Fiktion des Serienkillers – die er für real hält – der Polizei mehr Geld zukommen lässt. Doch statt eines strahlenden Gesichts, z. B. während eines glorreichen Auftritts, sieht man nur, wie er sich gerade abwendet – die Mikrofone bleiben zurück. Von ihnen führen Kabel, Drähte, »wires« zu den Lautsprechern, ohne die kein Redner in Massengesellschaften mehr operieren könnte (vgl. Epping-Jäger 2003 pointiert am Beispiel Adolf Hitlers). Auch die Politik existiert nur als mediatisierte, ständig neu performativ in und mit Medien produzierte. Ähnlich wie die ANT an die Stelle globaler Großthesen die – oft ethnographisch verfahrende – »minutiöse [...] Nachzeichnung der Organisation« (Schüttpelz 2006, S. 92) von Operationsketten setzt, so verfährt *The Wire* quasi fiktiv-ethnographisch in der Nachzeichnung der Operationsketten, aus denen Größen wie »die Polizei«, »das Verbrechen« oder »die Politik« (u .a.) hervorgehen.

Man kann Huck und Zorn, die von einem systemtheoretischen Blickpunkt aus argumentieren, durchaus zustimmen, dass u. a.

»Fernsehserien [...] sehr schnell auf gesellschaftliche Veränderungen [...] zu reagieren verm[ögen] und über genrespezifische Mittel verfüg[en], dies [...] in ebenso allgemeinverständliche wie amplifizierende und aufmerksamkeitsträchtige Bilder, Konfliktsituationen und Szenarien zu übersetzen. [So] scheint die moderne Gesellschaft [...] eine Form ihrer Selbstbeschreibung gefunden zu haben, die es erlaubt, ihre Entwicklungsmöglichkeiten sowie alternative Verläufe zeitnah ›durchzuspielen‹« (Huck und Zorn 2007b, S. 29).

The Wire ist u. a. eine audiovisuelle Inszenierung der Selbstbeschreibung der Gesellschaft als mediatisierte Netzwerk-Gesellschaft. Heißt das am Ende ernüchternd nur, dass sie eine Realität einfach abbildet und in diesem platten Sinne »realistisch« ist? Oder will man sich gar zu der, mindestens kühnen, Aussage versteigen, die MacherInnen der Serie wollten gewissermaßen die Akteur-Netzwerk-Theorie verfilmen? Ich denke, und das wäre die Schlusspointe meiner These, man beschreibt eine solche Fernsehserie am besten als Teil der unaufhörlichen Mediatisierungsprozesse.

Man könnte sich sogar zu dem radikal umgekehrten Schluss versteigen – und die Konjunktur von Theorien, die Gesellschaft als prozessuale Vernetzung von menschlichen und nicht-menschlichen Akteuren beschreiben, als Effekt solcher massenmedialer Inszenierungen verstehen. Schließlich bemerkt Luhmann in der weniger bekannten Fußnote zu seinem sehr bekannten ersten Satz aus *Die Realität der Massenmedien*, »Was wir über unsere Gesellschaft, ja über die Welt, in der wir leben, wissen, wissen wird durch die Massenmedien«:

»Das gilt auch für Soziologen, die ihr Wissen nicht mehr im Herumschlendern und auch nicht mit bloßen Augen und Ohren gewinnen können. Gerade wenn sie die sogenannten empirischen Methoden anwenden, wissen sie immer schon, was sie wissen und was sie nicht wissen – aus den Massenmedien« (Luhmann 1996, S. 9).

Aber auch, wenn man eine derartige These als absurd verwerfen wollte, bleibt ja noch die Frage nach der – es wurde schon zitiert – »rekursiven Vernetzung der Massenmedien-Kommunikation mit der alltäglichen Kommunikation in den Interaktionen und Organisationen der Gesellschaft«. An genau dieser Stelle kommt die Frage nach der »Populärkultur« ins Spiel. Wie auch bei der »Performativität« ist es schlicht unmöglich, einen auch nur skizzenhaften Überblick über die Forschungslage zu geben, es ist wie dort auch unnötig. Entscheidend ist, dass »Populärkultur« – jedenfalls nach John Fiske (vgl. Schröter 2005) – weniger eine Eigenschaft von Texten oder Objekten bezeichnet (so wie es in dem oben gegebenen Zitat von Huck und Zorn noch erscheint). (Auch die Engführung von Luhmann und Fiske in diesem Absatz mag verwundern – hier bestehen ebenfalls theoretische Spannungen, die zu diskutieren wären. Zur Frage des Verhältnisses der Systemtheorie zum Populären und damit auch zu den Cultural Studies siehe Huck und Zorn 2007a.) Vielmehr ginge es eher um die Weisen und Formen, wie solche Texte und Objekte im Alltag als Sinn- und Handlungsressourcen angeeignet werden, was auch Luhmann (1996) mit der »rekursiven Vernetzung« anzudeuten scheint. Gerade für *The Wire* ist eine solche Perspektive hilfreich. Zwar neigt die Rezeption im Feuilleton der FAZ dazu, die Serie durch den Vergleich mit Balzac im Feld der »High Culture« zu verorten. Aber es gibt auch andere, im Sinne Fiskes, eher populäre Aneignungsformen, die im Folgenden kurz dargestellt werden sollen.

Die *New York Times* vom 15.1.2005 enthält einen Artikel von einem gewissen William K. Rashbaum. Dort heißt es u. a.:

»Die Polizei sagt, dass ein Drogenring aus Queens zu viel Fernsehen geschaut hat. Man könnte von einem Fall sprechen, bei dem Kriminelle Kunst nachahmen, die wiederum die Kriminellen nachahmt. [...] Der angeklagte Anführer der Queens Gang, (...), imitierte das Verhalten von Charakteren in *The Wire*, indem er Wegwerfhandys benutzte, um es der Polizei zu erschweren, sie abzuhören.«

In den – hier: kriminellen – »Organisationen der Gesellschaft«, wie man mit Luhmann (1996) sagen könnte, wird *The Wire* offenbar angeeignet. Die in *The Wire* inszenierte Medienpraxis – es geht um eine Praxis mit billigen Wegwerfhandys aus der zweiten Staffel – wird zum Muster realer Performanz mit Medien. Hier geht es also um das »Handlungsvermögen in einer [...] wiederholenden und reartikulierenden Praxis« (Butler 1997, S. 39). Die Feststellung, dass Medien die Lage bestimmen, macht hier keinen Sinn. Eher: Die Lage ändert den Gebrauch der Medien, was dann wieder die Lage ändern kann.

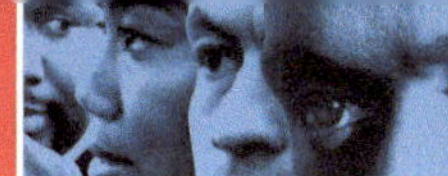

Übrigens haben solche Vorgänge schon Ethnographen und Soziologen auf den Plan gerufen, wie Sudir Venkatesh (2008), der sich wiederum *The Wire* mit echten Gangstern angesehen und darüber ein vielbeachtetes Blog verfasst hat.

Die Firma SpyTechnology.com ist eine in Großbritannien ansässige Firma, die professionell Spionage und Überwachungsequipment herstellt. Sie bezieht sich in mehreren Artikeln auf ihrer Website auf *The Wire*:

> »Schon allein der Name der Fernsehserie offenbart wie wesentlich Audioüberwachung für Kriminalbeamte ist. [...] es ist eindeutig, dass die Nutzung der Audioüberwachung nicht nur in die fiktive Welt gehört, um Handlungsstränge und Drama zu erschaffen. Wie ein Journalist in einem Interview mit David Simon und Ed Burns von *The Wire* anmerkte, fühlt man sich, wenn man durch Baltimore läuft, wie an einem Fernsehset: ›Es sieht so sehr so aus und wirkt so wie *The Wire*, dass ich meinen Moderatoren sage, dass ich mich fühle, als würde ich Fernsehen schauen.‹«

Deutlicher könnte nicht gesagt werden, dass die Selbstbeobachtung der Gesellschaft als mediatisierte Gesellschaft durch das Fernsehen rekursiv die alltägliche Kommunikation imprägniert. Und: Die Wahrnehmung verschiebt – das echte Baltimore sieht jetzt aus wie im Fernsehen.

Fazit

The Wire ist Teil der unaufhörlichen, performativen Produktion der mediatisierten Kultur – es stellt, ebenso wie theoretische Modelle, Selbstbeschreibungen und Wahrnehmungsmuster zur Verfügung. In diesem Sinne kann die Analyse der von solchen Serien produzierten Semantiken (z. B. gesellschaftlicher Selbstbeschreibung) und ihrer populären Aneignungsformen Aufschluss geben über die »Hintergrundrealität« einer Gesellschaft, die sich zunehmend als mediatisierte versteht, sich also mehr und mehr über die Performanz ihrer Medien definiert.

Dies ist die Forschungsfrage, die den vorliegenden Text grundiert und die für die Populärkulturforschung noch auszuweiten wäre: Welche Inszenierungen und Semantiken der Selbstbeschreibung der mediatisierten Gesellschaft produzieren Texte, die populär angeeignet werden können? Und wie werden sie (im Sinne Fiskes) populär angeeignet, um die Performanz der Medien im Alltag immer wieder neu beschreiben und verstehen zu können? Marcharts These, dass »Technik [...] nichts mit Technik zu tun hat, sondern etwas mit popularen [sic] Geschichten« und mithin dass »uns nicht die Hardware, ein Schaltplan oder Spionagewissen über den allerneuesten Prozessor oder Chipbaustein sagen wird, was das Netz/die Medien/die Technik ›ist‹, sondern die popularen [sic] Geschichten und Mythen, die darüber erzählt werden« (1997, S. 89, 90), mag übertrieben sein. Aber es ist ohne Zweifel eine lohnende Forschungsaufgabe, die Populärkultur nach dem Reservoir, der Zirkulation und Verarbeitung von Selbstbeschreibungssemantiken zu befragen, die das – auch in vielen empirischen Forschungsprojekten stillschweigend vorausgesetzte – Hintergrundwissen, wir lebten in einer »Medien-«, »Wissens-« oder »Informationsgesellschaft«, selbst performativ immer wieder wiederholen, stabilisieren und transformieren. Dieses Wissen ist mit dem wissenschaftlichen Wissen darüber zu kontrastieren – erst dann dürften die eigenen Merkmale des populären Wissens über die Mediatisierung wirklich deutlich werden, eine Aufgabe allerdings, die noch zu leisten ist.

Literatur

Akrich M, Latour B (2006) Zusammenfassung einer zweckmäßigen Terminologie für die Semiotik menschlicher und nicht-menschlicher Konstellationen. In: Belliger A, Krieger DJ (Hrsg) ANThology. Ein einführendes Handbuch zur Akteur-Netzwerk-Theorie. Transcript, Bielefeld, S 399–406

Bartz C (2007) MassenMedium Fernsehen. Die Semantik der Masse in der Medienbeschreibung. Transcript, Bielefeld

Belliger A, Krieger DJ (Hrsg) (2006) ANThology. Ein einführendes Handbuch zur Akteur-Netzwerk-Theorie. Transcript, Bielefeld

Baudrillard J (1978) Agonie des Realen. Merve, Berlin

Butler J (1997) Körper von Gewicht. Die diskursiven Grenzen des Geschlechts. Suhrkamp, Frankfurt/M

Castells M (2003) Der Aufstieg der Netzwerkgesellschaft. Leske + Budrich, Opladen

Dreher C (2007) Das Privileg eines natürlichen Todes. Der amerikanische Pay-TV-Sender HBO revolutioniert Film und Fernsehen. Spex 7: 22–26

Epping-Jäger C (2003) »Eine einzige jubelnde Stimme«. Zur Etablierung des Dispositivs Laut/Sprecher in der politischen Kommunikation des Nationalsozialismus. In: Epping-Jäger C, Linz E (Hrsg) Medien, Stimmen. DuMont, Köln, S 100–123

Eschkötter Daniel (2012) The Wire. diaphanes, Berlin

Huck C, Zorn C (Hrsg) (2007a) Das Populäre der Gesellschaft. Systemtheorie und Populärkultur, VS Verlag für Sozialwissenschaften, Wiesbaden

Huck C, Zorn C (Hrsg) (2007b) Das Populäre der Gesellschaft. Zur Einleitung. In: Huck C, Zorn C (Hrsg) Das Populäre der Gesellschaft. Systemtheorie und Populärkultur, VS, Wiesbaden, S 7–42

Jagoda P (2011) »Wired«. Critical Inquiry 38.1: 189–199

Kämmerlings R (2010) Ein Balzac für unsere Zeit. Frankfurter Allgemeine Zeitung 14.10.2010

Kittler F (1986) Grammophon, Film, Typewriter. Brinkmann & Bose, Berlin

Kleiner MS, Wilke T (Hrsg) (2013) Performativität und Medialität Populärer Kulturen. VS, Wiesbaden

Latour B (1987) Science in Action. How to Follow Scientists and Engineers Through Society. Open University Press, Milton Keynes

Latour B (1996) Der Berliner Schlüssel. Erkundungen eines Liebhabers der Wissenschaften. Akademie-Verlag, Berlin

Livingstone S (2009) On the Mediation of Everything. Journal of Communication 59: 1–18

Luhmann N (1996) Die Realität der Massenmedien. Westdeutscher Verlag, Opladen

Lundby K (2009) Mediatization. Concept, Changes, Consequences. Lang, New York u. a.

Marchart O (1997) Was ist neu an den neuen Medien? Technopolitik zwischen Lenin und Yogi-Bär. In: nettime (Hrsg) Netzkritik. Materialien zur Internet-Debatte. Edition ID-Archiv, Hamburg, S 89–100

Mittell J (2009) All in the Game. The Wire, Serial Storytelling and Procedural Logic. In: Wardrip-Fruin N, Harrigan P (Hrsg) Third Person. Authoring and Exploring Vast Narratives. MIT Press, Cambridge, MA u. a, S 429–438

Mittell J (2011) Serial Boxes. DVD-Editionen und der kulturelle Wert amerikanischer Fernsehserien. In: Blanchet R et al. (Hrsg) Serielle Formen. Von den frühen Film-Serials zu den aktuellen Quality-TV- und Online-Serien. Schüren, Marburg, S 133–152

Rashbaum WK (2005) Police Say a Queens Drug Ring Watched Too Much Television. New York Times 15.1.2005

Schröter J (2005) Von Wissen, Unterhaltung zu offiziellem, populärem Wissen. Zeitschrift für Germanistik. Neue Folge XV 1.2005: 96–108

Schröter J (2012) Verdrahtet. The Wire und der Kampf um die Medien. Bertz und Fischer, Berlin

Schüttpelz E (2006) Die medienanthropologische Kehre der Kulturtechniken. In: Engell L et al. (2006) Kulturgeschichte als Mediengeschichte (oder vice versa?). Archiv für Mediengeschichte Nr. 6. Universitätsverlag, Weimar, S 87–110

Schüttpelz E (2008) Der Punkt des Archimedes. Heuristische Schwierigkeiten des Denkens in Operationsketten. In: Kneer G et al. (Hrsg) Bruno Latours Kollektive. Kontroversen zur Entgrenzung des Sozialen. Suhrkamp, Frankfurt a. M., S 234–258

Schüttpelz E (2009) »Die medientechnische Überlegenheit des Westens. Zur Geographie und Geschichte von Bruno Latours »Immutable Mobiles«. In: Döring J, Thielmann T (Hrsg) Mediengeographie. Theorie – Analyse – Diskussion. Transcript, Bielefeld, S 67–110

Schwaab H (2010) Reading Contemporary Television, das Ende der Kunst und die Krise des Fernsehens. Zeitschrift für Medienwissenschaft 2: 135–139

Stäheli U (2007) Die Sichtbarkeit sozialer Systeme. Zur Visualität von Selbst- und Fremdbeschreibungen. Soziale Systeme 13: 70–85

Tholen GC (1994) Platzverweis. Unmögliche Zwischenspiele von Mensch und Maschine. In: Bolz N et al. (Hrsg) Computer als Medium. Fink, München, S 111–135

Venkatesh S (2008) What Do Real Thugs Think of The Wire? http://www.freakonomics.com/2008/01/09/what-do-real-thugs-think-of-the-wire/. Zugegriffen: 9.12.2016

Vismann C (2000) Akten. Medientechnik und Recht. Fischer, Frankfurt a. M.

Werber N (2002) Vor dem Vertrag. Probleme des Performanzbegriffs aus systemtheoretischer Sicht. In: Wirth U (Hrsg) Performanz. Zwischen Sprachphilosophie und Kulturwissenschaften. Suhrkamp, Frankfurt a. M., S 366–382

Williams L (2011) Ethnographic Imaginary. The Genesis and Genius of The Wire. Critical Inquiry 38.1: 208–226

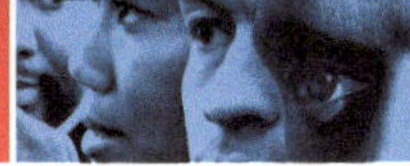

Originaltitel	The Wire
Land	USA
Erstausstrahlung / Laufzeit	2002 bis 2008
Sender	HBO
Anzahl der Staffeln	5
Idee	David Simon
Regie	Variabel
Hauptdarsteller	Dominic West, John Doman, Idris Elba, Frankie Faison, Lawrence Gilliard, Jr. Wood Harris, Deirdre Lovejoy, Wendell Pierce, Lance Reddick, Andre Royo, Sonja Sohn, Chris Bauer, Paul Ben-Victor, Clarke Peters, Amy Ryan, Aidan Gillen, Jim True-Frost, Robert Wisdom, Seth Gilliam, Domenick Lombardozzi, J. D. Williams, Michael K. Williams, Corey Parker, Robinson Reg, E. Cathey, Chad L. Coleman, Jamie Hector, Glynn Turman, Clark Johnson, Tom McCarthy, Gbenga Akinnagbe, Neal Huff, Jermaine Crawford, Tristan Wilds, Michael Kostroff, Michelle Paress, Isiah Whitlock, Jr.
Verfügbarkeit	DVD

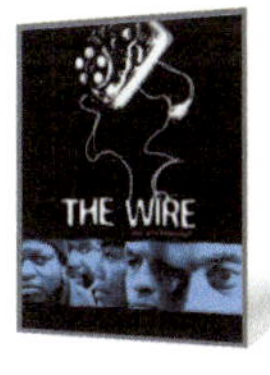

Lorenz Engell

Forensische Serialität

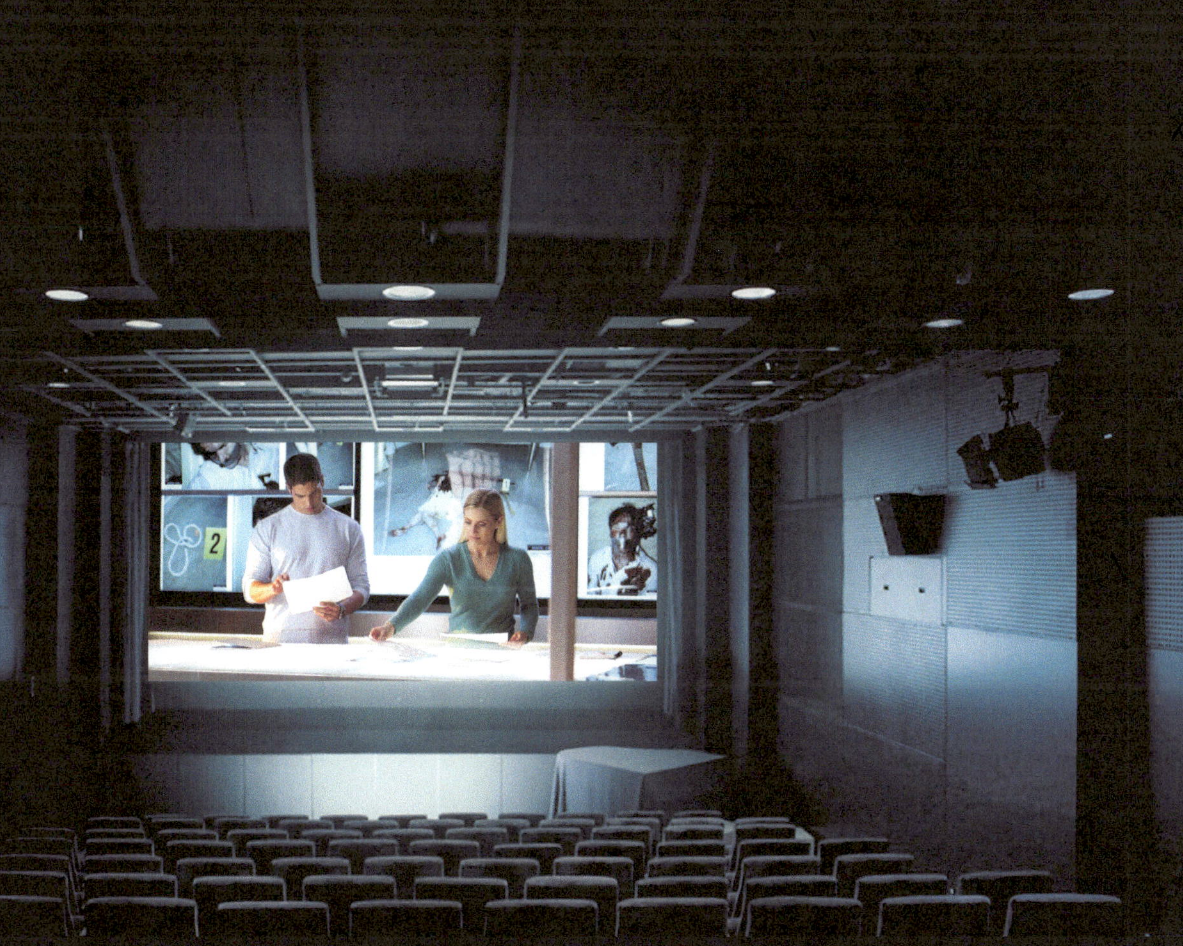

T. Storck, S. Taubner (Hrsg.), *Von Game of Thrones bis The Walking Dead*,
DOI 10.1007/978-3-662-53689-6_18, © Springer-Verlag GmbH Deutschland 2017

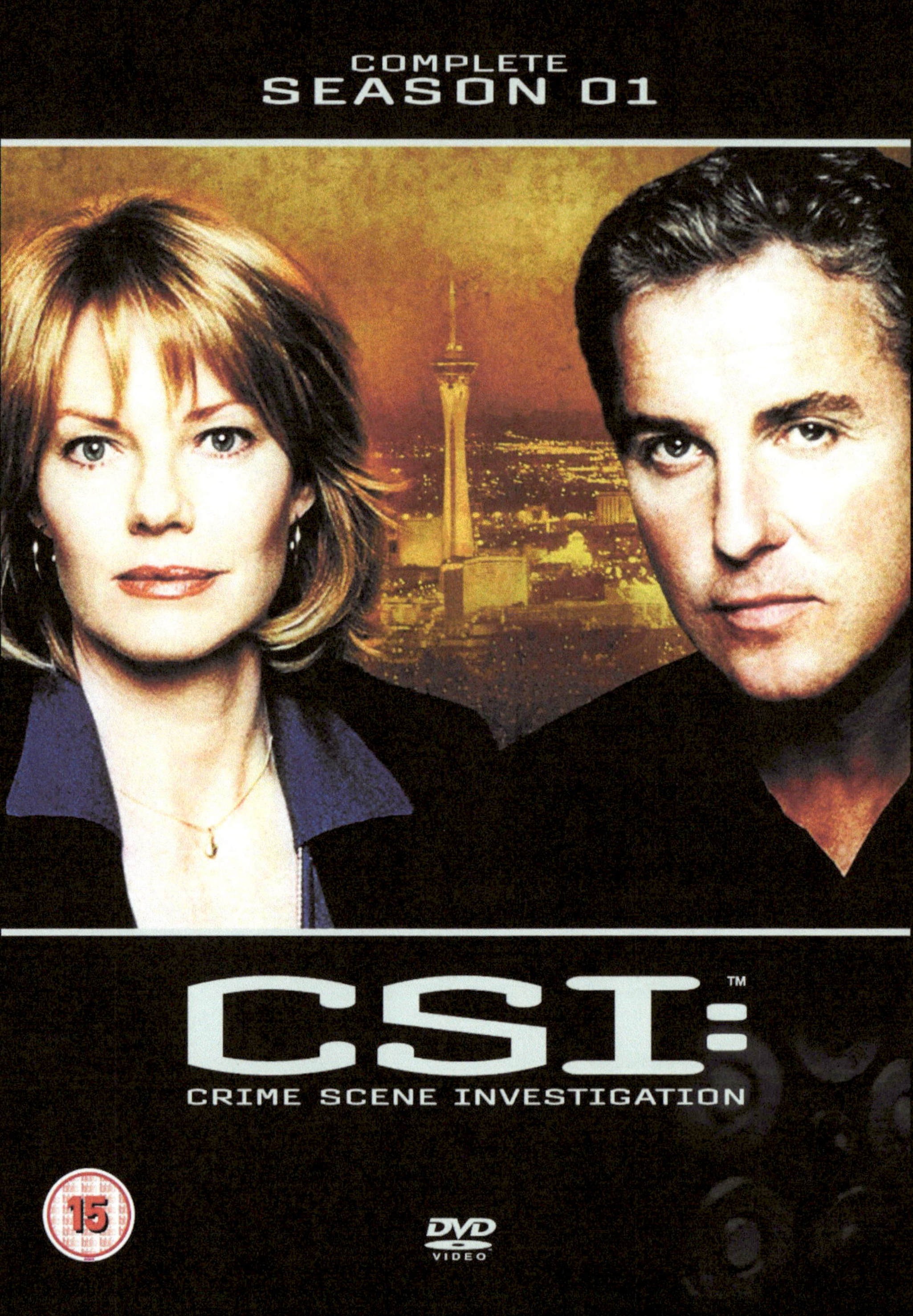

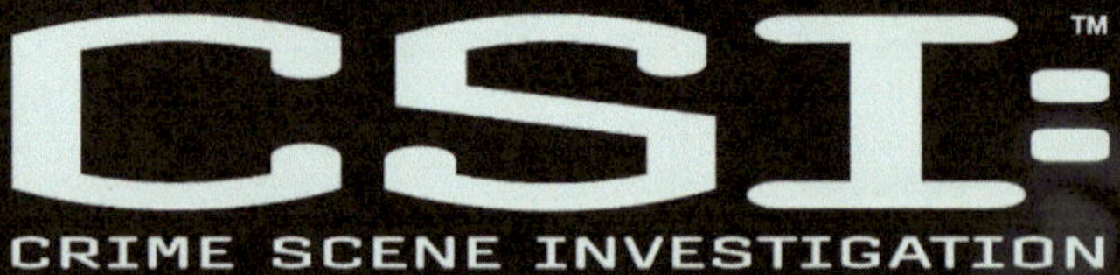

DVD-Cover *CSI*, Staffel 1.
© CBS. Quelle: Filmbild Fundus Herbert Klemens

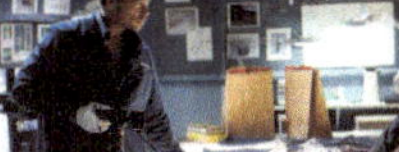

CSI

Die Wahrheit des Fernsehens

Seit dem Jahr 2000, mit dem Beginn der Serie *CSI* (■ Abb. 18.1), hat ein neues Seriengenre Fuß gefasst, ein Subgenre der Kriminalserie, die forensische Serie (Reichertz 2016a, S. 23; Allen 2007). Sie ist zunächst rein thematisch bestimmt. In forensischen Serien stehen, will man von den Figuren der Kriminalhandlung ausgehen, die Forensiker im Vordergrund, also die Spurensicherer und Laboranalytiker, und mithin auch, will man von den Handlungen ausgehen, Labortätigkeiten und dingliche Beweissicherungen. Dieses Genre hat seither einen unglaublichen Erfolg, der die meisten der sogenannten »Quality Series« mühelos in den Schatten stellt. Selbst mittlere Vertreter wie etwa *Bones* haben es mittlerweile auf elf Staffeln gebracht, *Crossing Jordan* lief zwar nur sechs Staffeln lang, wird aber seither ununterbrochen wiederholt; *Forensic Files*, noch vor *CSI* begonnen, lief 114 Folgen lang. Die Königin der forensischen Serien aber bleibt *CSI*. Das fünfzehn Jahre lang laufende und 336 Folgen umfassende Format bildete neben der Originalserie *CSI: Las Vegas* schnell zwei weitere Unterformate aus, *CSI: Miami* mit elf und *CSI: New York* mit neun Staffeln; sie alle sind auch nach Produktionsende bis heute feste Bestandteile des Fernsehprogramms.[1] Bedeutende Filmregisseure, allen voran Quentin Tarantino, arbeiteten für *CSI*.[2]

Aber uns interessiert *CSI* nicht wegen seines Erfolgs, auch nicht allein wegen seiner Thematik, sondern wegen seines televisiven und seriellen Konzepts insgesamt. *CSI* ist nicht nur eine in seinerzeit neuartigem Setting, dem Kriminallabor, angesiedelte Fiktion, sondern eine mehr oder weniger systematische Exploration dessen, was ich in Anlehnung an Sebastian Scholz' (wiederum im Anschluss an Hans Jörg Rheinbergers Rede vom »epistemischen Ding« entwickelte) Wendung von den »epistemischen Bildern« und Rolf F. Nohrs Formulierung von den »nützlichen Bildern« als »forensische Bilder« bezeichnen möchte, Bilder, die nicht nur der wissenschaftlichen Erkenntnis, sondern vor allem der Wahrheitsfindung im juridischen Sinne dienen sollen (Scholz 2008; Nohr 2014; Balke 2012). Zwischen den forensischen und den televisiven Methoden, Verfahren und Anliegen wird hier ein Kurzschluss angelegt, der auf einigen verblüffenden strukturellen und prozeduralen Analogien zwischen Forensik und Television aufruht. *CSI* lässt sich, darauf möchte ich hinaus, als eine Art Forensik des Fernsehens selbst lesen und in Sonderheit als eine Forensik der Serie, eine vor aller Augen öffentlich durchgeführte Untersuchung darüber, wie das serielle Bild des Fernsehens funktioniert und welche Handlungsmacht es besitzt.

Die Grundfragen der Forensik: fünf Analyseaspekte

Im engeren Sinne kann diese Lektüre mit der Hypothese einsetzen, dass *CSI* einige Grundlagenprobleme und Grundfragen jeglicher Forensik verhandelt. Dies sind namentlich erstens solche der Sichtbarkeit und der Sichtbarmachung, des Imaginariums und des Imaginären der Evidenz sowohl im Sinne der Beweisführung als auch im Sinne der Herausbildung einer Überzeugung, eines Fürwahrhaltens (Peirce 1967; Wittgenstein 1984a, S. 19–20, S. 22–24; Stegmüller 1969, S. 168–169; Hollendonner 2009a, S. 27–29). Zweitens geht es um Serialität und serielle Zeit selbst als die kennzeichnende temporale Form des forensischen Verfahrens; drittens dann um die Form und die Funktion des Publikums, der Öffentlichkeit, vor deren Augen die Beweisführung statthat und deren Mitwirkung der Forensik den

---

1   www.serienjunkies.de/csi

2   www.serienjunkies.de/csi/alle-serien-staffeln.html

Namen verleiht und zugleich den massenmedialen Kern des Fernsehens ausmacht (Englert und Reichertz 2016a, S. 12–13). Weiter geht es viertens um die Unterscheidung und Relationierung zwischen Wissen und Handeln, Episteme und Pragma, die für das forensische Verfahren von zentraler Bedeutung ist. Fünftens schließlich haben wir es mit dem Grundproblem des Verhältnisses von Handeln und Erdulden, Aktivität und Passivität zu tun sowie, damit verbunden, von Subjekt und Objekt sowohl im forensischen wie im massenmedialen Kontext; diese Verhandlung ist natürlich für das Fernsehen in seiner Positionierung gegenüber dem Digitalen und für die Selbstverordnung der Nutzer zwischen klassisch passiviertem Couch Potato und neoliberal adressiertem »Prosument« von entscheidender Bedeutung (Winkler 2006, S. 100; Kempken 2016, S.96–98). Überhaupt, so die Erwartung, erhellt die anhaltende Faszination für forensische Serien (und das Forensische überhaupt), dass und wie Fragen der Visualität und der Evidenz, der Serialität, der Öffentlichkeit, des Wissens im Verhältnis zur Operativität und des Tuns zum Lassen, verdichtet in Serien wie *CSI*, Grundfragen berühren, die mit unserem medieninduziert post-humanozentrischen Dasein und mit den daraus erstehenden Verunsicherungen zu tun haben.

Doch bevor wir uns *CSI* unter den genannten fünf Analyseaspekten zuwenden, sollen diese Aspekte selbst noch einmal beleuchtet werden, in der Funktion, die sie nicht nur für die und in der Fernsehserie haben, sondern in ihrer zentralen Bedeutung für forensische Prozeduren, nicht nur im Fernsehen. Kurz, die fünf Aspekte sollen herangezogen werden, um eine vorbereitende Charakteristik des Forensischen zu begründen. Forensik wird meist aufgefasst als empirische wissenschaftsgeleitete Untersuchung mit dem Ziel, gerichtsverwertbare Beweise für die Aufklärung einer Straftat und die Begründung eines Schuldspruchs zu liefern, und zwar so, dass auch Nichtwissenschaftler, Geschworene und Richter z. B., und tendenziell die weite Öffentlichkeit der Beweisführung folgen können (McDermid 2014; Forensic Architecture 2014). In forensischen Untersuchungen ziehen die Ermittler tendenziell keine semantischen Aussagen von Zeugen, keine Motivlagen und andere auf die Psychologie von Menschen basierten Anhaltspunkte heran und auch keine formalen logischen Schlussfolgerungen, wie dies die berühmten Detektive mit ihren grauen Zellen getan hätten (Peirce 1967, S. 323–325; Eco 1988; Eco und Sebeok 1985). Vielmehr nehmen sie Einblick in die physische Realität, suchen nach materiellen Spuren und Einschreibungen, nach dinglichen Hinweisen und Markierungen, nach objekthaften Hinterlassenschaften und Rückständen, die als physische und meist visuelle oder visualisierbare, sichtbar gemachte Beweise gelten können, die in ihrer Zusammensetzung als Abfolge oder Anordnung die Fakten und ihren operativen Verlauf als Vorkommnisse reproduzierbar machen, wobei der Interpretation möglichst wenig Spielraum zukommt. Die Analyse tritt an die Stelle der Auslegung.

Visualität und Evidenz

Folglich ist der Zusammenhang zwischen den materiellen Spuren einerseits und den Fakten und Verläufen, aus denen sie hervorgegangen sind und die sie belegen oder beweisen, von entscheidender Bedeutung. Dieser Zusammenhang muss selbst ein physischer sein, d. h., auf physikalischer oder biochemischer Kausalität beruhen; und die Spur oder das Beweisstück muss damit den Charakter eines Index haben, eines Symptoms, das von seiner Ursache verursacht wurde (Peirce 1983, S. 65–66; Engell 2013a). Das Beweismaterial selber muss, damit der Hinweis funktioniert, passiv und ohne Einfluss auf die Spur jenseits ihrer Bewahrung sein. Das Material ist in diesem Sinne der Patient, es erduldet, was mit ihm geschieht (Gere 2007, S. 130–132). Der Handlung hingegen, meist die Gewalttat, deren Spur das Material trägt, wird Aktivität beigemessen und zugeschrieben, ihr Träger als Agent oder gar Akteur aufgefasst (Gell 1998, S. 21–23; Engell 2013b; Engell et al. 2014, Englert und Reichertz 2016a, S. 6–8). Bei dieser Zuschreibung des Aktiven und des Passiven, des Materials und des Akteurs, kommt nun der Evidenz, der »Vor-Augen-Führung«, und damit der Visualität eine entscheidende Bedeutung zu (Wollmann 2014). Schon das lateinische Wort »evidentia« enthält das Moment des Blicks und meint das Offensichtliche, das, was keiner weiteren Begründung mehr bedarf (Mittelstraß 1980).

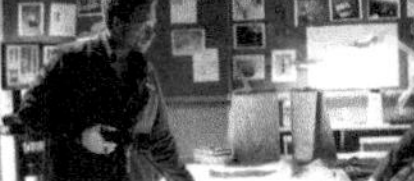

Gerade diese nicht weitergehende Begründungsbedürftigkeit des Offensichtlichen macht die Visualisierung für die Forensik zu einem zentralen Verfahren (Hollendonner 2009a, S. 28). Das Indexikalische, also aus der Kausalrelation Hervorgehende, Verursachte einerseits und das Visuelle, Offensichtlichkeit schaffende andererseits bilden daher in ihrer Verschränkung den Kern des Forensischen. Sie fallen nun nicht zufälligerweise in den bildgebenden Verfahren der verschiedenen photographischen Medien zusammen, wie in der Photographie im engeren Sinne, aber auch in der Heliographie, der Röntgenaufnahme, der Spektrographie und anderen.

Traditionell ist die Photographie oft als kausale Einschreibung des reflektierten Lichts selbst begriffen worden, als kausale, da automatische Selbstregistrierung des Sichtbaren (Bazin 2004, S. 42). Der photographische Film fungiert dabei als passives Material, auf das der aktive, bewegte Lichtstrahl sich selbst aufzeichnet und so ein ursächliches Bild des reflektierten Objektes zu Stande bringt, rein apparativ, jenseits aller Intention und Assoziation durch menschliches Bewusstsein, Wissen oder Fühlen. Daher sind photographische Verfahren und ihre Ableitungen und Fortführungen in bildgebenden Apparaturen zentral in allen forensischen Prozessen, da sie zugleich Kausalität und Sichtbarkeit produzieren, eines vermittels des anderen, und sich damit zugleich in den reinen Sachzusammenhang, die Physik der Dinge, eintragen wie auch sich an uns und alle Öffentlichkeit wenden. Sie sind humanozentrisch auf die menschlichen Wahrnehmungsmöglichkeiten, hier also das Sehvermögen des Menschen, ausgerichtet und erwachsen dennoch zugleich aus einem rein physikalischen Zusammenhang, der die Dinge miteinander verbindet, ohne mit uns irgendetwas zu tun zu haben. Mitunter kann schon die physische Realität selbst als ihre eigene Einschreibung, also als Photographie, gelesen werden, etwa da, wo Hitze oder Radioaktivität die Oberflächen der Objekte verbrannt oder eingeschmolzen hat.

Serialität

Allerdings verlangt die Logik wissenschaftlicher Forschung, also auch diejenige der Forensik, dass die Sichtbarmachung der Spuren und Hinweise wiederholbar ist. Das nur Einmalige, so will es die wissenschaftliche Episteme und so will es auch die Ontologie des Fernsehens, existiert nicht (Anders 1956, S. 180–181). Eine nur einmal herbeigeführte, vorübergehende und nicht reproduzierbare Sichtbarmachung könnte zufälliger und beiläufiger Natur sein. Wie alle wissenschaftlichen Experimente, so muss auch der forensische Nachweis wiederholbar sein und in Serien angeordnet werden können (Rheinberger 2001, S. 70–72). Dabei folgt das wissenschaftliche Beweisverfahren zweierlei Grundformen der Serialität, die wir alle beide auch vom Fernsehen her kennen: erstens der Logik der Fortsetzungsserie, bei der jede Durchführung von der vorhergehenden abweicht und so ein Fortschritt des Verfahrens möglich ist, in dessen Verlauf die Wahrheit immer weiter angenähert werden kann. Selten ist das erste Experiment bereits dasjenige, das zum gewünschten Nachweis führt; es muss meist geschärft, variiert, in den Randbedingungen und im Versuchsaufbau optimiert werden (Rheinberger 2001, S. 70–72). Und zweitens folgt es der seriellen Logik der Reproduktion oder der Serienfertigung überhaupt, bei der das Experiment mit genau dem gleichen Verlauf und exakt denselben Resultaten, wie in der Episodenserie, wiederholt werden kann, auch öffentlich, so dass die Ergebnisse jederzeit nachprüfbar sind. Genau wie im Fernsehen lassen sich in der Forschung und so auch in der Forensik diese zwei Grundtypen des Seriellen unterscheiden, die identische Reproduktion eines Schemas einerseits und die differentielle Fortschreibung andererseits, und sie bilden dann im Fortgang zahlreiche Misch- und Überschneidungsformen aus (Engell 2011).

Wissen und Handeln

Die festgestellten oder festgesetzten Fakten und Ereignisverläufe, wie sie in der Reproduktion und der Fortschreibung seriell verdichtet und erhärtet wurden, dienen der Forensik dann dazu, Handlungen auf Verursacher zuzuschreiben, meist gewaltsame und strafbare Handlungen. Am Ende kann ein Schuldspruch erfolgen, der mit subjektiven Gefühls- und Motivlagen und folglich auch mit Ein- und

Nachfühlung durch den juridischen Spruchkörper und also mit Deutung nichts zu tun hat, sondern der sich allein auf materielle, dingliche und kausale Beweise stützt. Die Forensik bemüht sich um die Produktion der Wahrheit in Gestalt einer Verursachungszuschreibung und mit dem Ziel einer Schuldbeimessung. Forensische Forschung kreuzt daher grundsätzlich die Perspektive der Erkenntnis – wie etwa auch die Genforschung oder die Astrophysik sie einnehmen würden – mit derjenigen des menschlichen Handelns. Einsicht und Tat oder Tatherrschaft bestimmen gleichermaßen das forensische Feld; die Erkenntnis ist eine angewandte, anzuwendende, körperlich codierte.

Aktivität und Passivität

Auf beiden Seiten, derjenigen der Erkenntnis wie derjenigen der Tat, hat die Forensik es zudem mit einer Leitunterscheidung zu tun, derjenigen des Aktiven und des Passiven nämlich und des Subjekts vom Objekt. Auf der Seite der Tat ist dies selbstverständlich die implizite und explizite Trennung des Opfers vom Täter. Es ist interessant, wie oft diese Unterscheidung in *CSI* eigens verhandelt wird und die Quelle der Spannung einer Episode, dann nämlich, wenn sich herausstellt, dass ein Opfer gar kein Opfer ist und ein Tatverdächtiger tatsächlich das Opfer, etwa einer Intrige, einer falsch gelegten Spur; oder gar, wenn jemand sich selbst unter Verdacht setzt im Vertrauen auf die Findigkeit der *CSI*-Ermittler, die dann den wahren Sachverhalt ermitteln. Im Bereich der forensischen Forschung selber trägt sich die Unterscheidung zwischen aktiv und passiv ein zwischen die Ermittler auf der einen Seite und ihre Untersuchungsobjekte auf der anderen, das Material, das sie behandeln und befragen und bebildern und schließlich zum Sprechen und zum Zeigen bringen. Auch das Material ist in diesem Sinne ein Opfer, und ein doppeltes, des Verbrechens und der Ermittlung, wobei die Ermittlung dazu führt, das Material zu aktivieren und zum Sprechen, zur Mitwirkung an der Aufklärung zu bringen. Auch hier also geht ein spezieller Effekt von der Überführung des Passiven ins Aktive aus.

Öffentlichkeit

Und dies alles geschieht, wir haben darauf hingewiesen, in aller Öffentlichkeit, auf dem Forum nämlich, das der Forensik den Namen gegeben hat (Forensic Architecture 2014, S. 5–6). Die Produktion forensischer Wahrheit geschieht nicht nur zwischen zwei Parteien, den Ermittlern und dem Material, sondern zwischen dreien, vor aller Augen nämlich (Englert und Reichertz 2016a). Alle sollen überzeugt werden; und daher haftet der forensischen Wahrheitsprozedur neben der Evidenz immer auch das Merkmal der Rhetorik an. Auch die Sichtbarkeit unterliegt grundsätzlich und nirgendwo mehr als im Fernsehen dieser Doppellogik der unmittelbaren Evidenz einerseits und der Eingewobenheit in rhetorische, Überzeugungen festigende Anordnungen und Dramaturgien andererseits. Das Publikum – das sind bei *CSI* natürlich wir, die Fernsehzuschauer –, nimmt darin erneut eine Doppelrolle ein. Zum einen sind wir neutrale, nicht involvierte Zeugen, Kontroll- und Überwachungsorgan der Beweisführung, vor dem genau keine Tricks, keine Fälschungen, Taschenspielereien, Simulationen und Dissimulationen Bestand haben sollen. Ganz wie von Immanuel Kant in seinem Aufsatz über den »Neuerdings erhobenen vornehmen Ton in der Philosophie« soll die Wahrheitsfeststellung für jeden Menschen nachvollziehbar und keine esoterische Arkanangelegenheit weniger Eingeweihter sein, und seien es die wissenschaftlichen Spezialisten (Kant 1958). Auf der anderen Seite muss das Publikum von der Serie wie eine Geschworenen-jury von den Anwälten eigens überzeugt werden und zu einem Urteil gelangen, das ganz prinzipiell immer auch anders ausfallen könnte. Einerseits ist das Publikum also der Meister der Meister, der Beobachter der Beobachter, und die Forensiker sind sein Betrachtungs- und Kontrollobjekt. Anderer-seits jedoch ist das Publikum das Objekt, wenn nicht das Opfer der Manipulationen und Operationen der Ermittler und der Macher, ihrer Rhetorik und Praktik. Nicht nur Serialität und Visualität haben es also direkt und zugleich mit der Öffentlichkeit und den Fernsehzuschauern zu tun, sondern eben auch Aktivierung und Passivierung, da ihnen die Rolle eines Agenten und eines Patienten zugleich und nur zugleich zugeschrieben und abverlangt wird (Gell 1998, S. 28–33; Engell 2013b).

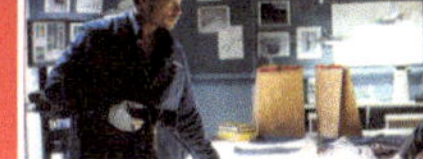

Televisive Forensik

So viel zunächst zur Logik und Phänomenik des Forensischen im Beweisverfahren und in seiner fiktionalen Ausgestaltung. In *CSI* nun können diese fünf Aspekte nicht nur wiedergefunden werden, sie sind vielmehr je für sich und in ihrer Verschränkung ästhetisch wie thematisch dominant.

Visualisierung: Transformationen des Bildes

Um mit der Visualisierungsarbeit zu beginnen (Wollmann 2014): Alle Ermittlung in *CSI* beginnt geradezu stur mit der titelgebenden »Crime Scene«, dem Ort des Verbrechens. Er ist meist zu Beginn der Folge bereits definiert, die Polizei war meist schon da und hat den Ort markiert und abgegrenzt mit den berühmten Plastikbändern: »Crime Scene Do Not Cross«. Die Szene ist tatsächlich eine Szene, sie trennt nämlich die Akteure der Ermittlung von den Zuschauern, also vom Publikum, dessen Anwesenheit dennoch, wie wir gesehen habe, von allergrößter Bedeutung ist für die Beglaubigung der Ermittlertätigkeit (Englert 2016, S. 63–69). Dieses Publikum am Rande der Szene vertritt natürlich metonymisch auch die Fernsehzuschauer, die von der Produktion der Fernsehfiktion – die Parallele zwischen dem Tatort und dem Filmset ist zu augenfällig, um übersehen zu werden – einerseits ausgeschlossen sind, die aber andererseits, anders als das Publikum am Tatort, mit den Ermittlern die »Crime Scene« betreten kann, so dass zwischen der Vorder- und der Hinterbühne hier eine Doppelung, ein Übergang geschaffen wird; Joshua Meyrowitz hat derlei Kopplungen zwischen Vorder-, Hinter- und Seitenbühne als bezeichnende Raumstruktur des Fernsehens erforscht (Meyrowitz 1990, S. 108–112). Oftmals findet dieser Übergang der Zuschauer zwischen dem Ein- und dem Ausgeschlossensein eine umgekehrte Parallele innerhalb der Fiktion: Der Täter nämlich, der ja der Hauptakteur der Szene war, bevor sie eine Szene wurde, findet sich oftmals unter den Schaulustigen, nunmehr aber wie diese ausgeschlossen.

Entscheidend jedoch ist auf der nunmehr eröffneten Szene die Tätigkeit der Ermittler, und die besteht ganz überwiegend aus Operationen der Verbildlichung. Die gesamte Szene wird auf Abbildbarkeit – etwa durch das Aufstellen der Pappnummern – hin zugerichtet und dann komplett durchphotographiert. Das Geräusch der Kameras rhythmisiert und punktiert die gesamte Szene der ursprünglichen Aufnahme des Sachverhaltes der Szene (Lury 2007, S. 120). Die so gewonnenen Bilder werden dann in einem zweiten Schritt aus dem Außenraum der Szene in den geschätzten und komplett abgeriegelten Innenraum des Labors verbracht (Nohr 2014, S. 45). Nun ist das Außen und mit ihm auch die Öffentlichkeit vollständig verbannt. Selbst das Licht im Labor kommt nicht von draußen, etwa durch Fenster, herein, sondern ausschließlich von Lichtquellen innerhalb des sichtbaren Innenraums (Abb. 18.2). Ein sehr großer Teil des Lichts stammt sogar von den Bildschirmen und den anderen Apparaturen, auf denen die gewonnenen Bilder prozessiert werden. Wir sehen auch niemals – jedenfalls im Fall von *CSI: Las Vegas*, der Originalserie – eine Ermittlerfigur das Gebäude betreten oder verlassen. Man könnte also meinen, dass hier nun doch ein Arkan- und Geheimwissen reinen Spezialistentums, unverständlich für alle anderen, produziert werde wie bei Kants »vornehmen Ton« (Kant 1958, S. 382–383). Indes bedeutet die strikte Abschließung des Labors sogar vom Licht des Tages in *CSI* keineswegs, dass die Verrichtungen im Labor nun unbeobachtet verliefen; ganz im Gegenteil. Denn der Ausschluss des neugierigen Publikums innerhalb der erzählten Fiktion geschieht zugunsten der Öffnung auf ein viel weiteres Publikum, denn wir, die realen Zuschauer, sind noch dabei; ich komme darauf zurück.

Wichtig ist zunächst, dass alle weiteren Untersuchungen und Manipulationen an Bildern vorgenommen werden und Bilder betreffen. Bildbehandlung und Bildpraktiken sind die entscheidenden Erkenntnistechniken in *CSI* (Wollmann 2014, S. 3, S. 8–9). Wo es sich nicht um Photographien handelt, die den Tatort dokumentieren, da geht es zwar um physische Objekte oder Partikel oder Informationsträger, die von der »Crime Scene« als Dinge ins Labor verbracht worden sind, wo sie als Beweismittel oder Belege dienen, Waffen, Kleidungsstücke, Schrauben, Erdbrocken, chemische Substanzen, Splitter, Körperteile und -flüssigkeiten oder gar der ganze Leichnam. Aber diese Verbringung realer physischer Objekte in

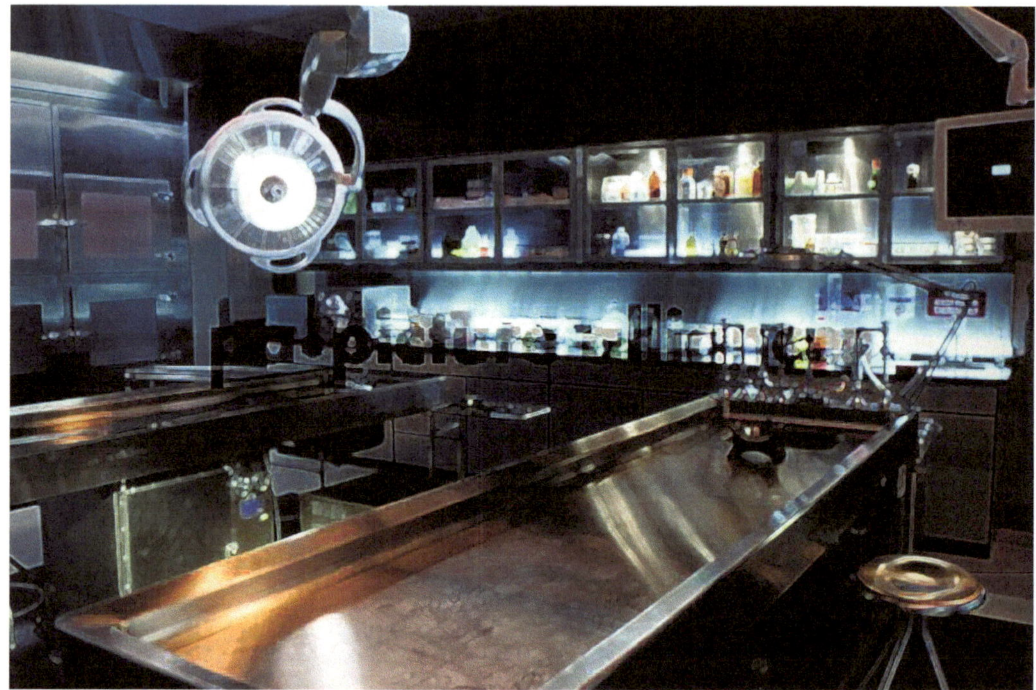

Abb. 18.2 Das Labor als Lichtraum. Quelle: © CBS. Quelle: Filmbild Fundus Herbert Klemens

das Labor markiert nur einen Umweg der Visualisierung. Die physischen Objekte werden nicht einfach untersucht, sondern zunächst einmal ihrerseits in visuelle oder visualisierte Datensätze verwandelt, transkribiert (Hollendonner 2009a, S. 29). Zu diesem Zweck werden allerlei komplizierte technologische Verfahren mobilisiert, etwa Spektralanalysen, mikrophotographische Aufnahmen, Abnahme von Fingerabdrücken von der Oberfläche der Dinge, die Visualisierung von Temperatur- oder Klimadaten, Oszillogramme aufgenommener Stimmen von Anrufbeantwortern. Der Kunstfertigkeit der Ermittler liegt gerade in der ingeniösen Handhabung und Vervielfältigung und Kombination eben dieser Verbildlichungsverfahren. Nur was sichtbar gemacht worden ist, ist überhaupt, so will es die Ontologie der Evidenz in *CSI* (Nohr 2014, S. 29) (Abb. 18.3). Die Ermittler sind Bildingenieure, denen ähnlich, die für uns das Fernsehbild erstellen und die wir nicht sehen können.

Wenn wir oben die forensische Arbeit als eine Arbeit am Material verstanden haben, dann können wir nun genauer sagen, dass es in *CSI* zunächst um die Übertragung des Sachverhalts aus einer Materialität – der gemischten Lage des Biologischen und Physiologischen, des Textilen, Gläsernen und Metallenen, des Staubs und der Überreste am Tatort, kurz: des toten und fragmentierten Materials – in eine andere, diejenigen der Bilder nämlich, geht, und namentlich in die Plastizität und lebendige Bildsamkeit des elektronischen Bildes (Turnbull 2007, S. 30). Die dabei angewandten Bildtechnologien erinnern dabei nicht zufällig in erstaunlichem Maß an eben die Technologien, die bei der Produktion des elektronischen Bildes, des Fernsehbildes, das wir sehen und auf dem wir die Bilder abgebildet sehen, eingesetzt werden. Es ist kein Zufall, dass *CSI* und »CGI«, Computer Generated Images, schon lautlich einander zum Verwechseln ähneln. Das Kriminallabor ist auch nur eine Post-Produktion (Turnbull 2007, S. 30). Dies wird verstärkt dadurch, dass die Bildschirme der Ermittler innerhalb der Fiktion oftmals zuerst als Bildschirme auf unserem Bildschirm erscheinen, dann aber im Umschnitt bildfüllend, also unmittelbar als unser Bildschirmbild erscheinen. Wir betrachten sie wie die Ermittler ihre Bilder

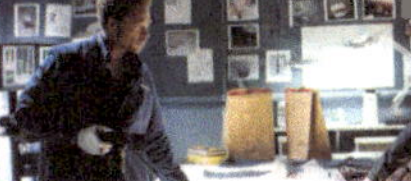

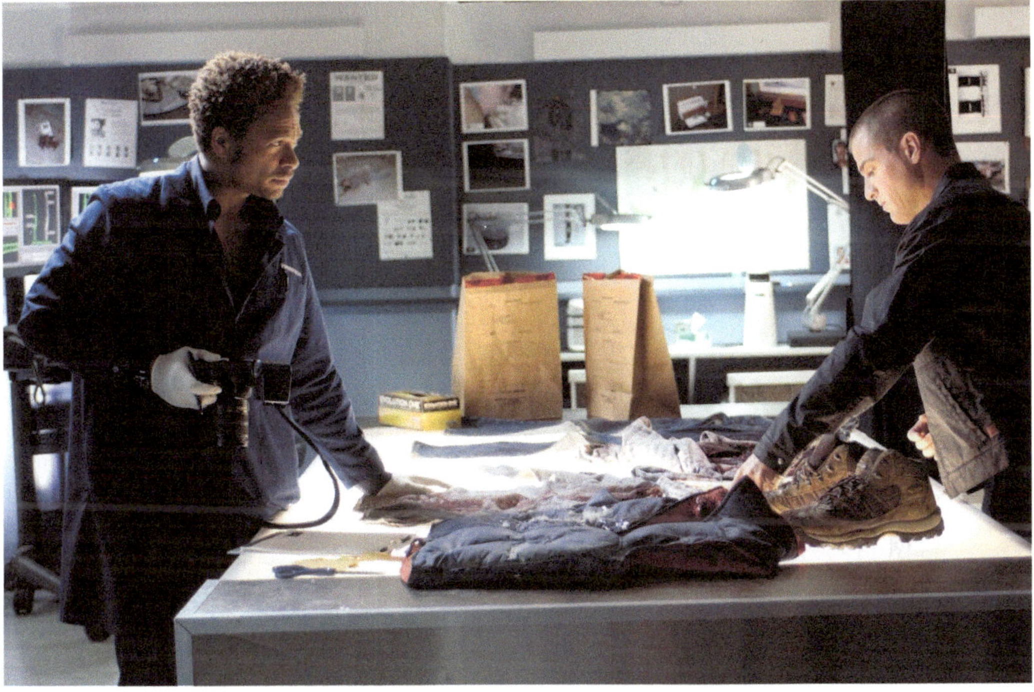

Abb. 18.3 Objekte werden zu Bildern. Quelle: © Mary Evans Picture Library / picture alliance

betrachten, ihre Evidenz ist unsere, und wenn sie einander ihre Resultate vorführen, führen sie sie uns vor. Wir sind einbezogen.

In die fortfließende Serie dieser manipulierten, operativen forensischen und epistemischen Bilder innerhalb der Serie, die sich nahezu unaufhörlich aus den Apparaturen der Ermittler in einem Strom der Bearbeitung, Überarbeitung, des Vergleichs und der Überlagerung auf unseren Bildschirm ergießt, wird indes eine zweite Bilderserie eingeschnitten (Fahle 2011). Diese zweite Bilderreihe ist völlig anderen Typus, es handelt sich nicht um indexikalische Bilder, und sie stammen auch nicht von Beweisobjekten oder Photographien ab. Sie sind ganz anders als die epistemischen Bilder, insbesondere unter dem Aspekt ihrer Anmutung und ihrer Ästhetik. Auch sie sind allerdings komplett künstlicher Art, computergeneriert und höchst spekulativer Art. Es handelt sich um bewegliche, ja hoch bewegliche Bilder, die nicht das zeigen, was gewesen ist, sondern das, was geschehen sein könnte. Sie zeigen, wie es sich abgespielt haben könnte, wie das Messer das Gefäß durchstoßen oder die Kugel das Hirn durchdrungen haben könnte, wie das Giftmolekül in den Magen gelangt und dort mit anderen Molekülen interagiert haben könnte oder wie das Auto die Hausecke hätte streifen können. Insofern handelt es sich um konjunktivische oder hypothetische, also erzählte oder imaginierte Bilder (Hollendonner 2009a, S. 33–35). Und sie sind auch aus mehr oder weniger physisch unmöglichen, aus rein imaginären Perspektiven aufgenommen, etwa aus dem Inneren des Herzens oder aus der Bewegungsbahn eines Elektrons aus dessen subjektiver Sicht heraus, ganz wie in einer Whiteheadianischen Welt (Hollendonner 2009b, S. 108–110; Whitehead 1979, S. 229–231).

Diese Bilder mit ihren Innen- und Überflügen, die nicht weniger Beweis- und Überzeugungskraftkraft haben als Bilder aus tatsächlichen Laboren, wie sie etwa in Wissenschaftssendungen eingesetzt werden, haben ihren Ort nicht auf den Bildschirmen der Ermittler, sondern in ihren Vorstellungen, ihren Gehirnen also, also Bebilderungen ihrer Hypothesen (Adelmann 2011, S. 326). Als solche allerdings, als imaginierte, hypothetische oder fiktionale Bilder, sind sie in den Gehirnen der Ermittler zumindest ausgelöst, wenn nicht hervorgebracht, von den technisch-indexikalischen Bildern auf den äußerlich sichtbaren Bildschirmen. Erneut findet der Transfer der Materialität statt von den elektronischen Bildern diesmal in die biologisch und neurologisch verfassten Vorstellungsbilder der Ermittler, die dann, und zwar durch das Fernsehen, wieder veräußert und für uns sichtbar gemacht werden. Die Urheber der Bilder sind andere Bilder, und die Ermittler werden zu ihren Trägern, Bildträgern.

Serialisierungen

Damit ist schon deutlich geworden, dass die Bilder in der Serie sich hier ihrerseits serienartig verketten und verbinden zu ganzen Serien von Serien (■ Abb. 18.4), und zwar differenziert in verschiedene Verlaufsformen des Seriellen (Deleuze 1993, S. 57–59). Schon die Anfertigung der Tatortdokumentation geschieht in ganzen Bilderserien, die mit ihrer akustisch aufgeführten Interpunktionsfunktion die ganze Szene in regelmäßige Schnitte gliedert und das Räumliche zugleich sequentiell anordnet. Wie oben bereits angedeutet, ist eine andere dieser Verlaufsformen, ganz wie im forensischen Forschungsgang und in der experimentellen Forschung allgemein, die strikte und schematische Reproduktion des Gleichen. Ein Bild wird erzeugt und festgehalten, ihm wird ausreichende Beweis- und Evidenzkraft beigemessen, und als Beweis wird es zunächst vor den anderen Ermittlern reproduziert, dann wird es kopiert und dem Beschuldigten und dessen Anwalt gezeigt, ins Archiv kopiert, der ermittelnden Polizei zugestellt usw. usw.; so wandert es in zahlreiche Sequenzen der Episode.

Daneben haben wir es, wie Oliver Fahle ebenso wie Deborah Jermyn so überzeugend dargelegt haben, mit einer anderen Bilderserie zu tun, die den unbekleideten menschlichen Leichnam zeigt, den toten Körper, aufgebahrt auf der Blechfläche der Pathologie, bleich und unbeweglich (Fahle 2011; Jermyn 2007, S. 75). Diese Bilder zeigen genau keine Bewegung und befördern auch keine Erkenntnis. Sie gehen keine Verbindungen mit anderen Bildern anderer Serien ein, sondern bilden eine eigene

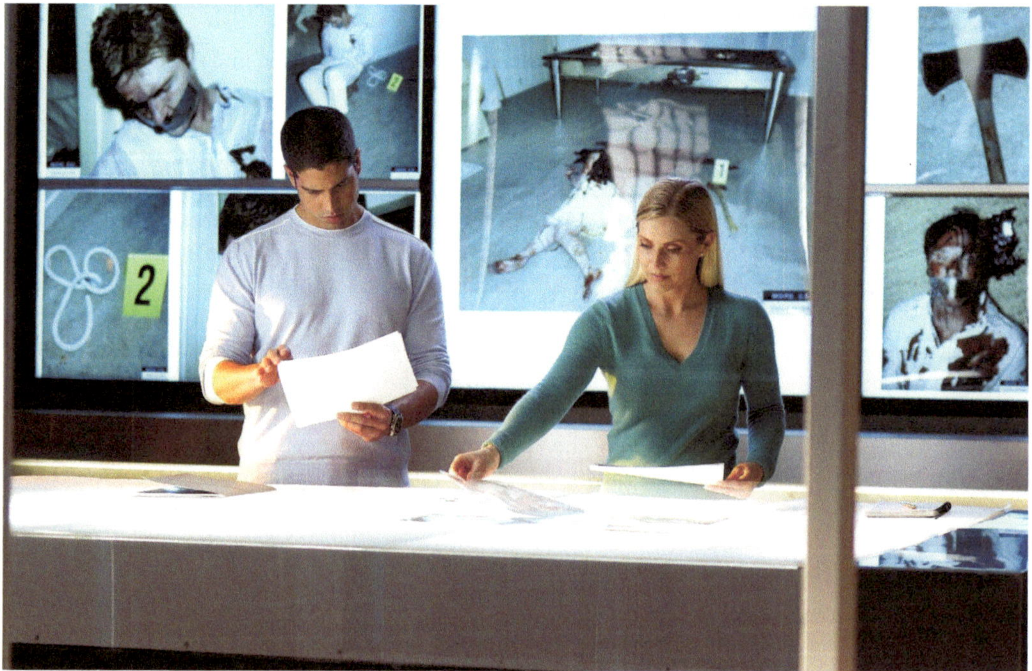

■ **Abb. 18.4** Bilder werden seriell angeordnet. Quelle: © Mary Evans Picture Library / picture alliance

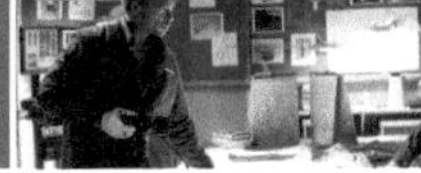

Folge mit eigener Anordnung aus. Sie ist nicht auf Wissen und Erkennen ausgerichtet, sondern auf Affekt und Affizierung, auf Respekt und Mitleid. Sie verhindert, dass der Körper als reines Untersuchungsobjekt verbildet wird, und räumt ihm einen eigenen, zwar handlungsunfähigen, aber sehr präsenthaften Existenzmodus ein. Schließlich gibt es die produktive Serie, der wir schon begegnet sind, die von der Reihe der visuellen Experimente aufgespannt wird und die von der Kette von Versuch und Irrtum und Variation der Versuchsanordnung vorangetrieben wird. Hier geht es genau nicht um identische Reproduktion oder die stille Würde in all ihren Varianten, sondern um den fortschreitenden Fluss des Ermittlungsverlaufs, um Wandel etwa in der kontinuierlichen Reihe verschiedener Untersuchungen am selben Objekt. Genauer betrachtet, zerfällt dieser Bilderverlauf in zwei Untervarianten; nämlich in die Serie minimal divergierender experimenteller Anordnungen (eine nachfolgende Analyse am selben Objekt, eine Umstellung etwa der ballistischen Parameter beim Schusstest zur Optimierung des Resultats) zum einen und die mechanische Abfolge gleichnamiger Bildervergleiche, etwa, wenn ein Fingerabdruck automatisch mit den Dateien abgeglichen wird, zum anderen (Wollmann 2014, S. 7; Deleuze 1993, S. 57).

Zwei oder mehrere dieser Bilderserien innerhalb von *CSI* können zudem, obschon voneinander unabhängig, miteinander wechselwirken und dabei Verbindungen eingehen, sie können darin Interferenzeffekte erzeugen, die dann ihrerseits eine eigene, irreguläre Serie eines dritten oder weiteren Typs ausbilden. Das geschieht besonders dann, wenn nebeneinander – wie erneut bei der Suche nach einem Fingerabdruck oder einer biometrischen Portraitaufnahme – zwei Bilderreihen auf unserem Bildschirm wie in einem Split Screen ablaufen. Ergibt sich keine Übereinstimmung, läuft die Reihe weiter zum nächsten Fingerabdruck oder zur nächsten Portraitaufnahme. Die (photo-)graphischen Diagramme überlagern einander dabei in sehr rascher Folge, so dass sie ihrerseits wie ein Film wirken.

Das erinnert nicht von ungefähr sehr stark an die Experimente Francis Galtons mit der Kompositphotographie, bei der Diapositive von Gesichtern übereinandergelegt wurden, so dass sich ein Durchschnittsgesicht bildete, aus dem sich die identitätsstiftenden Grundzüge etwa eines Familienaussehens abzeichneten. Diese Experimente regten Ludwig Wittgenstein zu seiner Auffassung von der Familienähnlichkeit an (Wittgenstein 1984b, S. 276–283; Engell 2016). Ähnlichkeit sei, so Wittgenstein, keine Frage übereinstimmender und divergierender Merkmale, sondern der Dynamik der Weitergabe und Nichtweitergabe bestimmter Merkmale von einem Element zum anderen in langen seriellen Anordnungen; und was für Familiengesichter gelte, treffe auch, so Wittgenstein, für Begriffe und Begriffsidentitäten überhaupt zu. Diese Logik der Familienähnlichkeit durch Serialisierung ist auch in *CSI* am Werk; zugleich aber findet dennoch der Abgleich mit dem ruhenden Bild in der anderen Hälfte des Split Screens statt, bis die rasche Abfolge, wenn der »Match« erfolgt, urplötzlich still steht (und nicht selten das Diagramm oder Portrait die Farbe wechselt, um das Ereignis des Zusammentreffens zu markieren). Diese Stillstellungen können ihrerseits in ganzen Reihen erfolgen und damit den Erkenntnisfortschritt interpunktieren in einer eigenen Ereignisreihe. Das Einzelbild besagt hier gar nichts, sondern es ist nur die Abfolge der Bilder, die dem Einzelbild seinen spezifischen und plötzlich aufscheinenden Ereignischarakter zuweist. Das nur Einmalige existiert, einmal mehr, nicht (Anders 1956, S. 180–181).

So entfaltet sich jede einzelne Episode von *CSI*, auch wenn sie nach außen hin völlig geschlossen sein mag und zu den anderen Episoden nicht in einem Anknüpfungs- oder Fortsetzungszusammenhang steht, als ein fließendes und zeitbasiertes wie zeitbasierendes Netzwerk verschiedener Serialisierungsvorgänge und ihrer Interaktion, konvergierender und divergierender, repetitiver und differentieller Serialisierungen, solcher der ersten wie der zweiten Ordnung, die also ihrerseits schon auf Serien aufbaut. Die Wissensproduktion wird in *CSI* als Serienproduktion komplexer Art begriffen. Die Hervorbringung der Fakten draußen in der Tatszene durch eine kriminelle Handlung eines Täters, die Ergebnisse zeitigt wie etwa die Zurücklassung eines toten Körpers, wird ihrerseits im Labor hervorgebracht, in umgekehrter Logik, von den Folgen zurück zu den Ursachen; und diese Hervorbringung bedarf einer komplexen seriellen Anordnung. Auch wenn *CSI* selbst als Serie dem eher traditionellen Schema der Episodenserie folgt, bei der es keine Übertragung von Erfahrung von einer Folge zur nächsten gibt und bei der zwischen den Folgen keine innerdiegetische Zeit verfließt, so präsentiert es dennoch eine ausgesprochen serienthematische und serienkritische Binnenverhandlung von Serialität überhaupt und damit von einem Grundmerkmal im Verlauf televisueller Bilderanordnung.

Öffentlich werden

Dabei nun spielt auch die Öffentlichkeit, dieser unentbehrliche Kern des forensischen Vorhabens wie auch der televisiven Welt, eine wichtige Rolle. Oben haben wir schon gesehen, wie in *CSI* eine Bewegung vom Ausschluss zum Einschluss und zur Immersion der Betrachter in die Ermittlung vollzogen wird und damit auch vom innerdiegetischen zum »realen« Publikum. In einer interessanten Doppelbewegung wird von Anfang an das zunächst innerdiegetische Publikum durch die bereits beschriebene Demarkation der »Crime Scene« zum einen ausgeschlossen, zum anderen aber auch attrahiert und geradezu massiert zur Menge der Schaulustigen. Betrachtung wird durch diese Grenze ausgelöst. Mitunter, da, wie wir gesehen haben, der Täter sich unter die Schaulustigen gemischt haben könnte, wird diese Menge übrigens auch photographiert und auf diese Weise ins Labor verbracht, wo sie als Bild Gegenstand weiterer Untersuchung werden kann. Damit nimmt sie eine Zwischenstellung zwischen bloßem Bildgegenstand und Untersuchungsgegenstand ein; selbst Bild im Bild, erleichtert sie auch uns den Übergang von der Ausgeschlossenheit zur Einbeziehung in das Bild. Vergessen wir nicht, dass Einbeziehung des Zuschauers nach Marshall McLuhan das kennzeichnende Merkmal des Fernsehens überhaupt sei, das ein Bild mit und durch Zuschauer, nicht aber, wie der Film, mehr noch das Buch, ein Bild (bzw. ein Text) vor Zuschauern sei (McLuhan 1964, S. 36–45, S. 336–338).

Wie wir ebenfalls bereits gesehen haben, fungieren wir in *CSI* als Beobachter des Beobachtens und als Zeugen der Erkenntnisgewinnung einerseits, als Objekte rhetorischer Evidenzerzeugung andererseits. Wir sind es, die die Ermittler überzeugen müssen. Sollte es ein Zuviel an Plausibilität oder an Implausibilität geben, sollte es zu viel oder zu wenig Evidenz geben, sollte das Bild zu dunkel oder zu hell sein, dann könnten wir das Interesse an der Serie verlieren. Eine Wahrheit, die dem Publikum nicht einleuchtet oder aber von Anfang an nur allzu klar war, immer schon enthüllt, wird weder als forensisches Resultat überzeugen noch als serielle Fiktionsbildung. Sowohl für die forensische Forschung als auch für die Massenkultur gilt, was der Filmproduzent Adolph Zukor immer schon wusste: Das Publikum hat immer recht (Zukor 1953).

Tun und Lassen

Also geht es um Rhetorik. Einen Fluss evidenter Bilder vor anderen Augen und Augen Anderer zu erzeugen, impliziert stets rhetorische Techniken, Einflussnahme auf Andere, und in der Rhetorik hat die Evidenz als Figur wie als Rednergeschick ihre eigentliche Wurzel. Dies beginnt mit der Erzeugung eines geeigneten Publikums überhaupt. Wie das innerdiegetische Publikum sind natürlich auch wir von *CSI* durch ein und dieselbe Operation ein- und ausgeschlossen. Dabei genügt es nicht, ein Publikum erst anzuziehen und dann, neugierig geworden, gerade auszuschließen; vielmehr sind wir gerade durch den Ausschluss, durch Exklusivität nämlich, ausgeschlossen (das allerdings inklusiv, nämlich massenhaft). Das Interface dabei ist der Bildschirm vor uns, als materielles Glas, evidentermaßen undurchdringlich, aber durchscheinend. Er benötigt nicht einmal die Aufschrift »Crime Scene Do Not Cross«. Der Bildschirm ist keine unüberwindliche Grenze. Er trennt jedoch unerbittlich zwischen zwei verschiedenen Arten der Einbeziehung. Am kognitiven Teil der Ermittlung, an der Erkenntnis und der Evidenz, können wir Anteil nehmen, besonders, da er sich auf Bildschirmen abzeichnet, wie wir einen vor uns haben. Was wir aber nicht teilen können, das ist die physische Manipulation und Operation der Bildgebung und Bildtechnik. Als vom Bilderhandeln ausgeschlossen wird das Publikum in diesem Ausschluss erst als typisches Fernsehpublikum generiert, es wird zum Objekt aller Operationen und

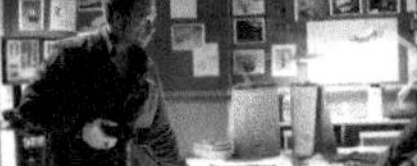

Manipulationen, der auch die Bilder unterworfen sind; und dennoch bleibt es der Meister der epistemischen Anstrengungen der Bilder und ihrer Macher.

Im Unterschied zu den Neugierigen am Rand der »Crime Scene«, die einander und sich selbst als Teil der Menge oder Masse wahrnehmen können, bleibt den Fernsehzuschauern dies grundsätzlich versagt. Die Neugierigen am Rande des Verbrechens können sich dazu verhalten, sie können miteinander sprechen. Auch dies können Fernsehzuschauer im Prinzip nicht, außer vielleicht in der meist kleinen Gruppe vor dem Gerät. Sie nehmen sich als Einzelne wahr, und im Fall von *CSI*, das sich an ihr je individuelles Erkenntnisvermögen wendet, besonders als individuell adressierte Subjekte eines kognitiven Prozesses; dabei werden sie vom Bildschirm sogar in gewisser Weise ihrerseits beobachtet. Lediglich in nachfolgenden Sekundärsituationen können sie miteinander interagieren und sich selbst als Gruppe, nämlich als Fans und Follower von *CSI* erfahren (Horton und Wohl 1956). Was also in der räumlichen Anordnung der »Crime Scene« zugleich gegeben ist, das wird beim Fernsehen erneut ins Nacheinander sequentialisiert.

Weiter ist auch noch einmal das Verhältnis zu beachten, in das hier in *CSI* Kognition – also Wahrnehmung, Schlussfolgerung und Urteilsbildung – zum einen und Affektion – also Aufmerksamkeit, Anziehung, Vergnügen, Entzücken, Mitleid, Angst oder Langeweile – zum anderen eingesetzt werden. Wie Christiane Voß in ihren Arbeiten über das bewegte Bild gezeigt hat, sind kognitive Prozesse zwischen Zuschauern und Bildgeschehen zutiefst in Affektlagen gegründet (Voß 2013). Auch das Fernsehpublikum ist hauptsächlich durch Affizierung an das Geschehen gebunden, allein schon durch den Faktor der Aufmerksamkeit, der sogar doppelt affektiv ist, denn Affizierung ist selbst attraktiv. Die affektive Bindung bezieht den Zuschauer in die Serie ein und sie ist es – nicht, wie gesehen, der dafür gar nicht beanspruchte kognitive Transfer –, die die Brücke bildet zwischen den eigentlich geschlossenen, miteinander außer durch Zuschauererwartungen nicht verknüpften Episoden einer Serie wie *CSI*. Sie fertigt aus der Serie eine Serie, die mehr ist als die Abfolge unabhängiger visueller Ereignisse.

Dabei ist jedoch zusätzlich einzubeziehen, dass Affizierung nicht nur zwischen Personen besteht (seien sie fiktiv oder real). Wie Antoine Hennion gezeigt und mit dem Begriff des »Attachements« belegt hat, gibt es starke Affizierungen auch zwischen Personen und Objekten (Hennion 2011, S. 42–44). Bilder sind in diesem Sinne attraktiv, anziehend; ebenso sind es die Bildobjekte, und zwischen den Attrahierungen der diegetischen Figuren an ihre Bilder und Objekte einerseits und die unseren andererseits dürfte es etliche Überlagerungen geben, wie sie die oben zitierten Bilder des toten menschlichen Körpers etwa auch nahelegen. Mit Gilles Deleuze lässt sich sogar von einem Affizierungsmodus der Bilder untereinander sprechen, und es wäre einer eigenen Untersuchung wert, inwiefern gerade in *CSI* und weitergehend in der Serienbildung generell von Attraktionsverhältnissen und taxischen Ordnungen der Bilder untereinander die Rede sein kann (Deleuze 1989, S. 137–139, S. 145–147). Der rhetorische Aufwand wäre dann nicht eine Dreingabe, nicht sekundär im Vergleich zur erzeugten Wahrheit der Bilder, sondern grundlegend für die Serialisierung überhaupt als Anreihbarkeit der Bilder wie auch für die Forensik mit ihrer Angewiesenheit auf öffentliches Interesse.

Die Gesten des Erkennens

Die Halbdurchlässigkeit des Bildschirms, der den Blick sowie die Erkenntnis wie die Affizierung passieren lässt, nicht aber die physische Handlung, verweist darauf, dass die Erlangung von Einsicht in *CSI* nicht so sehr eine Sache der Abstraktion und eines reinen Denkens sei, sondern an physische Anstrengung und geschicktes Handhaben namentlich der Bilder gebunden, von dem wir gerade ausgeschlossen werden. Das Hantieren und das Erkennen werden systematisch miteinander verschränkt, zugleich aber asymmetrisch verteilt. Im Forensischen, so wie *CSI* es aufzeigt, gibt es kein Wissen und Denken, das nicht in verkörperten Gesten und Handhabungen besteht, an denen wir als Zuschauer und »Couch Potatoes« aber keinen Anteil haben (Winkler 2009). Allerdings können die Ermittler, die sich im Universum der operativen (digitalen) Bilder bewegen statt im Passivmodus des Fernsehens, auch nicht einfach frei vor sich hin hantieren. Sie müssen mit den Anforderungen und Voraussetzungen der Maschinen zurechtkommen, sie müssen die Verstärkungen und Beschränkungen der Interfaces und der verborgenen Programme akzeptieren. Sie müssen bestimmte, erlernbare Handbewegungen und körperliche Gesten vollziehen, die nur im Labor und nur am Rechner und vor dem Bildschirm Sinn machen. So ergibt sich ein Zusammenspiel zwischen den Ermittlern und den Geräten und Programmen, die je eigenen Skripten folgen. Andrew Pickering würde hier von »Dances of Agencies« sprechen (Pickering 2010, Pickering 2014). Mitunter nehmen die Geräte die Ermittler regelrecht in Beschlag, um mit ihrer Hilfe und weit jenseits ihrer Absichten und Intentionalitäten zu den schließlich erzielten Resultaten zu führen. Das vordem passive Material wird im Zusammenspiel zum Erkenntnissubjekt (Reichertz 2016b S. 164–166). Res cogitans, nach Descartes der immaterielle und raumlose »denkende« Geist, ist dann identisch mit ihrem Gegenstück, der ausgedehnten körperlichen Materie, der res extensa.

Schuld und Verantwortung

Dies führt uns zu unserem letzten und abschließend recht spekulativen Punkt. Wenn das Material der elektronischen Bilder und Geräte, das, wie wir gesehen haben, eine Transformation oder besser eine Transsubstantiation der physischen Materialität und Materie des Tatortes selber ist, nun zu einem Mithandelnden der Erkenntnis wird, dann zieht dies den gesamten Prozess der Forensik in Mitleidenschaft. Denn in diesem Fall einer Mitwirkung des untersuchten Materials und des Materials der Untersuchung selbst an der Untersuchung sind das aktive Untersuchungssubjekt und das passive Untersuchungsobjekt nicht mehr strikt voneinander unterscheidbar (Panse 2007, S. 154–155). Vielmehr überlappen und überlagern sie miteinander und wirken darin zusammen. Das Aktive ist nicht mehr nur aktiv und das Passive nicht mehr lediglich passiv. Ebenso ist, wie wir gesehen haben, auch das Publikum aktiv und passiv zugleich, Meister der Einsicht und Opfer der Rhetorik. Dasselbe gilt für die Ermittler, die zugleich durch und für das Publikum handeln und dabei von den Geräten mit behandelt werden. Das grundstürzende Problem, das aus diesem Umstand für jegliche Forensik resultiert, ist die Frage nach der Zurechnung von Verantwortung für Taten, insbesondere Untaten, auf Verursacher. Wen kann man dann noch, wenn Tatherrschaft und Opferstand nicht mehr klar trennbar sind, für ein Verbrechen zur Rechenschaft ziehen?

Hier haben wir die Grenze dessen erreicht, was eine Fernsehserie wohl beantworten kann. Während *CSI* unstillbar alle Grenzen von Erkenntnis und Handlung, von Aktivität und Passivität auflöst, so macht doch jede Folge am Ende jemanden für ein Verbrechen verantwortlich und bringt es zur Anklage. Noch stets wird ein Individuum, eine menschliche Person als Schuldiger, als Täter, als Verursacher, als Gesetzesbrecher ausgemacht und gesteht auch meist unter der überwältigenden Last der dargetanen Evidenzen. Gerade in diesem in jeder Folge eintretenden abschließenden Akzent auf dem Geständnis haben wir es mit einem massiven Zurückkehren der Psychologie des Individuums mit seinen Motivationen und Emotionen zu tun. Episode für Episode stellt die Serie, nachdem unser Glaube an die Trennbarkeit aufgehoben wurde, den Unterschied zwischen schuldig und nicht schuldig, zwischen Individuum und Objekt wieder her. Mit dem amerikanischen Philosophen Charles Sanders Peirce zu sprechen, oszilliert der Erkenntnisprozess stets zwischen der Durchbrechung einer Denkgewohnheit und der Festigung einer Überzeugung, so auch hier (Peirce 1967).

So, lässt sich vertreten, wird ein ungeheures Vertrauen in die Institution der Rechtsmedizin und damit in die (angewandte) Wissenschaft und Erkenntnistechnologie aufgebaut (Engell et al. 2016). Die forensischen Bilder produzieren zweifelsfrei Gewissheit, Orientierungswissen (Nohr 2014, S. 269–270). Zugleich und weit darüber hinaus jedoch rührt *CSI* an sehr verunsichernde Fragen in einer Welt der wahrnehmenden und der denkenden Apparaturen, der sich wandelnden Erfahrungen von Zeit und der Symmetrisierung des Verhältnisses von Mensch und Nicht/Mensch, die von bestürzender Aktualität und Brisanz sind. Möglicherweise macht auch gerade dies die hohe Attraktivität forensischer Serien im Fernsehen aus.

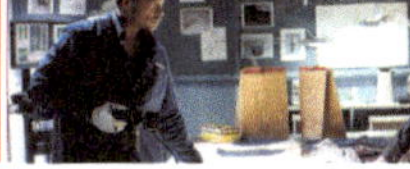

Literatur

Adelmann R (2011) Mars-Viskurse. De- und Rekontextualisierungen von wissenschaftlichen Bildern. In: Elia-Borer N et al. (Hrsg) Blickregime und Dispositive audiovisueller Medien. Transcript, Bielefeld, S 311–335

Allen M (ed) (2007) Reading CSI: Crime TV Under the Microscope. Tauris, New York

Anders G (1956) Die Antiquiertheit des Menschen, Bd. 1: Über die Seele im Zeitalter der zweiten industriellen Revolution. Beck, München

Balke F (2012) Sichtbarmachung. In: Bartz C et al. (Hrsg) Handbuch der Mediologie. Signaturen des Medialen. Fink, München, S 253–264

Bartz C et al. (Hrsg) (2012) Handbuch der Mediologie. Signaturen des Medialen. Fink, München

Bazin A (2004) Die Ontologie des photographischen Bildes. In: Was ist Film? Alexander, Berlin, S 33–42

Blanchet R et al. (Hrsg) (2011) Serielle Formen. Von den frühen Film-Serials zu aktuellen Quality-TV- und Online-Serien. Zürcher Filmstudien, Bd. 25. Schüren, Marburg

Deleuze G (1989) Kino, Bd. 1: Das Bewegungs-Bild. Suhrkamp, Frankfurt a. M.

Deleuze G (1993) Logik des Sinns. Aesthetica. Suhrkamp, Frankfurt a. M.

Eco U (1988) Die Abduktion in Uqbar. In: Über Spiegel und andere Phänomene. Hanser, München, S 200–213

Eco U, Sebeok TA (Hrsg) (1985) Der Zirkel, oder: Im Zeichen der Drei. Dupin, Holmes, Peirce. Fink, München

Elia-Borer N et al. (Hrsg) (2011) Blickregime und Dispositive audiovisueller Medien. Transcript, Bielefeld

Engell L (2011) Erinnern/Vergessen. Serien als operatives Gedächtnis des Fernsehens. In: Blanchet R et al. (Hrsg) Serielle Formen. Von den frühen Film-Serials zu aktuellen Quality-TV- und Online-Serien. Zürcher Filmstudien, Bd. 25. Schüren, Marburg, S 115–133

Engell L (2013a) The Tactile and the Index. From the remote control to the hand-held computer. Some speculative reflection on the body of the will. NECSUS, European Journal of Media Studies 4. http://www.necsus-ejms.org/the-tactile-and-the-index-from-the-remote-control-to-the-hand-held-computer-some-speculative-reflections-on-the-bodies-of-the-will/. Zugegriffen: 1.8.2016

Engell L (2013b) Über den Agenten. Bemerkungen zu einer populären Figur der Dia-Medialität. In: Möller JH et al. (Hrsg) Die Paradoxalität des Medialen. Festschrift für Dieter Mersch. Akademie, Berlin, S 41–58

Engell L (2016) Die Kunst des Fernsehens. In: Krüger K, Hammes C, Weiß M (Hrsg) Kunst/Fernsehen. Fink, Paderborn, S 19–38

Engell L et al. (2014) Das Fernsehen als Akteur und Agent. In: Krotz F et al. (Hrsg) Die Mediatisierung sozialer Welten. Synergien empirischer Forschung. Springer VS, Wiesbaden, S 145–165

Englert CJ (2016) Crime Scene Do Not Cross. In: Englert CJ, Reichertz J (Hrsg) CSI. Rechtsmedizin. Mitternachtsforensik. Springer VS, Wiesbaden, S 57–84

Englert CJ, Reichertz J (2016) CSI und Co als Form der medialen Governance? In: Englert CJ, Reichertz J (Hrsg) CSI. Rechtsmedizin. Mitternachtsforensik. Springer VS, Wiesbaden, S 1–22

Englert CJ, Reichertz J (Hrsg) (2016) CSI. Rechtsmedizin. Mitternachtsforensik. Springer VS, Wiesbaden

Fahle O (2011) Das Bild und das Sichtbare und das Serielle. Eine Bildtheorie des Fernsehens angesichts des Digitalen. In: Elia-Borer N et al. (Hrsg) Blickregime und Dispositive audiovisueller Medien. Transcript, Bielefeld, S 111–133

Fahle O, Engell L (Hrsg) (2006) Philosophie des Fernsehens. Fink, München

Forensic Architecture (ed) (2014) Forensis. The Architecture of Public Truth. Sternberg, London

Gell A (1998) Art and Agency. An Anthropological Theory. Oxford University Press, New York

Gere C (2007) Reading the Traces. In: Allen M (ed) Reading CSI: Crime TV Under the Microscope. Tauris, New York, pp 129–139

Harasser K (Hrsg) (2009) Sehnsucht nach Evidenz. Zeitschrift für Kulturwissenschaften 1/2009

Hennion A (2011) Offene Objekte, Offene Subjekte? Körper und Dinge im Geflecht von Anhänglichkeit, Zuneigung und Verbundenheit. Zeitschrift für Medien und Kulturforschung 2(1): 93–109

Hollendonner B (2009a) Der Zauber der Präsenz. Evidenzproduktion in CSI. In: Harasser K (Hrsg) Sehnsucht nach Evidenz. Zeitschrift für Kulturwissenschaften 1/2009, S 27–40

Hollendonner B (2009b) Der Blick nach innen. In: Köster I, Schubert K (Hrsg) Medien in Zeit und Raum. Maßverhältnisse des Medialen. Transcript, Bielefeld, S 107–117

Horton D, Wohl RR (1956) Mass Communication and Para-Social Interaction. Observations on Intimacy at a Distance. Psychiatry 19: 215–229

Jermyn D (2007) Body Matters: Realism, Spectacle, and the Corpse in CSI. In: Allen M (ed) Reading CSI: Crime TV Under the Microscope. Tauris, New York, pp 79–89

Kant I (1958) Von einem neuerdings erhobenen vornehmen Ton in der Philosophie. In: Weischedel W v (Hrsg) Werke, Bd. 5. WBG, Darmstadt, S 375–397

Kempken N (2016) Mord Online. Über tatort+ und die Aktivierung des Zuschauers. In: Englert CJ, Reichertz J (Hrsg) CSI. Rechtsmedizin. Mitternachtsforensik. Springer VS, Wiesbaden, S 85–106

Köster I, Schubert K (Hrsg) (2009) Medien in Zeit und Raum. Maßverhältnisse des Medialen. Transcript, Bielefeld

Krotz F et al. (Hrsg) (2014) Die Mediatisierung sozialer Welten. Synergien empirischer Forschung. Springer VS, Wiesbaden
Krüger K, Weiß M (Hrsg) (2016) Kunst (im) Fernsehen. Fink, München
Lury K (2007) CSI and Sound. In: Allen M (ed) Reading CSI: Crime TV Under the Microscope. Tauris, New York, pp 107–121
McDermid V (2014) Forensics. The Anatomy of Crime. Profile, London
McLuhan M (1964) Understanding Media. The Extensions of Man. Routledge, New York
Meyrowitz J (1990) Die Fernsehgesellschaft, Bd. 1. Beltz, Weinheim
Mittelstraß J (1980) Evidenz. In: Mittelstraß J (Hrsg) Enzyklopädie Philosophie und Wissenschaftstheorie, Bd. 1. Bibliographisches Institut, Mannheim, S 609–610
Munz VA et al. (eds) (2009) A Selection of Papers from the International Wittgenstein Symposium in Kirchberg am Wechsel. http://wittgensteinrepository.org/agora-alws/issue/view/183. Zugegriffen: 9.12.2016
Nohr RF (2014) Nützliche Bilder. Bild, Diskurs, Evidenz. LIT, Münster
Panse S (2007) The Bullets Confirm the Story Told by the Potato: Materials without Motives in CSI: Crime Scene Investigation. In: Allen M (ed) Reading CSI: Crime TV Under the Microscope. Tauris, New York, pp 153–166
Peirce CS (1967) Die Festlegung einer Überzeugung. In: Apel KO (Hrsg) Schriften zum Pragmatismus und Pragmatizismus, Bd. 1. Suhrkamp, Frankfurt a. M., S 293–325
Peirce CS (1983) Phänomen und Logik der Zeichen. Suhrkamp, Frankfurt a. M.
Pickering A (2010) Material Culture and the Dance of Agency. In: Hicks D, Beaudry MC (eds) The Oxford Handbook of Material Culture Studies. University Press, Oxford, S 191–208
Pickering A (2014) Islands of Stability. Engaging Emergence from Cellular Automata to the Occupy Movement. Zeitschrift für Medien- und Kulturforschung (ZMK) 5(1): 121–134
Reichertz J (2016a) CSI und das Feld der deutschen Rechtsmedizin. In: Englert CJ, Reichertz J (Hrsg) CSI. Rechtsmedizin. Mitternachtsforensik. Springer VS, Wiesbaden, S 23–29
Reichertz J (2016b) Weshalb und wozu braucht man einen »korporierten Akteur«?. In: Englert CJ, Reichertz J (Hrsg) CSI. Rechtsmedizin. Mitternachtsforensik. Springer VS, Wiesbaden, S 149–168
Richtmeyer U (2009) Vom Bildspiel zum Sprachspiel – Wie viel Kompositphotographie steckt in der Logik der Familienähnlichkeit. In: Munz VA et al. (eds) (2009) A Selection of Papers from the International Wittgenstein Symposium in Kirchberg am Wechsel. http://wittgensteinrepository.org/agora-alws/article/view/2828/3380. Zugegriffen: 9.12.2016
Rheinberger HJ (2001) Experimentalsysteme und epistemische Dinge. Eine Geschichte der Proteinsynthese im Reagenzglas. Wallstein, Göttingen
Scholz S (2008) Sichtbarkeit aus dem Labor: Mediengeschichtliche Anmerkungen zum epistemischen Bild, Vortrag im Rahmen der Jahrestagung der Gesellschaft für Medienwissenschaft »Was wissen Medien«, Oktober 2008, Institut für Medienwissenschaft der Ruhr-Universität Bochum. https://kulturundgeschlecht.blogs.ruhr-uni-bochum.de/wp-content/uploads/2015/08/Scholz_Beitrag.pdf S 12. Zugegriffen: 27.1.2017
Stegmüller W (1969) Metaphysik, Skepsis, Wissenschaft. Springer, Berlin Heidelberg
Turnbull S (2007) The Hook and the Look. CSI and the Aesthetics of Television. Allen M (ed) Reading CSI: Crime TV Under the Microscope. Tauris, New York, pp 15–32
Voß C (2013) Der Leihkörper. Ästhetik und Erkenntnis der Illusion. Fink, München
Whitehead AN (1979) Prozeß und Realität. Suhrkamp, Frankfurt a. M.
Winkler H (2006) Nicht handeln. Versuch einer Wiederaufwertung des Couch Potato angesichts der Provokation des Interaktiv-Digitalen. In: Fahle O, Engell L (Hrsg) Philosophie des Fernsehens. Fink, München, S 93–102
Wittgenstein L (1984a) Über Gewißheit. Suhrkamp, Frankfurt a. M.
Wittgenstein L (1984b) Philosophische Untersuchungen. Suhrkamp, Frankfurt a. M.
Wollmann S (2014) Visualität und Evidenzproduktion in CSI. Grin, Marburg
Zukor A (1953) The Public is Never Wrong. The Autobiography of Adolph Zukor. G.P. Putnam's Sons, New York

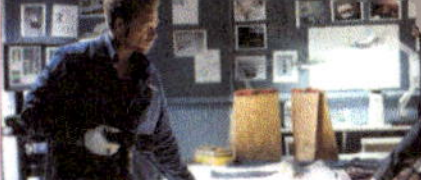

Originaltitel	CSI: Crime Scene Investigation
Land	USA
Erstausstrahlung / Laufzeit	2000–2015
Sender	CBS
Anzahl der Staffeln	15
Idee	Anthony A. Zuiker
Regie	Verschiedene
Hauptdarsteller	William Petersen, Marg Helgenberger, Laurence Fishburne, Ted Danson, Elisabeth Shue etc.
Verfügbarkeit	DVD

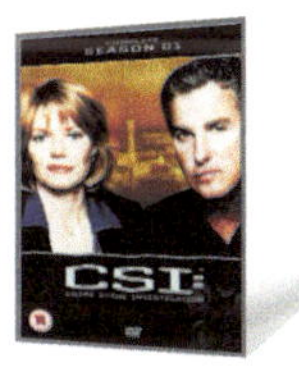

Birgit Däwes

Metaphysics, Myth, and Meaning

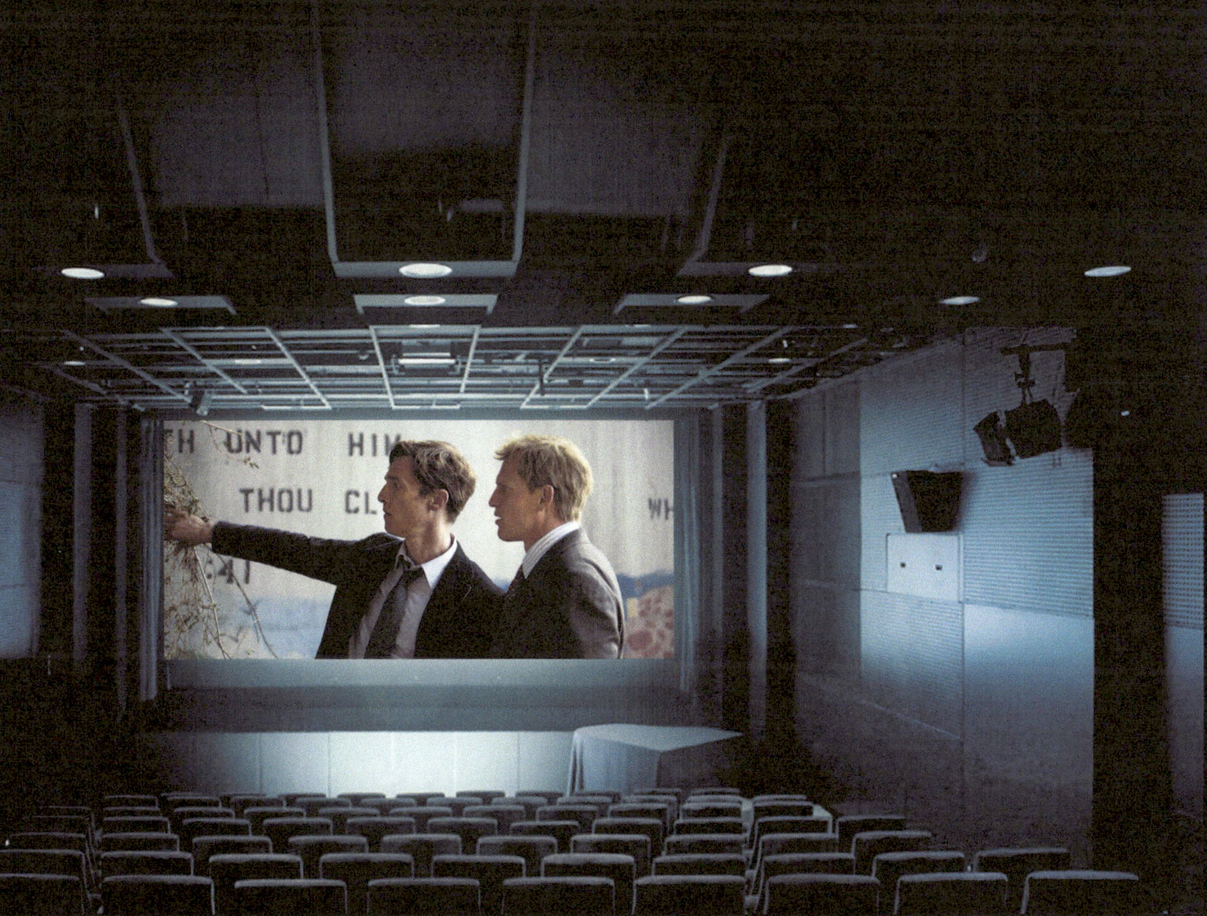

T. Storck, S. Taubner (Hrsg.), *Von Game of Thrones bis The Walking Dead*,
DOI 10.1007/978-3-662-53689-6_19, © Springer-Verlag GmbH Deutschland 2017

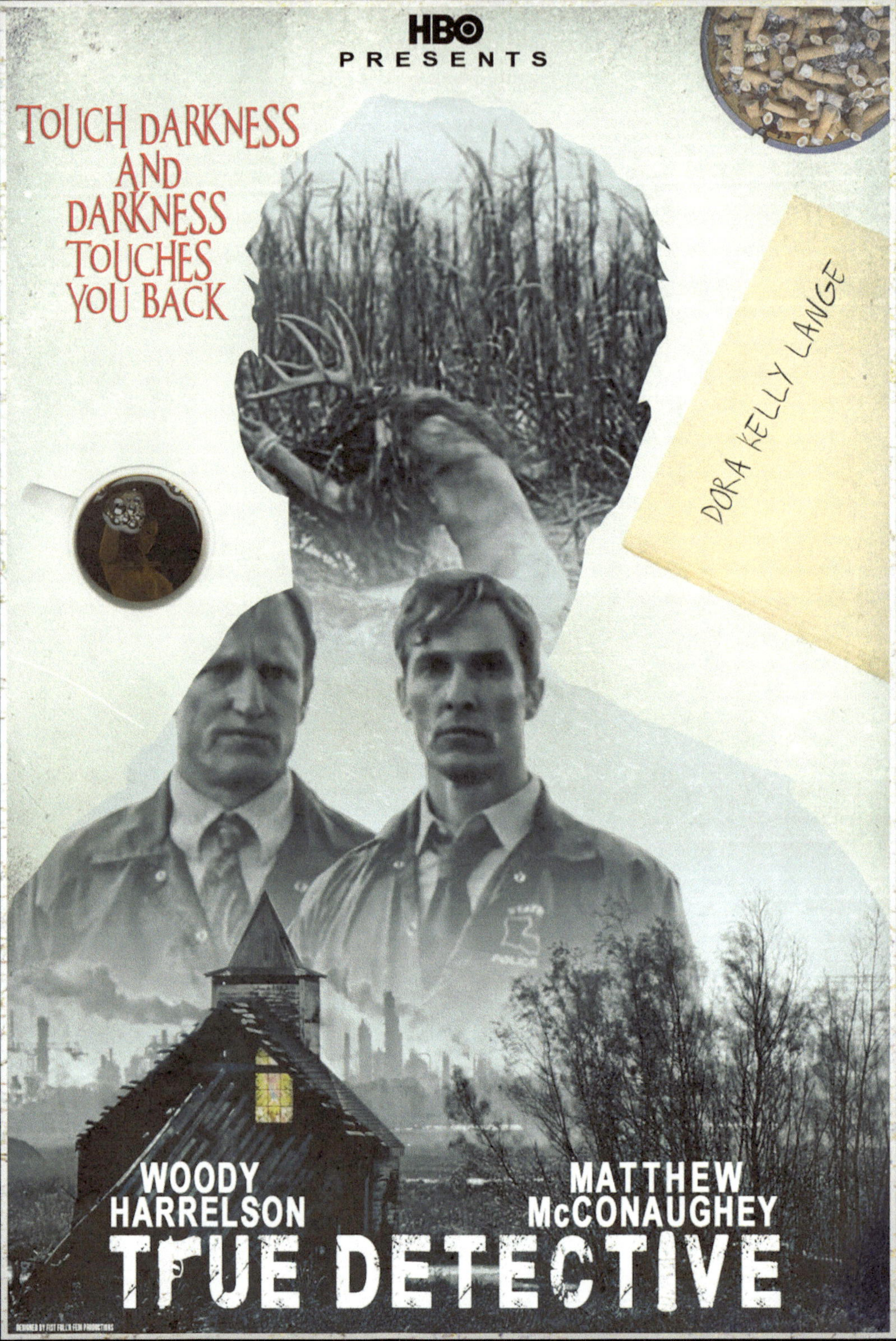

»Touch Darkness«: HBO-Cover der 1. Staffel *True Detective*.
© HBO. Quelle: Filmbild Fundus Herbert Klemens

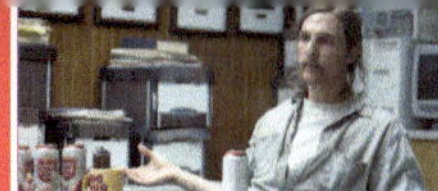

True Detective

»In this climate all things seek shade,
and so a basic quality of the Deep South is
that everything here is partially hidden.«[1]
Nic Pizzolatto, Galveston (2010, S. 53)

»Somebody's Memory of a Town«: Zur Einführung

In der ersten Folge der ersten Staffel von Nic Pizzolattos Serie *True Detective* (Abb. 19.1) äußert sich eine der beiden Hauptfiguren, Detective Rust Cohle, über den Ort des Leichenfunds:

> »This place is like somebody's memory of a town, and the memory's fading«[2] (S1-E1).

In der zweiten Staffel äußert sich Detective Ray Velcoro ähnlich über seine Heimatstadt: Auf die Frage, was denn »Vinci« sei, antwortet er trocken:

> »A city, supposedly«[3] (S2-E1).

Sicher sein kann man sich dieser Orte offenbar nicht: Sowohl die fiktive Kleinstadt in Kalifornien als auch die geographisch verschwimmende Küstenregion Louisianas sind mehr als nur Handlungsschauplätze und »settings«, sie bündeln semiotische Energien, dienen als mikrokosmische Laboratorien für die Analyse der amerikanischen Gegenwartsgesellschaft und sind durch ihre vielfältigen intertextuellen Verweisungsbezüge fest in einer literarisch-kulturellen Tradition verwurzelt, die weit über die Handlungsebene der Serie hinausgeht.

Schon in den Vorspannsequenzen beider Staffeln werden desolate Industrielandschaften mit Körperkonturen der Charaktere überblendet: Die doppelbelichteten Einstellungen visualisieren die Verschmelzung innerer und äußerer Geographien und schaffen neben einer »neo-noir«-Atmosphäre (Weinreb 2015) eine symbolische Überschreitung zahlreicher räumlicher, sozialer und moralischer Grenzen. Die Luftaufnahmen südkalifornischer Autobahnknoten und die in Sepia getönten Ansichten der Ölraffinerien in Louisiana erweitern die dunklen, fragmentierten Porträts der Figuren um eine Ambivalenz und Vielschichtigkeit, die für zahlreiche Serien des 21. Jahrhunderts – von *Breaking Bad* (vgl. entsprechenden Beitrag im vorliegenden Band) bis *Fargo* – als prägend gilt.

Durch die Multiplikation ihrer Bedeutungsebenen gehört *True Detective* damit zu den Serien, die früher gern feuilletonistisch als »Quality TV« bezeichnet wurden (vgl. Thompson 1996), mit Begriffen wie »Complex TV« (Mittell 2015) oder »Transgressive Television« (Däwes et al. 2015) jedoch deutlich besser beschrieben sind. Seit David Lynchs *Twin Peaks* hat sich hier ein Paradigmenwechsel in der Gattung der Fernsehserie vollzogen: Statt des mit dem Medium des Fernsehers lange assoziierten, auf

---

1 »In diesem Klima sucht alles Schatten, so dass eine der wesentlichen Eigenschaften des tiefen Südens diejenige ist, dass alles zumindest teilweise im Verborgenen bleibt.« [Alle Übersetzungen englischsprachiger Originalzitate wurden von der Autorin vorgenommen.]

2 »Dieser Ort ist wie jemandes Erinnerung an eine Stadt, und diese Erinnerung befindet sich im Verblassen.

3 »Eine Stadt, angeblich.«

Massenproduktion ausgelegten, formelhaften Unterhaltungsformats werden nun literarisch-cinematische Kunstwerke gezeigt, die sich vor allem durch wachsende Komplexität der Drehbücher, eine die Zuschauerinnen und Zuschauer zunehmend herausfordernde Vervielfältigung von Figuren und Handlungssträngen, ein mehr oder weniger spielerisches Verhältnis zur eigenen Fiktionalität und eine ambitionierte Bildgestaltung auszeichnen. Von *The Sopranos* bis zu *Game of Thrones* (vgl. entsprechenden Beitrag im vorliegenden Band) werden hier vor allem vielgestaltige Grenzüberschreitungen (zwischen Gattungen, Zeitebenen, fiktiven und historischen Räumlichkeiten, sozialen und ethischen Normen sowie sprachlicher und visueller Vermittlungscodes) zum definierenden Merkmal einer neuen Fernsehserie, die bewusst auf Konventionsbrüche angelegt ist. Serien wie *The Wire* (vgl. den entsprechenden Beitrag im vorliegenden Band), *Breaking Bad, House of Cards, Homeland, Scandal, Dexter* (vgl. den entsprechenden Beitrag im vorliegenden Band) oder *Hannibal* bestechen nicht nur durch ihre moralisch höchst ambivalenten Protagonisten, sondern zusätzlich durch eine transgressive visuelle Ästhetik, die hohe Ansprüche an Kameraführung und Bildkomposition stellt und zugleich mit drastischen Darstellungen von Gewalt oder Sexualität nicht spart (vgl. Däwes et al. 2015, S. 17–31).

True Detective lässt sich mühelos in diese Gattungskategorie einordnen. Oft mit der preisgekrönten Serie *The Wire* verglichen, erhielt die erste Staffel von der Kritik fast ausschließlich Bestnoten. Sarah Hughes (2016) beispielsweise schrieb für den *Independent*: »*True Detective* is like nothing else on television right now«,[4] Christopher Orr (2014) bezeichnete die Serie als »The Best Show on TV«[5] und Lars Weisbrod fragte in der *ZEIT* »Was überrollt uns da?«, um als Antwort zu ergänzen:

> »eine Erzählung, so eigenartig verstrickt zwischen Philosophie-Hauptseminar, Gruselgeschichte und roher Gewalt, dass die Zuschauer sich nicht anders zu helfen wussten, als das halbe Internet zu füllen mit Interpretationsversuchen, Querverweisen, Aufschlüsselungen« (Weisbrod 2014, S. 55).

Dieser Artikel nähert sich der Serie *True Detective* von der Warte ihrer semiotischen Strukturen: Dabei spielen Episoden-, Aufdeckungs- und Zeitstruktur der Detektiverzählung eine ebenso zentrale Rolle wie die inter- und paratextuellen Muster, derer sich die Serie reichlich bedient. *True Detective*, so wird zu zeigen sein, nutzt die Hülle einer aufzuklärenden Mordserie als Verpackung, in der eine komplexe Anordnung aus in sich verschachtelten Zeichensystemen transportiert wird. Hinter der Fassade der beiden gebrochenen Hauptfiguren fächert sich ein breites Spektrum religiöser, politischer und kultureller Bedeutungsebenen auf, hinter denen letztlich eine metafiktionale Reflexion über die Detektivgattung als solche sichtbar wird – und damit eine Infragestellung gängiger Wissens- und Erkenntnisstrukturen unserer Zeit.

»Looking for Narrative«: Hintergründe und Einordnung

True Detective ist eine HBO-Serie in kompaktem Format von je acht Folgen in zwei Staffeln nach dem so genannten »anthology«-Format: Jede Staffel folgt einer eigenständigen Erzählung mit unterschiedlichen Figuren, Handlungsorten und Schauspielern (vgl. Damico und Quay 2016, S. 12). Im Sinne einer kohärenten Fokussierung wird es in diesem Beitrag um die erste, deutlich populärere Staffel gehen, in der die beiden Kommissare Martin »Marty« Hart (Woody Harrelson) und Rustin »Rust« Cohle (Matthew McConaughey) für die Louisiana State Police einen Ritualmord aufzuklären haben (◘ Abb. 19.2). Das Opfer, die ehemalige Prostituierte Dora Kelly Lange, wird in der ersten Folge (»The Long Bright Dark«) außerhalb der Kleinstadt Erath (ca. 35 Kilometer südlich von Lafayette)

---

4   »*True Detective* ist mit nichts anderem im zeitgenössischen Fernsehen vergleichbar.«
5   »die beste Show im Fernsehen.«

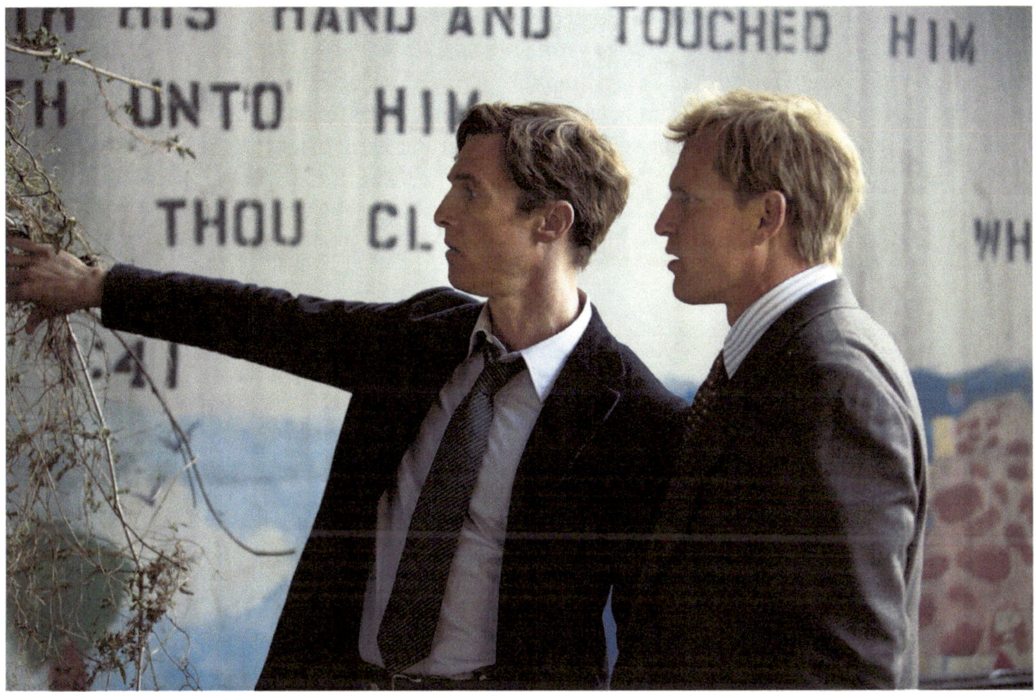

🔲 **Abb. 19.2** Rust Cohle und Marty Hart im Jahr 1995. © HBO. Quelle: Filmbild Fundus Herbert Klemens

nackt und in betender Haltung unter einem Baum angebunden mit einem aufgesetzten Hirschgeweih und einer Dornenkrone gefunden. Im Umfeld der solchermaßen inszenierten Leiche finden sich zu pyramidenartigen Formen zusammengebundene Wurzeln und Äste, so genannte »devil nets« aus der hybriden Religion der Santería, einer auf Kuba und in den amerikanischen Südstaaten herausgebildeten Mischung afrikanischer und katholischer Elemente mit stark spiritistischem Einschlag. Rust ist sich sicher, dass es sich um einen Serienmord handelt:

💬 »This kind of thing does not happen in a vacuum. I guarantee this wasn't his first«[6] (S1-E1).

Er ermittelt einer Intuition folgend in Richtung eines Mädchens namens Marie Fontenot weiter, das fünf Jahre zuvor vermisst gemeldet wurde, dessen Fall aber auf seltsame Weise aus den Polizeiakten verschwand.

Die Ermittlungen im Dora-Lange-Mordfall, die am 3. Januar 1995 beginnen, werden im Rückblick aus dem Jahr 2012 heraus erzählt: Hier werden die seit 2002 nicht mehr miteinander in Kontakt stehenden Martin Hart und Rustin Cohle getrennt voneinander durch die afro-amerikanischen Kommissare Thomas Papania (Tory Kittles) und Maynard Gilbough (Michael Potts) zu ihrer Auflösung des Falls befragt, da – so die offizielle Begründung – die Akten während des Hurricanes »Rita« 2005 verlorengegangen sind. Obwohl zu Anfang durch eingeblendete Untertitel deutlich gemacht wird, dass Rust und Marty am 26. April respektive am 1. Mai 2012 interviewt werden, erzielen der nicht-chronologische Ablauf und der regelmäßige Wechsel zwischen allen drei Zeitebenen einen Effekt der

---

6   »Solche Dinge passieren nicht in einem Vakuum. Ich garantiere dir, dass dies nicht sein erstes [Opfer] war.«

Gleichzeitigkeit, während genaue Daten in den Erzählungen verschwimmen. Zudem wird schnell klar, dass es Papania und Gilbough neben der vermeintlichen Aktenlücke noch um etwas anderes gehen muss: Nicht nur fragen sie gezielt nach Unstimmigkeiten in Rust Cohles Vergangenheit; es hat sich 2012 auch ein weiterer Fall in der Nähe von Lake Charles ereignet, der deutliche Parallelen zu dem Mord an Dora Lange aufweist. Somit wird eine vollständige Aufklärung aus dem Jahr 1995 in ein fragliches Licht gerückt, was Cohle nicht weiter zu erstaunen scheint:

> »How could it be him if we already caught him in '95? How indeed, Detectives?«[7] (S1-E1).

Dieses doppelte, auf zwei Zeitebenen verteilte Rätsel wird zusätzlich durch die Frage angereichert, was genau 2002 geschehen sein muss, um Rust Cohle und Martin Hart voneinander zu entzweien, die in der Zwischenzeit nicht mehr im Staatsdienst tätig sind: Martin Hart ist aufgrund seiner Affären von seiner Frau Maggie (Michelle Monaghan) verlassen worden und betreibt eine Privatdetektei; Rust Cohle war bis 2010 von der Bildfläche verschwunden und hält sich nun als bekennender Alkoholiker mit einem Job als Barkeeper über Wasser.

Während der Detektiverzählung durch ihre Beschäftigung mit Prozessen des Erkenntnisgewinns seit jeher ein metahermeneutisches Element innewohnt und in den klassischen Varianten von Edgar Allan Poe und später Arthur Conan Doyle klar zwischen Gut und Böse getrennt wird, sind die Hauptfiguren in *True Detective* weder als Entschlüsselungsgenies noch als moralische Vorbilder gezeichnet. Dies wird von Rust treffend ausgedrückt, als Marty sich bei ihm erkundigt, ob er sich je frage, ob er ein böser Mensch sei:

> »No. I don't wonder, Marty. World needs bad men. We keep the other bad men from the door«[8] (S1-E3).

Durch diese moralische Ambivalenz, die insbesondere durch Rusts authentische Undercover-Arbeit im Rocker- und Drogenmilieu unterstrichen wird, positioniert sich die Serie in der Tradition der »hard-boiled detective fiction«, einer Gattung, die sich vor allem durch ein Detektivduo definieren lässt, das selbst vor Gewalt und Rechtsbruch nicht zurückschreckt, sich in meist urbanen Labyrinthen politischer Korruption bewegt, sexuell durch verräterische »femmes fatales« in die Irre geleitet wird und gegen eine strukturell übermächtige, existenzielle Bedrohung für einen Rest Gerechtigkeit zu kämpfen versucht (vgl. Moore 2006, S. 7; McCann 2010, S. 43–44; Bertens und D'haen 2001, S. 2). Oft wird kulturwissenschaftlich zwischen der eher romanbasierten, von Dashiel Hammett und Raymond Chandler entwickelten »hard-boiled detective fiction« und der filmischen Gattung des »(film) noir« unterschieden, wobei letztere noch stärkeres Gewicht auf die Darstellung und Unausweichlichkeit von Gewalt legt. Andrew Pepper definiert »noir sensibility« im Sinne eines

---

»unknowable, morally compromised protagonist who is implicated in the sordid world he inhabits, an overwhelming sense of fatalism and bleakness, and a socio-political critique that yields nothing and goes nowhere«[9] (2010, S. 58).

---

7   »Wie kann er es gewesen sein, wenn wir ihn schon 1995 gefangen haben? In der Tat, wie soll das gehen, Detectives?
8   »Nein, ich frage mich das nicht, Marty. Die Welt braucht böse Menschen. Wir bieten den anderen bösen Menschen die Stirn.«
9   »eines mysteriösen, moralisch zweifelhaften Protagonisten, der tief in die schäbige Welt verwickelt ist, die ihn umgibt, sowie eines überwältigenden Gefühls von Fatalismus und Trostlosigkeit und einer sozialpolitischen Kritik, die nichts ergibt und nirgends hinführt.«

Besonders die Kategorie des »alienation noir«, mit der Pepper eine Variation beschreibt, in der der Held durch die Existenzbedingungen eines absurden Universums von sich selbst und seiner Umwelt komplett entfremdet ist (vgl. 2010, S. 62), passt auf Rust Cohle. Auch wenn *True Detective* die Gewalt in ihrem Entstehen und Verlauf zumeist nur indirekt zeigt, lassen sich die Begriffe des »hard-boiled« und des »noir« hier eher komplementär als in Abgrenzung zueinander verstehen. Christopher Lirette prägt für die Serie gar den Spezialbegriff des »Louisiana apocalyptic noir«:

> »This genre is concerned with lifting the veil on the dirty truths of the wetland, not so much the titillations of satanic murder sprees but petroleum conspiracy and ecocide«10 (2014).

Eine weitere literarische Tradition, der sich die Serie schon in ihrem Titel verschreibt, ist die Gattung des »true crime«, jene dokumentarische Darstellung historischer Verbrechen, die in den USA schon seit dem frühen 18. Jahrhundert breite Popularität genießt und durch Truman Capotes Roman *In Cold Blood* 1965 aus einem als zwielichtig gewerteten Status in den Mainstream erhoben wurde. Der Titel verspricht neben seinen Anspielungen auf weitere Serien wie Alan Balls *True Blood* (ebenfalls HBO, 2008–2014) oder der dokufiktionalen Show *True Nightmares* (2015–) Wahrheit und Authentizität.

Diese Zielvorgaben stehen im Widerspruch zur Vorliebe der Serie (in beiden Staffeln) für Masken und Verschleierung und nutzen die geweckten Zuschauererwartungen im Hinblick auf das zu erlangende Wissen (und damit das Streben nach wiederhergestellter Ordnung), um beide von innen heraus zu dekonstruieren. Nicht erst, wenn Marty in der 2. Folge erklärt, dass eine Ermittlung immer die Konstruktion eines Narrativs bedeutet –

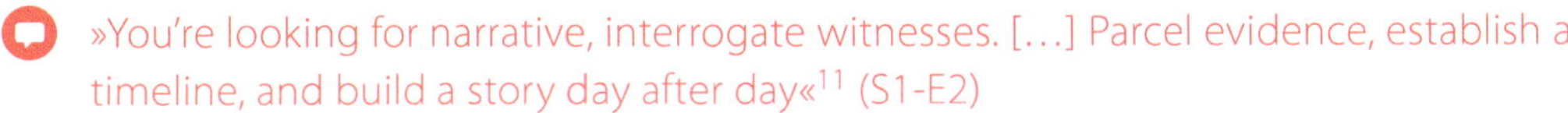

»You're looking for narrative, interrogate witnesses. […] Parcel evidence, establish a timeline, and build a story day after day«11 (S1-E2)

– rückt das selbstreflexive Spiel dieser Serie in den Vordergrund. »Looking for narrative« wird zur programmatischen Aussage, die die Zuschauerinnen und Zuschauer mit umfasst, und in der Auseinandersetzung mit Lesarten und Wissensverfahren, die hinter allen polizeilichen Ermittlungen stehen, verweist *True Detective* schließlich auf sich selbst als intertextuelles Zeichensystem, das Gattungskonventionen und Ordnungsstrukturen nur zum Schein reproduziert, um sie letztlich zu destabilisieren.

»Detective's Curse«: Die Entwicklung der Figuren und des Falls

Streitende Helden

Die Serie *True Detective* lebt von zwei Protagonisten, die unterschiedlicher nicht sein könnten. Rust Cohle, der bis 1994 in Texas als verdeckter Ermittler in der Drogenszene tätig war, wird als sehr belesener, aber verbittert-nihilistischer Einzelgänger eingeführt. Er bewohnt in seinem Haus scheinbar lediglich das Wohnzimmer, wo ein winziger, nur augengroßer Spiegel die einzige Dekoration bildet, und steht der Menschheit an sich sehr skeptisch gegenüber:

---

10 »Diese Gattung widmet sich dem Lüften des Schleiers über den schmutzigen Wahrheiten der Feuchtgebiete, die gar nicht so sehr den Kitzel satanisch-rauschhafter Mordserien zu Tage bringen, sondern vielmehr die Verschwörungen der Erdölindustrie und der Umweltzerstörung.«
11 »Du suchst ein Narrativ, befragst Zeugen. […] Packst Beweisstücke ab, erstellst eine Zeitlinie und konstruierst Tag für Tag eine Geschichte daraus.«

»I think human consciousness was a tragic misstep in evolution. We became too self-aware. Nature created an aspect of nature separate from itself. We are creatures that should not exist by natural law«[12] (S1-E1).

Seine Soziophobie wird vor allem mit einem traumatischen Erlebnis seiner Vergangenheit erklärt: Nachdem seine zweijährige Tochter Sofia bei einem Unfall auf ihrem Dreirad tödlich verunglückte und seine Ehe daraufhin auseinanderbrach, wurde er alkohol- und drogenabhängig und war nach dubiosen dienstlichen Schießereien in einer psychiatrischen Anstalt untergebracht, bevor er Marty Hart in Louisiana als Partner zugeteilt wurde. Dieser bezeichnet sich im Gegensatz zu »Mr. Charisma« Rust als

»just a regular type dude« (S1-E1)

– als ganz gewöhnlicher Familienvater zweier Töchter, der sich aus Gründen der Seelenhygiene gelegentliche Affären erlaubt:

»What you get into working, you can't have the kids around that. So, um, sometimes you got to get your head right. […] I mean, in the end, it's for the good of the family«[13] (S1-E2).

Wie es sich für »hard-boiled detectives« gehört, verbringen die ungleichen Partner einen großen Teil ihrer Zeit mit Meinungsverschiedenheiten und dem Austausch zynischer Kommentare übereinander. Während Rust Marty vorwirft, dass dieser die Augen vor bitteren Realitäten verschließt, nur um die Illusion eines funktionierenden Alltags aufrechtzuerhalten (S1-E6), beschimpft Marty ihn im Gegenzug als arroganten Hochleistungsquerulanten:

»You are like the Michael Jordan of being a son of a bitch«[14] (S1-E4).

Die beiden streiten jedoch nicht nur miteinander, sondern regelmäßig auch über die Themen ihres Alltags. Das Phänomen der Religion beispielsweise hält Rust für ein Virus, das die Synapsen im Gehirn verlangsamt und vor allem eine bildungsferne Unterschicht befällt, woraufhin Marty ihn fragt, ob er von seinem hohen Ross aus bis nach Texas schauen könne (S1-E3). Diese Dialoge dienen der gattungstypischen Charakterisierung der Hauptfiguren ebenso wie der Auflockerung der Handlung im Sinne eines »comic relief«, hindern die beiden aber nicht an einer sehr erfolgreichen Zusammenarbeit im Mordfall Dora Lange.

Die Kommissare folgen 1995 den Hinweisen über Marie Fontenot und stoßen dabei auf zahlreiche weitere Akten vermisster Kinder und Frauen, deren Spuren aber offenbar nie weiterverfolgt wurden. Aus Dora Langes Tagebuch und einer Zeugenaussage entnehmen sie, dass der mutmaßliche Täter von außergewöhnlicher Körpergröße sein muss, ein vernarbtes Gesicht hat, sich auch als »Yellow King« bezeichnet und einen Ort namens »Carcosa« frequentiert. Dieser Ort wird von Dora Langes inhaftiertem Ex-Mann Charlie (Brad Carter) als Treffpunkt reicher Männer beschrieben, die dort satanische Messen feierten und Kinder und Frauen opferten (vgl. S1-E4), wie er von seinem ehemaligen Zellengenossen Reginald »Reggie« Ledoux (Charles Halford), einem Methamphetamin-Produzenten und -Dealer,

---

12   »Ich denke, das menschliche Bewusstsein war ein tragischer Fehltritt in der Evolution. Wir sind uns unserer selbst zu bewusst geworden. Die Natur hat eine Ansicht von Natur geschaffen, die von ihr getrennt ist. Wir sind Kreaturen, die es nach dem Naturgesetz gar nicht geben sollte.

13   »Das, woran du arbeitest, das darf nicht an deine Kinder heran. Und so, ähm, musst du manchmal den Kopf wieder freibekommen. Ich meine, zu guter Letzt ist es zum Wohle der Familie.«

14   »In der Disziplin des Mistkerl-Seins bist du Michael Jordan.«

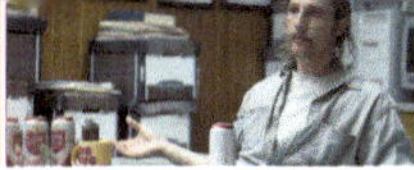

erfahren haben will. Rust schleust sich auf eigene Verantwortung erneut verdeckt in die Drogen- und Bikerszene ein, um dem kontaktscheuen Ledoux näherzukommen; hier, in der 4. Episode (»Who goes there«) wird in der längsten zusammenhängenden Einstellung der Serie, einem sechsminütigen »tracking shot«, die Spannung genau zur Hälfte der Handlung auf einen gewalttätigen Höhepunkt getrieben, bevor Rust und Marty ihren Hauptverdächtigen tatsächlich lokalisieren können. In Episode 5 (»The Secret Fate of All Life«) stellen die Detektive Reggie Ledoux und seinen Cousin DeWall in einem von Sprengfallen umgebenen Versteck, das in einem visuellen »flash-forward« bereits am Ende der 3. Episode (»The Locked Room«) zu sehen gewesen war.

Konflikte der Zeit- und Bedeutungsebenen

Diese Wendung, die scheinbar die Auflösung des Falls mit sich bringt, wird ebenso aus dem Rückblick des Jahres 2012 erzählt wie der Rest der Ermittlungen; hier jedoch rüttelt die Serie durch einander widersprechende Text- und Bildebenen an der bisherigen Glaubwürdigkeit der Erzählung. Wieder beginnt Marty mit dem Bericht, obwohl sein Interview im Jahr 2012 später stattfindet als Rusts. Er betont die Wahrhaftigkeit seiner Version:

»I'll tell it the same way that I told the shooting board and every cop bar between Houston and Biloxi, and you know why the story is always the same 17 years gone? Because it only went down the one way«[15] (S1-E5).

Während Rust und Marty nun in kurzer Schnittfolge 2012 abwechselnd berichten, dass sie sich gerade für einen Ruf nach Verstärkung zurückziehen wollten, als sie von den Ledouxs entdeckt und mit schwerem Geschütz beschossen wurden, wird offenbar, dass mit der Erzählung etwas nicht stimmt: Die Rückblende zu den Bildern von 1995 zeigt die beiden, wie sie sich unbemerkt dem Haus nähern und Reggie Ledoux dort festsetzen können. Als Marty eine weitere Tür öffnet, wird eine zusätzliche Zeitebene eingeschoben, in der er kurz nach dem Fall 1995 vor einem Untersuchungsausschuss aussagt, dass sie sich unter Beschuss zurückziehen mussten.

Durch diesen Kontrast gerät die bisher völlige Glaubwürdigkeit der heterodiegetischen Erzählperspektive durch den Voice-Over ins Wanken, und die Zuschauerinnen und Zuschauer erfahren – gleichsam als Augenzeugen – deutlich mehr als der Untersuchungsausschuss oder Papania und Gilbough. Visuell unterstrichen wird diese Dualität der Erfahrungsebenen noch durch das in dieser Szene von Woody Harrelson getragene Pink-Floyd-T-Shirt, das die Tournee der Band zum Album *The Division Bell* 1994 bewirbt. Sowohl der Titel des Albums als auch das Design aus zwei Gesichtern, die ebenso als ein einziges interpretiert werden können, verstärken den Effekt der hier inszenierten dramatischen Ironie.

In der nun folgenden Sequenz wird der Grund für die Kollision der Kommunikationssysteme deutlich: Nachdem der mit Hakenkreuztätowierungen übersäte Reginald Ledoux dem ihn bewachenden Rust erläutert, dass dieser in Carcosa angekommen sei:

»The black stars rise. [...] You're in Carcosa now. With me. He sees you. [...] Time is a flat circle«[16] (S1-E5),

geht Marty, der offensichtlich hinter der Tür etwas gefunden hat, entschlossen auf Reggie zu und schießt diesem aus nächster Nähe in den Kopf. Der flüchtende DeWall fällt einer seiner eigenen Sprengstofffallen

---

15 »Ich erzähle sie genau so, wie ich sie vor dem Untersuchungsausschuss und in jeder Polizistenkneipe zwischen Houston und Biloxi erzählt habe, und wisst ihr, warum die Geschichte auch nach 17 Jahren immer noch dieselbe ist? Weil sie sich in genau dieser Weise abgespielt hat.«

16 »Die schwarzen Sterne gehen auf. Du bist jetzt in Carcosa. Mit mir. Er sieht dich. Die Zeit ist ein flacher Kreis.«

zum Opfer, und noch bevor Rust erfährt, was Marty zu der Hinrichtung bewogen hat, beschließt er, einen anderen Tathergang zu simulieren. In der nächsten Szene sieht dann auch er – gleichzeitig mit der Fokalisierungsinstanz der Kamera – zwei im Schuppen gefesselte, offensichtlich bereits langfristig ge-quälte und wiederholt vergewaltigte Kinder, von denen eines nicht mehr lebt. Er nimmt die automatische Waffe der Täter und feuert – teils in Zeitlupe – zahlreiche Schüsse in die umliegenden Büsche ab, während eine fünfte hier eingeschobene Zeitebene Rust vor dem Untersuchungsausschuss von 1995 seinen Respekt vor menschlichem Leben beteuern lässt:

> »I can say that I walked away from the experience with a greater respect for the sanctity of human life«[17] (S1-E5).

Das nur mit den Zuschauerinnen und Zuschauern geteilte Wissen um den tatsächlichen Ablauf wird zum Rahmen für eine auch moralische Komplizenschaft, in der die Ermordung Reggie Ledouxs angesichts der grausamen Taten gerechtfertigt erscheint.

Verdächtige und (True) Detective(s)

Im Einklang mit den Stilelementen des »noir« wird der Protagonist Rust nun buchstäblich zum Echo des vermeintlichen Täters: Im April 2012 umrahmt er mit den Worten Reggies ein weiteres selbstrefle-xives Motto der Serie (■ Abb. 19.3):

> »I don't want to know anything anymore. This is a world where nothing is solved. Someone once told me, ›Time is a flat circle‹. Everything we've ever done or will do we're gonna do over and over and over again«[18] (S1-E5).

Diese Zweifel an der Linearität der Zeit werden kurz darauf von Marty aufgegriffen, der beschreibt, wie die Zukunft schon immer hinter ihm zu liegen schien. Von ominösen Klängen eingerahmte Bilder seiner beiden Töchter, die ein Diadem in eine Baumkrone werfen, leiten einen Zeitsprung ins Jahr 2002 ein: Das Diadem verwittert im Zeitraffer, und die ältere Tochter Audrey (Madison Wolfe) ist ein rebel-lischer Teenager geworden. Zu dieser Szene nimmt Marty ein weiteres programmatisches Leitmotiv wieder auf, das er in Episode 4 bereits erklärt hatte: das Phänomen des Fluchs, der Polizisten befällt.

> »You know the detective's curse? Solution was right under my nose, but I was paying attention to the wrong clues?«[19] (S1-E4).

Die indirekte Aufforderung an die Rezipientinnen und Rezipienten – wie in Edgar Allan Poes berühmter Detektivgeschichte »The Purloined Letter« von 1845 –, auch die ganz offensichtlichen Lösungen in Betracht zu ziehen, wird hier nicht nur zu den offensichtlich manipulierten Zeit- und Bedeutungsebenen in Beziehung gesetzt, sondern lenkt die Aufmerksamkeit auf Rust, der sich durch sein Zeit-Zitat als verbaler Doppelgänger des Täters positioniert hat. Der Verdacht Papanias und Gilboughs, dass Rust ein doppeltes Spiel zu spielen scheint, wird von der ersten Folge an durch die Betonung seiner Misanthropie und Gewaltbereitschaft genährt und im Lauf der 2012 stattfindenden Ermittlungen

---

17   »Ich kann sagen, dass ich aus dieser Erfahrung mit einem größeren Respekt vor der Unantastbarkeit menschlichen Lebens hervorgegangen bin.«

18   »Ich will nichts mehr wissen. In dieser Welt wird nichts je aufgelöst. Jemand hat mir mal gesagt, ›die Zeit ist ein flacher Kreis‹. Alles, was wir je getan haben oder tun werden, werden wir immer wieder und wieder tun.«

19   »Kennt ihr den Fluch des Polizisten? Die Lösung war direkt vor meiner Nase, aber ich habe auf die falschen Hinweise geachtet.«

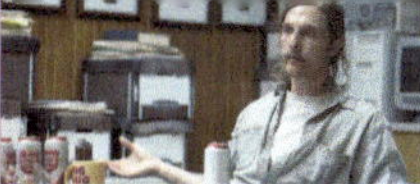

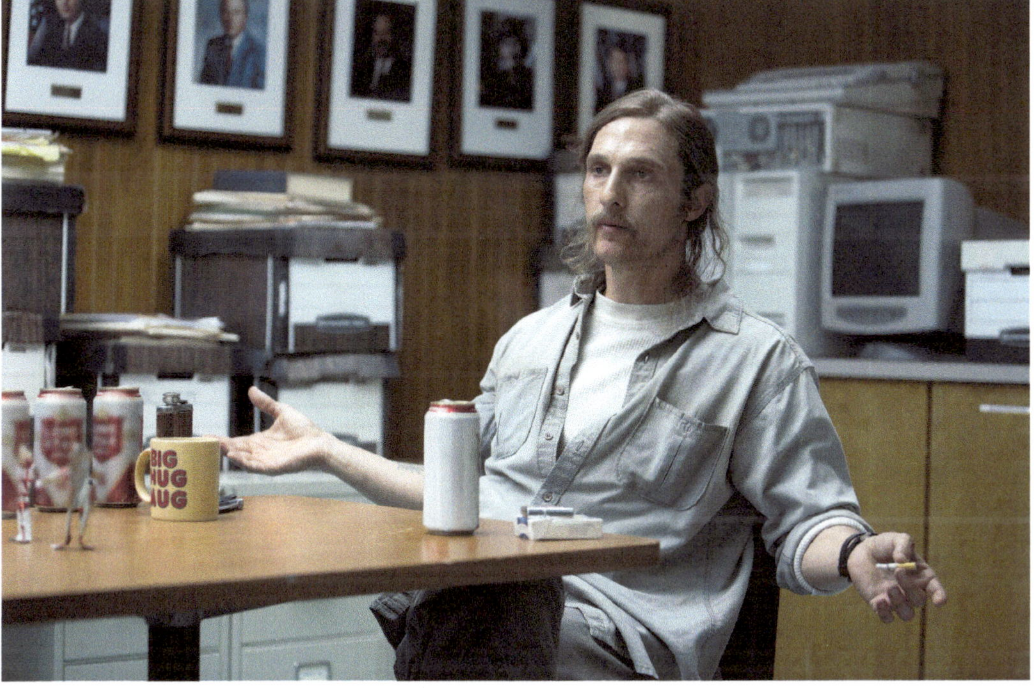

■ **Abb. 19.3** Rust Cohle im Verhör 2012. © HBO. Quelle: Filmbild Fundus Herbert Klemens

weiter vertieft. In Episode 5 zeigen die afro-amerikanischen Detektive Marty Fotos von Rust in der Nähe des jüngsten Tatorts, fragen ihn, ob ihm nicht aufgefallen sei, dass alle Hinweise im Fall Dora Lange von Rust selbst kamen, und lenken somit auch den Verdacht der Zuschauerinnen und Zuschauer auf die charismatische Hauptfigur der Serie.

Spätestens zu diesem Zeitpunkt wird man sich fragen, warum der Titel der Serie im Singular verfasst ist, obgleich doch ein zweiköpfiges Team die Ermittlungen leitet. Wenn es nur einen »true detective« gibt und 2012 ein weiteres Opfer auftauchen konnte, nachdem der Fall bereits gelöst schien, ist dann Rust, der sich mit seinen Erkenntnissen bisher stets einen Schritt voraus bewegt hat, am Ende der heimliche Drahtzieher im Hintergrund? Auf dieser Frage endet die 5. Folge, und der/die Zuschauer/in wird – wie immer im »whodunit« – dazu eingeladen, die im Singular formulierte Titelrolle nun selbst zu spielen.

Hier schließt sich, wie in den zahlreichen Online-Diskussionen zur Serie dokumentiert ist, die naheliegende Frage an, ob es nicht ebenso sein kann, dass die gezielte Verdachtsführung in Richtung Rust vom ebenfalls gewaltbereiten Martin Hart ablenken soll, der bisher auch nicht durch Ehrlichkeit glänzte, eher misogyn auftritt, und dessen Töchter mit Puppen Tatortszenen nachspielen, die den Vergewaltigungen auffällig ähneln (vgl. S1-E2). Abgesehen davon, dass Martys ältere Tochter Audrey zusätzlich in der Grundschule Zeichnungen von Sexualakten anfertigt, in denen die Männer Masken tragen (S1-E3), findet sich in der Küche der Familie Hart überraschenderweise auch eine Zeichnung mit einer Spirale, dem Symbol der Ritualmörder, das auf Dora Langes Leiche zuerst auftauchte, dann von Rust Cohle am Ende der 2. Episode in einem Schwarm auffliegender Vögel gesehen wurde und uns als Narbenzeichen auf Reggie Ledouxs Rücken erneut begegnete. Auch das Diadem, das Audrey gegen den Protest ihrer jüngeren Schwester Maisie (Meghan Wolfe) in die Baumkrone wirft, ähnelt auffällig der Krone, die später in einem Video auf dem Kopf der vermissten Marie Fontenot auftaucht.

Zum Ende der Serie jedoch erweisen sich diese Auffälligkeiten als »red herrings«, also als falsche Fährten und Ablenkungsmanöver: Die Fragen, die sie aufwerfen, werden auch im Finale der Serie nicht vollständig beantwortet.

Die fünf Reiter und Errol Childress

Als im Jahr 2012 nach den Interviews klar wird, dass die Ledoux-Cousins zwar in die Fälle involviert waren, es aber weitere Täter gegeben haben muss, finden Marty und Rust, die sich 2002 in den Trümmern von Martys Ehe endgültig zerstritten hatten, erneut zusammen und nehmen nun gemeinsam außerhalb staatlicher Behörden ihren Fall wieder auf. Sie folgen den Spuren der Holzskulpturen und den Beschreibungen des vernarbten Riesen, den ein Kind 1995 als grünohrig beschrieben hatte. Rust war bereits 1995 aufgefallen, dass die Fälle der Vermissten alle in der Nähe zu Schulen und Sozialeinrichtungen auftraten, die durch den aus Erath stammenden christlich-fundamentalistischen Kirchenfunktionär Billy Lee Tuttle finanziert wurden. Als er sich im selben Jahr bei dem einflussreichen Tuttle, dem Cousin eines Senators, nach den Unterlagen der Schulen erkundigt, wimmelt Tuttle ihn mit dem Hinweis auf überflutete Archive ab (vgl. S1-E6, »Haunted Houses«). In der vorletzten Folge (»After You've Gone«) erzählt Rust Marty dann, dass er 2010 in die Villen Tuttles eingebrochen ist und dort Fotos von Tatorten fand, auf denen Kinder mit Hirschgeweihen und maskierte Männer im Stil des Courir de Mardi Gras zu sehen sind, eines im Süden Louisianas gefeierten Karnevals, bei dem Tiermasken und spitze Kapuzen getragen werden. Ebenso fiel ihm ein Video in die Hände, das die Massenvergewaltigung und Ermordung Marie Fontenots durch fünf maskierte Männer zeigt. Die kurz sichtbar werdende Ikonographie des Grauens erinnert auffällig an ein Foto in Episode 2 (»Seeing Things«), das in der Wohnung von Dora Langes Mutter im Hintergrund zu sehen war und die junge Dora vor fünf maskierten Reitern zeigt.

Dass Reverend Tuttle kurz nach den Einbrüchen an einer Überdosis an Medikamenten zu Tode kam, verstärkt den Verdacht auf weitere Mittäter, und so fehlen neben Reggie Ledoux, DeWall Ledoux und Billy Lee Tuttle noch die Identitäten zweier weiterer maskierter Männer. Rust und Marty machen schließlich eine ehemalige Haushälterin von Billy Lees Vater Sam Tuttle ausfindig, die berichtet, dass dieser zahllose Kinder und Enkelkinder aus außerehelichen Beziehungen hatte. Darunter erinnert sie sich auch an einen im Gesicht vernarbten, von seinem Vater gequälten Enkelsohn namens Childress aus der Familie desselben Sheriffs (Ted Childress), der alle Vermisstenanzeigen wieder gelöscht hatte. Als Rust der alten Dame schließlich Zeichnungen der aus Holz gebundenen »devil nets« zeigt, spricht sie sichtlich aufgewühlt von Carcosa, bevor ihre Nichte die beiden Detektive aus dem Haus wirft.

Zusätzlich zu der Einsicht, dass es sich bei dem Enkel von Sam Tuttle um den seit 1995 gesuchten Mann handeln muss, wird zum Ende der Episode deutlich, dass der von Marty erwähnte »detective's curse,« nach dem die Lösung sich die ganze Zeit in Reichweite befand, auch die Zuschauerinnen und Zuschauer umfasst: Papania und Gilbough fragen einen Mann auf einem Rasentraktor nach dem Weg, den Marty und Rust bereits 1995 (in S1-E3) an einer verlassenen Schule befragt hatten – anders als zuvor jedoch sieht man diesmal seine Körpergröße und seine Narben im Gesicht, als er absteigt und vor dem Hintergrund der spiralförmigen Mähspuren sagt, dass er die gesamte Küste kennt:

»My family's been here a long, long time«[20] (S1-E7).

Während das afro-amerikanische Detektivduo nichts davon wahrnimmt, ist für die Zuschauerinnen und Zuschauer das Rätsel nun gelöst; bereits eine halbe Episode, bevor auch Rust und Marty Errol Childress am Wohnort seines Vaters orten können.

Die letzte Episode der Serie (»Form and Void«) eröffnet dann mit einem Exklusiveinblick in den Alltag des Täters, der nur den Zuschauerinnen und Zuschauern zuteil wird: Errol lebt mit seiner geistig

---

20   »Meine Familie lebt hier schon sehr, sehr lange.«

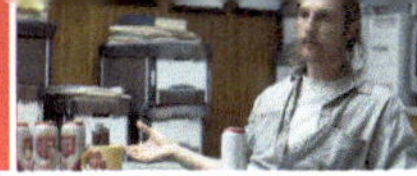

behinderten Halbschwester in inzestuösem Verhältnis in einem Haus voller Unrat und Gerümpel, hat seinen bereits verwesenden Vater mit zugenähten Lippen in einer Hütte an ein Bett gebunden und erklärt, dass er zwar seit Wochen keine Spur mehr hinterlassen habe, seine Himmelfahrt (»ascension«) aber unmittelbar bevorstehe. Dieser Wissensvorsprung erhöht als klassisches Mittel der »suspense« im Sinne Alfred Hitchcocks die Spannung; ein Effekt, der auf der Metaebene der Szene dadurch kommentiert wird, dass auf Childress' Fernsehbildschirm ein Ausschnitt aus Hitchcocks *North by Northwest* zu sehen ist, in dem der von James Mason gespielte Geheimdienstagent dem von ihm Entführten seine Unschuld nicht glaubt:

»Games, must we?«[21]

Exakt in der Hälfte der Folge kommen dann auch Rust und Marty am Aufenthaltsort des Täters an. Der Kreis schließt sich: Rust, der bereits in der ersten Folge synästhetisch den Geschmack von Asche und Aluminium mit dem Täter in Verbindung brachte, erkennt diese Wahrnehmung nun wieder:

»That taste. […] Aluminum, ash. I've tasted it before. […] This is it«[22] (S1-E8).

In der nun folgenden, vorrangig mit »point-of-view-shots« und »over-the-shoulder-shots« operierenden Sequenz aus Rusts Perspektive zieht Errol Childress sich in das Labyrinth einer verlassenen Armee-Festung aus dem 19. Jahrhundert zurück, das wie ein geographisches Abbild seiner mentalen Irrwege anmutet. Zwischen unzähligen Holzgebinden und Überresten seiner Opfer kann er Rust und Marty dann auch mit einem Messer und einer Wurfaxt schwer verletzen, die beiden entkommen dem Tode jedoch knapp durch einen noch rechtzeitig abgegebenen Kopfschuss.

Die verbleibenden zehn Minuten des Finales widmen sich daraufhin der Wiederherstellung der Ordnung im Sinne einer »poetic justice«: In Martys Familie gibt es hoffnungsvolle Signale der Versöhnung, und besonders zwischen Marty und Rust ist nun eine Freundschaft etabliert, die beide aus ihren Krisen hinaustragen kann. Für den Nihilisten Rust zeichnet sich hier die deutlichste Wandlung ab, als er Marty von seiner Nahtoderfahrung in »Carcosa« berichtet, in deren Verlauf er die Liebe seines Vaters und seiner Tochter deutlich spüren konnte und nun weiß, dass diese im Jenseits auf ihn warten. Durch die unter der Dunkelheit des Todes liegende Erfahrungsebene dieser Liebe ändert sich auch seine Perspektive auf die Welt: Während Marty in der letzten Szene unter dem Sternenhimmel mit dem Blick nach oben feststellt, dass die Dunkelheit deutlich mehr Territorium zu besetzen scheint als das Licht, entgegnet Rust:

»Well, once, there was only dark. If you ask me, the light's winning«[23] (S1-E8).

Auf diesem metaphysischen Trost endet die Serie. Natürlich sehen die Detektive frustriert ein, dass sie nicht alle Täter fassen konnten, aber auch dies deutet auf einen größeren Bedeutungszusammenhang hin. Errol Childress mag der letzte überlebende Täter aus der Runde der fünf Reiter gewesen sein; er ist letztlich nur die Manifestation einer viel tiefer liegenden, systemischen Problemstruktur, die sich aus christlichem Fundamentalismus ebenso speist wie aus Voodoo- und Santería-Elementen. Der wahre Schurke, so schreibt Lirette, »lies everywhere and nowhere, among the apparatuses of power that structure life in Louisiana«.[24]

---

21   »Müssen wir wirklich Spiele spielen?«
22   »Dieser Geschmack. Aluminium, Asche. Ich kenne diesen Geschmack. Hier ist es.«
23   »Naja, früher gab es nur die Dunkelheit. Wenn du mich fragst, gewinnt das Licht.«
24   »Der wahre Schurke ist überall und nirgends, zwischen den Apparaturen der Macht, die das Leben in Louisiana strukturieren.«

»Games, must we?« Kulturelle Themen und Intertexte

Wie Brigitte Georgi-Findlay und Stefanie Hellner feststellen, nutzt *True Detective* die Gattungskonventionen des »southern noir«,

> »um den politischen und religiösen Konservatismus der Region zu exponieren und repliziert
> diesen konservativen Diskurs doch gleichzeitig in der Gestaltung der beiden Hauptfiguren«
> (2017, S. 108).

In der Tat wurde *True Detective* vor allem für Pizzolattos Behandlung der Frauenfiguren kritisiert, die entweder als Opfer oder als Dekoration dienen: Außerhalb der Rolle von Leichen, Prostituierten und erotisierten Projektionen haben weibliche Figuren in der Serie kaum eine Bedeutung. Emily Nussbaum schreibt beispielsweise über Martys Frau Maggie, diese sei »an utter nothing-burger, all fuming prettiness with zero insides«.[25] Auch auf dem Gebiet der ethnischen Repräsentation gewinnt die Serie keine Punkte für Differenzierung: Während die beiden weißen Helden den Fall durch Beharrlichkeit, Teamgeist, Fleiß, Kombinationsgabe und Intuition lösen, treten die afro-amerikanischen Detektive durchgehend durch Fehleinschätzungen, Ignoranz und verpasste Gelegenheiten hervor. Auch störten sich zahlreiche Kritikerinnen und Kritiker an der Zuspitzung des Bösen auf einen klischeehaften »southern hillbilly«, dessen Monstrosität durch Entstellung, generationenübergreifenden Inzest und eine im Chaos versinkende Behausung zu einseitig verstärkt wird (vgl. Nussbaum 2014, Georgi-Findlay und Hellner 2017).

Trotz dieser zweifelhaften Implikationen an der Oberfläche zeichnet sich die erste Staffel der Serie *True Detective* durch eine beachtliche Vielschichtigkeit vor allem in der Komplexität ihrer Zeichensysteme aus. Wie der Kreis aus fünf Männern, den Rust Cohle aus Lone-Star-Bierdosen nachbastelt und vor Papania und Gilbough auf dem Tisch platziert, und wie die Spirale, die immer wieder als Leitmotiv auftaucht, dreht sich das stark intern verwobene Zeichensystem zirkulär um sich selbst und mischt in die Auseinandersetzungen mit der postindustriellen, ökologisch strapazierten Landschaft von Louisiana, mit einer verschwindenden amerikanischen Mittelschicht, mit einem doppelbödigen christlichen Fundamentalismus und einer interkulturell angelegten Hybridisierung aus den Traditionen des Voodoo, der Santería und des Mardi Gras eine tiefergehende Reflexion über die Detektiverzählung als solche. Jegliches Wissen um die im Verborgenen zelebrierten Ritualmorde erschließt sich nur durch die vollständige Kombination aller verstreuten Signifikanten und den gleichzeitigen Widerstand gegen falsche Fährten.

Durch die gelegentliche Diskrepanz der Informiertheit zwischen Zuschauer/inne/n und Figuren (in Episode 5 und 8) wird nicht nur der Spannungs- und Unterhaltungseffekt gesteigert: Sie enthält zusätzlich (insbesondere in den Szenen, in denen der narrative Rückblick von den Bildfolgen abweicht) eine Einladung, die Zuverlässigkeit der Erzählinstanz in Zweifel zu ziehen. So erweisen sich Rust und Marty von der Warte des Finales gesehen zwar als durchgängig vertrauenswürdig, sie sind jedoch nicht die letzte Instanz der Wissensfindung. Narrativ gänzlich unerwähnt – für eine Gesamtbewertung der Serie aber unerlässlich – bleiben die zahlreichen rätselhaften Symbole (darunter der Rasenmäher, der in Episode 3 zwischen Marty und Rust als Zeichen für männliche Rivalität und sexuelle Dominanz codiert wird und sich später als auffälligstes Accessoire des Haupttäters erweist) und Wiedererkennungseffekte (die neben Spiralen, Diademen und Masken auch das Bild mit den Blumen einschließen, das in Martys Schlafzimmer in Episode 3 ebenso hängt wie in der psychiatrischen Anstalt in Episode 6, in der später das gerettete Mädchen als Zeugin befragt wird). Diese ungelösten Rätsel werden mit einer in sich bereits historisch verschachtelten intertextuellen Mythologie verwoben, die neben den offensichtlichen Bezügen zu Hitchcock und der »hard-boiled tradition« weitere, deutlich breiter angelegte Bedeutungsdimensionen erschließen lässt.

---

25   »ein komplette Nullnummer, nur schäumende Niedlichkeit ohne jedes Innenleben.«

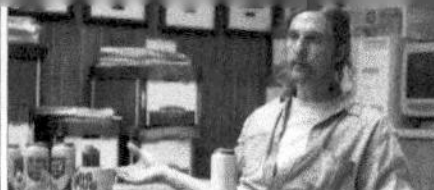

»Far From Any Road«

Eine besonders ausgeprägte semiotische Verdichtung verschiedener intertextueller Bedeutungsebenen findet sich bereits in der Titelsequenz, die von Filmkritikern gern als eigenständiges Kunstwerk bewertet und oft separat mit Auszeichnungen bedacht wird (vgl. Lehmann 2016, S. 50). In 30 nahezu gleichlangen, mindestens doppelt belichteten Einstellungen werden die Konturen der Hauptfiguren mit Landschaftsaufnahmen gefüllt, die zu einem großen Teil aus der Ausstellung *Cancer Alley* des amerikanischen Fotografen Richard Misrach stammen und einen kritischen Blick auf die petrochemische Großindustrie Louisianas werfen. Die Verschmelzung dieser desolaten Geographie mit den Persönlichkeiten der Figuren dient zum einen einer zeitlichen Korrespondenz mit dem Handlungsraum, da die Ausstellung zwar Bilder von 1998 enthielt, aber erst 2012 eröffnet wurde; zum anderen verweist auch sie bereits auf die Vielschichtigkeit der visuellen und narrativen Ebenen, die in dieser Serie übereinanderliegen.

Begleitet wird die Sequenz durch das Lied »Far From Any Road« der »alternative-country«-Band The Handsome Family aus dem Album *The Singing Bones* (2003). Der Liedtext beschreibt eine bedrohliche Situation, in der ein Ich-Erzähler nachts allein in die Wüste der Südstaaten kommt, um einen nur selten für wenige Stunden blühenden Kaktus, vermutlich aus der dornigen Gattung *Selenicereus* oder »Königin der Nacht« zu bewundern:

»From the dusty mesa, her looming shadow grows / Hidden in the branches of the poison creosote / She twines her spines up slowly towards the boiling sun, / And when I touched her skin, my fingers ran with blood. / In the hushing dusk, under a swollen silver moon, / I came walking with the wind to watch the cactus bloom. / And strange hands halted me; the looming shadows danced. / I fell down to the thorny brush and felt a trembling hand. / When the last light warms the rocks and the rattlesnakes unfold, / Mountain cats will come to drag away your bones. / And rise with me forever across the silent sand, / And the stars will be your eyes and the wind will be my hands.«[26]

Hier werden durch Mond, Schatten, verschleppte Knochen, Sterne und Todesgefahr bereits zentrale semantische Themenfelder der Serie eingeführt; die weibliche Codierung der gefährlichen Pflanze nimmt zudem das für »hard-boiled fiction« gattungstypische Element der »femme fatale« vorweg. Zusätzlich verbergen sich im Liedtext zahlreiche Mehrdeutigkeiten, die im Hinblick auf die Symbolik von *True Detective* nicht treffender gewählt sein könnten: Bei »poison creosote« handelt es sich um ein Jochblattgewächs aus dem Südwesten der USA, das schwerste Dürreperioden überleben kann; ein über 11.000 Jahre alter Ring dieser Pflanzen in der Mojave-Wüste wird »King Clone« genannt (vgl. Ernest 1999, S. 139) und gilt als ältestes Lebewesen der Welt. Dieser zirkulär wachsende, gelb blühende »Yellow King« markiert deutlich längere historische Zeiträume als auf Anhieb sichtbar und erinnert an Errol Childress' Feststellung, dass seine Familie bereits sehr lange im Bayou ansässig sei. Hinzu kommt, dass Kreosot auch die Bezeichnung für das (meist kanzerogene) Stoffgemisch ist, das bei der Destillation von Teer entsteht – vor allem in Ölraffinerien wie den hier gezeigten der *Cancer Alley*.

Als sei diese Kohärenz der Bedeutungsebenen nicht bereits markant genug, reflektiert auch hier noch ein weiterer Intertext die zentralen Motive der verschwundenen Kinder und der verwischten Grenzen zwischen Leben und Tod: Der Albumtitel der Band spielt auf ein Märchen der Gebrüder Grimm an, das im französischsprachigen Louisiana zu einem »folk tale« gewandelt wurde, in dem ein

---

26 »Aus dem staubigen Tafelberg wächst ihr dräuender Schatten hervor, verborgen in den Zweigen des giftigen Kreosots [auch: Teeröl]. Sie windet langsam ihre Dornen [auch: Wirbelsäule] zur sengenden Sonne empor, und als ich ihre Haut berührte, waren meine Finger blutüberströmt. In der verstummenden Abenddämmerung unter einem geschwollenen Silbermond kam ich mit dem Wind, um den Kaktus blühen zu sehen. Und fremde Hände hielten mich auf, die aufgetürmten Schatten tanzten, ich fiel in das dornige Gebüsch und fühlte eine zitternde Hand. Wenn das letzte Tageslicht die Felsen wärmt und die Klapperschlangen sich entrollen, werden Bergkatzen kommen, um deine Knochen fortzuschleppen. Und erhebe dich mit mir für immer über den schweigenden Sand, und die Sterne werden deine Augen sein und der Wind wird zu meinen Händen.«

Vater unwissentlich seine eigenen Kinder von seiner Frau als Nahrung vorgesetzt bekommt, bis die vor dem Haus vergrabenen Knochen ein Lied singen, in dem der unfreiwillige Kannibalismus enthüllt wird.

Carcosa and the Yellow King

Auch der Ortsname »Carcosa« ist weit mehr als fiktives Lokalkolorit: Es handelt sich um eine Erfindung des als misanthropisch bekannten amerikanischen Schriftstellers Ambrose Bierce, in dessen Kurzgeschichte »An Inhabitant of Carcosa« (1886) ein Ich-Erzähler auf der Suche nach seiner antiken Heimatstadt durch eine dunkle Landschaft irrt, bis er feststellt, dass alle Einwohner – er selbst eingeschlossen – bereits verstorben sind. Die Assoziation Carcosas mit Tod und Verderben wird durch die atmosphärisch aufgeladene Beschreibung der Umgebung bereits vorausgedeutet:

> »Over all the dismal landscape a canopy of low, lead-colored clouds hung like a visible curse. In all this there were a menace and portent – a hint of evil, an intimation of doom«[27] (Bierce 1974 [1886], S. 533).

Die Bezüge zu den düsteren Bayous, ausgebrannten Kirchen und Festungsruinen in *True Detectives* Louisiana sind hier besonders deutlich. Sowohl der Fundort der Leiche in Erath als auch das Grab des Erzählers in Bierces Carcosa befinden sich unter einem isoliert stehenden Baum, und Rusts Kommentar, dass der Schauplatz eher

»somebody's memory of a town« (S1-E1)

sei als ein materieller Ort sowie der oxymoronische Titel der ersten Episode, »The Long Bright Dark«, verweisen alle auf den Erzähler bei Bierce, der in schwindender Erinnerung an seine Heimatstadt die Dunkelheit der Nacht als taghell erlebt, gleichzeitig aber die Sterne sehen kann (vgl. Bierce 1974 [1886], S. 535).

Zusätzlich zu Carcosa findet sich in Dora Langes Tagebuch der Hinweis auf den »Yellow King«, der eine weitere, in sich selbst metatextuell verschachtelte literarische Ebene öffnet: *The King in Yellow* ist ein 1895 erschienener Kurzgeschichtenzyklus des amerikanischen Schriftstellers Robert W. Chambers. In den ersten vier Erzählungen dieser Sammlung geht es um ein fiktives Theaterstück namens *The King in Yellow*, dessen Lektüre die Leserinnen und Leser in tiefe Verzweiflung stürzt oder gar in den Wahnsinn treibt. Auszüge aus dem Stück finden sich in einzelnen Kurzgeschichten und als ein vorangestelltes Motto:

> »Along the shore the cloud waves break, / The twin suns sink beneath the lake, / The shadows lengthen / In Carcosa. / Strange is the night where black stars rise, / And strange moons circle through the skies / But stranger still is / Lost Carcosa«[28] (Chambers 2010 [1895], S. 2).

Auszüge dieses Textes, als »Cassilda's Lied« aus dem 1. Akt ausgegeben, kommen wörtlich in Dora Langes Tagebuch in Episode 2 vor:

»The twin suns sink beneath the lake, / The shadows lengthen / In Carcosa«;

und auf dem Wendepunkt der Serie, in Episode 5, wiederholt Reginald Ledoux die Worte

---

27 »Über der gesamten trostlosen Landschaft hing ein Baldachin aus niedrigen, bleiernen Wolken wie ein sichtbarer Fluch. In allem war Bedrohung und Vorahnung zu spüren – eine Spur des Bösen, eine Andeutung des Untergangs.«
28 »An der Küste brechen dunkle Wogen/ Die Zwillingssonne hintern See gezogen/ Die Schaffen werden lang/ In Carcosa./ Seltsam die Nacht, da schwarze Sterne scheinen/ Und seltsame Monde am Himmel kreisen/ Doch seltsamer noch ist/ Das verlorene Carcosa.« (Chambers 2014, S. 7).

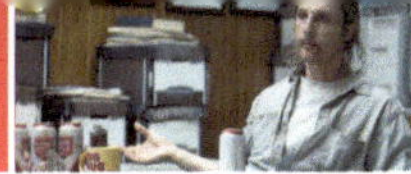

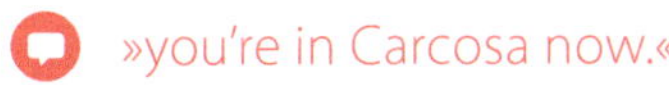 »the black stars rise«

und erklärt Cohle:

»you're in Carcosa now.«

Über diese buchstäblichen Zitate hinaus finden sich in *True Detective* zahllose Passagen und Symbole, die aus dem semiotischen Bezugsrahmen von Chambers' Kurzgeschichten stammen. In der ersten Kurzgeschichte (»The Repairer of Reputations«) berichtet die Erzählerfigur folgendes über den Leseprozess des Theaterstücks *The King in Yellow*:

> »This is the thing that troubles me, for I cannot forget Carcosa where black stars hang in the heavens [...]; and my mind will bear for ever the memory of the Pallid Mask«[29] (Chambers 2010 [1895], S. 4).

Die »bleiche Maske« birgt offensichtliche Bezüge zu den maskierten Tätern (in beiden Staffeln) der Serie, eventuell sogar zu der Gasmaske, in der Reggie Ledoux zum ersten Mal sichtbar wird (Episode 4), aber ebenso zu der mehrdeutigen und erneut programmatisch zu lesenden Aussage des Wanderpredigers Joel Theriot:

»This world is a veil [...] and the face you wear is not your own«[30] (S1-E3).

Ein mit Gold und Diamanten besetztes Diadem spielt eine wichtige Rolle in dieser Kurzgeschichte: Es markiert den treuen Diener des »King in Yellow« und wird nach einer Spiegelszene vom Cousin des Ich-Erzählers in die Luft geworfen: »He tossed the splendid diadem in the air«[31] (Chambers 2010 [1895], S. 21). Sogar der Rasenmäher ist bei Chambers zu finden: »A lawn mower, drawn by a fat white horse, clinked across the green sward«[32] (S. 15). In der Erzählung »In the Court of the Dragon« schließlich sucht die Hauptfigur nach der seelenschädigenden Lektüre des Theaterstücks *The King in Yellow* Schutz und Heilung in einer Kirche, befindet sich aber, wie sie erschreckt feststellen muss, in einer Todesfalle. So wie Rust, der kurz vor seiner Nahtoderfahrung in der Festung von Errol Childress vor einem Altar aus Totenschädeln und »devil nets« durch die Vision eines den Raum auflösenden dunklen Wirbelsturms abgelenkt wird, berichtet der Erzähler bei Chambers kurz vor seinem Tod:

> »The people faded away, the arches, the vaulted roof vanished. I raised my seared eyes to the fathomless glare, and I saw the black stars hanging in the heavens: and the wet winds from the lake of Hali chilled my face. And now, far away, over leagues of tossing cloud-waves, I saw the moon dripping with spray; and beyond, the towers of Carcosa rose behind the moon« (Chambers 2010 [1895], S. 54).[33]

---

29 »Dies ist, was mich beunruhigt, denn ich kann Carcosa nicht vergessen, an dessen Himmel schwarze Sterne hängen [...] und in meinem Geist wird auf ewig die Erinnerung an die Bleiche Maske bleiben.« (Chambers 2014, S. 13).

30 »Diese Welt ist ein Schleier, und das Gesicht, das ihr tragt, ist nicht das eure.«

31 »Er warf das prächtige Diadem in die Luft.« (Chambers 2014, S. 39)

32 »Ein Rasenmäher, gezogen von einem feisten Schimmel, schepperte über die grüne Wiese.« (Chambers 2014, S. 29)

33 »Die Menschen verblassten, die Bögen und das gewölbte Dach verschwanden. Ich hob meinen versengten Blick zu dem ergründlichen Schein, und ich sah die schwarzen Sterne am Himmel hängen, und die feuchten Winde vom See von Hali umfächelten mein Gesicht. Und nun, weit entfernt, Meilen über den aufgewühlten finsteren Wellen, sah ich den Mond, von der Gischt betaut, und jenseits des Mondes erhoben sich die Türme von Carcosa.« (Chambers 2014, S. 95).

Der mythische Raum von Carcosa wird später auch bei zahlreichen weiteren Autoren des 20. und 21. Jahrhunderts aufgegriffen, darunter H. P. Lovecraft, Joseph S. Pulver, Robert Anton Wilson, Allan Willias, John Shirley, James Blish und sogar George R. R. Martin, auf dessen Werken die Fernsehserie *Game of Thrones* basiert (wo Carcosa einen legendären Ort weit östlich von Westeros bezeichnet).

Die Verweise auf die bei Bierce ausgeführte Suche eines über seinen Zustand nicht aufgeklärten Toten einerseits und den Text in Chambers' metafiktionalen Erzählungen, dessen Rezeption in den Wahnsinn führt, warnen hier erneut vor einem zu vertrauensseligen Umgang mit Erzählerfiguren; insbesondere mit solchen, die in der ersten Person berichten. Wenn Chambers' Ich-Erzähler seine Lektüre des gefährlichen Textes einräumt, warnt er nicht nur vor dem Bösen, dem er begegnete: Er entkräftet zudem jede seiner weiteren Aussagen, da nach dieser Lektüre über seinen Geisteszustand keine zuverlässige Einschätzung mehr getroffen werden kann.

So verfährt auch *True Detective:* Neben der diegetischen Auffächerung einer weitverzweigten Verbrechenslandschaft, einer Darstellung des Bösen als sichtbar differentes Monströses und einer gender- und gattungspolitisch konservativen Haltung verweist die Serie durch ihre intertextuelle Einordnung in ein System polyvalenter Zeichen letztlich in spielerischer Weise auf sich selbst als ein solches System. Da ein Großteil der gestreuten Hinweise nicht aufgegriffen oder gar gelöst wird und das Finale allzu plakativ das Böse in seiner Abweichung von sozialen Alltagsnormen darstellt, fühlt man sich selbst nach der »Lektüre« wie Ambrose Bierces Einwohner von Carcosa, der dem Irrtum verfiel, seiner Wahrnehmung vertrauen zu können. Letztlich handelt es sich bei *True Detective* – ganz im Gegenteil dazu, was der Titel zu versprechen scheint – also vor allem um die Würdigung von Mehrdeutigkeit in einer Welt des privilegierten oberflächlichen Ersteindrucks.

Nic Pizzolatto selbst sagt über seine Detektivserie, dass er das Gattungsformat nur als Lockangebot nutzt, um in ihm allgemeine Fragen zur menschlichen Natur zu verhandeln:

»You're going to use the investigation of a crime as the sort of melted cheese in which you smuggle an investigation of the human character«[34] (zitiert in Manly 2014).

Dieser philosophische Horizont ist keinesfalls nur humanistischer Selbstzweck: Im Gegenteil wird mit der Einbettung der Figuren und Narrative in das reichhaltige literarische Erbe der Vereinigten Staaten, und insbesondere in die historischen Traditionen der Fantastik und des American Gothic, eine regional fest verwurzelte Variante der amerikanischen Detektiverzählung geschaffen, die sich selbst ironisch als die »Wahre« etikettiert, während sie zugleich auf ihre eigene, spielerische Unzuverlässigkeit verweist – und damit auch jede andere Lesart für möglich erklärt.

Ausblick

Der enorme Erfolg der von der Kritik hochgelobten ersten Staffel stellte sich für die im Sommer 2015 folgende zweite Staffel nicht ein, obwohl auch hier zahlreiche intertextuelle Bezüge – zum Beispiel zu David Lynchs *Twin Peaks* und den Gemälden Edward Hoppers – die Handlung verdichten. Der korrupte Polizist Ray Velcoro (Colin Farrell), der gelegentlich mit dem durch Frank Semyon (Vince Vaughn) vertretenen organisierten Verbrechen Gefälligkeiten austauscht, muss mit der rebellischen Sheriffs-Detektivin Antigone Bezzerides (Rachel McAdams) und dem Verkehrspolizisten und Kriegsveteranen Paul Woodrugh (Taylor Kitsch) zusammen den Mord am Geschäftsführer der fiktiven Stadt Vinci aufklären. Alle drei Figuren haben traumatische Familienerlebnisse aufzuarbeiten und bewegen sich wieder (ganz der »hard-boiled« Tradition gemäß) in moralischen und juristischen Grauzonen,

---

34 »Man verwendet die Untersuchung eines Verbrechens als eine Art Schmelzkäse, unter dem man den Zuschauern eine Studie des menschlichen Charakters unterschmuggelt.«

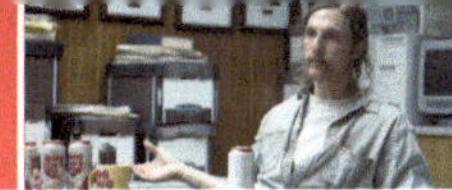

diesmal allerdings mit deutlich weniger Überlebenden und einem zumindest teilweise gestärkten Frauenbild. Die komplett neue Besetzung mit neuen Schauplätzen und neuer Handlung entspricht dem Format der »anthology«, konnte den von der ersten Staffel gesetzten Standards jedoch nicht gerecht werden, und so deutet die auffällige Zurückhaltung des Senders HBO zum Thema derzeit darauf hin, dass es keine dritte Staffel mehr geben wird.

Nach dem Ende der 6. Staffel der Serie *Game of Thrones* im Juni 2016 schrieb Daniel Haas in der *ZEIT*, dass sich durch die Wiederholung der immer gleichen Genealogien und ausufernden Handlungsmuster auch im viel gefeierten »Quality TV« eine Monotonie eingestellt hat, die sich nun selbst überholt: »Die Zeit der großen Serien ist vorbei« (2016, S. 44). Nach gut zwei Jahrzehnten, in denen immer komplexere Fernsehserien über durchschnittlich 65–70 Folgen verfügten, ist diese Diagnose wenig überraschend. Trotz neuer digitaler Zugriffsmöglichkeiten und einem erweiterten Handlungsgedächtnis ist Lebenszeit begrenzt, und in einem immer größer werdenden Angebot aus Serien (aus denen sich auf dem hart umkämpften Markt nur ca. 35 % über eine erste Staffel hinaus behaupten können) ist auch investierte Rezeptionszeit ein kostbares Gut.

Daniel Haas sieht die einzige Hoffnung für Innovation daher allein im kleinen Format; in Vignetten, die, so Haas, »mit ironischer Tonlage […] einen Blick bieten auf unsere Gegenwart« (2016, S. 44). Sollte Haas recht behalten, ist *True Detective* – zumindest durch die erste Staffel – als repräsentativ für diese Tendenz zu werten: Wenn Grenzüberschreitung als Motiv nicht mehr ausreicht, um »transgressive television« zu tragen, bieten sich für die nächste Generation des seriellen Erzählens kurze Formate mit stark verdichteter Handlung und historisch weit gefächerter Symbolik, mit einer intertextuellen Einbettung in eine umfangreiche Gattungsgenealogie und einer selbstironischen Pluralisierung der Bedeutungsebenen als gangbare Alternative an, ohne dabei auf Komplexität verzichten zu müssen.

Literatur

Bertens H, D'haen T (2001) Contemporary American Crime Fiction. Palgrave Macmillan, New York

Bierce A (1974 [1886]) An Inhabitant of Carcosa. In: Clifton Fadiman (Hrsg) The Collected Writings of Ambrose Bierce. Kensington, New York, S 532–535

Browder L (2010) True Crime. In: Nickerson CR (Hrsg) The Cambridge Companion to American Crime Fiction. Cambridge University Press, Cambridge, S 121–134

Chambers R (2010 [1895]) The King in Yellow. Wordsworth Editions, London

Chambers R (2014) Der König in Gelb. Festa, Leipzig

Däwes B, Ganser A, Poppenhagen N (Hrsg) (2015) Transgressive Television: Politics and Crime in 21st-Century American TV Series. Winter, Heidelberg

Damico A, Quay S (2016) 21st-Century Television Dramas: Exploring the New Golden Age. ABC, Santa Barbara

Ernest K (1999) Creosote Bush. In: Mares MA (Hrsg) Encyclopedia of Deserts. U of Oklahoma P, Norman, S 138–40

Georgi-Findlay B, Hellner S (2017) Warum gerade Louisiana? Raum und Region in True Detective. In: Besand A, Arenhövel M, Sanders O (Hrsg) True Detective. Springer, Berlin Heidelberg, S 107–117

Haas D (2016) Fetische des Fernsehens. Die ZEIT 29: 44

Herzog K (2014) Who's in Carcosa Now: A Final Look at the Remaining True Detective Suspects. http://www.vulture.com/2014/03/true-detective-suspects-list-finale.html. Zugegriffen: 9.12.2016

Hughes S (2016) Is True Detective, starring Woody Harrelson and Matthew McConaughey, the best US detective show since The Wire? http://www.independent.co.uk/arts-entertainment/tv/features/southern-discomfort-is-true-detective-starring-woody-harrelson-and-matthew-mcconaughey-the-best-us-9136919.html. Zugegriffen: 9.12.2016

Jahn-Sudmann A, Starre A (2013) Die Experimente des Quality TV: Innovation und Metamedialität in neuen amerikanischen Serien. In: Eichner S et al. (Hrsg) Transnationale Serienkultur: Theorie, Ästhetik, Narration und Rezeption neuer Fernsehserien. Springer, Wiesbaden, S 103–119

Lehmann S (2016) An den Rändern der Serie und des Quality TV. In: Nesselhauf J, Schleich M (Hrsg) Das andere Fernsehen? Eine Bestandsaufnahme des ›Quality Television‹. Transcript, Bielefeld, S 37–59

Lirette C (2014) Something True About Louisiana: HBO's True Detective and the Petrochemical America Aesthetic. https://southernspaces.org/2014/something-true-about-louisiana-hbos-true-detective-and-petrochemical-america-aesthetic. Zugegriffen: 9.12.2016

Manley L (2014) Murder is Just the Start. https://www.nytimes.com/2014/01/12/arts/television/true-detective-on-hbo-stars-woody-harrelson-and-matthew-mcconaughey.html. Zugegriffen: 9.12.2016

McCann S (2010) The Hard-Boiled Novel. In: Nickerson CR (Hrsg) The Cambridge Companion to American Crime Fiction. Cambridge University Press, Cambridge, S 42–57

Mittell J (2015) Complex TV: The Poetics of Contemporary Television Storytelling. New York UP, New York

Moore L (2006) Cracking the Hardboiled Detective: A Critical History from the 1920s to the Present. McFarland, Jefferson, NC

Nussbaum E (2014) Cool Story, Bro: The Shallow Deep Talk of True Detective. http://www.newyorker.com/magazine/2014/03/03/cool-story-bro. Zugegriffen: 9.12.2016

Orr C (2014) True Detective: The Best Show on TV. http://www.theatlantic.com/entertainment/archive/2014/02/-em-true-detective-em-the-best-show-on-tv/283727/. Zugegriffen: 9.12.2016

Pepper A (2010) The American Roman Noir. In: Nickerson CR (Hrsg) The Cambridge Companion to American Crime Fiction. Cambridge University Press, Cambridge, S 58–71

Pizzolatto N (2010) Galveston. Scribner, New York

Silman A, Sellers J (2014) A Handy Glossary of True Detective Names, Places, and Things. www.vulture.com/2014/03/true-detective-glossary.html. Zugegriffen: 9.12.2016

Thompson R (1996) Television's Second Golden Age: From Hill Street Blues to ER. Continuum, New York

Weinreb M (2015) ›True Detective‹ and the Shady History of California Noir. http://www.rollingstone.com/tv/news/true-detective-and-the-shady-history-of-california-noir-20150622. Zugegriffen: 9.12.2016

Originaltitel	True Detective
Land	Vereinigte Staaten
Erstausstrahlung / Laufzeit	Januar 2014 / bis August 2015
Sender	HBO
Anzahl der Staffeln	2
Idee	Nic Pizzolatto
Regie	Cary Joji Fukunaga (Staffel 1), Diverse (Staffel 2)
Hauptdarsteller*innen	Woody Harrelson, Matthew McConaughey, Michelle Monaghan (Staffel 1); Colin Farrell, Rachel McAdams, Taylor Kitsch, Vince Vaughn (Staffel 2)
Verfügbarkeit	DVD auf Deutsch und Englisch erhältlich

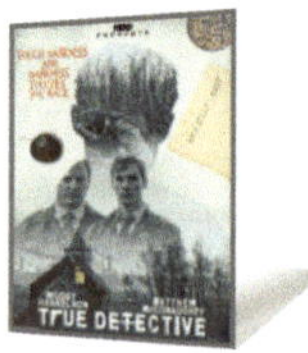

Jana Nittel, Heinz-Peter Preußer

Mobile Sherlock. Transmediale Vernetzung als Erzählkonzept der Post-Postmoderne

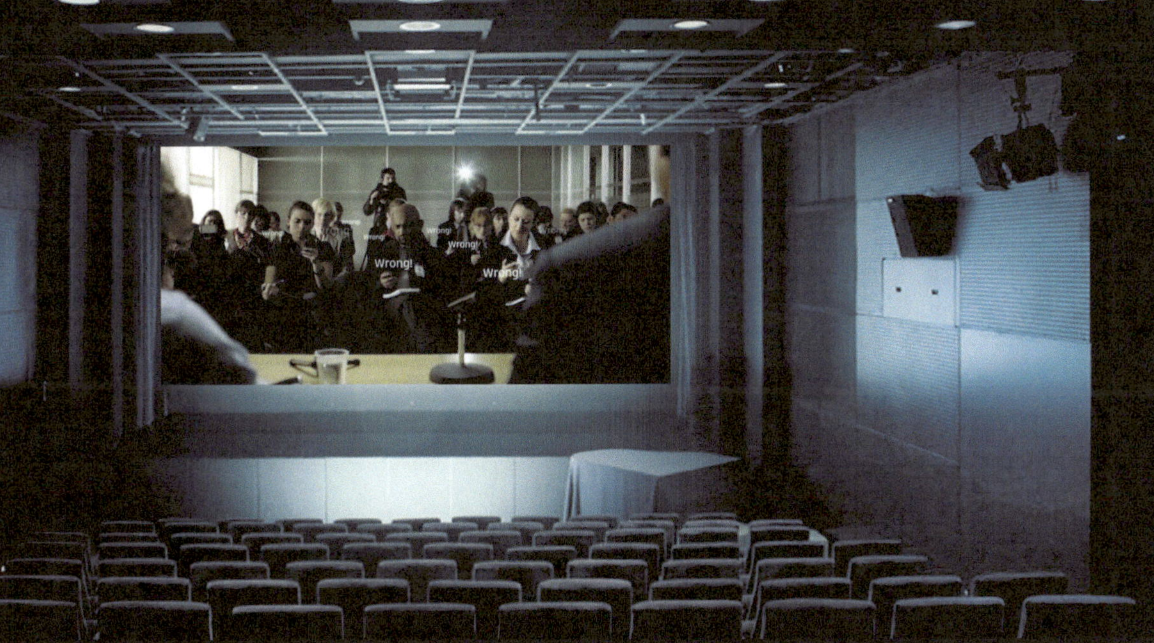

T. Storck, S. Taubner (Hrsg.), *Von Game of Thrones bis The Walking Dead*,
DOI 10.1007/978-3-662-53689-6_20, © Springer-Verlag GmbH Deutschland 2017

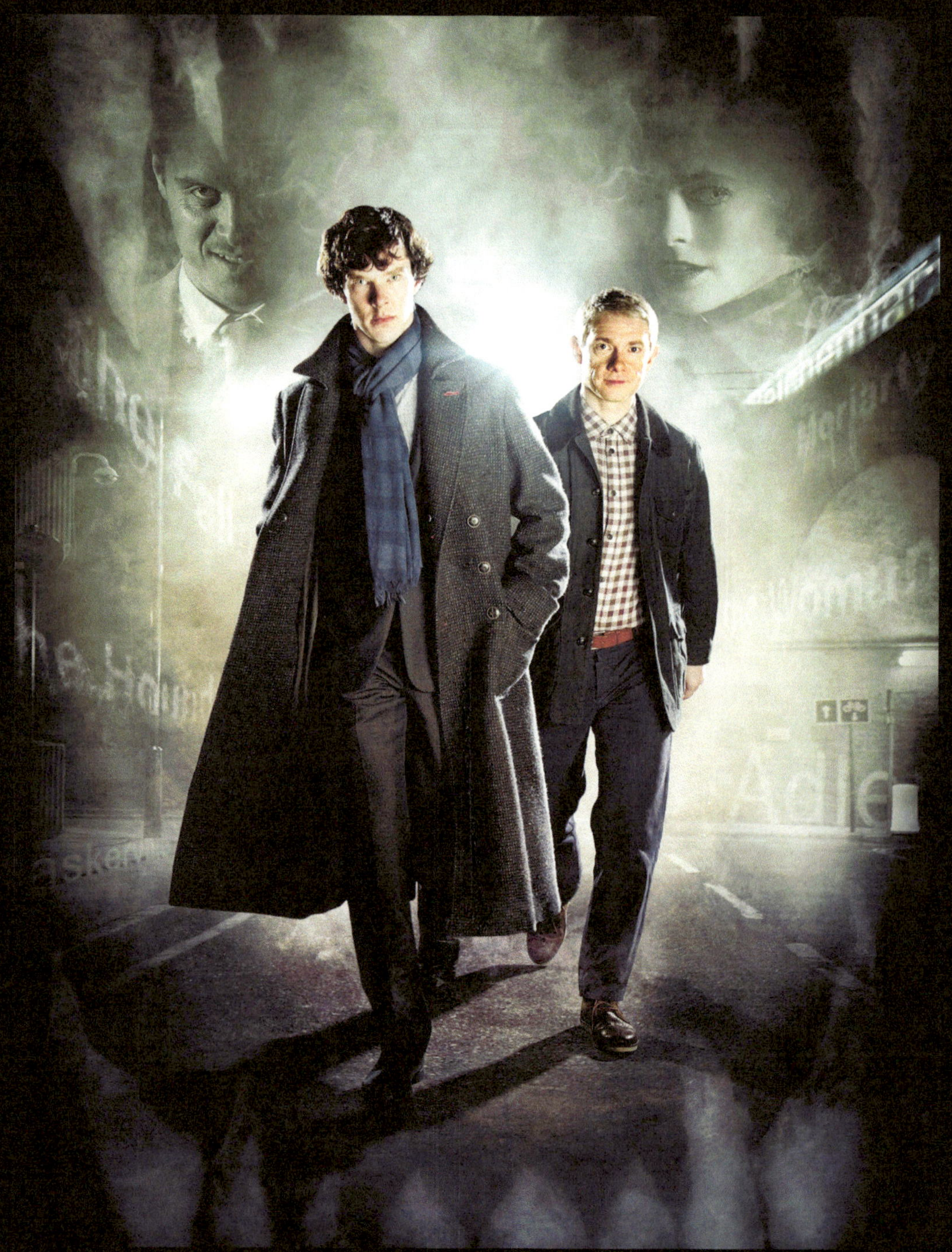

DVD-Cover *Sherlock*, Staffel 2.
© BBC. Quelle: Filmbild Fundus Herbert Klemens

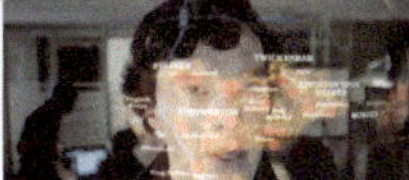

Sherlock

Einführung: Die transmediale Welt des Sherlock Holmes

»The Series as formula is a reflection of our life pattern«[1]
(Tudor Oltean).

Seit die fiktive Figur Sherlock Holmes (▣ Abb. 20.1) als »consulting detective« oder Privatermittler erstmalig in aufeinander folgenden Episoden des Romans *A Study in Scarlet* (Eine Studie in Scharlachrot) im Strand Magazine 1887 in Erscheinung trat, werden Sir Arthur Conan Doyles Kriminalerzählungen, die dem Subgenre der analytischen oder klassischen Kriminalgeschichte zuzuordnen sind, von einem globalen Publikum geschätzt. Insgesamt vier Romane und 56 Kurzgeschichten zählen zum kanonischen Werk. Der britische Arzt und Schriftsteller Sir Arthur Conan Doyle (1859–1930), dessen Begeisterung für die technologischen Fortschritte seiner Zeit sich beständig in seinem literarischen Schaffen widerspiegelt, hinterließ zum Zeitpunkt seines Todes im Jahre 1930 ein äußerst umfang- wie auch facettenreiches Oeuvre. Zusätzlich zum Sherlock-Holmes-Geschichtenzyklus (Doyle 1971, 1973) kreierte er Theaterstücke, Lyrik, Sachbücher, Liebesromane, historische Romane und Science Fiction. Die Figur des Professor Challenger aus seinem Roman *Die Vergessene Welt* (1912; Doyle 1979) ist leider weit weniger bekannt als Sherlock Holmes, obwohl die Narration mehrfach verfilmt wurde (nach der neueren und direkten Vorlage von Michael Crichton prominent von Steven Spielberg: *Jurassic Park*, USA 1993).

Als epistemologischem Detektiv wird der Figur Holmes eine deduktiv-kriminalanalytische Methode zugeschrieben. Die in seinen Romanen vorgeführte, grundsätzlich wissenschaftlich orientierte Verfahrensweise der Kriminalistik soll den Polizeimethoden und dem Erkenntnisstand der forensischen Medizin ihrer Zeit weit voraus gewesen sein und deren Weiterentwicklung maßgeblich beeinflusst haben, behauptet der Dokumentarfilm *How Sherlock Changed the World* (2013). Sherlock Holmes' erstaunliche Popularität, die bereits zu Doyles Lebzeiten zu vielfältigen Adaptionen in Europa und in den USA führte, wurde nicht nur durch den beständig wachsenden Korpus der nichtkanonischen Sherlock-Holmes-Geschichten – sowie diverser fiktiver Biografien, Parodien, Pastiches, Chroniken seines Lebens oder Londons zu Zeiten von Sherlock Holmes – vorangetrieben, sondern vor allem durch den mühelosen Transfer der literarischen Vorlage in andere Genre- und Medienformate, kanonisch wie nichtkanonisch: in Theaterstücken, in Radiohörspielen, in Hörbüchern, in Film- und Fernsehproduktionen, in Animationsserien, in Graphic Novels sowie Comics und in Computer Games. Sie alle konstituieren 2016 die transmediale Welt des Sherlock Holmes.

Unzählige Referenzen zu den Gegenspielern, Sherlock Holmes und Professor James Moriarty, in der Popkultur und in populärkulturellen Artefakten, sei es in der SF-Serie *Star Trek – The Next Generation,* Episode 138, »Ship in a Bottle«, in der Moriarty sein auf dem Holodeck projiziertes Selbst zu manifestieren versucht (Axiom: »A deadline has a wonderful way of concentrating the mind«)[2] oder aus jüngster Vergangenheit, in den Serien *House, M. D.* (David Shore, 2004–2012, 8 Staffeln), *CSI* (Anthony E. Zuiker, 2000–2015, 15 Staffeln) und *The Mentalist* (Bruno Heller, 2008–2015, 7 Staffeln), verweisen ebenso auf die mythischen Qualitäten der Figur wie auf deren Fähigkeiten zur intermedialen

---

1   »Das formelhafte, sich stets wiederholende Wesen der Serie spiegelt unsere Lebensmuster.«
2   »Eine Frist beflügelt den Geist in wahrlich bemerkenswerter Weise.«

Verbreitung (vgl. Eder 2008, S. 13). So eröffnet jeder Medienwechsel oder -transfer (insbesondere von der Schrift zu audiovisuellen Darstellungen) bemerkenswert viele Optionen, die global vertraute Ikonografie des Meisterdetektivs, die Stephen Knight als die traditionelle Sherlock-Holmes-Darstellung bezeichnet, zu formen und umzugestalten:

»[The] deerstalker hat, a checked Inverness cape, large curved pipe and a magnifying glass«[3] (Knight 1981, S. 368).

Die Jagdkappe sowie eine lange Pfeife, alternativ gern auch eine Meerschaumpfeife, werden nicht explizit in den kanonischen Geschichten erwähnt und spielen in Sidney Edward Pagets Illustrationen, die eine nicht unbeträchtliche Anzahl der publizierten Erzählungen komplementierten, nur eine untergeordnete Rolle. Diese Gegenstände wurden aber vom US-amerikanischen Schauspieler, Dramatiker und Produzenten William Hooker Gillette (1853–1937) aufgenommen, der Holmes in England und Amerika in den Jahren 1899 zwischen und 1935 mehr als 1300 Mal auf der Bühne verkörperte (Cullen und Wilmeth 2008, S. 16). Gillette verfasste zudem, gemeinsam mit Arthur Conan Doyle, das Bühnenstück *Sherlock Holmes: A Drama in Four Acts.* Unter Gillettes Ägide landet Holmes im vierten Akt in den Armen einer Frau (»Your faculty of observation is – is somewhat remarkable, Miss Faulkner – and your deduction is quite correct! I suppose … indeed I know … that I love you«[4]; Gillette 1899 in Cullen and Wilmeth, S. 272): deutlich eine konträre Entwicklung im Vergleich zu den ursprünglichen Persönlichkeitsmerkmalen des Privatermittlers, die Doyle standardisierte und zu denen Distanziertheit, ein extrem ausgeprägter Individualismus und Arroganz gehörte, also Merkmale, die ebenfalls in den drei Franchiseunternehmen, die seit 2000 entstanden sind, erneut hervorgehoben werden. Für den 1916 entstandenen Stummfilm *Sherlock Holmes* (Regie: Arthur Berthelet) schrieb Gillette das Drehbuch und spielte die Hauptrolle.

Laut Guinness-Buch der Rekorde[5] (2012) wurde die Figur Sherlock Holmes von 75 Schauspielern, einschließlich Sir Christopher Lee, Charlton Heston, Peter O'Toole, Christopher Plummer, Peter Cook, Roger Moore, John Cleese, Jeremy Brett, Benedict Cumberbatch und Robert Downey Jr., in 254 Film- und Fernsehproduktionen verkörpert und zählt damit, gefolgt von *Dracula* und *Hamlet,* zu den am häufigsten auf der Leinwand gezeigten literarischen Figuren. Lad Panek (1987, S. 95) schreibt in diesem Zusammenhang:

»The stories have been plagiarized, parodied, burlesqued, updated, and rewritten so many times [that] the originals have disappeared, smothered by their progeny«,[6]

---

oder anders formuliert:

»The Holmes stories have become public domain in more ways than one«.[7]

Doyles Entscheidung, seine Figur 1903/04 nach deren vermeintlichem Tod in den Reichenbach-Wasserfällen wieder auferstehen zu lassen, wird häufig als Reaktion auf den Druck der Öffentlichkeit

---

3   »Ein Deerstalker-Hut, einen karierten Inverness-Umhang, eine Meerschaumpfeife und ein Vergrößerungsglas.«

4   »Ihre Beobachtungsgabe ist, gelinde gesagt, außergewöhnlich, Miss Faulkner – und Ihre Schlussfolgerung ebenso korrekt. Ich vermute … in der Tat, ich bin mir sicher …, dass ich Sie liebe.«

5   http://www.guinnessworldrecords.com/news/2012/5/sherlock-holmes-awarded-title-for-most-portrayed-literary-human-character-in-film-tv-41743/

6   »Die Geschichten wurden so oft plagiiert, parodiert, in eine Burleske verwandelt, aktualisiert und umgeschrieben, dass die ursprünglichen Erzählungen verschwunden sind. Sie wurden von den nachkommenden Geschichten förmlich erstickt.«

7   »Die Sherlock Holmes Geschichten werden in mehrfacher Hinsicht als öffentliches Gut betrachtet.«

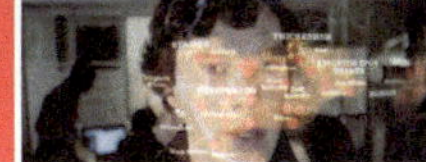

rezipiert. Folgt man dieser Version, so zeigt dies, wie aktiv seine ZeitgenossInnen und Generationen von Holmes-Enthusiasten Doyles literarisches Schaffen beeinflussten. Man könnte sie als »prosumptive practices« – mit einem Neologismus, der die Vernetzung von Konsum- oder Rezeptionspraktiken und Produktionspraktiken medialer Texte hervorhebt – beschreiben und im Kontext des transmedialen Erzählens (vgl. Kelleter 2012) mit der Textproduktion vergleichen, wie sie auf virtuellen Fannetzwerkseiten, etwa dem Sherlock Holmes Wiki[8], zu studieren ist:

> »[a] database for all aspects of Sherlock Holmes, including the original stories by Sir Arthur Conan Doyle, characters, movies, television shows and other spinoffs«[9]

und – eben auch – Fan-Fiction.

Die Figur im neuen Jahrtausend

Doch auch in der konventionellen Filmproduktion verschieben sich Figurenzeichnung und Thematik dieser klassischen Detektivgeschichten bereits zur Jahrtausendwende nachdrücklich. Neben dem Film *Das Geheimnis des verborgenen Tempels*, eine britische und US-amerikanische Koproduktion, die in Großbritannien 1985 unter dem Titel *Young Sherlock Holmes and the Pyramid of Fear* ausgestrahlt wurde und eine Begegnung von Holmes und Watson im Jugendalter thematisiert, werden die Lebensphasen der fiktiven Figur Holmes in zwei weiteren Spinoff-Produktionen verhandelt. *Sherlock: A Case of Evil* (2002), unter der Regie von Graham Theakston, stellt, neben der Verfilmung *Sherlock Holmes and the Case of the Silk Stocking* (2004), Verbindungen zu psychoanalytischen Konzepten her. So fokussiert der Handlungsablauf auf die Figur des jugendlichen, hormongesteuerten Holmes, der verzweifelt versucht, zum einen sich an Moriarty für dessen missglückten Mordversuch an seinem Bruder Mycroft zu rächen und zum anderen, seine beständig wiederkehrenden Alpträume zu überwinden, die ihn quälen, seit er den besagten Mordversuch als Kind miterleben musste: Die ungelöste »Backstorywound« dient als Motivation, den um vieles älteren Moriarty zu töten und gleichzeitig dessen neueste Transaktion, den florierenden Handel mit Heroin im viktorianischen London, zu unterbinden. Nur nach Überwindung dieses Konflikts kann der adoleszente Holmes seine erfolgreiche professionelle Karriere beginnen.

Im Dezember 2015 erwartete das deutsche Kinopublikum den verzögerten Start einer weiteren Verkörperung des Meisterdetektivs. In *Mr. Holmes* (Regie: Bill Condon, 2015) stellt Ian McKellen einen bereits 93-jährigen und unter altersbedingten Demenzerscheinungen leidenden Holmes dar, der seinen Ruhestand aufgibt, um einen ungelösten Fall wiederaufzunehmen und damit die Konsequenzen seines Handels zu hinterfragen. Die bereits in Doyles Erzählungen angelegte Suchttendenzen der Figur, zunächst eine Kokainabhängigkeit, um der Banalität des Alltags zu entkommen, stehen gleichfalls im Zentrum der Handlung des 1974 erschienenen Pastiche-Romans des US-amerikanischen Autors Nicholas Meyer mit dem Titel *The Seven-Per-Cent Solution: Being a Reprint from the Reminiscences of John H. Watson, M. D.* Bereits 1976 mit dem gleichen Titel verfilmt, erschien der Roman im März 2016 auch als Graphic Novel *The Seven-Per-Cent-Solution: The Astounding Joint Adventure of Sherlock Holmes and Sigmund Freud*, adaptiert von David und Scott Tipton. Die kanonischen Erzählungen werden hier in Form einer Beichte des hochbetagten Watson zu literarischen Fälschungen erklärt, welche die wahren Ereignisse im Leben Sherlocks Holmes, also seine ungezügelte Kokainabhängigkeit, die die

---

8 http://bakerstreet.wikia.com/wiki/Sherlock_Holmes. Vgl. auch: http://de.sherlockholmes.wikia.com/wiki/Sherlock_Holmes_Wiki sowie https://en.wikipedia.org/wiki/Sherlock_Holmes

9 »eine Datenbank, die alle Informationen zu Sherlock Holmes anbietet, einschließlich der ursprünglichen Erzählungen des britischen Autors Sir Arthur Conan Doyle, Figuren, Verfilmungen, TV-Serien und andere Spin-offs.«

Unterdrückung jeglicher emotionaler Regungen kompensieren soll – und die in Wien durchgeführte Untersuchung zu den Ursachen des Drogenmissbrauchs durch Sigmund Freud vor der Öffentlichkeit zu verbergen suchten. Zwar gelingt es den drei Hauptprotagonisten (Watson, Freud, Holmes), ein Komplott zur Finanzierung eines Weltkrieges aufzudecken, doch eine erfolgreiche Suchttherapie ist nach derzeitigem wissenschaftlichem Erkenntnisstand unmöglich. Im hypnotisierten Zustand legt Holmes seinem Therapeuten die traumatischen Umstände dar, unter welchen er den Tod seiner Mutter als Kind mitansehen musste. Der Vater erschießt im Affekt seine Frau, die er mit ihrem Liebhaber, Professor Moriarty, dem Mathematiklehrer des Sohnes, »in flagrante delicto« ertappt. So ergeben sich Rückschlüsse auf des Meisterdetektivs Abneigung zum weiblichen Geschlecht *per se* – sowie seinen übertragenen Hass auf den Erzfeind.

Zur Komplexität der Figurenzeichnung und ihrer Nähe zur Methode der »Seelenzergliederung« trägt auch Michael Shepherds Essay »Sherlock Holmes and the Case of Dr. Freud« (1985) bei, in Deutschland unter dem Titel »Sherlock Holmes und der Fall Sigmund Freud« 1986 erschienen. Er »beleuchtet die Gemeinsamkeiten zwischen der kriminalistischen Deduktion des Meisterdetektivs und der Methode der Psychoanalyse« (Anonymus o. J.). Das 1978 erschienene Werk *Der letzte Sherlock Holmes-Roman* des britischen Autors Michael Dibdin greift die Idee auf, dass Holmes unter einer Persönlichkeitsspaltung leidet und sein *Alter Ego* nicht nur die grausamen Morde, die bis dato Jack the Ripper zugeschrieben wurden, zu verantworten hat, sondern gleichfalls als »Napoleon des Verbrechens« agiert. Die narrative Dualität beider zentralen Gegenspieler einer analytischen Kriminalgeschichte wird so zum psychopathologischen Phänomen umgewandelt. Diese Figurenentwicklung ist auch in *Sherlock* angelegt.

»Sherlockmania« durch Franchiseunternehmungen und Digitalisierung

Seit 2000 sind es primär die TV- und Filmproduktionen drei unterschiedlicher Franchiseunternehmungen, die der Figur Sherlock Holmes zu einer beispiellosen Popularität verhalfen und weltweit zu einer neuen, generationsübergreifenden »Sherlockmania« führten. *Elementary* (4 Staffeln, seit 2012, Länge: je 42 Minuten) ist eine US-amerikanische Krimiserie von Robert Doherty, welche die Handlungsabläufe analog zu *Sherlock* (BBC) in die heutige Zeit, wenn auch nach New York City verlegt. Sherlock Holmes (Jonny Lee Miller, populär durch seine Darstellung des heroinabhängigen »Sick Boy« in Danny Boyles *Trainspotting*, GB 1996) verlässt nach dem angeblichen Tod seiner Freundin Irene Adler London, um sich in New York City von seiner Heroinabhängigkeit und seiner traumatischen Vergangenheit zu befreien. Zunächst als Entzugsberaterin, »Sober Companion« oder auch »Sobriety Buddy«, und ab Staffel 3 als unabhängige und gleichberechtigte Privatermittlerin, steht Dr. Joan Watson (Lucy Liu), eine ehemalige Chirurgin, ihm zur Seite. Beide unterstützen das NYPD bei der Aufklärung von Straftaten, eine Aufgabe, der Holmes vor seinem ersten Zusammenbruch bereits in London im Rahmen seiner Zusammenarbeit mit Scotland Yard nachgegangen ist. Stark kontrastierend zu tradierten Darstellungen, wird Holmes hier als heterosexuell aktiver Mann entworfen, gern auch mit zwei Frauen und mit stets wechselnden Partnerinnen. Die nächtlichen Aktivitäten dienen der »körperlichen Erholung« als Ausgleich zu seinen deduktiven Höhenflügen. Die Fragilität der Figur, verstärkt durch dessen voranschreitende Emotionalisierung (Holmes/Watson) und die intrigante Rückkehr Irene Adlers alias Jamie Moriarty, die zur Unterweltchefin *par excellence* mutiert, führt am Ende der dritten Staffel zu einem Rückfall in die Heroinsucht, mit deren Ursachen und Konsequenzen sich die ersten Episoden der vierten Staffel auseinandersetzen.

2009 und 2011 übernahm Robert Downey Jr. die Rolle des Privatermittlers in den genrehybriden Filmproduktionen *Sherlock Holmes* (GB, USA 2009) und *Sherlock Holmes: A Game of Shadows* (GB, USA 2011), die unter der Regie von Guy Ritchie entstanden. Galt es im ersten Film noch, den rituellen Serienmörder, Lord Blackwood, im viktorianischen London um 1891 daran zu hindern, einen Anschlag auf die britische Regierung und das Parlament durchzuführen, bei dem alle Anwesenden analog zur fehlgeschlagenen Pulververschwörung (engl. »Gunpowder Plot«, 1605) durch den Einsatz des Giftgases Zyanid umgekommen wären, treffen Holmes und Dr. John Watson (Jude Law) in dem Sequel *Spiel im Schatten* direkt auf Professor Moriarty und seine Bemühungen um Weltherrschaft. Sherlock Holmes, muskulös, furchtlos und stets in Bewegung, demonstriert trotz der ungewohnten physischen Attribute weiterhin seine kognitive Überlegenheit und deduktiven Meisterleistungen in Zeitlupenbildern, die den ZuschauerInnen seine Denkprozesse visualisieren. Die historisierenden Rückbezüge auf die voranschreitende Technologisierung der Kommunikations- und Datenübertragung sowie -verarbeitung sind zentrale Elemente der Handlungsebene. Der Erzähler Dr. John Watson tippt seine Erinnerungen vor Beginn der Analepse, der Geschichte der Verbrechensaufklärung, die sich elliptisch wiederholt, auf einer mechanischen Schreibmaschine. Im weiteren Verlauf kommen Dioramen, Telegrafen und Grammofone zum Einsatz. Der beiden Handlungen zugrunde liegende Urkonflikt zwischen Moriarty und Holmes wird sinnbildlich mittels Daumenkino, einem Vorläufer der kinematografischen Projektion, als Parabel vom Fischer und dem Fisch angedeutet. Medialität avanciert somit zu einem thematischen Schwerpunkt beider Verfilmungen.

Diese Tendenz kulminiert aber erst in *Sherlock* (vgl. Opp 2016, S. 143 f., 154). Die britische Produktion (seit 2010; Idee: Steven Moffat und Mark Gatiss), die dem Genre der Kriminal-Fernsehserien zuzuordnen ist, umfasst neun in sich geschlossene Folgen (Länge: je 90 Minuten), die in drei Staffeln produziert wurden. Zu Weihnachten 2013 folgte die *Sherlock*-Mini-Episode *Many Happy Returns*, die als Prequel zur im Januar 2014 ausgestrahlten ersten Folge der dritten Staffel *The Empty Hearse (Der leere Sarg)* online gestellt wurde. Zu Beginn des Jahres 2016 sah man im TV eine 90-minütige Sonderfolge mit dem Titel *Die Abominable Bride (Die Braut des Grauens)*. Eine vierte Staffel wird bereits produziert und soll im Januar 2017 ihre Premiere erleben. *Sherlock*, als das dritte Franchise, welches sich auf die Abenteuer des Londoner Detektivs konzentriert, ist als die kommerziell erfolgreichste Produktion zu bezeichnen. Es erhielt seit der Erstausstrahlung der ersten Folge wachsende kritische Anerkennung, die sich in den zahlreichen Rezensionen der deutschen und internationalen Presse und in diversen Auszeichnungen und Nominierungen in unterschiedlichen Kategorien widerspiegelt (u. a. Golden Globe Nominierung 2013, Primetime Emmy 2011, 2012 und 2014, sowie BAFTA 2011 und 2012).

Auch in akademischen Kreisen fand die Serie große Beachtung. In jüngst erschienen englisch- wie auch deutschsprachigen Aufsätzen und Sammelbänden (u. a. Porter 2012, 2016; Stein und Busse 2012; Farghaly 2015) werden Themenfelder, Figurenkonstellationen, Darstellungsformen und transmediale Fan-Fiction aus unterschiedlichen wissenschaftlichen Perspektiven eingehend beleuchtet. 2011 widmete sich ein Londoner Symposium (UCL) mit dem Titel *New Directions in Sherlock – Sherlock Holmes: Past and Present* der Serie als einem »globalen Phänomen«. »Erzählen« und »Imaginieren« avancieren mit *Sherlock* im post-digitalen Zeitalter zum transmedialen Erzählen auf unterschiedlichen Plattformen der Webpräsenz, Twitter Feeds[10] und sozialen Netzwerke. John, Sherlock und Molly Hooper[11] unterhalten persönliche Webseiten, die auch von Fans und Zuschauern abgerufen werden können. John (Boswell-Blogger) schreibt tägliche Berichte/Chroniken in Form von Blogeinträgen (vgl. »The personal Blog of Dr. John Watson«[12]). Sherlock kommuniziert ausführlich online seine gefeierte wissenschaftliche Methode zur Verbrechensbekämpfung auf »The Science of Deduction«[13], über die potenzielle Auftraggeber ihn ebenfalls erreichen können. All das verbindet die Serie organisch mit den teils herkömmlichen »Fällen«, die auf Doyle zurückführen.

Die Idee zur Aktualisierung der Sherlock-Holmes-Erzählungen, deren Handlung ursprünglich im 19. Jahrhundert angesiedelt war, entstand, wie die Autoren Steven Moffat und Mark Gatiss häufig zitiert

---

10 Vgl. https://twitter.com/thewhiphand
11 Vgl. http://www.mollyhooper.co.uk/
12 Vgl. http://www.johnwatsonblog.co.uk/
13 Vgl. http://www.thescienceofdeduction.co.uk/

werden (Tribe 2015, S. 6, 31; Frankel 2014; Boström 2015), auf den unzähligen Zugfahrten zwischen Cardiff und London, die sie notwendigerweise im Rahmen ihrer Tätigkeit für das *Dr.-Who*-Franchise absolvieren mussten (Adams 2014, S. 2). Wie die Produzenten betonen, wollten sie einen Detektiv für das 21. Jahrhundert kreieren, die Narration aus der Hochzeit der Modernität in die Postmoderne transferieren – eine Zeit der mediatisierten Welt, wie die Medientheoretiker Marshall McLuhan (1911–1980) und Robert K. Logan schreiben. Letzterer spricht gar von einem fünften Zeitalter der Kommunikation: dasjenige der digital interaktiven oder kurz Neuen Medien (vgl. Logan 2010). Das tempogeladene kosmopolitische London der digitalen Ära wird im beständigen Fluss gezeigt, filmtechnisch umgesetzt in blitzartigen Beschleunigungsmomenten der elliptischen Zeitraffung – bereits in der Titelsequenz: und wiederholt in zahlreichen Einzelsequenzen der Episoden, auf die im Folgenden detailliert eingegangen wird.

Die Episoden – Übersicht

- A Study in Pink (Ein Fall von Pink) (S1-E1)
- The Blind Banker (Der blinde Banker) (S1-E2)
- The Great Game (Das große Spiel) (S1-E3)
- A Scandal in Belgravia (Ein Skandal in Belgravia) (S2-E1)
- The Hounds of Baskerville (Die Hunde von Baskerville) (S2-E2)
- The Reichenbach Fall (Der Reichenbachfall) (S2-E3)
- Many Happy Returns (Christmas Mini Episode)
- The Empty Hearse (Der leere Sarg) (S3-E1)
- The Sign of Three (Im Zeichen der Drei) (S3-E2)
- His Last Vow (Sein letzter Schwur) (S3-E3)
- The Abominable Bride (Die Braut des Grauens), Spezial-Episode

Der Soziopath: Ein post-postmodernes Genie

Die erste Folge »A Study in Pink« (»Ein Fall von Pink«) (S1-E1) entstand in Anlehnung an Doyles Roman *A Study in Scarlet (Eine Studie in Scharlachrot)*, der 1887 erstmalig erschien (Doyle 1973). Der Militärarzt Dr. John Watson (Martin Freeman) kehrt, seelisch und physisch geschädigt und von Alpträumen an seinen Kampfeinsatz und die daraus resultierende Verwundung in Afghanistan heimgesucht, nach London zurück. Seine Therapiesitzungen, in denen er aufgefordert wird, in einem Blog seinen Übergang ins zivile Dasein zu beschreiben und auch seine Suche nach einer bezahlbaren Wohnung, scheinen erfolglos:

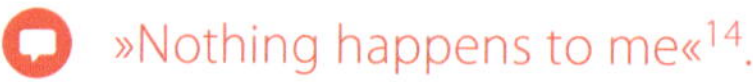

Die Tristesse seines Alltags durchbricht ein erstes Treffen mit Sherlock Holmes (Benedict Cumberbatch), den er über einen Schulfreund im Labor des St. Bartholomew Krankenhauses kennenlernt:

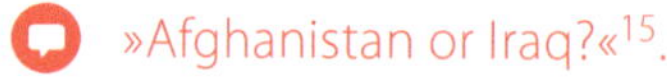

Diese Begegnung verändert sein Leben. Innerhalb kürzester Zeit teilt er sich nicht nur mit Holmes eine Wohnung in der Baker Street 221b, vermietet von Mrs. Hudson (Una Stubbs), sondern assistiert diesem auch bei der Aufklärung einer Serie von ungeklärten Todesfällen, die Detective Inspector Greg Lestrade

---

14   »Ich erlebe gar nichts.«
15   »Afghanistan oder Irak?«

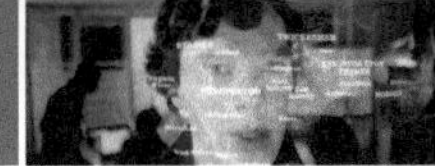

(Rupert Graves) und Sergeant Sally Donovan (Vinette Robinson) als Beamte von New Scotland Yard vor große Rätsel stellt. Deren vermeintliche Inkompetenz hat Sherlock, der als inoffizieller Berater oder »consulting detective« tätig ist, schon während einer Pressekonferenz *in absentia* thematisiert. Um dem unbeliebten Scotland-Yard-Forensiker Philip Anderson (Jonathan Aris) aus dem Wege zu gehen, bittet Sherlock John, ihn zum Tatort zu begleiten. Eine nächtliche Taxifahrt zum Ort des vierten Verbrechens in Brixton gibt Sherlock die Gelegenheit, Johns persönlichen Hintergrund und dessen familiäre Konflikte zu deduzieren. Die Tatsache, dass Sherlock Johns Schwester Harriet als Bruder dekodiert, weist nicht nur auf Sherlocks frauenfreies Dasein hin, sondern eröffnet den Zuschauern auch augenblicklich die Fehlbarkeit des Meisterdetektivs. Dieser Prozess wiederholt sich bei der Begutachtung des Opfers, nur dass die detaillierten Großaufnahmen hier von Schrifteinblendungen und Sherlocks verbalen Erläuterungen ergänzt werden.

Auf dem Rückweg wird John, den Sherlock ohne Vorwarnung zurückließ, von einem Unbekannten, der sich als Sherlocks »Erzfeind« ausgibt und später als Sherlocks Bruder Mycroft (Mark Gatiss) in Erscheinung tritt, entführt. Ebenso wie Sergeant Donovan, die Sherlock als verkappten Psychopathen bezeichnet, warnt auch er John vor einer Freundschaft mit Sherlock und versucht ihn als Informanten zu gewinnen: ein Angebot, welches John intuitiv ablehnt. Anhand einer Textnachricht nimmt Sherlock Kontakt zum mutmaßlichen Mörder auf, der seine Opfer unter Androhung von Waffengewalt zur Einnahme der tödlichen Substanz – es gibt immer zwei Tabletten, eine tödlich, die andere vermeintlich harmlos – zwingt. In einer weiteren nächtlichen Verfolgungsjagd durch das urbane Labyrinth des heutigen London, unterbrochen von Einblendungen visualisierter Wegbeschreibungen, Londoner Straßenschilder und Verkehrszeichen, gelingt es Sherlock via GPS, das gesuchte Smartphone des vierten Opfers, Jennifer Wilson, zu orten, und dabei gerät er in höchste Gefahr. Doch John, der als einziger seine Spur verfolgt, streckt den Täter mit einem Schuss nieder, der noch schwerverletzt unter Zwang den Namen seines Auftraggebers, Sponsoren und Sherlocks größten Fan, »Moriarty«, preisgibt.

Nur auf den ersten Blick ist Sherlock Holmes in der BBC-Serie ein postmoderner Held: dezentriert, aber vernetzt, eingebunden in ein System von Verweisen, welche die Welt als Text erschließen und zugleich die Gehalte untergraben. Auf den zweiten Blick ist er hingegen gegenwärtiger, eben post-postmodern. Er, der »Soziopath«, holt mit dieser Wendung die *Dissemination* (die »Streuung« des Sinns) wieder ein, hebt seine eigene *Dekonstruktion* (die Zerlegung oder den Abbau des Ichs, zwei Schlüsselbegriffe bei Derrida) damit zugleich auf. Statt der Subjekt- und Logozentrismuskritik der Postmoderne rehabilitiert die Titelfigur den romantischen Gedanken des universalen Genies: freilich gebrochen über die Erfahrungen des späten 20. Jahrhunderts.

So ist Sherlock Außenseiter mit einer ebenso fragilen wie multiplen Persönlichkeitsstruktur. Als Psychopath manipuliert er andere kaltblütig, als »Borderliner« reagiert er impulsiv, und als ehemaliger Drogenkonsument mit Rückfallgefahr handelt er gezielt gegen sich selbst. Aus klinischer Perspektive könnte der Privatdetektiv auch ein Autist sein, unfähig, die Gefühle anderer zu verstehen, aber ausgestattet mit einer kognitiven Inselbegabung. Das »sensation seeking«, die Manipulation anderer und die Drogen sprechen allerdings eher für Psychopathie – was der selbsternannte Soziopath freilich weit von sich weist. Und auch Dr. Watson ist ein Versehrter in vielfältiger Hinsicht: nicht nur als Veteran des Afghanistan-Krieges (S1-E1). Dessen Beinverletzung ist seelisch bedingt, wie wir erfahren, geht zurück auf eine Traumatisierung im Krieg, die ihn psychisch belastet bis in die Falluntersuchungen mit Holmes. Die Klarheit des analytischen Verfahrens soll nur unbewusst überdecken, was beim Doktor der Medizin weiterhin ungelöst in seinem Inneren schwelt.

Doch gerade seine Rehabilitation des logischen Schließens macht den Geniezug beim Protagonisten aus. Rationalität (und Schnelligkeit) sind Fähigkeiten, die ihn aus der Masse herausheben, zugleich aber an den Rand drängen. Die Andersartigkeit wird markiert durch die Schärfe des Intellekts, die anderen fehlt. Er ist (anders als die postmoderne Ich-Struktur) zentriert um seinen Logos: Aber die Zentrierung stabilisiert das Selbst nicht mehr. Eben das macht ihn post-postmodern. Dennoch bedient sich Holmes ganz konventioneller Mittel, seine Fälle anzugehen. Er ist mobil und heutig durch die exzessive Nutzung von Medien. Darin folgt ihm auch Watson – wie weite Teile der Zuschauerschaft. Aber wie er das »mobile phone« oder den Laptop und mit beiden Geräten das Internet gebraucht, unterscheidet ihn doch deutlich. Sie werden sein Instrument, Teil seiner (zweckinstrumentellen) Rationalität.

Das Ergebnis wiederum ist nur wichtig als Lösung, nicht aus moralischen Gesichtspunkten. Es kommt ihm nicht darauf an, die Ordnung wieder herzustellen – oder gar persönlichen Profit herauszuholen (S1-E2), sondern das »Spiel« zu gewinnen, kurz: Sherlock ist ein »Gamer«, der in der Wirklichkeit operiert statt nur in 3D. Damit wird er wiederum dem Geniekonzept angenähert, diesmal im Sinne des Amoralismus' Nietzsches, ja sogar von dessen Übermenschen.

Deduktion mit transmedialen Mitteln der Vernetzung

Wenn gleich in der ersten Folge der Held indirekt eingeführt wird als ein Agent, der auf allen Mobiltelefonen gleichzeitig einen Kommentar zur Aussage des Polizeikommissars, Detective Inspector Lestrade, erscheinen lassen kann:

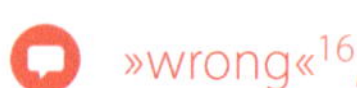

»wrong«[16],

ist nicht nur die versammelte Presse in der Konferenz irritiert, sondern auch der Zuschauer (■ Abb. 20.2). Seine Omnipräsenz wird wie eine Omnipotenz gewertet. Sehr schön ist das ins Bild gesetzt, weil die Kurznachricht eingeblendet wird: jeweils an den Stellen, wo die Journalisten (vermutlich) ihr Handy aufbewahren. Ein Verfahren, das durchgängig Anwendung findet, ja sogar zum Markenkern des neuen Sherlock wird: Gedankengehalte werden externalisiert – und als Visualisierungen in den Bildkader eingebaut. Der Protagonist scannt die Umgebung – so wie es wahrnehmungstheoretisch entschlüsselt wurde: in einer Verbindung von Sakkaden und Fixationen, unwillkürlichen Sprungbewegungen des Auges und dessen anschließender Verweildauer auf dem Gesehenen. Worauf sein (viel zu) schneller Blick dann kurzfristig ruht, erhält einen Eintrag in Buchstaben oder Zahlenform – und erscheint als symbolisches Zeichen im indexikalisch-ikonischen Bild. Die Zuschauer sehen dem Helden also beim Denken zu, erkennen, was nur er deuten kann. Sherlock fungiert göttergleich – und die Rezipienten lassen sich mitreißen in diesen Taumel des plötzlichen Begreifens. Die Welt liegt vor ihnen wie ein Buch: eigentlich eine mittelalterliche Vorstellung, dass alle Dinge lesbar und zu entziffern seien, wenn man nur den Code kennte.

Der »deus ex machina« nutzt dazu die modernsten – doch zugleich ubiquitären – technischen Hilfsmittel. Ultimativ ergehen seine Befehle – an die ermittelnden Behörden wie an Watson –, sich doch von einem zum anderen Ort zu begeben. Während die per SMS Angesprochenen sofort reagieren, weil sie von der Dringlichkeit der Nachricht überzeugt sind, handelt es sich bei Sherlock häufig nur um eine Lappalie oder eine Grille des geniehaften Sonderermittlers. Hier deuten sich bereits erste ironische Brechungen an, die späterhin zunehmen werden – und die Figur wie die Diegese insgesamt mit einer beeindruckenden Komplexität ausstatten (vgl. Mittel 2006, S. 29, 38 f.; Schaper 2016, S. 168, 170).

Die eben beschriebene transmediale Vernetzung ist aber nur ein, wenngleich das auffälligste, Stilmerkmal, das den gegenwärtigen Detektiv von seinem romanhaften Vorgänger, wie ihn Sir Arthur Conan Doyle entworfen hatte, unterscheidet. Die Deduktion, als philosophische oder wissenschaftstheoretische Methode des korrekten (und zwingenden) Schließens, die auf Aristoteles zurückgeht, ist hingegen ein übernommenes Verfahren. Hier sind sich altes wie neues Genie gleichgeblieben. Die Kette der Beweisführung mag zuweilen hanebüchen erscheinen, manchmal rät der Protagonist auch

---

16   »Falsch.«

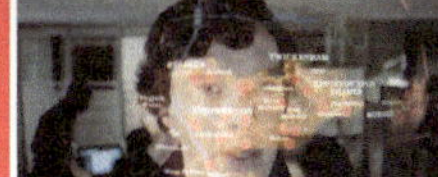

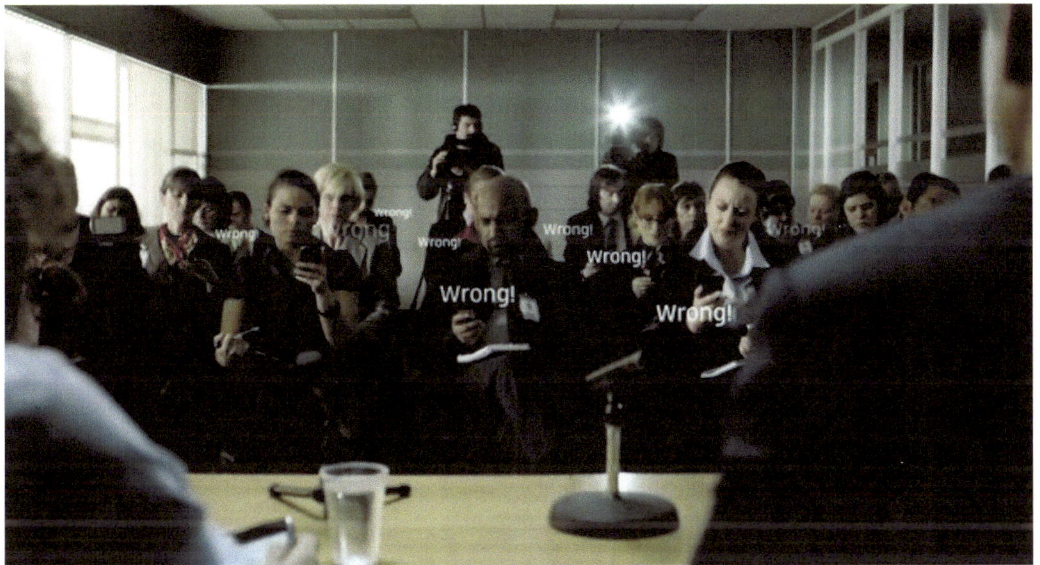

◾ Abb. 20.2 Der abwesende Sherlock korrigiert die Inhalte der Pressekonferenz via Mobiltelefon: »Wrong«.
© BBC. Quelle: Filmbild Fundus Herbert Klemens

nur – und zeigt sich hier als wahrer Hasardeur. Aber die Konklusion ist fast immer brillant – fast, wie gesagt. Denn in der zweiten Folge bereits arbeitet die Serie an der Dekonstruktion des gerade erst aufgebauten Helden. Wenn Sherlock seine Schlüsse und Erkenntnisse fast mechanisch abspult, Watson ihm kaum in die Parade fallen kann, dann hat der Gehilfe doch die bessere Umsicht. Wo dem Meisterdenker ein Baustein fehlt in seiner Logik, schaut der Dr. an der richtigen Stelle nach – und entnimmt die gesuchte Adresse einem Notiz- oder Tagebuch. Oder, ein anderes Beispiel: Wenn der Sonderermittler den Assistenten beschwört, sich zu erinnern, seine Gedächtnisleistung abzurufen, um die Geheimzeichen wiederherzustellen, die eben noch vorhanden waren, nun aber übermalt sind – dann hat Watson auch hier die bessere Lösung: Ein Foto ersetzt das fotografische Gedächtnis ganz gut.

Dr. Watson: Vom Mitbewohner zum Freund

Während John seinen Lebensmitteleinkauf im Supermarkt nicht bezahlen kann und dringend einen Job als Allgemeinmediziner benötigt, wird Sherlock in »The Blind Banker« (»Der blinde Banker«, S1-E2) von seinem ehemaligen Studienfreund Sebastian Wilkes beauftragt, den Einbruch in eine Bank, für die er als Investment-Banker tätig ist, zu untersuchen. Den Vorschuss auf das fünfstellige Honorar, den Sherlock ignoriert, nimmt John gern entgegen. Graffiti an der Bürowand und auf einem Gemälde, ein Querbalken über den Augen des abgebildeten Mannes, dem nun »blinden Banker«, identifiziert Sherlock als chiffrierte Nachrichten für den Bankmitarbeiter Edward van Coon, den beide kurz darauf tot in seiner Wohnung auffinden. Der zunächst vermutete Selbstmord, der genau genommen einen Mord im verschlossenen Raum darstellt, wird von D. I. Dimmock (Paul Chequer) bearbeitet, der Sherlocks Hinweise auf die offensichtliche Bedrohung des Opfers nicht ernst nimmt. Am nächsten Tag wiederholt sich das Rätsel mit dem Tod eines Journalisten, in dessen Bücherregal Sherlock und John eine Zeichenfolge entdecken, die identisch ist mit dem zuerst in der Bank entdeckten Code.

   Man sieht sich der Lösung nahe. Doch in »The Blind Banker« (S1-E2) wird Sherlock lebensbedrohlich stranguliert. Zum ersten Mal nutzt ihm seine Deduktion wenig, um die eigene Haut zu retten. Hier wäre schlichte Vorsicht ein besserer Ratgeber gewesen. Oder die Unbedarftheit, mit der Watson vor der Haustüre wartet (und eben nicht rechtzeitig eingelassen wird von Holmes). Weil der das Unheil nicht einmal ahnt, entgeht der Doktor der Gefahr, in die sein Mitstreiter längst verwickelt ist. Das Verhältnis zwischen den beiden gestaltet sich ohnehin zunehmend schwieriger – aber auch vielschichtiger. Dazu gehören auch die zahlreichen, oft ironisch unterschwelligen Anspielungen, auch der Wirtin, Mrs. Hudson, ob die beiden nicht vielleicht ein homosexuelles Paar seien (vgl. Kazmaier und Opp 2014, S. 254). Der zum Teil ruppige, provokante Umgang miteinander lässt aber doch die zunehmende Freundschaft erkennen, welche die Sympathie der Zuschauer umso mehr zu binden vermag: zumal Holmes, am Ende der zweiten Folge, Watson und dessen Freundin das Leben rettet.

Zuschauerbindung ist ein entscheidendes Merkmal von Serien. Deren erzählerische Welt entsteht ja erst durch kontinuierliches Schauen. Figuren und Handlungsräume erhalten Tiefe, wenn die Folgen sich aufeinander beziehen, in der Wiederholung des Vertrauten aber zugleich hinreichend Veränderungen eingebracht werden. Zum ästhetischen Vergnügen werden die intratextuellen Verweise, die nur versteht, wer die Folgen mehrfach ansieht – per DVD-Kassette, Netflix oder Amazon Prime Video, auf deren Distributionswege Qualitäts-Serien offenbar immer mehr zielen. Doch selbst die klassische Fernsehausstrahlung bietet vielfältige Wiederholungen auf unterschiedlichen Kanälen an. So kann man dann erst goutieren, dass Moriarty (Andrew Scott) in der Bank in der zweiten Folge durchs Bild läuft – und unseren beiden Ermittlern fast in die Arme. Der Erstbetrachter kennt die Figur noch nicht, deren Name nur einmal gefallen ist in der ersten Folge – und ein »M.« scheint als Drahtzieher auch hier zu wirken. Der Zuschauer, der bereits spätere Folgen gesehen hat, kann hingegen den Auftritt als ironischen Verweis deuten auf die Gefahr, in der sich die Helden befinden.

Eros, emotionale Kälte, die Lust des Denkens und die Domina Irene Adler

In der dritten Folge nimmt die Komplexität der Figurenzeichnung noch einmal zu. »The Great Game« (S1-E3) deutet im Titel bereits an, woran Sherlock vor allem gelegen ist: an der intellektuellen, kognitiven Herausforderung, die als ἀγών, als Kampf also oder Wettstreit aufgefasst wird. Für Holmes ist das die eigentliche Arbeit: das Einzige, was ihm wichtig ist im Leben. Um hier Höchstleistungen abrufen zu können, verhält sich unser Protagonist sich selbst gegenüber zweckinstrumentell. Er macht sich zum Objekt dieses übergeordneten Interesses. So bezeichnet er sein Gehirn etwa als Festplatte, die aufgeräumt werden müsse, von unnötigem Ballast bereinigt. Ignorant verhält er sich gegenüber Wissensbeständen, die nahezu jeder Zeitgenosse wohl als unverzichtbares Erbe der Menschheit versteht – wie die Einsicht in kosmologische Gesetzmäßigkeiten etwa unseres Sonnensystems. Dazu zählt aber auch vieles, was anderen als Zeichen ihrer Persönlichkeit und Individualität dient, etwa emotionale Bindungen. Bezeichnend für die Charakterstudie des Sherlock ist nun, dass genau diese Verweigerung zum Alleinstellungsmerkmal – und damit wiederum zur persönlichen Note unseres Protagonisten wird.

Verdeutlichen lässt sich das im Umgang mit dem Thema Eros. Sherlock kann und will hier lediglich verletzend sein. Es zeigt sich hier erneut als Amoralist. Die Pathologin Molly Hooper (Louise Brealey) hat sich offenkundig in Holmes verliebt, der sie aber brüsk abweist. Dabei spielt er mit ihren Gefühlen, bestätigt Molly zunächst, um sie dann umso mehr kränken zu können. Hooper hat keine Antwort für dieses Verhalten – und bleibt Sherlock doch verhaftet, kann sich nicht von ihm lösen. Als sie ihm zu Weihnachten ein kleines Geschenk überreichen will, deduziert der rationalistische Detektiv auch hier, dass dieses Päckchen ihrem neuen Verehrer gelten soll, deuten doch zahlreiche Zeichen darauf hin, etwa die Übereinstimmung von Lippenstift und Geschenkpapierfarbe. Alles ist schlüssig, nur sieht Sherlock nicht, dass ein Zettel auf dem Präsent seinen Namen trägt. Peinlich berührt von seiner Analyse, entschuldigt er sich bei ihr – ein erstes Zeichen menschlich-emotionaler Regung bei ihm.

Im ersten Fall, »A Study in Pink« (S1-E1), »beweist« unser Sonderermittler der untersuchenden Polizistin, Sergeant Sally Donovan, am Tatort, gerade eine nächtliche Affäre gehabt zu haben – nur um

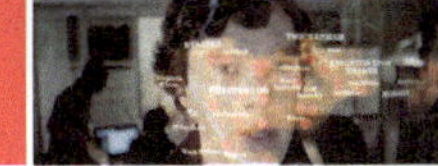

sie zu demütigen. Er riecht es an dem Männerparfüm, das sie verwendet hat – wie ihr Kollege. Und: Ihre verschrammten Knie seien sicherlich nicht darauf zurückzuführen, dass sie eben noch den Boden gewischt habe. Sherlock selbst ist hingegen scheinbar erhaben gegen die Versuchungen des Eros. Konterkariert wird dieser (wiederum fast göttliche) Stoizismus durch die Gerüchte über seine Neigungen zu Watson – und die hochaufgeladene Affäre mit der Domina Irene Adler (Lara Pulver), mit der die zweite Staffel eröffnet wird (»A Scandal in Belgravia«, S2-E1).

Geschickt werden Motive sadomasochistischer Praktiken mit Fallermittlungen überblendet: Eigentlich sieht man die Domina nie als (extravagante) Sexdienstleisterin, sondern nur in Szenen, in denen sie wie eine Agentin handelt, dabei aber ihr Berufswerkzeug hin und wieder zum Einsatz bringt – Nacktheit als Provokation etwa, die Peitsche –, was unter anderem den Satz legitimiert, Irene sei die Frau, die Holmes geschlagen hat, und was im direkten wie übertragenen Sinne stimmt (nur nicht in Hinsicht auf sexuell dominante Konstellationen). Für »die Frau«, so Holmes (schon bei Arthur Conan Doyle: *A Scandal in Bohemia*) – zugleich nivellierend abwertend wie, als *pars pro toto*, anerkennend gemeint: Irene ist dann die Repräsentantin ihres Geschlechts –, sind das Gedankenspiel und die intellektuelle Herausforderung ein erotischer Reiz. »›Brainy is the new sexy‹, haucht die Domina und bringt damit das ganze Prinzip der Serie auf den Punkt«, schreibt dazu Otto (2012, S. 3).

Man sieht schnell, dass Frau Adler die Einzige wäre, die unseren Helden interessieren könnte. Ihre Zusammenarbeit mit Moriarty unterstreicht die Auszeichnung nur. Irene investiert einiges: dringt in sein Handy ein – auch dies eine »Sexualmetapher« (Otto 2012, S. 5) –, sendet ihm Einladungen zum Essen, die sich jeweils mit einem (von ihr manipulierten) Stöhngeräusch melden, nutzt ihn gegen seinen Auftraggeber aus dem Buckingham-Palast und seinen Bruder Mycroft Holmes, der als hoher Beamter des Geheimdienstes MI5 agiert, zeigt Interesse an der Lösung absurder Fälle, die Sherlock zeitgleich zu analysieren hat, und verwickelt ihn in das Rätsel, den Code zu erkennen, der ihr »mobile phone« verriegelt. Darauf finden sich kompromittierende Fotos aus der Königsfamilie, aber zudem ein Hinweis auf einen (politisch hoch problematischen) Antiterroreinsatz, der, würde er publik, die Grundfesten der britischen Demokratie erschüttern könnte. (Der zu vermeidende Skandal ist eine simulierte Flugzeugentführung mit Leichen an Bord der Maschine, die, automatisch gesteuert, schließlich abgeschossen werden sollte, um weitreichende Maßnahmen zu legitimieren – vgl. Adams 2014, S. 100 f., 105.)

Doch zurück zu Irene Adler: Zahlreiche Bemühungen des Detektiven scheitern, die Lösung für den Code zu ermitteln; der letzte Versuch allerdings gelingt. In die Maske »I am _ _ _ _ locked« (»ich bin _ _ _ _ verschlossen«) setzt Holmes zuletzt vier Buchstaben ein: »Sher« (vgl. Adams 2014, S. 102). Die Referenz ging auf ihn, Sherlock: Er hat erkannt, dass Irene in ihn verliebt war (Pulsfrequenz, weit geöffnete Pupillen) –, und sich deshalb bei der Wahl des Codes von ihrer »Chemie« hat leiten lassen (Sherlock ist ausgebildeter Chemiker). Sie hat, mit anderen Worten, ihre kognitiven Fähigkeiten den emotiven Bedürfnissen untergeordnet und damit verloren (vgl. Kazmaier und Opp 2014, S. 252).

Dennoch ist der Schlüssel komplexer, als der ichfixierte Protagonist wahrhaben will. In »Sher« steckt ja auch ein She und ein Her: das Sie und Ihr – als Anspielung auf die lesbische Orientierung der Domina. Sherlock ist eine Ausnahme, für die sich die »Verschlossene« vielleicht geöffnet hätte: wenn die Dinge anders sich entwickelt und ein Verhältnis gestattet hätten. So bleibt es (zunächst) bei der Eliminierung alles Sexuellen durch Holmes, der weiterhin durch den älteren Bruder Mycroft als »Jungfrau« verhöhnt werden kann.

Match-Cuts, Jump-Cuts, Überblendungen, Schnittfrequenz, Kamerabewegungen, Reflexe, Sound Design etc.: Zur avancierten Filmtechnik

Auch filmtechnisch ist die Folge aufschlussreich – und findet Nachahmung noch bis in die derzeit letzte Folge 10. Generell werden alle gestalterischen Register gezogen, insbesondere solche, die den Episoden eine filmische Textur geben: rasche (musikalisch unterlegte) Schnittfolge, (zunächst) unmotivierte Szenenwechsel, bei Taxifahrten sieht man mehr die Reflexe des Straßenverkehrs als die Helden, die sich im Lichter- und Schattengewirr fast aufzulösen scheinen. Drehungen der Kamera um die eigene Achse (ein exzeptionelles, sonst sehr selten eingesetztes formales Mittel) zeigen Ellipsen an (Änderung von der Tag- zur Nachtstimmung), mit einem Match-Cut, orientiert auf den Bewegungsimpuls der handlungsführenden Figur, hier Holmes, wechseln wir die Orte (von der PKW-Fensterscheibe, durch die der Held in London blickt, zur offenen Landschaft, in der er nun steht), finden aber zugleich die Dialogpartner, die den Fall erörtern, nun selbst am Tatort – auf ihrem Sofa sitzend – vor, den Fall rekonstruierend (vgl. Tribe 2015, S. 128 f.), den sie, wie ein Regisseur am Schneidetisch, durch Perspektivwechsel der unterschiedlichen Kameraeinstellungen verändern, um die Vorgänge deuten zu können.

Entsprechend werden die Szenen mit Zeitraffer und Zeitlupe gerafft oder gedehnt, bis die gewünschte Stelle gefunden und die Untersuchung am dann stillgestellten Objekt abgeschlossen werden kann. Auch dies zeigt die Omnipräsenz und Omnipotenz des Protagonisten an, der über Zeit und Raum hinweg eingreifen, der sich die Dinge und Vorgänge gefügig machen kann, als wäre er göttergleich. Das alles geschieht, wie generell in der Serie, in einem Tempo, das den Nachvollzug der Schritte wie der verwendeten Analysemethoden und eingesetzten Stilmittel nicht erlaubt. Die Zuschauer sollen strukturell überfordert sein, überrascht vom schnellen Denken und der unabweisbaren Logik des Genius (vgl. Kazmaier und Opp 2014, S. 244).

Naturgemäß arbeitet die Serie auch mit computergenerierten Effekten (S2-E3; vgl. Tribe 2015, S. 172–175); (relativ) konventionelle Effekte werden allerdings deutlich bevorzugt – und erreichen häufig die bessere Wirkung (Tribe 2015, S. 232 f.): so wie der oben beschriebene Umgang mit Beschleunigung und Verlangsamung. Besonders auffällig wird dieses Stilmittel auch in Folge 10 eingesetzt, außerhalb der Staffelfolgen (zwischen Staffel 3 und der noch in Produktion befindlichen Staffel 4 anzusiedeln): »The Abominable Bride« (»Die Braut des Grauens«). Wir kommen darauf zurück. Der Plot basiert hier auf dem »mind palace«, Sherlocks »Gedächtnispalast«.

Dessen Funktion wird erstmals ausführlich vorgeführt in der zweiten Folge der zweiten Staffel (S2-E2): »The Hounds of Baskerville« (»Die Hunde von Baskerville«). Gemeint ist eine »räumliche« Mnemotechnik, die Erinnerungen präzise abrufbar macht und sich hierbei assoziativer Methoden, narrativer Muster und bildlicher Verknüpfungen bedient: eine kognitive Karte oder »mental map«, wie Watson erläutert (◘ Abb. 20.3). Sherlock greift im vorliegenden Fall aber (vorwiegend) auf Abstrakta zurück, versucht, eine Folge von Buchstaben neu zu ordnen, um die Lösung des Rätsels zu finden. Er

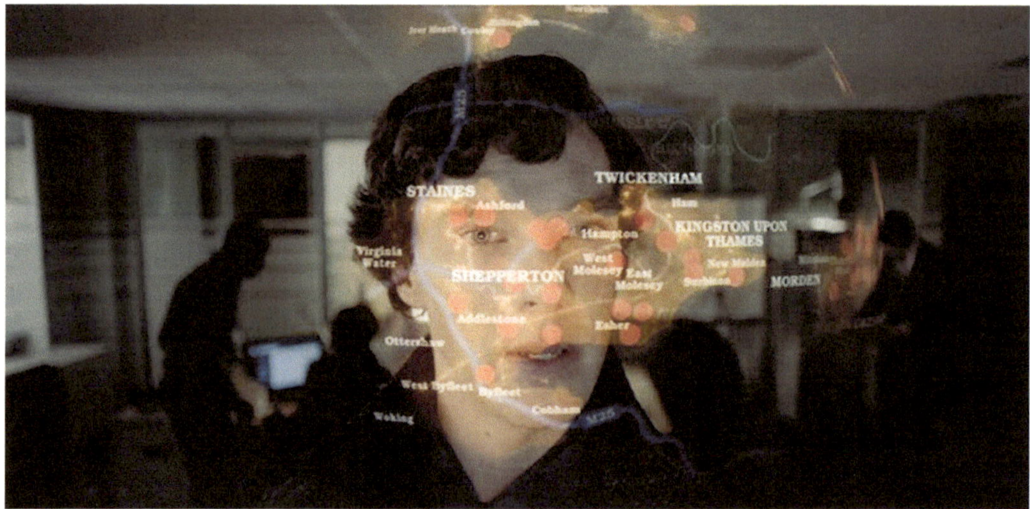

◘ **Abb. 20.3** Visualisierung von Gedankenprozessen: Sherlocks Mindmap. © BBC. Quelle: Filmbild Fundus Herbert Klemens

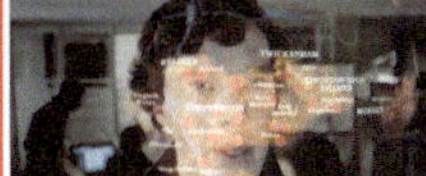

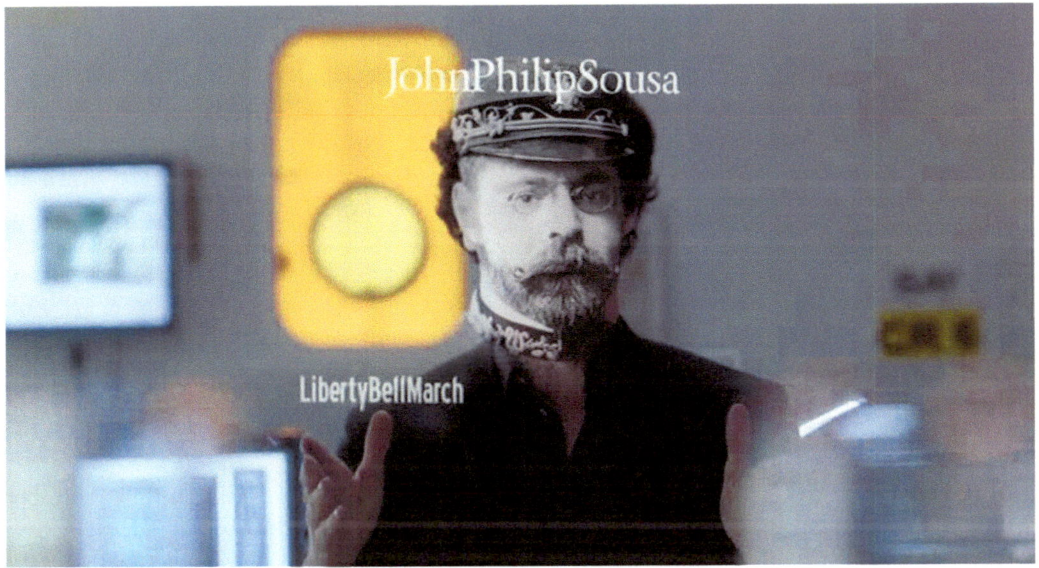

Abb. 20.4 Im Gedankenpalast: Sherlock spielt wie im Hypertext Alternativen durch. © BBC. Quelle: Filmbild Fundus Herbert Klemens

verfährt hier wieder so, als könne er sein Bewusstsein vergegenständlichen, externalisieren. Holmes operiert mit diesen Objektivationen seines Gedächtnisses – Wortfeldern, Bildern, Tondateien – dann wie John Anderton in *Minority Report*. Buchstabenfolgen werden neu angeordnet, wieder verworfen, andere Kombinationen ausprobiert – mithilfe einer virtuellen Matrix, die er mit den Händen dirigiert, beiseiteschiebt, dreht.

Ganze Paradigmen werden so durchdekliniert, Portraits überlagern sein Gesicht (Abb. 20.4), andere Bilder (von Hunderassen etwa) treten am Rand auf. Während die Tiefe seines Gedächtnisses an die Oberfläche tritt, umkreist die Kamera den »Dirigenten« seiner selbst permanent; die Funde blitzen gleichsam auf. Lichtreflexe und Farbverschiebungen tun ein übriges, unterstützt durch das Sound Design, das fortwährend klackert, wischt, rattert, huscht. Und immer wenn eine entscheidende Einsicht in dieser nur eine Minute langen Sequenz hervortritt, wirft Sherlock den Kopf in den Nacken, als hätte sie ihm einen Schlag versetzt. Dann aber steht die Erkenntnis fest. Die Verbindung der drei Elemente, »Liberty«, »in« und »Hound«, ist gefunden, das Rätsel gelöst: ein Projekt der CIA in Liberty, Indiana, mit dem Akronym H.O.U.N.D. Der Fall lässt sich damit aufklären – das Gesicht des Protagonisten ebenso: Er scheint zufrieden – und wir treten mit ihm aus dem Gedächtnisplast in die fiktionale Realität, welche die Auflösung schon parat hält.

Der böse Spiegel: Moriarty

Bei aller Amoralität und mangelnden Empathie steht unser Protagonist dennoch eindeutig auf der Seite der Guten. Wie schnell eingreifendes Handeln generell umschlagen kann zum Bösen, wie sehr komplexe Charaktere geradezu prädestiniert scheinen, diesen Schritt selbst zu vollziehen, belegt die Literaturgeschichte seit Anbeginn – mit einem Helden wie Achill, beispielsweise, der den toten Hektor dreimal um die Mauern Troias schleift, um sich selbst zu erhöhen und den Feind zu erniedrigen noch als Leichnam. Mit der Romantik nehmen der Doppelgänger und die Spiegelungen des Selbst überhand, spätestens mit *Dr. Jekyll und Mr. Hyde* wird die Bipolarität *im* Selbst für fiktionale Figuren sprichwörtlich.

Auf diese Dichotomie hin ist auch *Sherlock* erzählt. In Moriarty hat er seinen negativen Spiegel, der ihm das Böse in den eigenen Anlagen reflektiert. »Der Reichenbachfall« ist die Episode (S2-E3), die genau diese Konfrontation entwirft – und den großen Antagonisten der Serie zum ersten Mal als Zentralfigur präsentiert. Der Dieb der Kronjuwelen im Tower, der zeitgleich noch in den Safe der Bank von England und in Londons bestbewachtes Gefängnis einbrechen kann, der sich inszeniert als König mit dem Beutegut – nur um sich so, für die Presse, festnehmen zu lassen, der den Freispruch der Geschworenen erpresst mit intriganten Mitteln, ist ein größerer Spieler als Holmes selbst, weil Jim Moriarty vorgibt, Schauspieler zu sein. Er spielt also den Schauspieler, der bekennt, ein Spieler gegen Sherlock zu sein. Alles sei seine Erfindung, Sherlock habe, um seine Eitelkeit zu befriedigen, Moriarty erfunden, um so als brillanter Detektiv gefeiert zu werden – nicht nur in den Blogs seines Freundes Watson, sondern längst – auch – in den alten Massenmedien des Fernsehens und der Boulevardpresse (vgl. Kazmaier und Opp 2014, S. 258 f.).

Überbieten lässt sich diese Infamie nur durch die Inszenierung des eigenen Todes: Sherlock gibt vor, sich selbst zu töten (S3-E1) – scheinbar um der Schmach zu entgehen, die ihm die vordergründige Aufdeckung seiner gefälschten Biografie durch Moriarty beigebracht habe. Tatsächlich handelt es sich hier aber um eine altruistische Tat, die ihm nahestehenden Personen, seiner Ersatzfamilie, das Leben rettet. Und er hält das auch vor Watson geheim, ja missbraucht gerade den Freund, um dieses Spiel gegen *den* Spieler, seinen Widersacher, zu gewinnen. Die emotionalen Verluste liegen auf der Seite Watsons, der zwei Jahre um den Verstorbenen trauert, bis der, in der ersten Folge der dritten Staffel, eine sensationelle Auferstehung feiert. Der »deus ex machina« kopiert also auch Jesus, um – als Figur der Fiktion – unsterblich zu werden.

In der Folge »The Empty Hearse« (»Der leere Sarg«, S3-E1) wird demgemäß die Kategorie Fiktionalität innerhalb der Fiktion zum Thema. Anders gesagt: Es geht um den Geltungsanspruch von Wahrheitsaussagen in der Fiktion. Was ist verlässlich, was unzuverlässig erzählt? Mehrere Versionen, darunter auch Fan-Fiction, werden durchgespielt, für wahrscheinlich gehalten, wieder verworfen, wie Sherlock seinen nur vorgetäuschten Selbstmord hat überleben können (vgl. Opp 2016, S. 146 f., 153 f.). Das Spiel mit Versionen ist naturgemäß auch selbstreferenziell (Blanchet 2011, S. 60 f.) und selbstironisch zu lesen (Schaper 2016, S. 167 f., 169 insb.). Das wertet die Serie einerseits auf, fordert die Rezipienten aber andererseits umso mehr heraus. Die Zumutung der Komplexität nimmt, anders gesagt, die Zuschauer ernster (Mittel 2006, S. 32, 35). Gleichzeitig immunisiert sich die Serie damit gegen mögliche Einwände – hinsichtlich ihrer Glaubwürdigkeit (Schaper 2016, S. 169).

Der Herr der Zeiten: Analepsen, Prolepsen, Ellipsen, Diskontinuität

Bewegungen in der Zeitachse, vor allem Verstöße gegen die Sukzession der Narration, die ja in gewissem Rahmen auf Kontinuität angelegt sein muss – weil sie dem Fragenden »Und weiter? Und dann?« folgt –, sind ein weiteres Charakteristikum der Serie, das Komplexität steigert und die Rezipienten zu kognitiver Mitarbeit herausfordert. In kaum einer Folge wird das so deutlich wie in »Im Zeichen der Drei« (»The Sign of Three«, S3-E2). Im Zentrum steht die Hochzeit von John Watson und Mary Morstan (Amanda Abbington), die sich schon zu Beginn der dritten Staffel, mit der Verlobungsszene, angedeutet hat, die dann aber von der Wiederkehr Sherlocks – nach zwei Jahren, in denen man ihn tot glaubt – gestört und überdeckt wird (S3-E1). Nun kehrt sich der Fokus um: Sherlock muss sich dem Geschehen unterordnen und soll als »best man« agieren, als Trauzeuge, der eine Rede zu halten hat vor der versammelten Hochzeitsgesellschaft. Verzweifelt, wie er ist wegen dieser Herausforderung, bittet er Detective Inspector Lestrade um Hilfe – der deshalb eine Verhaftung an seine Mitarbeiterin delegiert, weil er Holmes in Lebensgefahr wähnt. Schon in dieser *pre-title sequence*, welche die Wichtigkeit der bevorstehenden Festnahmen vorführt, erleben wir eine elliptische Zeitraffung als Mittel der Verdichtung und zunehmenden Intensivierung, die den Anlass umso lächerlicher erscheinen lässt.

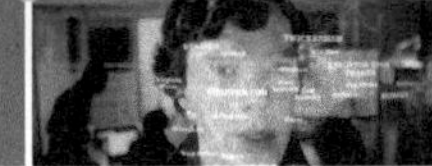

Für Sherlock aber ist es in der Tat ein existenzielles Problem, für das er keine Lösung kennt. Ratlos ist er nicht aus Langeweile, sondern diesmal aus Überforderung. Die emotionale Bindung zu Watson, die bevorstehende Veränderung ihres Zusammenwirkens durch die Ehe mit Mary, stürzt den kalten Rationalisten in eine empfindliche Krise – und zeigt zugleich, dass die Kälte nur eine Camouflage ist für ein durchaus sensibles Gemüt. Der »maschinenartige Sonderling«, eine Mischung aus den Figuren Spock und Data der beiden ersten *Star-Trek*-Serien, wird »ins Menschliche« überführt (Babin 2015, S. 1, vgl. S. 4, 12; vgl. Bochman 2012, S. 152). Der »Cyborg«, der mit seinem Blackberry verwachsen scheint, dessen Sexualität, Moral und geistige Gesundheit in den Erzählungen doch so vielfältig in Frage gestellt wird (vgl. Coppa 2012), macht sich auf den Weg der Vergesellschaftung.

Doch Watson muss ihm erst deutlich machen, wieso Holmes zu dieser Ehre kommt: Er ist der beste Freund und deshalb zu Recht »best man«, Trauzeuge. In der deutschen Fassung wechseln John und Sherlock erst in dieser Szene vom Sie zum Du. Doch Watson, der in vielen Adaptationen als »moralischer Kompass« Sherlocks menschliche Fehlleistungen korrigiert (»Watson-Effekt«), wird nun seinerseits als Soziopath dargestellt und verkörpert damit, gleich der literarischen Vorlage im viktorianischen England, das Wertesystem der Mittelschicht im frühen 21. Jahrhundert (vgl. Toadvine 2012, S. 63). Der Junggesellenabschied wird so zum Desaster, das, bei reichlichem, aber (durch Molly Hooper) berechnetem Alkoholkonsum, auch die kognitiven Fähigkeiten ruiniert. Ein »Fall«, das »Rendezvous mit einem Geist«, den die beiden nebenbei zu lösen versuchen, zeigt das auch visuell: Die Schrifteinblendungen, die zuvor der Deduktion das semantische Material lieferten, verschwimmen, werden unleserlich, tragen Fragezeichen hinter sich. Zuletzt krümmt sich Holmes in einer lächerlichen Position, um auf dem Boden, mit der Lupe, »Beweismaterial« zu sichten – und erbricht sich auf den Teppich.

Ein klassisches Mittel, Kontinuität gegen Diskontinuität zu profilieren, bietet die Thematisierung von Fotografie innerhalb des Films. Bei den Aufnahmen nach der Trauung wird die Zeit eingefroren, das Bewegtbild so autopoietisch auf seine Medialität befragt. Als stillgestelltes scheint das Bild leblos, der Augenblick der Euphorie bekommt etwas Unwirkliches und Entlebendigtes: gerade in dem Moment, als das Brautpaar mit Blütenblättern überhäuft wird. Doch die Kamera dreht die gesamte Szenerie, wischt und springt, wie im Zeitraffer, von einer Position zur nächsten, als gelte es, hier bereits Indizien für einen Fall zu finden.

Die Analepsen oder Rückblenden vor den Tag der Hochzeit gehen aus von der Rede, die Sherlock zu halten hat – und tatsächlich hält. Auch sie droht, wie der Junggesellenabend, zum Debakel zu werden, weil er sich selbst feiert und John zum *side kick* degradiert, statt ihn und Mary zu würdigen. Erst spät – und als Erlösung für die betreten wirkende Gesellschaft – findet Sherlock doch sehr persönliche Worte der Anerkennung und Zuneigung, was umso herzlicher von der Runde aufgenommen wird. Unser Protagonist ist auf dem besten Weg, vom hochfunktionalen Soziopath (Fratz 2016) zum sozialtauglichen Wesen sich zu wandeln: Fast scheint es so, als hätten wir einen bürgerlichen Bildungsroman vor uns.

Die Geschichten, die *Sherlock* erzählt, sind vorwiegend *ungelöste* Fälle: Kuriositäten in der Regel, die aber das Bild des Meisterdetektiven erneut ändern, ihn in seiner Genieattitüde depotenzieren. Spannung hingegen entsteht deshalb selten. Nur beim versuchten Mordanschlag auf einen Grenadier Guard, der als Prolepse, ja Test auf die Ermordung des Majors James Sholto (Alistair Petrie) zu verstehen ist, wird der Fall selbst interessant. Sholto hat Watson das Leben zu verdanken, der ihn im Afghanistankrieg rettete. Zurückgeblieben sind aber Brandverletzungen im Gesicht (wie bei Two-Face aus *The Dark Knight*) und die Schuld, seine ihm anvertrauten Rekruten, allesamt Neulinge, nicht beschützt, ja in den Tod geschickt zu haben. Nun soll er, auf der Hochzeitsfeier, Opfer werden der Rache des Bruders eines dieser Rekruten. Die drei aber können, weil die Analogie zum Fall des Grenadier Guard, Private Bainbridge (Alfred Enoch), enthüllt wird, den Anschlag abwenden – und den Hochzeitsfotografen (!) überführen; womit das zuvor beschriebene Stilmittel als verdeckter Hinweis gedeutet werden kann: die Stillstellung im Bild als Zeichen des Todes.

Weitere Vorgriffe sind zum Teil nur implizit zu erkennen – so die Abwesenheit der Eltern Marys: Sie wird sich später, in der nächsten Folge, als Agentin zu erkennen geben, welche die Identität gewechselt hat und deshalb keine Angehörigen haben darf. Und: Sherlock deutet die körperlichen Anzeichen richtig und eröffnet John, dass Mary von ihm ein Kind erwartet. Wiederum ein Übergriff, der seine Kompetenzen eindeutig überschreitet. John hätte die Nachricht wohl lieber von seiner Frau erfahren – statt sie deduziert zu bekommen.

Der Weg nach innen: Restituierung des alten Genies

Die allseitige Ausbildung der Persönlichkeit, die Ergänzung der emotionalen Komponente bei Sherlock, nimmt in der letzten Folge der dritten Staffel Fahrt auf. »His Last Vow« (»Sein letzter Schwur«, S3-E3), zeigt den Helden erstmals mit einer Geliebten, Janine Hawkins (Yasmine Akram), die er als Brautjungfer (mit *deren* anzüglichen Bemerkungen) bei der Hochzeit von Mary und John kennengelernt hat. Doch auch hier wird das Bild komplexer als eine vordergründige Normalisierung der Verhältnisse. Denn Janine ist die rechte Hand des Medienmoguls Charles Augustus Magnussen (Lars Mikkelsen), zu dessen Büro Holmes Zutritt braucht, um im Fall der erpressten Lady Smallwood (Lindsay Duncan) zu ermitteln. Er instrumentalisiert also die Beziehung – und zum Schluss wird wieder fraglich, ob es dieses *Verhältnis* im strikten Sinne überhaupt gegeben hat. Umgekehrt verkauft Janine den Boulevardblättern nun die Exklusivstory von den nur vorgeblichen Sexexzessen in der Baker Street 221b, instrumentalisiert also ihrerseits, was zunächst wie ein Liebesverhältnis aussieht.

War Moriarty ein clownesker Zerrspiegel von Sherlock, so tritt ihm nun sein früheres Selbst entgegen in der Gestalt Magnussens. In dessen Domizil, Appledore, vermutet Sherlock das kompromittierende Material, mit dem nicht nur seine Auftraggeberin, sondern zahlreiche wichtige Personen des Landes gefügig gemacht werden können: ein Wissen, das der Sarkast jederzeit in seiner Presse auszuwerten bereit ist. Magnussen verströmt nicht allein Kälte, sondern zielt bewusst auf die Abscheu seiner Gesprächspartner, über die er sich dadurch erhebt. Er nimmt nun die Stelle des Amoralisten ein, die zuvor Sherlock besetzt hielt. Wie bei Holmes glaubt man zunächst, er nutze, für seine persönlichen Machtspiele, überlegene Technik: eine (Daten-)Brille, die Zugang zu allen Quellen seines Archivs bietet, um den jeweiligen »Druckpunkt« des Gegenübers zu ermitteln. Später jedoch stellt sich heraus, dass er nur seinen »Gedächtnispalast« besucht, Visualisierungen aus seinem Inneren selbst hervorbringt, statt medial darauf zuzugreifen.

Eigentlich dementiert die Serie damit ihr grundlegendes Konzept der transmedialen Vernetzung wie der *unreliable narration* (vgl. hingegen Opp 2016, S. 154, 156). Unser Protagonist wie sein Gegenspieler ziehen sich im entscheidenden Moment auf ein präsentisches Innen zurück, zudem niemand sonst Zugang hat. Der Fall Magnussen wird dadurch quasi klassisch. Das Genie schöpft wieder aus dem Selbst, aus der Tiefe seines Inneren. Die bedrohliche Macht liegt in der Presse, dem vorelektronischen Massenmedium:

 Magnussen: »I don't have to prove it – I just have to print it«[17] (S3-E3).

Und Gut und Böse sind scheinbar auch wieder in der obligatorischen Verteilung angekommen. Letztlich streckt Holmes den Widersacher ganz konventionell mit einem Schuss nieder (auch wenn solche Mittel für den Protagonisten Arthur Conan Doyles naturgemäß nicht in Frage kamen). Sein Bruder Mycroft schafft ihn außer Landes, nach Osteuropa, um die Verhaftung des Helden und Lieblings der Nation zu umgehen. Dann aber meldet sich Moriarty zurück, der Totgeglaubte, auf allen Kanälen und Bildschirmen des Landes, selbst auf den großformatigen Werbeflächen des Piccadilly Circus, dem Herzen Londons,

---

17   »Ich muss es nicht beweisen, nur drucken.«

mit dem die Titelsequenz der gesamten Serie unterlegt ist. Und Holmes' Flugzeug kehrt um: ein, ebenfalls klassischer, Cliffhanger, der die nächste Staffel ermöglicht (vgl. Schaper 2016, S. 165).

Ein anderer Totgeglaubter ist erneut Sherlock selbst, der seine erste Auferstehung (S3-E1) kaum hinter sich hat – und wiederum scheinbar in den Tod geht. Mary hat ihn niedergestreckt – in Magnussens Büro –, um ihre Enttarnung durch den großen Widersacher zu verhindern. Aber die Kugel sollte Sherlock nur außer Gefecht setzen. Johns Frau ist schneller als unser Held – auch im logischen Schließen. Gelöst wird das Verwirrspiel in einer gut gewählten Kulisse. Beim Bau der U-Bahn ist von einer Häuserzeile nur die Fassade stehen geblieben. Dahinter liegt ein schmaler (Rest-)Raum. Der wieder genesene Sherlock projiziert an dem verabredeten Treffpunkt das Bildnis Marys auf diese blinde Fassade – und enthüllt ihr dann (in diesem unwirklichen Winkel, in Gegenwart des versteckt mithörenden John Watson), dass sie als Geheimagentin tätig war, die wegen zahlreicher Morde zur Verantwortung gezogen werden würde. Um sie zu schützen, musste Holmes deshalb selbst zum Täter werden – und Magnussen schließlich (S3-E3) erschießen.

Wir bemerken hier am deutlichsten, wie sehr sich Sherlock zur menschlichen Fürsorge entwickelt hat, die er zuvor kategorisch aus seinem Empfinden ausgeschlossen hatte. Aber in welcher Konstellation, und ob die hochschwangere Mary Watson und ihr Mann überhaupt ein konventionelles Familienleben werden führen können oder wollen, bleibt unter diesen Bedingungen offen – auch über die Interimsfolge 10 hinaus.

Zurück ins 19. Jahrhundert? *The Abominable Bride*

Zeitversetzt ins London des späten 19. Jahrhunderts, genau gesagt ins Jahr 1895, begegnen sich Sherlock Holmes und John Watson, angepasst in Kleidung, Anrede und literarischem Stil, zum ersten Mal im Leichenschauhaus: ein déjà vu, denn diese Szene hatten wir schon einmal gesehen – in der ersten Folge (S1-E1), allerdings im Szenario des 21. Jahrhunderts. Nun aber befinden wir uns im Zeitalter Sir Arthur Conan Doyles. Etabliert in der Baker Street 221b, scheint Johns literarische Karriere im Aufschwung befindlich, wie die Verkaufszahlen der jüngst im *Strand Magazine* publizierten Holmes-Erzählung »The Adventure of the Blue Carbuncle« (»Der blaue Karfunkel«, Doyle 1971 [1892]) beweisen, doch werden seine Geschichten weder von der Haushälterin, Mrs. Hudson, aufgrund ihrer Einsilbigkeit –

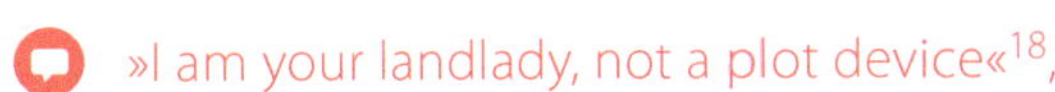

– noch von Sherlock selbst mit Anerkennung bedacht. Nichtsdestoweniger greift John erneut zur Feder, um die abenteuerlichen Vorgänge in einem besonders ominösen Fall festzuhalten, den er »The Abominable Bride« (»Die Braut des Grauens«) betitelt. Mary, als weibliche Klientin getarnt und von Sherlock, unter Beweisstellung seiner überlegenen deduktiven Fähigkeiten, augenblicklich enttarnt, beklagt die häufige Abwesenheit ihres Ehemannes. Der darauf folgende Ehestreit wird durch das Eintreffen Lestrades unterbrochen, der, in gewohnter Manier, händeringend um Unterstützung bittet. Emilia Ricoletti (Natasha O'Keeffe), die »abscheuliche Braut«, erschießt sich, bekleidet wie am Tag ihrer Eheschließung, öffentlich an ihrem Hochzeitstag, um am nächsten Tag aufzuerstehen und ihren Mann ebenso öffentlich vor Zeugen zu exekutieren. Molly Hooper, in männlicher Verkleidung als Pathologe Dr. Hooper, erläutert die Ergebnisse der Obduktion beider Leichen. Johns Theorien mit Blick auf eine unbekannte Zwillingsschwester werden sofort von Sherlock entkräftet:

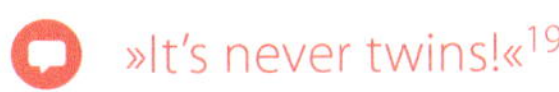

---

18 »Ich bin Ihre Vermieterin und kein Handlungselement.«

19 »… weil es nie Zwillinge sind.«

Monate später, John ist mittlerweile ausgezogen und steht mit den weiblichen Bediensteten seines Haushaltes auf Kriegsfuß, bittet Sherlock erneut um Johns Unterstützung. Mycroft ersucht Sherlock, Lady Carmichael (Catherine McCormack) zu empfangen, die um das Leben ihres offenbar frauenfeindlichen Ehemannes, Sir Eustache Carmichael (Tim McInnerny), zu bangen scheint (vgl. »The Five Orange Pips«, Doyle 1971 [1891]).

Unzählige Referenzen zum Wissensstand des 20. und 21. Jahrhunderts wie auch diverse selbstreflexive Kommentare der Protagonisten zu ihrer literarischen Inszenierung sowie die Überwindung der physikalischen Gegebenheiten der materiellen Welt (schwebende Zeitungsartikel) deuten darauf hin, dass die Handlung nicht in einer alternativen Zeitlinie stattfinden kann. Eben dieser Schein trügt. Holmes verfällt, sehr zur Sorge von Mrs. Hudson und D. I. Lestrade –

💬 »Wire me, if there is any change«[20]

– in einen lethargischen Zustand. Die neben ihm platzierte Spritze

💬 »Morphine or Cocaine?«[21]

lässt einen Rückfall in die Sucht vermuten:

💬 »A seven-percent solution.«[22]

Halluzinierend erscheint ihm Moriarty, wie auch am Ende der dritten Staffel:

💬 »It's a dangerous habit to finger loaded firearms in the pocket of one's dressing gown. Or are you just pleased to see me?«[23]

Spätestens zu diesem Zeitpunkt wird deutlich, dass die Handlung in Sherlocks »Gedächtnispalast« stattfindet. Während des fünfminütigen Rückflugs aus dem erzwungenen Exil geht er unter Drogeneinfluss der Frage nach, ob und wie Moriarty den Kopfschuss auf dem Krankenhausdach hätte überleben oder wie er gleich Holmes seinen eigenen Tod plausibel hätte inszenieren können. Im letzten Drittel der Handlung kehrt Sherlock in seinen »Gedächtnispalast« zurück und analysiert, unter Mithilfe von Mary, den Fall Ricoletti. Die Auflösung folgt dem ausgesprochen klassischen Muster, nach dem Sherlock in Anwesenheit aller verdächtigten Personen die Verbrechensgeschichte schildert. Emilia Ricoletti, misshandelt in ihrer Ehe und todkrank, opfert sich für den Plan einer radikalen Frauenrechtsgruppe, die sich dem Kampf gegen häusliche Gewalt und Unterdrückung der Frauen widmet. So tief versinkt Sherlock im »Gedächtnispalast«, dass er zwischen Tagträumen und Realität nicht mehr zu unterscheiden weiß.

Und wieder begegnen sich Holmes und Moriarty an den Reichenbachfällen; der inszenierte »Geist« der Emilia Ricoletti und Sherlocks eigene Dämonen (Moriarty wie die Drogensucht), Realität und Imagination, verschmelzen intradiegetisch, als Sherlock sich eines direkten Zitats aus Doyles (1971) Erzählung »The Final Problem« (1893) bedient. Dem Handlungsverlauf der ursprünglichen Geschichte entgegen, erfüllt Watson auch in dieser Episode seine Funktion als sinnbildlicher und wortwörtlicher Lebensretter, indem er Moriarty in die Tiefen des Wasserfalls stößt.

---

20 »Telegrafieren Sie mir, falls sich etwas ändert.«
21 »Morphium oder Kokain.«
22 »Eine 7%-Lösung.«
23 »Es ist eine gefährliche Angewohnheit, an Schusswaffen in den Taschen seines Morgenmantels herumzuspielen. Oder freuen Sie sich nur, mich zu sehen?«

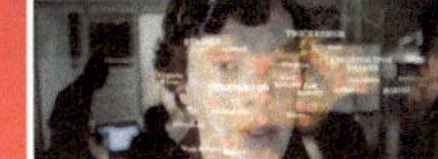

 Moriarty: »That's not fair, there's two of you«.
Watson: »There's always two of us. Don't you read *The Strand*?«[24]

Moral und Geschlecht: Kleiner Nachsatz zum Wertewandel

Moralische Gefühle und moralisches Handeln haben wir oben vor allem an Sherlock problematisiert; Fragen der Ethik werden allerdings bei wenigstens vier Hauptfiguren hinterfragt. Dr. Gregory Houses Dictum »everybody lies« (jeder lügt) trifft auf Mycroft, Moriarty, und Mary Morstan gleichermaßen zu – bei den drei M. wäre noch zu ergänzen: »everybody kills« (jeder tötet). Sind diese dann noch adäquate moralische Helden – und deren typologische Widersacher – in einer Kriminalserie, die genregemäß auf eine Wiederherstellung der gesellschaftlichen Ordnung und einer nachvollziehbaren Trennung von Straftäter und Opfer besteht? Wie versteht man in diesem Kontext Bezüge auf sanktioniertes Töten in militärischen Konflikten, hier den Afghanistan-Krieg (vgl. Butler 2010) bei Dr. Watson, oder Terrorabwehrszenarien und Foltermethoden, hier Mycroft Holmes und sein Wirken im MI5? Die Komplexität verantwortlichen Handelns – etwa in Zeiten des Terrors und der Neuen Kriege – wird hier auf eine Weise durchgespielt, welche die realen Probleme nicht vereinfacht und als letztlich nicht klar zu entscheidende benennt. Für eine Unterhaltungsserie ist das mehr, als die eingespielte Figur des »bad cop« in zahlreichen Filmen (und Serien) je leisten konnte. Insbesondere die Transfigurationen der beiden Antagonisten sind facettenreich.

In den Serien *Sherlock* und *Elementary* werden zudem Geschlechterrollen, -performativität und -politik sowie variierende Definitionen von *queerness* und menschlicher sexueller Orientierung innovativ historisiert und ironisch reflektiert. Exemplarisch stehen dafür die Transformation Watsons von einer männlichen in eine weibliche Figur (Joan Watson in *Elementary)* und die Verschmelzung der Figuren Irene Adler und James Moriarty (in Jamie Moriarty, ebenda). Das Kofferwort »Bromance« beschreibt eine innige, nichtsexuelle Beziehung zwischen zwei Männern (vgl. Farghaly 2015) – wie diejenige zwischen John und Sherlock. Greg Freeman postuliert zudem, dass Moriarty in *Sherlock* als bisexuell entworfen wird: »One gets the sense that Moriarty [...] is attracted to Holmes, intellectually *and* physically«[25] (Freeman 2015, S. 19).

Ebenso vielfältig sind die Wandlungen Mary Morstans. Geschickt werden durch den (fingierten) Einsatz alternativer Zeitlinien (Ende des 19. Jahrhunderts und Gegenwart) in »The Abominable Bride« tradierte Frauenrollen konterkariert. Mary Morstan, im 21. Jahrhundert eine formidable Attentäterin, gehört im 19. Jahrhundert einer radikalen Suffragettengruppe an, der sich Frauen aus der weißen Mittelschicht sowie der Arbeiterklasse angeschlossen haben, vermeintlich mit dem Ziel, misshandelnde Ehemänner zu beseitigen. Dass die Gesellschaft im viktorianischen England sich von Frauenkriminalität bedroht sah und Frauen als monströse Wesen betrachtete, die es dementsprechend zu kontrollieren galt, bezeichnet Lucinda Matthews-Jones (2016) als eine dominante, diskursiv gestützte Angstvision, die allerdings statistisch nicht verifizierbar ist. Sicherlich handelt es sich hier auch um eine Rückprojektion. Doch bleibt diese vielfältige Entwicklung der Gender-Diskurse im 21. Jahrhundert für die tradierten Narrationen erstaunlich, wenn man die Männerdominanz betrachtet, mit welcher der transmediale Serienheld Sherlock Holmes im späten 19. Jahrhundert einst gestartet war.

Wollte man eine Summe ziehen unter die Figurenentwicklung des Helden insbesondere, so sehen wir verschiedene Spiegelungen und Inversionen von Mustern, die in anderen Figuren auftauchen – auch über die Gendergrenzen hinweg. Der Protagonist Sherlock resultiert nicht zuletzt aus seinen Antagonisten, an denen er sich profilieren will. Im 19. Jahrhundert konnte die Stabilisierung des Selbst

---

24   Moriarty: »Das ist unfair. Sie sind zu zweit.« Watson: »Wir sind immer zu zweit. Lesen Sie nicht den *Strand*?«
25   »Man gewinnt den Eindruck, dass Moriarty Holmes auf geistiger und körperlicher Ebene begehrt.«

über den Anderen noch gelingen – am einfachsten über die Figur des Dr. Watson. Ein postmodernes Ich hingegen bleibt dezentriert, letztlich ein Spielball der unterschiedlichen Rollenanforderungen, in die es gestellt wird. Das post-postmoderne Ego wiederum restrukturiert sich in der Pluralität seiner Varianten, das auch sämtliche transmedialen Rekonfigurationen überlebt, ja synthetisiert im Konzept seiner Genialität. Man darf gespannt sein, wie dieser Transformationsprozess, der sich primär an den komplementären Figuren ausrichtet, in der vierten Staffel fortgeführt wird.

Literatur

Adams G (2014) Sherlock: Die Fallsammlung, 2. Aufl. Riva, München [Unter dem Titel *Sherlock: The Casebook* als engl. Originalausgabe. BBC Books, London, weitgehend seitenidentisch.]

Anonymus (o. J.) Sherlock-Holmes-Pastiches. www.https://de.wikipedia.org/wiki/Sherlock-Holmes-Pastiches#Sherlock_Holmes_und_Sigmund_Freud. Zugegriffen: 28.07.2016

Babin AM (2015) Der maschinenähnliche Sonderling und seine Überführung ins Menschliche anhand von *The Big Bang Theory* und *Sherlock*. http://www.medienobservationen.lmu.de/artikel/tv/tv_pdf/Babin_Sonderlinge.pdf. Zugegriffen: 03.07.2016

Blanchet R (2011) Quality-TV. Eine kurze Einführung in die Geschichte und Ästhetik neuer amerikanischer Fernsehserien. In: Blanchet R, Köhler K, Smid T, Zutavern J (Hrsg) Serielle Formen: Von den frühen Film-Serials zu aktuellen Quality-TV- und Online-Serien. Schüren, Marburg, S 37–70

Bochman S (2012) Detecting the Technocratic Detective. In: Porter L (Hrsg) (2012) Sherlock Holmes for the 21st Century. Essays on New Adaptations. McFarland, Jefferson, NC, London, S 114–154

Boström M (2015) Von Mr. Holmes zu Sherlock. Übers. aus d. Schwed. von Susanne Dahmann und Hanna Granz. Bertelsmann TB, München

Butler J (2010) Raster des Krieges: Warum wir nicht jedes Leid beklagen. Übers. aus d. am. Engl. von Reiner Ansén. Campus, Frankfurt a. M., New York, NY

Coppa F (2012) Sherlock as Cyborg: Bridging Mind and Body. In: Stein LE, Busse K (Hrsg) *Sherlock* and Transmedia Fandom: Essays on the BBC Series. McFarland, Jefferson, NC, S 210–223

Cullen R, Wilmeth DB (2008) Introduction. In: Cullen R, Wilmeth DB (Hrsg) Plays by William Hooker Gillette [vgl. hier insb.: Gillette 1899: *Sherlock Holmes*]. With an Introduction and Notes by Rosemary Cullen and Don B. Wilmeth. Cambridge University Press, Cambridge, S 1–27

Doyle Sir AC (1971) Sherlock Holmes. His Adventures, Memoirs, Return, his Last Bow and the Case-book. The Complete Short Stories. Reprint: Murray, London

Doyle Sir AC (1973) The complete Sherlock Holmes. Long Stories, 13. Aufl. Murray, London

Doyle Sir AC (1979) The Lost World [1912]. With an Introduction by Alistair Maclean. Reprint: Murray, London

Eder J (2008) Die Figur im Film. Grundlagen der Figurenanalyse. Schüren, Marburg

Farghaly N (Hrsg) (2015) Gender and the Modern Sherlock Holmes: Essays on Film and Television Adaptations Since 2009. McFarland, Jefferson, NC

Frankel VE (2014) Sherlock–Every Canon Reference You May Have Missed BBC's Series 1–3. LitCrit Press, Leipzig

Fratz DM (2016) A High Functioning Sociopath Married to His Work: On Hegemonic Masculinity the BBC's *Sherlock*. In: Porter L (Hrsg) Who is Sherlock? Essays on Identity in Modern Holmes Adaptations. McFarland, Jefferson, NC, London, S 82–94

Freeman G (2015) The Evolution of Sherlock Holmes: An Examination of a Timeless Figure Amid Changing Times. In: Farghaly N (Hrsg) Gender and the Modern Sherlock Holmes: Essays on Film and Television Adaptations Since 2009. McFarland, Jefferson, NC, S 7–20

Kazmaier K, Opp A (2014) *Sherlocked*. Zur Konkurrenz medialer Wahrnehmungs- und Vertrauensordnungen in der BBC-Serie *Sherlock*. In: Nesselhauf J, Schleich M (Hrsg) Quality-Television. Die narrative Spielwiese des 21. Jahrhunderts?! LIT Verlag, Berlin u. a., S 241–264. http://www.pop-zeitschrift.de/2015/06/17/. Zugegriffen: 03.07.2016

Kelleter F (Hrsg) (2012) Populäre Serialität: Narration–Evolution–Distinktion. Zum seriellen Erzählen seit dem 19. Jahrhundert. Transript, Bielefeld. Darin insb. vom Hrsg: Populäre Serialität. Eine Einführung, S 11–46

Knight S (1981) »The Case of the Great Detective«. In: Hodgson JA (Hrsg) (1994) Arthur Conan Doyle: Sherlock Holmes, The Major Stories, with Contemporary Critical Essays. St. Martin's, Boston, MA, S 368–380

Lad Panek LR (1987) An Introduction to the Detective Story. Bowling Green State University Popular Press, Bowling Green

Logan RK (2010) Understanding New Media. Extending Marshall McLuhan. Lang, New York, NY, et al.

Matthews-Jones L (2016) Vicky Nagy, Sherlock Holmes and The Abominable Brides of Victorian England. http://blogs.tandf.co.uk/jvc/2016/01/06/vicky-nagy-sherlock-holmes-and-the-abominable-brides-of-victorian-england/. Zugegriffen: 08.08.2016

McClain K, Cripps G (2016) The BBC's *Sherlock*. A »Sociopathic« Master of the Social Game. In: Porter, Lynette (Hrsg) Who is Sherlock? Essays on Identity in Modern Holmes Adaptations. McFarland, Jefferson, NC, London, S 95–110

Meyer N (1993) The Seven-Per-Cent Solution: Being a Reprint from the Reminiscences of John H. Watson, M. D. [zuerst 1974]. Norton, New York, NY

Mittel J (2006) Narrative Complexity in Contemporary American Television. The Velvet Light Trap 58: 29–40

Oltean T (1993) »Series and Seriality in Media Culture«. European Journal of Communication 8(1): 5–31

Opp A (2016) »The Game Is Never Over«. Das Spiel transmedialen Erzählens in *Sherlock*. In: Nesselhauf J, Schleich M (Hrsg) Das andere Fernsehen?! Eine Bestandsaufnahme des ›Quality Television‹. Transkript, Bielefeld, S 141–158

Otto D (2012) »Brainy is the new sexy«–Zur Erotik des Denkens in *Sherlock*. In: Medienobservationen. http://www.medien observationen.lmu.de/artikel/tv/tv_pdf/otto_sherlock.pdf. Zugegriffen: 03.07.2016

Porter L (Hrsg) (2012) Sherlock Holmes for the 21st Century. Essays on New Adaptations. McFarland, Jefferson, NC, London

Porter L (Hrsg) (2016) Who is Sherlock? Essays on Identity in Modern Holmes Adaptations. McFarland, Jefferson, NC, London

Schaper B (2016) Selbstreflexivität als Qualitätsmerkmal. BBCs *Sherlock* und Daniel Kehlmann. In: Nesselhauf J, Schleich M (Hrsg) Das andere Fernsehen?! Eine Bestandsaufnahme des ›Quality Television‹. Transkript, Bielefeld, S 159–171

Shepherd M (1985) Sherlock Holmes and the Case of Dr Freud. Tavistock Publications, London

Stein LE, Busse K (Hrsg) (2012) *Sherlock* and Transmedia Fandom: Essays on the BBC Series. McFarland, Jefferson, NC. Darin von dens.: Introduction, S 9–26

Tipton D, Tipton S (Adaptation) Joseph R (Zeichnungen) (2015) The Seven-Per-Cent-Solution: The Astounding Joint Adventure of Sherlock Holmes and Sigmund Freud. Graphic Novel. IDW Publishing, San Diego, CA

Toadvine A (2012) The Watson Effect: Civilizing the Sociopath. In: Porter L (Hrsg) (2012) Sherlock Holmes for the 21st Century. Essays on New Adaptations. McFarland, Jefferson, NC, London, S 48–64

Tribe S (2015) *Sherlock*. Hinter den Kulissen der Erfolgsserie [2014]. Knesebeck, München. [Unter dem Titel *Sherlock: Chronicles* als engl. Originalausgabe. Penguin, London 2014, weitgehend seitenidentisch.]

Filmografie

CSI. Crime Scene Investigation (USA, CBS). Idee: Anthony E. Zuiker, 2000–2015, fünfzehn Staffeln

The **Dark** Knight (USA, GB 2008). Regie: Christopher Nolan; Drehbuch: Christopher Nolan, David S. Goyer und Jonathan Nolan

House, M. D. (USA, FOX, *Dr. House*). Idee: David Shore, 2004–2012, acht Staffeln

How Sherlock Changed the World. Dokumentarfilm. GB 2013. Auf YouTube erhältlich unter: https://www.youtube.com/watch?v=RNN826349lg

Jurassic Park (USA 1993). Regie: Steven Spielberg; Drehbuch: Michael Crichton, David Koepp

Minority Report (USA 2002). Regie: Steven Spielberg; Drehbuch: Scott Frank und Jon Cohen

Mr. Holmes (GB, USA 2015). Regie: Bill Condon; Drehbuch: Jeffrey Hatcher

The **Seven**-Per-Cent Solution (GB 1976; *Kein Koks für Sherlock Holmes*). Regie: Herbert Ross; Drehbuch: Nicholas Meyer

Sherlock – Staffel 1 und 2 (GB, BBC 2010, 2012). Idee: Mark Gatiss und Steven Moffat. DVD: Hartswood 2011

Sherlock – Staffel 3 (GB, BBC 2014). Idee: Mark Gatiss und Steven Moffat. DVD: Hartswood 2014

Sherlock – Die Braut des Grauens (GB, BBC 2016). Idee: Mark Gatiss und Steven Moffat. DVD: Polyband 2016

Sherlock Holmes (GB 1916). Regie: Arthur Berthelet, Drehbuch: William Hooker Gillette

Sherlock Holmes (USA, D 2009). Regie: Guy Ritchie; Drehbuch: Michael Robert Johnson, Anthony Peckham, Simon Kinberg und Lionel Wigram. DVD: Warner 2010

Sherlock Holmes and the Case of the Silk Stocking (GB 2004, *Sherlock Holmes – Der Seidenstrumpfmörder*). Regie: Simon Cellan Jones; Drehbuch: Allan Cubitt. DVD: KSM 2009

Sherlock Holmes. A Game of Shadows (USA 2011, *Sherlock Holmes: Spiel im Schatten*). Regie: Guy Ritchie; Drehbuch: Michele und Kieran Mulroney. DVD: Warner 2012

Sherlock: A Case of Evil (USA 2002). Regie: Graham Theakston; Drehbuch: Piers Ashworth. DVD: Media with Classics 2009

Star Trek – The Next Generation. Idee: Gene Roddenberry. Hier Staffel sechs (12), Episode 138, *Ship in a Bottle* (USA, Paramount, 1993). Regie: Alexander Singer; Drehbuch: René Echevarria

The **Mentalist** (USA, CBS). Idee: Bruno Heller, 2008–2015, sieben Staffeln

Trainspotting (GB 1996, *Trainspotting – Neue Helden*). Regie: Danny Boyle; Drehbuch: John Hodge

Young Sherlock Holmes and the Pyramid of Fear (USA, GB 1985, *Das Geheimnis des verborgenen Tempels*). Regie: Barry Levinson; Drehbuch: Chris Columbus

Originaltitel	Sherlock
Land	GB – Großbritannien [UK – United Kingdom]
Erstausstrahlung / Laufzeit	25. Juli 2010 – dato (4. Staffel folgt in 2017)
Sender	BBC One
Anzahl der Staffeln	3 (à 3 Folgen), 1 Extra- und 2 weitere Minifolgen
Idee	Steven Moffat, Mark Gatiss
Regie	Paul McGuigan und andere
Hauptdarsteller	Benedict Cumberbatch, Martin Freeman
Verfügbarkeit	DVD auf Deutsch und Englisch erhältlich

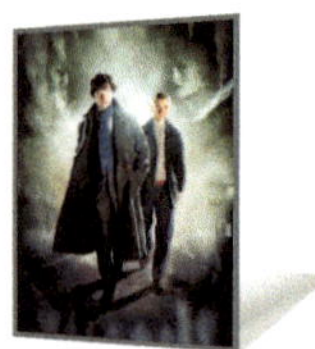

Christian Sell, Svenja Taubner

Carry on Wayward Son: *Supernatural* als gottverlassene Suche nach dem richtigen Leben

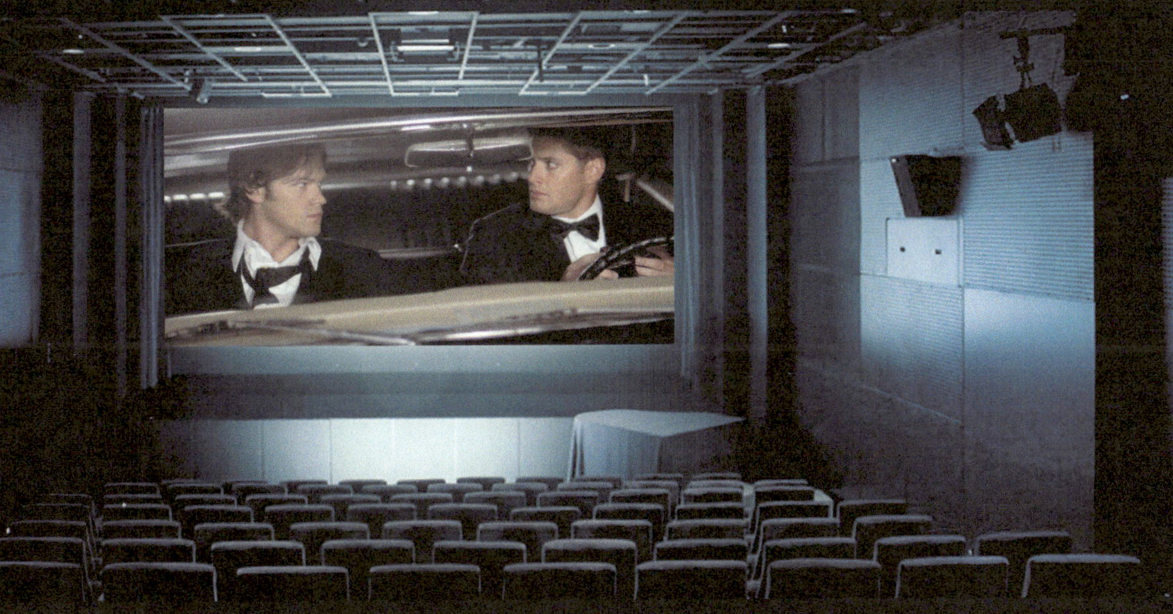

T. Storck, S. Taubner (Hrsg.), *Von Game of Thrones bis The Walking Dead*,
DOI 10.1007/978-3-662-53689-6_21, © Springer-Verlag GmbH Deutschland 2017

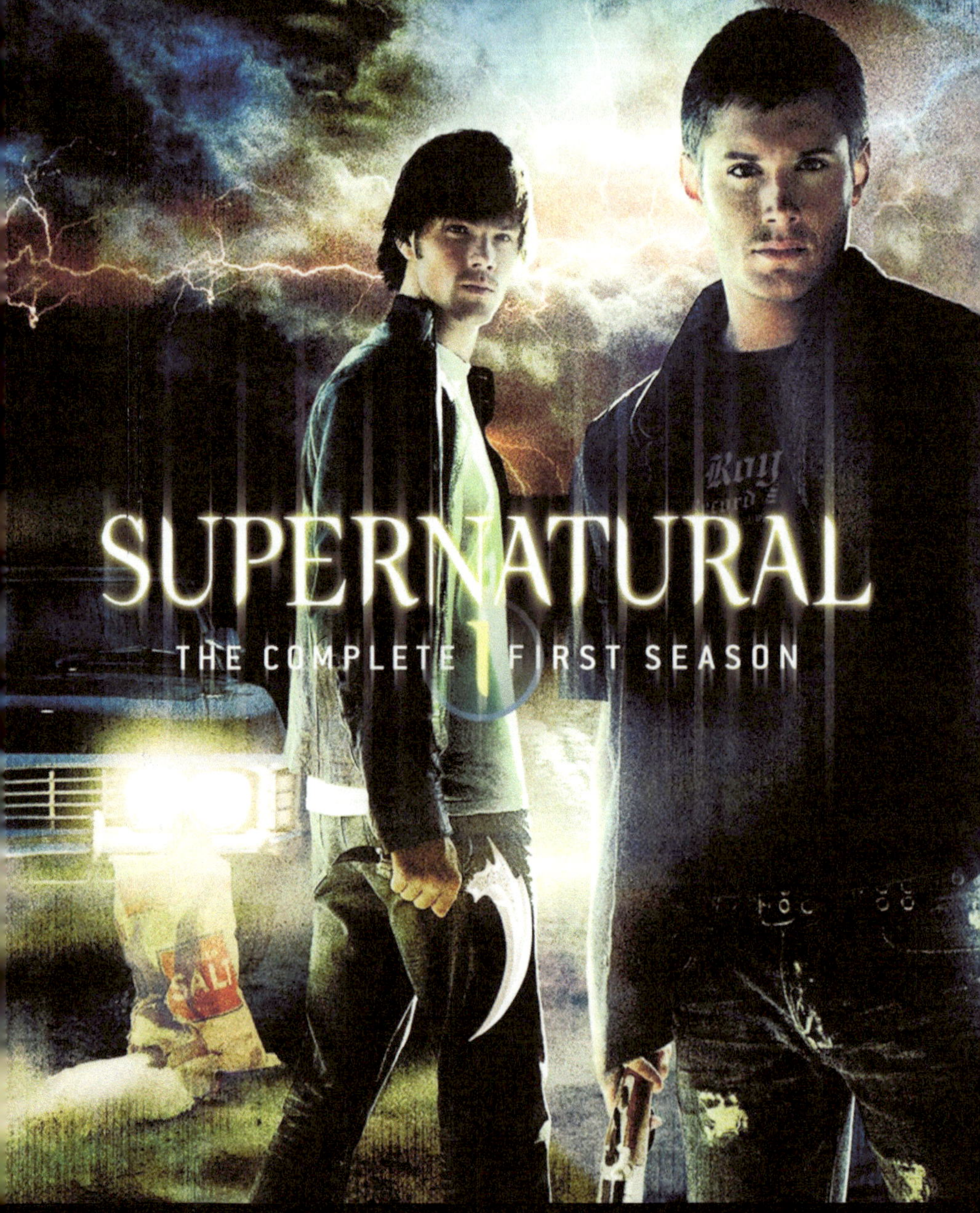

SUPERNATURAL
THE COMPLETE FIRST SEASON
SALT

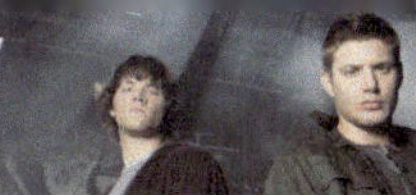

Supernatural

Bad Moon Rising: Zur Einführung

Supernatural (Abb. 21.1) ist eine US-amerikanische Serie mit Drehort Vancouver, die, wie der Titel andeutet, das Übernatürliche aus Religion und Volkstum zum Gegenstand nimmt – und es in den USA der Gegenwart lebendig werden lässt. Die Serie dreht sich um die Erlebnisse zweier Brüder, Sam und Dean Winchester, in ihrem Kampf gegen das Böse. Genau dieser Kampf wird der Schwerpunkt der hier vorliegenden Ausarbeitung sein, im Sinne einer Sinnsuche und Identitätsentwicklung der beiden Protagonisten. Die Ausstrahlung von *Supernatural* startete 2005 und die Serie läuft bis heute. Obwohl *Supernatural* in Deutschland nicht die Popularität ihres Vorgängers *Akte-X* erreicht, kann die Serie inzwischen beeindruckende zwölf Staffeln mit insgesamt 245 Episoden vorweisen und war mit der elften Staffel bereits die längste nordamerikanische Fantasy-Serie, die es jemals gab.

Der Erfolg der Serie, die zunächst nur auf fünf Staffeln geplant war, mag nicht zuletzt an einer treuen und aktiven Fanszene liegen, die im Rahmen sogenannter Fanfiktion ihren eigenen Beitrag zur Rezeption und Entwicklung der Serie leistet, was wiederum in der Serie selbst immer wieder ironisch aufgegriffen und kommentiert wird. Die Vielfalt der Serie und der verschiedenen Zutaten beschreibt ihr Erfinder Eric Kripke folgendermaßen:

> »Du verstehst, was wir hier zusammenpanschen – nämlich einen abgefahrenen Cocktail, der sich zu gleichen Teilen aus Sam Raimi, Peter Jackson, Fletch – der Troublemaker, Die Simpsons, Sandman, American Gods, Hellblazer, Star Wars, Joseph Campbell, Hoffnung, Liebe, Familie und AC/DC zusammensetzt« (zit. in Knight 2015, S. 10).

The Road so far: Zusammenfassung der Handlung

Pilot

Die erste Szene der Pilotfolge von *Supernatural* spielt in einem Wohnhaus in Kansas, USA. Eine Mutter und ihr vierjähriger Sohn bringen ein Baby ins Bett. Der Vater kommt hinzu und wird liebevoll begrüßt. Man löscht das Licht und es wird Nacht. Als Zuschauer sehen wir, wie die Uhr im Kinderzimmer plötzlich stehen bleibt und eine Lampe zu flackern beginnt. Die Mutter im Schlafzimmer wacht durch das Babyphone auf und geht ins Kinderzimmer. Sie sieht eine Gestalt am Kinderbett. Erneut flackern die Lampen. Dann erst erkennt die Mutter, dass die Person am Bett nicht ihr Mann ist… Der Vater war vor dem Fernseher eingeschlafen. Er hört die Mutter schreien und rennt ins Kinderzimmer. Zunächst scheint alles friedlich. Das Baby liegt scheinbar unversehrt im Bettchen. Doch dann bemerkt der Vater, wie Blut von der Decke tropft. Er blickt nach oben und sieht voller Schrecken seine Frau, offenbar von übernatürlichen Kräften an der Zimmerdecke festgehalten. Im nächsten Moment erfassen aus dem Nichts heraus lodernde Flammen den Körper der Frau und setzen den ganzen Raum in Brand. Nur knapp entkommen der Vater und die beiden Söhne aus dem bald brennenden Haus. Für die Mutter kommt jede Hilfe zu spät.

Als Zuschauer erfahren wir später, dass der Vater, John Winchester (Jeffrey Dean Morgan), von diesem Tag an mit seinen beiden Söhnen, Sam und Dean, umhergereist ist, um als »Jäger« den Kampf gegen das Böse aufzunehmen. Besessen von der Idee, den Mörder seiner Frau zu finden, jagt und vernichtet er Dämonen und übernatürliche Monster aller Art, von deren Existenz die meisten Menschen zumeist so lange nichts wissen, bis sie drohen, ihnen zum Opfer zu fallen. Sam und sein vier Jahre älterer Bruder Dean wachsen derweil heran und lernen von ihrem Vater das Jägerhandwerk.

Die eigentliche Handlung der Serie beginnt 22 Jahre nach dem Tod der Mutter. Die mittlerweile erwachsenen Winchester-Brüder (◼ Abb. 21.2) gehen seit Jahren getrennte Wege. Dean (Jensen Ackles) und sein Vater fahren kreuz und quer durch die USA und jagen Ungeheuer. Der jüngere Bruder Sam (Jared Padalecki) hingegen wünscht sich ein normales Leben. Er bereitet sich auf sein Jurastudium vor und lebt mit seiner Freundin zusammen. Eines Tages jedoch steht Dean vor seiner Tür und bittet ihn, bei der Suche nach dem plötzlich verschwundenen Vater zu helfen. Kurz darauf muss Sam miterleben, wie seine Freundin auf dieselbe grausame Weise umkommt wie damals seine Mutter. Sam schließt sich Dean an; sie sind von nun an gemeinsam unterwegs:

◉ »Menschen retten, das Böse jagen, der Familienauftrag!«

Immer wieder werden die Winchester-Brüder auf Todesfälle im Zusammenhang mit übernatürlichen Phänomenen aufmerksam. Ausgestattet mit ihres Vaters Wissen sowie mit Schusswaffen, Schwertern, Feuer und magischen Ritualen, jagen sie Geister, Werwölfe, Dämonen, Gestaltwandler und vieles mehr. So ziemlich jede unheimliche Kreatur aus Mythen, Gruselgeschichten und Folklore ist in *Supernatural* real und auf Menschenleben aus. Sam und Dean bereiten fast allen ein blutiges Ende und retten die Unschuldigen, wo es geht. Aufgrund von Deans Flugangst geht es dabei mit dem Familienauto, einem schwarzen 67er Chevrolet Impala mit samt kassettenweise Classic-Rock der 60er und 70er, quer durch die USA. Sie übernachten in billigen Motels und suchen anhand von Zeitungsmeldungen nach möglichen Fällen, leben von gefälschten Kreditkarten und geben sich bei den Untersuchungen ihrer Fälle als FBI-Agenten aus.

Unter den Menschen, denen die Brüder unterwegs begegnen, sind viele, die für ihre Rettung vor den Ungeheuern dankbar sind, einige kurzfristige Alliierte und auch immer mal wieder kurze

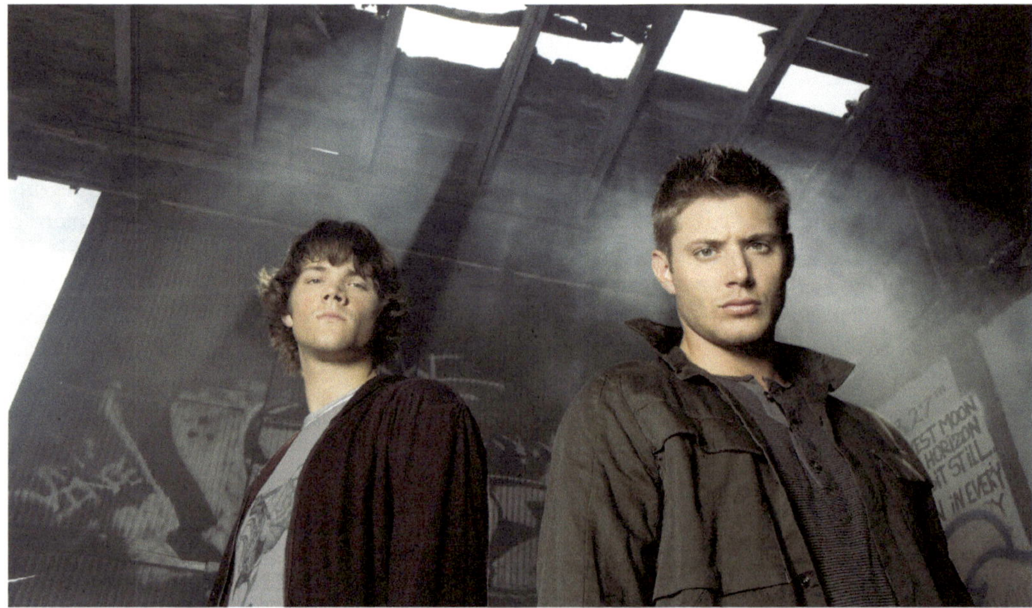

◼ **Abb. 21.2** Sam und Dean Winchester. © Warner Home Video. Quelle: Filmbild Fundus Herbert Klemens

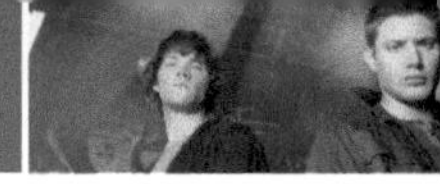

Liebschaften. In aller Regel aber sind Sam und Dean am Ende einer Folge wieder allein in ihrem Auto, auf dem Weg zur nächsten Aufgabe. Im Laufe der Serie finden sie dennoch einige langfristige Freunde und Verbündete; unter anderem den langjährigen Jäger – und heftigen Trinker – Bobby (Jim Beaver), den hochbegabten Propheten Kevin (Osric Chau), die Hackerin Charlie (Felicia Day) und den Engel Castiel (Misha Collins). Bislang erstreckt sich die Serie bereits über elf Staffeln – mehr ist in Vorbereitung. Wir beschränken uns hier auf die Darstellung der ersten zehn Staffeln, die zum Zeitpunkt des Verfassens dieses Beitrags auf dem deutschen Markt erhältlich waren.

Staffeln 1–5

Die ersten beiden Staffeln der Serie sind von der Suche nach dem Vater und dem Mörder der Mutter – einem gelbäugigen Dämonengeneral mit Namen Azazel (Fredric Lehne) – bestimmt. Den Brüdern gelingt es schließlich, Azazel mit einem magischen Revolver (einst gebaut von Samuel Colt selbst) zu töten, allerdings um einen hohen Preis: John Winchester verliert sein Leben, und schließlich wird auch Sam von Azazels Dämonen tödlich verletzt. Dean ist verzweifelt. Im Tausch für das Leben seines Bruders verkauft er schließlich seine Seele an einen Dämon. Ihm bleibt von da an nur noch ein Jahr zu leben.

In der dritten Staffel suchen die Brüder nach einem Weg, den dämonischen Vertrag aufzulösen, aber vergeblich: Nach Ablauf eines Jahres wird Dean von Höllenhunden heimgesucht und getötet. In der vierten Staffel dann erwacht Dean Monate später von den Toten. Er war in der Hölle und wurde, wie sich erst in Nachhinein herausstellt, von Castiel befreit – einem Engel. Castiel gibt an, in Gottes Mission gehandelt zu haben, da Gott einen Auftrag für Dean habe. Lilith (Katherine Boecher), der erste Dämon, habe begonnen, die 66 Siegel zu brechen, welche den Teufel, den Erzengel Luzifer, an seinen Käfig in der Hölle binden. Sollte dies gelingen, so die Prophezeiung, würde Luzifer auf die Erde emporsteigen und mit sich die Apokalypse bringen. Als Zuschauer erfahren wir später, dass Dean nach Jahrzehnten der Folter in der Hölle dem Angebot seiner Peiniger nachgab und selbst zu einem Folterknecht wurde. Damit war das erste Siegel gebrochen: Ein rechtschaffener Mann folterte in der Hölle.

Sam erfährt derweil, dass er, weil er als Baby bei dem nächtlichen Besuch Azazels dessen Blut getrunken hat, dämonische Fähigkeiten besitzt. Die – vermeintlich geläuterte – Dämonin Ruby (Katie Cassidy/Genevieve Padalecki) lehrt ihn diese zu nutzen, um Dämonen zu töten. Dean warnt Sam, aber dieser wird von Ruby, mit der er auch eine Liebesbeziehung beginnt, verführt, seine Kräfte durch das Trinken von Dämonenblut noch zu verstärken, um Lilith besiegen zu können. Schließlich gelingt es Sam tatsächlich Lilith zu töten, aber nur um zu erfahren, dass Ruby ihn von Beginn an getäuscht hatte und dass Lilith selbst das letzte der 66 Siegel gewesen ist. Ein von Sams Geburt an bestehender Plan geht auf, und der Teufel ist frei.

In der fünften Staffel droht das Ende der Welt. Die Engel nehmen Kontakt mit Dean auf. Er soll sich bereit erklären, als menschliche Hülle für den Erzengel Michael (Matthew Cohen) zu dienen, damit dieser gegen Luzifer kämpfen kann. Luzifer (Mark Pellegrino) seinerseits benötigt Sams Körper, da dieser als einzige menschliche Hülle stark genug ist, ihn zu halten. Bei dem Kampf der Erzengel in den Körpern der Winchester-Brüder würde allerdings die halbe Welt zerstört werden. Die Zuschauer erfahren zunehmend, dass auch die Engel im Krieg mit den Dämonen ihre eigenen Ziele verfolgen. Wie es die Offenbarung des Johannes vorhersagt, soll die Welt in einer finalen Schlacht zwischen Himmel und Hölle enden. Die Auslöschung von Milliarden von Menschen nehmen die Engel dabei zumindest billigend in Kauf.

Sam und Dean suchen, scheinbar auf verlorenen Posten, nach einem Ausweg – bezwingen dabei die Reiter der Apokalypse und die Hure Babylon –, aber schließlich gelingt es Luzifer, Sams Körper in Besitz zu nehmen. Die Apokalypse ist offenbar nicht mehr aufzuhalten. Als sein Bruder und seine Freunde im Kampf gegen Luzifer unterliegen, gelingt es Sam jedoch für einen kurzen Augenblick, die Kontrolle zurück zu erlangen, und er nutzt ein magisches Portal, um sich mitsamt Luzifer in die Hölle zu stürzen. Entgegen der Prophezeiung ist die Welt nicht untergegangen, aber wieder hat sich einer der Winchester-Brüder geopfert.

Staffeln 6–10

In den Nachwirkungen der abgewendeten Apokalypse (sechste Staffel) entbrennen sowohl zwischen den Engeln im Himmel als auch unter den Kreaturen der Hölle Kriege um die jeweilige Vorherrschaft. Als Teil dieser Geschehnisse wird Sam von Crowley (Mark Sheppard) – einem faustischen Dämon mit schottischem Akzent, der nun König der Hölle werden konnte – auf die Erde zurückgebracht. Dean hat derweil versucht, ein normales Leben zu führen, lebt mit seiner alten Liebe und seinem mittlerweile siebenjährigen Sohn – von dessen Existenz er lange nichts gewusst hatte – zusammen. Doch die Ereignisse zwingen ihn, seine Familie aufzugeben und erneut an Sams Seite zu treten.

Im Himmel kämpft eine Gruppe um den Erzengel Raphael (Demore Barnes) gegen die Rebellen um Castiel. Durch seine Erlebnisse mit den Winchester-Brüdern hat sich Castiels Sicht auf die Menschheit verändert. Er will die korrupten autoritären Strukturen des Himmels aufbrechen und ein Prinzip von Freiheit verwirklichen. Dieser Zweck heiligt für ihn alle Mittel. Er verbündet sich mit Crowley, um das Fegefeuer zu finden – den Ort, an den die Seelen getöteter Monster gelangen. Mit Hilfe der Kräfte der in dieser Dimension gebundenen Seelen wollen die beiden die Kriege in Himmel und Hölle jeweils für sich entscheiden. Schlussendlich gelingt es, das Fegefeuer zu finden, Castiel hintergeht Crowley und verleibt sich die Seelen allein ein. Sam und Dean versuchen ihn aufzuhalten, kommen aber zu spät. Erfüllt und offenbar berauscht von unglaublicher Macht erklärt sich Castiel zum neuen Gott.

In der siebten Staffel beginnt der Gott Castiel, nachdem er seine Feinde im Himmel gewaltsam ausgelöscht hat, auf der Erde Kranke zu heilen und Übel zu beseitigen. Doch die Quelle seiner Allmacht hat eine Schattenseite: Mit den Seelen aus dem Fegefeuer hat Castiel auch die Leviathane in sich aufgenommen – Gottes erste Geschöpfe, mächtige Ungeheuer, die Gott aufgrund ihres Hungers und ihrer Zerstörungswut ins Fegefeuer verbannt hatte. Immer wieder übernehmen die Leviathane nun die Kontrolle über Castiel und töten Unschuldige. Mit Sam und Deans Hilfe sieht Castiel ein, dass sein Machtstreben ein Fehler war, und entlässt die Seelen wieder ins Fegefeuer. Die Leviathane sind jedoch zu stark und schaffen es zu entkommen.

Schnell verbreiten sich die Monster in menschlicher Gestalt über die USA und infiltrieren so geschickt Institutionen der Macht, dass ihr charismatischer Anführer Dick Roman (James Patrick Stuart) schnell zu hohem öffentlichen Ansehen und großem politischen Einfluss gelangt. Die Leviathane ernähren sich von Menschen. Ihr geheimer Plan ist es, ihre Nahrungsversorgung dadurch zu erleichtern, dass die Bevölkerung durch die Verbreitung einer Chemikalie zu willenlosem Mastvieh gemacht wird. Konkurrenten in der Nahrungskette, wie Dämonen und andere Monster, wollen sie dabei beseitigen. Letztlich gelingt es jedoch Sam und Dean, gemeinsam mit den hierfür vereinten Kräften von Engeln und Dämonen, die Leviathane wieder zu verbannen. Bei dem dafür nötigen Ritual wird allerdings Dean mitsamt dem Anführer der Leviathane ins Fegefeuer gezogen.

Gemeinsam mit einem Vampir namens Benny (Ty Olsson) als Weggefährten kämpft sich Dean ein Jahr lang durch das von Dämonen bevölkerte Ödland des Fegefeuers (achte Staffel). Als er schließlich einen Weg zurück auf die Erde findet, hat Sam das Jagen aufgegeben und eine Liebesbeziehung zu einer Tierärztin (Liane Balaban) begonnen. Wie zuvor auch Dean, wird Sam aber wieder in den Kampf gegen das Böse hineingezogen. Anhand einer alten Steintafel mit dem Wort Gottes soll es möglich sein, das Tor zur Hölle für immer zu verschließen. Dies ist aber an drei Prüfungen gebunden. Mit Hilfe seines Bruders tötet Sam einen Höllenhund, rettet eine unschuldige Seele aus der Hölle und soll schließlich mittels eines langwierigen Rituals einen Dämon wieder in einen Menschen verwandeln. Kurz vor dem erfolgreichen Abschluss des Rituals erfährt Dean, dass sein Bruder dabei sterben würde. Sam will das Ritual dennoch zu Ende bringen, aber Dean will seinen Bruder nicht gehen lassen. Es gelingt Dean schließlich, Sam zu überreden, und das Ritual wird abgebrochen.

Derweil ist ein neuer Charakter aufgetaucht: Metatron (Curtis Armstrong), die Stimme Gottes, der die Steintafeln mit dem Wort Gottes angefertigt hat und diese als einziger lesen und interpretieren kann. Metatron ist ein Engel, der nach dem Verschwinden Gottes den Himmel verlassen hat und seitdem

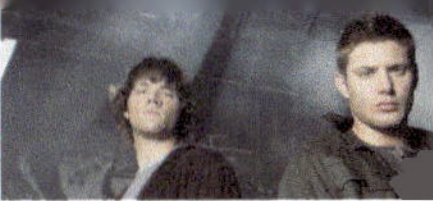

zurückgezogen gelebt hatte. Nachdem er von Sam und Dean um Hilfe gebeten worden war, überredet er Castiel, ihm dabei zu helfen, das Tor zum Himmel ebenfalls zu verschließen, um den dort weiterhin tobenden Bürgerkrieg endlich beenden zu können. Castiel bemerkt zu spät, dass Metatron ihn hinters Licht geführt hat: Es ging ihm nicht darum, den Himmel zu befrieden, sondern alle Engel aus dem Himmel zu verbannen. Am Ende der Staffel sehen wir wie die Engel, einem Meteroitenschauer gleich, vom Himmel auf die Erde stürzen.

In der neunten Staffel wandeln die Engel nun in menschlicher Gestalt unter den Menschen, einige verwirrt, einige hilfsbereit, einige macht- und rachehungrig. Bald beginnt der Engelskrieg um die Vorherrschaft im Himmel auch auf der Erde. Metatron als letzter Engel im Himmel gewinnt ebenfalls Verbündete und verfolgt den Plan, sich selbst als neuen Gott zu etablieren. In der Hölle beginnt Abaddon (Alaina Huffman), eine mächtige Dämonin, Crowley den Thron streitig zu machen.

Die Winchester-Brüder haben mittlerweile in einem durch den alten Geheimorden »Männer der Schriften« magisch geschützten Bunker eine permanente Basis für ihre Operationen gefunden. Die beiden finden sich als Zünglein an der Waage inmitten der kosmischen Kriege wieder. Sie gehen eine vorrübergehende Allianz mit Crowley ein, da ihnen dieser als Geschäftsmann berechenbarer erscheint als die zerstörerische Abaddon. Um Abaddon töten zu können, suchen Sam und Dean nach der ersten Klinge, jener Waffe, mit der Kain seinen Bruder Abel getötet hat. Sie finden die Waffe und treffen auf Kain (Timothy Omundson), ebenfalls ein Dämon. Dieser ist schließlich bereit, das Kainsmal, ohne das die Waffe nicht benutzt werden kann, auf Dean zu übertragen – nicht jedoch ohne ihn zu warnen, dass das Mal einen gefährlichen Preis fordere. Den Brüdern gelingt es mit Hilfe der Klinge Abaddon zu vernichten, und Castiel erreicht, dass sich die verbliebenen Engel gegen Metatron wenden und dieser gefangen genommen wird. Jedoch wird Dean zuvor im Kampf mit Metatron tödlich verwundet. Wie sich herausstellt, bringt das Kainsmal seinen Träger zurück ins Leben – als Dämon.

Zehnte Staffel: Obwohl Sam seinen Bruder mittels eines Rituals schließlich wieder zu einem Menschen machen kann, trägt Dean weiterhin das Kainsmal. Es schürt seine Aggressionen und lässt ihn nach Blut dürsten. Es scheint nur eine Frage der Zeit, bis Dean erneut die Kontrolle verliert und es zur Katastrophe kommt. Hinter Deans Rücken verbündet sich Sam mit Crowleys Mutter Rowena (Ruth Connell), einer jahrhundertealten Hexe, damit diese im Austausch gegen ein mächtiges Zauberbuch das Mal von Dean nimmt.

Dean weiß sich derweil nicht anders zu helfen, als den Tod persönlich zu beschwören. Der Tod (Julian Richings) – ein gut gekleideter älterer Herr mit einer Vorliebe für Fastfood und bereits bekannt aus vorherigen Staffeln – weigert sich, Dean zu töten, da das Kainsmal die Funktion habe, die ursprüngliche Finsternis, welche Gott und die Erzengel bei der Schöpfung zurückgedrängt hatten, zu bannen. Der Tod will Dean an einen abgeschiedenen Ort bringen und Sam töten, damit dieser seinen Bruder nicht zurückbringen kann. Dean willigt ein. Als er jedoch vom Tod die Sense erhält, um Sam zu töten, tötet er damit stattdessen den Tod selbst (!).

In der Zwischenzeit ist es Crowleys Mutter anderswo gelungen, das Mal von Dean zu nehmen. Kurz darauf bricht überall um die Winchesters herum die Finsternis aus dem Boden. Eine riesige dunkle Wolke entsteht, die die Brüder und alles um sie herum zu verschlingen scheint. Der Kampf gegen die Finsternis und die Rückkehr Gottes sind Gegenstand der Staffel 11.

Eye of the Tiger: Rezeption der Serie

Die bisherige wissenschaftliche Auseinandersetzung mit *Supernatural* zentriert sich auf die Interpretation von Genderaspekten, der Rolle von Religiosität und der Konstruktion des Narrativs in der Wechselwirkung von Drehbuch und Fanfiktion. Borsellino (2009) beschreibt die Serie als eine antifeministische Reaktion auf *Buffy – Im Bann der Dämonen* im Sinne der Darstellung einer traditionellen amerikanischen Männlichkeit. Im Gegensatz dazu kommt Nicol (2014) zu dem Fazit, dass *Supernatural* eine feministische

Serie ist, die ohne weibliche Protagonistinnen auskommt. Sie begründet dies mit dem ständigen Infragestellen von Genderstereotypen durch den Kontrast der beiden Brüder, deren permanenter (ironisierter) Auseinandersetzung über Männlichkeit sowie mit deren Transformationen über die Zeit. Besonders durch die Konfrontation klassisch maskuliner (der Horrorplot) und femininer (die melodramatisch-emotionale Beziehung zwischen den Brüdern) Stereotypen werden für Bruce (2010) verschiedene Zielgruppen angesprochen.

Weiterhin wurde die Darstellung von Religion in *Supernatural* untersucht (Engstrom und Valenzano 2010): Eine qualitative Inhaltsanalyse der ersten drei Staffeln ergab gemäß der Art der Monster und der Form ihrer Bekämpfung, dass zwar Elemente aus vielen verschiedenen Religionen auftauchen, es jedoch eine Hegemonie katholischer Aspekte, sowohl in der Wahl der zentralen Waffen (z. B. Weihwasser) als auch in der Benennung als spezifische Religion, gibt. Die Autoren schlussfolgern kritisch, dass der Katholizismus somit implizit als gut und mächtig dargestellt wird, während andere Religionen eher mit den menschenfressenden Schurkenmonstern ohne wirksame Gegenmittel assoziiert bleiben. Wolfe (2014) plädiert für eine eher allegorische Lesart der Serie und identifiziert die Kernfamilie der Jäger als Verkörperung der christlichen Tugenden, wobei Sam für den Glauben, Dean für die Liebe und Bobby für die Hoffnung steht.

Aus medienwissenschaftlicher Perspektive liegen mehrere Arbeiten vor, die das ironische Wechselspiel von Fanfiktion und Serienhandlung als postmoderne Selbstreferenz untersuchen und als ein Markenzeichen der Serie ausweisen (vgl. z. B. Felschow 2010; Fathallah 2013, Herbig und Herrmann 2016). Ein Beispiel hierfür ist, dass die Hauptdarsteller im Verlauf der Serie auf einen Schriftsteller, der ihre Geschichte in einer Bücherreihe »Supernatural« niederschreibt, und auch auf die Fans dieser Bücher treffen. Innerhalb der Serie beginnt dann eine Meta-Kommunikationen, wenn die Protagonisten sich über die Interpretationen der innerdiegetischen Fangemeinde empören, die den Brüdern eine homoerotische Beziehung unterstellen, was auch tatsächlich einem Teil der realen Fanfiktion entspricht.

Wir werden hier eine neue Lesart der Serie vorlegen, die sich auf die Frage nach der Möglichkeit eines »guten Lebens« angesichts des Bösen in der Welt konzentriert. Das Ringen mit dieser Frage nimmt unserer Einschätzung nach einen zentralen Platz in der Serie ein. Dabei geht es uns nicht darum, ob die Drehbuchautoren selbst bestimmte Themen im Sinn hatten. Vielmehr denken wir, dass sich Letztere als Ausdruck unseres Zeitgeistes in der Serie finden lassen und dort – beabsichtigt oder nicht – auf eine überaus spannende Weise in Auseinandersetzung miteinander gebracht werden.

Highway to Hell: Erzählweise und Charakterentwicklung

Denkt man in klassischen Genres, erscheint *Supernatural* zunächst als Mischung aus Actionfilm und Horrorgeschichte. Die Welt von Sam und Dean ist bevölkert von allen erdenklichen Ungeheuern. Folge um Folge taucht entweder eine neue Variante eines bereits bekannten Monsters oder eine bislang völlig unbekannte Kreatur auf und hat es auf Menschenleben abgesehen. Die allgemeine Bevölkerung ahnt dabei nichts von der Existenz des Übernatürlichen, sondern geht ihren weltlichen Geschäften nach. In aller Regel sind die Opfer den rachsüchtigen Geistern, hungrigen Vampiren oder bösen Hexen wehrlos ausgeliefert. Es ist die Geschichte eines modernen Alptraums nach Stephen Kings Manier: Der Vampir ist nicht im entlegenen Schloss in Transsylvanien, sondern taucht plötzlich in meinem Garten in einer abgelegenen amerikanischen Kleinstadt auf. Nur einige wenige Personen wissen um die Monster und kennen Wege, wie sie besiegt werden können.

Als Zuschauer sehen wir Sam und Dean in ihrem Auto am Ort des Geschehens eintreffen, die Lage prüfen und Hypothesen über die Ursache der übernatürlichen Morde entwickeln, bis es dann zur Konfrontation mit dem Ungeheuer kommt. Dabei werden die Brüder nicht selten selbst in Mitleidenschaft gezogen, werden angeschossen, besessen oder vorübergehend in gänzlich andere Wesen verzaubert. Als Zuschauer erleben wir hier Actionkino: Gruselige Monster greifen plötzlich aus der Dunkelheit an,

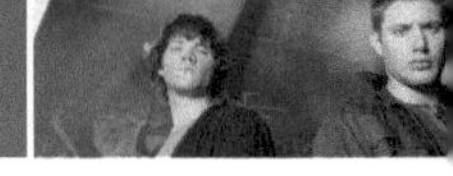

und mit Spannung sehen wir zu, wie Sam und Dean »die Jungfrau in Nöten« gerade noch retten können oder auch selbst nur knapp mit dem Leben davonkommen.

Serienautor Eric Kripke beschreibt *Supernatural* als

»modern American Western – two gunslingers who ride into town, fight the bad guys, kiss the girl and ride out into the sunset again".[1]

Sam und Dean wirken zeitweise tatsächlich wie Westernhelden oder fahrende Ritter – egal, wie groß oder mächtig ihre übernatürlichen Kontrahenten erscheinen, die Brüder ziehen in die Schlacht und finden einen Weg, ihre Feinde in die Schranken zu verweisen. Als besonders erfolgreiche Monsterjäger werden sie sowohl unter anderen Jägern als auch unter Dämonen und Engeln zunehmend zu Berühmtheiten. Für die zivilisierte Welt hingegen, die von Monstern nichts weiß, sind sie Gesetzlose und werden polizeilich gesucht. Sie haben keinen festen Wohnsitz, gefälschte Personalien, finanzieren sich ihren Lebensunterhalt durch Kreditkartenbetrug und geben sich immer wieder als FBI-Beamte aus, um Zugang zu Tatorten zu erhalten.

Sam und Dean verkörpern auch häufig ein Bild von Männlichkeit, wie es im klassischen Western zu finden ist: Im Angesicht der Monster wirken die kampferfahrenen Brüder meist furchtlos, riskieren für ihren »Familienauftrag« immer wieder ihr eigenes Leben und halten ihren mächtigen Feinden nicht nur Waffengewalt, sondern auch ironisch pointierte Sprüche (Trash Talk) entgegen. Besonders Dean wirkt großspurig und unnahbar, wird schnell handgreiflich und trinkt viel. Im Sinne seines Selbstbildes als »harter Kerl« macht er auch keinen Hehl aus seiner Vorliebe für Autos, schnellen Sex und asiatische Pornographie. Sam ist allgemein freundlicher, sensibler und zurückhaltender als sein älterer Bruder. Er verfügt offenbar über eine gute Bildung und ist deutlich aktiver im Rechercheteil ihrer Arbeit. Dennoch wird auch er, wie sein Bruder, im Verlauf der Serie zunehmend beziehungsloser.

Der Normalzustand der Winchesters ist, dass sie *unterwegs* sind. Sie bleiben niemals lange an einem Ort mit anderen Menschen. Beide Brüder unternehmen Versuche, eine dauerhafte Liebesbeziehung oder eine Familie zu haben, aber letztlich erfolglos. Sogar alle ihre langfristigen Weg- und Kampfgefährten werden ihnen Stück für Stück genommen. Der einzige Ort, an dem sie sich bis auf weiteres erfolgreich niederlassen, ist der abgeschiedene Bunker der Männer der Schriften – womit sie schließlich ihren Platz finden in einer Tradition von Kämpfern gegen das Böse.

Supernatural, so unsere These, ist aber kein klassischer Western, sondern lässt sich treffender mit einem Genre charakterisieren, das in gewissem Sinne auf den Western gefolgt ist: dem Roadmovie (Roberts 1997). Erste Hinweise darauf sind schnell gefunden: Die Folgen enden häufig im Auto (■ Abb. 21.3); nachdem die Brüder sich einer weiteren Aufgabe gestellt haben oder sich eine neue Wendung ergeben hat, ziehen sie zurück auf der Straße gemeinsam – manchmal nachdenklich, mal im Streit – ein Resümee für ihren weiteren Weg. Dies wird häufig untermalt oder kommentiert durch thematisch passende Musikstücke aus dem Kanon des Classic-Rock. Roadmovies verstehen wir mit Alvey (1997) als Individuations- oder Entwicklungsgeschichten, als amerikanische Varianten des Bildungsromans. Die klassischen Reisen auf den amerikanischen High- und Freeways wie etwa in *Easy Rider* stehen symbolisch für eine innere wie äußere Suche nach Neuorientierung, nach Sinn, nach Freiheit und Handlungsspielräumen.

Inwiefern finden wir das in *Supernatural*? In seiner Analyse von Hitchcocks *Die Vögel* erklärt der Psychoanalytiker und Philosoph Slavoj Žižek: »They key to horror films is to imagine the same story without the horror element«[2]. Versuchen wir uns die Geschichte von Sam und Dean ohne die Monster

---

1   Der Schlüssel zum Verständnis eines Horrorfilms ist, sich dieselbe Geschichte ohne das Horrorelement vorzustellen (Übers. ST) http://www.appeal-democrat.com/supernatural-impala/article_052d3db8-efcf-543e-9415-ac878d13a4d0.html
2   Im Film The Pervert's Guide to Cinema (2006); Regie: Sophie Fiennes.

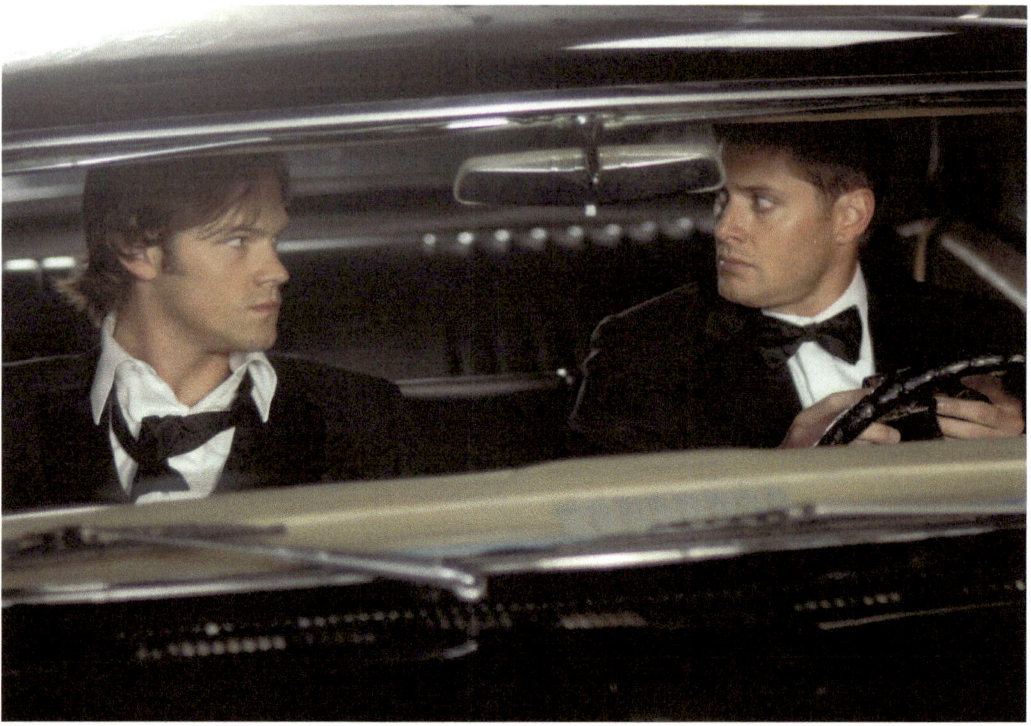

◼ Abb. 21.3 Sam und Dean in ihrem Chevy Impala. © Warner Home Video. Quelle: Filmbild Fundus Herbert Klemens

vorzustellen, haben wir zwei junge Männer vor uns, die *auf dem Weg* sind, die ihren Platz und ihre Identität suchen. Sollen sie, wie Dean es lange fraglos getan hat, in die Fußstapfen ihres Vaters treten, den Familienauftrag weiterführen? Kann man, wie Sam es zunächst versucht, die eigene Herkunft und Geschichte gänzlich hinter sich lassen? Wo ist ihr Ort? Soll die Suche danach gemeinsam, als Familie, oder individuell erfolgen? Diese Suche nach dem eigenen Platz in der Welt wird angetrieben von der zunehmend unleugbaren Gewissheit, dass die Welt nicht so ist, wie sie sein sollte.

Das Übernatürliche in der Serie steht zunächst für das, was mit der Welt absolut nicht in Ordnung ist, für das vermeidbare Leiden der Unschuldigen. Die zwei jungen Männer stehen unter moralischem Zugzwang: Sie haben erkannt, dass die Welt, in der sie leben, nicht in Ordnung ist – es muss etwas getan werden. Die Winchesters haben selbst erlebt, dass Monster die Menschen töten, die sie lieben, und sie können es nicht hinnehmen. Dies ist ein typisches Moment des Roadmovies: Das konventionelle, das von der Gesellschaft vorgeschlagene oder das bisherige Leben ist keine Option mehr für die Protagonisten (Klinger 1997). Es treibt sie auf die Straße, auf die Reise, auf die Suche, weil etwas geschehen ist, wonach sie nicht mehr einverstanden sind mit dem Status Quo.

Fight the Good Fight: Lehr- und Wanderjahre

In den ersten beiden Staffeln beginnen Sam und Dean zu tun, was sie für richtig halten. Sie folgen ihrem Vater. Dabei lernen sie immer mehr über die Monsterjagd, entwickeln und verfeinern ihre Kampftaktiken, lernen Schwachpunkte der übernatürlichen Kreaturen kennen und auszunutzen. Bis hierhin ist den Brüdern wie den Zuschauern klar, was zu tun ist: Die Monster müssen bekämpft und die Unschuldigen beschützt werden. Dabei fällt Sam und Dean ihre Aufgabe keineswegs leicht. Ein ums

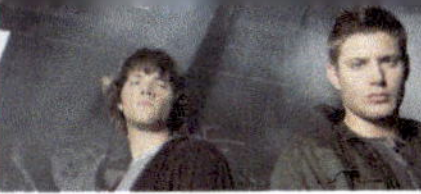

andere Mal entkommen sie nur knapp dem Tod, und beide haben mit den Beschwerlichkeiten und Entbehrungen des von ihnen gewählten Lebens zu kämpfen. Beide zweifeln auf ihre Art daran, ob sie den richtigen Weg eingeschlagen haben:

> Dean: »Was tun wir hier?«
> Sam: »Wir jagen einen Geist.«
> Dean: »Einen Geist, genau, wer macht so was?«
> Sam: »Na, wir.«
> Dean: »Wir genau. Und das, Sam, ist der Grund warum unser Leben ätzend ist. Komm schon, Mann, wir jagen Monster! Was soll das? Ich meine normale Leute sehen ein Monster und rennen weg, aber nicht wir. Nein, nein, nein, nein, nein, wir suchen nach Wesen, die uns töten wollen ja, oder uns auffressen. Weißt du, wer so was tut? Nur Bekloppte! Wir sind total verrückt. Ja, und dann ist da noch dieses miese Fastfood, und diese schäbigen Motel-Zimmer und die Rastplatzkellnerin mit dem komischen Ausschlag. Wer will denn so ein Leben, Sam? Ganz ernsthaft, ich meine, findest du es tatsächlich gut, 8 Stunden täglich, Tag für Tag, mit mir im Auto zu sitzen? Ich glaube nicht. Ich meine, ich fahre zu schnell, höre immer wieder dieselben 5 Alben wieder und wieder und ich singe mit. Ich bin nervig, das weiß ich. Und du kriegst… Blähungen! Du isst einen halben Burrito und schon bilden sich Gase, ich meine… Weißt du was? Vergiss es!« (S4-E6)

Trotz solcher und anderer Tiefpunkte erreichen Sam und Dean auf ihrem Weg in den ersten Staffeln schließlich jene Meilensteine, die sie die ganze Zeit vor Augen hatten: Sie finden ihren Vater und legen dem Dämonengeneral das Handwerk. Auf dem Weg dorthin sind die beiden zu erfahrenen Dämonenjägern herangereift – ein hervorragend eingespieltes Team, das in der Lage scheint, es selbst mit den größten und gefährlichsten Monstern aufzunehmen.

Auch von hieran an gibt es keinen Mangel an immer neuen zu bannenden Ungeheuern und zu rettenden Opfern für Sam und Dean. Dennoch verändert sich spätestens mit der vierten Staffel der Maßstab der Konflikte, in die die Winchester-Brüder involviert sind, und damit entwickelt sich die Serie immer mehr von einer »Monster-of-the-Week-Show« zu einer langfristigen Erzählung, die den Hauptcharakteren auch Entwicklungspotenzial ermöglicht. Gehen sie zu Anfang der Serie noch isolierten übernatürlichen Phänomenen wie rachsüchtigen Geistern oder blutrünstigen Harpyien in entlegenen Winkeln der USA nach, finden sie sich nun in der Mitte des großen Kampfes zwischen Engeln und Dämonen. Auf dem Spiel steht der Wiederaufstieg Luzifers und schließlich die Apokalypse. Sam und Dean bekommen dabei zunehmend Einblick in die hinter dem Augenscheinlichen liegende Ordnung der Welt – sie betreten den Himmel wie auch die Hölle –, und sie begegnen den mächtigen Akteuren des Konflikts, der über das Schicksal der Menschheit entscheiden soll, von Angesicht zu Angesicht: Engeln, Erzengeln, hochrangigen Dämonen und schließlich dem Teufel und dem Tod persönlich.

Im Laufe der Ereignisse erfahren Sam und Dean, dass diese mächtigen Akteure bei vielen zentralen Ereignissen ihres bisherigen Weges im Hintergrund die Fäden gezogen haben und der nun dämmernde finale Kampf zwischen Himmel und Hölle von langer Hand geplant war, in Übereinstimmung mit der biblischen Prophezeiung von der Apokalypse. Auch der weitere Weg der beiden, so erfahren sie von Erzengel wie Dämonen gleichermaßen, ist vorherbestimmt: Sam und Dean sollen, so will es die Prophezeiung, ihre Körper bereitstellen, damit Luzifer und der Erzengel Michael ihren letzten großen Kampf austragen können – auf Kosten der halben Erdbevölkerung. Die Winchester-Brüder sitzen in der

Klemme: Auf der einen Seite erscheint der große Plan allein aufgrund der Unzahl an unschuldigen Opfern ungeheuerlich. Sie selbst und all die anderen Menschen sind für die Engel wie für die Dämonen offenbar lediglich Mittel zum Zweck. Diese Enteignung des eigenen Lebens ruft ihren Widerstand hervor:

💬 Dean: »Vielleicht könntet ihr mal fünf Minuten aufhören, uns herumzuschieben wie verdammte Schachfiguren?« (S4-E16)

Auf der anderen Seite: Haben sie überhaupt eine andere Wahl? Offenbar sind Sam und Dean Teil von Ereignissen, die um ein Vielfaches größer sind als sie selbst. Die »Engel des Herrn« rufen sie auf, ihren Teil in der Erfüllung einer biblischen Prophezeiung zu tun. Welche Alternative sollten sie haben?

💬 Erzengel Gabriel: »Ihr beißt in den sauren Apfel, akzeptiert eure Verantwortung… und spielt die Rollen, die **das Schicksal** für euch vorgesehen hat!« (S5-E8)

Sam und Dean ringen um eine Entscheidung. Woher sollen sie wissen, was zu tun ist?

Knocking on Heaven's Door: Die Abwesenheit absoluter Gewissheiten

Die Erzengel berufen sich gegenüber den Brüdern darauf, dass sie in Gottes Auftrag handeln. Besonders Dean hat angesichts der Skrupellosigkeit ihres Plans Schwierigkeiten, das zu glauben, und fordert Gewissheit:

💬 Dean: »Wo ist Gott bei alldem?«
Engel: »Gott? Gott hat das Gebäude schon verlassen« (S4-E22)

Gott, so erfahren wir gemeinsam mit Sam und Dean, ist verschwunden. Niemand, weder Engel noch Dämonen, weiß, wo er sich aufhält. Verschiedene Versuche seien gemacht worden, Gott zu finden, aber erfolglos. Auf der Suche nach einem Weg, die Apokalypse zu verhindern, werden Sam und Dean vom Engel Joshua aufgesucht, der ihnen eine Botschaft von Gott übermittelt: Er habe sie bis hierhin vor Luzifer beschützt, aber das sei es gewesen. Die Verhinderung der Apokalypse sehe er nicht als seine Aufgabe. Gott hat sich aus der Welt zurückgezogen. Er hat offenbar nicht vor, für einen gerechten Ausgang zu sorgen, und er steht auch nicht zur Verfügung, um im Zweifelsfall zu sagen, was richtig und was falsch ist, ob etwa die Engel wirklich in seinem Sinne und Auftrag handeln oder nicht.

Das Moment der Abwesenheit Gottes macht deutlich, dass *Supernatural*, betrachtet als Entwicklungsgeschichte, nicht nur einfach den Lebensweg zweier Brüder in einer Welt voller Monster zum Thema hat. Vielmehr, so glauben wir, bildet die Welt, in der Sam und Dean verzweifelt nach Wegen suchen, das Richtige zu tun, zentrale Dilemmata ab, die philosophisch als spezifische Merkmale unserer Gegenwart herausgestellt wurden. 1882 lässt Friedrich Nietzsche in einem seiner Aphorismen einen toll gewordenen Menschen auf dem Marktplatz verlauten: »Gott ist tot! Gott bleibt tot! Und wir haben ihn getötet!« (Nietzsche 1999 [1882], S. 481). Es wurden sehr verschiedene Interpretationen dieser Passage vorgeschlagen. *Supernatural* setzt implizit eine – vielleicht postmodern zu nennende (vgl. Deleuze 1991 [1962]) – Lesart von Nietzsches Zeitdiagnose um und bildet damit ein zentrales kulturelles Phänomen in der Serie ab: das Fehlen absoluter Gewissheiten.

Zunächst allerdings ist Gott in *Supernatural*, anders als bei Nietzsche, nicht getötet worden, sondern er ist aus eigener Entscheidung gegangen. Auf einer tieferen Ebene aber können wir genau dies als Realisierung von Nietzsches berühmten Satz verstehen: Was ist das für ein Gott, der sich zurückzieht und geht? Der jüdisch-christliche Gott in der Serie ist nicht Gott im traditionellen jüdischen oder christlichen Verständnis. Gott und seine Engel sind in *Supernatural* Charaktere unter den anderen Charakteren,

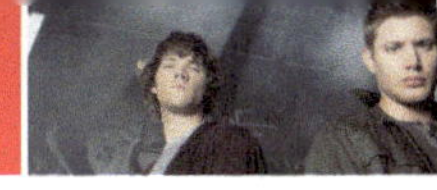

wenngleich auch solche mit besonderen Fähigkeiten. Gott hat offenbar bestimmte Interessen und Vorlieben – so erfahren wir von Castiel, dass er nicht auf Fladenbrot steht –, und nach allem, was wir innerhalb des Seriennarrativs erfahren, greift er hin und wieder in die Geschehnisse der Welt ein. Er ist aber kein Hirte, nicht die finale Instanz, vor der jedermann sein Leben wird verantworten müssen, kein moralischer Kompass oder letzter Grund – dies alles bleibt eine Leerstelle. Der Gott des alten jüdisch-christlichen Versprechens und der damit einhergehenden einheitlichen Ordnung der Welt ist tot.

Nietzsches toller Mensch spricht nun nicht nur davon, dass Gott tot ist, sondern auch davon, dass wir – die Menschen der Moderne – ihn getötet haben. Wie das? »Wer gab uns den Schwamm«, fragt er, »um den ganzen Horizont wegzuwischen?« (Nietzsche 1999 [1882], S. 481). Mit der Aufklärung, der aufkommenden Religionskritik und ihren kulturgeschichtlichen Folgen, so könnte Nietzsche vielleicht sagen, haben sich die Menschen selbst an einen Punkt gebracht, an dem ihnen die überlieferten Gewissheiten, die großen absoluten Orientierungspunkte unglaubwürdig geworden sind. »Gott ist tot« bedeutet dann, dass die umfassenden Erklärungsmodelle, die der Welt eine Ordnung, den Menschen einen Platz und einen Auftrag gegeben hatten, keine Verbindlichkeit mehr beanspruchen können. Die Welt ist eine andere geworden: eine Welt ohne die Sicherheit absoluter Gewissheiten, aber auch ohne die unbedingte Notwendigkeit, sich der Autorität der Stellvertreter Gottes mit ihren alten Schriften und Prophezeiungen oder der überlieferten Machtverhältnisse zu unterwerfen.

Charles Taylor (2009) spricht von einem säkularen Zeitalter. Für ihn

> »war es in unserer abendländischen Gesellschaft beispielsweise im Jahr 1500 praktisch unmöglich, nicht an Gott zu glauben, während es im Jahre 2000 vielen von uns nicht nur leichtfällt, sondern geradezu unumgänglich vorkommt« (S. 51).

Geändert hat sich nicht nur, was wir glauben oder nicht, sondern was überhaupt glaub*haft* ist.

Diese säkulare Welt, die Welt nach dem Tod Gottes, ist – obschon die Charaktere, die Götter, die Engel, die Monster und Dämonen aus den Mythen und religiösen Texten allgegenwärtig sind – die Welt von *Supernatural*. Sam und Dean finden sich gemeinsam mit ihren wenigen Weggefährten sowohl in ihren Entscheidungen wie auch im Kampf für das Wohl der Menschheit auf sich allein gestellt. Sie sind im wörtlichen Sinne gottverlassen. Wie für Nietzsches tollen Menschen, der fragt: »Wie trösten wir uns, die Mörder aller Mörder?« (Nietzsche 1999 [1882], S. 481), gehen auch für Sam und Dean mit dieser Erkenntnis eine große Enttäuschung und ein Erschrecken vor der sich auftuenden Orientierungslosigkeit einher. Als sich die »Engel des Herrn« als intrigante, machthungrige Wesen erweisen, die um die Vorherrschaft auf Himmel und Erde ringen und dabei dem Verlust menschlicher Leben kaum eine Bedeutung beimessen, bringt Dean seine Verbitterung zum Ausdruck:

 Dean: »Ich dachte immer, Engel sind so etwas wie Wächter. Mit flauschigen Flügeln und Heiligenschein. So wie Michael Landon. Keine Schweine…« (S4-E2).

Diese Enttäuschung von den überlieferten Sicherheiten jedoch erleben die Winchester-Brüder offenbar auch als Emanzipation, als Ermächtigung, als das, was der tolle Mensch geahnt haben mag, wenn er über die Tötung Gottes sagt:

> »Es gab nie eine größere Tat – und wer nun immer nach uns geboren wird, gehört um dieser Tat willen in eine höhere Geschichte, als alle Geschichte bisher war!« (Nietzsche 1999 [1882], S. 481).

Dean Winchester spürt offenbar, dass es, dank des immensen Entwicklungs- und Selbstbestimmungs-potenzials, das im Menschsein angelegt ist, eine Alternative dazu gibt, sich in den Plan der überkommenen Mächte einzufügen. Widerstand ist denkbar und zumindest prinzipiell möglich:

> Dean: »Zur Hölle mit diesen Engeln und Dämonen und dieser Apokalypse! Wenn die einen Krieg führen wollen, dann auf ihrem eigenen Planeten. Dieser hier gehört uns, und ich sage, sie sollen hier verschwinden. Wenn nicht, nehmen wir's mit ihnen auf. Wir töten den Teufel und auch Michael, wenn's sein muss. Aber wir machen's verdammt noch mal allein.«
> Bobby: »Und wie sollen wir das anstellen, du Genie?«
> Dean: »Ich hab' keine Ahnung. Aber ich hab 'n Schulabschluss und ich bin cool. Mir wird schon was einfallen« (S5-E1).

Und tatsächlich: Die überlieferten Gewissheiten erweisen sich als nicht bindend. Trotz aller Anstrengungen der himmlischen Erzengel und des Teufels persönlich, trotz der biblischen Vorhersage vereiteln die beiden Brüder den großen Plan – die Apokalypse bleibt aus. In einer der späteren Staffeln erinnert sich der uralte Engel Castiel daran, wie seine Weltsicht an dieser Stelle aus den Angeln gehoben worden war:

> Castiel: »Und natürlich erinnere ich mich an das bemerkenswerteste Ereignis überhaupt, bemerkenswert, weil es nie dazu kam. Es wurde verhindert von zwei Jungs, einem alten Säufer und einem gefallenen Engel. Die große Geschichte – und wir haben das Ende zerstört und die Regeln und das Schicksal. Und es blieb nichts als Freiheit und die Möglichkeit, sich zu entscheiden« (S6-E20).

Castiel beschreibt hier das, was Nietzsche und mit ihm die im 20. Jahrhundert folgenden Denker des Existentialismus als Konsequenz einer Welt ohne absolute Gewissheiten benennen: Freiheit. Ein zuvor nicht denkbares Ausmaß an Handlungsspielraum entsteht. Aus festgeschriebenen Notwendigkeiten werden Möglichkeiten. Ein ums andere Mal treffen in *Supernatural* die Verkörperungen der alten Gewissheiten, jahrtausendealte mythische Wesen, Erzengel, vorchristliche Götter auf die Winchester-Brüder und erleben – oft schmerzhaft am eigenen Leib –, dass sie nicht verbindlich, nicht unumstößlich sind. Zuletzt wird gar die anthropologische Konstante schlechthin, der Tod, in dieses Legendensterben miteinbezogen: Dean tötet den Tod mit dessen eigener Sense. Die Welt von Sam und Dean kennt keine unverrückbaren Grenzen: Selbst eine Welt ohne den Tod erscheint – zunächst zumindest – möglich.

Man in the Wilderness: Es gibt kein richtiges Monsterjagen im falschen

Alles, was ohne unverrückbare Regeln und ohne Schicksal bleibt, so Castiel, ist Freiheit und die Möglichkeit, sich zu entscheiden. Doch was geschieht aus dieser Freiheit heraus? In welcher Weise nutzen die einzelnen Charaktere ihre Spielräume? Nietzsches tollem Menschen kommen in seiner öffentlichen Kundgebung ganz konkrete Sorgen:

> »Was taten wir, als wir diese Erde von ihrer Sonne losketteten? Wohin bewegt sie sich nun? […] Ist nicht die Größe dieser Tat zu groß für uns?« (Nietzsche 1999 [1882], S. 481).

In *Supernatural* herrscht – bei allem Humor und aller Ironie, die sich in der Serie finden – eine düstere Grundstimmung. Wir bekommen als Zuschauer in jeder Staffel aufs Neue das Gefühl, dass die Welt völlig aus den Fugen geraten ist. Castiel erinnert sich weiter, wie er sich nach dem Nichteintreten der Prophezeiung vom Ende der Welt an die anderen Engel gewandt hatte, um diesen die Errungenschaft der Freiheit zu vermitteln:

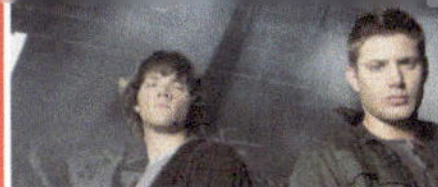

> Castiel: »Niemand führt uns mehr. Wir sind alle frei, treffen unsere eigenen
> Entscheidungen und wählen unser eigenes Schicksal.«
> Engel: »Was will Gott?«
> Castiel: »Gottes Wunsch ist, dass Ihr frei seid.«
> Engel: »Doch was sollen wir mit dieser Freiheit?« (S6-E20)

In der Rückschau auf seinen fatalen Versuch, durch Einverleibung der Seelen aus dem Fegefeuer selbst zu Gott zu werden und alle Übel in der Welt zu beseitigen – ein Versuch, bei dem Castiel selbst zum mörderischen Tyrann wurde (◼ Abb. 21.4) und mit den Leviathanen noch schlimmere Übel in die Welt gebracht hat –, fügt er resigniert hinzu:

> Castiel: »Wenn ich damals gewusst hätte, was ich heute weiß, hätte ich vielleicht
> gesagt: ›Das ist ganz einfach. Freiheit ist die Länge eines Seiles. Gott will, dass Du
> Dich damit aufhängst‹« (S6-E20).

Auch in der Frage, wie eine Welt nach dem Tod Gottes aussieht, so wollen wir zeigen, ist die fantastisch anmutende Geschichte von *Supernatural* ein Abbild der gegenwärtigen Zustände. Was ist historisch geworden aus der Emanzipation des Menschen von den überlieferten Gewalten? Finden wir in den Texten der europäischen Aufklärung noch Euphorie über den »Ausgang des Menschen aus seiner selbstverschuldeten Unmündigkeit« (Kant 1967 [1784], S. 55), blicken wir 200 Jahre später zurück auf Weltkriege, auf Auschwitz, Hiroshima, Stalinismus und Ruanda, und finden uns wieder in einer Welt, in der die Reduzierung des Menschen auf seine ökonomische Verwertbarkeit allgegenwärtig geworden ist. Die Frage, die Horkheimer und Adorno (1988 [1944]) als Vertreter der Kritischen Theorie zum

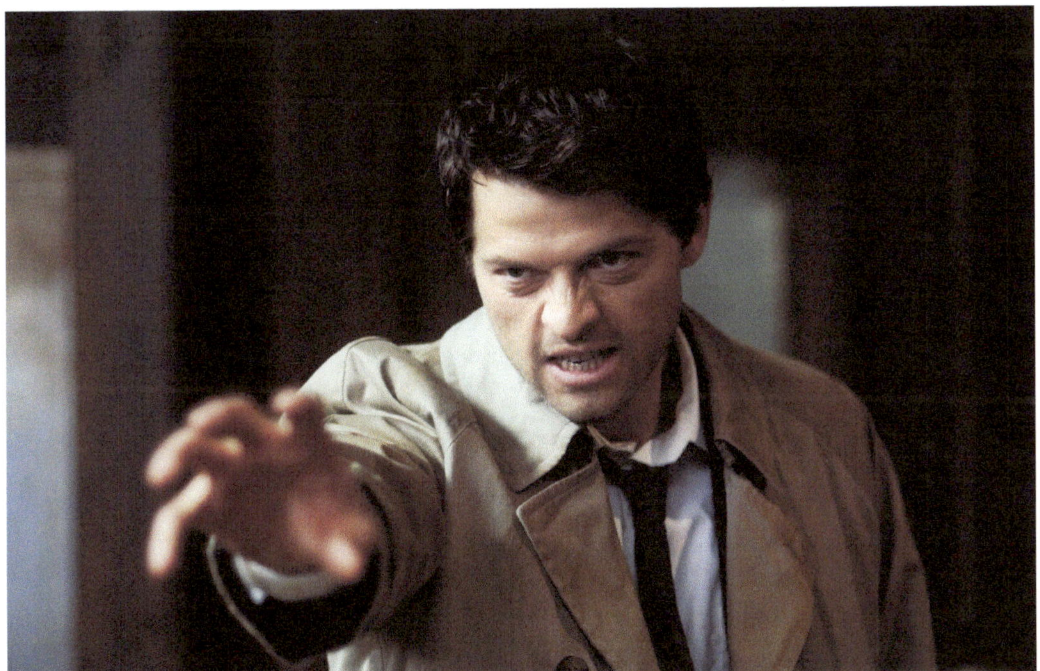

◼ Abb. 21.4 Castiel im Kampf mit Dämonen. © Warner Home Video. Quelle: Filmbild Fundus Herbert Klemens

Ausgangspunkt ihrer Gesellschaftsanalyse genommen hatten – »warum die Menschheit, anstatt in einen wahrhaft menschlichen Zustand einzutreten, in eine neue Art von Barbarei versinkt« (S. 1) – drängt sich geradezu auf.

Was *Supernatural* betrifft, scheint die Antwort auf der Hand zu liegen: weil die Welt voller böser Monster ist. Was jedoch, wenn wir uns die Geschichte erneut, im Sinne Žižeks, ohne das Übernatürliche vorstellen? Das Böse bekommt dann ein überaus vertrautes Gesicht: Die Zerstörung der Welt wird im Sinne machtpolitischer Interessen billigend in Kauf genommen (die Erzengel), Menschen werden auf grausame Weise getötet oder versklavt. Neben Macht (Abaddon, Crowley) sind weitere Motive Rohstoffgewinnung (die Leviathane), religiöse Überzeugung (Lilith), Rache (Metatron) oder auch sadistisches Vergnügen (verschiedene Dämonen und Monster) – mit Nietzsche: Menschliches, Allzumenschliches (1999 [1886]).

Theodor W. Adorno war einer der wenigen Philosophen im 20. Jahrhundert, die in ihrer Analyse der sozialen Gegebenheiten an einem Begriff des Bösen als moralische Kategorie festgehalten haben – trotz aller angebrachten Skepsis gegenüber dem so beladenen Wort (vgl. Dews 2008). Seine dialektisch-materialistische Antwort auf die Frage nach der Quelle dieses Bösen in der Welt ist eindeutig: Wir. Die historisch gewordenen, also menschengemachten, Herrschafts-, Wirtschafts- und Denkformen führen zu Gesellschaften, in denen Menschen – in Immanuel Kants Worten – einander nicht mehr Zweck, sondern lediglich noch Mittel sind. In solchen Gesellschaften, so Adorno, ist es prinzipiell unmöglich geworden, schlicht das Richtige, das moralisch Gebotene zu tun. Unsere Handlungsoptionen, das, zwischen dem wir entscheiden können, das was wir überhaupt zu denken in der Lage sind, wird für Adorno wie für Marx nicht allein von unserem guten Willen, unserer Bildung oder unserer Tugendhaftigkeit bestimmt, sondern nennenswert von den gesellschaftlichen Verhältnissen, in denen wir leben. Das heißt, selbst jene, die Gutes tun und selbstbestimmt leben *wollen*, sind in ihren Möglichkeiten erheblich eingeschränkt, weil ihnen zunächst einmal nur die Handlungs- und Denkformen der gegenwärtigen Verhältnisse zur Verfügung stehen. In diesem Sinne ist Adornos berühmte Absage an die klassische Moralphilosophie zu verstehen: »Es gibt kein richtiges Leben im falschen« (2003 [1969], S. 42).

Eine solche Überschrift scheint uns auch für *Supernatural* passend: Auf der einen Seite gibt es eine ganze Reihe von Charakteren, darunter sowohl Engel und Dämonen, als auch immer wieder einige Menschen, von denen wir sagen können, dass sie aus niederen Motiven handeln. Sie befördern entweder aktiv die genannten Übel oder richten sich zumindest mit ihnen ein in dem Versuch, für sich selbst das Beste herauszuholen. Auf der anderen Seite scheinen aber auch die authentisch guten Absichten verschiedener Protagonisten die Welt auch nach dem Abwenden der Apokalypse eher immer noch weiter in eine nicht abreißende Serie von Katastrophen zu treiben. Castiels Aufstieg und Fall als Gott und die Leviathane sind nur der Anfang: Der spätere Versuch, den entstandenen Bürgerkrieg im Himmel wieder zu befrieden, endet in der Schreckensherrschaft von Metatron. Zum Ende der zehnten Staffel schließlich droht die Welt wieder in der ursprünglichen Finsternis zu versinken, aus der sie einst herausgehoben wurde, weil Sam ein Ritual in Gang gebracht hat, um seinen Bruder vom Kainsmal zu befreien.

Als Zuschauer bekommen wir das Gefühl, dass die Freiheit, von der Castiel spricht, sich lediglich als die Freiheit herausstellt, zwischen verschiedenen schlechten Alternativen auszuwählen. Den Bruder sterben lassen oder die eigene Seele verkaufen? Eine Jungfrau opfern, um eine größere Zahl Menschen vor Dämonen zu retten? Ein Bündnis mit dem König der Hölle eingehen, um vermeintlich Schlimmeres zu verhindern? Sam und Dean werden immer wieder vor unmöglich erscheinende Entscheidungen gestellt – Entscheidungen, deren zum Teil katastrophale Konsequenzen sie nicht absehen können.

Das Vorherrschen solcher praktischer Antinomien – Situationen, in denen mehrere der verfügbaren und sich wechselseitig ausschließenden Handlungsmöglichkeiten in gleicher Weise geboten beziehungsweise in vergleichbarer Weise problematisch sind – ist, so Adorno, einer der Mechanismen, durch die uns gegenwärtig das richtige Leben verstellt ist (vgl. Freyenhagen 2013). Als moralisches Individuum müssen

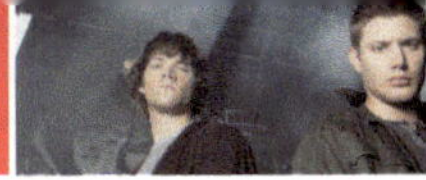

wir ständig Entscheidungen treffen, aber es gibt keine gute, keine unschuldige Alternative. Wie kann man überhaupt leben – angesichts der Übel in der Welt, in Abwesenheit von Gewissheiten oder verlässlichem moralischem Kompass und mit stark eingeschränktem Handlungsspielraum? Mit dieser Frage ringen die Protagonisten in *Supernatural* über den gesamten Verlauf der Serie in unterschiedlicher Weise.

Ramble on: Eine Ethik des Widerstands

Große, umfassende Lösungsversuche scheinen zur Gänze in die Katastrophe zu führen. Castiel oder später auch auf ihre Weise Metatron und Kain wollen die Leerstelle, die Gott gelassen hat, selbst füllen, der Welt selbst wieder Ordnung und moralische Orientierung geben, das Böse ausmerzen. Was tatsächlich geschieht, lässt sich jeweils nur als Terrorherrschaft beziehungsweise als Massenmord beschreiben. Adornos Analyse folgend können solche neuen moralischen Systeme oder Organisationsformen auch ganz real nur in den Denkformen des Bestehenden erdacht und entwickelt werden. In ihnen ist daher die Reproduktion eben dieses Bestehenden auf eine andere Weise angelegt. Die radikale These der Kritischen Theorie ist, dass nicht nur das Bewusstsein, sondern auch die Triebstruktur, unser Begehren, von den gesellschaftlichen Verhältnissen überformt ist. Das Unmenschliche ist nicht nur »da draußen«, sondern gleichsam in uns. Wir können kaum umhin, es zumindest teilweise im Rahmen unserer Alltagspraxen zu reproduzieren.

Auch die Winchester-Brüder sind wiederholt mit dem Bösen in ihnen selbst konfrontiert: Seit er ein Baby ist, hat Sam Dämonenblut in sich, eine Disposition, die ihm später ungeahnte Kräfte und Möglichkeiten bietet, aber gleichzeitig droht, ihn vollends zu korrumpieren. Dean wird durch das Kainsmal in Kontakt mit der ganzen Wucht seiner destruktiven Impulse gebracht und läuft nun Gefahr, selbst zum Mörder der Unschuldigen zu werden.

Eine verständliche Reaktion auf den anhaltenden, verlustreichen und überfordernden Kampf gegen das Böse in all seinen Manifestationen ist der Impuls zum Rückzug. Sowohl Sam als auch Dean sind an unterschiedlichen Punkten in der Serie gewillt, den Kampf aufzugeben: Beide versuchen eine Familie aufzubauen, Sam ist nach einer tödlichen Verwundung bereit und willens zu sterben, Dean sehnt sich nach seiner Rückkehr aus dem Fegefeuer zurück zu der »Reinheit«, der ursprünglichen Einfachheit des immerwährenden Überlebenskampfes Mann gegen Monster. Selbst der Engel Castiel macht einen Versuch, sich ins Privatleben zurückzuziehen, der alte Bobby flüchtet sich immer wieder in den Alkohol, die Hackerin Charlie zieht zwischenzeitlich das Abenteuer, den klassischen Kampf Gut gegen Böse in der magischen Welt von Oz, der Verworrenheit der wirklichen Welt vor. All diese Versuche jedoch, so nachvollziehbar sie sind, erweisen sich letztlich weder als praktisch umsetzbar, noch als vereinbar mit dem Gewissen der Hauptcharaktere.

Auch für uns ist die Frage nach dem Rückzug ein Beispiel für die oben angesprochene antinomische Struktur moralischer Entscheidungen: Wir können uns nicht einfach zur Vermeidung von Mittäterschaft aus allem heraushalten, denn wir wissen ja um die Notwendigkeit, etwas zu verändern. Sobald wir uns aber in die Gesellschaft und ihre Institutionen einbringen, werden wir notwendigerweise Teil von dem, was Adorno den »Schuldzusammenhang der Gesellschaft« (2003, S. 770) nennt.

Welche Handlungsmöglichkeiten verbleiben? Die pessimistischen Analysen Adornos könnten den Schluss nahe legen, dass außer Resignation überhaupt nichts bleibt, dass alle Bemühungen, das Richtige zu tun, belanglos sind, weil es eben doch nicht möglich ist. Das ist aber nicht der Geist von Adornos Philosophie. Wie Freyenhagens (2013) herausragende Rekonstruktion von Adornos praktischer Philosophie zeigt, hält Adorno an der Möglichkeit einer Ethik fest. Diese Ethik ist allerdings kein abgeschlossenes moralisches System mit konkreten, positiven Handlungsanweisungen – dies ist für Adorno gegenwärtig ja genau nicht möglich. Stattdessen impliziert Adornos Philosophie eine »negative« Ethik, oder wie Freyenhagen schreibt: eine »Ethik des Widerstands«. Ein richtiges Leben mag außerhalb dessen liegen, was sich gegenwärtig erreichen lässt.

Das ist aber keine Absage an jede Form von Moral. Wonach wir streben können und sollten, so Freyenhagen, ist ein weniger falsches Leben. Gemeint ist damit, dass wir zwar nicht wissen können, was das Richtige ist – vielleicht ist es, so wie die Welt beschaffen ist, gar nicht möglich, das Richtige zu tun – aber das Falsche kann als Falsches erkannt werden. Der Grundgedanke ist, dass das radikal Böse, das sinnlose, menschengemachte Leiden uns ein Stück weit unabhängig von den materiellen Verhältnissen, in denen wir leben, berührt. Es ruft eine körperliche Gegenreaktion in uns hervor, es verlang nach Abhilfe, nach Widerstand. In Adornos Worten: Wenn wir mit den Schrecken des Holocausts konfrontiert sind, spüren wir die Notwendigkeit, unser »Denken und Handeln so einzurichten, daß Auschwitz nicht sich wiederhole, nichts ähnliches geschehe" (2000 [1966], S. 358).

Ein konkretes Unrecht, so Adorno, können wir erkennen und zu verändern versuchen – auch ohne eine formulierbare Konzeption des Guten, das an die Stelle des Unrechts treten soll. Freyenhagen (2013) illustriert dies an einem Beispiel: Wenn wir auf eine Gruppe Jugendlicher treffen, die Benzin über eine Katze gießen und im Begriff sind, sie anzuzünden, ist es nicht notwendig, positive Vorschläge dazu zu machen, wie die Jugendlichen sich stattdessen die Zeit vertreiben könnten. Zunächst einmal reicht es hin, einzugreifen und die Täter für ihre Pläne zu kritisieren. Adornos negative Ethik ist minimalistisch, sie bleibt stets unabgeschlossen. Sie impliziert ein ständiges Handeln in Unsicherheit und mit ungewissem Ausgang, sie gibt uns lediglich Anleitung zum Reagieren auf das Schlechte, aber nicht zum proaktiven Gestalten im Sinne einer besseren Welt. Dennoch macht sie uns moralisch handlungsfähig, auch in Abwesenheit einer erreichbaren Konzeption des Guten.

Eine solche Ethik des Widerstands ist jene Handlungsgrundlage, so unsere abschließende These, auf die Sam und Dean immer wieder zurückkommen. Dies scheint uns die Basis dafür zu sein, dass es uns als Zuschauern gelingt, die Winchesters trotz aller Verfehlungen und moralischen Verwirrungen weiterhin als positive Charaktere, als Helden, wahrzunehmen. Um beim Bild der Straße zu bleiben, auf der sie unterwegs sind, Sam und Dean bewegen sich auf der via negativa: Sie richten ihre Handlungen, ihr Eingreifen, danach aus, was *nicht* sein soll. Das Richtige zu tun heißt für die beiden meist in erster Linie, sich gegen das Falsche zu stellen. Welche Entscheidungen letztlich zu einem guten Endergebnis führen und ob ein solches überhaupt im Bereich des Möglichen liegt, können sie nicht sagen – ein permanentes Nichtwissen, das ihnen immer wieder schmerzlichen vor Augen geführt wird, wenn ihnen die Konsequenzen ihrer Bemühungen bewusst werden. Ihr Gefühl jedoch, ihr spontaner Impuls zum Widerstand, erlaubt ihnen jedoch zumindest mit Sicherheit zu sagen, was auf keinen Fall geschehen soll.

Dies lässt sich anhand einer der entscheidenden Szenen der fünften Staffel illustrieren, in der ein von der Autorität der biblischen Prophezeiung noch überzeugter Castiel versucht, Dean dazu zu bewegen, der apokalyptischen Endschlacht zwischen Luzifer und dem Erzengel Michael zuzustimmen. Dean jedoch widerspricht vehement und offenbar mit dem Mut der Verzweiflung. Was auch immer das Richtige sein mag, eine Lösung, bei der die Unschuldigen gewaltsam umkommen, muss das Falsche sein:

> 💬 Castiel: »Versuch es doch zu verstehen. Dies ist lange vorhergesagt. Das ist dein...«
> Dean: »Schicksal? Hör auf mit diesem heiligen Scheiß. Schicksal, Gottes Plan. Das sind alles nur Lügen, du armseliger, dummer Penner! Das ist einfach die Art, wie deine Bosse mich und dich bei der Stange halten. Weißt du, was real ist? Familien. Menschen. Das ist real. Die willst du alle verbrennen lassen?« (S4-E22)

Unter der Überschrift »The Road so far« wird in *Supernatural* die letzte Folge jeder Staffel eingeleitet mit einer schnell geschnittenen Zusammenfassung jener Ereignisse, Konflikte und Bedrohungen, die dann im Staffelfinale kulminieren. Musikalisch untermalt werden diese Clips von dem Stück »Carry on Wayward Son« (*Kansas*, 1976) – frei übersetzt, die Ermutigung eines (himmlischen?) Vaters an seinen abtrünnigen Sohn, seine Anstrengungen fortzusetzen, so gering die Aussicht auf ein Happy End auch sein mag.

Der Song gilt in Fankreisen als eine Art inoffizielle Hymne der Serie. Das erscheint uns verständlich: Als Zuschauer fühlen wir Sympathie für das widerständige Moment in Sam und Dean. Wir schöpfen vielleicht eine bestimmte Art von Hoffnung aus dem Gedanken, dass wir zwar weder das Ziel unserer Reise kennen, noch erwarten können, dort anzukommen, dass der nächste Schritt wider die Unmenschlichkeit und die Angst aber dennoch alle Mühen Wert sein könnte:

> Polizist: »Was ist da draußen? Könnt ihr es bekämpfen? Könnt ihr es besiegen?« Dean: »Ganz ehrlich, ich glaub, die Welt wird im Blut ertrinken. Trotzdem sollten wir's versuchen. Wir haben die Wahl. Ich will nicht kampflos untergehen« (S3-E12).

Literatur

Adorno TW (1969 [1951]) Minima Moralia: Reflexionen aus dem beschädigten Leben, 28. Aufl. Suhrkamp, Frankfurt a. M.

Adorno TW (2000 [1966]) Negative Dialektik, 10. Aufl. Suhrkamp, Frankfurt a. M.

Adorno TW (2003 [1963]) Kulturkritik und Gesellschaft II: Eingriffe. Stichworte, 6. Aufl. Suhrkamp, Frankfurt a. M.

Alvey M (1997) Wanderlust and Wire Wheels: The Existential Search of 'Route 66'. In: Cohan S, Hark IR (Hrsg) The Road Movie Book. Routledge, London, S 143–164

Borsellino M (2009) Buffy the Vampire Slayer, Jo the Monster Killer: Supernatural's Excluded Heroines. In: Wilson L (ed) Smart pop series. In the hunt. Unauthorized essays on Supernatural. BenBella Books, Dallas, Tex [Jackson, TN], distributed by Perseus Distribution

Bruce MN (2010) The Impala as negotiator of melodrama and masculinity in Supernatural. Transformative Works and Cultures 4. http://journal.transformativeworks.org/index.php/twc/article/view/154/157. Zugegriffen: 16.12.2016

Deleuze G (1991 [1962]) Nietzsche und die Philosophie. EVA, Hamburg

Dews P (2008) The Idea of Evil. John Wiley & Sons, West Sussex

Engstrom E, Valenzano JM (2010) Demon Hunters and Hegemony: Portrayal of Religion on the CW's Supernatural. Journal of Media and Religion 9(2): 67–83. doi:10.1080/15348421003738785

Fathallah J (2013) Changing discursive formations from Supernatural. Fanfic and the legitimation paradox (PhD Thesis) Cardiff University, Cardiff

Felschow L (2010) »Hey, check it out, there's actually fans«: (Dis)empowerment and (mis)representation of cult fandom in Supernatural. Transformative Works and Cultures 4. doi:10.3983/twc.2010.0134

Freyenhagen F (2013) Adorno's Practical Philosophy: Living Less Wrongly. Cambridge University Press, Cambridge:

Herbig A, Herrmann AF (2016) Polymediated Narrative: The Case of the Supernatural Episode »Fan Fiction«. International Journal of Communication 10: 748–765

Horkheimer M, Adorno TW (1988 [1944]) Dialektik der Aufklärung: Philosophische Fragmente, 16. Aufl. Fischer, Frankfurt a. M.

Kant I (1967 [1784]) Beantwortung der Frage: Was ist Aufklärung? In Was ist Aufklärung? Aufsätze zu Geschichte und Philosophie,1. Aufl. Vandenhoeck & Ruprecht, Göttingen, S 55-61

Klinger B (1997) The Road to Dystopia: Landscaping the nation in 'Easy Rider'. In: Cohan S, Hark IR (Hrsg) The Road Movie Book. Routledge, London, S 179–203

Knight N (2015) Supernatural – Die Welt von Sam und Dean Winchester. Panini Books, Stuttgart

Nicol R (2014) »How Is That Not Rape-y?«: Dean as Anti-Bella and Feminism without Women in Supernatural. In: George SA, Hansen R (eds) Supernatural, humanity, and the soul. On the highway to hell and back. Palgrave Macmillan, New York, NY, S 155–167

Nietzsche F (1999 [1878]) Menschliches, Allzumenschliches. Kritische Studienausgabe, 11. Aufl. dtv/de Gruyter, München

Nietzsche F (1999 [1882]) Morgenröte. Idyllen aus Messina. Die fröhliche Wissenschaft. Kritische Studienausgabe, 9. Aufl. dtv/de Gruyter, München

Roberts S (1997) Western meets Eastwood: Genre and Gender on the Road. In: Cohan S, Hark IR (Hrsg) The Road Movie Book. Routledge, London, S.45–69

Taylor C (2009) Ein säkulares Zeitalter, 2. Aufl. Suhrkamp, Frankfurt a. M.

Wolfe EG (2014) The Greatest of These: The Theological Virtues and the Problem of an Absent God in Supernatural. In: George SA, Hansen R (eds) Supernatural, humanity, and the soul. On the highway to hell and back. Palgrave Macmillan, New York, NY, S 27–40

Originaltitel	Supernatural
Land	Vereinigte Staaten
Erstausstrahlung / Laufzeit	13. September 2005 – dato
Sender	The CW Television Network
Anzahl der Staffeln	12
Idee	Eric Kripke
Regie	diverse
Hauptdarsteller	Jared Padalecki, Jensen Ackles
Verfügbarkeit	Auf DVD, Netflix, AmazonPrime erhältlich

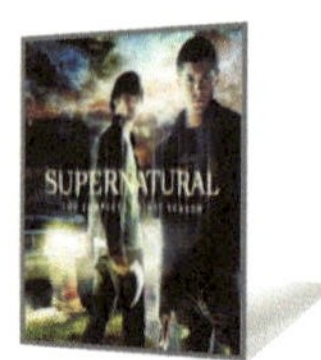

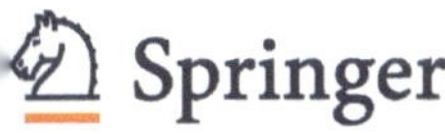